NOUVEAUX ÉLÉMENTS

DE

PATHOLOGIE

GÉNÉRALE

TRAITÉ
D'HISTOLOGIE

ET

D'HISTOCHIMIE

PAR

H. FREY

PROFESSEUR A L'UNIVERSITÉ DE ZURICH

TRADUIT DE L'ALLEMAND SUR LA TROISIÈME ÉDITION

PAR

LE Dr P. SPILLMANN

ANCIEN INTERNE DES HOPITAUX DE PARIS

AVEC DES NOTES ET UN APPENDICE SUR LA SPECTROSCOPIE DU SANG

PAR

LE Dr RANVIER

Préparateur du Cours de médecine expérimentale au Collége de France

AVEC 530 GRAVURES DANS LE TEXTE

ET UNE PLANCHE CHROMOLITHOGRAPHIÉE

Prix : 16 francs

PRINCIPES

DE

CHIMIE BIOLOGIQUE

PA

E. HARDY

PRÉPARATEUR DE PHARMACOLOGIE A LA FACULTÉ DE MÉDECINE DE PARIS

1 volume in-18 de 560 pages avec figures dans le texte et une planche chromo-lithographiée, représentant l'analyse spectrale du sang

Prix : 7 francs

UHLE et WAGNER

NOUVEAUX ÉLÉMENTS

DE

PATHOLOGIE

GÉNÉRALE

PUBLIÉS PAR

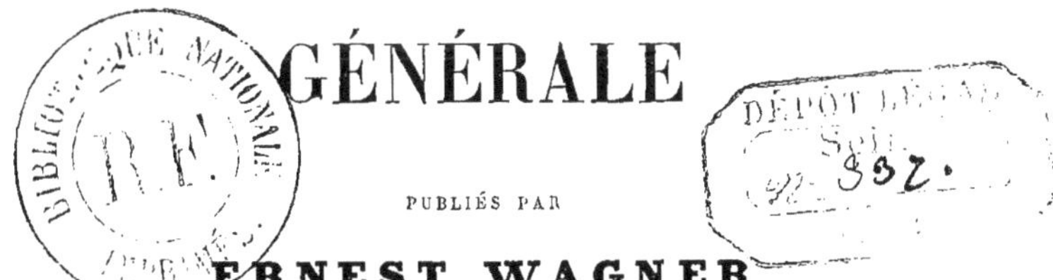

ERNEST WAGNER

PROFESSEUR ORDINAIRE DE PATHOLOGIE GÉNÉRALE ET D'ANATOMIE PATHOLOGIQUE
DIRECTEUR DE LA POLYCLINIQUE MÉDICALE DE LEIPZIG

TRADUITS DE L'ALLEMAND SUR LA QUATRIÈME ÉDITION

PAR LES DOCTEURS

CHARLES DELSTANCHE ET EUGÈNE MAHAUX

DE BRUXELLES

PARIS

F. SAVY, LIBRAIRE-ÉDITEUR

24, RUE HAUTEFEUILLE, 24

1872

TABLE ANALYTIQUE DES MATIÈRES

PREMIÈRE PARTIE

IDÉE ET FORMES GÉNÉRALES DE LA MALADIE.

DEUXIÈME PARTIE

ÉTIOLOGIE GÉNÉRALE.

TROISIÈME PARTIE

ANATOMIE ET PHYSIOLOGIE PATHOLOGIQUES GÉNÉRALES.

(Doctrine des lésions locales de la circulation et de la nutrition.)

BIBLIOGRAPHIE GÉNÉRALE

OUVRAGES SUR LA PATHOLOGIE GÉNÉRALE.

Albers. — *Handb. d. allgem. Pathol.*, 1842.

Fr. et **J. W. Arnold.** — *Lehrb. d. pathol. Physiologie.* 2 vol., 1857-1859.

Baumgärtner. — *Grundz. zur Physiol. u. zur allgem. Krankheits- u. Heilungslehre*, 1837, ᵉ édit., 1854.

Billing. — *First principles of med.* Traduction allemande de Reichmeister, 1842.

Billroth. — *Die allg. chirurg. Pathol. u. Ther.*, 1863, 3ᵉ édit., 1868.

Bouchut. — *Nouv. éléments de pathologie générale et de séméiologie*, 1857.

Bouillaud. — *Philosophie médicale*, 1856.

Budge. — *Allg. Pathol. als Erfahrungswissenschaft*, 1843.

Chomel. — *Éléments de pathol. génér.*, 4ᵉ éd., 1856.

Conradi. — *Handb. d. allgem. Pathol.*, 6ᵉ éd., 1842

Dubois. — *Traité de pathol. génér.*, 1837.

Gaub. — *Institut. pathol. medicinalis.* Éd. Ackermann, 1787.

Gmelin. — *Allgem. Pathol. d. menschl. Körpers*, 2ᵉ éd., 1820.

Ph. K. Hartmann. — *Theorie der Krankheit*, 1823, 2ᵉ éd., 1828.

F. Hartmann. — *Handb. d. allgem. Pathol.*, 1861 et 64.

Hasse. — Art. *Krankheit in* R. Wagner's *Handwörterbuch d. Phys.*, III.

Henle. — *Handb. d. rat. Pathol.*, 2 vol., 1846-1853.

Heusinger. — *Rech. de path. comparée*, 1847.

Lebert. — *Handb. d. allg. Path. u. Ther.*, 1864.

Lotze. — *Allg. Path. u. Ther., als mechan. Naturwiss.* 2ᵉ éd., 1848.

— Art. *Leben. Lebenskraft in* R. Wagner's *Handwört. d. Phys.*, I.

Monneret. — *Traité de pathol. génér.*, 2 vol., 1857.

Joh. Müller. — *Grundriss d. Vorles. über allgem. Pathol.*, Bonn, 1829.

J. Paget. — *Lect. on surgical pathology*, 2 vol., 1853.

Paulicki. — *Allgem. Pathol.*, 1ʳᵉ et 2ᵉ livr., 1862 et 1865.

Reil. — *Entwurf einer allg. Pathol.*, 3 vol., 1816.

Schill's *allgem. Pathol.*, éditée par Riecke, 1840.

Schultz v. Schulzenstein. — *Lehrb. d. allgem. Krankeitslehre*, 1844.

J. Simon. — *General pathol.*, 1850.

Spiess. — *Path. Physiologie*, 1857.

K. W. Stark. — *Allgem. Pathol.*, 2 vol., 2ᵉ éd., 1844.

Virchow. — *Handb. d. spec. Pathol. u. Therap.*, 1854, I. — *Die Cellularpathol. in ihrer Begründ. auf phys. u. path. Gewebelehre*, 1858; 3ᵉ éd., 1862.

O. Weber. — Pitha-Billroth's *Handb. d. allg. u. spec. Chirurgie*, 1865, I.

Williams. — *Allgem. Pathol. u. Therap.* Trad. allem. de Posner, 1844.

Wunderlich. — *Handb. d. Pathol. u. Therap.*, I, 1852.

OUVRAGES SUR L'ANATOMIE PATHOLOGIQUE.

Albers. — *Atlas d. pathol. Anat. mit Erläuterungen*, 1852-1861. — *Beob. auf dem Geb. der Path. u. path. Anat.*, 1836 et 1838.

Andral. — *Précis d'anatomie pathol.*, 1829.

Baillie. — *The morbid human anat.*, 1793. Trad. allem. de Sommering, 1794.

Bichat. — *Anat. pathol.* Éd. par Boisseau, 1825.

Bock. — *Lehrb. d. path. Anat.* 3° éd., 1852; 4° éd., 1864.

Broers. — *Observ. anat. path.*, 1839.

Carswell. — *Illustr. of the elem. form of dis.*, 1838. — *Pathol, anat.*, 1834.

Conradi. — *Handb. d. path. Anat.*, 1796.

Craigie. — *Elem. of gen. and path. anat.*, 1828; 2° éd., 1848.

Cruveilhier. — *Essai sur l'anatomie path.*, 1816. — *Anatomie pathol.*, 1835 à 1842, 2 vol. — *Traité d'anatomie path. gén.*, 1849-1861.

Engel. — *Propäd. d. path. Anat.*, 1845. — *Anleit. z. Beurtheil. des Leichenbefundes*, 1846. — *Spec. path. Anat.*, 1856. — *Allg. path. Anat.*, 1864.

Fick. — *Abriss d. path. Anat.*, 1859.

Förster. — *Handb. d. path. Anat.*, 2 vol., 1854 et 1855. 2° éd., 1862-1865. — *Lehrb. d. path. Anat.*, 6° éd., 1864. — *Atlas d. microscop. path. Anat.*, 1854-1859.

Gluge. — *Anat.-microsc. Unters.*, 1838 et 1841. — *Atlas d. pathol. Anat.*, 1843-1850. — *Atlas der pathol. Histol.*, 1850.

Gruby. — *Observ. microscop. ad morphol. pathol.*, 1840.

Günsburg. — *Die pathol. Gewebelehre*, 1845 et 1848, 2 vol.

Hasse. — *Pathol. Anat. der Circulations- u. Respirationsorgane*, 1842.

Heschl. — *Compend. d. allgem. u. spec. path. Anat. u. Histol.*, 1860.

Hildebrandt's *Handb. d. Anat. d. Menschen.* 4° éd., revue par E. H. Weber, I, 1830.

Hope. — *Principles and illustrat. of morbid anatom.*, 1834.

Lambl. — *Beob. u. Stud. aus dem Geb. d. path. Anat. u. Histol.*, 1860.

Lebert. — *Physiol. Pathol.*, 1845, avec atlas. — *Abh. aus d. Geb. d. pract. Chirurgie u. path. Physiol.*, 1848. — *Traité d'anatomie pathologique gén. et spéc.*, 1855-1861.

Lobstein. — *Traité d'anatomie pathol.*, 1829 et 1833 (non achevé).

Louis. — *Recherches anatomo-pathol.*, 1826.

J. F. Meckel. — *Hand. d. pathol. Anat.*, 2 vol., 1812-1818. — *Tabula anatomo-pathol.*, 1817-1826.

Morgagni. — *De sedibus et causis morborum per anat. indag.*, 1761, 2 vol.

Otto. — *Handb d. path. Anat., d. Menschen u. d. Thiere*, 1814; 2° éd., 1830. — *Seltne Beob. zur Anat. Physiol. u. Path.*, 1816-1824.

Reinhardt's *path.-anat. Unters.*, éditées par Leubuscher, 1852.

Rindfleisch. — *Lehrb. d. path. Gewebelehre*, I. — 3° fascicule, 1866-1868.

Schröder v. d. Kolk. — *Observ. anatomo-pathol. et pract. argumenti*, 1826.

Vetter. — *Aphorismen aus der path. Anat.*, 1805.

Virchow. — *Ges. Abhandl. zur wissench. Med.*, 1856.

Vogel. — *Pathol. Anat. d. menschl. Körpers*, 1845. — *Erläuterungstafeln zur path. Histol.*, 1843. — Art. *Gewebe in path. Hinsicht. In R. Wagner's Handwörterb. d. Phys.*, I.

Voigtel. — *Handb. d. path. Anat.*, avec des additions de Meckel, 3 vol., 1804-1805.

Wede. — *Grundzüge d. path. Histol.*, 1854.

Winter. — *Lehrb. d. allgem. path. Anat.*, 1860.

PRÉFACE DES TRADUCTEURS

Depuis quelques années, il se manifeste en France un mouvement scientifique dont la tendance est digne d'attention : le public médical, se sentant trop à l'étroit dans la littérature nationale, cherche plus qu'il ne l'avait fait jusqu'alors à s'approprier les productions étrangères. C'est ce qui nous rend compte du grand nombre de traductions qui ont vu le jour dans ces derniers temps. La littérature anglaise et spécialement la littérature allemande ont surtout été mises à contribution ; c'est là sans contredit une tendance des plus louables et ne devant amener que d'heureux résultats ; la science, en effet, est cosmopolite, et ses enseignements, de quelque source qu'ils émanent, doivent être accueillis partout avec reconnaissance.

Parmi les œuvres d'origine germanique dont on a publié la traduction, il n'en est aucune qui se rapporte à la pathologie générale ; c'est pourquoi nous avons cru combler une lacune dans cette littérature spéciale, en faisant paraître en français un traité de pathologie générale qui a obtenu en Allemagne un succès remarquable ; nous voulons parler des *Éléments de Pathologie générale* de Uhle et Wagner. Cet ouvrage constitue, à notre avis, l'introduction indispensable à l'étude des traités sur la pathologie spéciale, dont la traduction a vu le jour récemment et nous croyons que, à ce titre, sa publication en français ne sera pas sans utilité.

La première édition de ce livre a vu le jour en 1863 et la quatrième en 1868 ; c'est sur cette dernière que notre traduction a été effectuée.

Ajoutons, avant de terminer, que notre but a été d'accomplir un travail scientifique, et non de produire une œuvre littéraire ; souvent, en effet, nous avons sacrifié l'élégance du style à la fidélité au texte. Au reste, les lecteurs qui connaissent les difficultés inhérentes aux travaux du genre de celui-ci, nous pardonneront aisément, nous en sommes convaincus, les imperfections de forme qu'il ne nous a pas toujours été possible d'éviter.

LES TRADUCTEURS.

Décembre 1871.

PRÉFACE

DE LA PREMIÈRE ÉDITION

Les auteurs de ce livre ont été unis, pendant neuf ans, par des intérêts scientifiques communs ainsi que par l'amitié la plus intime ; cette liaison n'a été rompue que par la mort de Uhle, arrivée le 4 novembre 1861. Exerçant dans la même localité et attachés à la même université, ils avaient chaque jour des entretiens se rattachant, d'une manière plus ou moins directe, à la pathologie générale, et qui suscitèrent en eux le désir d'écrire ensemble un traité sur cette matière. Mais l'un d'eux ayant été appelé à une université éloignée, l'exécution de ce projet fut ajournée.

Si je puis aujourd'hui reprendre, malgré la mort de Uhle, ce projet longtemps nourri, je le dois à la veuve de mon ami qui m'a remis les manuscrits de son mari ; en les parcourant, j'ai constaté que Uhle avait apporté beaucoup de soin à rédiger les chapitres négligés par moi, et il m'a suffi de fondre ses travaux avec les miens pour composer ce livre.

Le plan de l'ouvrage et la première partie presque tout entière sont de moi ; la seconde partie, à l'exception du deuxième chapitre, a été composée par Uhle, et la troisième par moi, sauf quelques endroits de différents chapitres et l'article consacré à la fièvre que j'ai trouvé, tel qu'on le lira dans ce livre, terminé par Uhle.

Telles sont les circonstances qui ont donné naissance à ce traité; nous laisserons l'ouvrage lui-même justifier l'agencement général du livre et les motifs qui l'ont fait adopter.

E. WAGNER.

Leipzig, mars 1862.

PRÉFACE

DE LA QUATRIÈME ÉDITION.

Cette édition, de même que les précédentes, a reçu de nombreuses additions; certains chapitres ont été presque complétement transformés, et les deux derniers (fièvre et collapsus) ont été supprimés. Ils seront reportés dans un ouvrage qui paraîtra dans un an [1], et constituera, en quelque sorte, la seconde partie de celui-ci; il comprendra la pathologie générale de chaque système en particulier (sang, appareils circulatoire, respiratoire, etc.), et sera composé en partie par moi, mais en majeure partie par le docteur Thomas.

E. Wagner.

Leipzig, juin 1868.

---

[1] Le travail annoncé par l'auteur n'a pas encore paru aujourd'hui.

NOUVEAUX ÉLÉMENTS

DE

PATHOLOGIE

GÉNÉRALE

PREMIÈRE PARTIE

NOSOLOGIE GÉNÉRALE

IDÉE ET FORMES GÉNÉRALES DE LA MALADIE.

La *pathologie est la science de la maladie* : la *pathologie générale* est la science de la maladie et de l'état morbide en général, et la *pathologie spéciale*, la science des maladies en particulier.

Il n'est pas possible de donner une définition claire et brève de la maladie. Les deux expressions *santé* et *maladie* sont empruntées au langage vulgaire, et habituellement usitées comme exprimant deux états opposés l'un à l'autre.

La *vie* se compose des actes par lesquels l'organisme se maintient et se reproduit, et quand, chez un individu, ces actes s'effectuent d'une manière si calme et si uniforme que l'on peut espérer la prolongation indéfinie de cet état, on dit habituellement que cet individu est bien portant. Il faut cependant tenir compte également de la

1

sensation de bien-être qu'éprouve l'individu. Il résulte de là que dans l'esprit du public, l'idée essentielle de la santé réside dans la sensation de bien-être et dans la garantie de la conservation du corps ; si l'on veut arriver à une conception plus précise de la santé, on tombe facilement dans l'absurde. Au point de vue scientifique, en effet, il faudrait supposer que l'organisme, dans son ensemble, non-seulement exécute normalement ses fonctions, mais encore possède sa composition normale, et, à cet égard, les plus grandes variations peuvent se présenter chez un individu, qui cependant vivra longtemps encore en bonne santé. Dans le sens étroitement scientifique, il existerait à peine un homme bien portant.

Si, d'après l'idée populaire, on oppose la maladie à la santé, on considérera comme malade l'individu qui ne se sent pas bien, ou celui dont les fonctions ne s'exécutent pas normalement, ou bien encore l'individu sur lequel les agents extérieurs, physiques ou chimiques, exercent une action inusitée. Mais alors la maladie est comprise dans un sens trop étroit : il peut se faire, en effet, qu'un individu soit réellement malade et que chez lui les fonctions organiques s'exécutent encore normalement pendant un certain temps ; un organe interne, par exemple, peut être modifié partiellement dans sa composition, chez un homme qui n'en remarque rien encore, mais qui bientôt éprouvera des troubles graves de la santé ; ainsi, dans le cas d'athérome artériel, de ramollissement cérébral, de pneumonie chronique, etc.

Il faut donc, pour définir la maladie, prendre en considération, non-seulement les altérations du bien-être et des fonctions, mais encore les lésions de forme et de composition des organes.

Il résulte de ce qui précède que les expressions *santé* et *maladie* n'ont qu'une valeur *relative* et *conventionnelle*, que l'on passe de l'un à l'autre état par gradations insensibles, et que ces deux termes ne représentent pas deux états *absolument* opposés.

Nous devons mentionner ici certaines expressions que le vulgaire et même les médecins confondent souvent avec le *terme* : les unes en sont des synonymes parfaits, par exemple, *affection, mal ;* les autres, employées parfois comme synonymes, ne le sont cependant aucunement, ainsi *anomalie (Abnormität)* ; car si l'on considère l'*état normal* comme un *idéal* bien déterminé et toujours identique, il n'en est pas de même de l'*état de santé* qui jouit de certaine latitude, et peut exister dans toute sa plénitude malgré certaines *anomalies* (cicatrices, absence d'un rein, de certaines parties extérieures, etc.) ;

l'anomalie ne devient maladie que si elle occasionne de la douleur, ou entrave l'exercice régulier des fonctions, etc. Enfin, il faut noter certaines expressions que l'on peut employer, les unes pour désigner les degrés légers de la maladie, par exemple *indisposition* ; les autres pour signifier un état organique qui, résultant d'une maladie, est actuellement guéri, stationnaire ou sans influence sur l'économie; ainsi pendant la vie intra-utérine les *difformités* (Missbildungen), et pendant la vie extra-utérine *les vices de conformation* (moignons d'amputation, mutilations, excroissances, etc.).

La *santé faible* (*faiblesse de constitution, état valétudinaire, imbecillitas s. valetudo*), consiste en une susceptibilité morbide particulière, s'éveillant sous l'influence des moindres causes ; elle est innée ou acquise, et se remarque principalement dans la convalescence des maladies graves. Fréquemment aussi, elle n'est que l'expression d'une maladie dont le diagnostic n'est pas encore possible, par exemple de la tuberculose.

L'altération qui constitue la maladie peut être anatomo-pathologique (histologique), chimico-pathologique, ou fonctionnelle.

Autrefois on divisait les troubles morbides en *troubles matériels* et en *troubles dynamiques ;* mais les troubles dynamiques (altérations de la force) ne peuvent pas exister isolément, car on ne conçoit pas que la force elle-même devienne malade : en effet, toute modification de celle-ci implique nécessairement un changement dans l'état de la matière à laquelle elle est inhérente. Toute cause de maladie agit d'abord *matériellement*, c'est-à-dire *mécaniquement* ou *chimiquement*. Le trouble que la cause morbigène provoque doit produire une modification essentielle, intérieure ou extérieure, dans les dispositions de la partie atteinte. Quand, par exemple, l'ictère se développe à la suite d'une colère, l'émotion morale détermine, par l'intermédiaire des nerfs, un trouble de la sécrétion biliaire, soit directement par voie chimique, en modifiant la sécrétion, soit indirectement par voie mécanique, en produisant l'occlusion spasmodique ou catarrhale des voies biliaires.

Les *troubles anatomo-pathologiques et histo-pathologiques ou morphologiques* (altérations de la forme) sont ceux qui produisent une modification physique dans la disposition de la partie. Ces modifications consistent soit dans une tuméfaction générale (inflammation du tissu cellulaire sous-cutané), soit dans une altération de la consistance (sclérose de la peau, ramollissement du cerveau), soit dans le dépôt de masses solides dans des espaces remplis d'air (croup du larynx, inflammation pulmonaire), soit dans une lésion de la continuité (blessures), soit enfin dans un changement microscopique du contenu des cellules (métamorphose graisseuse, etc.).

Les *lésions chimiques* (altérations de la composition chimique) modifient la quantité ou la qualité des principes constituants du corps (modifications quantitatives des principes constituants du sang, de l'urine, etc.; altérations qualitatives de la fibrine après des saignées répétées, etc.); parfois elles amènent en certains endroits des substances qui n'y existent pas normalement (acide urique autour des articulations, albumine ou sucre dans l'urine, urée ou bile dans le sang).

Les *altérations morphologiques et chimiques* existent toujours simultanément; c'est ce que fait ressortir l'étude des phénomènes d'accroissement et de nutrition physiologiques; ainsi, l'on ne peut concevoir la formation d'une cellule nouvelle sans action chimique, c'est-à-dire sans assimilation et désassimilation de molécules élémentaires; c'est ce qui nous est encore démontré par l'observation directe dans les maladies où l'on a poussé les recherches dans les deux directions.

Les troubles morbides que l'on n'est pas parvenu jusqu'à présent à rattacher à des modifications matérielles appréciables, ont reçu le nom de *troubles fonctionnels* ou *symptomatiques*; on les désignait souvent autrefois sous le nom de *troubles dynamiques* (altération des forces) : telle est la douleur. Mais, dans ces cas, on doit supposer l'existence d'altérations matérielles délicates qui, jusqu'à présent, ont échappé à nos moyens d'investigation. En effet, dans un certain nombre de cas de ce genre, on est parvenu, à la suite de rigoureuses recherches, à découvrir des causes mécaniques évidentes, telles que dans la névralgie faciale, par exemple, la compression du trijumeau par des produits d'exsudation dans les canaux osseux étroits qu'il parcourt. On conçoit du reste que de petites causes produisent de grands effets en agissant sur les nerfs; ainsi, dans la carie dentaire, l'irritation exercée par l'air et les aliments sur l'extrémité nerveuse mise à nu, peut occasionner une violente douleur.

Il est souvent important de déterminer si une affection est *idiopathique* ou *symptomatique*; elle est *symptomatique* quand les symptômes généraux, surtout la fièvre, peuvent être rapportés à une autre cause, les taches rosées, par exemple, dans le typhus abdominal; l'herpès labial dans la fièvre intermittente, dans la pneumonie, etc. On dit au contraire qu'une affection est *idiopathique* quand on ne peut découvrir aucune autre cause des symptômes généraux et surtout de la fièvre : roseola æstiva et autumnalis, herpès labial.

Toute lésion occupe un siége déterminé; la cause de la maladie n'atteint pas ordinairement l'organisme tout entier, mais seulement

une de ses parties, tantôt un tissu, un organe ou une portion d'organe, tantôt un système de tissus ou d'organes. Il doit se produire
d'abord, dans la partie atteinte, une modification matérielle, anatomique ou chimique, ou bien l'un et l'autre à la fois ; on peut donc
prétendre que toute lésion est locale, du moins à son début. Il peut
se faire, il est vrai, que plus tard l'examen microscopique des organes
et des tissus ne puisse pas nous révéler ce siége primitif de la lésion ;
mais il ne faut pas perdre de vue que les connaissances pathologiques ne s'appuient pas uniquement sur les recherches anatomiques.

Les maladies locales peuvent rester pendant toute leur durée, limitées à un tissu, à un organe ou à une portion d'organe (*maladies,
affections locales*) ; mais aussi elles peuvent se propager et s'étendre
à tout l'organisme. Cette propagation des maladies se fait de trois
manières différentes: 1° par continuité ou contiguïté des tissus; 2° par
le sang ou la lymphe, et 3° par similitude de structure ou de fonctions
des organes ou des tissus.

On peut aisément, à l'aide de l'anatomie, se rendre compte de la
propagation des maladies par voie de continuité et de contiguïté.
Nous trouvons dans le coryza un exemple du premier genre ; l'inflammation catarrhale de la muqueuse nasale se transmet aux
sinus frontaux, aux antres d'Highmore, au canal nasal, à la conjonctive, à la trompe d'Eustache, à la caisse du tympan, et même aux
amygdales, au pharynx, au larynx, à la trachée et aux bronches. Un
grand nombre d'affections des séreuses nous offrent des exemples de
propagation *per contiguitatem :* une inflammation profonde, une dégénérescence de l'estomac ou de l'intestin provoquent souvent l'inflammation de la portion correspondante du péritoine pariétal ou
hépatique. L'extension des maladies *per continuitatem* et *per contiguitatem* à la fois, s'observe également d'une manière des plus évidentes sur les séreuses. Un foyer gangréneux de la surface des poumons, par exemple, détermine souvent l'inflammation de la portion
correspondante de la plèvre pulmonaire, et cette inflammation s'é-
tend ensuite *per continuitatem* à la plèvre pulmonaire tout entière,
et *per contiguitatem* aux feuillets pleuraux costal et diaphragma-
tique.

Cette marche des phénomènes est des plus manifestes dans certains cas particuliers : ainsi, sur les membranes séreuses, la propagation de l'inflammation se produit
fort différemment d'après le siége qu'occupe le foyer primitif du processus phlegmasique. Au sommet et au bord postérieur des poumons, à l'orifice des gros vaisseaux, dans le cœur, sur les portions plus ou moins fixes de l'estomac et de l'in-

testin (petite courbure, cæcum), l'inflammation reste plus facilement circonscrite que sur les régions plus mobiles de ces organes. Chez les sujets jeunes, les affections des épiphyses se transmettent rarement aux diaphyses et réciproquement ; ce qui provient de ce que le plus souvent les épiphyses et les diaphyses possèdent chacune un système vasculaire indépendant. — Il est toutefois un certain nombre de phénomènes dont l'interprétation est difficile : en effet, tandis que presque toujours le cancer du cardia atteint à la fois l'œsophage et l'estomac, on voit rarement le cancer du pylore se transmettre au duodénum.

Fréquemment la propagation des maladies *per continuitatem* et *per contiguitatem*, ne peut être admise au point de vue microscopique, mais dans le sens *macroscopique*. Tantôt les cellules se trouvent en contact les unes avec les autres (cellules épithéliales), tantôt elles sont séparées par une substance intercellulaire, et dans ce dernier cas, complétement isolées (cellules cartilagineuses), ou bien elles sont reliées entre elles par des prolongements (corpuscules des tissus cellulaire et osseux, cellules nerveuses).

La propagation des maladies par l'entremise du sang ou de la lymphe, s'effectue de différentes manières : 1° certaines substances, renfermées dans les vaisseaux, sont d'abord emportées par le torrent circulatoire et déposées ensuite en d'autres points du système vasculaire (caillots sanguins, débris de valvules, etc.) ; 2° certains principes qui, à l'état normal, se trouvent en dehors des cavités vasculaires, pénètrent dans les vaisseaux (bile, urine, acide urique, sels de chaux, graisse, etc.) ; et 3° des matières étrangères à l'organisme s'insinuent dans les voies circulatoires (parasites, poisons).

On ne peut pas encore donner une explication satisfaisante de la manière dont se propagent les maladies dans les tissus ou les organes de même nature. Il ne faut pas seulement tenir compte en effet de l'identité des conditions histologiques et physiologiques, mais prendre aussi en considération l'influence du sang, du système nerveux et des circonstances qui ont provoqué le développement de la maladie. Nous trouvons des exemples de ce mode de propagation dans l'inflammation du tissu cellulaire superficiel et profond ; dans l'inflammation et la tuberculisation du tissu osseux ; dans le rhumatisme articulaire ; dans l'inflammation, la tuberculisation et le cancer des membranes séreuses ; dans certaines affections cutanées (érythème, érysipèle, eczéma, psoriasis, syphilides, etc.) ; dans les affections des organes pairs, particulièrement des yeux et des reins, etc.

La plupart des organes pairs sont le plus souvent atteints simultanément, surtout par certaines maladies (tuberculisation pulmonaire, syphilis des testicules, néphrite, maladie de Bright, etc.) ; il est au contraire d'autres affections qui ne se présentent que dans l'un des deux organes similaires (cancer du bulbe, des poumons, des reins, des testicules). -- Ce qui précède peut s'appliquer jusqu'à un certain point aux deux moitiés du cœur, de l'encéphale, de la glande thyroïde, etc.

Quant au mode de propagation des maladies par l'intermédiaire des nerfs, en particulier par voie réflexe, nos connaissances sur ce sujet sont encore trop imparfaites pour que nous puissions les utiliser. Que cette propagation se fasse souvent des nerfs sensoriels, sensibles et moteurs, par voie réflexe sur le grand sympathique, c'est ce que nous démontrent surtout les expérimentations exécutées sur ce dernier.

Les maladies *générales* ou *constitutionnelles* atteignent tantôt l'organisme tout entier, tantôt plusieurs organes ou tissus différents. Les maladies générales dans lesquelles on a démontré l'existence d'une modification dans la composition du sang, ont reçu le nom de *dyscrasies* (la chlorose, l'ictère, l'urémie, la pyémie, etc.); on appelle au contraire *intoxications* ou *infections*, les maladies qui se généralisent par l'intermédiaire du sang et qui sont le résultat de l'introduction *probable* d'un poison dans la masse sanguine, laquelle ne subit dans sa composition aucune altération appréciable. Si la substance nuisible appartient au règne minéral ou au règne végétal, c'est une *intoxication* (intoxication saturnine, empoisonnement par l'opium et peut-être par le miasme paludéen); c'est une *infection* au contraire, quand le poison provient d'un animal ou d'un homme malade (farcin, pustule maligne, rage, rougeole, coqueluche, syphilis, choléra).

Aux différentes époques du mouvement scientifique médical, on a placé au premier rang tantôt les maladies générales, tantôt les maladies locales. Au commencement de ce siècle, Pinel décrivit comme maladies générales, sous le nom de *fièvres*, des affections considérées comme locales déjà par Bichat et plus tard surtout par Broussais. On a vu la même chose se reproduire en Allemagne dans ces quarante dernières années; en effet, nous considérons maintenant comme locales un grand nombre de maladies que l'école de Vienne avait d'abord rangées parmi les dyscrasies.

Il est à remarquer que, dans les affections générales ou constitutionnelles, l'altération porte presque toujours sur des éléments isolés, et quand les lésions locales existent en grand nombre, la maladie paraît générale à cause de cette multiplicité des foyers locaux. Virchow particulièrement a démontré que, dans les maladies générales, même quand elles sont encore à l'état latent (syphilis), il existe des foyers localisés. Néanmoins, s'il est vrai que les maladies peuvent se généraliser par multiplication des lésions locales et que, par conséquent, il n'existe alors en réalité aucune différence ou du moins aucune incompatibilité entre les maladies locales et les maladies générales, il faut aussi reconnaître que ce mode de généralisation n'a pu être que rarement démontré. D'un autre côté, nous devons ajouter qu'il est certaines expressions dont nous ne pouvons nous passer, quoiqu'elles soient empruntées à la langue d'écoles différentes, telles sont les mots *localisation, produits de la maladie*, etc.

L'expression de *localisation de la maladie* fait supposer qu'une affection générale est devenue locale : mais cette supposition est en contradiction avec la signification que nous avons accordée à la lésion locale. Cependant il existe une localisation réelle pour certains stades de quelques maladies générales. Dans presque tous les empoisonnements, par exemple, le poison agit d'abord lentement, que ce soit un empoisonnement par le plomb ou par les virus morbilleux ou typhique, et que le poison pénètre dans le sang par la muqueuse digestive ou par la muqueuse respiratoire ; mais alors il se passe un certain temps avant que l'on puisse déterminer quels sont les points du corps qui vont être le siége de la localisation des foyers morbides. Quand ceux-ci se manifestent, on dit alors que la maladie s'est localisée dans tel ou tel endroit. L'expression de localisation a été aussi employée à l'égard de certaines maladies que l'on a toujours considérées comme locales, par exemple la pneumonie. Pendant un, deux, trois et jusqu'à cinq jours, on trouve tous les signes d'une maladie grave, et cependant on ne peut découvrir dans le poumon aucune modification appréciable qui indique que cet organe doive devenir le siége de la lésion principale. Si l'on dit, dans ce cas, que l'affection *s'est localisée* dans le poumon, cela signifie que l'on ne pouvait déterminer le siége primitif du mal quoique, selon toute probabilité, la lésion existât déjà.

Lorsque la maladie s'est localisée, les altérations que l'on constate en différents points de l'organisme, sont encore souvent prises pour les produits de la maladie, ainsi le gonflement des follicules de l'intestin grêle dans le typhus abdominal. Cette expression provient du préjugé d'après lequel la maladie serait quelque chose d'*étranger*, circulant dans l'organisme et déposant ses produits en différents endroits ; c'est au contraire la prolifération des éléments anatomiques de la partie, ou l'exsudation des principes du sang, en un mot, le processus tout entier que nous devons considérer comme constituant la maladie.

Nous devons encore mentionner ici quelques conceptions de la maladie qui caractérisaient les doctrines médicales.

Les pathologistes, à différentes époques, ont attribué l'origine et la propagation des maladies tantôt aux humeurs, tantôt aux nerfs et aux parties solides ; de là les médecins *solidistes* et les médecins *humoristes*. Parmi les solidistes, les uns admettent l'influence des nerfs, les autres celles de la cellule ; en thèse générale, la pathologie cellulaire ne doit être considérée que comme une tentative de reporter nos études anatomiques de la maladie, sur l'histologie, c'est-à-dire sur les derniers éléments appréciables au microscope : il faut, en effet, que nos idées générales atteignent aussi loin que nos sens. Que tous les principes de la pathologie cellulaire soient vrais, c'est ce qui nous importe peu ; mais ce serait une erreur de croire qu'elle renferme toute la pathologie générale. Celle-ci, en effet, s'appuie tout autant sur la clinique et sur l'expérimentation (voir plus bas). Le sang et les nerfs ont, en pathologie, la même importance que la cellule.

On a pris l'habitude de considérer la maladie comme quelque chose d'étranger à l'organisme, quelque chose de distinct du reste du corps. Cette doctrine qui consiste à prendre la maladie pour une *entité, un être* (ens) qui s'établit dans l'organisme, a reçu le nom d'*ontologie*. Certains auteurs sont allés si loin dans cette voie qu'ils ont *personnifié* la maladie. C'est aussi de cette manière de voir que dérivent une foule d'expressions vulgaires, telles que : *la maladie attaque le corps, le corps lutte avec la maladie, la médecine combat la maladie, la nature l'a emporté*, etc. Pour bien saisir tout ce qu'il y a de faux à considérer la maladie comme un être concret, il suffit de se rappeler que la partie malade conserve tous ses rapports avec le reste de l'organisme, qu'elle en reçoit ses principes nutritifs, et que la circulation, la nutrition, l'action nerveuse s'y continuent comme dans les parties saines. Les maladies ne sont rien de fixe ni de défini ; ce sont des états organiques donnant lieu au développement dans un certain laps de temps, de phénomènes particuliers ; des processus complexes, analogues aux fonctions physiologiques, telles que la di gestion, la nutrition, etc. : un grand nombre d'entre elles ne sont que des troubles légers du mouvement nutritif. La maladie n'est par conséquent qu'une *abstraction*; il existe dans la nature des *parties, des hommes malades*, mais rien de palpable que l'on puisse appeler *maladie*.

Les pathologistes et surtout les thérapeutistes se sont aussi divisés en *empiriques* et en *rationalistes*. L'empirique prétend qu'on doit laisser parler l'expérience, et raisonner aussi peu que possible. Le rationaliste, au contraire, n'accorde pas autant de valeur aux faits qu'à l'explication que l'on peut en donner, et il ne voit de progrès en pathologie que dans la possibilité de créer une hypothèse plausible pour l'interprétation de chaque phénomène.

Il est souvent question aussi de la médecine *anatomique* et de la médecine *physiologique*. On a toujours désigné comme *écoles anatomiques*, celles qui s'adonnent à l'étude des altérations anatomiques de l'organe malade et des rapports que présentent celles-ci avec les symptômes observés pendant la vie. Nous devons reconnaitre que tous les progrès importants accomplis dans le domaine de la médecine, se rattachent aux découvertes anatomiques ; aussi l'anatomie pathologique constitue-t-elle la principale source de nos connaissances en nosologie. C'est à elle que nous sommes redevables des seules explications que nous possédions sur la nature et l'essence des maladies. Si la chimie était assez avancée pour analyser plus exactement les principes constituants de l'organisme, si elle parvenait à nous faire connaitre les modifications qui se produisent, chez l'homme malade, dans le mouvement nutritif, la médecine chimique acquerrait une importance égale à celle de la médecine anatomique. Nous accepterons donc les études d'anatomie et d'histologie pathologiques, comme constituant la base la plus solide de nos connaissances nosologiques ; mais nous dirons que l'anatomie pathologique ne peut à elle seule expliquer l'enchaînement des phénomènes morbides. L'étude des fonctions organiques normales analogues et l'application aux recherches de pathologie, des moyens usités en physiologie, seront alors d'un grand secours : c'est ce qui constitue la *médecine physiologique*.

La dénomination de *médecine physiologique* qui a servi à caractériser une époque, a reçu des acceptions diverses. L'*école rationnelle* ou plutôt *rationaliste*, invoquant l'expérimentation physiologique pour l'interprétation des phénomènes morbides, prétendait en quelque sorte substituer la physiologie à la pathologie, et expliquer, au moyen d'hypothèses empruntées à la première de ces sciences, les faits observés chez le malade. Mais nous ferons observer que les *conditions* nécessaires au développement des phénomènes pathologiques, sont précisément ce qui distingue l'état de maladie de l'état de santé, tandis que le processus et le *substratum*, c'est-à-dire la masse du corps, sont les mêmes dans les deux cas. Il est donc nécessaire, quand on veut donner une interprétation physiologique d'un cas pathologique, de rechercher jusqu'à quel point l'explication est juste et applicable à ce cas.

Si l'on veut appliquer à la pathologie les lois de la physiologie, il est deux points importants à considérer : nous devons admettre d'abord qu'il n'existe pas de différence essentielle entre les phénomènes pathologiques et les phénomènes physiologiques, et que tout fait pathologique trouve son analogue en physiologie. En effet, il n'existe aucune substance chimique spéciale à la pathologie : la tyrosine et la leucine, auxquelles celui qui les a découvertes avait attribué les symptômes nerveux qui accompagnent l'atrophie du foie, ont été retrouvées plus tard parmi les principes constituants normaux de l'organisme. Il n'existe pas non plus d'éléments morphologiques propres à la pathologie ; pendant longtemps on a cru pouvoir assigner au sarcome, au cancer et au tubercule des cellules de forme spéciale ; mais on s'est aperçu bientôt que des cellules semblables se produisent partout où ces éléments se développent rapidement. Enfin il n'existe pas de symptômes exclusivement pathologiques, car même le pouls veineux, que l'on rencontre dans certaines maladies, a son équivalent physiologique dans le pouls artériel.

Les processus morbides en général peuvent être considérés, ainsi que Virchow l'a fait récemment, comme des phénomènes physiologiques se produisant *avec aberration de temps et de lieu : Hétérochronie* et *Hétérotopie*. Ainsi une hémorrhagie dans l'ovaire, à l'époque menstruelle, est tout à fait normale, tandis qu'un épanchement sanguin dans le cerveau est toujours anormal et cause de symptômes morbides (Hétérotopie) ; l'hémorrhagie de la muqueuse utérine est normale à certaine époque (menstruation), et anormale en tout autre temps (Hétérochronie).

Il n'existe donc pas de différence essentielle entre les matières et les forces qui entretiennent la vie dans l'état de santé et dans l'état de maladie, entre les lois physiologiques et les lois pathologiques : la différence ne porte que sur les conditions au milieu desquelles agissent ces forces et ces matières.

Le deuxième point important en médecine physiologique, est la manière dont on étudie les phénomènes de la vie, quand ils se produisent au milieu de conditions pathologiques. On prône beaucoup la méthode physiologique, mais la physiologie ne connaît pas d'autre méthode que la chimie, ni celle-ci d'autre que la physique ; à la vérité, la connaissance de l'état morbide suppose celle de l'état sain ; la connaissance de la pathologie, celle de la physiologie ; mais, comme les phénomènes pathologiques doivent être étudiés en eux-mêmes et qu'un excellent physiologiste peut ne pas comprendre les symptômes qui s'observent au lit du malade, on peut admettre une pathologie basée sur la *méthode naturelle*, tandis que l'expression de médecine physiologique est un mot vide de sens. Nous devons appliquer les principes généraux des sciences naturelles, et après avoir observé patiemment et laborieusement les phénomènes particuliers, en déduire des règles et des lois générales. Il est vrai que souvent il nous est impossible de reconnaître la nature d'un processus morbide, et que nous arrivons seulement à dire que les symptômes se suivent et s'enchaînent d'une façon déterminée, mais sans parvenir à découvrir le lien qui les rattache les uns aux autres.

La pathologie générale, en thèse générale, puise aux mêmes sources que la médecine pratique, c'est-à-dire à la physique, à la chimie, à l'anatomie et à la physiologie ; mais il en est trois surtout qui lui fournissent des éléments à mettre en œuvre ; ce sont : la clinique, l'expérimentation et l'anatomie pathologique.

La pathologie générale se trouve dans le plus intime rapport avec l'observation clinique : elle embrasse aussi bien la chimie et la physique pathologiques que la pathologie spéciale des maladies internes et externes, ainsi que les branches secondaires qui, dans les temps modernes, en ont été séparées pour des raisons pratiques ou autres. On conçoit dès lors que les progrès de l'une soient utilisés par l'autre et réciproquement.

La physiologie et la pathologie expérimentales peuvent être considérées comme une seule et même science, car les progrès qu'elles ont faits et ceux qu'elles ont encore à faire, sont les mêmes :

en effet, l'expérimentation entreprise dans un but physiologique substitue presque toujours un état pathologique à un état physiologique.

Les avantages principaux de l'expérimentation consistent dans la faculté de choisir à son gré le lieu, l'époque et les circonstances ; de pouvoir modifier ces dernières de mille façons différentes, enfin de produire à volonté la mort dans un laps de temps déterminé après l'expérience. Mais ces avantages sont contre-balancés par des inconvénients d'égale importance : un certain nombre d'organes, profondément situés, ne sont pas accessibles à l'expérimentation, ou bien ne le sont qu'à la condition de léser en même temps des parties importantes ; la plupart des expériences, en outre, sont accompagnées de complications accidentelles : hémorrhagie, douleur, excitation ; les lésions artificielles sont généralement plus graves et plus rapides dans leur marche que les affections spontanées ; et il est le plus souvent impossible d'en rendre la marche plus lente ou plus bénigne. L'expérimentateur rencontre encore des obstacles particuliers dans certains systèmes et dans certains organes : dans le système nerveux, par exemple, l'expérimentation ne peut rien nous apprendre sur les facultés de l'esprit ni sur les sens élevés ; remarquons, en outre, que, pour apprécier les résultats de l'expérience, il faut obtenir des symptômes très-apparents, car les degrés légers d'excitation, de paralysie, etc., échappent à l'observation. Enfin, il est une série entière de lésions qui se produisent chez l'homme ou l'animal, spontanément ou sans cause connue, et que l'expérimentation est incapable de reproduire, tels sont la dégénérescence lardacées et tous les néoplasmes, à l'exception des formations nouvelles de tissus cellulaire et osseux, de vaisseaux, de pus, et parfois de tissus musculaire et nerveux.

Nous sommes néanmoins redevables à l'expérimentation, de nos connaissances les plus belles et les plus certaines en pathologie générale. Nous n'en mentionnerons que quelques-unes et surtout celles qui n'intéressent pour ainsi dire que la pathologie. Nous placerons en première ligne une foule de questions d'étiologie, résolues d'une façon exacte par l'expérimentation ; les observations faites sur le développement de la plupart des affections mécaniques, chimiques ou toxiques ; sur la transmission des parasites végétaux et animaux et spécialement du ténia et de la trichine, et surtout sur la vaccination et l'inoculabilité de la syphilis. C'est l'étiologie qui retire toujours le plus de fruits de l'expérimentation pathologique, et elle en arrivera ainsi à n'être plus comme à présent un amas confus de causes morbides, réelles ou supposées. Mais, pour s'adonner à l'expérimentation, il faut posséder des connaissances préparatoires que l'on ne trouve que chez un petit nombre d'expérimentateurs : des notions théoriques et pratiques de physique, de chimie et de pathologie ; et l'on doit surtout ne pas se laisser rebuter par les études préalables, nombreuses et difficiles, dont les expériences les plus simples doivent souvent être précédées.

L'expérimentation seule, ou aidée de la clinique, nous donne aussi l'interprétation de quelques processus morbides : nous nous contenterons de mentionner les expériences sur la régénération et la formation nouvelle de certains tissus, spécialement des tissus cellulaire, osseux, musculaire, vasculaire et nerveux ; sur les modifications qu'éprouve le sang stagnant à l'intérieur ou à l'extérieur des vaisseaux ; sur le développement de l'hypérémie consécutive à la section du grand sympathique, et sur la production artificielle de l'inflammation, qu'elle soit provoquée ainsi qu'on le faisait anciennement, dans les parties transparentes de certains animaux, ou bien, comme on l'a fait récemment, qu'elle soit le résultat de la section de certains nerfs. Signalons encore les expériences instituées pour rechercher le mode d'origine du pus et étudier la thrombose, l'embolie et la pyémie ; celles qui démontrent l'origine mécanique d'un grand nombre d'hydropisies, et enfin celles qui se rapportent à l'anémie et à l'hypérémie des centres nerveux, à la pathogénie de l'ictère, de l'urémie, du diabète, etc.

L'anatomie pathologique a exercé, à deux points de vue différents, une influence extraordinaire sur la pathologie générale ; elle a contribué à la réforme de la médecine et elle a découvert un grand nombre de faits d'histologie pathologique.

La décadence de l'ancienne médecine symptomatique, en présence des progrès de l'anatomie pathologique, est un fait généralement reconnu. Les progrès de la science médicale ont été dès lors liés intimement à ceux de l'anatomie.

L'anatomie pathologique doit constituer la base, non-seulement de la science, mais encore de la pratique médicale ; elle renferme tout ce que la médecine possède de positif et de fondé ; c'est seulement dans ces derniers temps, et grâce à l'anatomie pathologique, que l'on a découvert un certain nombre de maladies que la similitude de symptômes faisait confondre avec d'autres affections ; c'est grâce à cette science également que le diagnostic physique a pu arriver au degré de perfection où nous le voyons aujourd'hui. Ajoutons encore que les maladies que ne peut atteindre le couteau de l'anatomiste, doivent être comptées, à peu d'exceptions près, parmi les plus obscures.

L'application du microscope aux recherches d'anatomie et d'histologie pathologiques, augmente encore l'influence exercée par ces deux sciences sur la pathologie générale, en même temps qu'elle créait une science toute nouvelle, l'anatomie générale, normale et pathologique. Dans les doctrines émises sur les causes et les effets de l'anémie, de l'hypérémie, de l'hémorrhagie, de la thrombose, de la gangrène, de l'hydropisie, de l'inflammation, des métamorphoses régressives et des néoplasmes, nous trouvons des traces manifestes de l'influence exercée par le microscope.

Telles sont les sources scientifiques auxquelles puise et puisera toujours la pathologie générale. L'observation clinique doit se faire avec tout le soin possible, dans chaque cas particulier, et s'aider de tous les moyens d'investigation dont elle dispose. Il est vrai qu'une analyse détaillée de tous les cas n'est possible que dans les hôpitaux bien aménagés ; mais, d'un autre côté, on ne doit pas oublier que certaines questions ne peuvent être résolues que dans la pratique civile. Malheureusement il arrive trop souvent que le médecin privé délaisse presque complétement tout travail scientifique, et se repose sur le médecin d'hôpital du soin de faire progresser la science. L'expérimentation doit remplir toutes les conditions que nous avons signalées plus haut, et elle ne doit être invoquée que dans les cas où une observation attentive et des autopsies soigneusement faites ne suffisent pas à atteindre le but que l'on cherche. L'anatomie pathologique enfin a une double mission à remplir : elle doit d'abord, indépendamment de la clinique, étudier les altérations organiques dans tous leurs détails histologiques et chimiques, en rechercher surtout les conditions de genèse et les rapports qu'elles affectent avec l'ensemble de l'économie ; à cette fin. l'anatomie pathologique comparée doit être prise en considération plus qu'on ne l'a fait jusqu'à présent. D'un autre côté, elle doit s'appuyer sur l'observation clinique et étudier en détail, après la mort, les altérations survenues dans des maladies observées avec soin pendant la vie.

SYMPTOMATOLOGIE ET DIAGNOSTIC GÉNÉRAUX

Les phénomènes de la maladie ou manifestations de l'état morbide, c'est-à-dire les modifications, appréciables au médecin et au malade, des propriétés physiques, chimiques ou vitales de l'organisme, sont désignés sous le nom de *symptômes ou signes* de la maladie, pour les distinguer des phénomènes de la santé. La science des signes de la maladie a reçu les noms de *séméiotique* ou de *symptomatologie;* le *diagnostic* est l'art d'en déduire des conclusions sur la nature des lésions existantes, et d'établir en outre la coordination et l'enchaînement des phénomènes.

Le but du diagnostic est de se faire une idée aussi exacte que possible de l'état des organes, en se basant sur les signes manifestes et appréciables. Autrefois, on ne faisait guère que le diagnostic symptomatique, c'est-à-dire que l'on se contentait d'établir l'existence des symptômes les plus marquants, et alors, sans remonter aux causes de ces états morbides, on admettait des fièvres, des douleurs, des crampes, des hydropisies, des jaunisses, etc. ; nous devons ajouter que, souvent encore, nous sommes obligés de nous en contenter. Dans un grand nombre de cas cependant, nous parvenons à découvrir les lésions internes dont dépendent ces manifestations ; c'est ce qu'on appelle alors le *diagnostic anatomique.*

L'objet d'un diagnostic complet n'est pas seulement de déterminer quel est l'organe principalement atteint chez un homme malade, mais d'explorer l'individu tout entier à l'aide des moyens d'investigation dont nous disposons, et d'arriver ainsi à se représenter aussi exactement que possible l'état de l'organisme dans son ensemble.

Il est certains symptômes dont la présence indique nécessairement l'existence d'une affection déterminée ; nous citerons, par exemple, la pulsation exagérée de la jugulaire et les battements épigastriques dans l'insuffisance des valvules tricuspides, les crachats rouillés dans la pneumonie : c'est ce que l'on nomme *symptômes pathognomoniques.* Ces symptômes sont rares, et leur nombre diminue encore de jour en jour à mesure que nos connaissances pathologiques se complètent. Le plus souvent, au contraire, de l'existence d'un symptôme, on doit conclure à la présence, non-seulement d'une lésion déterminée, mais encore de plusieurs autres.

On peut appeler *symptômes pathognomoniques négatifs,* les

symptômes qui ne se présentent jamais, ou presque jamais dans certaines maladies ; ainsi l'herpès labial dans le typhus abdominal, certains états de la température du corps dans différentes maladies, etc.

Les symptômes se distinguent ordinairement en *directs* et en *indirects*. Les symptômes directs sont ceux qui se rattachent immédiatement aux modifications survenues dans l'organe, ainsi la coloration et autres modifications de la peau ; le volume de l'organe, le degré de consistance de celui-ci, l'état glabre ou inégal des surfaces, etc. Les symptômes indirects dépendent d'affections organiques inaccessibles à l'observation immédiate, tels sont les modifications du pouls, quand elles ne sont pas le résultat d'affections artérielles, mais de lésions existantes dans d'autres organes ; un grand nombre d'altérations de l'urine et de la sueur doivent être comprises également parmi les symptômes indirects, par exemple celles qui se produisent dans les maladies des poumons, du foie et du cerveau ; certains troubles gastriques enfin sont des symptômes indirects de maladies rénales.

Il faut distinguer encore les *symptômes fonctionnels* et les *symptômes statiques*. Les symptômes fonctionnels nous éclairent sur le degré et le mode d'activité d'un organe, tels sont les mouvements et les sensations : par exemple la dyspnée et les points de côté dans les affections de poitrine. On les désigne aussi sous le nom de symptômes *actifs*. Les symptômes *passifs* ou *statiques* se rapportent à la disposition apparente de l'organe, telles sont les altérations du squelette : par exemple, au thorax, les modifications de structure ou de texture d'une partie.

Il est une division importante des symptômes, celle qui distingue les *symptômes* en *objectifs et subjectifs*. Les symptômes objectifs sont ceux que le malade perçoit lui-même, par exemple la douleur, la sensation de pression, de tension, etc. ; ils se modifient au plus haut degré d'après l'individualité du malade. C'est chez l'enfant et chez l'homme efféminé qu'ils se produisent avec le plus d'évidence, tandis que chez les vieillards un grand nombre d'affections même fort graves, ne se traduisent par aucun symptôme. Parmi les symptômes subjectifs, nous devons noter en première ligne, la douleur, c'est-à-dire l'excitation anormale ou l'augmentation inusitée de l'activité des nerfs sensibles.

Les symptômes que le médecin peut saisir et apprécier à l'aide de ses sens, sont les *symptômes objectifs*. Il emploie à cet effet, tantôt la vue, *inspection*, soit directement (dans les affections de la peau et des muqueuses visibles à l'extérieur), soit indirectement par l'intermédiaire d'instruments d'éclairage (ophthalmoscope, otoscope, rhinoscope, laryngoscope, spéculum uteri, etc.) ; tantôt l'ouïe (dans la percussion et l'auscultation) ; tantôt le toucher (pour apprécier les modifications de la consistance des parties, pour palper les tumeurs, le pouls, etc., pour explorer le vagin, le rectum, l'épiglotte, etc.). C'est encore aux symptômes objectifs que nous devons rattacher les renseignements que l'on obtient à l'aide de la mensuration, du pesage, de la thermométrie, de l'examen microscopique ou chimique, etc. La valeur de chacun de ces symptômes pour le diagnostic, varie naturellement beaucoup ; elle dépend en général de l'exactitude et de la sûreté avec lesquelles on a pu les saisir et les définir, et surtout du degré de certitude avec lequel on peut les rapporter à un organe déterminé. Les symptômes objectifs ont beaucoup plus de valeur que les symptômes subjectifs, à cause de la certitude qu'ils nous procurent.

Parmi les symptômes objectifs, il y en a qui ne se découvrent qu'à l'aide de recherches physiques, chimiques et microscopiques ; ce sont naturellement les plus certains. Les symptômes que l'on constate à l'aide d'un instrument et dont nous pouvons mesurer l'intensité, sont ceux qui méritent au premier degré les noms d'objectifs et de physiques ; telle est par exemple, la thermométrie. En effet, on peut aisément se tromper, quand on veut apprécier la température de la peau à l'aide de la main, tandis que, par une application convenable du thermomètre, on arrive non-seulement à constater l'élévation de température, mais encore à en déterminer le degré et à donner ainsi la mesure de la fièvre. C'est par abus de langage au contraire que la percussion et l'auscultation ont été comprises parmi les moyens de diagnostic *physiques*, car, ici, l'habileté de l'observateur, l'exercice de la main qui percute et de l'oreille qui écoute, sont d'une grande importance, et, d'un autre côté, nous ne possédons aucune mesure objective pour les phénomènes, par exemple pour les sons clairs ou mats.

Pour constater les symptômes avec exactitude, même quand ce sont des phénomènes objectifs, on doit posséder non-seulement des notions d'anatomie normale et de physiologie, d'anatomie pathologique et de pathologie, mais aussi l'habitude et l'habileté. Il faut d'abord savoir ce que l'on cherche et sur quoi l'on doit porter son attention ; il faut ensuite que les méthodes que l'on suit au lit du malade pour arriver à découvrir les symptômes, soient commodes et aisées. Le médecin d'aujourd'hui doit plus que jamais être un artiste (Techniker), c'est-à-dire posséder l'habileté qui ne s'acquiert que par l'enseignement et l'exercice assidu. (Wunderlich.)

Il est certaines maladies qui souvent échappent, en totalité ou en partie, à l'investigation du médecin (*maladies latentes*) : dans ces cas, les organes qu'elles atteignent ne sont pas accessibles à nos moyens d'exploration (certaines parties des poumons et du foie, le pancréas, etc.) ; ou bien leurs fonctions ne tombent pas sous l'observation (quelques parties du cerveau) ; parfois la lésion n'est pas encore assez étendue (un grand nombre d'inflammations pulmonaires, le cancer des organes internes) ; enfin ce sont des affections qui se développent lentement et qui n'altèrent pas sensiblement l'état physique et fonctionnel de l'organe, ainsi qu'il arrive au début de la plupart des maladies et quelquefois pendant toute leur durée. Il peut même arriver que des maladies graves restent à l'état latent s'il se produit des fonctions compensatrices qui en masquent plus ou moins les symptômes, telle est l'hypertrophie qui se développe dans les organes musculaires, au-dessus du rétrécissement de canaux, par exemple, aux orifices du cœur, dans le canal digestif, dans les voies urinaires ; telle est encore la circulation collatérale, etc.

Les symptômes subjectifs d'une affection organique grave passent souvent inaperçus lorsqu'il existe en même temps une autre affection organique aussi grave ou plus grave : ainsi les symptômes de la tuberculisation pulmonaire coïncidant avec la tuberculisation très-prononcée de l'intestin ou du larynx.

On observe souvent des cas où les symptômes font soupçonner une affection d'un certain organe, sans que l'on puisse déterminer la nature de la maladie.

L'obscurité des symptômes n'est souvent que relative : en effet, comme la plupart d'entre eux ne peuvent être découverts qu'à l'aide de certaines méthodes, ou par voie de déduction, il en résulte que la possibilité du diagnostic dépend souvent du degré d'habileté de l'observateur, de son savoir et de son discernement.

Les subdivisions des symptômes en *primaires* ou *secondaires*, en *essentiels, accidentels, consensuels* ou *sympathiques*, en *locaux* ou *généraux*, s'expliquent d'elles-mêmes, ou bien sont sans valeur.

On peut arriver au diagnostic par *trois méthodes diverses*, qui diffèrent entre elles par la valeur et par la sûreté ; quand on veut procéder avec certitude, on ne doit pas se contenter de l'une ou l'autre des deux premières.

La première méthode est celle du *diagnostic à distance*, qui consiste à reconnaître la maladie à première vue. Ce serait le fait d'un homme léger que de se contenter d'une semblable méthode car elle induit souvent en erreur. Cependant il ne faut pas négliger cette première impression que produit le malade et qui est d'autant plus instructive pour le médecin, qu'il est plus habitué à analyser l'aspect général du patient. Si ce moyen ne nous fait pas toujours reconnaître la maladie, il peut cependant nous en faire apprécier le degré de gravité. C'est ainsi, du reste, que nous agissons dans la vie ordinaire : lorsque nous nous trouvons en présence d'un homme qui nous est inconnu, l'impression première que produisent sur nous, ses traits, l'expression de ses yeux, ses gestes, son maintien, le développement de certaines parties de son corps, nous porte à juger de ses facultés intellectuelles, de son caractère, de son éducation, de ses occupations, des idées et des passions qui le dominent. De même le praticien peut arriver souvent à des conclusions fort importantes relativement à certaines maladies, ou du moins à leur degré de développement, d'après le teint, l'expression de la physionomie, le maintien, l'attitude et l'habitude du malade, d'après sa manière de respirer et de parler, d'après les pulsations des vaisseaux du cou, etc.

La seconde méthode de diagnostic est le diagnostic par interrogatoire du malade, *diagnostic anamnétique*. On donne le nom d'*anamnèse* à l'ensemble des renseignements que fournit le malade sur son état : ses descriptions ne se rapportent habituellement qu'à des impressions et des sensations de nature très-diverse, entremêlées de suppositions qui ont pour but d'expliquer l'origine du mal. Si ce malade est capable de donner des renseignements sur la marche antérieure de son affection, ceux-ci, quoique souvent un peu diffus, peuvent fournir quelques indices sur l'état réel de son organisme. Il faut apprendre à connaître et à traduire en langage scientifique, les expressions vulgaires toujours très-vagues. Le médecin, du reste, doit parfois juger et agir d'après de semblables renseignements, dans les traitements par correspondance, par exemple ; mais, dans ces cas, il faut user de grande prudence, car on est exposé à se tromper, surtout quand les renseignements sont incomplets.

La troisième méthode, à beaucoup près la plus sûre, est le *diagnostic objectif*, et consiste à rechercher, à l'aide des moyens d'investigation objectifs, les modifications que présente l'organisme malade. Pour acquérir une notion aussi exacte et aussi complète que possible de l'état du malade, on ne doit pas se contenter d'explorer les parties sur lesquelles les plaintes du patient dirigent principalement notre attention, mais tous les organes et toutes les fonctions ; cette ligne de conduite est indispensable à suivre si l'on veut procéder avec sûreté. L'art du médecin consiste principalement dans l'habileté aux recher-

ches et dans l'aptitude à utiliser ses sens. L'homme le plus instruit,
s'il ne possède ces qualités, ne peut être qu'un mauvais praticien.

DE L'EXAMEN DU MALADE EN GÉNÉRAL.

Il faut, en premier lieu, recueillir les renseignements anamné-
tiques.

Il convient de commencer l'interrogatoire du malade par une question générale : comment va-t-il ? De quoi vous plaignez-vous ? Où
souffrez-vous ? On doit laisser le malade s'expliquer d'abord pendant
quelque temps, mais, aussitôt qu'il aborde des digressions, ce qui
arrive habituellement, on lui adresse des questions plus précises.
Pour arriver aussi vite que possible au but, et montrer en même
temps au malade que l'on s'intéresse à son état (le malade croit toujours que ses plaintes et ses sensations constituent ce qu'il y a de
plus important pour le médecin), on commence l'examen, si c'est
possible, par l'organe et les fonctions qui lui paraissent principalement lésés.

Si le malade, par exemple, se plaint de *symptômes thoraciques*,
on s'occupe tout d'abord de ceux-ci. Les points principaux à examiner
sont alors : 1° la toux, sa fréquence et les moments de la journée où
elle se produit ; quand elle est chronique, demander si elle est persistante ou si elle disparaît par intervalles plus ou moins longs ;
2° l'expectoration, sa facilité, sa quantité, sa coloration, son contenu
en mucus, en pus, en sang, etc.; 3° la dyspnée à l'état de repos
ou à la suite de mouvements ; 4° la douleur ; si elle est gravative ou
pongitive, son siége, etc.; 5° le décubitus ; s'il est possible sur le
côté gauche ou sur le côté droit, ou bien sur tous les deux. C'est ici
que doivent se faire les questions concernant le larynx : enrouement, etc.; le nez : épistaxis, etc.

Organes digestifs : appétit, goût dans la bouche, renvois, nausées ;
vomissements (quantité, apparence, combien de temps après le man-
ger, après quel repas, s'ils sont accompagnés de toux) ; douleurs de
ventre. Défécation : diarrhée ou constipation.

Organes uro-poiétiques : émission des urines, abondante ou minime, fréquente ou rare, douloureuse ou indolore, difficile. Coloration anormale et sédiments des urines.

Organes de la génération : chez la femme : menstruation, régularité
et durée de l'époque menstruelle ; écoulement menstruel abondant ou
minime, accompagné ou précédé de douleur. Dans certains cas, il

faut demander si elle a eu des enfants et leur nombre, si les accouchements ont été faciles ou laborieux, si les grossesses ont cessé.
Chez l'homme : pollutions, spontanées ou provoquées ; leur fréquence. Fréquence du coït, etc.

Système nerveux : sommeil, céphalalgie, excitabilité, délire, vertiges, crampes, paralysie.

Organes des sens : bourdonnements d'oreille, surdité, puissance
de la faculté visuelle, étincelles, abattement, tendance à s'aliter.

Peau : éruptions, engorgements glandulaires, transpirations, douleurs et gonflements articulaires, etc.

Nutrition : diminution ou augmentation.

Fièvre : frissons, sentiment de chaleur, soif, courbature.

Quand on veut procéder avec précision, on doit se renseigner
exactement sur la durée et la marche de chaque symptôme et déterminer, principalement dans les maladies chroniques, toutes les circonstances qui ont présidé à l'amélioration ou à l'aggravation du
mal.

Les questions relatives au nom, à l'âge, à la condition du malade,
par lesquelles l'interrogatoire débute ordinairement dans les hôpitaux, seront faites, dans la pratique privée, dans le cours ou à la fin
de l'examen ; certaines demandes peuvent être négligées, ainsi celles
qui concernent l'âge de la femme. Il est des renseignements que l'on
peut, dans beaucoup de cas, négliger entièrement, ou bien remettre
à la fin de l'interrogatoire, ou que l'on demande comme par hasard ;
telles sont par exemple les informations à prendre sur les causes de
la maladie en général, sur la santé des ascendants et des collatéraux,
sur le logement, l'alimentation, les vêtements, les habitudes (par
exemple, l'usage des boissons alcooliques et du tabac, la vie active ou
sédentaire, les plaisirs vénériens, etc.); sur les maladies antérieures
(particulièrement la syphilis) ; enfin, chez les enfants, sur l'alimentation, la dentition, etc. D'ailleurs, il est difficile d'établir des règles
fixes à cet égard ; le malade considérera comme dictées par la curiosité certaines questions du médecin, tout en regardant comme trèsnécessaires d'autres demandes moins importantes en réalité.

Quand le malade est hors de connaissance ou incapable de rendre
compte de son état, les enfants, par exemple, on doit recueillir les
renseignements dans l'entourage.

Tels sont les points les plus importants et les plus généraux de
l'interrogatoire du malade, lequel, du reste, doit se modifier d'après
les cas particuliers.

La seconde partie de l'examen du malade se rapporte à l'état actuel, *status præsens;* voici la marche la plus convenable à suivre pour procéder à l'examen des systèmes et des organes :

État de la nutrition : caractérisé par le développement corporel, quelquefois aussi par le poids du corps, la musculature ; dans les paralysies, par le degré de contractilité électro-musculaire ; par la coloration et l'élasticité de la peau.

Température du corps : examen thermométrique.

Tête : figure ; coloration, ainsi que celle des muqueuses qui y aboutissent (conjonctives palpébrales, muqueuse labiale et buccale). Exploration de l'artère temporale. (sinuosités, consistance, force de la pulsation).

Yeux : mobilité des paupières ; injection de la conjonctive ; dimension et contractilité des pupilles ; direction de l'axe visuel ; en cas de nécessité, examen ophthalmoscopique. Jeu normal des muscles de la face (action de souffler, de siffler) ; sillon naso-labial ; éruptions, surtout herpès labial et syphilides.

Oreilles : état de l'ouïe, otorrhée.

Langue : liberté et direction de ses mouvements ; enduits, secs ou humides ; *coloration* normale, rouge ou livide.

Gencives : coloration, consistance, étendue, etc.

Dents : nombre (dents artificielles !) ; dents sur le point de percer ; saillies angulaires, etc.

Gorge : gonflement des amygdales ; rougeur de la muqueuse, exsudats, ulcères, etc.

Larynx : examen laryngoscopique en cas de besoin.

Cou : forme générale, pulsation des vaisseaux, développement des muscles, rotation, ganglions lymphatiques, forme et dimension de la glande thyroïde, auscultation de la trachée, des carotides et des jugulaires.

Thorax : en première ligne les poumons : forme du thorax, longueur, largeur, amplitude ; régions claviculaires ; angles du sternum ; espaces intercostaux ; caractère, répétition et fréquence des mouvements respiratoires ; vibrations de la voix. — Après l'inspection et la palpation, vient la percussion : procéder de haut en bas, en comparant toujours les deux côtés ; sur la clavicule ; au-dessus et au-dessous de cet os, ensuite le long du sternum en descendant progressivement jusqu'aux régions du cœur et du foie. — Observer les trois modes d'altération du son. — Auscultation des poumons et particulièrement des sommets : rechercher si le murmure vésiculaire, inspiratoire et expiratoire, est normal ou anormal ; s'il y a des râles et quelle en est la nature. Bruits de frottement.

Cœur : impulsion (sa situation, son étendue, sa force). Frottement et frémissement cataire appréciables au toucher. Percussion : étendue en longueur et en largeur de la matité précordiale. Auscultation : Bruits normaux ou anormaux; bruits normaux remplacés par des bruits de souffle; renforcement du bruit de l'artère pulmonaire.

Pouls : fréquent, mou ou résistant; plein ou petit ; simple ou dicrote. — Examen sphygmographique.

Dos : colonne vertébrale; configuration normale ou anormale; mobilité et flexion. — Percussion et auscultation comme en avant.

Ventre : voussure; mouvements diaphragmatiques ; vergettures chez les femmes qui ont eu des enfants ; exanthèmes divers et surtout roséole dans les affections fébriles.

Palpation : tension, sensibilité, tumeurs, fluctuation.

Percussion : du foie et de la rate en longueur et en largeur.

Parties génitales : éruptions, végétations, écoulements muqueux, ulcères.

Extrémités : nutrition, mobilité, œdème, exanthèmes, pétéchies.

Sécrétions et excrétions : Expectoration : quantité, principes constituants principaux, sang, mucus, pus, fibres élastiques, pigment.

Défécation : nombre, coloration et consistance des selles; présence d'aliments non digérés, helminthes, mucus, sang, pseudo-membranes.

Urine : quantité, coloration, poids spécifique, réaction, sédiments, présence du sucre ou de l'albumine, titrage.

Quand toutes ces questions sont résolues aussi exactement que possible, le médecin peut généralement, dans l'état actuel de la science, se former une idée assez précise de l'état des organes, tant dans les maladies chroniques que dans les maladies aiguës confirmées. Mais il faut que l'examen soit non-seulement exact, mais aussi général, et le médecin parviendra d'autant plus aisément à poser un diagnostic précis que ses connaissances en pathologie seront plus étendues.

L'art du diagnostic ne peut s'acquérir complétement qu'au lit du malade et par un long exercice. Pour que les moyens d'exploration dont on use donnent les notions les plus exactes possibles sur l'état des organes, nous recommanderons de procéder, en général, de la manière suivante : l'examen étant terminé, on récapitule brièvement les plus importantes altérations organiques que l'on a trouvées ; et l'on s'efforce d'établir les rapports que peuvent avoir entre elles les lésions dont on a constaté l'existence en les comparant avec les affections connues analogues. Si l'on ne découvre pas immédiatement une ressemblance parfaite, on procède par voie d'exclusion, c'est-à-dire que l'on se représente à l'esprit toutes les affections possibles de l'organe malade, en tâchant de rattacher à chacune d'elles les symptômes que l'on a sous les yeux : il reste finalement une ou plusieurs affections en faveur desquelles l'ensemble des phénomènes fera pencher de préférence le diagnostic. Il ne faut jamais s'en laisser imposer par un symptôme saillant, ni le rapporter immédiatement à une affection déterminée, par exemple le son tympanique, le souffle bronchique à la pneumonie ; il faut au contraire passer en revue toutes les causes qui peuvent occasionner ces deux phénomènes, et n'admettre l'existence de la pneumonie que si les autres symptômes et la marche de la maladie le permettent. On ne doit pas oublier, en outre, qu'il importe peu de donner un nom unique à l'ensemble des symptômes qui existent chez le malade, et qu'un homme peut être atteint à la fois de plusieurs maladies qui n'ont aucun rapport entre elles.

L'expérience nous enseigne que certains processus morbides s'excluent habituellement ; ainsi les affections du cœur se produisent rarement chez les tuberculeux et celui qui en est atteint jouit d'une immunité presque absolue à l'égard de la tuberculose ; le tubercule et le cancer récents ne se rencontrent presque jamais simultanément chez le même individu ; la tuberculose ne se développe pas souvent chez les personnes atteintes de déformations prononcées du thorax (scoliose, cyphose). C'est le typhus, parmi les maladies aiguës, qui possède la plus grande puissance d'exclusion ; il survient assez rarement chez les femmes enceintes ou en couches, et presque jamais chez les individus atteints de rhumatisme aigu ou de tuberculose ; l'herpès labial s'observe rarement chez les typhisés.

D'autres affections se rencontrent souvent simultanément, ainsi la tuberculose se combine toujours avec la bronchite ; le catarrhe de l'estomac avec toutes les maladies graves, aiguës ou chroniques ; l'herpès labial accompagne souvent la fièvre intermittente et la pneumonie ; les affections du cœur compliquent souvent le rhumatisme, etc.

De même que certaines affections peuvent se combiner chez les individus, de même se rencontrent-elles en même temps à certaines époques : c'est ainsi que la coqueluche et la rougeole, la scarlatine et le typhus, la scarlatine et l'angine couenneuse, la fièvre intermittente et la dysenterie règnent souvent simultanément.

PRONOSTIC GÉNÉRAL.

Au diagnostic se rattache, dans la pratique, le *pronostic* qui consiste à prédire la manière dont va se développer et se terminer la maladie, question souvent fort importante pour le malade et son entourage, fort difficile pour le médecin. C'est à l'exactitude du pronostic que l'on peut reconnaître le médecin expérimenté. Aussi y a-t-il peu de généralités à développer sur ce sujet. Il s'agit ordinairement de savoir si l'issue de la maladie sera favorable ou défavorable, ou si elle est encore douteuse ; ensuite s'il n'y a aucun danger pour la vie, et si le rétablissement sera complet, enfin combien de temps durera la maladie.

Ces questions peuvent naturellement être spécifiées davantage ; quand l'issue doit être défavorable, par exemple, on veut ordinairement savoir s'il en résultera une maladie chronique, une maladie consécutive ou la mort.

On appelle maladies *graves* celles qui peuvent entraîner la mort ou occasionner des lésions persistantes d'organes importants ; les maladies *légères* sont celles pour lesquelles, d'après la marche ordinaire des choses, on prévoit une guérison complète. Dans les maladies *bénignes*, l'ensemble des symptômes fait présager une marche favorable ; dans les maladies *malignes*, il peut se présenter des éventualités imprévues (scarlatine).

Le pronostic se tire généralement du plus ou moins de participation que l'ensemble de l'organisme prend à la maladie (fièvre, état des forces, etc.); de l'étendue des lésions et de l'importance vitale des organes atteints ; de la force de la constitution ; du génie épidémique; de l'âge du malade ; de la possibilité pour celui-ci de se procurer les soins médicaux nécessaires, etc.

La justesse du pronostic dépend principalement de la précision du diagnostic. Si, jusqu'à un certain point, le diagnostic, tel qu'il se fait aujourd'hui, dépasse souvent les nécessités de la thérapeutique, si, en d'autres termes, on peut parfaitement traiter les malades sans poser des diagnostics très-précis, il n'en est pas de même pour le pronostic, car celui qui n'a que des idées confuses sur l'état du malade peut être surpris par une foule d'accidents inattendus que prévoit, au contraire, le médecin plus attentif ou plus instruit.

DURÉE DES MALADIES.

La durée des maladies est très-variable : les unes ne sont que des accidents soudains qui se terminent en une ou plusieurs minutes ; d'autres durent des heures ou des jours, des semaines ou des mois, d'autres enfin toute la vie. Les maladies à marche rapide sont dites *aiguës* ; celles qui se prolongent sont appelées *chroniques* ; il est néanmoins impossible de fixer la durée que la maladie doit atteindre pour devenir chronique.

Les préceptes suivants ont été établis depuis les temps anciens :

Une maladie qui ne dépasse pas 4 jours est dite *morbus acutissimus.*

—	—	—	7	—	—	*peracutus.*
—	—	—	14	—	—	*exacte acutus.*
—	—	—	28	—	—	*acutus.*
—	—	—	40	—	—	*subacutus.*
—	qui dépasse		40	—	—	*chronicus.*

Mais aujourd'hui on prend pour base d'appréciation la marche ordinaire de chaque maladie : ainsi pour la phthisie et le rachitisme, qui durent habituellement plusieurs années et que l'on considère comme des maladies aiguës quand elles se terminent dans l'espace de quelques mois ; tel est aussi le typhus que l'on regarde comme une maladie aiguë, quoique la guérison des typhisés réclame ordinairement plus de quarante jours. Au reste, les maladies aiguës peuvent devenir chroniques et réciproquement. — Les expressions d'*affections pyrétiques* ou *apyrétiques* sont souvent employées comme synonymes d'*affections aiguës ou chroniques*, et c'est admissible dans la plupart des cas. Toutefois il est un certain nombre de maladies aiguës qui ne sont pas accompagnées de fièvre, tandis que beaucoup de maladies chroniques sont fébriles surtout dans leur dernière période. Quelques maladies sont tantôt *pyrétiques*, tantôt *apyrétiques*, telles sont les affections catarrhales, les éruptions syphilitiques, et parfois quelques autres éruptions ; certaines maladies apyrétiques se terminent en peu de temps, ou bien emportent le malade très-rapidement (empoisonnements, apoplexie). Enfin on se sert encore des expressions *typiques* et *atypiques* pour désigner les maladies aiguës et chroniques, suivant que la marche en est régulière, mesurée et que les périodes se succèdent d'une manière distincte ; ou que la marche en est au contraire irrégulière, variable, sans progrès déterminé vers la guérison ou vers la mort.

La durée d'une maladie dépend généralement de la cause : si celle-ci n'exerce qu'une action passagère, la maladie a une durée généralement courte ; si la cause n'est pas sujette à se modifier, comme sont le genre de vie, le logement, les occupations, l'affection dure ordinairement plus longtemps ; s'il s'agit de poison donné à petites doses, la durée du mal sera d'autant plus longue que l'administration de la substance toxique se prolongera davantage. D'un autre côté, la maladie dure d'autant plus longtemps qu'il y a plus de foyers de localisation et qu'ils sont disséminés en plus d'endroits différents.

La durée de l'affection est encore en rapport avec la nature des lésions : les troubles de la circulation et les phlegmasies ont généralement une marche aiguë ; la maladie, au contraire, a d'autant plus de tendance à suivre une marche chronique que l'altération qui la constitue s'éloigne davantage de ces deux modalités pathologiques : nous citerons, par exemple, tous les troubles qui se rapportent aux métamorphoses des tissus, telles que les métamorphoses graisseuse ou lardacée, et aux formations néoplastiques proprement dites.

Enfin le mode spécial de nutrition de certains organes, des os par exemple, prolonge la marche des maladies qui les atteignent.

MARCHE DES MALADIES.

Toute maladie a une marche déterminée, c'est-à-dire que les modifications des tissus et des fonctions qui se produisent depuis le commencement du processus morbide jusqu'au rétablissement de la santé, ou bien jusqu'à la mort du tissu ou de l'organisme, se succèdent suivant des périodes déterminées.

Les troubles se dissipent parfois rapidement, en quelques heures, ainsi que cela arrive, notamment, dans les affections connues sous le nom de troubles fonctionnels, ou bien dans les troubles circulatoires des organes, quand la lésion du parenchyme est nulle ou très-légère : citons comme exemple, l'anémie du cerveau, cause ordinaire du vertige, l'hypérémie cérébrale, cutanée, pulmonaire, etc.

L'état stationnaire, dans lequel les symptômes persistent longtemps sans modification, c'est-à-dire sans augmenter ni diminuer, ne se rencontre pas dans les processus morbides proprement dits lesquels sont caractérisés par un changement continuel, par une succession de phénomènes divers ; on le trouve seulement dans certains *états* morbides, tels que, par exemple, un grand nombre de paralysies, certaines hypertrophies musculaires, les kystes hydatiques, les cicatrices, les dépôts pigmentaires, etc.

Dans les maladies dont la durée est au moins de plusieurs jours, le début est fort variable : tantôt un individu jouissant d'une santé parfaite, est pris tout à coup de symptômes graves, ainsi dans les empoisonnements, les blessures, les déchirures d'organes internes, certaines affections convulsives (épilepsie), et dans les maladies fébriles débutant par un frisson intense (pneumonie, certaines amygdalites, érysipèle facial, variole, etc.).

Dans la plupart des cas cependant, la maladie commence d'une manière insensible et graduelle ; ainsi, dans presque toutes les maladies apyrétiques, dans un grand nombre d'affections fébriles des muqueuses et des séreuses, les catarrhes, les pleurésies et les rhumatismes. Les symptômes initiaux sont presque toujours vagues et identiques dans tous les cas, et c'est ce qui en rend l'interprétation si difficile pour le médecin, au début des maladies. Celles-ci se traduisent généralement alors par du malaise, de l'abattement, de l'agitation, de l'inappétence, de la tendance au sommeil et de la courbature ; si l'on interroge le malade, il se dit *indisposé, malade*, mais, avec la meilleure volonté du monde, il ne peut donner d'autres renseignements ; si le médecin l'examine au premier ou au second jour, il ne trouve habituellement rien de dessiné, même par l'exploration la plus attentive.

Lorsque l'affection principale s'est localisée, on désigne ces phénomènes initiaux sous le nom de *prodromes, symptômes avant-coureurs*, et l'époque à laquelle ils existent seuls, sous le nom de *période prodromique* (*stadium prodromorum s. opportunitatis*).

Plus tard, les symptômes augmentent en intensité, ou bien il s'en ajoute de nouveaux ; mais la maladie prend rarement une marche régulièrement croissante et décroissante ; cela ne s'observe que dans certaines affections aiguës fébriles, particulièrement dans les exanthèmes aigus, d'une manière déjà moins marquée dans les phlegmasies, et presque jamais dans les maladies chroniques.

Les anciens, partant de là, avaient imaginé la doctrine des *périodes ;* c'est ainsi que dans une pneumonie ou dans un typhus, ils reconnaissaient une période *d'invasion, de progrès* (*stadium incrementi*), *d'acmé* (*st. acmes, staseos*), *de crise* (*criseos*), *de décroissance* (*decrementi*), *de guérison* (*reconvalescentiæ*). Depuis Hippocrate, on a cherché à rattacher ces stades à des périodes de trois jours et demi ou sept jours ; mais cette doctrine a été souvent combattue dans ces vingt dernières années principalement à l'aide des mesures de la température, et la plupart des observateurs semblent portés à croire aujourd'hui qu'une semblable délimitation des stades n'est pas admissible. Les processus morbides qui présentent une suite régulière de périodes distinctes et d'un caractère bien déterminé, ont reçu les noms d'affections cycliques, *rhythmiques, typiques, périodiques ;* expressions qui, dans le principe, avaient chacune une valeur différente, mais qui, à présent, sont employées presque indifféremment les unes pour les autres.

Il n'est pas rare de voir survenir avant l'amélioration définitive, une nouvelle exacerbation transitoire des phénomènes, c'est la *perturbation critique*.

On désigne sous le nom de *crise*, l'amélioration qui se produit subitement ou en peu d'heures, et qui se caractérise surtout par l'abaissement rapide de la température et une diminution dans la fréquence du pouls, souvent aussi par l'apparition de sueurs, de sédiments dans l'urine, parfois de l'herpès labial ; par le retour du sommeil, etc.

Autrefois on envisageait la crise au point de vue matériel, et la comprenant dans le sens étymologique, on représentait le mouvement critique de la maladie par l'élimination réelle de produits morbides et leur expulsion de l'organisme ; ainsi, dans les cas où l'urine se trouble par le dépôt d'urate de soude, ce qui se produit souvent à l'époque de la crise, on supposait que la matière productrice du mal, *la matière peccante*, était éliminée par cette voie. Cette idée n'est pas complétement inexacte : en effet, les produits qui résultent de la métamorphose que subissent les substances organiques pendant la maladie, sont réellement expulsés avec les sécrétions à l'époque critique ; seulement on doit les considérer comme la suite et non comme la cause du mal, et ce n'est pas parce que ces matières sont éliminées que l'affection s'améliore, mais, au contraire, c'est parce que celle-ci s'améliore qu'elles sont éliminées. En un mot, la *crise*, de nos jours, a une signification symptomatique et se rapporte à certains phénomènes qu'elle ne doit pas servir à interpréter.

La *résolution* de la maladie est l'amélioration qui se produit à une certaine époque et qui tout en durant plus de deux jours, présente cependant une marche rapide et progressive.

Lorsque toutes les périodes de la maladie ont été parcourues, il arrive souvent que celle-ci recommence ; cette reproduction du mal s'appelle *rechute*, *récidive*. Quand la même maladie s'attaque à des parties plus ou moins éloignées de l'organe ou du tissu premièrement atteints, comme dans l'érysipèle, la pneumonie, le typhus, on se sert encore de la même expression.

Toutes les maladies cependant sont loin de présenter cette marche régulière, croissante et décroissante, des symptômes : le processus morbide ne présente en général que des oscillations ou même des interruptions. Si ces oscillations expriment une amélioration, on les appelle *rémissions*, et *exacerbations*, au contraire, si elles traduisent une aggravation des symptômes.

On donne le nom d'*intermittents* aux accidents morbides qui se reproduisent de temps en temps et dans l'intervalle desquels l'individu paraît jouir d'une bonne santé, qui sont, par conséquent, séparés par des interruptions complètes ; c'est ce que l'on voit dans l'épilepsie, l'asthme nerveux, le spasme de la glotte, la coqueluche. L'époque, à laquelle apparaissent les symptômes est désignée dans ces cas sous le nom de *paroxysme, d'accès,* et l'intervalle libre s'appelle *apyrexie,* quand il s'agit d'affections fébriles.

On se sert souvent de l'expression *paroxysme* dans le cas d'affections rémittentes ; elle est alors synonyme d'*exacerbation.* C'est dans ce sens que l'on dit le paroxysme de la dyspnée due à la présence, dans le larynx, de corps étrangers, de polypes, de fausses membranes. Le nom de *paroxysme* ou *accès* a fréquemment été appliqué aussi aux accidents morbides en général, lorsqu'ils sont isolés et qu'ils ne se reproduisent pas périodiquement : l'hystérie, l'épilepsie, la goutte.

Lorsque la marche de la maladie ne subit pas d'interruption, celle-ci prend le nom de *continue (morbi continui)*; s'il se montre quelques rémissions, elle s'appelle *maladie continue rémittente,* et si la marche en est régulière, *maladie continue continente.*

Toutes ces expressions dérivent de l'observation de la marche de la fièvre, car de semblables intermissions se rencontrent rarement dans le développement des lésions anatomiques; celles-ci se développent progressivement et régulièrement, et ne sont que rarement accompagnées d'exacerbations et de rémissions, comme cela s'observe dans le rhumatisme articulaire, dans certains croups, etc. Il se produit naturellement aussi de grands changements en un certain laps de temps (dans l'inflammation, les abcès), mais ces changements ne se traduisent pas aussi distinctement à l'extérieur. Parmi les affections intermittentes auxquelles appartiennent en première ligne la fièvre intermittente et certains cas de pyémie, il en est qui sont apyrétiques et essentiellement nerveuses, par exemple, l'épilepsie, certaines névralgies, certaines maladies mentales ; ces affections cependant sont rarement aussi régulièrement intermittentes que les maladies fébriles, et l'on ne peut prévoir le jour ni même la semaine du retour de l'accès.

Dans la fièvre intermittente, on constate presque toujours, dans le retour des accès, un cycle régulier embrassant un ou plusieurs jours, et pouvant à peine s'allonger ou se raccourcir de quelques heures par jour. Quand la fièvre revient chaque jour, on la dit *quotidienne;* s'il y a un intervalle de quarante-huit heures environ entre le début de chaque accès, de façon que la fièvre se déclare tous les trois jours, elle prend le nom de *fièvre tierce;* si l'accès se reproduit le quatrième jour, ou après soixante-douze heures de repos, on la nomme *quarte.* Les accès réguliers plus espacés, sont rares.

Le type intermittent est tantôt régulier et fixe, quand le paroxysme revient exactement à la même heure, par exemple, dans la fièvre intermittente; tantôt irrégulier et variable. Cette irrégularité peut se produire de deux manières différentes : ou bien le paroxysme empiète chaque fois d'une ou de plusieurs heures sur l'intervalle de repos : *type intermittent antéponent*, fréquent au début de la fièvre intermittente ; ou bien il survient une ou plusieurs heures trop tard : *type intermittent postponent*, souvent observé à la fin de la fièvre intermittente.

Outre les fièvres et les convulsions, les hémorrhagies présentent parfois aussi une certaine régularité dans leur retour, ainsi les hémorrhagies intestinales et pulmonaires : il ne faut pas croire cependant que les hémorrhagies intestinales (hémorrhoïdes) se rattachent à un type mensuel régulier comme la menstruation. La goutte se produit également sous forme d'accès survenant une ou deux fois par an, parfois même plus souvent, et séparés par des intervalles assez réguliers.

Nous ne pouvons pas encore penser à donner l'interprétation de ces phénomènes obscurs. C'est dans la goutte et les hémorrhagies qu'on peut le plus facilement se rendre compte des intervalles de repos, car chaque accès amène l'élimination d'une substance qui doit s'accumuler de nouveau pendant ces intervalles. On peut même concevoir dans l'épilepsie et dans les névralgies, des alternatives de tension et de relàchement, mais d'une manière purement hypothétique. Le rhythme si caractérisé de la fièvre intermittente échappe complétement à notre compréhension.

TERMINAISON DES MALADIES.

La terminaison, résultat final du processus morbide, peut se faire de trois façons différentes :

1° Par le retour complet à l'état normal : *guérison, restitutio in integrum.*

2° Par *rétablissement incomplet*, ou bien passage à une autre forme de maladie (*maladies consécutives*).

3° Par cessation de l'existence de l'organisme : *mort.*

1. Terminaison des maladies par guérison.

La guérison complète est presque toujours précédée de la convalescence, période mal délimitée, caractérisée par le retour d'un certain bien-être, mais pendant laquelle il subsiste encore plus ou moins de faiblesse et de sensibilité vis-à-vis des agents extérieurs. C'est après les maladies aiguës graves que les signes de la convalescence se dessinent avec le plus de netteté : le malade se sent mieux et devient plus gai ; le moral se relève. Les instincts se réveillent, et principalement l'appétit ; ce dernier besoin est complétement justifié, et l'on doit accorder au malade toute la quantité de nourriture qu'il peut digérer. Cependant, après des repas trop copieux ou des écarts de régime, la langue se couvre facilement d'enduits, en même temps qu'elle devient rouge et sèche. Parfois il se déclare un léger mouvement fébrile pendant le travail de la digestion ; les selles sont régulières, quelquefois pourtant il existe de la diarrhée ou de la constipation. Les désirs vénériens sont généralement prononcés, les pollutions fréquentes ; maintes fois il se manifeste une tendance à l'onanisme. Les autres phénomènes de la convalescence se rattachent à l'anémie : les contractions du cœur sont rares à l'état de repos, mais s'accélèrent facilement au moindre effort, surtout vers le soir. La distribution du sang est parfois irrégulière, ce qui amène des changements de coloration rapides à la face. La respiration est libre, mais s'accélère au moindre mouvement. La peau est modérément chaude, avec tendance à la transpiration et au refroidissement : les pieds surtout se refroidissent aisément les premières fois que le malade sort du lit. La peau est pâle et l'épiderme s'exfolie parfois sans qu'il y ait eu d'éruption antérieure. Les cheveux tombent spécialement après le typhus, la variole, les fièvres puerpérales graves, et même après d'autres affections graves ou assez bénignes. Les facultés intellectuelles sont obscurcies ; les sens irritables ; il survient des maux de tête à la suite d'une courte lecture ou de la moindre application. Le sommeil est généralement bon quoique facile à troubler. Après le plus petit effort, les muscles tremblent, car leur nutrition est encore insuffisante. Le tissu cellulaire sous-cutané est amaigri. C'est surtout après les maladies aiguës générales, après les affections qui ont été accompagnées de fièvre violente ou d'exsudations abondantes, après les hémorrhagies, que la convalescence traîne en longueur. Après le typhus, la scarlatine, etc., il se passe des semaines et même des mois avant que l'individu ait recouvré son embonpoint primitif, sa puissance musculaire et nerveuse.

Comment se produit la guérison ? Comment et par quel intermédiaire les lésions se dissipent-elles ? Existe-t-il, outre la guérison naturelle, une *curation* artificielle, en d'autres termes, le malade doit-il sa guérison à l'intervention médicale, ou bien guérit-il spontanément ?

On sait qu'un grand nombre d'affections guérissent ou du moins peuvent se guérir sans le secours du médecin, c'est la *guérison naturelle*.

L'organisme dispose d'un grand nombre de moyens *compensateurs* et *régularisateurs* : si, par exemple, la température extérieure s'élève au point que la peau et les poumons exhalent une plus grande quantité de vapeurs d'eau qu'à l'état normal, la quantité des autres sécrétions, principalement celle de l'urine, diminue proportionnellement. Si la température de l'atmosphère s'abaisse, l'air froid enlève moins de vapeur d'eau à la surface du corps, et cette diminution dans la perspiration se compense par une augmentation dans la sécrétion urinaire. Finalement, dans les deux cas, la quantité d'eau que renferme le corps, reste à peu près la même.

Ce qui survient à l'état sain, se produit également à l'état de maladie : nous avons ici à prendre en considération les trois grands groupes organiques qui donnent aux parties élémentaires leur liaison et leur dépendance réciproques c'est-à-dire les nerfs, le sang avec ses glandes, et les tissus en contact.

La reconstitution du système nerveux s'effectue de deux manières par l'intermédiaire du mouvement nutritif, et par extension du mal à d'autres parties. Si les nerfs sont restés intacts et qu'il s'agisse seulement de passer de l'état pathologique à l'état normal, cela peut avoir lieu par le simple repos des éléments nerveux, c'est-à-dire qu'après l'excitation, il survient dans le nerf une période de fatigue, de repos, comme dans le sommeil. On peut arriver au même résultat par une contre-excitation, c'est-à-dire en provoquant un nouveau trouble, plus prononcé que le premier, qui augmente l'intensité du mouvement nutritif de la partie ; c'est ce que nous voyons se produire sous l'influence d'une substance excitante et reconstituante tel que le vin dans les engourdissements et les lassitudes du système nerveux : le retour à l'état normal s'effectue parfois par une espèce de saturation comme chez l'homme à jeun, c'est-à-dire que les éléments reconstituants affluent plus abondamment dans les nerfs affaiblis. Il se produit, dans ces cas, une augmentation dans l'échange des matériaux nutritifs ; l'assimilation et la désassimilation se trouvent plus accélérées qu'auparavant.

Les troubles nerveux peuvent donc se dissiper en se propageant à d'autres parties, et cela se fait de différentes manières. Nous ne pouvons pas encore faire servir à l'interprétation des phénomènes pathologiques les données que nous fournit la physique sur l'action nerveuse, et qui tendent à faire considérer les phénomènes d'activité des nerfs, comme étant de nature électrique et à les attribuer au déplacement régulier des molécules. Nous devons nous borner jusqu'à présent à étudier superficiellement les lésions fonctionnelles. Ces recherches physiologiques sont néanmoins d'une très-grande importance, car nous ignorons si on ne pourra pas un jour les utiliser pour la pathologie. On peut se représenter d'une manière très-simple le mode suivant lequel se rétablit le système nerveux troublé ; le trouble se dissipe par le simple fait de la diffusion, c'est-à-dire que l'excitation, en se transmettant de partie en partie, s'épuise par les résistances successives qu'elle rencontre. C'est ainsi que l'on peut concevoir la terminaison d'un accès d'épilepsie ou d'hystérie. Dans certains cas, la diffusion s'effectue moins régulièrement ; elle se produit à travers des parties diversement excitables et rencontre les ganglions sur son parcours. Sous l'influence de ceux-ci, l'excitation se modifie non-seulement dans *sa* direction, mais dans *sa quantité ;* elle éprouve des renforcements ou des affaiblissements, etc.

La reconstitution du sang s'effectue dans les divers organes avec lesquels il est en rapport et spécialement dans les glandes, plutôt que dans le sang lui-même.

Quand la composition du sang est altérée par *insuffisance*, celle-ci peut porter soit sur la masse du sang en général, soit sur les globules, soit sur les éléments du sérum (albumine, graisse, sels). La réparation se produit alors par diminution de la consommation, ou comme dans la convalescence, par l'apport de nouveaux éléments provenant des organes hématopoïétiques ou assimilateurs. La déperdition exagérée des principes du sang, dépend surtout, dans les maladies, de la gravité et de l'étendue des lésions locales. Le sang s'appauvrit d'autant plus et spécialement en globules, que les exsudats sont plus abondants, surtout s'il s'y joint des métamorphoses régressives et des hémorrhagies. Quand le processus local s'est à peu près dissipé, si les organes digestifs et absorbants sont en bon état, l'appauvrissement du sang disparaît bientôt sous l'influence de l'apport de nouveaux éléments. La réparation s'effectue en partie directement, par l'introduction dans l'intestin, d'aliments tels que l'albumine, les sels, les graisses, etc.; en proportion minime par la résorption des matériaux déposés dans les tissus (graisse) ; en partie enfin, par la formation de nouveaux éléments (globules sanguins) dans les organes hématopoïétiques (rate, glandes).

En dernière analyse, les actes organiques qui s'exécutent dans ces cas, rentrent dans le domaine mécanique de la diffusion et de la résorption, ou bien consistent dans une exagération des phénomènes de développement et de formation des tissus, par exemple pour ce qui concerne les globules sanguins.

L'altération *par excès* de la composition du sang, peut être non-seulement *quantitative*, par surabondance de principes normaux, mais encore *qualitative*, si des éléments étrangers viennent s'ajouter à ceux-ci. Les moyens de réparation sont identiques dans les deux cas : les matériaux en excès sont transformés dans le torrent circulatoire, par réduction et plus souvent par oxydation, ou bien ils sont éliminés par les reins (biliverdine), par la peau (acide urique dans la goutte, urée, dans les rétentions d'urine), etc.

C'est ce qui peut justifier, dans l'ancienne doctrine hippocratique, l'hypothèse de la localisation et de l'élimination critique, et celle de la dépuration du sang. Il est même possible, à ce point de vue, de prendre la défense de la médecine dépurative quand celle-ci, augmentant l'activité éliminatrice et expulsant ainsi certaines substances contenues dans le sang, peut agir réellement par dépuration.

Nonobstant ces actes dépuratifs, la maladie ne pourra naturellement que s'accroître si l'apport de matériaux superflus continue d'avoir lieu (diabète sucré).

Toutefois l'élimination et le dépôt de principes contenus dans le sang, n'exercent pas toujours une action favorable sur la marche de la maladie ; c'est souvent la cause au contraire, de nouveaux désordres. Cette perversion pathologique d'un organe, en effet, devient souvent l'origine d'affinités et d'actes nutritifs nouveaux, et la partie se trouve ainsi transformée en un organe d'élimination de matières qui, à l'état normal, lui sont complétement étrangères. Les parties qui retombent facilement malades s'appelaient autrefois *loci minoris resistentiæ*.

La reconstitution des tissus se produit de deux façons différentes : si les tissus sont remplis de matières étrangères, celles-ci peuvent être éliminées par la voie des vaisseaux sanguins et surtout des lymphatiques, par exemple le sérum, les globules blancs du sang, en partie les globules rouges, certains corps étrangers qui ont pénétré dans le corps (poussière, etc.) ; c'est ainsi que se guérissent un grand nombre de troubles de la circulation et quelques affections inflammatoires. Dans d'autres cas, la réparation des tissus ne peut s'effectuer que par la voie plus compliquée de la nutrition : les parties altérées ne doivent pas seulement être éliminées, mais il faut encore qu'elles soient remplacées par de nouveaux éléments (fibres musculaires et nerveuses, cellules glandulaires).

Beaucoup plus souvent, on observe la destruction complète des éléments anatomiques à la suite des affections dont les tissus ont été le siége. Cependant, en pareille circonstance, il ne se produit pas toujours une lacune dans le tissu, car le vide est généralement comblé peu à peu par des éléments de nouvelle formation ; c'est ce qui arrive très-rapidement dans le tissu épithélial dont la destruction est ordinairement considérable et se produit par l'élimination successive des couches qui se forment.

Dans les parties internes, la réparation est d'autant plus difficile que la structure des organes est plus délicate et plus complexe : le derme cutané et muqueux avec son appareil glandulaire ne se reproduit jamais complétement; la solution de continuité est simplement comblée par du tissu connectif cicatriciel.

La guérison des maladies s'effectuant par l'action de l'organe atteint ou la coopération d'autres organes qui se trouvent avec lui dans divers rapports est un fait de grande importance et dont l'interprétation est plus ou moins facile selon les cas; ainsi par le développement d'une circulation collatérale ; la formation de tissu conjonctif autour de corps étrangers ou de parasites; l'exagération des sécrétions muqueuse et lacrymale sous l'influence de diverses causes nuisibles, mécaniques ou chimiques ; l'hypertrophie de l'un des os de l'avant-bras ou de la jambe, après la résection de l'autre; l'hypertrophie d'un rein quand son congénère est atrophié ; l'hypertrophie du ventricule gauche dans l'insuffisance et le rétrécissement de l'orifice aortique, dans l'athérome très-prononcé, dans l'atrophie granuleuse des reins ; celle du ventricule droit dans les troubles de la circulation pulmonaire et les lésions de l'orifice auriculo-ventriculaire gauche ; l'hypertrophie des fibres musculaires lisses qui entourent des organes creux rétrécis ; le développement de fausses membranes sur les séreuses, dans différents cas, etc.

La *guérison naturelle* des lésions est d'autant plus facile et plus complète que les propriétés nerveuses sont plus développées, la circulation plus libre, la composition et les rapports mutuels des éléments plus normaux. La guérison naturelle, ainsi considérée, s'effectue donc d'après les lois de la physiologie.

Il faut tenir compte aussi de la *prédisposition* dans l'étude des lésions organiques et de leur guérison. La prédisposition d'un organe à être atteint de maladie, constitue déjà quelque chose de morbide, et consiste en une certaine déviation peu prononcée, de la composition normale, déviation qu'à la vérité nous ne pouvons guère saisir et que nous devons considérer comme étant un *relâchement* des éléments constitutifs et une disposition plus grande de ceux-ci aux métamorphoses régressives. La prédisposition morbide d'un organe est tantôt *congénitale* et *héréditaire*, tantôt *consécutive* à des maladies antérieures : le moyen le plus efficace de la déraciner est l'exercice physiologique, non-seulement de l'organe malade, mais encore de toutes les parties y attenantes.

C'est à ce propos que nous devons mentionner l'*habitude, la tolérance, l'acclimatation.* Par l'exercice, c'est-à-dire par la mise en activité répétée d'un organe, on favorise le développement de ses fonctions, et celles-ci, à leur tour, facilitent la réparation des lésions qui peuvent y exister. L'excitabilité des tissus s'émousse quand on les soumet fréquemment aux mêmes influences, et il en résulte que certains actes morbides sont entravés dans leur développement. L'habitude, en rendant plus difficile la production de troubles morbides, endurcit l'organisme tout autant que l'exercice, quoiqu'elle procède par des voies différentes. Il en est de même de l'acclimatation.

Existe-t-il, outre la guérison naturelle, une *curation artificielle*? C'est là une question très-importante, vitale pour le médecin.

Pour répondre à cette question, il faut, quoique d'une façon générale, examiner quels sont les moyens dont dispose le médecin. Nous devons admettre que les remèdes n'agissent que dans les limites tracées par la physiologie, c'est-à-dire en conformité avec les principes que nous venons d'établir relativement à la guérison naturelle. Le principe de la curation artificielle n'est donc pas en opposition avec celui de la guérison naturelle, et d'ailleurs les médecins sincères et éclairés ont compris de tout temps qu'ils n'étaient que les *ministres de la nature*.

La tâche du médecin est de combattre et de déraciner les prédispositions, et s'il existe déjà des lésions, de favoriser le rétablissement de l'harmonie fonctionnelle. L'influence du médecin peut être grande dans les deux cas, et avoir pour résultat d'effectuer ce qui eût été difficile ou impossible sans sa coopération ; l'art peut imprimer aux maladies une direction que la nature eût été impuissante à leur donner. Souvent le médecin emploie des remèdes d'un effet plus rapide que les moyens dont dispose la nature : il a recours aux cautérisations, aux bandages, aux amputations, etc.: de prime abord, ces procédés semblent en opposition avec ceux de la nature, et cependant ils leur sont identiques; c'est en effet ce qui se produit, quoique beaucoup plus lentement, lors de l'élimination spontanée de corps étrangers, de séquestres, etc. Fréquemment aussi, le médecin peut choisir entre deux moyens d'arriver au même but, l'un violent et l'autre plus doux ; dans les maladies internes, le médecin, en agissant sur le système nerveux, peut obtenir les plus beaux résultats : il arrive ainsi à relâcher très-rapidement l'éréthisme nerveux, par la morphine, la digitale, les saignées, les dérivatifs intestinaux. Il nous est aussi permis d'agir sur le sang quand nous pouvons administrer les éléments constituants de ce liquide, et appliquer à chaque cas le régime qui lui convient. Le médecin peut encore exercer une action directe, diverse selon les circonstances, sur la réparation des tissus, par les moyens de résorption, les caustiques, les astringents, etc. Il lui appartient aussi de ménager les agents et les conditions extérieures dont les malades subissent l'influence, et de placer ces derniers dans un milieu en quelque sorte artificiel. Nous ne parlerons pas ici des tentatives thérapeutiques aveugles, car elles sont contraires aux intérêts de la science et du malade. Il suffit que le médecin utilise avec prudence son expérience passée, et tout praticien pourra instituer un traitement empirique et rationnel des maladies, s'il se base sur l'étude de la nature et des faits. Il n'existe pas réellement d'empiristes purs, qui agissent sans aucune réflexion d'après leur expérience ; car, même dans l'inspiration la plus rapide, dans la conclusion la plus grossière, il juge et décide encore par analogie. Le médecin qui traitera le mieux, est celui qui réfléchit et repasse dans son esprit plusieurs faits semblables, mais ne se contente pas d'une analogie grossière et immédiatement manifeste.

La curation artificielle, sans être opposée à la guérison naturelle, ne lui est donc cependant pas identique : elle met à profit les dispositions physiologiques existantes et les forces de l'organisme, et s'efforce d'arriver par leur intermédiaire à provoquer la terminaison favorable des lésions qui se sont produites, en plaçant le malade dans les meilleures conditions possibles. (Voyez Virchow, *Pathologie générale*, pages 15 à 25.)

2. *Terminaison des maladies par guérison incomplète.*
Maladies consécutives.

Il suffit qu'il reste une prédisposition à une nouvelle maladie pour que la guérison soit incomplète. Il nous est impossible de déterminer exactement la nature de cette prédisposition : elle consiste sans doute dans des lésions anatomiques ou chimiques si peu appréciables qu'elles ont pu jusqu'à ce jour échapper à nos recherches. C'est spécialement à la suite d'inflammations des muqueuses, des amygdales, des poumons, après le rhumatisme et l'érysipèle, qu'on constate l'existence d'une semblable prédisposition.

Dans un grand nombre de maladies au contraire, une première atteinte détruit pour un certain laps de temps, ou pour toujours la disposition à les contracter de nouveau ; telles sont particulièrement les maladies d'infection, surtout la fièvre jaune, le typhus, la variole, la scarlatine, la rougeole et peut-être aussi la syphilis. On comprend qu'il soit impossible de se rendre compte de ces faits.

La *guérison incomplète* se distingue des *maladies consécutives* en ce que celles-ci constituent des processus nouveaux, tandis que dans le premier cas, ce sont des états morbides stationnaires : ceux-ci ne peuvent pas toujours se rapporter à des lésions anatomiques déterminées, ainsi les paralysies des extrémités ou de certains muscles ; parfois, au contraire, ils consistent en modifications anatomiques appréciables, telles sont les luxations, les difformités de la peau, les rétrécissements de canaux muqueux par des cicatrices, les déviations du canal intestinal résultant d'adhérences péritonéales anormales. Dans d'autres cas, l'altération porte sur un organe ou un membre tout entier, par exemple, après la fonte purulente, la gangrène, etc.

Ainsi qu'il arrive souvent en médecine, il n'est pas possible, dans la pratique, d'assigner des limites précises aux maladies consécutives : ainsi celles-ci se confondent souvent avec les complications qui sont des processus dépendant de l'affection primitive. Dans le tiers des cas de rhumatisme articulaire, par exemple, il survient des phlegmasies du péricarde et de l'endocarde. Si cela arrive dans le cours du rhumatisme, le médecin, en reconnaissant l'affection du cœur, dit que le rhumatisme est compliqué de péricardite ou d'endocardite. Souvent, cependant, les signes de l'affection du cœur sont peu prononcés ou passent inaperçus pendant le cours du rhumatisme, et c'est seulement quand ce dernier a parcouru toutes ses périodes que ces symptômes se manifestent ; c'est alors une maladie consécutive.

Pour admettre qu'une affection est consécutive, il faut trouver un rapport de causalité entre elle et celle qui l'a précédée ; il doit persister certaines altérations anatomiques qui existaient déjà dès la première maladie, quoiqu'elles ne se révélassent alors par aucun symptôme ou que les signes en fussent masqués ; tel est le cas de la tuberculisation pulmonaire qui, dans ce sens, succède souvent à la rougeole.

Nous avons encore à mentionner ici certains phénomènes connus sous le nom de *métastases*. On entendait autrefois par métastase, le transport de la matière morbide d'un endroit du corps à un autre. Aujourd'hui cette expression est usitée surtout dans les cas de transmission de l'érysipèle facial aux méninges ; dans les cas d'orchite coïncidant avec la disparition d'un écoulement blennorrhagique ou des oreillons, de péricardite ou d'endocardite succédant à l'inflammation rhumatismale des articulations, enfin dans les cas d'abcès dits métastatiques, de la pyohémie.

Il n'est plus question aujourd'hui de métastase de l'urine, des hémorrhoïdes, du lait chez les nourrices ; on croyait réellement jadis que, dans la fièvre puerpérale qui donne souvent naissance à la péritonite, il s'opère une véritable métastase du lait. Les faits de métastase sur lesquels on s'appuyait sont encore vrais aujourd'hui, mais ils doivent recevoir une interprétation différente ; dans la pyohémie par exemple, on voit des abcès se produire simultanément ou successivement, dans différentes parties du corps, plus ou moins éloignées les unes des autres, tels que le poumon, le foie, etc. : c'est ce que l'on appelle encore *abcès métastatiques*. Mais on est parvenu à en expliquer le développement d'une manière mécanique, par des oblitérations vasculaires. — Les métastases se confondent avec les maladies consécutives dans les cas seulement où l'une des affections s'améliore réellement ou cesse entièrement quand l'autre commence.

3. *Terminaison des maladies par la mort.*

La mort est la cessation du mouvement nutritif ; l'arrêt définitif des fonctions en est par conséquent le signe distinctif. La mort de l'organisme tout entier doit être distinguée de la mort toute locale, c'est-à-dire de celle d'organes isolés. Dans la mort générale, les organes ne meurent pas d'un seul coup, mais d'une manière successive. Si la fonction d'un organe ou d'une section d'organe est très-manifeste, nous ne tardons pas à constater la mort de celui-ci ; ainsi la cessation de la vie dans le cerveau se révèle immédiatement à l'extérieur, tandis que la mort des cheveux, dans le typhus par exemple, ne s'annonce que par leur chute qui se produit dans la convalescence.

L'idée que l'on se fait de la mort se traduit habituellement par l'expression de l'une de ses suites, surtout par la putréfaction qui s'empare des parties mortes et les transforme en combinaisons chimiques plus simples. Cette idée n'est cependant pas tout à fait exacte, car les os et les dents, après la mort, ne se modifient pas ou du moins pas immédiatement dans leur composition chimique ; et d'un autre côté, le nerf que l'on sectionne chez l'homme vivant, ne se corrompt pas, quoiqu'il soit mort. La cessation de la vie seule est insuffisante à détruire les combinaisons des éléments entre eux ; il faut encore certaines influences extérieures, la chaleur, l'humidité, des cryptogames, etc. Mais comme ces influences ne font généralement pas défaut, la putréfaction devient un signe de la perte définitive de la vie.

Le passage de la vie à la mort peut se faire d'une manière subite : la mort subite, dans le sens littéral du mot, ne survient que dans quelques cas, par l'action de la foudre et l'insolation, dans les écrasements, les déchirures et quelques blessures d'armes à feu, pendant le travail de l'accouchement, dans l'état puerpéral, et dans le cours d'opérations graves, à la suite de certaines intoxications et des grandes hémorrhagies internes (apoplexie foudroyante) ; elle peut survenir chez des personnes bien portantes. L'attitude du corps et l'expression de la physionomie conservent parfois alors le même aspect que dans les derniers moments de la vie ; cela est très-manifeste sur les cadavres de certains suicidés ou d'individus trouvés sur les champs de bataille. Parfois aussi, on voit la mort se produire d'une façon tout aussi soudaine chez les personnes très-affaiblies, les convalescents de maladies graves, dans certaines affections cérébrales, etc.

Dans la plupart des cas, cependant, la mort arrive graduellement ; il est des signes précurseurs qui en annoncent l'approche, et la période pendant laquelle ils se produisent, se nomme *agonie* (*Todeskampf* : combat de la mort). L'agonie a été comparée à un combat, à cause des symptômes d'excitation auxquels elle donne lieu (douleurs, convulsions), et parce que les poëtes ont cru y voir une dernière révolte du principe vital contre l'imminence de l'anéantissement. Souvent cependant, elle s'écoule tranquillement et sans bruit ; c'est ce que l'on appelle le *sommeil de la mort*, qui s'observe surtout chez les vieillards. La violence de l'agonie néanmoins n'est nullement en rapport avec la vigueur de l'organisme : l'apoplectique le plus robuste s'éteint insensiblement, tandis que le phthisique le plus épuisé lutte pendant des heures, des jours et parfois même pendant des semaines avant de succomber.

Les symptômes de la dernière maladie et la paralysie graduelle des systèmes nerveux et musculaire, se combinent toujours avec les phénomènes de l'agonie. Si des paralysies existaient auparavant, elles persistent, et les symptômes d'excitation de la maladie se dissipent peu à peu ; l'intelligence baisse ou s'éteint. Les agonisants, tout en conservant la conscience, deviennent parfois indifférents à tout ce qui les entoure. Le plus souvent ils ont perdu toute connaissance, mais parfois celle-ci revient dans les derniers moments ; les mourants alors éprouvent un sentiment de bien-être physique relatif, dû à la disparition des douleurs et des convulsions (scènes décrites avec plus ou moins d'exagération par les romanciers ou des assistants impressionnables : derniers mots, extase, prédiction des mourants). L'observateur impartial ne voit dans la tranquillité du malade que le signe des progrès de la paralysie ; ce n'est pas le repos dont jouissent les muscles dans le sommeil, c'est la tonicité musculaire qui commence à disparaître.

Les différents appareils organiques meurent dans un ordre assez régulier et déterminé.

La connaissance, si elle est conservée, survit aux sens : l'odorat et le goût semblent disparaître d'abord, ensuite la vision ; souvent les mourants réclament de la lumière ou se plaignent d'un nuage qui leur couvre les yeux. L'organe de l'ouïe est encore en rapport avec le monde extérieur quand déjà les yeux sont plongés dans les ténèbres ; ce dont il est bon d'avertir les assistants pour prévenir toute parole imprudente. Tantôt le sens du tact diminue très-tôt, d'autres fois il disparaît le dernier, particulièrement l'irritabilité du derme ; il n'est pas rare d'entendre les mourants se plaindre d'une sensation de froid qui envahit les membres de bas en haut.

Les muscles extérieurs sont les premiers à perdre la faculté d'obéir à la volonté ; les mouvements deviennent indécis, parfois légèrement convulsifs ; d'autres fois, il se produit quelques contractions musculaires et des soubresauts de tendons, impuissants à mouvoir les membres. Le corps s'affaisse dans le lit ; les membres, obéissant à la pesanteur, retombent inertes quand on les soulève ; les traits du visage s'effacent ; la mâchoire inférieure s'abaisse ; les paupières s'affaissent sans se fermer complétement ; les axes optiques conservent leur parallélisme et les pupilles, généralement contractées d'abord, se dilatent ordinairement à l'approche du dernier moment ; les conjonctives s'injectent dans l'agonie prolongée ; l'œil devient atone ; la cornée perd son brillant et son poli ; les tempes s'enfoncent ; le nez s'effile et semble s'allonger ; les ailes du nez se rapprochent ; toute la figure semble plus longue ; les contours des os maxillaires se dessinent sous les muscles paralysés ; le menton paraît s'allonger et devenir plus pointu ; les lèvres se dessèchent ; la face jaunit, devient livide, froide et se couvre souvent d'une sueur glacée et poisseuse. C'est ce que l'on appelle le *facies hippocratique*.

La respiration se ralentit, devient rare et difficile ; les mouvements respiratoires se font le plus souvent d'une manière inégale, de telle sorte que quelques inspirations superficielles soient suivies d'une inspiration profonde, et ils deviennent de plus en plus rares à l'approche de la mort ; on n'entend plus enfin que quelques légers mouvements sanglotants ou suspirieux. Les bronches se remplissent ordinairement de mucosités que la toux ne peut plus expulser à cause de la faiblesse musculaire ; il se manifeste alors des râles perceptibles à distance et connus sous le nom de *râles trachéaux*. La gorge s'élargit, l'œsophage se paralyse de telle sorte, que les liquides tombent dans l'estomac avec un bruit de glouglou. Les sphincters ne possèdent plus qu'une faible force de résistance et sont facilement vaincus par la puissance relativement plus grande des muscles viscéraux; de là la fréquence des déjections fécales et des émissions d'urine involontaires; le flux des larmes, l'émission du sperme ou de la liqueur prostatique s'observe plus rarement.

Les contractions du cœur deviennent insuffisantes à vaincre la tonicité plus persistante des artères ; celles-ci se vident de plus en plus ; le pouls devient petit, fréquent, innombrable, finalement insensible ; c'est alors que la peau perd sa coloration et sa turgescence; la figure surtout pâlit, soit graduellement, soit tout d'un coup ; elle devient bleuâtre s'il existe des troubles de la petite circulation ; sinon elle prend une teinte blanc jaunâtre. Les follicules pileux s'érigent ; les poils et les ongles semblent s'allonger. Les muqueuses visibles prennent généralement la même coloration que la figure. Quand la mort est précédée de fièvre, la température du tronc s'élève, et, si on la mesure dans l'aisselle, on la trouve souvent plus élevée chez les agonisants et les mourants que chez les fébricitants qui restent en vie. On a même observé qu'après le dernier soupir, la température continue de s'élever pendant quelques minutes, un quart d'heure et même des heures ; en même temps la figure et surtout la pointe du nez et les oreilles, les pieds et les mains se refroidissent. Si la maladie était apyrétique, la température s'abaisse pendant l'agonie sans arriver cependant au refroidissement que l'on observe dans certaines maladies, le choléra par exemple.

Il est important, non-seulement au point de vue théorique, mais encore en pratique, de connaître exactement les symptômes de l'agonie : le médecin peut ainsi avertir l'entourage de l'approche certaine de la mort et suspendre l'administration des médicaments, à l'exception toutefois de certains cas où l'on donne les anesthésiques (euthanasie, chloroformisation de charité) ; il peut aussi faire demander le prêtre dans les pays catholiques, et se préparer à certaines opérations, par exemple à l'opération césarienne. — Il est difficile au médecin de déterminer le moment exact de la mort ; on considère généralement le dernier soupir, consistant naturellement en une expiration, comme le dernier phénomène vital. Mais il y a tant d'irrégularité dans les mouvements respiratoires ultimes, qu'alors que l'on croit tout fini, il n'est pas rare de voir survenir encore une dernière respiration bruyante, suspirieuse, après une pause d'une à deux minutes ; et, en réalité, la vie persiste encore dans certains organes après le dernier soupir. Si, immédiatement après la mort, on ouvre la poitrine d'un animal, on voit encore le cœur palpiter spontanément. Les expériences d'une commission anglaise ont démontré que les mouvements du cœur étaient encore appréciables trois minutes et quinze secondes en moyenne, après le dernier soupir chez les chiens que l'on étouffait en bouchant un tube introduit dans la trachée. Les artères, avant de mourir, chassent le sang dans les veines et dans les cavités du cœur, où la fibrine se coagule et s'accumule d'autant plus que l'agonie a été plus longue et la perte de la contractilité plus lente. Les muscles se contractent sous l'influence de l'électricité ; si par exemple, on exécute artificiellement les mouvements de la respiration chez un animal étouffé, on voit bientôt reparaître les mouvements volontaires ; si l'on ouvre le ventre, on voit les muscles intestinaux, même plusieurs heures après la mort, se contracter sous l'influence de l'excitation de l'air et de l'électricité. Il est également établi, par les recherches faites sur des animaux sacrifiés, que la contractilité électrique persiste dans les nerfs périphériques après la mort. — Le genre de mort et l'état de la nutrition des organes exercent une influence marquée sur le plus ou moins de persistance des phénomènes d'irritabilité.

La mort ne peut être considérée comme totale, ni le retour à la vie comme impossible, aussi longtemps que des phénomènes actifs, spontanés ou artificiels, peuvent se produire. Si l'on comprend la mort comme la cessation définitive des phénomènes de la vie, on doit admettre entre le dernier soupir et l'extinction de l'excitabilité, un intervalle pendant lequel ces phénomènes ne sont pas assez manifestes pour permettre d'affirmer que l'individu est mort ou vivant : la durée de cet intervalle est généralement fort courte. Quand un malade a présenté tous les symptômes d'agonie que nous avons décrits, on peut s'attendre à voir la mort se confirmer peu de temps après le dernier soupir. Les contractions du cœur cessent habituellement bientôt après le dernier mouvement respiratoire, et par conséquent les organes ne peuvent plus recevoir l'oxygène nécessaire à leur fonctionnement.

Josat (*sur la mort et ses caractères*, 1854) appelle *mort intermédiaire*, cette période du passage de la vie à la mort absolue, et il rapporte plusieurs cas où cet état s'est prolongé pendant douze heures. D'après van Hasselt (*Die Lehre vom Tode und Scheintode*, I, 1862), on doit y rapporter un grand nombre de cas de mort apparente.

Sous le nom de *mort apparente*, on désigne un état dans lequel les manifestations vitales sont, sinon totalement abolies, du moins tellement réduites que l'individu ressemble à un cadavre. Par un examen attentif cependant, on constate de temps en temps un léger mouvement respiratoire ou cardiaque, une contraction musculaire faible et fugitive, particulièrement à la face, aux yeux et aux lèvres. La conscience, la sensibilité, voire même la chaleur animale manquent dans la plupart des cas ; l'ouïe seule reste parfois intacte. La durée de la mort apparente peut être de plusieurs heures et même de plusieurs jours. Qu'un reste très-minime d'excitabilité vitale suffise à préserver la matière organisée contre la destruction, c'est ce que nous démontrent l'état des arbres en hiver, l'état de chrysalide des insectes, et surtout le sommeil hibernal de certains animaux.

On admet les genres suivants de *mort apparente* en se basant surtout sur les causes qui la produisent :

1° *Mort apparente dépendant d'une maladie interne :* évanouissement profond consécutif à la fatigue d'une longue marche, à un accouchement laborieux, parfois à une abstinence très-prolongée (naufragés, maniaques) ; accès violents d'hystérie, d'épilepsie, d'éclampsie ; catalepsie ou léthargie ; forme asphyxique du choléra asiatique ; formes diverses de fièvre jaune, de peste, de typhus ; tétanos ; convulsions des enfants ; accès prolongés d'asthme nerveux ou d'angine de poitrine ; certains empoisonnements narcotiques (opium, acide prussique, chloroforme, vapeurs de charbon).

2° *Mort apparente dépendant de lésions externes* ; par exemple : contusions violentes et étendues, résultant de châtiments corporels ; degrés élevés de commotion cérébrale, spécialement à la suite d'explosion de poudre ; blessures graves, surtout quand elles s'accompagnent d'ébranlement et d'hémorrhagies considérables ; hémorrhagies abondantes en général, surtout chez la femme en couche et les petits enfants.

3° *Mort apparente dépendant d'une cause spécifique :* asphyxie par des gaz irrespirables ; celle des nouveau-nés et des noyés, asphyxie par pendaison et strangulation, par congélation, par la foudre, la chaleur ou la raréfaction de l'air, étouffement et enfouissement par l'introduction de corps étrangers dans la bouche ou dans la gorge, ou par plusieurs de ces causes réunies.

De même que pour la mort réelle, on admet différentes formes de mort apparente d'après le système organique dont les fonctions sont abolies : asphyxie proprement dite ; mort apparente par suffocation, syncopale, apoplectique, dyscrasique, toxihémique, anémique, etc. La plupart des cas de mort apparente de même que ceux de mort réelle, sont cependant de forme complexe. (Kunde, *Müller's Archiv*, 1857.)

L'étude de la mort apparente présente un grand intérêt pratique, car on est exposé à enterrer des vivants. Ce dernier fait devient possible en cas de mort apparente, quand on néglige ou qu'on oublie de constater les signes de la mort réelle, ou bien quand l'inhumation est trop précipitée ; dans certaines contrées, elle se fait vingt-quatre heures et même six heures après la mort.

Il est un certain nombre de faits qui ont donné naissance à la crainte d'être enterré vivant : ce sont les cas où des malades, considérés comme morts, se sont éveillés peu de temps avant l'inhumation ; d'autres où des condamnés ont pu revenir à la vie après l'exécution (pendaison) ; quelques autres enfin où des individus que l'on croyait morts, ont donné des signes de vie au moment de l'autopsie ou de l'opération césarienne.

La plupart des cas d'inhumation précipitée nous sont inconnus, et ceux qui sont considérés comme tels peuvent presque tous recevoir une autre interprétation ; tels sont ceux dans lesquels on a constaté un changement de position dans le cercueil, des bruits au moment de l'inhumation, la mutilation des mains, la croissance apparente des cheveux, la fermeture de la bouche, etc. Il est un très-petit nombre de cas seulement dans lesquels l'inhumation paraît avoir été réellement précipitée.

L'idée d'être enterré vivant, quelque effrayante qu'elle soit, n'est guère fondée. La constatation officielle des signes de la mort se fait, il est vrai, avec assez de négligence dans les villes, mais surtout dans les campagnes ; mais la mort apparente est fort rare et se produit chez les nouveau-nés, les noyés, les pendus, ou chez des personnes qui auparavant avaient déjà fixé toute l'attention des médecins et de l'entourage. Ce sont surtout des femmes, des hystériques, des maniaques, des cataleptiques, qui pendant des jours et même une ou deux semaines, peuvent rester dans l'immobilité la plus absolue, ayant la peau froide et pâle, les yeux fixes, le pouls à peine sensible, les battements du cœur très-faibles et la respiration imperceptible. L'ouïe et l'intelligence se conservent parfois : les malades ont alors conscience de leur terrible position sans pouvoir cependant réagir contre elle, et plus tard ils se souviennent parfaitement de tout ce qui leur est arrivé. Il est sans doute de semblables faits qui sont authentiques, mais le nombre en est très-restreint. (Communication de Skoda, 1854-1855, dans la *Wien. Zeitsch. der Aerzte.*)

Les moyens de prévenir les inhumations de personnes vivantes sont : la défense d'enterrer trop rapidement (72 heures au moins après la mort) ; la veillée des cadavres dans des morgues ou des chambres mortuaires, ou, si celles-ci manquent, dans les maisons particulières ; l'examen obligatoire du cadavre par un homme de l'art ; l'autopsie obligatoire, etc.

Pour distinguer la mort apparente de la mort réelle, on emploie les moyens suivants dont quelques-uns peuvent servir à rappeler à la vie :

1° Dans la mort apparente, les mouvements respiratoires et ceux du cœur persistent, quoique peu prononcés ; ils sont abolis, au contraire, dans la mort réelle ; ils existent également dans le sommeil léthargique et dans la syncope ; pour en constater l'existence, on a coutume de tenir contre le nez une plume de duvet ou la flamme d'une bougie, ou bien de poser sur l'épigastre un vase rempli d'eau dont on observe les mouvements ; on peut encore placer une glace froide au-devant de la bouche et voir si elle se ternit. Ces moyens sont incertains et peuvent donner un résultat négatif dans la mort apparente. — On doit aussi pratiquer l'auscultation prolongée du cœur en appliquant l'oreille successivement sur tous les points de la région précordiale ; toutefois, dans certains cas de syncope, d'asphyxie des nouveau-nés, de choléra, etc., on a vu le malade se rétablir quoique l'auscultation du cœur eût donné des résultats négatifs. Il ne faut pas oublier en outre que certains moyens artificiels peuvent sus-

pendre passagèrement les mouvements du cœur chez l'homme vivant.
— Enfin on peut encore enfoncer des aiguilles à acupuncture dans
la région de la pointe du cœur et observer si elles éprouvent des
secousses ou des mouvements. (Middeldorpff, *Akidopeirastik. Zeit-
schrift f. klin. Med.* 1856, VII ; *Prag. Vierteljahrssch.*, 1857, III.)

Il ne faut pas accorder trop d'importance à l'absence du pouls, car il manque
souvent déjà dans l'agonie, alors que la circulation n'est pas encore arrêtée, et, en
pareils cas, le sphygmographe donnerait des résultats plus certains. — On peut aussi
appliquer une ligature comme pour la saignée, et, s'il y a mort réelle, les veines ne
se gonflent pas, et leur ouverture ne donne que peu ou point de sang. Quant à la
saignée, c'est un des signes les moins probants, car on sait que la circulation peut
être temporairement interrompue dans la syncope. Cependant, il ne faut jamais
négliger d'appliquer un bandage à l'endroit de la section de la veine, car, même
chez les morts, un écoulement de sang peut se produire plus tard, à la suite du
développement des gaz. — Un autre moyen consiste à faire des piqûres d'aiguille
dans des parties très-vasculaires et recouvertes d'une mince couche tégumentaire,
telles que les lèvres et la langue (Brachet) : l'apparition de gouttelettes de sang
est un indice certain de mort apparente.

On cherche ensuite à exciter la contractilité musculaire par
l'irritation de nerfs sensibles ; à l'aide d'une lumière éclatante, d'une
odeur forte, de la titillation de la muqueuse nasale, d'une cautérisation (sinapismes et esprit de moutarde, vésicatoire, cire à cacheter,
eau bouillante, moxa, fer rouge) ; à l'aide d'aspersions d'eau froide,
de frictions étendues à toute la surface du corps et spécialement au
dos pour réveiller les mouvements respiratoires, etc. Les moyens
tendant à réveiller la sensibilité cutanée ne donnent pas toujours des
résultats positifs ; dans certains cas de mort apparente, en effet, la
sensibilité cutanée a paru abolie complétement au commencement de
l'asphyxie ; c'est ce que l'on a vu aussi dans le narcotisme profond,
par la chloroformisation, la magnétisation, l'hypnotisme, etc.

2° Si l'on applique des sinapismes ou si l'on frictionne la peau
jusqu'à enlèvement de l'épiderme, à l'aide d'une flanelle ou d'une
brosse, les places des sinapismes ne rougissent pas quand la mort est
réelle, et les régions frictionnées ne suintent pas, mais se dessèchent
et prennent, au bout de six à douze heures, une coloration jaune
brunâtre, puis deviennent cornées et légèrement transparentes. (Kluge,
De cutis exsiccatione, certo mortis signo. Lips. 1842. — E. H. Weber,
in *Fror. Notiz*, 1858.)

Van Hasselt (*l. c.* p. 31) cite plusieurs cas d'empoisonnement narcotique où l'application de sinapismes dans la période asphyxique, ne produisit aucune trace de
rougeur à la peau ; cette coloration ne se déclara que plusieurs heures plus tard,
quand l'amélioration survint.   En appliquant le cautère actuel sur la peau d'un

cadavre, on n'obtient que des croûtes charbonneuses, noirâtres, sèches, plus ou moins dures ou semblables à du cuir; le plus souvent il ne se développe pas de phlyctène, ni d'aréole inflammatoire, ainsi que cela arrive chez l'homme vivant ou dans les cas de mort apparente. (Christison, *Expériences sur la cautérisation*.) Cependant, d'après Josat et Bouchut, il paraît que la réaction locale consécutive à la cautérisation peut faire défaut dans certains cas de mort apparente. D'un autre côté, Büchner, Engel, Maschka et d'autres auteurs de ces derniers temps, ont fortement mis en doute la réalité des assertions de Christison, au point de vue chimique et médico-légal.

3° Les muscles fléchisseurs l'emportant sur les extenseurs, il en résulte que les bras sont tournés en dedans, les mains fléchies, les pouces rétractés dans la paume de la main, etc.; la mâchoire inférieure abaissée, le sphincter anal est béant; les parties sur lesquelles repose le cadavre s'aplatissent. Tous ces phénomènes ne peuvent se présenter que dans la mort réelle.

4° La figure du cadavre prend une teinte cireuse; elle devient livide, surtout chez les jeunes sujets, quand la mort est le résultat d'un trouble grave de la petite circulation (strangulation, pendaison, suffocation, submersion, maladies pulmonaires graves, primitives ou dépendantes d'une affection du cœur); chez les hystériques, la figure reste jaune, etc. Chez les personnes dont la figure est habituellement colorée, elle le reste parfois après la mort. Les extrémités des doigts, à la face dorsale comme à la face palmaire, prennent généralement la même coloration que la figure; parfois cependant elles sont bleuâtres chez des cadavres à face pâle.

Les taches cadavériques, *livores mortis*, *taches livides*, apparaissent huit à douze heures après la mort : elles se montrent d'abord aux parties déclives, au dos par exemple dans la supination du cadavre, et à la figure, à la poitrine et au ventre dans la position contraire; elles s'étendent ensuite progressivement à tout le corps à mesure que la putréfaction avance. Les taches cadavériques ne constituent pas un indice certain de la mort; on les a vues maintes fois se produire dans l'asphyxie par les vapeurs de charbon, même pendant la vie et chez des personnes qui ont survécu. En pareil cas cependant, elles se montrent aussi bien à la partie supérieure qu'à la partie déclive du corps. Elles manquent parfois complétement sur les cadavres anémiés ou œdématiés; dans certains cas (scarlatine, typhus exanthématique), elles offrent une grande ressemblance avec les pétéchies qui existaient avant la mort. Elles présentent quelquefois aussi beaucoup d'analogie avec des épanchements intra ou sous-cutanés; il suffit, pour éviter la confusion, d'inciser la partie où elles se trouvent.

5° Le *froid cadavérique*, *algor mortis*, se produit quelque temps après la mort (d'une demi-heure à un jour, six à douze heures en moyenne). Le temps qu'il met à se produire varie d'après la température propre du mourant et celle du milieu dans lequel il est placé (suivant qu'on laisse ou non le cadavre dans son lit ; dans la mort par congélation ou par submersion, etc.). Il arrive plus rapidement chez les individus très-âgés ou très-jeunes, chez les sujets amaigris ou morts de maladie chronique, que chez les adultes bien nourris ou morts de maladie aiguë.

Dans certaines formes de mort apparente, dans l'asphyxie par congélation ou submersion, dans la période algide du choléra, la peau est très-froide.

6° Les paupières sont entr'ouvertes, rarement fermées ; l'œil est enfoncé, sans expression ; les axes optiques parallèles. Le globe oculaire est mou par suite de l'évaporation des liquides, et plus tard à cause de la putréfaction commençante. L'œil est complétement insensible ; la sclérotique, par suite de la dessiccation, prend une teinte jaunâtre quelques heures après la mort, surtout quand les paupières restent ouvertes ; plus tard, on y aperçoit, surtout vers la cornée, ces taches bleuâtres qui résultent de ce qu'elle devient plus mince et laisse transparaître la choroïde. Bientôt après la mort, la cornée perd son éclat et se dépolit par suite de la diminution de la tension interne de l'œil ainsi que de la desquamation et du gonflement des cellules épithéliales. Les pupilles sont immobiles. L'aspect pulvérulent de la cornée se produit souvent pendant et même avant l'agonie. Dans beaucoup de cas, la transparence de l'œil peut se conserver plus longtemps, ainsi chez les sujets morts d'apoplexie foudroyante, par strangulation, par les vapeurs de charbon, les alcooliques, le chloroforme et l'acide prussique.

Archer (*Archives générales de médecine*, juin, 1862) considère comme un signe de mort de grande importance, l'imbibition cadavérique du globe oculaire. Elle consiste d'abord en une simple tache noire, peu visible, s'étendant progressivement, presque toujours ronde ou ovale, rarement triangulaire. Cette tache apparaît toujours dans le blanc de l'œil, d'abord à la région externe, ensuite à la partie interne du globe. Ces taches s'étendent horizontalement, se rapprochent et finissent par se réunir à la partie inférieure de l'œil.

7° Parmi les signes les plus certains de la mort, nous devons citer la *raideur cadavérique*, *rigor mortis*, qui commence aux muscles de la mâchoire inférieure, au cou et au dos, s'étend de là vers les parties inférieures du tronc, aux bras et aux jambes ; les parties internes en sont atteintes les dernières, ainsi le cœur, les vaisseaux, l'estomac, les intestins. Elle se dissipe en suivant la même marche. Elle apparaît plus ou moins rapidement, suivant la cause de la mort, et d'autant plus tôt que la puissance musculaire était plus épuisée avant la fin de la vie ; ainsi, après de violentes convulsions (tétanos), on voit la raideur cadavérique se produire presque immédiatement. Les influences extérieures, comme par exemple le degré d'élévation de la température du milieu ambiant, exercent peu d'influence sur le plus ou moins de rapidité avec laquelle elle se développe. La raideur cadavérique se produit habituellement de 4 à 12 heures après la mort, parfois cependant, 24 heures ou quelques minutes après celle-ci : ce dernier cas s'observe surtout lorsque la température propre du corps était très-élevée dans les derniers moments de la vie. La raideur cadavérique se dissipe après une durée de 24 à 48 heures, rarement plus tard ; cependant, elle peut persister 5 ou 6 jours. Elle se développe ordinairement avec plus d'intensité et de rapidité chez les vieillards, les personnes musculeuses, après certaines maladies très-aiguës, après l'empoisonnement par l'acide prussique, la strychnine, etc. Tous les muscles sont alors raccourcis et épaissis, de même façon qu'à l'état de contraction pendant la vie. Les membres, à cause de la prédominance des fléchisseurs, se trouvent dans une légère flexion. La mâchoire inférieure, qui était d'abord abaissée, se rapproche de la supérieure de manière à rendre l'expression de la vie à la physionomie.

On distingue aisément le muscle en contraction vitale de celui qui est rétracté par la raideur cadavérique ; le muscle, dans le premier cas, est transparent, souple, contractile, très-élastique et donne généralement une réaction alcaline ; dans le second cas, au contraire, il est opaque, dur, non contractile, non élastique, facile à lacérer et généralement acide. Si l'on étend avec force le muscle contracté par la raideur cadavérique, il ne peut plus se raccourcir et il reste mou. Les faisceaux musculaires vivants donnent issue à leur contenu à travers les déchirures du sarcolemme, ce qui n'arrive pas pour les muscles morts. La cause de la raideur cadavérique réside dans la coagulation de la myosine, laquelle est liquide pendant la vie (Brücke) ; cette coagulation selon W. Kühne, donne lieu à la formation d'acide libre (acide lactique musculaire) ; au contraire, le muscle vivant, frais et encore contractile, sous l'influence du galvanisme, ne renferme, d'après Dubois, aucune trace d'acide libre et donne plutôt une réaction alcaline ; dans les muscles très-fatigués seulement, on a constaté l'existence d'acides libres sans coagulation de la myosine.

L'injection de sang frais dans un muscle mort ne rend pas à celui-ci son pouvoir contractile ; elle le fait au contraire tomber en putréfaction (Kühne). Les muscles morts reprennent l'apparence de la fraîcheur, sans récupérer leur contractilité, dans les solutions de chlorure sodique, de nitre et de carbonate de soude, substances qui rendent la fluidité à la myosine. Si alors on injecte du sang artériel, ils rede-

viennent mous et transparents, alcalins et ils se contractent sous l'influence de l'excitation nerveuse ou directe. (Preyer, Kühne.)

Albers (*Deutsche Klinik*, sept. 1851). Kussmaul (*Prag. Vjschr.*, 1856, I, p. 67,
et *Virchow's Archiv*, XIII, p. 289). Pelikan (*Beitr. z. gerichtl. Med. Würzb.*,
1858). W. Kühne (*Müller's Archiv*, 1859, p. 748. *Lehrb.; d. phys. Chem.*, 1866,
p. 282).

Les doutes élevés sur la valeur de la raideur cadavérique sont de peu d'importance. En effet, si l'on s'en rapporte à ce que nous avons dit plus haut, il sera difficile et même impossible de la confondre avec la raideur de la mort apparente par
congélation, par asphyxie hystérique ou cataleptique, ou bien avec les convulsions
tétaniques et éclamptiques. Si, dans certains cas, on a cru à l'absence de la raideur
cadavérique, cela provenait le plus souvent de ce que l'on s'était contenté d'un
examen superficiel, ou que la durée en a été fort courte, ou bien encore qu'elle
s'est développée tardivement. Il paraîtrait cependant qu'elle manque réellement chez
les fœtus nés avant terme, et chez les sujets congelés qui ont été réchauffés ; peut-
être aussi après les empoisonnements par l'hydrogène sulfuré et les champignons.

Chez des individus morts du choléra, on a parfois observé, même plusieurs heures
après la mort, l'adduction de la jambe, la flexion du genou, l'élévation du bras
(Dietl et autres), l'éjaculation du sperme (Güterbock et autres).

8° La disparition de la raideur cadavérique coïncide avec le commencement de la *putréfaction*, laquelle se trahit par l'odeur, la coloration verdâtre de la peau et le développement de gaz. Ces derniers phénomènes se manifestent plus ou moins longtemps après la
mort (de quelques heures à une semaine et davantage), suivant l'état
de la température et le degré d'humidité de l'air ambiant, suivant
la constitution du corps, la nature de la dernière maladie, le degré
d'irritabilité musculaire avant le décès, etc. C'est habituellement chez
les personnes sanguines et corpulentes, chez les femmes en couches,
après les maladies très-aiguës, qu'elle se produit le plus rapidement ; le plus lentement au contraire chez les vieillards, les individus maigres, après les maladies chroniques, hectiques, etc.

D'après Brown-Séquard, l'époque d'apparition et la durée de la raideur et de
la putréfaction sont en rapport direct avec le degré d'irritabilité musculaire au moment de la mort. Tout ce qui, avant la mort, affaiblit la contractilité musculaire,
hâte l'apparition de la raideur cadavérique et en abrége la durée, tout en exerçant
la même influence sur la marche de la putréfaction, tandis que toute circonstance
qui augmente le degré de la raideur cadavérique, produit des résultats complète-
ment opposés. Ainsi, les animaux qui sont sacrifiés pendant l'hiver le plus rigoureux, sont bientôt pris de raideur cadavérique et tombent rapidement en putréfaction ; la viande d'animaux surmenés se couvre de taches peu de temps après
l'abattage, et dans tous les cas de mort accompagnés de convulsions, la putréfaction
et la raideur surviennent très-rapidement, que le mal soit le résultat d'une maladie
ou d'un empoisonnement. Tout ce qui épuise l'organisme et diminue l'irritabilité,
hâte la putréfaction.

L'*odeur de cadavre* est caractéristique.

La *coloration verdâtre* se présente d'abord au ventre, notamment dans la région iléo-cœcale, puis dans les espaces intercostaux et enfin sur toutes les autres parties. Selon le degré de la température à laquelle le corps est exposé et selon l'époque de l'année, elle apparaît plus ou moins rapidement ; en moyenne au troisième jour et souvent beaucoup plus tard, si le cadavre se trouve dans un lieu frais. L'apparition en est hâtée par l'exposition du cadavre à l'air humide et à une température de 20° à 25° C. ; moyen dont on peut user dans certains cas pour s'assurer de la réalité de la mort. — Dans les races colorées, il faut pour la constater, placer d'abord un linge mouillé sur le ventre et enlever ensuite l'épiderme par le frottement. — La coloration verdâtre est due sans doute à un composé sulfuré d'hématine.

Le *développement de gaz* commence dans le tube intestinal, distend la paroi abdominale, et atteint ensuite la peau dont l'épiderme se soulève sous forme de phlyctènes verdâtres ; il peut être cause que les cavités de l'intestin, de la vessie, de l'utérus et des vésicules séminales expulsent leur contenu après la mort.

La raideur cadavérique et la putréfaction d'abord, les taches et l'œil cadavéreux, la nature de la maladie antécédente et de l'agonie ensuite, sont les signes évidents de la mort réelle : comme les premiers de ces phénomènes ne se produisent ordinairement que tardivement, c'est-à-dire plusieurs heures après le dernier soupir, il est parfois difficile de déclarer immédiatement si la mort est réelle ou apparente.

Une foule d'autres moyens ont encore été proposés pour distinguer la mort réelle de la mort apparente, mais les uns ne sont pas plus certains que les précédents, d'autres sont compliqués et coûteux, d'autres enfin ne sont pas sérieux. Nous citerons, par exemple, le thanatomètre de Nasse, l'Abiondeictys de Hengel (c'est-à-dire qui indique quand il n'y a plus de vie), le biomètre ou bioscope de Meyer, la dynamoscopie de Coullongues, le cercueil musical, etc.

Consultez Fr. Nasse : *Die Unterscheidung des Scheintodes vom wirklichen Tode.* 1841, et *v. Hasselt (l. c.)*.

Les *causes de mort* peuvent toutes se ranger dans les deux classes suivantes :

1° *Défaut d'agents excitants de la vie :* tels sont pour l'ensemble de l'organisme, l'alimentation, l'oxygène, la chaleur ; ces agents sont transmis à chaque organe par le sang.

2° *Modifications physiques et chimiques de la substance organique, rendant celle-ci impropre à ressentir l'influence des excitants de la vie.* Les organes dont les altérations occasionnent le plus rapidement la mort, sont ceux qui, par leur activité, transmettent aux autres les excitations vitales les plus importantes ; c'est pourquoi on les a nommés *atria mortis, antichambres de la mort*. Ce sont les poumons, le cœur, l'encéphale ou plus exactement la moelle allongée. Celle-ci préside aux fonctions respiratoires, et elle a besoin, pour subsister, de sang normal, c'est-à-dire débarrassé, dans les poumons, d'une partie de son acide carbonique. Ces trois appareils organiques dépendent par conséquent les uns des autres. Il n'est pas toujours possible, dans un cas particulier, d'indiquer l'organe auquel la mort doit être attribuée. On admet généralement les trois genres de mort suivants : 1° mort par le cerveau, improprement dite *par apoplexie* (commotion cérébrale, extravasation considérable) ; 2° mort par les organes respiratoires, *par asphyxie*, ou plus exactement *par suffocation* (respiration de gaz impropres à l'hématose) ; 3° mort par le cœur, *par syncope* (rupture du cœur). On observe rarement ces trois genres de mort bien distinctement dessinés, si ce n'est dans les cas de mort subite. Dans les cas ordinaires ces trois genres de mort se combinent fréquemment de toute façon, et presque toujours quand la mort arrive lentement ; ainsi l'insuffisance de la respiration modifie les propriétés du sang et trouble la circulation des centres nerveux qui réagissent à leur tour sur les fonctions respiratoires, tandis que l'activité cardiaque est enrayée par les troubles de la respiration et de l'innervation.

Kunde (*Müller's Archiv*, 1857, p. 280) a fait des recherches sur ce sujet et a montré qu'on peut produire la mort apparente chez une grenouille en lui comprimant le cœur ou en en faisant la ligature. Une grenouille à laquelle on enlève le cœur meurt moins vite que celle dont cet organe est longuement comprimé. Si l'on comprime le cœur de grenouilles auxquelles on a d'abord coupé la tête, on détermine chez elles la mort apparente, mais elles redeviennent vives et alertes si on les plonge dans l'eau après avoir enlevé la ligature du cœur. Si on les arrose d'une solution de strychnine et qu'ensuite on leur comprime le cœur, les convulsions cessent et l'animal paraît mort ; mais si l'on rend la liberté aux mouvements cardiaques, les convulsions reparaissent, que la tête soit ou non coupée. On prouve ainsi la possibilité de mourir exclusivement par le cœur, *par syncope*. Dans ces expériences, ce n'est pas l'anémie qui produit la mort apparente, car l'action de la strychnine se manifeste quand le cœur est enlevé, et ne se produit pas quand le cœur est seulement comprimé.

D'après Bernard, la mort se produit de deux façons : 1° *par l'introduction de matières nuisibles dans le sang* ; 2° *par le défaut absolu d'éléments nécessaires dans ce liquide*. C'est ainsi que, d'après lui, une des causes les plus ordinaires de la mort, est l'absence de matière glycogène dans le sang.

Si l'on cherche à déterminer la cause de la mort dans les maladies ordinaires, on peut établir des divisions plus spéciales, mais que l'on peut toujours rapporter aux trois précédentes. Ainsi, toutes les maladies qui occasionnent des pertes abondantes de sucs nutritifs, tuent par épuisement du cœur et du système nerveux, de même que les affections des organes digestifs, quand elles entravent l'absorption des aliments. Quand les sécrétions sont entravées, par exemple, celle de l'urine, ou bien les excrétions empêchées (celle de la bile), le sang se charge de substances toxiques ou impropres à la nutrition. De violentes excitations, des impressions morales, l'insolation, l'électricité (foudre) peuvent aussi occasionner directement la mort. — On admet également comme cause possible de mort l'absence d'impressions extérieures ; mais, à moins que l'on n'entende par là les excitants nécessaires à la vie, tels que l'oxygène, le calorique, l'alimentation, il faut reconnaître que cette assertion est fausse : personne, en effet, jusqu'à présent, n'est réellement mort d'ennui ; mais l'isolement, par exemple, peut conduire à l'abrutissement (emprisonnement, séjour à l'étranger).

Dans la plupart des empoisonnements la cause de la mort n'est pas aussi manifeste qu'on serait tenté de le croire. — La décomposition chimique et l'impuissance fonctionnelle de la substance nerveuse paraît d'abord très-facile à comprendre, et cependant on ne se rend pas compte en général de l'action du toxique. — Enfin il est beaucoup de maladies qui tuent par exsudation, compression, ramollissement, en un mot par lésion mécanique directe des centres de la vie.

Dans un cas particulier, il est très-difficile, même après une autopsie exacte, de découvrir la voie par laquelle la mort est survenue. Il n'est pas aisé d'indiquer la véritable cause de la mort, même quand nous constatons la présence des lésions anatomiques les plus manifestes. Nous voyons souvent mourir de pneumonie, de typhus, de pleurésie, de rhumatisme articulaire, etc., des malades chez lesquels les lésions anatomiques ne sont pas manifestement plus développées que chez d'autres dont l'affection se termine favorablement. En effet, ce n'est pas la lésion essentielle qui tue, par exemple la lésion intestinale dans le typhus et l'infiltration d'un lobe pulmonaire ; dans la pneumonie un grand nombre de maladies ont une issue fatale à cause d'accidents mécaniques ou d'autres lésions qui échappent au diagnostic.

S'il n'est pas toujours possible de dire comment arrive la mort, il est certain toutefois que la plupart des individus qui succombent, portent une lésion grave et appréciable. — Sur dix hommes, il en meurt neuf de maladie. On trouve même souvent des maladies fœtales chez les mort-nés, et dans les cas de mort par décrépitude, on rencontre des lésions parfaitement appréciables en outre des altérations organiques séniles ordinaires. Les maladies aiguës et les maladies chroniques emportent un nombre à peu près égal de personnes. — Dans les hôpitaux qui admettent toute espèce de maladies, il y a un décès sur dix malades environ. Dans les circonstances les plus favorables, le chiffre de la mortalité s'élève rarement à moins de un sur trente pour la durée. — Le rapport de la mortalité à la population, à un moment donné, varie dans les différents pays, de telle sorte que l'on constate un cas de mort sur vingt à cinquante habitants, y compris les enfants et les nouveau-nés.

Voici la proportion dans les différents pays :

Angleterre	1 :	51	Italie			
Allemagne	1 :	45	Grèce	} 1 :	50	
Belgique	1 :	43	Turquie			
Suisse	1 :	40	Russie	1 :	27	
France	1 :	39,7	Batavia	1 :	26	
Hollande	1 :	58	Bombay	1 :	20	

La mortalité est beaucoup plus forte dans les grandes villes que dans le pays pris dans son ensemble :

Dresde	1 :	27,7	Prague	1 :	24,5
Berlin	1 :	25,5	Vienne	1 :	22,5

Si nous exceptons les cas rapportés à la page 39, il est rare que la mort arrive subitement chez l'homme ; mais on a coutume de distinguer des cas de mort ordinaire, certains genres de mort très-rapides, appelés même parfois *morts subites*. Il est impossible de déterminer le nombre d'heures que doit durer l'agonie pour que l'on puisse considérer la mort comme subite ; le point essentiel est qu'en raison de l'état antérieur de l'individu, l'événement arrive d'une manière tout à fait inattendue (mort subite ou par apoplexie, dans le sens littéral du mot). Les symptômes ont une durée de quelques minutes à quelques heures ; ils consistent habituellement en perte de connaissance, assoupissement, convulsions, respiration suspirieuse, etc. On observe ce genre de mort assez souvent dans la première enfance, très-rarement à partir de la première année jusqu'à la puberté parfaite, mais et de plus en plus fréquemment ensuite jusqu'à l'âge de cinquante ans ; elle peut encore se produire dans la vieillesse la plus avancée. Deux fois aussi fréquente chez l'homme que chez la femme, elle semble aussi se produire plus souvent le jour que la nuit. Elle est plus fréquente en hiver et au printemps qu'aux autres saisons de l'année. D'après l'observation journalière, la mort subite se produit presque toujours après le repas ou pendant la défécation.

On peut diviser en quatre catégories les cas de mort subite dont nous venons de parler, d'après l'état anatomique des organes constatés par la nécroscopie.

1° On ne trouve souvent aucune modification, aucune altération accessibles à nos moyens d'investigation, auxquelles on puisse attribuer l'accident.

2° On rencontre des altérations qui peuvent être regardées comme ayant occasionné la mort, mais qui cependant peuvent aussi s'être développées pendant l'agonie qui a précédé celle-ci ; tels sont les épanchements peu abondants des ventricules cérébraux, la dilatation emphysémateuse prononcée des rebords pulmonaires, l'anémie et l'hypérémie du cerveau et des poumons ; telle est encore l'existence d'air libre dans le torrent circulatoire, sans opération antérieure et sans signe de putréfaction.

3° On trouve des altérations qui devaient nécessairement entraîner la mort dans un bref délai : transsudation séreuse aiguë dans les vésicules pulmonaires (œdème pulmonaire); obstruction du larynx par des excroissances polypeuses de la muqueuse, ou bien introduction de corps étrangers dans le larynx, la trachée et les bronches ; introduction d'air dans les veines à la suite d'opérations ; rupture du cœur et des gros vaisseaux ; déchirure de l'estomac, du foie et de l'utérus (quoique, dans ces trois derniers cas, la péritonite consécutive n'entraîne habituellement la mort qu'après quelques jours); hémorrhagie cérébrale considérable dans les ventricules, ou bien qui comprime ou détruise directement la protubérance annulaire ou la moelle allongée.

4° On constate l'existence de lésions mortelles, mais qui existaient manifestement depuis longtemps, sans que l'on puisse déterminer le motif pour lequel la mort est arrivée à un moment donné : il en est ainsi pour les altérations que nous rencontrons dans les maladies chroniques. Une mort subite dans ce sens-là, s'observe souvent dans la tuberculisation pulmonaire, dans la pneumonie des maniaques ou des vieillards, dans les maladies du cœur spécialement la dégénérescence graisseuse, dans les anévrysmes, le ramollissement et les tumeurs du cerveau.

Il existe, sur la mort subite, une littérature assez riche, tant ancienne (Lancisi, *De mortibus subitaneis libri duo*, 1707), que moderne. — Voyez surtout Herrich et Popp, *Der plötzliche Tod*. 1848.

DEUXIÈME PARTIE

ÉTIOLOGIE GÉNÉRALE

Voyez les ouvrages cités plus bas sur la pathologie générale, mais surtout Heusinger, Henle, Starck ; parmi les ouvrages récents, Reich, *Lehrb. d. allg. Ætiologie und Hygieine*, 1858; Œsterlen, *Handb. d. med. Statistik*, 1864, et J. Ranke, *Grdz. d. Physiol. d. Menschen*, 1868. Pour la littérature spéciale, voyez à chaque chapitre.

L'*étiologie*, ou science des causes morbigènes, est une des branches les moins avancées de la pathologie.

Chaque cause doit nécessairement produire un effet déterminé ; il n'est que peu de maladies cependant où l'on reconnaisse une influence causale unique qui les engendre nécessairement, comme celles que provoquent les parasites, les causes mécaniques, les médicaments, les poisons. Si d'un autre côté, nous pouvons, d'une manière générale, nous rendre compte d'une semblable action, comme pour les empoisonnements, nous n'en connaissons pas mieux néanmoins la substance qui constitue l'agent de transmission (variole, syphilis). Nous savons seulement que le pus de telle affection, mis en contact avec le sang d'un homme sain, reproduit chez celui-ci une affection semblable ; mais le poison lui-même n'a pu être isolé. On peut soumettre le pus varioleux ou syphilitique à toute espèce d'examen sans parvenir à le distinguer de celui qui provient d'un abcès non contagieux. Certaines personnes ne ressentent pas l'influence du pus contagieux qu'on leur inocule, au moins pour ce qui concerne la syphilis ; ce sont des faits dont nous ne pouvons comprendre la raison d'être.

Ce que nous savons sur les causes occasionnelles des maladies internes, ne se rapporte pas habituellement aux causes dans le sens logique du mot, *causæ sufficientes*, lesquelles ne peuvent produire qu'un effet déterminé, mais à des circonstances complexes sous l'influence desquelles certaines maladies se développent plus ou moins souvent. Au point de vue scientifique, on devrait rejeter une grande partie des données étiologiques comme étant incertaines, douteuses ou imparfaitement exactes ; au point de vue pratique cependant, il faut connaître tout ce qui peut occasionner des maladies afin de pouvoir l'éviter.

La prophylaxie des maladies se déduit d'une étiologie exacte. Il est en outre deux sciences qui ont avec l'étiologie un grand nombre de rapports que nous n'avons pas à indiquer ici : l'hygiène ou l'art de conserver la santé, et la thérapeutique qui enseigne la manière de ramener à l'état normal l'organisme ou les organes malades.

Tout corps de la nature, tout accident peuvent devenir la cause de maladies, pourvu qu'ils dérangent le cours normal de la vie : le domaine de l'étiologie est donc illimité, d'où il résulte que nous ne pouvons étudier ici que les causes les plus importantes et les plus communes. Les influences extérieures et les excitations dont l'organisme a besoin pour subsister peuvent même devenir nuisibles d'après leur degré d'action : l'idée de nocuité est donc aussi relative que celle de maladie.

Il existe, en outre, un certain degré de sensibilité, variable d'après les individus et les circonstances, à l'égard des influences et des excitations qui agissent sur l'organisme d'une façon plus ou moins continue. Une irritabilité trop grande s'appelle *éréthisme*, et quand elle est trop faible, *torpeur*. Ces deux expressions indispensables dans la pratique, ne peuvent être mieux définies.

Quelques-unes de ces influences nuisibles exercent une action préparatoire, c'est-à-dire qu'elles ne produisent que de légères modifications de l'état normal ; mais par leur longue durée, elles entretiennent l'organisme dans un état favorable à l'invasion d'une maladie — *causæ remotæ, causes prédisposantes* — *dispositio ad morbum, prédisposition morbide*. — La prédisposition n'existe pas seulement dans le domaine de la pathologie, mais aussi dans celui de la physiologie.

Il est démontré avec la dernière évidence qu'il existe de nombreuses différences individuelles relatives à l'action des diverses causes morbides ; c'est très-manifeste pour les poisons, surtout les poisons minéraux ; ainsi certains individus ressentent déjà après quelques mois, les effets de l'intoxication saturnine, tandis que d'autres s'exposent impunément aux mêmes influences pendant de nombreuses années : il paraît en être de même pour la scarlatine, la syphilis et les miasmes paludéens.

Ce que nous connaissons des maladies parasitaires et de la prétendue immunité de certaines personnes à l'égard du tœnia, doit nous mettre en garde contre des conclusions trop affirmatives sur ce point au sujet des autres maladies.

Il existe une *prédisposition morbide générale* qui atteint tous les organismes indistinctement ; ainsi tout individu sera écrasé par la chute d'un rocher et empoisonné dans une atmosphère d'hydrogène carboné ; il est ensuite *une prédisposition spéciale* d'après laquelle certaines personnes sont à l'abri des affections miasmatiques ou contagieuses (ces dernières par exemple n'atteignent pas en général les enfants à la mamelle).

La prédisposition morbide prend les noms de *faiblesse, susceptibilité morbide, santé languissante, état maladif*, et passe graduellement à l'état de maladie confirmée. Elle consiste en modifications légères des tissus, du sang, des nerfs, que l'on ne connaît pas encore. La prédisposition très-prononcée est souvent plus pénible que la maladie même, et quand celle-ci est terminée, l'état subjectif est meilleur qu'auparavant. Elle peut d'ailleurs se dissiper sans donner lieu au développement d'une maladie grave. — Il est rare que la prédisposition soit abolie par la maladie ; elle ne disparaît le plus souvent que pour un certain temps, et, en général, elle est augmentée. Elle est toujours limitée à certains organes et à certains systèmes, comme par exemple à la muqueuse intestinale, aux organes respiratoires, aux articulations, aux nerfs. Les parties qui offrent une disposition toute particulière à devenir malades, ont reçu le nom de *partes minoris resistentiæ*, expression qui nous vient d'une époque où l'on considérait la maladie comme une entité en lutte avec le corps.

Qu'il y ait ou non prédisposition morbide, il faut toujours que l'organisme, avant le début de maladies graves, ressente l'action d'une influence extérieure bien marquée : *cause prochaine, déterminante, occasionnelle*. Celle-ci consiste dans une action nuisible *simple* (blessure, commotion cérébrale, poison), ou *complexe*, par exemple, un refroidissement auquel la température, l'humidité et le degré d'agitation de l'air peuvent prendre une part fort variable. Ajoutons que certaines affections ne se déclarent qu'après l'action prolongée de la cause, et que, dans la plupart des cas, il se joint à celle-ci des influences accessoires qui échappent à notre observation. Aussi, sommes-nous souvent portés comme le public, à attribuer la maladie à un accident manifeste, quoique nous ne puissions pas relier d'une manière satisfaisante l'effet à la cause.

Nous ne connaissons pas les rapports de la cause occasionnelle avec la cause prédisposante : elles se trouvent généralement en rapport inverse, c'est-à-dire que la cause occasionnelle doit être d'autant moins prononcée pour provoquer le développement de la maladie, que la prédisposition est plus accentuée.

Il y a *idiosyncrasie* ou susceptibilité individuelle, quand la prédisposition est si marquée que des causes occasionnelles d'ordre entièrement ou presque entièrement physiologique peuvent être suivies de maladies ; ainsi l'apparition de l'urticaire chez certains individus qui ont mangé ou même seulement flairé des fraises ou des écrevisses ; la céphalalgie occasionnée par la fumée de tabac ; le coryza dû à l'inspiration d'un peu d'ipécacuanha ou au parfum d'une rose ; peut-être aussi le développement de la *fièvre de foin, catarrhus æstivus*, à l'époque de la fenaison.

La prédisposition morbide qui, d'après ce qui précède, est un état intérieur de l'organisme, est souvent mal comprise. Tantôt on la confond avec la première période de la maladie elle-même, tels sont l'habitus phthisique et apoplectique ; tantôt avec l'action plus fréquente des causes occasionnelles, ainsi la prédisposition de l'homme à contracter des fractures et des pneumonies, et qui est due à ce qu'il s'expose plus souvent que la femme.

Il n'est pas encore prouvé qu'il existe des causes morbides ayant une action cumulative, c'est-à-dire qui, par une action répétée et longtemps prolongée, finissent par provoquer le développement d'une maladie grave et étendue.

On sait qu'il est possible de s'accoutumer ou de s'endurcir à l'action des causes morbides ; c'est du moins démontré pour certains poisons : qu'on se rappelle les mangeurs d'arsenic de la Styrie, les buveurs d'alcool, les mangeurs d'opium, les ouvriers en plomb, les fumeurs et les priseurs. Il en est probablement de même pour certains agents contagieux et miasmatiques. Nous devons mentionner surtout la faculté que possède l'organisme de s'endurcir contre les brusques variations de température.

Il nous est impossible actuellement de donner une explication de ces faits : peut-être pourrions-nous jusqu'à un certain point les comparer à l'immunité dont jouissent les animaux à l'égard de certains poisons, et surtout de ceux qui appartiennent aux règnes animal et végétal (voy. p. 55).

Les causes morbides en général sont *internes* ou *externes*, c'est-à-dire qu'elles siègent à l'intérieur ou à l'extérieur de l'organisme.

I. — CAUSES INTERNES.

1. *De l'hérédité.*

Louis, *Sur les maladies héréditaires,* 1748. — Rougemont, *Mémoire sur les maladies héréditaires,* 1794. — Piorry, *De l'hérédité dans les maladies,* 1840. — Lucas, *Traité de l'hérédité naturelle,* 1847.

Il est reconnu que lés enfants possèdent souvent les mêmes défauts et les mêmes maladies que leurs parents, ou du moins que l'un de ceux-ci, et c'est ce que l'on comprendra si l'on considère ce qui se passe chez les animaux inférieurs. Chez les animaux qui se propagent par division transversale ou longitudinale, chaque individu de la nouvelle génération représente exactement la moitié de celui dont il provient; chaque moitié doit en conséquence participer également aux anomalies de forme et de composition de celui-ci. On comprendra facilement que même pour les animaux chez lesquels chaque morceau devient un individu complet par la formation d'organes nouveaux, chaque rejeton représente les anomalies que l'on rencontrait chez l'animal reproducteur. Or, chez les animaux supérieurs, lés œufs et le sperme ne sont que des parties détachées du corps du père et de la mère qui concourent à la formation du nouvel être. La part que prend le père à la fécondation est devenue bien évidente depuis que l'on a démontré que les spermatozoaires, non-seulement arrivent en contact avec l'œuf, mais encore pénètrent dans celui-ci par le micropyle. Ces considérations établissent que l'action des influences nuisibles peut et même doit s'étendre sur la descendance, sans expliquer toutefois la raison pour laquelle certaines maladies plutôt que d'autres se transmettent des parents aux enfants.

La cohabitation avec un individu exerce son influence sur l'organisme maternel, même postérieurement à l'accouchement; c'est ainsi qu'il existe des exemples de négresses qui après avoir eu des enfants avec des blancs, ne produisent plus que des mulâtres en s'unissant ensuite avec des nègres; de même des enfants nés de parents blancs, possèdent un sang mêlé lorsque la mère avait eu auparavant un enfant mulâtre avec un nègre. Les animaux reproducteurs nous offrent de pareils exemples, plus nombreux et plus précis; une chienne de race pure, par exemple, s'unissant à un chien bâtard, non-seulement aura une portée de jeunes de race impure, mais encore sera désormais incapable pendant longtemps d'engendrer, avec un mâle de race pure, des chiens qui portent les caractères distinctifs de sa race : elle produira toujours des jeunes abâtardis.

On doit tenir compte des diverses circonstances qui peuvent influer sur le développement des maladies héréditaires ou congénitales; ainsi l'influence exercée par le père et la mère d'après leur état organique existant déjà avant le coït fécondant ; celle qui dépend de l'état des parents pendant la cohabitation ; ensuite les influences que subit le fœtus dans la matrice, et enfin le cachet spécial qu'impriment à chaque membre d'une même famille la vie en commun, l'habitation et les habitudes semblables, une même éducation, etc.

1° L'état des parents avant la conception est de grande importance relativement aux enfants. Pour concevoir la possibilité de la transmission des maladies, il suffit de réfléchir à la ressemblance des traits du visage, de la coloration de l'iris, des capacités intellectuelles, etc., ressemblance qui est déjà frappante dès la naissance ou qui se prononce plus tard. En effet, de même que le nez aquilin se perpétue dans une famille, le nez camus dans une autre, différentes difformités peuvent se transmettre également par hérédité, tels sont les doigts supplémentaires, le bec-de-lièvre, la division du voile du palais, le phimosis, l'hypospadias, etc. ; on voit même des verrues, des taches pigmentaires (nævi materni), se produire chez l'enfant à la même place que chez le père ou la mère. L'hérédité, pour les maladies proprement dites, n'existe pas seulement pour les affections constitutionnelles, tels que la tuberculose, la syphilis, la goutte, la lèpre, le diabète sucré, l'hémophilie, la tendance à l'obésité, etc., mais encore pour les maladies mentales, l'épilepsie, l'hypochondrie, l'hystérie, le crétinisme. L'ichthyose, l'hémophilie, ainsi que différentes difformités, comme l'hypospadias, présentent la particularité de ne se reproduire, pour ainsi dire, que chez les hommes ; les filles qui n'en ont pas hérité ou qui ne pouvaient en être atteintes, peuvent transmettre à leurs fils l'affection du grand-père. — La cataracte, au contraire, paraît être héréditaire du côté des femmes ; la tuberculose, la goutte se déclarent chez les enfants à l'âge où ces maladies sont le plus fréquentes. Les enfants nés de parents phthisiques sont quelquefois parfaitement bien portants jusqu'à l'âge de 20 à 25 ans, et tombent malades alors tout d'un coup ; souvent alors l'affection est plus grave que la phthisie acquise. Beaucoup d'entre eux cependant succombent dans leurs premières années à la tuberculose miliaire, et spécialement à la méningite granuleuse. Il arrive encore assez souvent qu'à l'époque où ils conçoivent leurs enfants, les parents paraissent tout à fait bien portants, quoique l'un d'eux, issu d'une famille tuberculeuse, porte déjà le germe de la maladie ; les enfants n'en deviennent pas moins tuberculeux. — Cependant ce ne sont pas toujours des altérations exactement semblables qui se transmettent ; si les parents ont été syphilitiques, il arrive souvent que les enfants meurent pendant la vie intra-utérine et que le fruit de la conception est expulsé sous forme de corps mort putréfié, avant le terme de la grossesse ; il peut se faire aussi que les enfants succombent dans le marasme dans les premières semaines qui suivent la naissance ; parfois enfin ils survivent, et plus tard la syphilis ou la scrofulose peut se développer chez eux. L'observation a établi que dans les familles où règnent les maladies mentales, on peut voir des épileptiques et des idiots à côté des têtes les plus intelligentes. Il est un fait plus étonnant encore, c'est que deux époux parfaitement sains peuvent ne produire que des enfants difformes ou atteints de défauts.

Kühn nous en donne un exemple bien constaté (*Schriften der Berlin. Naturf.* Bd. 1 p. 367, 1780, cité par Henle, *Rat. Patholog.* Bd. 1 p. 1355) : deux époux bien portants et provenant de familles saines, eurent cinq enfants : le fils aîné âgé de 24 ans, intelligent, avait 3 pieds 2 pouces, les organes de la génération peu développés, sans désirs vénériens, et était atteint de catalepsie ; le second fils, âgé de 21 ans, grand, simple d'esprit, méchant, et sans propension pour les plaisirs vénériens ; le troisième enfant, jeune fille de 16 ans, haute de 3 pieds, idiote ; le quatrième, jeune fille de 10 ans, et le cinquième, garçon de 10 ans, idiot. Chaque grossesse avait été régulière. Les exemples de ce genre sont nombreux ; aussi semble-t-il plus facile de détériorer une race que de l'ennoblir.

Nous avons cependant à opposer à cela certains faits consolants et compensateurs. Comme les éléments reproducteurs de l'homme et de la femme participent les uns et les autres à la formation du germe, le fruit ne peut avoir de ressemblance dans la forme de ses parties qu'avec l'un ou l'autre de ses parents ; s'il se modèle sur le père, il doit s'éloigner de la mère et réciproquement. L'influence prépondérante de l'un des parents peut donc supprimer l'influence de l'autre. Nous savons, en effet, que le croisement des races est le moyen de prévenir la dégénération des descendances futures ; les mariages consanguins répétés au contraire accentuent de plus en plus certains traits et certains défauts de famille. Tout le monde sait, en outre, que le crétinisme et l'idiotie sont favorisés par les unions consanguines et sont rares, au contraire, dans les mariages entre personnes de race et de pays différents ; il en est de même jusqu'à un certain point pour la surdi-mutité. Un autre fait digne de remarque, c'est la fréquence de la stérilité dans les unions consanguines, ainsi que la mortalité extraordinaire des enfants qui en proviennent.

Le mariage consanguin a pour conséquence, tantôt la stérilité ou l'avortement, tantôt certaines affections déterminées et particulièrement la faiblesse de constitution et les difformités de tout genre chez les enfants. Nous donnons ci-dessous un tableau qui a été publié par un comité institué à New-York sous la direction du docteur Morris, en 1839, dans le but d'élucider cette question :

DEGRÉ DE PARENTÉ.	NOMBRE de MARIAGES	NOMBRE des ENFANTS	ENFANTS bien PORTANTS	ÉNFANTS malades ou difformes	NOMBRE D'ENFANTS MALADES OU DIFFORMES SUR 100 NAISSANCES
Enfants germains du 3e degré . .	15	71	42	29	40.8
— — du 2e —	120	626	560	266	42.5
— — du 1er —	630	2911	955	1956	67.2
— — descendant d'enfants germains............	61	187	64	123	65.7
Oncle et tante avec nièce et neveu .	12	53	16	43	81.1
Enfants doublement germains...	27	154	21	133	86.4
Inceste proprement dit........	10	31	1	30	96.7

Il est sur ce sujet un grand nombre de questions dont la solution serait désirable au point de vue pratique : quel est, par exemple, le sexe qui l'emporte dans le travail de la génération ? Qu'est-ce qui fait que tantôt c'est le père, tantôt la mère qui exerce une action prépondérante ? Les prédispositions se transmettent-elles plus facilement du père et de la mère aux fils ou aux filles ? Les propriétés de certains organes ou de certains systèmes organiques ainsi que leur prédisposition aux maladies sont-elles transmises par le père plutôt que par la mère ? etc. Ces questions sont encore insolubles actuellement. Nous devons à cet égard nous en rapporter aux expériences et aux observations faites sur les animaux. Quand on opère le croisement des races chez les animaux, il semble que les rejetons subissent surtout l'influence du père ; chez l'homme au contraire, on suppose celle de la mère plus grande.

Bergholz, faisant des observations à Vénézuela (*Archiv f. Anatom. Physiol.* etc. 1862, p. 777) sur la race caucasique, a trouvé, concernant la coloration héréditaire des yeux et des cheveux, que chez les enfants nés de personnes ayant ces parties de teinte différente, c'est la coloration noire qui l'emporte habituellement ; qu'avec le temps par conséquent, les yeux bleus doivent disparaître, et que l'influence du père s'exerce davantage sur les yeux, et celle de la mère sur les cheveux. Au reste, nous avons à constater ici la grande fréquence et non la nécessité de la transmission des maladies par hérédité. On voit souvent des animaux mutilés, des hommes mal conformés, produire des rejetons bien faits. Toutefois pour ce qui concerne les maladies proprement dites, notamment la tuberculose et la syphilis, il est rare de rencontrer des enfants issus de parents malades, naître et rester bien portants. Il ne faut pas oublier en outre, que l'enfant ne possède que la disposition à devenir malade, et que placé plus tard dans des conditions favorables, il peut prendre un développement régulier.

2° On a, sans aucun doute, exagéré l'influence de l'état dans lequel se trouvent accidentellement les parents pendant la cohabitation ; on a attribué une grande valeur aux dispositions de l'esprit, au dégoût et à l'indifférence , à l'ivresse, etc. Mais le sperme et l'œuf sont formés depuis longtemps, et le coït n'en opère que le déplacement. Que des hommes affaiblis, âgés, buveurs, etc., préparent des germes débilités, c'est ce que l'on conçoit bien ; mais les circonstances qui accompagnent le coït lui-même ne peuvent exercer d'influence sur la fécondation qu'en favorisant ou en entravant le rapprochement du sperme et de l'ovule.

3° Pendant la vie intra-utérine, il se produit un grand nombre de difformités et de maladies congénitales, tantôt par transmission de la mère au fœtus, tantôt par lésions propres à celui-ci. On peut rapprocher ces altérations congénitales des affections héréditaires. Si le père était bien portant, on ne peut évidemment dans ce cas rapporter l'infection qu'à la mère. Les maladies qui se transmettent par l'intermédiaire du sang sont les seules que la mère puisse communiquer à l'enfant pendant la grossesse ; ainsi l'état anémique de la mère est susceptible de réagir défavorablement sur le fœtus, et la syphilis, la variole, même la tuberculose et le cancer peuvent lui être communiqués ; l'observation journalière nous en fournit des exemples évidents. Il n'en est pas tout à fait de même pour l'état mental de la mère pendant la grossesse ; il est possible cependant, quoique le fait soit douteux, que la tristesse, la maladie mentale agissent sur le fœtus déjà développé.

C'est ici le lieu de mentionner les effets de la frayeur des femmes grosses, qu'on ne peut à priori, révoquer complétement en doute. Un grand nombre de cas considérés par le peuple comme des accidents de ce genre, ne sont que des maladies fœtales bien caractérisés : l'enfant en effet, dans le ventre de sa mère, n'est pas autant à l'abri des accidents que le dit le proverbe.

C'est à des maladies fœtales que l'on doit rapporter un grand nombre de difformités, spécialement les arrêts de développement. L'embryon, en effet, possède tout comme l'adulte, un système vasculaire, une nutrition, etc. ; on peut donc observer chez lui comme chez celui-ci, l'oblitération de certains territoires vasculaires, des déchirures de vaisseaux, des hémorrhagies avec lacération de tissus, des exsudations, l'atrophie, l'hypertrophie, etc. On a démontré que les extrémités, les doigts peuvent être détachés, c'est-à-dire que de véritables amputations se produisent par l'entortillement du cordon ou la pression circulaire de pseudo-membranes rubannées ; c'est ce que l'on peut vérifier en étudiant les faits ainsi que les collections de préparations qui nous montrent ces amputations à leurs différents stades. On dira peut-être que, dans ces cas, il faudrait retrouver les parties détachées ; mais nous ferons observer que celles-ci, nageant dans un liquide, peuvent s'y dissoudre insensiblement sans laisser de traces. Il est aussi certaines lésions qui, chez l'embryon, peuvent se cicatriser ou déterminer l'atrophie de la partie, tandis qu'après la naissance elles entraîneraient la mort ; ainsi, les lésions qui atteignent l'encéphale et la moelle allongée, organes dont le fœtus n'a nul besoin puisqu'il ne respire pas. D'un autre côté, on voit chez le fœtus (comme aussi chez l'adulte), de légères altérations produire de grands désordres, quand elles atteignent des éléments primordiaux ; si, en effet, le nombre ou les propriétés de ces éléments sont altérés, il en résultera nécessairement un arrêt de développement ou l'absence de l'organe qu'ils doivent contribuer à former. Nous devons ajouter qu'on ne peut expliquer par des maladies du fœtus et de ses enveloppes, qu'une partie des difformités dont il peut être atteint.

4° L'hérédité proprement dite est souvent confondue avec une hérédité apparente ; il en est ainsi pour les anomalies qui se produisent par imitation, chez les enfants, à la suite des rapports qu'ils ont avec leurs parents, telles que certaines dispositions excentriques de l'esprit, l'hystérie, etc.

5° Les enfants, enfin, étant exposés aux mêmes influences extérieures, sont sujets aux mêmes maladies que les parents ; ainsi ils ont la même habitation, la même nourriture, et ils subissent l'action des mêmes agents de contagion.

2. — *Age.*

Ouvrages spéciaux à consulter sur les maladies des nouveau-nés, des nourrissons et des enfants : Valleix (1838) ; Mauncell et Evanson (1838) ; Rilliet et Barthez (1re éd. 1843 ; 2e éd. 1853) ; Rees (1844) ; Bouchut (1845, 2e éd. 1860) ; Legendre (1846) ; Bednar (1850 et 51) ; Gerhardt (1861) ; Hennig (1855, 5e éd. 1864) ; West (1857) ; A. Vogel (5e éd. 1867) ; Steffen (1865). — Schredber (*Die Eigenthüml. d. kindl. Organismus*, 1852). — *Maladies des vieillards :* Canstatt (1859), Durand-Fardel ; Geist (1860) ; Mettenheimer (1865).

Il y a plusieurs points à considérer relativement à l'âge à savoir : *la fréquence des maladies*, c'est-à-dire *les chances de devenir malade aux diverses époques de la vie ; la mortalité, et la disposition à contracter certaines affections déterminées.*

1° *Les chances de tomber malade (morbilité)* sont très-grandes dans les premières semaines de la vie ; c'est même à cette époque qu'elles sont le plus nombreuses ; elles diminuent au bout de six semaines jusqu'à la fin de la première année, tout en restant encore bien prononcées. A partir de cet âge jusqu'à la septième ou la huitième année, elles vont en diminuant graduellement pour augmenter dès l'âge de 8 ans jusqu'au développement de la puberté (14 à 18 ans); les maladies deviennent alors de moins en moins communes, et c'est entre 24 et 30 ans qu'elles atteignent leur second minimum de fréquence. Plus tard, la disposition générale à contracter des maladies augmente progressivement jusqu'à l'âge le plus avancé.

Les relevés statistiques sur ce sujet, sont très-difficiles à établir : les conditions dans lesquelles on opère doivent être identiques, c'est-à-dire que tous les individus doivent avoir un même genre de vie et les mêmes occupations; ou bien il faut comprendre toutes les maladies d'une certaine étendue de pays. D'ordinaire cependant on rapporte à la population tout entière, le chiffre des maladies observées dans les hôpitaux, et c'est ce qui explique les incertitudes de la statistique : Villermé, (*Annales d'hygiène*, tome II, p. 247), faisant ses calculs sur la classe ouvrière (sociétés ouvrières) est arrivé aux résultats suivants : un homme de 20 à 30 ans est malade en moyenne 4 jours par an; à 35 ans, 4 jours et demi ; à 40 ans, 5 jours un tiers ; à 45 ans, 7 jours ; à 50 ans, 9 jours et demi ; à 55 ans, 12 jours ; à 60 ans, 16 jours ; à 65 ans, 31 jours; à 67 ans, 42 jours ; à 70 ans, 75 jours. — Fenger (*Quid faciunt ætas annique tempus ad frequentiam et diuturnitatem morborum hominis adulti*, Haen 1840) a obtenu des résultats un peu différents : il trouve la même proportion de 20 à 30 ans, mais la fréquence et la durée sont un peu moindre dans les années suivantes, et augmentent de nouveau aux âges plus avancés. Mais ces différences proviennent de ce que Fenger a fait ses observations sur les ouvriers des chantiers de Copenhague, qui constituent un corps organisé militairement; il compte en outre les blessés et les syphilitiques ; or les blessures comme on le sait, atteignent surtout les hommes les plus forts.

2° La *mortalité* n'est pas en proportion directe de la fréquence des maladies ; elle dépend surtout de la gravité des affections, laquelle varie considérablement d'après les âges. Les tableaux de décès des divers endroits et des différents pays, varient entre eux, même quand on prend la précaution de faire abstraction de l'influence exercée par les grandes épidémies. On s'est efforcé d'établir la moyenne probable de la vie à tous les âges, calculs qui ont une grande importance pour les sociétés et pour les États. Toutes les sociétés d'assurance sur la vie et surtout les caisses de veuves se basent sur ces données.

En additionnant le nombre d'années qu'ont vécu toutes les personnes mortes, puis en divisant la somme par le nombre de celles-ci, abstraction faite des mort-nés, on arrive aux résultats suivants pour la durée moyenne de la vie :

Autriche. . . 28.19	Saxe. 51.16	Angleterre . . 56.92
Sardaigne. . 30.80	Bavière 52.61	France. , . . . 40.56
Prusse . . . 51.10	Pays-Bas . . . 54.72	Norwége . . . 43.64

D'après tous les tableaux de décès, la mortalité est extraordinairement grande dans le premier mois de la vie, et diminue notablement ensuite jusqu'à la fin de la première année. A partir de 2 ans, la mortalité s'abaisse rapidement pour atteindre son minimum de 8 à 20 ans ; elle est faible de 20 à 45 ans, mais surtout de 27 à 40. Elle augmente ensuite lentement, mais progressivement ; vers 55 ans elle est dans les mêmes proportions qu'à 5 ans ; à 70 ans comme à 5 ans ; à 80 ans comme à 6 mois ; de 90 à 95 ans comme à 2 mois. Ce n'est qu'à l'âge de 100 ans que la mortalité dépasse celle du premier mois.

Les tableaux de décès (life tabels) représentent l'ordre de mortalité d'une population ou d'une génération, c'est-à-dire la proportion suivant laquelle un nombre déterminé d'individus nés en même temps ou de personnes du même âge, succombent d'année en année. Elles établissent les chances de mort pour un âge déterminé, en même temps que l'ordre de mortalité et les chances de vie (durée probable de la vie), tels sont les tableaux de décès de Quételet pour la Belgique :

AGES	NOMBRE DE VIVANTS (Population)	NOMBRE DE DÉCÈS sur 10,000	PROBABILITÉ DE VIE par année	PROBABILITÉ DE MORT
0	10.000	1.503	41.56	0.1503
1	8.497	615	50.58	0.0724
2	7.882	299	53.28	0.0379
5	7.583	196	55.80	0.0258
4	7.387	154	53.75	0.0181
5	7.253	98	55.59	0.0135
10	6.886	54	50.10	0.0078
20	6.550	61	42.37	0.0096
50	5.750	61	34.78	0.0106
40	5.109	69	27.16	0.0135
50	4.401	80	19.75	0.0182
60	3.454	114	12.85	0.0350
70	2.161	149	7.27	0.0690
80	750	103	4.10	0 1573
90	92	23	2.29	0.2500
100	1.6	1.6	0.50	1.0000

Comparez Casper (*Die wahrsch. Lebensdauer*. 1855) ; Tobler (*Ueber die Bewegung der Bevölkerung*. 1855) ; Quételet Riecke (*Ueber d. Menschen*. 1838) ; Cless (*Medic. statist. des Catharr. Hosp.*) ; Szokalski (*Arch. f. physiol. Heilk.* VI) ; Oesterlen (*l. c.*).

5° Certaines affections surviennent de préférence à un âge déterminé et affectent une marche variable suivant l'époque de la vie à laquelle on les observe. Ces faits s'expliquent facilement jusqu'à un certain point par les particularités anatomiques et physiologiques des organes.

Nous avons parlé plus haut des maladies du fœtus. Pendant le travail de l'accouchement, la tête, le corps même et le cordon sont exposés à la compression : la compression de la tête occasionne des hémorrhagies intra-crâniennes, et celle du cordon amène la suffocation. Le séjour prolongé de l'enfant au passage, même sans compression notable, peut aussi lui être funeste et entraîner des hémorrhagies cérébrales et médullaires, l'asphyxie, la débilité et même la mort. D'après certains auteurs, l'accouchement précipité serait également nuisible à l'enfant, parce que celui-ci, ne ressentant pas suffisamment le besoin de respirer, n'exécute que des mouvements respiratoires incomplets. Si l'enfant porte une blessure à la surface du corps, les affections vénériennes peuvent lui être transmises nonobstant la présence de l'enduit sébacé, lors de son passage à travers les parties de la mère, mais c'est un fait assez rare. Pendant les premiers jours qui suivent la naissance, les chances de maladie sont nombreuses à cause de la révolution qui se produit dans l'organisme de l'enfant ; en effet, c'est à la naissance seulement que certains organes entrent en fonctions et que le corps se trouve exposé à l'air, tandis qu'auparavant il plongeait dans les eaux amniotiques, c'est-à-dire dans un milieu d'une température et d'une consistance uniformes. C'est certainement l'acclimatation la plus importante que l'homme doive subir de toute sa vie. S'il existe au cœur, aux poumons ou dans les centres nerveux, des vices de conformation qui puissent entraver le libre fonctionnement de la respiration, ils se manifestent à la naissance en produisant la mort immédiate ou un dépérissement rapide avec les symptômes d'une débilité générale de la cyanose, ou de l'*atélectasie pulmonaire*.

La section du cordon et la chute ultérieure de la portion fœtale, peuvent amener des troubles locaux et généraux ; la pyémie, le trismus, le tétanos en sont des conséquences assez communes. Nous trouvons encore parmi les affections graves propres au nouveau-né, le sclérème de la peau et du tissu cellulaire sous-cutané. L'ictère des nouveau-nés apparaît souvent à partir de la moitié de la première semaine jusqu'à la fin de la seconde ; on rencontre encore à cet âge, quoique rarement, la jaunisse consécutive à la stase biliaire, ainsi que l'ictère symptomatique de la pyémie. La prédisposition aux maladies et la mortalité sont si prononcées dans le cours de la première année, que le quart environ des enfants succombent pendant cette période de la vie. C'est dans le premier mois, dans la première semaine et même le jour de la naissance que se produisent le plus grand nombre de décès. La mortalité est plus grande parmi les enfants premiers-nés que parmi les suivants ; elle est beaucoup plus considérable dans les villes que dans les campagnes, dans les districts industriels et manu-facturiers que dans les contrées agricoles, chez les pauvres que dans la classe aisée ; mais c'est dans les hospices d'enfants trouvés qu'elle est le plus considérable. La mortalité dans les maladies épidémiques est d'autant plus grande chez les enfants qu'ils sont plus jeunes. Leur abandon et leur état de dépendance paraissent contribuer pour une grande part à cette mortalité : cela nous est prouvé par les relevés statistiques qui établissent que les enfants illégitimes meurent en beaucoup plus grand nombre que les légitimes. Néanmoins l'état organique de l'enfant exerce aussi une certaine influence ; les organes, en effet, tout en fonctionnant avec plus d'énergie, possèdent une structure plus délicate.

Les enfants illégitimes atteignent la proportion moyenne de 9 ou 10 p. 100 ; ils sont le plus nombreux en Saxe et en Bavière, le moins en Sardaigne et dans les Pays-Bas. La proportion en est habituellement plus forte dans les villes et les districts industriels que parmi les populations agricoles (14.7 à 7.6).

L'enfant possède dans son organisation et dans sa manière de réagir certaines particularités qui influent sur la nature des maladies et aussi sur le degré de prédisposition morbide. — C'est surtout la tendance aux convulsions qui est marquée chez lui : chez le nouveau-né, des causes aussi insignifiantes que le commencement de la miction et de la défécation, produisent déjà des formes convulsives légères, tels que la rotation des yeux, le tiraillement de la bouche et les secousses des extrémités. Les affections fébriles sont souvent chez lui accompagnées de convulsions. On est tenté de rapporter cette excitabilité, anormale relativement à celle de l'adulte, au peu de consistance du cerveau et à sa richesse en parties aqueuses ; mais cette excitabilité atteint seulement le système nerveux moteur, et dans aucun cas, la sensibilité n'est aussi prononcée chez les jeunes enfants que chez les individus plus âgés : ils supportent plus patiemment que les adultes certaines impressions qui peuvent passer pour douloureuses, tels que les piqûres de puces, les éruptions prurigineuses, l'intertrigo. Les enfants possèdent un immunité absolue à l'égard des névralgies. Les maladies mentales ne se rencontrent chez eux que fort rarement, à l'exception toutefois de l'idiotisme congénital. La fièvre intermittente et le typhus peuvent s'observer, mais plus rarement que chez l'adulte.

Le larynx, chez l'enfant, est autrement conformé que chez l'adulte: la glotte est plus étroite, en forme de fente ; les cartilages sont plus mous ; il en résulte que l'ouverture glottique se ferme plus facilement sous l'influence des spasmes et de la paralysie. Chez les adultes, l'occlusion de la glotte est rendue impossible par la disposition des surfaces correspondantes des cartilages aryténoïdes. Aussi la dyspnée excessive et la suffocation que l'œdème de la glotte, presque seul entre les affections du larynx, produit chez l'adulte, peuvent-elles se développer chez l'enfant sans lésion organique (faux croup, laryngite striduleuse, asthme de Millar). L'étroitesse des voies respiratoires augmente nécessairement le danger de la laryngite pseudo-membraneuse chez l'enfant.

L'étroitesse des narines a également beaucoup d'importance chez les nouveau-nés ; le coryza est pour eux une maladie dangereuse, non-seulement parce qu'ils n'ont pas l'instinct de respirer par la bouche, et que les difficultés de respiration les atteignent davantage, mais encore parce qu'ils sont forcés d'abandonner le sein dès qu'ils l'ont pris et qu'ils ne peuvent sans danger longtemps supporter l'inanition.

Les nouveau-nés vomissent facilement, [ce que l'on a attribué à la forme et à la situation de l'estomac, qui serait plus vertical et dont le fond serait moins développé que plus tard. On voit fréquemment des troubles digestifs, probablement de nature chimique, et les vomissements avec diarrhée, les tuer rapidement par épuisement. Le sevrage s'accompagne de nouveaux dangers. L'hypérémie de la bouche qui accompagne l'éruption des dents, a quelquefois pour conséquences l'hypérémie cérébrale et les convulsions ; les diarrhées et les érythèmes n'offrent pas autant de dangers.

La peau et les muqueuses sont plus irritables et montrent plus de tendance aux désordres circulatoires ; il en est de même des ganglions lymphatiques dans lesquels les troubles nutritifs se développent plus souvent et plus facilement que chez l'adulte (scrofules).

Les affections graves de la poitrine deviennent plus fréquentes après la première dentition, tels sont la pneumonie, le croup, la tuberculisation des ganglions bronchiques ; la coqueluche est encore rare dans la première année.

La nutrition et la croissance font des progrès rapides la première et la seconde année, surtout dans le cerveau et les os. On peut parfois observer déjà le rachitisme, notamment le ramollissement de l'occipital (craniotabes).

Les parasites (ascarides et poux) se propagent volontiers chez l'enfant, et ceux-ci d'autant plus facilement que le sujet est moins propre ; il en est de même du champignon du muguet. Nous ne connaissons nullement le mode d'introduction des ascarides dans l'organisme ; toutefois, leur fréquence est remarquable dans l'enfance. Les autres parasites tel que le tænia, sont plus rares.

Un enfant bien portant (fille ou garçon), dans les deux premières années de sa vie, grandit de plus de la moitié de sa longueur, de 50 centimètres à 79 centimètres environ. Le poids devient trois ou quatre fois plus grand : de 3 à 4 kilogrammes qu'il pesait à la naissance, il arrive à 10 kilogrammes dans la première année, et à 12 dans la deuxième.

Les données numériques sur l'augmentation du poids du corps ont de l'importance non-seulement au point de vue théorique, mais encore au point de vue pratique ; elles nous fournissent en effet une preuve certaine de la convenance de l'alimentation (lait maternel ou de nourrice, alimentation artificielle).

De 18 mois ou 2 ans jusqu'à 8, la croissance se produit assez rapidement et les fonctions cérébrales surtout se dessinent. L'enfant grandit en moyenne de 6 centimètres par année, et le poids du corps s'accroît de manière à atteindre à 8 ans, chez les garçons, 20 kilog., et chez les filles 19 kilog. — Les maladies des voies respiratoires et des poumons restent fréquentes, et l'on observe, en outre, la coqueluche ainsi que la tuberculisation des poumons et des ganglions bronchiques. Les affections intestinales deviennent plus rares. La méningite tuberculeuse et l'hydrocéphalie aiguë sont une nouvelle source de dangers ; l'épilepsie et la chorée commencent à se montrer. C'est à cet âge que surviennent le rachitisme ainsi que l'ostéite simple ou tuberculeuse. Les affections constitutionnelles sont fréquentes : outre la tuberculose, on observe la scrofule, la scarlatine, la rougeole et la variole. Si l'on rencontre ces deux dernières maladies spécialement chez les enfants, ce n'est pas à cause d'une prédisposition qui leur est propre, car les adultes les contractent également, s'ils n'en ont pas été atteints dans leur enfance, mais parce qu'il est impossible généralement qu'un homme vive longtemps sans s'exposer à la contagion.

Depuis l'âge de 7 ou 8 ans jusqu'à la puberté, la santé reste très-satisfaisante et les maladies ne présentent rien de particulier. L'enfant grandit de 5 centimètres 1/2 environ par an : le garçon atteint 1 m. 38 c. à l'âge de 12 ans, et la petite fille 1 m. 35. Le premier augmente de 2 kilog. environ chaque année, et la dernière un peu plus, de telle sorte qu'à 12 ans, le poids est à peu près égal dans les deux sexes, 30 kil. environ. La rapidité et l'intensité du mouvement nutritif dans l'enfance se manifestent aussi par les qualités des urines: un enfant de 3 à 5 ans excrète, relativement au poids du corps, beaucoup plus d'urine qu'un adolescent de 16 ans ; (plus de trois fois autant d'urine et de chlorure de sodium et près de trois fois autant d'urée.)

La période comprise entre 15 et 18 ou 20 ans, s'appelle *adolescence* ou époque du développement de la puberté. Pendant cette période, les garçons grandissent encore de 30 centimètres, et les filles de 20. Le poids du corps augmente plus rapidement qu'auparavant, et atteint 58 kilogrammes chez le jeune homme de 18 ans, 51 kilogrammes chez la jeune fille du même âge. Les traits, les penchants, le caractère se modifient notablement, le tout en rapport avec le développement sexuel. Les fonctions nouvelles de l'élaboration du sperme, du détachement de l'ovule et de la menstruation prédisposent a diverses maladies. Les vocations extravagantes, l'exaltation poussée jusqu'à la folie s'observent souvent à cette époque, cette dernière spécialement sous forme de maladie érotique ou religieuse. L'épilepsie, la chorée, l'hystérie, les névralgies sont également fréquentes. Les aberrations et les excès sexuels sont communs et affaiblissent l'organisme plus que dans la suite. Dans la seconde moitié de cette période, les affections vénériennes deviennent fréquentes. Cet âge est sujet à toutes les affections aiguës, et parmi les maladies chroniques, la tuberculose est particulièrement observée.

De 20 ou 25 ans jusqu'à la fin de la croissance, ce sont les os et les muscles et surtout le thorax qui se développent particulièrement. Le jeune homme de 25 ans a 168 centimètres de taille et pèse 63 kilogrammes; la jeune fille, 157 centimètres et pèse 55 kilogrammes. Toutes les maladies graves se montrent à cet âge-là. L'œdème de la glotte se substitue aux affections du larynx, et la chlorose survient fréquemment chez les femmes. Les travaux corporels et intellectuels sont aisément supportés, et les jouissances vénériennes doivent être permises à l'organisme bien développé.

L'âge mûr qui commence de 25 à 30 ans et se prolonge jusqu'à 40 ou 45 chez l'homme, et jusqu'à 35 ou 40 chez la femme, est la période du complet développement. L'homme atteint le maximum de son poids à 40 ans ($63^{kil},6$), et commence ensuite à décliner ; la femme augmente jusqu'à 50 ans (56 kilogrammes environ). C'est l'époque où la santé est le plus florissante, si la misère ou les excès dans le travail et les plaisirs, n'ont pas affaibli l'organisme. C'est alors que se déclarent la goutte, les affections de l'estomac et du foie, les hémorrhoïdes, la leucorrhée, etc. Les travaux excessifs et les privations sont bien supportés, et les excès ne nuisent plus autant qu'auparavant.

On désigne sous le nom d'*années climatériques* la période de déclin qui, chez l'homme, s'étend de 45 à 60 ans, et chez la femme, de 40 ou 45 à 50. Les hommes prennent alors de l'embonpoint ; les femmes vieillissent rapidement. La menstruation cesse à cette époque en même temps que se manifestent parfois quelques dérangements de la santé et des affections du sein ou des organes génitaux internes. Les maladies aiguës deviennent plus rares, mais plus facilement mortelles. Elles sont remplacées par le cancer de tous les organes, les affections de la prostate et de la vessie, l'hémorrhagie cérébrale, et parmi les affections thoraciques, par l'emphysème et l'asthme.

La *vieillesse* se caractérise, du moins vers l'âge de 70 ans, par un ralentissement de la nutrition qu'on désigne sous le nom de *marasme sénile*. Comme il existe alors une foule d'altérations anatomiques et fonctionnelles, nous pouvons encore dire avec les anciens : *senectus ipsa morbus*. Le marasme sénile consiste dans l'atrophie de la peau et de la plupart des muqueuses, des éléments des muscles, des viscères, des vaisseaux et des conduits excréteurs des glandes, ainsi que dans l'affaiblissement insensible de l'excitabilité et de l'énergie du système nerveux. L'aorte et les gros vaisseaux deviennent plus larges, par suite de la perte d'élasticité de leur membrane moyenne, occasionnée par le dépôt d'exsudats sur la membrane interne, et par leur dégénérescence crétacée et athéromateuse ; les petites artères se rétrécissent, et une partie des capillaires s'oblitèrent. La digestion, la sanguification et la respiration sont entravées par la perte des dents, et l'atrophie des ganglions lymphatiques et hématopoiétiques ; les fonctions respiratoires surtout par l'accumulation du pigment, l'atrophie des cellules pulmonaires (emphysème sénile), l'affaissement des vertèbres et l'ossification des cartilages costaux. La diminution de la production d'acide carbonique est directement démontrée chez le vieillard. Le cerveau subit un certain degré d'atrophie ; le vide est comblé en partie par les méninges épaissies, en partie par le liquide arachnoïdien ; cette hydrocéphalie n'est pas néanmoins aussi nécessaire qu'on le croit chez le vieillard ; on ne constate le plus souvent chez lui que de l'opiniâtreté et une certaine faiblesse d'esprit. Les os deviennent plus cassants par suite de l'agrandissement du canal médullaire que ne compense aucune formation osseuse nouvelle. Le corps des vieillards présente souvent, outre l'atrophie, divers processus de dégénérescence graisseuse ou crétacée.

Ces phénomènes sont en quelque sorte normaux, et il est rare que le vieillard en meure. On trouve presque toujours à l'autopsie d'autres lésions anatomiques très-prononcées, mais qui n'occasionnaient le plus souvent que des symptômes légers pendant la vie; tels sont certaines affections cérébrales, les pneumonies, les cancers des divers organes. Presque toutes les maladies chroniques sont encore fréquentes; le typhus est très-rare, et les exanthèmes aigus ne s'observent presque plus.

<h3 align="center">3. — Sexe.</h3>

Consultez les ouvrages sur les maladies professionnelles : Ramazzini (1700); Patissier (1822) ; Villermé (1840) ; Fuchs, Casper, Cless, Halfort (1845); Brockmann (1851), etc. *Sur les maladies des femmes* : Osiander (1820); Siebold (1821); Jörg (1831) ; Mende (1831-36) ; Lee (1833) ; Colombat (1838) ; Fränkel (1839) ; Busch (1839-44) ; Meissner (1842) ; Moser (1843) ; Kiwisch (1847, 3ᵉ éd. 1851); Graham (1850); Jones (1850) ; Scanzoni (1862) ; Veit (1867). V. aussi les *Traités d'accouchement.*

L'influence exercée par le sexe sur les maladies ne dérive pas seulement des différences originelles et physiologiques qui existent entre l'homme et la femme (fermeté et dureté moindres de tous les tissus chez celle-ci ; développement moins prononcé des muscles lisses ou striés, de la peau, peut-être aussi des muqueuses ; quantité moins grande de sang et spécialement des globules, etc.), mais encore de celles que l'on constate dans le genre de vie et dans l'éducation. Nous rappellerons seulement à ce propos les maladies dont la cause principale ou unique, chez l'homme, se trouve dans des conditions hygiéniques défavorables, notamment les influences atmosphériques ; ainsi nous mentionnerons la pneumonie et ses causes occasionnelles, l'emphysème pulmonaire, les affections du cœur et le rhumatisme aigu, enfin certaines habitudes avec leurs conséquences, comme par exemple, l'abus des boissons alcooliques.

D'un autre côté, il est certaines causes occasionnelles à l'influence desquelles les femmes sont plus exposées grâce à leur éducation et à leurs mœurs. Si, par exemple, on doit chercher les causes de l'irritabilité nerveuse, de l'hystérie et de l'irritation spéciale, dans l'absence d'occupations qui amènent après elles une lassitude bienfaisante, dans de vaines occupations de parure et de toilette, dans une stimulation inassouvie du sens génital, ce sont les femmes, et surtout celles du grand monde, qui seront sujettes à ces affections. Néanmoins, la prépondérance de ce groupe d'affections du côté des femmes est trop grande pour qu'on puisse l'attribuer à ces circonstances ; nous citerons surtout les convulsions hystériques et celles qui sont consécutives au rire, à l'ivresse et à la toux, lesquelles sont très-rares chez les hommes. Il existe peut-être une particularité d'organisation qui nous est encore totalement inconnue.

Les affections du cerveau, de la moelle et des nerfs, résultant d'influences directes ne sont pas plus fréquentes dans l'un que dans l'autre sexe. Quant aux maladies mentales, elles sont plus nombreuses, d'après les pays, tantôt chez les hommes, tantôt parmi les femmes. Ce dernier cas paraît se produire dans les contrées, en France par exemple, où les femmes prennent une plus grande part aux affaires, aux soucis et aux passions des hommes. L'épilepsie et le tétanos sont presque les seules affections convulsives qui surviennent chez l'homme ; l'épilepsie est moins fréquente chez la femme, et le tétanos très-rare. Les paralysies sont très-communes parmi les hommes et rares chez les femmes. Le diabète sucré, la goutte sont incomparablement plus rares chez celles-ci que chez ceux-là. Si les affections et les calculs de la vessie sont plus fréquents chez l'homme, cela peut résulter de la disposition anatomique des organes uropoiétiques. Les femmes sont souvent scrofuleuses, mais souffrent rarement d'hémorrhoïdes, ce qui dépend sans doute de la perte périodique de sang par la menstruation.

La prédisposition aux maladies est déjà plus prononcée chez le fœtus femelle que chez le fœtus mâle. Otto, sur 473 fœtus difformes dont le sexe a pu être déterminé, a trouvé 270 fœtus femelles et 203 mâles. Le renversement des viscères (*situs perversus viscerum*). au contraire, est infiniment plus commun chez les hommes que chez les femmes.

Il est un fait bien établi, c'est que dans tous les pays, il naît plus de garçons que de filles (105-106 sur 100), mais que le nombre de mort-nés est plus grand chez eux que chez celles-ci (14 : 10). Ce dernier fait résulte peut-être de ce que le corps du fœtus mâle à terme est généralement plus pesant et plus volumineux que celui du fœtus femelle, et que, partant, le travail d'accouchement est plus laborieux. La mortalité continue d'être plus grande chez les garçons après la naissance, de telle sorte qu'à un an l'équilibre s'est rétabli entre les deux sexes ; cette mortalité persiste dans une certaine mesure pendant toute la vie, de sorte que le nombre des femmes l'emporte presque sans exception sur celui des hommes (102, 7 : 100). Depuis l'âge de 2 ans jusqu'à la puberté, on n'observe aucune différence essentielle entre les maladies des deux sexes, si ce n'est que le croup atteint un peu plus souvent les garçons, et que plus tard les filles souffrent plus fréquemment de la chorée. A l'époque de la puberté, les organes géni-

TABLEAU DRESSÉ PAR QUÉTELET INDIQUANT LA MORTALITÉ RELATIVE DES DEUX SEXES.

| A LA FIN | SUR 100,000 INDIVIDUS, IL RESTE | | | |
| | DANS LES VILLES | | DANS LES CAMPAGNES | |
	HOMMES	FEMMES	HOMMES	FEMMES
Du 1er mois............	8.840	9.129	8.926	9.202
2e —	8.550	8.916	8.664	8.988
3e —	8.361	8.760	8.470	8.829
4e —	8.195	8.641	8.314	8.694
5e —	8.069	8.540	8.187	8.567
6e —	7.961	8.473	8.078	8.490
De la 1re année........	7.426	7.952	7.575	8.001
2e —	6.626	7.179	6.920	7.326
3e —	6.194	6.761	6.537	6.931
4e —	5.911	6.477	6.526	6.691
5e —	5.738	6.295	6.169	6.528
6e —	5.621	6.176	6.038	6.395
8e —	5.481	6.026	5.862	6.215
10e —	5.384	5.916	5.754	6.082
15e —	5.241	5.752	5.502	5.796
20e —	5.038	5.500	5.242	5.484
30e —	4.355	4.881	4.572	4.812
40e —	3.744	4.208	4.134	4.112
50e —	3.115	3.592	3.588	3.458
55e —	2.759	3.225	3.194	3.118
60e —	2.529	2.862	2.767	2.762
65e —	1.859	2.397	2.277	2.310
70e —	1.372	1.864	1.713	1.758
75e —	894	1.261	1.111	1.182
80e —	463	682	566	619
85e —	184	289	239	262
90e —	49	86	67	71
95e —	9	18	14	18
100e —	0	1	1	1

taux occasionnent plus de maladies chez la femme que chez l'homme : cette particularité dépend du volume plus grand, de la situation différente, surtout du revêtement péritonéal, ensuite de la structure plus compliquée et de l'inégalité fonctionnelle de ces organes. L'anémie de développement (chlorose) est presque exclusivement propre à la femme. Dans l'âge adulte, les deux sexes sont également sujets aux maladies aiguës ; chez l'homme, ce sont les affections pulmonaires et pleurales qui prédominent, et chez la femme, les affections péritonéales. Les dangers auxquels les femmes sont exposées par le fait de la grossesse, de l'accouchement et de l'état puerpéral, sont contre-balancés chez l'homme par les suites qu'entraînent les occupations manuelles et intellectuelles auxquelles il se livre. Parmi les maladies chroniques, ce sont d'abord celles des organes génitaux, puis celles des organes digestifs, tels que les crampes et les ulcères de l'estomac, la constipation, et enfin les affections des veines qui sont les plus communes chez les femmes. Celle d'entre toutes les maladies qui fait le plus de victimes, la tuberculose, se partage à peu près également entre les deux sexes.

Les femmes supportent mieux les maladies que les hommes. Les grandes douleurs, les pertes de sang considérables, les maladies prolongées épuisent les hommes plus rapidement que les femmes. — Relativement au médecin, les femmes, abstraction faite des insupportables grimaces des hystériques, sont plus patientes, plus dociles, plus reconnaissantes que les hommes.

4. — *Constitution*. — *Habitus*. — *Tempérament*.

Le mot *constitution*, usité et compris par chacun, est cependant très-difficile à définir ; on dit : *constitution faible, forte*, etc., et l'on veut exprimer par là une disposition particulière, déterminée, qui se caractérise par le mode d'activité des muscles et des nerfs, ainsi que par les qualités du sang et l'état de la nutrition. L'*habitus* est l'expression extérieure de la constitution ; il est à celle-ci ce que l'ensemble des symptômes est aux phénomènes internes de la maladie. Le *tempérament* est quelque chose de spécial qui ressort de la constitution; c'est la disposition et le mode d'activité du cerveau.

Les diverses constitutions varient dans les limites de la santé, mais parfois cependant se transforment insensiblement en états morbides ; elles sont aussi peu déterminées et limitées par la nature que les maladies. Il y a autant de constitutions que d'hommes, de même qu'il y a autant de maladies que de malades. Mais, de même que pour faciliter la description, on abstrait certaines formes de maladies, de même peut-on établir certaines formes distinctes de constitution. Le mieux est d'admettre uniquement la constitution *forte, excitable* et *molle*, avec quelques subdivisions.

Il faut se garder de conserver les descriptions données anciennement des constitutions *lymphatique* ou *veineuse*; ces expressions font supposer que l'une ou l'autre
de ces constitutions pourrait imprimer à l'organisme une activité spéciale. Si les
ganglions lymphatiques sont développés ou les veines gonflées, on ne doit pas se
contenter de cela, mais en rechercher les causes.

1° La *constitution forte* se caractérise par la grandeur et la largeur
du corps, le développement du squelette et des muscles, par une
bonne digestion et un pouls calme, un mouvement nutritif normal et
rapide; les fonctions du cerveau ne doivent pas être trop développées
ni trop abaissées. — On ne la rencontre guère que chez les hommes
de 20 à 50 ans; rarement chez la femme et jamais dans la jeunesse.
On la trouve le plus souvent dans les classes qui s'adonnent aux travaux corporels tout en prenant une bonne nourriture.

On en sépare parfois la *constitution phéthorique* ou *apoplectique* qui se caractérise par un corps massif et trappu, une musculature bien développée, la rougeur
des joues, des lèvres et des muqueuses, la rapidité des émotions, et parfois par la
brièveté du cou.

Les conditions de santé sont favorables dans la constitution forte.
Les maladies aiguës les plus fréquentes sont la pneumonie, le rhumatisme et le typhus; parmi les affections chroniques, ce sont les
affections du cœur, la goutte et l'emphysème pulmonaire. Cette
constitution n'est pas à l'abri de la tuberculose, surtout si la vie est
déréglée ou s'il y a une prédisposition héréditaire; parfois même
cette maladie prend une marche rapide.

2° La *constitution irritable* est la plus commune; elle se rencontre
particulièrement chez les femmes et les enfants; elle se caractérise
par le développement des facultés de l'esprit, par un tempérament
vif, une musculature faible, une peau pâle et mal nourrie.

On peut encore distinguer ici la constitution avec *irritabilité cérébrale* qui fait délirer facilement dans les maladies fébriles, et la
constitution avec *irritabilité spinale* qui détermine aisément des
convulsions. Nous ajouterons encore la constitution *catarrhale*, caractérisée par la sécheresse et la flaccidité de la peau, et la tendance
excessive aux catarrhes, ainsi que la constitution *faible anémique*,
qui se distingue par la pâleur de la peau, la faiblesse des muscles et
la propension à la fatigue. On peut aussi mentionner la constitution
bilieuse, commune dans les pays méridionaux : teint sombre ou
jaune, iris noir, regard vif, parfois un peu languissant. L'esprit paraît
toujours passionné; les facultés intellectuelles sont très-variables.

3° La *constitution molle* se trahit par la lenteur du développement, de la nutrition et des mouvements. Les os, la graisse, les glandes sont plus développés que les muscles et les nerfs. La peau est flasque et terne. — On distingue encore ici les constitutions *veineuse, lymphatique, asthénique, crétinique*.

On se trompe le plus souvent en supposant que les diverses constitutions disposent à des maladies particulières. Il existe sans doute des différences dans la marche des affections et surtout dans la résorption des exsudats ; chez les individus à constitution molle, en effet, les maladies ont une marche plus lente. Au point de vue thérapeutique, la chose ne manque pas d'importance : les constitutions molles et souvent les constitutions irritables, en effet, ne supportent pas si bien les pertes de sang et en général les médications débilitantes.

L'*habitus*, qui est la manifestation extérieure de la constitution, se compose de la forme et de la coloration des parties extérieures du corps, de l'attitude et du degré de réplétion sanguine des organes. On emploie de plus en plus le mot *habitus*, dans le cas d'altérations importantes de la constitution, pour désigner le mode suivant lequel se manifestent à l'extérieur les maladies confirmées ; c'est dans ce sens que l'on dit : *habitus phthisique, cancéreux, apoplectique*, etc.

Quant au *tempérament*, on s'est efforcé autrefois de le rattacher à certaines prédispositions morbides. Mais l'idée de tempérament est très-vague et se confond avec celle de constitution quand le médecin veut la rattacher à des données matérielles.

Depuis les temps anciens, on distingue des tempéraments *phlegmatiques, colériques, sanguins* et *mélancoliques*. On trouve des exemples de ces tempéraments ainsi que de plusieurs autres que l'on a encore admis. On dit que le tempérament phlegmatique présente peu d'énergie, peu d'irritabilité, peu de tendance aux sympathies, et par conséquent c'est le moins passionné : que le tempérament colérique, au contraire, montre une grande énergie, beaucoup d'irritabilité et une tendance marquée aux sympathies et spécialement aux passions. Dans le tempérament phlegmatique, on trouve la mollesse d'expression des muscles volontaires au repos et le défaut d'énergie des muscles involontaires ; de la turgescence des tissus ; la tendance à l'obésité ; dans le tempérament colérique, on observe une contraction vive des muscles volontaires, et partant la raideur du maintien. Le tempérament sanguin se caractérise par la facilité égale dans les deux cas, avec laquelle le système nerveux s'irrite et s'épuise, par la mobilité des sensations et des sentiments ; cette mobilité se manifeste aussi bien dans les efforts corporels que dans les occupations de l'esprit et les émotions morales. Dans le tempérament mélancolique, on doit trouver peu d'irritabilité jointe à une grande puissance de réaction.

Il est possible que les tempéraments exercent une certaine influence sur le développement et la marche des maladies, spécialement des maladies mentales ; mais on n'a pas encore démontré le rapport qu'ils ont avec les maladies corporelles.

On ne sait pas si le *teint* (brune ou blonde) réagit sur les maladies ; que les femmes blondes soient plus sujettes à la leucorrhée, c'est plutôt un préjugé populaire qu'un fait d'observation. Le cancer de l'utérus paraît néanmoins plus fréquent chez les brunes.

Relativement à la *race*, on a toujours fait ressortir la susceptibilité morbide du nègre ; mais, en général, quand il s'agit de races, il faut surtout prendre en considération les influences climatériques et hygiéniques.

II. — CAUSES EXTERNES.

1. *Influences atmosphériques.*

A. — *Pr ssion de l'air.*

La pression de l'air est un phénomène mesurable, mais do n t l'in fluence sur l'organisme est difficile à déterminer, car elle agit rarement isolément. Abstraction faite des autres modifications accidentelles, il est deux facteurs importants qui changent en [même temps que la pression de l'air ; la quantité d'oxygène contenue dans l'atmosphère et la perspiration cutanée. La quantité d'oxygène diminue, pour un même volume d'air, en proportion de la raréfaction de celui-ci, tandis que la quantité de matières que perd l'organisme par la perspiration, augmente. Si l'on avait constaté par l'observation une relation entre la pression atmosphérique et l'état sanitaire, on aurait encore à déterminer théoriquement la part qui revient à chacun des facteurs en question.

Les effets d'une augmentation de la pression atmosphérique nous sont démontrés depuis longtemps par les observations faites dans les cloches à plongeurs ; récemment on les a étudiés de nouveau dans la construction des ponts par la méthode pneumatique et dans les établissements où l'on emploie l'air comprimé dans un but thérapeutique. Il se produit un trouble dans l'équilibre des gaz renfermés dans les cavités, lorsque l'individu passe d'une atmosphère raréfiée dans une atmosphère plus dense ; c'est dans l'oreille, par la dépression de la membrane du tympan, qu'on le ressent le plus fréquemment et le plus douloureusement. Des mouvements de déglutition qui ouvrent les trompes d'Eustache, et des efforts expiratoires pendant que le nez et la bouche restent fermés (procédé de Valsalva), rétablissent l'équilibre de pression sur les deux faces de la membrane du tympan.

Dans l'air fortement comprimé, on observe les mêmes phénomènes que dans l'air plus riche en oxygène : le pouls devient plus plein et souvent plus lent ; la température s'élève ; les inspirations deviennent plus profondes et de moitié plus rares ; la capacité pulmonaire s'agrandit ; l'évaporation cutanée et pulmonaire diminue, tandis que la sécrétion urinaire augmente proportionnellement ; l'appétit devient plus vif ; le poids du corps s'élève ; les sensations subjectives, si l'on séjourne longtemps dans l'air comprimé, sont dépeintes comme agréables. Chez les malades, la dyspnée se dissipe.

Sur les lieux élevés on a observé sur une grande échelle les effets de la diminution de la pression atmosphérique ; à la vérité, les résultats sont modifiés par l'influence du froid et des circonstances individuelles. Les observations faites sur les Alpes, sur l'Himalaya, et surtout sur les Andes de l'Amérique du Sud où il y a encore beaucoup de villes habitées à une hauteur de 10 ou 15,000 pieds, concordent pour établir que jusqu'à une élévation de 5 à 7,000 pieds, les personnes bien portantes n'éprouvent rien de particulier. C'est seulement quand on arrive à 9 ou 18,000 pieds, où l'atmosphère est raréfiée de moitié, que surviennent la dyspnée, l'accélération du pouls, la lassitude et une immunité étonnante à l'égard de l'action de l'alcool ; parfois aussi il se produit de la faiblesse, de la céphalalgie, des syncopes, des hémorrhagies des gencives et du nez, etc., surtout quand le corps est épuisé.

Les étrangers, sur la hauteur des Andes, souffrent d'une affection d'acclimatation, appelée *puna*, et qui consiste dans une sensation de froid perçant, accompagnée de céphalalgie et de nausées. Les gerçures de la peau, les hémorrhagies des muqueuses et les ulcères consécutifs dépendent tout autant de la sécheresse concomitante de l'air que de sa raréfaction ; il en est de même de la perte de la turgescence des traits du visage, de la diminution des sécrétions sudorale et urinaire, et de l'augmentation de la soif.

On remarque les mêmes phénomènes dans les ascensions aérostatiques.

Certaines personnes résistent à l'influence de la raréfaction de l'air. Les aéronautes Green et Rush se sont élevés jusqu'à une hauteur de 27,000 pieds avec une pression barométrique de 10,32 ; les premiers 11,000 pieds furent franchis en 7 minutes. Green néanmoins n'éprouva d'accélération ni dans le pouls, ni dans les mouvements respiratoires ; à peine devait-il faire un peu plus d'efforts pour jeter le lest.

Quelques uns des phénomènes précédents peuvent se rapporter au manque d'oxygène aussi bien qu'à la dessiccation du corps et à l'anémie ; mais on peut en expliquer quelques autres directement : ainsi la lassitude peut être rattachée à l'instabilité des têtes articulaires, surtout de celle du fémur, dans leurs cavités et au dévelop-

pement de gaz intestinaux qui repoussent le diaphragme, etc.;
l'accélération de la respiration à l'expansion complète des poumons ;
l'augmentation de l'énergie du cœur à la diminution de la pression
que subissent les vaisseaux, etc.

Les observations faites chez les malades sont contradictoires. On devait croire que
la diminution de pression sur le thorax favoriserait, en la rendant plus libre, la circulation du sang dans les vésicules pulmonaires et que, par conséquent, le séjour
dans des lieux élevés serait bienfaisant pour les phthisiques ; et, en effet, il en est
souvent ainsi, abstraction faite de ce que la tuberculose est très-rare sur les hautes
montagnes. Mais les expériences faites avec l'air comprimé sont en contradiction avec
ce qui précède ; en effet, l'air comprimé à 2 ou 3 atmosphères, est favorable aux
asthmatiques, et son emploi méthodique a souvent produit de l'amélioration chez les
emphysémateux et les tuberculeux.

Si les oscillations les plus extrêmes n'agissent pas ou presque pas
sur certaines personnes, si, dans les ascensions de montagnes, des
variations de pression de plusieurs pouces de mercure pendant le
même journée sont bien supportées, il n'est pas possible d'admettre
que les changements de quelques lignes qui se produisent en un
endroit déterminé, puissent exercer une influence appréciable sur
les individus bien portants. Ce ne sont pas les variations extrêmes,
mais la continuité d'une haute ou d'une basse pression qui peut
imprimer un cachet particulier à la constitution médicale : toutefois l'homme s'acclimate facilement dans les régions élevées. Peut-
être n'est-ce que la fréquence des oscillations qui soit nuisible.

Les observations et les statistiques que nous possédons nous sont de peu d'utilité.
D'après Casper, la mortalité augmente avec la pression atmosphérique ; cela est vrai
pour Berlin et peut-être pour Dresde, mais ne l'est pas toujours pour Paris et jamais
pour Hambourg où l'élévation de la colonne barométrique a toujours été plus favorable que la descente ; il paraît en être de même pour les tuberculeux à Berlin. A
New-York, suivant des observations continuées pendant trois ans, le début des hémorrhagies pulmonaires et utérines coïncide habituellement avec la dépression de la
colonne barométrique. (Goslin, *in* Canstatt's *Jahresber.* 1845, II, p. 186.)
L'action de la raréfaction de l'air sur des points limités de la surface du corps,
nous est démontrée par l'effet de la ventouse. Le sang s'accumule sous celle-ci ; des
exsudats et des transsudats se produisent à cause de l'augmentation relative de la
pression sur les parties environnantes. On ne peut pas naturellement déduire de ces
troubles locaux de l'équilibre les conséquences qui doivent résulter d'une raréfaction
générale de l'air, car dans ce dernier cas, la pression s'équilibre bientôt par l'intermédiaire des cavités ouvertes du corps ; en outre, les variations ne peuvent être ni
aussi prononcées, ni aussi rapides.

B. — Température.

Les effets que produit la température sur l'organisme, peuvent
être locaux ou généraux ; ils diffèrent d'après le degré de la tempé-

rature, d'après la durée de son action et les variations qu'elle subit (refroidissement); il ne faut pas oublier que l'on peut s'habituer et s'endurcir aux diverses températures.

a. — *Effets locaux de la température.*

Les degrés extrêmes de chaleur et de froid, en agissant sur des parties limitées du corps, et surtout sur la peau et les muqueuses occasionnent des troubles circulatoires divers, surtout l'anémie et l'hypérémie; ensuite des inflammations de nature et d'intensité différentes, et enfin la gangrène (degrés les plus élevés de brûlure et de refroidissement).

Nous parlerons plus loin de l'action des températures diverses sur les cellules, soit qu'on les observe sur l'animal vivant, soit qu'on les examine au microscope sous l'influence de la chaleur et de l'humidité.

b. — *Effets généraux de la température.*

Sous l'influence d'une température basse longtemps prolongée, dans l'imminence de la mort par congélation par exemple (dans nos contrées et surtout dans les voyages aux terres arctiques), l'organisme perd, d'abord partiellement, puis en totalité, l'envie et la faculté de se mouvoir; les sens et l'intelligence s'obscurcissent ; on observe de la torpeur, une tendance invincible au sommeil, la mort apparente et enfin la mort réelle. L'anémie cérébrale est, en dernière analyse, la cause probable de tous ces phénomènes.

Walther (Virch. *Arch.*, XXV, p. 414 ; *Berl. Centralbl.*, 1864, n° 51 et 1865, n° 25) a expérimenté l'influence du froid sur les animaux : ceux-ci étaient placés dans des boites en fer-blanc qu'ils remplissaient presque entièrement et qu'entourait un mélange réfrigérant de glace et de sel marin ; la tête seule de l'animal sortait par une ouverture pratiquée dans la boite. Un animal refroidi jusqu'à + 18° ou + 20°, perd la faculté de recouvrer sa température normale quand on le place dans un milieu qui n'est pas plus chaud que l'animal (Bernard, lec. 1856). Si celui-ci se trouve dans un milieu moins chaud, c'est-à-dire à la température ordinaire, il se refroidit de plus en plus et finit par succomber. — Si on retire l'animal de sa boite, il est incapable de se tenir sur ses pattes, il se couche sur le flanc et ne peut exécuter aucun mouvement de locomotion. Il se manifeste cependant encore des mouvements volontaires et réflexes et de la sensibilité. Les battements du cœur deviennent très-rares (16 à 20 par minute). La respiration est complétement abolie ou extrêmement accélérée, mais très-superficielle. Toutes les excrétions sont supprimées, notamment celle de l'urine ; les yeux sont largement ouverts. On ne peut déterminer la limite de température au-dessous de laquelle les fonctions nerveuses et musculaires ne peuvent plus s'exécuter ; le genre de mort varie d'après la température propre de l'animal. — Des lapins auxquels on avait injecté de l'alcool dans l'estomac ou de la morphine sous la peau, se refroidissaient plus rapidement que les lapins intacts. Les animaux morts ou sacrifiés pendant la période de refroidissement, présentaient constamment à l'autopsie une congestion des poumons, accompagnée d'une exsudation séreuse dans le parenchyme de cet organe et dans les bronches. On trouvait les mêmes altérations, et en outre une exsudation séreuse dans les plèvres chez les animaux morts après avoir été ramenés à la température normale. Chez des lapins blancs morts de froid, Walther a vu d'abord le fond de l'œil se décolorer complétement, puis des convulsions et la mort survenir : il explique ces phénomènes par l'anémie des centres nerveux, consécutive à la diminution de l'activité du cœur. — On peut ramener les animaux refroidis, à leur température normale, par deux procédés différents : par réchauffement artificiel jusqu'à 39°, et par la respiration artificielle. Cette dernière cependant ne produit qu'une légère augmentation de température, et l'on ne peut obtenir de succès par la respiration artificielle que dans les cas où la température de l'air ambiant n'est que de 2 ou 3 degrés plus basse que celle de l'animal. — Les moyens dont dispose l'organisme pour résister à la congélation imminente, sont d'abord la contraction des tissus et des capillaires de la surface du corps, ensuite le ralentissement des mouvements cardiaques.

Sous l'influence d'une température élevée longtemps prolongée, la peau devient d'abord chaude, humide et se couvre enfin d'une sueur profuse ; la respiration s'accélère ; le pouls devient fréquent, petit ; la température subjective s'élève et devient plus désagréable, la peau plus sèche ; il se développe de la céphalalgie. La mort survient enfin dans des conditions spéciales (insolation).

Obernier (*Der Hitzschlag*, 1867) a entrepris des recherches expérimentales sur les effets que produisent des degrés élevés ($+40°$ C.) de température. Il a trouvé que des animaux qui séjournaient longtemps dans un milieu plus chaud de quelques degrés seulement que leur propre corps, subissaient une rapide augmentation de température ; ce phénomène est dû à l'obstacle que l'élévation de la température de l'air oppose au rayonnement : celui-ci en effet cesse de se produire aussitôt que la température de l'atmosphère égale celle du corps. Chez l'homme, 77 centièmes de la chaleur développée seraient alors retenues dans le corps, si les fonctions modératrices de la chaleur n'augmentaient pas. Cette régularisation de la température s'effectue par la transpiration et par l'évaporation qui s'accélère sous l'influence de la chaleur extérieure ; par l'accélération de la respiration et l'augmentation de l'évaporation qui en résulte ; par l'échauffement des vaisseaux cutanés et pulmonaires ; par l'ingestion de boissons plus abondantes, etc. — La température du corps s'élève notablement sous l'influence des mouvements, spécialement quand la température de l'atmosphère est presque égale ou supérieure à celle de l'organisme. L'intensité de l'évaporation diminue d'une manière proportionnelle à la quantité de vapeur renfermée dans l'air, surtout dans une atmosphère calme. — La respiration et les mouvements du cœur s'accélèrent chez les animaux soumis à ces expériences ; quand leur température atteint 44°, il survient des convulsions, ensuite ils deviennent insensibles ; leur respiration devient profonde et rare, le pouls à peine appréciable, les muqueuses cyanotiques. Les animaux meurent enfin dans des convulsions accompagnées d'une élévation rapide de température (le plus souvent elle atteint 45°), et cela dans l'espace de deux à quatre heures, quand ils n'ont reçu ni boissons, ni aliments. — Le cœur, déjà avant la mort, est dans un état semi-paralytique. Après la mort, le cœur droit est distendu par le sang, et on trouve des congestions passives dans les poumons et dans le cerveau.

Les altérations cadavériques trouvées par Obernier chez ces animaux concordent, au moins en grande partie, avec celles que l'on a rencontrées chez les individus morts d'insolation. (Voy. l'auteur *in* Schmidt's *Jahrb.*, CXXIX, p. 292.)

La vie peut se maintenir dans les degrés extrêmes de température que l'on observe dans nos climats tempérés, si l'on prend la précaution de préserver les parties saillantes du corps qui sont le plus exposées à souffrir, dans le froid à cause de leur rayonnement considérable (extrémités, nez, oreilles), et dans la chaleur à cause de leur situation découverte (tête). Dans ces conditions, les limites de température entre lesquelles l'organisme humain peut subsister, sont assez étendues, mais la chaleur qui lui convient le mieux est celle de $+ 12°$ à $+ 22°$. Néanmoins il peut supporter une température de $+ 50°$ (ce qui, même dans les pays chauds, n'existe qu'au soleil et jamais à l'ombre) ; ou bien de $- 46°$, ainsi que cela paraît s'être quelquefois produit en Sibérie quoique le thermomètre y descende rarement au-dessous de $- 55°$ ou $- 40°$. L'organisme a besoin d'user de moyens auxiliaires pour résister aux degrés extrêmes de température : pour se préserver du froid, on se couvre chaudement le corps, on fait des mouvements et l'on prend une nourriture abondante ; dans les grandes chaleurs, on boit beaucoup et on se rafraîchit par l'évaporation cutanée et par le repos.

Les températures qui avoisinent ou dépassent celle du corps ($37°$) nous sont à charge, parce que notre peau est habituée à sentir une chaleur plus grande vers l'intérieur que vers l'extérieur. L'habitude cependant exerce encore ici une grande influence : en été une température de $+ 25$ degrés nous est fort agréable, tandis qu'elle nous paraîtrait insupportable en hiver. Quelques degrés de chaleur en hiver ($+ 10$ à 15 degrés) nous impressionnent très-agréablement, alors qu'en été ils nous forceraient à nous couvrir chaudement et à nous plaindre du froid.

Les températures extrêmes peuvent nuire à la santé de deux façons différentes ; d'abord par leur *persistance*, et ensuite par leurs *brusques variations*.

Tout ce que nous connaissons des conséquences résultant de l'action persistante de degrés extrêmes de température, se base sur la statistique comparée des maladies et des morts, dans les saisons et dans les climats où se produisent ces températures extrêmes ; pour ce qui concerne les morts, le résultat le plus général est que la mortalité la plus considérable s'observe dans les mois les plus froids, et la moins élevée dans les mois les plus chauds. Dans les climats tempérés, mars et avril sont les mois qui fournissent le plus de décès ; mais un grand nombre de cas de mort sont dus, non pas à des affections qu auraient pris naissance à cette époque et sous l'influence de conditions particulières de température, mais à d'anciennes maladies entraînées vers une terminaison plus rapide par les variations plutôt que par l'élévation absolue de la température.

Le nombre et surtout la nature des maladies développées sous l'influence des conditions diverses de la température, sont plus intéressants à connaître. Les résultats obtenus varient d'après les localités, mais nulle part cependant le maximum n'a été constaté en hiver : la plupart des maladies se déclarent au printemps ou en été, ou bien dans l'une et l'autre de ces deux saisons. — Relativement à la nature des maladies on peut dire avec certitude qu'en hiver et au printemps, les organes respiratoires sont plus souvent atteints, tandis qu'en été et dans les pays chauds, ce sont les organes digestifs et les glandes, notamment le foie. Les affections cérébrales en général et le tétanos paraissent être plus fréquents pendant les chaleurs; la mort subite et les apoplexies plus communes en hiver et au printemps qu'en été et en automne. — Parmi les maladies épidémiques, le choléra et la dysenterie sont plus fréquents en été; la scarlatine, la rougeole et la variole en hiver et au printemps; le typhus s'observe surtout en été, en automne et en hiver, plus rarement au printemps; dans nos contrées, la fièvre intermittente ne se déclare pour ainsi dire qu'au printemps et en automne. Néanmoins il serait inexact de croire que les maladies épidémiques et endémiques ne subissent que l'influence de la température de l'air. C'est sur la peste que celle-ci exerce le plus d'action.

L'organisme souffre beaucoup plus des variations brusques de la température que des degrés extrêmes de chaleur longtemps prolongés, même quand ce sont des températures parfaitement tolérables en elles-mêmes et que l'individu a même déjà souvent supportées. Il se produit dans ces cas ce que l'on appelle un *refroidissement*; celui-ci exerce une influence d'autant plus funeste sur l'organisme que l'air est plus agité (courant d'air), et surtout quand les téguments atteints sont habituellement couverts ou se trouvent en transpiration.

Le refroidissement est une cause réelle de maladie ; chacun, même le plus incrédule, peut à l'occasion s'en convaincre sur lui-même. Mais il faut reconnaître aussi que le public et le médecin abusent de cette cause et la mettent en avant sans réflexion ; c'est du reste un sujet fort obscur.

Un grand nombre de personnes bien portantes ou maladives s'exposent impunément aux variations de température. — Si la température d'une chambre est de + 15° et celle de l'extérieur de — 15°, nous avons une différence de 50 degrés, et cependant il y a moins de gens qui se refroidissent pendant les hivers rigoureux qu'au printemps et en été, alors que les variations ne sont que de quelques degrés. On a coutume, à la vérité, de se prémunir davantage contre le froid, et les habitants du Nord se vêtent avec beaucoup plus de soin que ceux du Midi et même que ceux des contrées intermédiaires. Quand on s'expose journellement à des variations de température, il n'est pas possible de déterminer si une maladie qui se déclare se rattache à un refroidissement, quoi qu'il soit toujours facile d'en supposer un. — Ces considérations ne doivent cependant pas faire rejeter un semblable phénomène. Ce qui se produit dans certains cas tend à faire admettre une relation entre le refroidissement et la maladie ; en effet, l'individu éprouve d'abord une sensation de froid désagréable et un frisson général, puis il accuse un sentiment de malaise et enfin la maladie se déclare. — Les choses se passent trop souvent ainsi pour que l'on ne soit pas autorisé à admettre une relation entre la maladie et le refroidissement.

Les maladies qui se développent de cette façon sont principalement les affections dites rhumatismales, c'est-à-dire, les affections des muscles et des articulations, accompagnées de douleurs erratiques ; ce sont ensuite les affections catarrhales des muqueuses aussi bien celles du nez, du larynx et des bronches (coryza, toux, enrouement), que de l'intestin et spécialement du côlon (diarrhée). Il est déjà plus douteux qu'il y ait un rapport quelconque entre les refroidissements et les maladies épidémiques ou endémiques graves ; nous savons du reste que celles-ci peuvent se développer en l'absence de l'action du froid. On ne peut cependant nier qu'en temps d'épidémie un refroidissement ne puisse constituer la cause occasionnelle d'une attaque de choléra, et que souvent aussi la fièvre intermittente ne se développe sous l'influence de la même cause, chez un individu qui se trouvait exposé depuis longtemps à l'action du miasme paludéen. Néanmoins, un refroidissement ne donnera le choléra à personne, si ce n'est en temps d'épidémie, pas plus qu'il n'occasionnera la fièvre intermittente chez l'individu qui habite une localité à l'abri de cette affection.

Un autre fait bien établi est le rapport qui existe entre la région de la peau qui a été soumise au refroidissement et les organes atteints. Tout le monde sait que le refroidissement du cou produit la laryngite, et celui de la poitrine, le catarrhe bronchique ; on contracte aisément un coryza en passant d'une chambre trop chaude dans un milieu froid et réciproquement ; les troubles de la menstruation se développent surtout sous l'influence du refroidissement des pieds, et les diarrhées après le refroidissement du ventre. Ajoutons cependant que, quelle que soit la région atteinte par le froid chez l'individu qui possède une partie *minoris resistentiæ*, c'est celle-ci qui devient malade.

Voilà tout ce que nous connaissons de positif relativement au refroidissement. Les explications que l'on a données des rapports qui existent entre les refroidissements et les maladies qui en proviennent se réduisent à trois théories. D'abord, on peut supposer que sous l'influence du refroidissement, la sécrétion cutanée se supprime, qu'une substance nuisible est ainsi retenue dans l'organisme et que les maladies locales consécutives proviennent du dépôt de cette substance dans les parties atteintes. Les trois principes sur lesquels s'appuie cette théorie, sont de pures fictions : 1° il n'est pas certain que la sécrétion cutanée soit essentiellement modifiée ; 2° personne n'a vu la matière peccante qui est censée rester dans le sang, et 3° nul n'en a constaté la présence dans les parties malades. — La seconde théorie attribue le développement de la maladie à une certaine stase mécanique des humeurs, qui résulterait d'une suppression passagère de la transpiration et réagirait sur le mouvement nutritif. — La troisième rapporte la maladie aux nerfs de la région atteinte par le froid et aux rapports qu'ils ont avec ceux des autres organes. L'activité sécrétoire de la peau se manifeste par la production de matière sébacée et d'eau tenant en solution différents principes ; celle-ci est sécrétée sous forme liquide et prend le nom de sueur, ou bien sous forme gazeuse et s'appelle alors perspiration insensible. Le sébum à cause de son importance purement locale et de sa non-volatilité, peut être négligé ici. La sécrétion aqueuse varie extrêmement d'après le degré de température extérieure et d'après l'activité corporelle. Un courant d'air effleurant une surface humide, doit produire un refroidissement plus marqué qu'en agissant sur une surface sèche ; et son influence sur le tissu cutané et spécialement sur les nerfs doit être plus prononcée dans le premier cas que dans celui-ci. D'un autre côté, l'effet produit sur les extrémités nerveuses et sur le tronc du nerf lui-même est encore essentiellement modifié par les conditions individuelles. On ne doit pas oublier en outre, qu'un refroidissement d'une certaine intensité n'irrite pas seulement le nerf directement affecté, mais encore d'autres branches ou plexus nerveux, surtout les rameaux sensibles et vaso-moteurs. L'effet du refroidissement est beaucoup plus facile à interpréter ainsi qu'en admettant la rétention des produits de sécrétion. Du reste, les phénomènes consécutifs à l'action du froid ne ressemblent nullement à ceux qui résultent de la suppression réelle de la sécrétion cutanée et qui ont été observés chez les animaux que l'on avait enduits d'une couche de laque ou de vernis après les avoir préalablement tondus ou déplumés.

Les suites funestes de la suppression artificielle de la perspiration cutanée, étaient déjà connues de Santorio (1614). Des recherches expérimentales ont été faites sur ce sujet par Fourcault (*Comptes rendus*, 1858), Ducros (*Fror. Not.* 1841), Becquerel et Bréschet (*Archives générales*, 1841, VII, p. 517), Gluge (*Abh. z. Phys. und Pathol.*, 1841), Magendie (*Gaz. méd.*, 1846, déc.), Gerlach (*Müller's Archiv*, 1851, p. 467), Valentin (*Archiv. f. phys. Heilkunde*, 1858, p. 433), Bernard (*Leçons sur les propriétés physiques des liquides de l'organisme*, 1859, II, p. 177) et récemment par Edenhuizen (*Ztsch. f. rat. Med.*, CXVII, p 55).

Les expériences instituées par Edenhuizen sur différents animaux et à l'aide de différentes substances (mucilage de gomme arabique, huile de lin, vernis à l'huile), avec ou sans tonsure préalable, ont donné les résultats suivants : chez les animaux dont toute la surface du corps avait été enduite de l'une de ces substances, il se produisait bientôt des tremblements violents, une grande agitation et de la dyspnée ; il survenait ensuite des phénomènes paralytiques ou des convulsions cloniques ou toniques, puis un état d'abattement profond avec diminution rapide de la chaleur animale et de la fréquence de la respiration et du pouls ; enfin tous succombaient rapidement, les lapins par exemple après un laps de temps de 5 à 53 heures. Les urines devenaient habituellement plus abondantes et plus denses, et souvent déjà après quelques heures elles renfermaient une quantité notable d'albumine. — On trouva à l'autopsie, une congestion des muscles, des poumons, du foie et de la rate, en même temps que des épanchements plus ou moins abondants dans les plèvres, le péritoine, le péricarde et le tissu cellulaire sous-cutané, et en outre, des ecchymoses dans la muqueuse stomacale. La peau était congestionnée partout où l'enduit la recouvrait ; il existait un développement vasculaire très-marqué à sa surface interne, lequel était nettement limité et séparait parfaitement les parties enduites des parties restées libres. Dans l'épanchement séreux du tissu cellulaire sous-cutané, on découvrit de nombreux globules lymphatiques, et des cristaux de phosphate tribasique ; ces derniers furent aussi trouvés dans le péritoine de la plupart des animaux soumis à l'expérience et existaient déjà quand on faisait l'autopsie immédiatement après la mort, tandis que chez des animaux sains on ne put en rencontrer aucun, même 48 heures après leur trépas.

C. — *Humidité de l'air.*

L'air n'est jamais absolument sec; nous disons qu'il est humide quand il renferme beaucoup de vapeur d'eau relativement au degré de la température. Un même volume de ce gaz peut contenir d'autant plus de vapeur que sa température est plus élevée ; mais l'air chaud nous paraît sec, parce que l'eau y reste sous forme de vapeur, tandis que l'air froid, tout en ne renfermant que la même quantité de vapeur d'eau, nous paraît humide parce que celle-ci se précipite d'autant plus aisément que le refroidissement est plus rapide. La rosée et la moiteur des habits sont moins un signe de grande humidité que de la réfrigération de l'air.

L'air enlève d'autant moins d'eau au corps qu'il est plus humide, et d'autant plus qu'il est plus sec. L'air froid et humide soustrait beaucoup de calorique au corps, tandis que l'air chaud et sec produit un effet opposé. L'air froid et sec, en enlevant de grandes quantités d'eau au sang, provoque des congestions vers les poumons. L'air humide et chaud augmente l'activité cutanée, mais entrave l'évaporation pulmonaire.

Les observations hygrométriques n'ont donné aucun résultat relativement aux épidémies. La mortalité, il est vrai, d'après Casper, paraît être moindre dans les mois humides que dans les mois secs, chauds ou froids, mais elle ne dépend peut-être que des températures extrêmes. L'air modérément chaud et humide paraît généralement favorable aux poitrinaires, et c'est pourquoi on les envoie dans les étables à vaches, sur les bords de la mer ou sur les vaisseaux, à Madère, etc. Mais dans tous ces endroits, c'est l'uniformité de température qui paraît être le point le plus essentiel, comme le démontre le climat de l'Egypte qui est l'un des plus secs.

Pettenkofer (*Ztschr. f. Biol.* I, p. 180) a étudié les effets de l'humidité des pieds. Si nous venons de l'extérieur avec les pieds humides dans une chambre chaude et sèche, il se produit une évaporation considérable; et l'eau qui suffit à mouiller trois onces de la laine des bas, demande pour sa vaporisation, autant de calorique qu'il en faudrait pour porter de zéro à 100 degrés une demi-livre d'eau, ou pour liquéfier plus d'une demi-livre de glace.

Le brouillard consiste en vésicules aqueuses, et ce que nous avons dit de l'air humide, ne s'y rapporte pas. Il a un pouvoir réfrigérant des plus marqués, mais il ne diminue aucunement la capacité de saturation de l'air pour les vapeurs.

D. — *Composition de l'air.*

L'air qui nous entoure et que nous respirons est rarement tout à fait pur ; il est ordinairement plus ou moins vicié. Les substances nuisibles qu'il renferme agissent *mécaniquement* ou *chimiquement*.

On a utilisé sous forme d'inhalations thérapeutiques l'air chargé de certaines substances médicamenteuses.

a. — *Viciations mécaniques.*

Les poussières suspendues dans l'air agissent rarement sur la peau ; le plus souvent elles exercent une influence nuisible sur la conjonctive qu'elles irritent et enflamment. Mais c'est surtout sur les voies respiratoires, dans l'intérieur desquelles elles s'introduisent souvent, que leur action s'exerce; elles sont arrêtées en partie par le mucus et rejetées ensuite par l'intermédiaire du mouvement des cils vibratiles et de la toux, mais il en arrive cependant dans la cavité des vésicules pulmonaires, une certaine quantité qui pénètre dans les cellules épithéliales et dans les parois des vésicules; ces poussières se déposent ensuite dans le tissu cellulaire interstitiel, ou bien elles sont transportées par l'intermédiaire des vaisseaux lymphatiques, dans le tissu inter-lobulaire et sous-pleural, parfois même dans les fausses membranes de la plèvre et enfin dans les glandes bronchiques.

Les substances qui s'introduisent le plus souvent dans les voies respiratoires sont surtout la poussière des rues et la fumée des poêles et des lampes; plus rarement ce sont des matières que l'exercice de leur profession expose certains individus à inspirer : poussière de charbon chez les charbonniers et certains ouvriers métallurgistes; particules pierreuses chez les tailleurs de pierre; fibres de lin ou de coton chez les filateurs; de la farine chez les meuniers et les boulangers; poussières métalliques chez les rémouleurs, les batteurs d'or, les polisseurs de glace, etc.; poudre de tabac chez les fabricants de tabac; poussières de couleur chez les ouvriers peintres, etc., etc.

L'examen du larynx et des matières expectorées, mais surtout celui des poumons eux-mêmes, démontrent que de semblables substances s'introduisent dans les voies respiratoires. On a prouvé par des recherches chimiques et microscopiques, l'identité de ces substances avec celles qui se trouvaient dans l'atmosphère correspondante. C'est ce que l'on a fait principalement pour quelques matières bien caractérisées (charbon de bois, fer); pour d'autres substances, au contraire, on n'a pu arriver qu'à un certain degré de probabilité et notamment pour celles que l'examen microscopique ou chimique ne peut faire distinguer des molécules de mélanine provenant de la matière colorante du sang. Enfin, on a pu encore arriver à la démonstration par voie expérimentale : ayant observé qu'une affection semblable à l'anthracose pulmonaire de l'homme, ne survenait que chez les animaux qui se trouvaient dans les mêmes conditions que celui-ci, on a institué, chez des animaux jeunes ou captifs, des expériences qui ont abouti à un plein succès.

Les conséquences de l'introduction de substances pulvérulentes dans les voies respiratoires sont en rapport avec l'état de celles-ci ainsi qu'avec la quantité et la nature de ces substances (les plus nuisibles sont les particules anguleuses, comme celles de granit et d'acier). Elles consistent d'abord dans une irritation accompagnée de toux, puis dans l'hypérémie et le catarrhe des bronches. Les poussières introduites dans les poumons en petite quantité ne produisent pas de troubles particuliers, et c'est ce qui arrive dans les conditions ordinaires (pigment pulmonaire normal, anthracose des poumons) ; inspirées en grande quantité, elles déterminent d'abord un rétrécissement de la surface respiratoire et une diminution de l'élasticité pulmonaire ; ensuite des bronchites capillaires, des pneumonies catarrhales et interstitielles (fibrineuses et purulentes) avec toutes leurs complications ultérieures : bronchiectosies, tuberculose chronique (pneumokoniosis anthracotica, siderotica, etc.).

Pearson, *Phil. transact.* 1815. II, p. 159. — Laennec, *Tr. de l'auscult. méd.*, 1819. — E. H. Weber, *Hildebr. Anat.* 1832, IV, p. 209. — Gregory, *Edinb. med. and surg. journ.*, 1831, XXXVI, p. 389. — Graham, *Edinb. med. and surg. journ.*, 1834, XLII, p. 323. — Brockmann, *Die metall. Krkh. d. Oberharzes.* 1851. — Traube, *Deutsche Klin.*, 1860. N° 49 et 50. *Berl. Klin. Wochensch*, 1866. N° 5.— Villaret, *Cas rares d'Anthracose*, 1862. — Crocq, *Presse médicale belge*, 1862. N. 37 et suivants. — Lewin, *Beitr. z. Inhal. Ther.*, 1865.— Kussmaul, *Arch. f. klin. Med.*, 1866, II, p. 89. — Zenker, *ib.*, p. 116. — Rosenthal, *Wiener med. Jahrb.*, 1866, XI, p. 97. — Knauff, *Virch. Arch.*, 1867, XXXIX, p. 442.

Voyez plus loin pour ce qui concerne les parasites contenus dans l'air.

B. — *Viciations chimiques.*

Les éléments gazeux constituants de l'air ne se modifient pas autant qu'on pourrait le croire dans les espaces clos ou ouverts ; les quantités relatives d'oxygène et d'azote, restent toujours identiques, même dans les locaux encombrés de monde (21 vol. d'oxygène, 79 vol. d'azote); on trouve seulement une légère augmentation dans la quantité d'acide carbonique, un peu d'ammoniaque et les acides volatils de la sueur. Il est sans doute plus salutaire de respirer un air tout à fait pur, mais on ne peut prétendre cependant que l'atmosphère viciée par des émanations humaines occasionne des maladies déterminées. Si les ouvriers de fabriques, les enfants qui fréquentent des salles d'école encombrées, paraissent pâles et anémiques, ou sont scrofuleux, cela dépend surtout de ce qu'ils ne peuvent pas se procurer les autres choses nécessaires à la vie, telle qu'une bonne nourriture, etc. Le séjour dans de semblables locaux et même la respiration des produits de la putréfaction dans les salles d'anatomie peuvent ne pas être très-nuisibles, car les anatomistes et les maîtres d'école deviennent le plus souvent fort vieux.

Il faut rattacher aux empoisonnements, les viciations de l'air par de grandes quantités d'acide carbonique, d'oxyde de carbone, d'hydrogène, d'ammoniaque, d'hydrogène carboné, d'hydrogène arsénié, d'éther, de chloroforme, etc. ; ces substances nuisent à l'organisme, soit d'une manière négative en se substituant à l'oxygène (azote et hydrogène), soit d'une manière positive (oxyde de carbone, carbures d'hydrogène, hydrogène sulfuré, hydrogène arsénié).

Au point de vue de la respiration, les gaz simples ou composés se divisent en quatre groupes :

1° *Air atmosphérique.* C'est le seul que l'on puisse respirer d'une manière continue. Sa composition à ciel ouvert, peut être considérée comme constante ; et même dans les locaux fermés où se trouvent un grand nombre d'hommes, la proportion d'acide carbonique n'atteint que difficilement 1 p. 100. Dans une chambre habitée, non ventilée, Pettenkofer a trouvé 9 dix-millièmes d'acide carbonique ; dans des salles d'audience 1 à 5 millièmes, dans les salles d'école jusqu'à 7 millièmes ; dans les salles d'hôtel après que les hôtes y avaient séjourné plusieurs heures, 4 à 5 millièmes. D'un autre côté quand l'air renferme plus de 2 à 3 millièmes d'acide carbonique, il nous devient nuisible par des produits organiques d'exhalation dont la nature nous est inconnue. — Dans les fortes pressions barométriques et dans les temps froids, la quantité d'oxygène éprouve une légère augmentation relative ; elle diminue au contraire, pendant les étés chauds prolongés, dans les contrées tropicales, au bord de la mer, sur les hautes montagnes. On emploie dans un but thérapeutique, l'air des *cabinets pneumatiques* dont l'oxygène est considérablement augmenté.

2° *Gaz qui ne nuisent pas d'une manière positive, mais par défaut d'oxygène* : azote et hydrogène. Comme les globules sanguins ne peuvent trouver dans une atmosphère de ces gaz l'oxygène nécessaire au maintien de la composition normale du sang, la suffocation survient ; il se produit aussitôt de la dyspnée ; le sang sort des poumons à l'état veineux, et les mammifères sont asphyxiés après deux ou trois minutes. Dans l'azote pur, l'acide carbonique est éliminé du sang, et l'azote absorbé, mais en petite quantité. L'inhalation du gaz hydrogène ou même de l'acide carbonique, produit des phénomènes analogues.

3° *Mélanges des gaz du deuxième groupe avec l'oxygène.* Si l'azote de l'atmosphère est remplacé par de l'hydrogène, les animaux respirent sans difficulté : l'absorption de l'oxygène et l'exhalation de l'azote et de l'acide carbonique augmentent, tandis que l'hydrogène reste presque inaltéré. Les mélanges d'azote et d'oxygène effectués dans des proportions autres que celles de l'atmosphère, peuvent aussi servir à la respiration pendant un certain temps. — Le protoxyde d'azote est en quelque sorte un succédané de l'oxygène : il peut être respiré en fortes proportions, mais détermine de l'exaltation, des phénomènes analogues à ceux de l'ivresse, etc. Il est absorbé ensuite en plus grande quantité tandis qu'il se produit une élimination proportionnelle d'azote et d'acide carbonique.

4° *Gaz directement nuisibles.* Introduits dans le torrent circulatoire, ils y déterminent des décompositions ; quelques-uns en outre, tels que le chlore, l'ammoniaque, l'acide nitrique, occasionnent de violentes irritations des organes respiratoires, d'abondantes sécrétions bronchiques, de la toux et des spasmes de la glotte. — Parmi les gaz les plus délétères, nous citerons l'oxyde de carbone, l'hydrogène carboné, l'hydrogène sulfuré, l'hydrogène arsénié. C'est à l'oxyde de carbone surtout que sont dus les effets pernicieux du gaz à éclairage qui en renferme parfois 10, 12 p. 100 et même davantage : il se combine avec la matière colorante du sang, et l'oxygène est entièrement éliminé ; les globules imprégnés d'oxyde de carbone, ne peuvent plus absorber l'oxygène, et le sang devient alors d'un rouge cerise sombre. — Les gaz vénéneux des fosses d'aisance sont l'acide carbonique et l'hydrogène sulfuré. L'action nuisible de l'acide carbonique est en partie indirecte et en partie directe, car il trouble les fonctions du système nerveux central en éteignant la vie de toutes les cellules ganglionnaires. (J. Ranke.) L'hydrogène sulfuré se décompose dans le torrent circulatoire ; le soufre devient libre et l'hydrogène se transforme en eau : le sang se colore alors en jaune verdâtre, puis en noir.

Il nous reste à mentionner l'*ozone*. Ce gaz n'est, comme on le sait, qu'une modification de l'oxygène possédant une puissance d'oxydation plus considérable ; il se forme dans l'air sous l'influence d'une décharge électrique, par exemple après les orages, ou bien lorsqu'il se fait une oxydation rapide, ainsi quand on agite du phosphore avec de l'air, même dans l'obscurité. Les médecins se sont empressés d'établir une connexion entre les maladies et la quantité d'ozone contenue dans l'atmosphère. Comme ce gaz irrite les muqueuses, on a pendant un certain temps, rapporté toutes les maladies épidémiques, et particulièrement la grippe, à une augmentation de la proportion d'ozone. Dans ces dix dernières années, on a étudié l'ozone atmosphérique avec des résultats divers. Ces recherches n'ont démontré aucune relation bien déterminée entre l'ozone et les affections inflammatoires qu'il aurait dû aggraver, ou les maladies miasmatiques (choléra, typhus) pendant le règne desquelles il aurait dû faire défaut.

L'ozone atmosphérique peut cependant exercer quelque influence sur la santé, s'il est vrai, comme le prétend Schönbein, qu'il détruit les gaz[fétides qui s'exhalent des animaux et des plantes en putréfaction ; et comme il se forme dans l'atmosphère principalement à la suite de décharges électriques, la croyance populaire que les orages purifient l'air, pourrait avoir quelque fondement.

L'ozone en tous cas joue un rôle très-important dans l'organisme animal relativement à la respiration. Il est indubitable aussi que les globules sanguins jouent un rôle essentiel dans cette fonction, car ils communiquent à l'oxygène de l'air, le pouvoir chimique qu'il possède dans l'organisme : c'est ce que démontre l'action de l'acide cyanhydrique. Introduit en petite quantité dans le sang, cet acide produit la mort par asphyxie en arrêtant les phénomènes d'oxydation et avec eux la nutrition; mélangé en proportion égale avec les globules sanguins, il leur enlève aussi presque complétement la propriété qu'ils possèdent de décomposer l'eau oxygénée comme le fait le platine. L'acide cyanhydrique enlève donc aux globules le pouvoir de changer l'état allotropique de l'oxygène, et ce fait démontre l'intimité des connexions qui existent entre ce gaz et les globules. De là aussi ressort l'importance considérable de l'ozone pour les phénomènes vitaux.

E. — *Électricité de l'air.*

On sait que la foudre tue parfois rapidement les hommes et les animaux, parfois les paralyse et les étourdit, sans laisser toujours des traces de brûlures. On sait aussi que l'ouverture et la fermeture d'un courant électrique déterminent la contraction des muscles. Mais pour ce qui concerne l'électricité de l'air et sa tension, son influence sur les maladies est très-hypothétique ou du moins n'a pas été bien étudiée.

F. — Mouvements de l'air.

L'air calme peut devenir dangereux, parce que les produits de la décomposition des substances animales et végétales et les effluves marécageuses ne sont pas emportés ; il est d'autant plus intolérable et plus dangereux qu'il est en même temps plus chaud.

Au reste nous éprouvons déjà la sensation du calme, à l'air libre, quand la vitesse du vent s'élève encore à un demi-mètre par seconde au moins. (Pettenkofer.)

Le vent modéré est généralement salutaire, parce qu'il emporte les matières nuisibles qui souillent l'atmosphère ; parfois aussi, mais seulement dans des cas rares, il devient préjudiciable en nous apportant de la poussière ou peut-être même des miasmes. Le vent fort, en entravant la respiration, est dangereux pour les maladies de poitrine.

La direction du vent mérite considération, parce qu'elle influe sur le degré de température et d'humidité de l'atmosphère ; les vents d'est sont frais, ou bien chauds et secs ; les vents du nord chez nous sont froids et plus souvent humides que secs ; les vents d'ouest sont humides, et ceux du sud, chauds, tantôt humides, tantôt secs. — La part que prennent les vents au développement des maladies est encore peu connue ; les affections catarrhales s'aggravent sous l'influence des vents du nord et d'est ; mais les inflammations pulmonaires prennent naissance avec tous les autres vents, spécialement dans les chaudes journées du printemps, avec le vent d'ouest, et, dans les journées froides, avec le vent d'est. Les vents du sud, chauds et secs, des contrées méridionales (föhn en Suisse, sirocco en Italie, khamsin en Égypte), exercent une action énervante très-marquée, surtout sur les indigènes, qui en sont plus affectés que les étrangers.

G. — Lumière.

Le nerf optique peut souffrir du défaut comme de l'excès de lumière ; peut-être même la conjonctivité se développe-t-elle sous l'influence de la réverbération des plaines de neige ou de sable. Les personnes surexcitées, les fous furieux se calment plus tôt dans l'obscurité qu'à la lumière. Cependant on ne peut pas affirmer que la lumière soit aussi nécessaire à l'organisme animal qu'à la plante ; il est vrai que l'homme devient anémique et scrofuleux dans les habitations obscures, dans les vallées étroites, ou en travaillant sous terre, et que l'on a même pu attribuer exclusivement le crétinisme à l'obscurité des vallées resserrées des pays montagneux ; toutefois de semblables questions sont difficiles à élucider, car trop d'influences se combinent à celles de l'obscurité : ainsi celles de l'humidité, du défaut de nourriture convenable, etc.

On ne peut attribuer au soleil d'autre influence que celle de la chaleur et de la lumière qu'il fournit ; en maintenant la sécheresse et en favorisant le renouvellement de l'air dans nos habitations, il exerce une action très-marquée sur la conservation de la santé. — Les convalescents se trouvent toujours bien au soleil.

L'influence de la lune sur le développement des maladies est encore tout à fait inconnue.

L'influence des saisons et du temps résulte de l'action combinée de la température, de l'humidité, etc., de l'atmosphère. Il faut y ajouter les conditions propres au climat et au sol ; l'alimentation, les vêtements, l'habitation doivent aussi entrer en ligne de compte.

Nous avons mentionné plus haut (p. 83) tout ce qu'il y a de plus important à dire sur le temps et les saisons. Les transitions brusques sont les plus funestes : ainsi, l'accroissement du nombre de maladies s'observe, en hiver, quand viennent les premiers froids (pneumonies, surtout parmi les enfants et les vieillards) ; au printemps, lors des premiers beaux jours, avec les vents du nord ou de l'est (catarrhes, pneumonies) ; mais l'été surtout est dangereux, quand des nuits froides succèdent à des chaleurs longtemps prolongées (choléra, dysenterie).

Chez nous, le temps humide, pluvieux et frais, est généralement plus sain que le temps chaud et sec ; dans ce dernier cas, il y a habituellement plus de maladies graves.

2. — *Sol.*

La composition géologique du sol est sans influence notable sur l'homme. On conçoit d'ailleurs que les substances solubles et qui pénètrent dans l'organisme par l'intermédiaire de l'air ou de l'eau soient les seules qui puissent agir sur l'économie. C'est ainsi que l'eau potable a été accusée de produire le goître et le crétinisme en raison des grandes quantités de chaux qu'elle peut renfermer.

Falk a fait une étude approfondie sur la distribution du goître en France : on le rencontre principalement sur le lias, le keuper et leurs équivalents, ainsi que sur le calcaire coquillier, le grès bigarré, le calcaire magnésien et les couches pénéennes ; il est très-rare, au contraire, sur les terrains primitifs, tels que les granits, sur les terrains de transition comme le *Grauwacke*, schistes ardoisiers, les calcaires devoniens et carbonifères et les couches houillères. On ne le rencontre pas davantage sur les terrains de formation plus moderne : les sables verts, la craie et les différentes formations tertiaires.

Cependant des recherches plus récentes sur l'influence du sol ont démontré qu'il n'est pas sans exercer une action notable sur la disposition des populations à contracter certaines maladies épidémiques, telles que le choléra, le typhus, la fièvre intermittente, la dysenterie. Le porosité du sol favorise aussi cette disposition, en rendant possibles des imbibitions de nature diverse, et la germination d'organismes inférieurs ; un sol compacte et rocheux exerce au contraire une influence tout opposée.

Le sol est encore important à considérer quand, par son altitude et sa composition, il peut influer sur le degré de température, de pureté, d'humidité et d'agitation de l'atmosphère, ainsi que sur la nature des aliments. Les habitants des montagnes sont généralement plus forts et plus durs que ceux des plaines. Cependant à mesure que l'on s'élève et que la végétation devient plus maigre, les fonctions et surtout la nutrition de l'homme en souffrent plus ou moins, quoiqu'il n'en résulte pas de maladies déterminées. Sur les plateaux élevés et stériles on trouve généralement des habitants maladifs ; la fièvre intermittente s'y observe même à côté du goître, du crétinisme et des scrofules. Il en est de même des vallées étroites, situées à une grande altitude. Dans les vallées basses, le vent est toujours d'autant plus fort que leur direction est plus rectiligne ; les rhumatismes y sont fréquents en général.

L'irrigation du sol, dans les plaines, n'est pas non plus sans importance. Dans le voisinage de la mer, la température est plus uniforme, mais le froid y est plus sensible à cause des vents. C'est sur les rives des fleuves rapides que le séjour est le plus favorable à la santé. Les basses plaines humides et les contrées marécageuses sont des plus dangereuses, et elles le sont d'autant plus que l'air est plus chaud, par conséquent en été et dans les pays méridionaux. Non-seulement la fièvre intermittente, mais encore la dysenterie, le choléra et les diarrhées catarrhales (chez les enfants) y sont communes, surtout chez les étrangers. Le séjour y devient spécialement dangereux quand en même temps le sol reste inculte, ou bien quand le pays est abandonné après avoir été florissant, peuplé et salubre.

3. — *Climat.*

On comprend sous le nom de climat l'ensemble des conditions telluriques et atmosphériques; on peut jusqu'à un certain point en tenant compte de ces conditions, déterminer le degré de salubrité d'un climat. Cependant on ne peut arriver à une certitude complète que par la connaissance du nombre relatif des morts et des malades. A ce propos, nous devons faire remarquer, il est vrai, que ce ne sont pas les conditions climatériques seules qui déterminent la mortalité relative des habitants indigènes, mais encore d'autres circonstances, telles que l'oppression politique et sociale qui les empêche de profiter des avantages du climat; un étranger indépendant, au contraire, pouvant se procurer une meilleure alimentation et une habitation plus convenable, éprouve tous les effets salutaires de ce climat. Tel est le cas pour beaucoup de pays méridionaux.

On a vu naitre dans ces derniers temps une nouvelle science basée sur la climatologie; nous voulons parler de la *géographie médicale*. L'étude de la propagation géographique des maladies, considérée au point de vue des causes, promet de fournir des données importantes à la pathologie en général, mais particulièrement à l'étiologie et à la thérapeutique.

Voy. Mühry (*Klimatologische Untersuch.* 1858), et surtout Hirsch (*Handb. der histor. geograph. Pathol.*, 1859 et 1860).

On établit la mortalité d'une contrée d'après le rapport existant entre les cas de mort pendant une année et la population. Quand, par exemple, dans une ville de 70,000 habitants, il meurt annuellement 1,500 personnes, on dit qu'elle a une mortalité de 1500 : 70,000 = 15 : 700 = 1 : 46,6.

Nous avons ainsi :

Dans l'Europe septentrion.:	1 cas de mort sur	41,1 habitants	
— centrale . .	1	—	40,8	—
— méridion. .	1	—	33,7	—

Pour les pays pris isolément ;

Angleterre	1 : 51,0	Prusse.	1 : 36,2
Danemark.	1 : 45,0	Havane.	1 : 33,0
Allemagne	1 : 45,0	Naples et Sicile . . .	1 : 32
Pologne.	1 : 44,0	Italie en général. . .	1 : 30
Belgique	1 : 43,1	Grèce.	1 : 30
Suède et Norwége. .	1 : 41,1	Turquie	1 : 30
Autriche	1 : 40,0	Martinique.	1 : 28
Suisse	1 : 40,0	Russie	1 : 27
Portugal	1 : 40,0	Trinité	1 : 27
Espagne	1 : 40,0	Batavia	1 : 26
France.	1 : 39,7	Bombay	1 : 20
Hollande	1 : 38,0		

Dans les grandes villes, la mortalité présente moins de différences relatives. En groupant les principales villes selon qu'elles appartiennent à l'Europe septentrionale, centrale ou méridionale, on a obtenu les résultats suivants :

Europe septentrionale		Europe centrale		Europe méridionale	
Londres. . . .	1 : 51,9	Lyon.	1 : 32,5	Madrid . . .	1 : 56
Glascow. . . .	1 : 46,8	Amsterdam .	1 : 31,0	Livourne . .	1 : 35
Pétersbourg. .	1 : 34,9	Paris.	1 : 30,6	Palerme. . .	1 : 33
Moscou	1 : 33	Hambourg. .	1 : 30,0	Lisbonne . .	1 : 31,1
Copenhague. .	1 : 30,5	Dresde. . . .	1 : 27,7	Naples . . .	1 : 29
Stockholm . .	1 : 24,3	Bruxelles. . .	1 : 25,5	Barcelone. .	1 : 27
		Berlin	1 : 25,0	Rome. . . .	1 : 24,1
		Prague	1 : 24,5	Venise. . .	1 : 19,1
		Vienne. . . .	1 : 22,5	Bergame . .	1 : 18

Parmi les maladies dont les limites géographiques d'extension paraissent être assez bien marquées, nous citerons :

La *peste*, dite *peste charbonneuse orientale*, qui se déclare tous les 10 ou 15 ans sur les côtes orientales de la mer Méditerranée, spécialement à Constantinople ou au Caire : l'été et les chaleurs sont contraires à son développement ; aussi cesse-t-elle toujours au Caire vers le mois de juin et n'a-t-elle pas encore dépassé les frontières méridonales de l'Égypte, c'est-à-dire la première cataracte du Nil.

La *fièvre jaune*, maladie aiguë avec vomissements de sang, ictère et fièvre, endémique dans l'Amérique du Sud et les Indes orientales ; cette affection, apportée par les vaisseaux, a fait de courtes apparitions à Livourne, Gênes, Lisbonne, etc., elle nécessite une température de + 22 degrés au moins et préfère les plaines aux montagnes quoiqu'elle éclate parfois à 2000 pieds d'altitude et même plus haut.

Le *typhus abdominal*, qui appartient surtout à la zone tempérée ; il se montre cependant dans le Nord, mais sous une forme plus légère. Quoiqu'il ne fasse pas complétement défaut dans la zone torride, il y est néanmoins remplacé en partie par des fièvres graves analogues : les formes anatomiques de celles-ci ne sont pas bien connues, à l'exception de celle de la *fièvre bilieuse* d'Égypte, qui se caractérise par des hémorrhagies, par des inflammations du foie, de la rate et des reins, et par de la jaunisse, sans que l'on trouve de localisation abdominale.

Le *typhus exanthématique*, parfois aussi répandu que la fièvre typhoïde ; il se montre cependant de préférence dans le Nord, dans l'Amérique méridionale, en Angleterre, en Suède, dans les provinces Baltiques de la Russie, etc.

La *fièvre intermittente pernicieuse*, qui règne en Hongrie sur les rives du Danube et de la Theiss, en Italie sur les rives du Pô, et sur toute la côte occidentale de l'Afrique.

Le *choléra*, qui actuellement se déclare de temps en temps dans presque tous les pays.

La *dysenterie*, s'observant partout, mais beaucoup plus dangereuse dans le Midi.

Le *scorbut*, propre aux pays du Nord.

Les *scrofules*, qui affectionnent les parties septentrionales de la zone tempérée.

Le *crétinisme*, qu'on rencontre dans les Alpes et les Pyrénées.

La *tuberculose*, qui se répand sur toute la surface du globe, mais est incomparablement plus commune dans la zone tempérée, surtout entre les 45 et 55° de latitude, que dans le Nord et dans le Midi ; elle est toujours plus fréquente dans les grandes villes où la population est dense ; dans les campagnes au contraire et dans les pays peu peuplés (dans les steppes des Kirgises), elle est extrêmement rare ; il en est de même dans les contrées entourées de déserts et dont la population est clair-semée, comme l'Égypte et le Maroc ; elle se montre rarement aussi dans les provinces russes de la Baltique, mais est encore très-commune à Pétersbourg.

L'individu qui arrive dans un climat nouveau est exposé à tomber facilement malade. Les maladies d'acclimatation qui se déclarent alors sont, abstraction faite des affections endémiques et contagieuses, des catarrhes de l'estomac et de l'intestin, depuis la diarrhée simple jusqu'à la dysenterie confirmée.

Les poitrinaires au contraire, les rhumatisants, les anémiques, les convalescents en général, éprouvent des effets salutaires du passage dans un climat plus chaud et surtout plus uniforme. A ce point de vue, nous nommerons en Allemagne : Wiesbaden, Baden-Baden, Baden-weiler, Botzen, Meran ; — en Italie : Nice, Mentone, Pise, Rome, Palerme : — en Afrique : l'Égypte, Alger, Madère.

4. — *Habitation.*

On peut considérer l'*habitation* comme le climat particulier que chacun se fait à son gré : le genre d'habitation a d'autant plus d'importance pour la santé que l'on reste davantage chez soi ; et cette importance est plus grande pour l'homme du Nord que pour l'habitant du Midi, parce que celui-ci vit davantage en plein air. Il faut tenir compte surtout des locaux dans lesquels un grand nombre d'hommes se trouvent rassemblés pendant longtemps (salles de fabrique, chambres de malades, salles d'école, chambres à coucher). L'homme sain passe près du tiers de sa vie dans sa chambre à coucher.

Voici les conditions que doit remplir une bonne habitation : chambres suffisamment grandes, car c'est de là que dépend principalement la pureté de l'air ; sécheresse du sol et des murs et jusqu'à un certain point de l'air ; dans notre climat, exposition, autant que possible, à l'est ou au sud ; ensuite possibilité d'aérer, sans avoir un courant d'air continuel ; situation dans une contrée salubre ; ombrage suffisant, etc.

L'air frais et pur, c'est-à-dire souvent renouvelé, est une chose essentielle pour les personnes bien portantes comme pour les malades ; mais il est surtout nécessaire aux individus qui pendant des heures, des mois ou même des années, séjournent dans certains locaux (salles d'école, orphelinats, casernes, prisons). La viciation de l'air dépend de l'insuffisance des locaux habités, d'une ventilation nulle ou défectueuse, de mélanges nuisibles, mécaniques ou chimiques, etc.

On ne peut déterminer le volume d'air absolu dont un homme, sain ou malade, a besoin pour séjourner dans un espace clos : on l'a évalué dans les différents pays et dans des conditions diverses, à 300 et jusqu'à 800 pieds cubes (casernes, hôpitaux, etc.).

La grandeur du local est du reste d'une importance relative fort minime, car on peut y suppléer parfaitement à l'aide d'une ventilation convenable.

En se basant sur l'étude de la respiration, on a évalué à 6 mètres cubes (160 à 170 pieds cubes), le volume d'air dont un homme a besoin par heure, pour ne pas vicier l'air par son propre acide carbonique et sa perspiration.

On a calculé plus exactement encore

qu'un enfant a besoin de	1 m. 50 c. cubes d'air	
— enf. avec un vieillard	3, 00	—
— adulte —	8, 00	—

L'éclairage et le chauffage, qui consomment aussi beaucoup d'oxygène, ne sont pas compris dans ce calcul, non plus que les meubles. Le nombre d'heures que l'on passe dans un local doit être en rapport avec la grandeur de celui-ci : ainsi une chambre à coucher pour quatre personnes doit avoir au moins 200 mètres cubes, c'est-à-dire 12 pieds de hauteur, 24 pieds de longueur et 18 pieds de largeur.

L'insalubrité des petites chambres est due surtout au manque d'oxygène et à l'accumulation d'acide carbonique ; mais comme les effets qui en résultent ne se produisent que d'une manière insensible, on ne peut désigner de maladies bien déterminées, sauf l'anémie, la scrofule et la tuberculose, qui atteignent de préférence les habitants de logements trop étroits.

Les autres causes d'insalubrité des logements ne produisent guère que des indispositions et de l'irritation des muqueuses ; nous citerons entre autres l'hydrogène sulfuré, le sulfhydrate d'ammoniaque et l'ammoniaque qui s'exhalent des fosses d'aisance et des égouts et montent vers les étages supérieurs, surtout quand les habitations sont chauffées ; les huiles empyreumatiques provenant d'un mauvais éclairage ; les acides volatils de la transpiration de l'homme ou des animaux ; l'oxyde de carbone existant dans la fumée du feu de charbon, qui étourdit et peut même tuer ; l'acide carbonique (voy. p. 94), etc. Il est beaucoup de personnes, surtout les personnes nerveuses, qui redoutent les fortes odeurs, telles que le parfum des fleurs.

D'après Pettenkofer, à qui nous sommes redevables de recherches multipliées sur la ventilation, un adulte expire par minute 5 litres d'air contenant 4 p. 100 d'acide carbonique, soit 300 litres d'air et 12 litres d'acide carbonique par heure. L'atmosphère dans laquelle l'homme a séjourné n'est salubre qu'à la condition de ne contenir que 1 p. 100 d'acide carbonique au plus ; pour arriver à ce résultat, il faut nécessairement amener une quantité considérable d'air frais qui lave pour m'exprimer ainsi, le local clos. Pour que l'atmosphère reste toujours respirable dans un espace clos quelconque, il faut y faire arriver au moins 200 fois le volume de l'air expiré ;

ainsi, quand un homme expire 500 litres d'air par heure, il faut faire entrer dans la chambre 90,000 litres, soit 60 mètres cubes d'air dans le même laps de temps. Dans les salles où séjournent pendant longtemps un grand nombre de personnes bien portantes ou malades, on ne peut parvenir à ce résultat que par un système de ventilation convenable, et surtout au moyen d'appareils qui introduisent directement l'air, plutôt qu'à l'aide de ceux qui aspirent celui des salles. Ce but est également atteint dans les hôpitaux en maintenant ouvertes de nombreuses et vastes fenêtres, et surtout au moyen du système à pavillon et à tente, importé d'Amérique.

Pettenkofer a démontré en outre que les murs secs de nos habitations, surtout les murs en brique et même en pierre, maçonnés au mortier, sont facilement perméables à l'air, et que les enduits de chaux, de gypse, et même d'huile dont on les recouvre ne détruisent pas cette perméabilité. Les pores innombrables du mur, par lesquels l'atmosphère d'une chambre communique avec celle de l'extérieur, laissent passer beaucoup plus d'air que les fentes des portes et des fenêtres. — Chaque coup de vent sur le mur extérieur détermine un mouvement dans l'air intérieur. — Le degré d'intensité de l'échange gazeux à travers les murs dépend de la différence de température des deux atmosphères communiquantes : plus cette différence est grande, dans les temps froids par exemple, et plus le courant est prononcé. — La porosité des murs disparaît aussitôt qu'ils deviennent humides ; de là les inconvénients des maisons nouvellement bâties. La ventilation naturelle à travers les murs, s'accroît légèrement, mais pas autant qu'on l'admet généralement, par le chauffage artificiel des salles.

S'il est un certain nombre de gaz nuisibles qui répandent une odeur spéciale ou qui impressionnent d'une manière désagréable la conjonctive, le larynx, etc., il en est d'autres qui ne sont nullement perceptibles à l'odorat ; tels sont l'acide carbonique, l'hydrogène carboné, etc.

Le mode de chauffage, d'aération et de fermeture des fenêtres, le choix de l'emplacement des habitations, etc., sont du ressort de l'hygiène. Les maisons les plus malsaines sont celles dont les pavements et les murs sont humides ; elles sont plus froides ou bien les murailles en sont moins poreuses, la putréfaction et les moisissures s'y développent aisément ; enfin on y subit l'action de l'air humide. Il est certain qu'on y contracte aisément des rhumatismes et des névralgies.

Ce sont les établissements publics de toute espèce qui réclament le plus d'attention ; les bureaux, les orphelinats, les hospices d'enfants trouvés, les maternités, les maisons de santé, les hôpitaux, les refuges et les prisons. Le plus ordinairement, en effet, on n'entre pas volontairement dans ces établissements, et l'État doit ménager la santé des personnes qui sont forcées d'y séjourner.

Malheureusement on n'a pas toujours satisfait à ces exigences, même dans les États civilisés, surtout pour ce qui concerne les prisons. Toutefois si la mortalité est plus grande dans celles-ci, cela dépend en partie de conditions particulières inévitables : elle s'y élève en général à 1 : 90 ou 50, et dans les mieux aménagées à 1 : 40 ; ce chiffre surpasse encore celui de la mortalité générale, car il n'y existe pas de nouveau-nés, lesquels augmentent toujours le chiffre global des décès. Les maladies les plus communes dans les prisons sont la tuberculose, la pneumonie, le typhus et les affections mentales. Le mode d'alimentation et le genre de travail y ont naturellement une grande part dans la mortalité.

La mortalité des grandes villes est plus élevée en été et à l'automne que celle des campagnes, tandis qu'elle est un peu moindre en hiver. Les habitants, surtout ceux qui sont peu aisés, y souffrent de l'entassement de la population ; mais il y existe en outre une foule d'autres causes nuisibles : telles sont les émanations du sol sur lequel les maisons sont bâties l'une contre l'autre, et qui, par suite de l'infiltration des déjections humaines, sont imprégnées de substances organiques en putréfaction ou même de principes contagieux, comme ceux du choléra et du typhus ; l'absence d'une végétation qui absorbe l'acide carbonique de l'air ; la stagnation de l'air dans les rues étroites et l'alternative de courants de température différente ; la fumée et la poussière ; la falsification des aliments ; les exhalaisons fétides des égouts, des cimetières, des ateliers d'équarrissage, des établissements de gaz, etc. Par contre, dans les grandes villes bien administrées, les mesures sanitaires sont mieux exécutées par les autorités, et, en cas de maladie ou de besoin, les secours sont plus proches et plus abondants. Dans les petites villes et les campagnes au contraire, les habitants sont habituellement plus indifférents à l'égard des mesures sanitaires ; les médecins et les établissements de charité font défaut, et les dangers que présente le sol se manifestent à un plus haut degré.

5. — *Vêtements et coucher.*

On doit se baser sur les principes suivants, pour apprécier l'influence, utile ou funeste à la santé, qu'exercent les vêtements dont se couvrent les peuples civilisés et surtout ceux du Nord.

Le corps humain peut être considéré comme un objet chaud et humide, exposé à l'air et qui perd son calorique par trois voies différentes : par rayonnement, par conductibilité et par évaporation. En recouvrant la peau de vêtements, nous entravons le rayonnement direct et le renouvellement de l'air à la surface du corps ; nous opérons ainsi une diminution dans la perte de calorique par les trois voies. Le calorique qui s'irradie de la peau est absorbé d'abord par les habits et ne rayonne de ceux-ci qu'après avoir séjourné longtemps dans le voisinage du corps et échauffé l'air qui entoure celui-ci, sans cependant en empêcher complétement le renouvellement. « *Nos vête-ments se refroidissent à notre place.* ».

Le degré de conductibilité des vêtements pour le calorique est très-important à considérer : nous nous vêtons généralement de mauvais conducteurs. Cette propriété est cependant modifiée par l'hygrométrie des étoffes ; le calorique traverse plus facilement les habits mouillés ou humides, et nous nous refroidissons alors parce que la couche d'air qui recouvre la surface de notre corps perd trop de chaleur. Le degré de conductibilité des étoffes pour le calorique est beaucoup plus important à considérer que la perméabilité à l'air : ainsi la toile mouillée dont tous les pores sont bouchés par l'eau devient imperméable et n'est cependant pas propre à conserver la chaleur du corps.

Les habits que nous portons ne doivent modérer l'afflux de l'air à la surface du corps que de façon à ce que nous ne percevions plus l'agitation de l'atmosphère, c'est-à-dire jusqu'au calme ; nous sommes alors dans le même état que si nous nous reposions nus à l'air libre, calme et d'une température de 24° à 30° C. Le calorique rayonnant de la surface du corps échauffe l'air qui se renouvelle constamment à travers les mailles et les pores des étoffes et nous n'éprouvons aucune impression de cette déperdition continuelle de chaleur par nos habits. En conséquence, les vêtements ont pour résultat de déplacer l'endroit où s'établit l'équilibre entre la température du corps et celle du milieu ambiant, au lieu de se produire à la surface sensible de notre peau, cet équilibre s'effectue dans l'épaisseur d'un morceau d'étoffe inerte.

Dans certains cas, les vêtements peuvent aussi avoir pour but de protéger le corps contre la chaleur rayonnante, ainsi les coiffures en été. Leur mode d'action en dernière analyse est semblable dans l'une et l'autre circonstance.

Le poids des vêtements doit être pris aussi en considération : les objets pesants et en même temps mauvais conducteurs entretiennent la chaleur en vertu de cette dernière propriété et échauffent en outre, par l'effort nécessaire pour les porter.—Les mêmes considérations s'appliquent à la manière dont on se couvre pendant le sommeil : il faut éviter d'augmenter inutilement la transpiration et d'entraver les mouvements respiratoires par l'épaisseur exagérée des couvertures.

Une étoffe favorise d'autant plus le séjour de la sueur à la surface du corps qu'elle est moins propre à absorber l'humidité : les tissus complétement imperméables, tels que la toile cirée et le caoutchouc (galoches) déterminent même la condensation de la perspiration insensible ; il se produit alors une couche de liquide à la surface de la peau, quoique celle-ci soit protégée contre l'humidité extérieure. — La toile absorbe facilement l'humidité, mais l'abandonne tout aussi aisément avec déperdition simultanée de calorique. Le coton et la laine, étant plus hygrométriques, ne laissent pas aussi facilement exhaler la transpiration et préservent par conséquent davantage contre les refroidissements, surtout en été.

En Italie, tout le monde porte des chemises en coton, du moins sur la peau ; les chemises en toile se nomment à Naples des suaires.

Les habits peuvent devenir gênants et même nuisibles par la pression qu'ils exercent sur les organes sous-jacents. Chez la femme, on trouve souvent des étranglements transversaux du foie, accompagnés d'épaississement de la capsule et d'atrophie du tissu hépatique, et qui résultent de l'usage des corsages serrés et des corsets : une constriction exagérée de la taille produit en outre une activité excessive des parties supérieures du thorax dans la respiration. — Les chaussures occasionnent également des affections diverses des parties molles et des os.

Voy. Pettenkofer (*Ztschr. f. Biolog.*, 1865, I, p. 180), qui le premier a accordé à toutes ces questions l'attention qu'elles méritent.

Pour ce qui concerne le coucher, il est assez indifférent que l'on use d'édredons ou de couvertures de laine pendant le sommeil, pourvu que leur poids et leur épaisseur n'exercent aucune influence nuisible.

On doit recommander aux jeunes gens surtout de se couvrir légèrement, car les couvertures trop chaudes excitent les désirs vénériens et portent à l'onanisme.

6. — *Aliments et boissons.*

Nous avons à considérer, parmi les *ingesta*, les substances destinées à l'alimentation proprement dite, et celles qui sont prises dans un but de jouissance, abstraction faite des médicaments et des poisons, dont l'étude appartient à la pharmacologie et à la toxicologie.

Les substances dont la composition est semblable à celle de nos tissus, ou qui du moins renferment les principes dont ceux-ci ont besoin pour subsister, sont les seules qui puissent servir à l'alimentation ; ainsi celles qui contiennent de l'azote, du carbone, de l'hydrogène, de l'oxygène, du soufre, du phosphore, du fer, du calcium, du potassium, du sodium, etc. On sait en outre que l'organisme animal ne peut, à l'aide des éléments primitifs, former les principes nutritifs qui lui sont nécessaires, tels que les substances albuminoïdes, la graisse et le sucre, mais qu'il doit les recevoir tout constitués ; il peut à la vérité, produire de la graisse et du sucre, mais *seulement aux dépens de combinaisons plus complexes*.

Une nourriture trop abondante est préjudiciable à la santé aussi bien que l'insuffisance d'aliments ; ceux-ci peuvent également nuire à l'organisme par leur forme, leur volume, leur température, leur qualité, etc. Une alimentation uniforme, celle par exemple qui se compose exclusivement de matières végétales ou animales, l'irrégularité dans les heures des repas, nous sont également nuisibles.

Pour ce qui concerne l'abstinence absolue et la soustraction de principes nutritifs importants, voir plus bas (*anémie par inanition*).

Pour la description des affections qui résultent de l'ingestion des aliments et des boissons sous une *forme impropre et en quantité anormale*, nous devons renvoyer aux ouvrages de pathologie spéciale, car ce sont surtout des lésions locales des organes digestifs qui se produisent alors.

La *température* des aliments et des boissons ne peut être considérée comme cause de maladie que dans les cas où il se produit un refroidissement de l'estomac, ou bien lorsque des conséquences funestes peuvent résulter de l'ingestion de boissons froides.

L'influence exercée sur l'homme par *la qualité des aliments* doit être étudiée au chapitre des affections des organes digestifs. — Les conséquences générales d'une alimentation viciée ressemblent à celles de l'alimentation insuffisante.

L'*eau potable* n'est jamais pure ; elle renferme de l'air (de $^1/_{40}$ à $^1/_{10}$ de son volume ; l'oxygène n'est pas nécessaire); de l'acide carbonique (auquel l'eau de source doit surtout son goût agréable) ; du sulfate et du carbonate de chaux qui fournissent une grande partie de la chaux nécessaire à l'ossification ; de la magnésie, de l'alumine, du chlorure de sodium. Quand ces principes s'élèvent au-dessus de la proportion de 0, 4 °/₀, l'eau est dite minérale. — Les impuretés de l'eau potable sont surtout les nitrates, spécialement le nitrate d'ammoniaque, et des matières organiques de nature animale ou végétale. Ces matières proviennent en grande partie des rivières, des égouts, etc., dont le contenu s'infiltre dans les puits. Toute ces impuretés occasionnent tantôt des affections simples de l'estomac et des intestins, tantôt des maladies générales spécifiques, telles que le typhus et le choléra.

Radlkofer (*Ztsch. f. Biol.*, 1865. I, p. 26) a étudié très-soigneusement les substances organiques de l'eau de source de Munich.

Il ne faut pas confondre avec les aliments un certain nombre de substances usitées comme moyen de jouissance et dont l'usage n'est pas nécessaire à la nutrition : elles ne se transforment pas, en la substance du corps, mais cependant elles doivent répondre à un besoin intime de la nature humaine, car leur usage est très-répandu ; tels sont les spiritueux, le café, le thé, le bétel, le tabac, le coca, etc. Les peuples les plus simples et les plus grossiers ont une substance qu'ils affectionnent, qui excite et étourdit leur système nerveux et ralentit quelque peu le mouvement nutritif, mais qui détermine aussi parfois des maladies graves du système nerveux ou d'autres organes. Nous n'avons pas à en parler davantage ici.

7. — *Occupations et professions.*

Il est difficile d'apprécier la valeur exacte des causes morbifiques qui résultent des occupations, car l'aisance que peut procurer la profession exerce une trop grande influence, et d'un autre côté certaines professions ne sont pas accessibles aux sujets affaiblis.

Au point de vue des occupations, nous avons à examiner les points suivants : empoisonnement dû aux poussières et aux fumées par voie mécanique (aiguiseurs, tailleurs de pierre, horlogers, meuniers) ou par voie chimique (poussières métalliques, vénéneuses chez les mineurs, poussière de plomb chez les fondeurs de caractères, les peintres, les ouvriers du gaz) (v. p. 91 et s.) ; les mouvements corporels exagérés, insuffisants ou unilatéraux, qui agissent sur les muscles et les os, sur les mouvements respiratoires et circulatoires ; la persistance de certaines attitudes, comme la station chez les typographes, occasionnent des varices : la flexion de la poitrine qui s'oppose à l'expansion pulmonaire chez les cordonniers, les tailleurs et les tisserands ; il se produit, dans ces cas, des stases sanguines au sommet des poumons, des dépôts tuberculeux, parfois aussi de l'emphysème. Citons encore la vie sédentaire et l'exposition à toutes les intempéries de l'air, ou même les alternatives de l'un et l'autre de ces deux genres de vie ; les efforts musculaires exagérés, déterminant quelquefois l'atrophie des muscles ; enfin la tension excessive des organes thoraciques, qui se produit chez les trompettes, les crieurs, les prêtres, les professeurs et conduisent à l'inflammation du pharynx et du larynx ou bien à l'emphysème pulmonaire, etc. Il est un grand nombre d'autres influences accidentelles qui doivent être mentionnées ici et qui sont particulières à la profession du sujet ; ainsi les hôteliers, les brasseurs, les marchands de vin, les pêcheurs, les rouliers, les voyageurs de commerce et surtout les soldats subissent l'action de causes morbifiques spéciales.

La mortalité dans les différentes armées européennes s'élève ordinairement en temps de paix à 1,5 ou 2 p. 100, tandis que dans la population civile mâle du même âge, elle n'atteint que 0,8 à 1,2 p. 100.

Les professions libérales se montrent en somme favorables à la santé, notamment quand il s'y joint une certaine aisance : ainsi les religieux, les professeurs, les négociants, les avocats parviennent à un âge très-avancé. Il en est cependant quelques-unes qui épuisent plus rapidement à cause des excitations passionnelles qu'elles déterminent et de l'irrégularité de la vie qu'elles nécessitent ; tel est le cas chez les hommes d'État, les artistes, les comédiens. D'autre part, on remarque que les philosophes et les mathématiciens deviennent en moyenne très-vieux, quoiqu'il leur manque souvent une alimentation convenable. Il est démontré aussi par les relevés statistiques que les professeurs et les médecins meurent à un âge moins avancé que les individus qui appartiennent aux autres professions libérales.

Les personnes les mieux partagées sont celles dont la profession exige à la fois la vie au grand air et quelque activité musculaire ; tels sont les laboureurs, les officiers en temps de paix, les rouliers, les gardes forestiers, etc.

Nous connaissons beaucoup mieux tout ce qui concerne la mortalité dans les différentes classes de la société que ce qui se rapporte aux prédispositions morbides. (Casper, *Wahrscheinliche Lebensdauer*, 1855 ; Lombard, *de l'Influence des professions sur la durée de la vie*, 1855 ; Neufville, *Lebensdauer und Todesursachen* etc., 1855.)

On a accusé la civilisation d'augmenter le nombre des maladies et la disposition à devenir malade. Cependant la mortalité n'a pas augmenté en raison des progrès de la civilisation, ni surtout de l'accroissement du nombre des médecins.

D'après les calculs d'Odier et de Mallet, la durée probable de la vie chez les nouveau-nés était à Genève : au seizième siècle, de 5 ans ; au dix-septième siècle, de 12 ans ; de 1701 à 1760, de 27 ans ; de 1761 à 1801, de 32 ans ; de 1800 à 1815, de 41 ans ; et de 1815 à 1826, de 45 ans. A l'âge de 20 ans, la durée probable de la vie était de

22 ans au seizième siècle, et elle est de 40 ans actuellement ; à l'âge de 30 ans, elle était de 19 ans au dix-septième siècle, tandis qu'elle est aujourd'hui de 32. Ce n'est qu'à partir de 60 ans que la durée probable de la vie commence à devenir semblable dans ces différents siècles : il paraît qu'à Londres, elle s'est élevée dans l'espace d'un siècle, pour les nouveau-nés, de 6 à 26 ans, et à Berlin de 23 à 28 ans. A Berlin, l'avantage signalé pour les temps modernes se maintient jusqu'à l'âge le plus avancé. Les moyennes favorables que l'on obtient pour ce siècle-ci sont la conséquence des soins plus intelligents que l'on donne aux nouveau-nés et de la généralisation de la vaccine. Les pertes résultant de la guerre, et qui portent sur la partie la plus forte de la population, ne sont que de peu d'importance, car les femmes arrivent aussi à un âge plus avancé dans le siècle actuel.

Les données précédentes, indiquant un accroissement si notable de la durée moyenne de la vie, seraient, d'après certains auteurs, le résultat d'une erreur de calcul provenant de ce que l'on s'en est tenu à quelques grandes villes. Si la mortalité générale a diminué légèrement depuis cent ans, en Suède, en France, etc., et si la durée moyenne de la vie s'est élevée de 2 à 7, ce n'est que la conséquence de la diminution du chiffre des naissances et de la mortalité des enfants. La durée de la vie n'a guère subi de modifications en Prusse depuis 1816, et en Angleterre depuis cent ans ; si elle a augmenté réellement, il n'est cependant pas probable que la vitalité et la vigueur de la population se soient accrues dans la même proportion. — Quoi qu'il en soit, il est certain que, pour les enfants, le chiffre de la mortalité a baissé.

Les personnes aisées vivent sans contredit plus longtemps que les pauvres.

A Berlin, d'après Casper, sur 1,000 pauvres, il en est mort un tiers à 5 ans, tan·dis que sur 1,000 riches, le tiers n'a pas encore succombé à 40 ans. La moitié des pauvres atteint 30 ans et la moitié des riches 50 ans.

Les pairs d'Angleterre sont favorisés d'une façon toute spéciale au point de vue de la longévité : la gentry vit plus longtemps que les marchands et ceux-ci plus longtemps que les ouvriers. Les laboureurs sont privilégiés relativement aux ouvriers de fabrique. L'influence favorable que le bien-être exerce sur la conservation de la vie se manifeste surtout chez l'enfant et le vieillard. — Il ne faut pas oublier que les résultats généraux de la statistique n'excluent pas la possibilité pour certains individus des classes les plus basses d'atteindre un âge exceptionnellement avancé.

On donne habituellement à l'homme adulte pauvre 5 à 10 ans de plus que son âge réel.

La statistique enfin a démontré que le mariage, abstraction faite des unions précoces ou tardives, exerce une influence des plus favorables sur la durée de la vie : ce résultat doit être attribué à la vie réglée que l'on mène dans l'état de mariage et aux soins plus attentifs dont on est entouré pendant les maladies. Ce qui précède s'applique à l'un et l'autre sexe, mais spécialement à l'homme. Il existe une différence assez notable dans la durée probable de la vie des gens mariés comparée à celle des célibataires et surtout des veufs.

S'il faut en croire Casper, l'homme marié a la perspective de vivre 60 ans, tandis que le célibataire n'atteint que l'âge de 45 ans ; le quart des hommes mariés at teint 70 ans, tandis que la vingtième partie seulement des célibataires y parvient. Mais il faut remarquer qu'un grand nombre d'hommes meurent entre 20 et 30 ans, et qu'il en est peu qui se marient avant 30 ans; la mortalité par conséquent chez ceux-ci, du moins entre 20 et 30 ans, doit être relativement faible. Les deux tiers ou les trois quarts des maladies mentales et des suicides s'observent chez les célibataires. — Deparcieux, Odier et d'autres sont arrivés à des résultats semblables.

8. — *Parasites*.

Göze, Vers. einer Naturgesch. der Eingeweidew. thier. Körper, 1782.— Zeder, *Anleit. zur Naturgesch. der Eingeweidewürmer*, 1803. — Rudolphi, *Entozoorum Hist. nat.*, 1808-10.—Bremser, *Ueber lebende Würmer im lebenden Menschen*, 1819. — Siebold, *Art. Parasiten in R. Wagner's Hdwörterb. d. Physiol.*, II, 1844.— Dujardin, *Hist. nat. des helminthes*, 1845. — Vogel, *Allg. path. Anat.*, 1845.— Berthold, *Gött. Nachr.*, 1849. N. 13. — V. Beneden, *les Vers cestoïdes ou acotyles*, 1850. — Diesing, *Systema helminthum*, 1850-51. — Robin, *Hist. nat. des végétaux parasites*, 1853, avec atlas.—Wedl, *Grundz. d. path. Histol.*,1853.— Küchenmeister, *Die in und an dem Körper des lebenden Menschen vorkommenden Parasiten*, 1855. — Virchow, *Arch.*, 1856, IX, p. 557.— Gervais et van Beneden, *Zoologie méd.*,1859. — Davaine, *Traité des entozoaires et des maladies vermineuses*, 1860.— Pasteur, *Ann. de chim. et de phys.*, C. LXIV, p. 1. 1860.— *Ann. des sc. nat. zool.*, D. XVI, 1861.—Bärensprung, *Ann. d. Char.*, 1862, X, t. II. p. 37. — R. Leuckart, *Die menschl. Paras. u. die von ihnen herrühr. Krankh*, I, 1862 et 1863, II, I, liv., 1867.—Köbner, *Klin. u. experim. Mitth. aus d. Dermat.*, 1864. — Hallier, *Jen. Ztschr*, 1865, p. 251. *Die pflanzl. Paras*, 1866.

Les *parasites* sont des organismes végétaux ou animaux qui passent une partie ou la totalité de leur vie sur ou dans d'autres organismes vivants, y puisent leur nourriture et s'y développent.

On appelle *pseudo-parasites* ceux qui ne s'observent chez l'homme qu'accidentellement et parce qu'ils y trouvent de l'humidité, de la chaleur et des substances organiques en décomposition; tels sont certains champignons et infusoires; ou bien ceux qui ne se déposent sur l'homme que pour y prendre leur nourriture : ainsi les tiques, les puces et les poux de corps.

Il est un certain nombre de parasites desquels on ne sait pas d'une manière certaine s'ils sont vrais ou faux.

A. — *Parasites végétaux. — Phytoparasites*.

Les parasites végétaux que l'on observe chez l'homme appartiennent à la classe des cryptogames et spécialement à la famille des champignons. Il est reconnu aujourd'hui qu'un grand nombre de parasites, classés autrefois parmi les *algues*, sont en réalité des champignons à leur premier degré de développement. La sarcine seule est peut-être une algue véritable.

On désigne sous le nom de *cryptogames* des végétaux qui, sans floraison ni fructification apparentes préalables, se reproduisent par le moyen de cellules simples ou composées nommées *spores* ; celles-ci donnent naissance à un nouvel individu, soit immédiatement, soit en passant par une forme intermédiaire. A l'opposé des plantes vasculaires et des cryptogames foliacés, les végétaux qui nous intéressent ici sont simplement *cellulaires (thallophytes)* ; le thallus y tient lieu de racine, de tige et de feuille. C'est à la famille des champignons qu'appartiennent les *thallophytes* : leurs cellules sont dépourvues de chlorophylle et ils ne peuvent se nourrir que d'une substance préalablement organisée ; ils sont impropres, par conséquent, à opérer la synthèse de leurs principes organiques à l'aide des éléments dont ceux-ci sont formés ; enfin ils absorbent de l'oxygène et exhalent de l'acide carbonique. Ce mode de nutrition distingue les parasites proprement dits, qui ne se nourrissent que de sucs puisés dans un organisme vivant, des *saprophytes*, qui vivent sur les substances organiques en décomposition.

La substance végétative des champignons, c'est-à-dire *le thallus*, se compose, sauf dans quelques cas douteux, d'éléments en forme de fibres plus ou moins ramifiées, auxquels on a donné le nom de *filaments* ou *hyphé*. Le thallus est formé de deux parties principales : la partie qui végète et absorbe les principes nutritifs, *mycélium* ou *rhizopodium*, et celle qui porte les organes de la reproduction, *réceptacle (stipites, pedunculi)*.

Le mycélium ne possède aucune particularité distinctive qui permette de le rapporter, quand il est stérile, à une espèce de champignon déterminée : c'est le cas surtout pour les champignons parasites. Les réceptacles qui naissent du mycélium produisent et supportent les organes de la reproduction. Ceux-ci se composent de cellules destinées à devenir de nouveaux individus (*spores, conidies*), et de cellules mères donnant naissance aux premières (*sporanges, basidies, asci*, etc.). Les réceptacles constituent des filaments simples ou complexes, formés d'éléments divers (*spicules, pediculi*).

Les conditions les plus favorables à la prolifération des champignons sont les suivantes : une température modérée (de 0° à 40° C.), de l'humidité, un peu d'oxygène, un air rarement renouvelé et une substance organique ; la lumière est inutile. Il est certains champignons qui ne se multiplient que dans des liquides particuliers.

La reproduction des champignons ne se fait jamais par *génération spontanée*, mais par *génération sexuelle ou asexuelle* : celle-ci seulement nous présente de l'intérêt. Les spores se développent de trois façons différentes : 1° par *formation cellulaire libre*, dans des cellules mères appelées *asci, thèques, tubes sporifères;* 2° par *bourgeonnement*, et la cellule mère s'appelle alors *baside*; 3° par *segmentation* ou *gemmation* de cellules mères, nommées *sporanges*. — Les spores, arrivées à maturité, sont mobiles (*zoospores*) ou stables. Les spores mobiles ne se rencontrent que sur quelques champignons ; elles constituent des corpuscules protoplasmatiques dépourvus de membrane cellulosique manifeste et donnant le plus souvent naissance, à leur surface, à deux cils vibratiles. Toutes les autres spores sont privées de mouvement spontané ; à l'époque de la maturité ou même plus tôt, elles possèdent une membrane vésiculaire solide, formée d'un feuillet externe (*episporium*) et d'un feuillet interne (*endosporium*).

La membrane des spores se distingue le plus souvent par une grande force de résistance contre la décomposition et les réactifs puissants, surtout contre les acides minéraux concentrés. Le contenu des spores consiste en une masse protoplasmatique homogène, ou bien renfermant un nombre variable de granulations ou de gouttelettes de graisse ; il est ordinairement dépourvu de noyau. A l'état frais, il est très-riche en parties aqueuses ; quand il est desséché, il attire avidement l'humidité du milieu ambiant.

C'est par l'intermédiaire des spores que s'effectue la grande dispersion des champignons. En raison de leur petitesse et de leur légèreté, elles sont transportées partout avec les liquides et même avec l'air. En examinant la poussière atmosphérique, les sécrétions et les excrétions animales, en filtrant l'air, ainsi que l'ont fait M. Pasteur et d'autres, on est arrivé à démontrer qu'il existe partout des spores de champignons susceptibles de développement.

La masse et la qualité des éléments nutritifs et du milieu environnant exercent une grande influence sur la forme et le mode de fructification des champignons : le mycélium se développera puissamment dans tel milieu, tandis que dans tel autre, il se réduira à de très-minces filaments; dans telle substance nutritive, le champignon produit des spores très-volumineuses, dans une autre, des amas de petites spores, et dans une autre encore les éléments de la levure : c'est ce qui constitue le *pléomorphisme* de Tulasne, d'après lequel la même plante peut, quant à ses organes de végétation et de reproduction, se présenter sous deux ou plusieurs formes.

L'état de l'atmosphère et l'humidité du sol exercent aussi une influence marquée sur la prolifération des champignons.

Les champignons qui doivent nous intéresser ici appartiennent aux deux groupes suivants :

1ᵉʳ groupe. *Coniomycètes* ou *gymnomycètes*. Ces champignons se composent de spores à cellules simples ou multiples, isolées, groupées ou lâchement reliées entre elles ; par la germination, elles produisent un mycélium filamenteux, qui donne naissance aux spores par segmentation. La même plante peut quelquefois produire deux espèces différentes de spores, et, dans certains cas, des *gonidies* ou *spores secondaires*. C'est à ce groupe qu'appartiennent les parasites du charbon et de la nielle des blés, probablement aussi les divers champignons de la fermentation.

2ᵉ groupe. *Hyphomycètes*. Le mycélium se compose de cellules allongées, tubuleuses, disposées en séries linéaires, et constituant des filaments ramifiés de forme régulière, élégante. Les spores prennent naissance dans l'intérieur ou à l'extrémité des rameaux filamenteux, et s'en détachent à l'époque de la maturité. Nous citerons ici le champignon de la muscardine des vers à soie (*Botrytis bassiana*), ceux de la maladie des pommes de terre (*Fusisporium solani*) et de la maladie de la vigne (*Oidium Tuckeri*), et enfin celui de la moisissure.

Il est un certain nombre d'organismes sur la nature desquels on n'est pas encore fixé ; ce sont des masses gélatineuses, renfermant de petites granulations, souvent mobiles, qui se multiplient d'une façon extraordinaire par division, et déterminent un accroissement rapide de la matière intermédiaire : on les a appelées *Palmella* ou *Zoogloea*. Ces masses, qui se rencontrent spécialement dans les infusions en voie de putréfaction, sont considérées par quelques auteurs comme appartenant à la première période d'existence des *bactéries*. Les granulations se transforment très-visiblement en corpuscules arrondis ou allongés qui, immobiles d'abord, se meuvent ensuite en zigzag ou en droite ligne à travers le liquide. Telles sont la *Monas prodigiosa* Ehr., qui produit les prétendues taches de sang qui se développent parfois sur les hosties, le pain, les pommes de terre, etc. ; les masses gélatineuses qu'on rencontre dans les selles et le canal intestinal des individus atteints de choléra et d'autres catarrhes de la muqueuse digestive (*Klob, Thomé*), et les productions que Salisbury considère comme étant la cause de la fièvre intermittente.

On est loin d'être d'accord sur la nature des *psorospermies* que l'on a trouvées particulièrement dans le foie et la muqueuse intestinale des lapins, plus rarement chez les autres animaux, et très-rarement chez l'homme (Gubler, *Gazette médic.*, 1858, p. 657. Dressler, cité par Leuckart, I, p. 740. — Kjellberg). Elles ne constituent sans doute que le premier degré de développement d'un parasite animal, que nous ne connaissons pas encore à l'état parfait (Stieda, *Virch. Arch.*, XXXII, p. 132).

C'est ici le lieu de mentionner aussi les *vibrions*, les *bactéries* et les *monades*. On a donné ce nom à des corps ovales ou allongés, obscurément articulés et pourvus à leur extrémité d'un petit renflement sombre, qui se meuvent très-rapidement et selon toute apparence spontanément, dans la direction de leur axe longitudinal, et en serpentant continuellement. Ils se multiplient très-rapidement par division, et les acides forts leur enlèvent immédiatement leurs propriétés motrices.

Certains auteurs donnent à ces corps le nom générique de *monades*. Ils distinguent alors les *bactéries* (*Bacterium termo*), filaments rigides avec mouvement vibratoire ; les *vibrions* (*Vibrio lineola*) constitués par des corpuscules flexibles avec mouvement ondulatoire, et enfin les *spirilles*, formées de corpuscules spiroïdes doués de mouvements en spirale.

D'autres auteurs considèrent les bactéries en général, ou du moins quelques-unes d'entre elles, comme étant des spores cryptogamiques d'une espèce inconnue (voy. plus loin le *sang-de-rate*).

Il importe encore de mentionner ici les *amibes* (*végétaux*), petites masses proto-plasmatiques, qui jouissent de la propriété de changer de forme et de se mouvoir. Telles sont les espèces *Noctiluca*, *Arcella*, *Difflugia*, que l'on a quelquefois ren-contrées dans la muqueuse intestinale enflammée. — Leur signification pathologique n'est pas connue.

La *sarcine* doit aussi probablement être rapprochée de toutes ces productions.

(Comme il n'est pas encore possible d'établir une classification botanique des végétaux parasites, nous adopterons une division moitié botanique, moitié pra-tique.)

1. — *Champignons des moisissures.*

Les champignons des moisissures que l'on rencontre dans l'orga-nisme de l'homme ne se produisent guère que sur les parties mortes ou malades des surfaces extérieures ou intérieures du corps : il est probable cependant que la plupart des cryptogames qui détermi-nent les différentes affections parasitaires végétales de la peau et des muqueuses ne sont que des formes modifiées des champignons des moisissures. Il est aussi à présumer que certaines affections conta-gieuses ou miasmatiques reconnaissent pour cause la présence de cryptogames, et, entre autres, des champignons en question, ce qui donnerait à ces végétaux une importance considérable.

Nous allons d'abord étudier les propriétés les plus marquantes des champignons ; nous passerons ensuite aux affections locales qu'ils déterminent.

Penicillium glaucum s. crustaceum. Ce champignon constitue la plus grande partie des moisissures ordinaires qui s'observent sur les matières végétales en décomposition (pain, fruits) et plus rarement sur les matières animales.

Aspergillus glaucus. Très-répandu, particulièrement sur le vieux bois, où on le rencontre sous forme d'efflorescences ressemblant à des toiles d'araignées. Il est constitué par un mycélium épais, irrégu-lièrement ramifié, incolore et formé de filaments minces : ceux-ci sont tantôt déliés, simples, non articulés, tantôt plus larges, à doubles contours et articulés, et leur cavité est remplie de noyaux primitive-ment mobiles. Les pédicules, généralement inarticulés et presque perpendiculaires au mycélium, s'élargissent à leur extrémité libre et se terminent en tubes renflés qui portent de nombreuses petites spores verdâtres.

C'est le cryptogame qui donne naissance aux affections connues sous le nom de *mycoses*, lesquelles se distinguent d'après leur siége sur la peau, dans les poumons, etc., en *dermatomycosis, pneumomycosis aspergillina*, etc. Ces champignons ne se développent que chez des individus atteints de maladies gangréneuses ou autres de la peau, des ongles et du conduit auditif externe, spécialement sur les ulcères; ou bien sur les muqueuses et dans les parenchymes correspondants (poumons : expectoration).

Quand ces cryptogames se trouvent sur des surfaces libres et qu'ils sont arrivés à un certain degré de développement, ils rappellent les moisissures par leur aspect. Tantôt, en effet, ce sont des plaques isolées et bien délimitées, tantôt un enduit irrégulier, diffus, de couleur vert grisâtre sale. — Aux ongles, la moisissure ne se produit guère qu'après une exfoliation préalable ; il survient alors de l'hypertrophie et l'on voit transparaître une coloration blanc jaunâtre, soit dans toute l'étendue de l'ongle, soit à sa partie antérieure ou latérale.

Comparez l'ancienne classification de Heusinger (*Ber. d. Würzburg. Zool. Anst* 1826), avec celle de Virchow plus récente (*Arch.*, IX, p. 557). Depuis la publication de cette dernière, il a paru encore un grand nombre d'observations isolées de mycoses : c'est surtout dans les voies respiratoires saines ou malades, et dans les cellules osseuses aériennes des oiseaux que l'on a rencontré des formations cryptogamiques. Le développement en est parfois si excessif sur la muqueuse bronchique, qu'elles interceptent l'entrée de l'air dans les poumons (Gluge et autres).

Salisbury (*Schm. Jb.*, CXXI, p. 49) a vu une éruption morbilliforme se développer chez les batteurs en grange et dans les champs, sous l'influence des spores cryptogamiques existant dans la paille pourrie.

On doit probablement rapprocher des affections parasitaires, le *pied de Madura* (Hirsch) ou *Mycetoma* (Carter), dont nous ne connaissons pas bien le cryptogame. Cette affection, endémique dans certains districts des Indes orientales et qui siège de préférence au pied, produit une difformité considérable et des douleurs sourdes dans la partie malade. Après une durée de plusieurs années, on voit apparaitre des nodosités verruqueuses qui s'ouvrent et donnent issue à une matière sanieuse, jaunâtre, fétide, renfermant un grand nombre de petits grumeaux noirâtres, lesquels contiennent entre autres substances, des filaments et des spores de champignons. Les ulcères qui se forment ainsi perforent toutes les parties molles jusqu'à l'os. Cette maladie se termine ordinairement par l'épuisement et la mort (comparez les descriptions de Gill et autres; de Carter, de Bidie et la classification de Hirsch dans *Virch. Arch.*, XXVII, p. 98.)

D'après les observations publiées par Wahl et Virchow (*Arch.*, XXI, p. 579), et par Recklinghausen (*ibid.*, XXX, p. 366), il est probable que les cryptogames peuvent se rencontrer sur les muqueuses à épithélium simple et dans les conduits glandulaires, où ils déterminent parfois de l'inflammation et de la gangrène.

On a observé aussi des affections des organes digestifs à la suite de l'ingestion de pain ou de saucisson moisi.

Leptothrix buccalis Remak. Ce cryptogame se compose de filaments longs, très-minces $(0,0004''')$, simples, cloisonnés et très-fragiles. On le trouve constamment dans les matières en décomposition de la bouche de l'homme (sur la pointe des papilles linguales, dans l'enduit des dents, le tartre) ; on le rencontre en grande quantité chez les malades dont la langue se recouvre d'un enduit brun (typhus), dans le canal intestinal et dans les fèces. Il est très-fréquent de l'observer dans le vagin. — Il n'a aucune signification pathologique, à moins qu'il ne soit la cause de la carie dentaire.

Le leptothrix, que l'on confond souvent avec les vibrions et les bactéries, n'est probablement qu'une forme particulière de plusieurs espèces de champignons inférieurs.

L. Mayer (*Monatsschrift f. Geburtsk.*, XX, p. 2) et Frankenhäuser, ont trouvé un cryptogame dans les sécrétions normales et morbides du vagin et de la vulve, ainsi qu'un autre, analogue et formé de filaments plus larges. D'après Winckel (*Berl. klin. Wochenschr.*, 1866, n° 23), il arriverait plus souvent qu'on ne l'a admis jusqu'aujourd'hui que les champignons ne produisent d'autres troubles chez la femme enceinte que de l'hyprémie et de l'hypercrinie ; il est probable aussi qu'ils disparaissent spontanément pendant les couches.

Plus récemment, L. Mayer (*loc. cit.*) a découvert sur la face interne des grandes lèvres, sur les nymphes, le clitoris et les caroncules myrtiformes, dans le vagin et sur le col de la matrice, un champignon analogue au *Leptomitus uteri* et *muci uterini*. Il constitue de petites plaques qui peuvent présenter le volume d'une tête d'épingle, blanches ou jaunâtres, lâchement appliquées sur la muqueuse et de forme arrondie ou irrégulière ; elles peuvent atteindre un diamètre de $2'''$ à $3'''$ et ressemblent parfaitement aux plaques de muguet. Parfois elles recouvrent de larges surfaces, et il est rare qu'elles adhèrent à la muqueuse comme les fausses membranes diphthéritiques et qu'elles laissent, après qu'on les a enlevées, des exulcérations superficielles.

Leber et Rottenstein (*Unters. üb. d. Caries der Zähne*, 1867), ainsi que d'autres observateurs, ont observé la carie sur des dents artificielles, et l'attribuent à la prolifération du *Leptothrix buccalis*. On trouve, dans l'intérieur des canalicules dentaires, des noyaux cryptomatiques qui les élargissent de plus en plus ; et finalement il se produit des conduits entièrement remplis de champignons qui déterminent la décomposition complète de la substance dentaire. Au commencement de la carie, les spores qui prennent naissance dans la bouche, sous l'influence de la fermentation, attaquent l'émail et l'ivoire de la dent, les ramollissent et les préparent ainsi à la pénétration du champignon.

L'existence des champignons suivants, que l'on n'a trouvés que rarement, est fort douteuse : *Leptomitus urophilus* Rayer, *L. Hannoveri*, *L. epidermidis* Gubler ; *L. uteri* Lebert ; *L. muci uterini* Wilkinson ; *L. oculi*, *Oscillaria intestini* Farre.

Diplosporium fuscum (Hallier). Ce cryptogame se rencontre sur les fausses membranes de la gorge. Il se compose de filaments très-ténus, articulés et à ramifications écartées. Les branches sont longues, assez régulièrement alternantes et portent des ramifications latérales perpendiculaires. Celles-ci restent rarement stériles ;

il se produit à leur extrémité un petit renflement vésiculeux qui grossit et se détache de son support sous forme de spore ovale, à doubles contours. A l'époque de la maturité, les spores prennent une teinte d'un brun vif.

Cryptococcus cerevisiæ (Kützing) ; *Torula cerevisiæ; Cryptococcus fermentum ; Champignon de la levûre.* Ce cryptogame se compose de cellules rondes ou ovales, incolores, de 0,004 à 0,002″, de diamètre et renfermant un ou rarement deux corpuscules nucléaires, clairs et d'apparence graisseuse. Ces cellules en engendrent de nouvelles par bourgeonnement, et celles-ci se multiplient de la même manière ou par segmentation, de sorte qu'il se produit des séries de cellules adhérentes les unes aux autres, mais non disposées en filaments. — Il se développe dans l'urine sucrée et dans le contenu du canal intestinal tout entier depuis la bouche jusqu'à l'anus (enduit de la langue, vomissements, selles diarrhéiques). Sa signification pathologique est encore douteuse.

Sarcina ventriculi (Goodsir) ; *Sarcine; Merismopœdia punctata s. ventriculi.* La sarcine est constituée par 1, 4, 8, 16, 64, etc., cellules d'une forme cubique aplatie et d'un diamètre moyen de 0,004‴; elles présentent habituellement quatre sillons profonds et renferment 2 à 4 noyaux pâles ou légèrement rougeâtres ; il est rare qu'elles n'en possèdent pas. Elles sont accumulées en amas cubiques et se multiplient d'une manière continue par division ou segmentation quadruple en donnant naissance à des cellules d'abord arrondies, plus lourdes que l'eau et tombant au fond du liquide. On les rencontre surtout dans les liquides de l'estomac (vomissements), plus rarement dans ceux de l'intestin (selles diarrhéiques), dans l'urine, dans le pus et dans la sanie gangréneuse. —Elles sont vraisemblablement sans signification pathologique.

Nous ne sommes pas encore certains que les sarcines que l'on trouve en différentes régions appartiennent à la même espèce. — Quelques auteurs les considèrent comme des formations animales. — D'après Itzigsohn (*Virch. Arch.*, XIII, p. 541), la sarcine dérive de l'une des espèces d'oscillatoria que l'on observe dans les sources.

Virchow (*Arch.* IX, p. 574 ; X, p. 401) et Cohnheim (*Ibid.* XXXIII, p. 157), ont décrit, sous le nom de *pneumonomycosis sarcinica*, certains cas de gangrène pulmonaire dont la sarcine paraissait être la cause. Dans d'autres cas, son passage de l'estomac dans les poumons n'était pas douteux (Zenker et autres).

2. — Champignons des affections parasitaires proprement dites de la peau et des muqueuses.

Ces champignons parasites agissent sur l'organisme de deux façons différentes : 1° ils occasionnent des affections parasitaires de la peau

et des muqueuses qui, dans la plupart des cas, restent locales ; 2° ils
déterminent des décompositions chimiques du contenu de certaines
cavités, et par suite des maladies graves locales, et même générales.

Ces parasites ne sont mis en rapport avec l'organisme que d'une
manière passive. Ils se déposent sur la peau par l'intermédiaire de
l'air, ou par attouchement, médiat ou immédiat (coiffures, habits,
linges, literies, peignes, rasoirs). La contagion s'effectue tantôt de
l'homme à l'homme, tantôt des animaux domestiques à l'homme ; ce
dernier cas s'observe surtout pour l'herpès parasitaire. Ces parasites
parviennent sur les muqueuses et ensuite dans l'intérieur de l'organisme, et même dans les canaux sanguins et lymphatiques, par transport immédiat accidentel (cathétérisme), ou bien par l'intermédiaire
de l'air et des aliments.

Les champignons n'exigent aucune prédisposition chez celui qui
les porte ; selon toute probabilité, ils croissent et se multiplient dans
un organisme sain comme dans un organisme malade.

Les affections qu'ils déterminent sur la peau et les muqueuses à
épithélium pavimenteux sont les seules que nous connaissions bien
jusqu'à présent. On ignore encore si les champignons se développent
sur des régions cutanées ou muqueuses tout à fait normales ; le plus
souvent ils germent dans des endroits d'une propreté douteuse, ou dont
les fonctions sont troublées, ou qui sont érodés ; la prolifération
cryptogamique s'étend de là sur les parties voisines. Les spores et les
filaments cryptogamiques croissent et se multiplient principalement
dans l'intervalle des cellules épithéliales, surtout dans la couche
moyenne ; entre les éléments des cheveux et des ongles qu'ils dis-
joignent et dont ils déterminent d'abord l'atrophie et ensuite la chute.
Il se produit une forte hypérémie, mais pas de suppuration apparente,
du moins habituellement. Le prolifération s'étend tantôt en surface de
manière à produire des amas circonscrits, plus ou moins étendus,
tantôt en profondeur, envahissant parfois les conduits glandulaires,
tels que le follicule pileux, et même le cheveu. Le cryptogame s'arrête habituellement dans les couches profondes de l'épiderme, à la
surface du derme cutané ou muqueux. Il est rare qu'il s'insinue entre
les fibres dermatiques pour pénétrer ensuite dans les vaisseaux san
guins et lymphatiques.

Le développement parasitaire que nous venons de décrire donne
lieu aux conséquences suivantes : l'irritation des nerfs de la sensibilité,
déterminée directement peut-être par le champignon, mais principalement par l'hypérémie que provoquent la propagation et la crois-

sance de ce corps étranger. C'est ainsi que, dans le pityriasis versicolor, il se développe fréquemment de vives démangeaisons, et dans le muguet un sentiment de brûlure. Si les couches cryptogamiques sont considérables, elles déterminent, comme tous les corps étrangers, des inflammations qui peuvent aboutir à l'érosion et à l'ulcération, surtout dans le favus et le muguet ; il peut même en résulter des engorgements glandulaires. La pression du champignon peut provoquer l'atrophie de la peau sous-jacente, et sa prolifération dans le follicule pileux et dans le cheveu occasionne la destruction et la chute de celui-ci : c'est ce qui arrive dans l'herpès tonsurant et dans le favus.

Quand les végétaux parasites sont multipliés, ils provoquent la décomposition chimique du contenu des cavités qui les renferment ; c'est ce que l'on observe dans le muguet. Il peut se produire ainsi de nouvelles irritations qui occasionnent des convulsions, des vomissements, des renvois, des sécrétions catarrhales, de la diarrhée, etc.

Ce n'est que dans les rares cas de prolifération excessive, que les champignons peuvent rétrécir ou obstruer des canaux, tels que l'œsophage, les grosses bronches, etc.

Dans les cas peu nombreux où le champignon pénètre dans les vaisseaux sanguins, il peut se faire peut-être des thromboses locales ou des migrations emboliques du cryptogame.

L'auteur a observé la pénétration du champignon du muguet dans les vaisseaux de la muqueuse œsophagienne (*Jahrb. f. Kinderh.* 1868, p. 58). Buhl (*Medic. Centralbl.*, 1868 n° 1) a vu se terminer par la mort une inflammation œdémateuse de l'estomac, de l'intestin et de la cavité abdominale, occasionnée par des champignons.— Zenker (*Jahresb. d. Ges. f. Natur-u. Heilk. in Dresden,* 1861-62) a le premier démontré la présence de champignons dans le cerveau. Dans un cas d'encéphalite étendue, il observa de nombreux foyers purulents, petits et bien circonscrits, que l'on pouvait soulever en bloc à l'aide d'une aiguille ; placés sous le microscope, ils se présentaient sous forme de petites masses de filaments cryptogamiques, entourés d'une mince couche de pus. La muqueuse de la langue et du pharynx était recouverte de plaques de muguet.

La démonstration des maladies parasitaires de la peau a été donnée d'abord par Schönlein pour le favus (*Müller's Archiv.*, 1859); bientôt après elle l'a été par J. Vogel. Pour le muguet on vit alors augmenter rapidement le nombre de découvertes de nouveaux cryptogames comme cause d'autres affections de la peau et des muqueuses. Mais tandis que l'importance étiologique de ces champignons s'affirmait de la sorte, on se demandait, surtout dans ces dernières années, si ces différents cryptogames appartiennent à autant d'espèces différentes, ou si la plupart d'entre eux ne sont pas identiques au champignon des moisissures. L'identité des champignons du favus, de l'herpès tonsurant et du pityriasis versicolor a été soutenue par Fox, Pick, Köbner, Starck, etc., d'après des recherches microscopiques, des observations cliniques et des essais d'inoculation, tandis qu'elle a été niée par d'autres auteurs (Ander son, etc.); jusqu'à présent la question reste indécise.—Nous en dirons autant de l'opinion d'Hallier, qui prétend que la plupart des végétaux parasites ne sont que des modifications des champignons de la moisissure ordinaire (*Penicillium glaucum* et *Aspergillus glaucus*) et que ceux-ci prennent des formes variables d'après le terrain sur lequel ils germent et d'après les conditions extérieures (séries de végétation). Le champignon du favus, celui de la mentagre, etc., ne seraient que des modifications du penicillium, et celui du pityriasis, une modification de l'aspergillus. Cette opinion n'est guère confirmée par les démonstrations botaniques, ni par l'inoculation, ni par l'observation clinique.

Trichophyton tonsurans (Gruby). Ce champignon se compose de spores rondes, transparentes, de 0,002 à 0,005''' de diamètre et souvent disposées en séries. Il se développe dans la racine du cheveu et ensuite dans le cheveu lui-même qui se brise à 1 ou 2''' au-dessus du niveau de la peau ; il envahit aussi la gaîne de la racine du cheveu, l'épiderme voisin, et parfois même les ongles. — Ce cryptogame est la cause déterminante de l'herpès tonsurant qui s'observe principalement au cuir chevelu, mais aussi sur d'autres régions cutanées (*Ringworm, porrigo scutulata, teigne tondante, phytoalopécie*), et de l'herpès circiné ; il produit en outre les formes parasitaires de la *mentagre* ou *sycosis*, l'*eczema marginatum* et certaines formes d'*onychomycosis*.

D'après Gerlach, on observe chez les bœufs (*die Flechte des Rindes*, 1857), et chez les chiens (*Magaz. f. Thierheilk.* 1859) une affection semblable à l'herpès tonsurant ; d'après Stein (*Prag. Vjschr.*, 1860) et Bärensprung (*l. c.*), on en rencontre une semblable à l'herpès circiné chez les chats.—Bärensprung (*Annal. d. Char.*, X, p. 123) a publié un certain nombre de cas dans lesquels l'herpès circiné et l'herpès tonsurant doivent être considérés comme provenant par contagion des animaux domestiques (bœufs, chevaux, chiens, chats). De semblables observations ont été faites par Otte et Frazer.

Jusque dans ces derniers temps, on a admis une forme spéciale de cryptogame comme cause de la mentagre et du sycosis, le *microsporon mentagrophytes* (Robin). D'après Köbner (*Virchow's Arch.*, XXII, p. 372) et Ziemssen (*Greifsw., Beitr.*, II. p. 99), il y a deux formes de mentagre, l'une purement inflammatoire et l'autre parasitaire : le champignon de cette dernière est identique à celui de l'herpès tonsurant. C'est ce que démontrent la forme, la grandeur et la propagation du cryptogame, et surtout le fait que, par l'inoculation du sycosis sur une figure saine, on peut produire l'herpès tonsurant, et réciproquement.

Dans le sycosis, le champignon se développe entre le cheveu et sa gaîne et même dans l'intérieur de celui-ci, qu'il désagrége et atrophie ; il se produit en même temps des excroissances fongueuses, une véritable hypertrophie papillaire dans le follicule pileux. — On s'explique aisément pourquoi le cryptogame occasionne des symptômes plus graves dans la barbe qu'au cuir chevelu, en prenant en considération le volume plus considérable et l'implantation plus profonde du bulbe pileux, ainsi que l'épaisseur et la richesse en glandes et en vaisseaux du derme et du tissu cellulaire sous-cutané.

La marche de la maladie, l'examen du cryptogame et l'expérimentation, d'après

Köbner, démontrent que le trichophyton tonsurant produit l'*eczema marginatum* d'Hébra, affection caractérisée par son siége constant à la face interne des cuisses, au mont de Vénus et à la peau des fesses : ce sont d'abord des plaques rouges, saillantes et de la grandeur d'une pièce d'un franc qui progressent par extension centrifuge et se distinguent par la proéminence d'un rebord périphérique et leur développement presque exclusif chez l'homme, et surtout chez les cordonniers.

L'onychomycosis, affection dans laquelle un ou plusieurs ongles paraissent épaissis ou ramollis, est produit dans beaucoup de cas par le trichophyton tonsurant.

Achorion Schönleinii. Le mycélium se compose de filaments simples ou ramifiés, cylindriques, recourbés, qui ne sont ni articulés, ni cloisonnés. Ils donnent naissance aux réceptacles qui constituent des filaments longs, plus larges que les précédents, articulés et renfermant des rangées de spores. Celles-ci sont rondes ou ovales, produisent un ou plusieurs prolongements qui forment des filaments articulés aux dépens desquels le mycélium se développe. — Ce champignon se rencontre dans les couches profondes de l'épiderme, dans la gaîne du cheveu et dans le poil lui-même, mais toujours dans l'intervalle des cellules. Il constitue des masses de 1/2 à 10‴ de longueur, et de 1/2 à 3‴ d'épaisseur, scutellées, jaunes ou brunies par des impuretés, sèches, friables et formées d'une partie extérieure amorphe, finement granulée, et d'une partie intérieure qui est le cryptogame proprement dit ; dans cette dernière partie on trouve d'abord, en procédant de dehors en dedans, le mycélium, puis les réceptacles et enfin les spores. — Ce champignon est la cause déterminante du favus que l'on observe surtout au cuir chevelu, plus rarement sur d'autres régions de la peau, et presque jamais sur le corps tout entier (*tinea* ou *porrigo lupinosa, tinea favosa*); c'est aussi ce cryptogame qui produit la plupart des formes d'onychomycosis.

Zander a vu le favus chez les chats et les souris.

Les teigneux s'inoculent le champignon sous l'ongle par le grattage (Krause, Ripping, B. Wagner, etc.)

D'après Hallier, Stark (*Jen. Ztschr.*, II, p. 220) et surtout d'après Pick (*Untersuch. üb. d. pflzl. Hautparasiten*, 1865), les essais d'inoculation ont donné des résultats analogues avec le favus, l'herpès et le penicillium : 1° Dans l'inoculation épidémique du champignon du favus, le développement des godets est précédé habituellement d'une éruption herpétique (*période herpétique de Köbner*); 2° cette éruption herpétique se transforme plus tard en favus ou en herpès tonsurant ; 3° l'inoculation du champignon de l'herpès tonsurant donne lieu habituellement au développement d'un herpès tonsurant, mais parfois aussi il se produit une affection abortive identique à l'éruption herpétique initiale du favus ; 4° dans le favus ancien, dans les cas de végétation cryptogamique luxuriante, il se produit des organes de fructification appartenant au *penicillium gl.* et à une espèce d'*aspergillus;* 5° l'inoculation du *penicil-*

lium gl. provoque sur la peau de l'homme une éruption identique à l'herpès initial du favus ; 6° un seul champignon produit, par conséquent, tantôt le favus, tantôt l'herpès tonsurant ; 7° ce champignon n'est pas exclusivement propre aux affections cutanées, mais appartient à une espèce très-répandue dans la nature.

Microsporon Andouini (Gruby). Ce cryptogame se compose de filaments ondulés, quelquefois bifurqués, et sur lesquels les spores, petites, sont immédiatement posées.— Il entoure le cheveu, à sa sortie du follicule, en masse si épaisse, que le poil se brise à cet endroit et qu'il en résulte de la calvitie. D'après Gruby, Bazin, Hébra, etc., ce champignon est la cause déterminante du *Porrigo decalvans* (*Area Celsi s. alopecia circumscripta*), tandis que, d'après Hutchinson, Bärensprung, moi et d'autres, cette dernière affection n'est pas parasitaire.

Microsporon minutissimum (Burghardt et Bärensprung). Ce champignon se distingue par la ténuité de ses éléments. — Il détermine une affection contagieuse appelée *erythrasma*, habituellement limitée aux régions inguinale et axillaire, qui se manifeste sous la forme de *pityriasis rubra*, constitué par des plaques rondes ou radiées, rouges, nettement limitées et sèches.

Köbner a observé plusieurs cas de ce genre.

Microsporon furfur (Robin). Le microsporon est constitué par des spores arrondies, d'un diamètre de 1/500''' environ, et renfermant souvent un noyau, des cellules allongées ou ramifiées et des filaments larges d'environ 1/600'''. Les spores sont très-brillantes, à double contour et disposées en forme de grappe. — Il se développe dans la couche cornée de l'épiderme, surtout à la poitrine et au dos, jamais sur les parties nues, ni chez les enfants. Il produit sur la peau des maculatures jaunâtres ou jaune rougeâtre, et même une desquamation furfuracée, parfois aussi de vives démangeaisons. — Il est la cause déterminante du *pityriasis versicolor* ou du *chloasma*.

D'après Paolini et Gamberini, on trouverait aussi dans l'ichthyose, un cryptogame analogue à ceux du favus et du pityriasis versicolor.

Zoogloea capillorum (Martin et Buhl). Ce cryptogame se rapproche des Palmella : il se compose d'une substance fondamentale amorphe, gélatiniforme, dans laquelle sont renfermées de très-petites cellules analogues à celles de la levûre ; il colore les cheveux d'abord en jaune, puis en jaune rougeâtre, en rouge sang, en rouge brun, enfin en brun et même en noir. Il siége sous l'épiderme du cheveu (*Ztschr. f. rat. Medic.* 1862, XIV).

Oïdium albicans (Robin). L'*oïdium albicans* se compose de filaments cylindriques, ramifiés, parfois à la manière d'un arbre, recourbés, fortement réfringents, et constitués par de longues cellules rangées les unes à la suite des autres et souvent séparées par des étranglements. Chacune de ces cellules contient plusieurs granulations. L'extrémité des filaments se perd souvent dans un amas de spores, en formant une grande cellule sporifère, ordinairement divisée. L'extrémité libre est simplement arrondie ou se termine par une ou plusieurs spores grosses et ovales, disposées en série linéaire, renfermant des granulations et groupées sur l'épithélium. — Ce cryptogame s'observe fréquemment et parfois en grande quantité chez les nourrissons, notamment dans les premières semaines de la vie, ainsi que chez les adultes tombés dans le marasme (typhus, tuberculose, etc.) ; il se dépose sur la muqueuse de la bouche et de la gorge, plus rarement sur celles de l'œsophage, du nez, des bronches et des poumons ; parfois aussi on le trouve aux grandes lèvres, au sein et aux lèvres des nourrices. Chez les nourrissons, il se développe surtout sous l'influence de la malpropreté de la bouche et dans les temps chauds. — Il constitue la maladie appelée *muguet*, qui est constitué par des plaques grisâtres ou blanc jaunâtre, arrondies, de la grosseur d'une lentille ou d'une tête d'épingle, que l'on observe au point d'union du palais avec le voile du palais ; ces plaques grandissent insensiblement, se réunissent et s'ulcèrent. Le muguet des adultes siége principalement sur la muqueuse des lèvres et des joues, et à la pointe de la langue.

D'après Burchardt (*Char.-Ann.*|XII, p. 1), les sporanges de l'*oidium albicans* constituent des capsules rondes ou irrégulièrement ovales, d'un diamètre de 1/50 à 1/12''', et pourvues parfois d'un double contour ; elles sont remplies de spores et se déchirent facilement. Burchardt n'a pu trouver de liaison entre les capsules et les filaments du cryptogame. — D'après Hallier, elles appartiendraient à un aspergillus et non à l'oïdium.

5. — *Des champignons considérés comme agents de fermentation et comme cause de maladies contagieuses.*

Les champignons de la moisissure, celui de la levûre et, dans quelques cas très-rares, quelques-uns des champignons mentionnés plus haut, peut-être même d'autres que nous ne connaissons pas encore bien, offrent de l'importance, non-seulement à un point de vue local, mais encore et surtout à un point de vue général. En effet; leurs germes, répandus dans toute l'atmosphère, sont probablement la cause la plus essentielle des fermentations diverses qui s'effectuent à l'intérieur et à l'extérieur de l'organisme, ainsi que celle de la putréfaction des corps organiques. Ces deux phénomènes, considérés en général, consistent en ce que la prolifération extrêmement active des champignons est alimentée par les éléments que lui fournit la matière organique qu'elle décompose.

De récentes recherches ont établi que les champignons constituent la cause des diverses fermentations plus ou moins spécifiques, telles que les fermentations acétique, alcoolique, lactique, butyrique, etc. Ces fermentations toutefois ne présentent encore aucun intérêt au point de vue de la pathologie générale. — On est loin d'ailleurs d'être d'accord sur la place à donner à ces organismes (animaux ou végétaux?) La plupart des auteurs les considèrent comme des mycodermes (*mycoderma aceti, vini, ccrevisiæ*, etc.)

Ce sont surtout les travaux de Pasteur qui ont démontré l'importance et la spécificité des champignons dans les phénomènes de fermentation.

La levûre de bière (v. p. 118), après fermentation complète, se compose d'une matière protoplasmatique homogène, renfermant des cellules arrondies ou ovales d'un diamètre de 1/95''' en moyenne et à doubles contours : cette matière contient en outre quelques petites granulations et souvent une grande vacuole, ou bien deux ou trois petites. Dans un liquide fermentescible, ces cellules bourgeonnent pendant un certain nombre de générations. Les cellules nouvellement formées offrent d'abord des contours délicats ; elles sont pâles et disposées en chapelets ramifiés ou en étoiles ; elles prennent peu à peu l'aspect des anciennes et se séparent les unes des autres au terme du travail de fermentation. — Il existe deux opinions différentes sur la nature de ces cryptogames de la levûre : les uns, tels que Schwann, Pasteur, etc, les considèrent comme des organismes spéciaux qui se développent de leurs propres germes dans les liquides fermentescibles; d'après Bail, Hoffmann, etc., au contraire, ce ne sont que des formes spéciales de spores, des bourgeons cryptogamiques prenant naissance dans les liquides fermentescibles et appartenant à des espèces qui fructifient tout autrement à l'air libre, surtout à une espèce des moisissures. Qu'ils proviennent des cellules de la levûre de bière ou d'autres cryptogames formés à l'air libre et parvenus dans le liquide, ces organismes se développent toujours de la même manière.

Les fermentations qui se produisent dans l'économie même et dans ses cavités muqueuses, telles que l'estomac, la vessie, etc., présentent de l'intérêt au point de vue pathologique. Les organismes qui jouent le rôle de ferment parviennent *accidentellement* dans l'intérieur du corps par l'intermédiaire des aliments, des boissons ou d'instruments malpropres (cathéter) : ils sont habituellement de nature végétale (levûre, moisissure, peut-être aussi la sarcine, les bactéries et les vibrions). Ils occasionnent tantôt de légères irritations, tantôt des inflammations graves de la muqueuse, et quelquefois des organes parenchymateux correspondants. Ces phénomènes sont le résultat direct de la prolifération du champignon, ou bien proviennent indirectement des décompositions chimiques qu'il occasionne.

On ne sait pas encore si la levûre et la sarcine exercent sur les muqueuses une influence nuisible d'une autre nature; c'est cependant probable pour le champignon de la moisissure qui, porté dans la vessie par l'intermédiaire du cathéter, peut déterminer une fermentation alcaline de l'urine, et par suite amener une cystite, une pyélite et une néphrite (*Traube. Berlin. klin. Wochenschr.*, 1864, n° 2).

Les *champignons sont la cause de la décomposition des matières organiques* : sous leur influence, il se produit une vive oxydation qui donne naissance à de l'eau, de l'acide carbonique, de l'ammoniaque et des composés organiques plus simples que les matières primitives. La plus grande partie de la matière organique se détruit, et une quantité relativement petite sert d'aliment au champignon. Le mode de décomposition varie, pour une même substance, d'après le cryptogame; la putréfaction ne se produit pas, même à une température favorable, si la matière est à l'abri des germes cryptogamiques.

Les expériences instituées par Spallanzani d'abord, par Fr. Schulze, Schwann, Helmholtz, Schröder, v. Dusch, v. d. Broek, etc., ensuite, et surtout par Pasteur, ont démontré que les substances organiques, abandonnées à elles-mêmes, tombent aisément en putréfaction, si des champignons peuvent arriver au contact de ces substances; ces matières, au contraire, restent intactes et exemptes de prolifération cryptogamique, si on les expose à une température qui tue les spores, ou bien si elles sont placées dans une atmosphère dont les germes organiques ont été préalablement enlevés en faisant passer l'air à travers une solution de potasse ou de l'acide sulfurique, en l'exposant à la chaleur rouge, ou en le faisant filtrer à travers de l'ouate désinfectée ou une vessie sèche. Si l'on introduit un liquide très-décomposable dans un matras à col long et délié, ouvert, mais contourné de telle sorte, que les germes de l'atmosphère ne puissent arriver jusqu'au liquide, si l'on fait bouillir alors celui-ci pendant quelques minutes, et qu'on laisse ensuite le vase ouvert, le liquide peut rester intact et exempt d'organismes pendant dix-huit mois. Si on brise le col, ces organismes s'y observent au bout de dix-huit à vingt-quatre heures, ainsi que les phénomènes de décomposition.

On a démontré l'influence des cryptogames sur d'autres phénomènes, analogues à ceux de la putréfaction ordinaire, ainsi dans la putréfaction des œufs et des fruits, dans lesquels le champignon pénètre à travers une solution de continuité de l'enveloppe.

On n'a pas encore déterminé la part que prennent les champignons à la production des différentes formes de gangrène. Dans la plupart des cas, la formation du cryptogame est sans doute secondaire.

D'après Traube (*D. Klin.*, 1853, p. 409, 1861, n° 50 et suivants, 1862. p. 41), Leyden et Jaffé (*Arch. f. klin. Med.*, 1866, II, p. 489), la bronchite putride et maintes formes de gangrène pulmonaire sont occasionnées par des cryptogames, et spécialement par le *Leptothrix pulmonalis*, dérivé du *L. buccalis*. Rosenstein (*Berl. klin. Wochenschr.*, 1867, n° 1) a vu la première de ces affections provoquée par l'*oïdium albicans*.

Certains *champignons sont très-probablement la cause de quelques maladies contagieuses* : c'est du moins ce qui nous est indiqué : 1° par la marche de certaines affections contagieuses épidémiques, aussi bien dans les cas isolés que dans les épidémies, marche qui présente de l'analogie avec la manière dont se développent, se propagent et disparaissent les organismes inférieurs ; 2° par les propriétés contagieuses de certaines matières évacuées par le malade, ne se développant habituellement qu'après un certain temps ; 3° par l'intervalle qui existe entre le moment de la contagion et celui d'apparition des symptômes de la maladie, car ce n'est qu'après la multiplication des champignons fournis par la contagion, qu'il se produit des troubles essentiels ; 4° enfin par la présence constante de champignons dans les évacuations de ces malades.

D'après ce qui précède, on doit supposer que les spores d'un champignon déterminé, de celui du choléra par exemple, pénètrent dans l'organisme à travers les bronches ou les voies digestives, se multiplient extraordinairement, dans des conditions favorables, en un laps de temps variable mais déterminé pour chaque espèce de maladie, et provoquent alors l'explosion des symptômes. Ceux-ci sont la conséquence des modifications mécaniques ou chimiques de la muqueuse; parfois ils résultent de ce que le cryptogame enlève, pour proliférer et se multiplier, une substance nécessaire au corps; dans d'autres cas, ils sont dus à la décomposition des produits azotés en eau, en acide carbonique et en ammoniaque, ou bien à la production d'une matière nuisible à l'organisme.

Autrefois on opposait à la *théorie parasitaire* des affections contagieuses une doctrine d'après laquelle ces dernières étaient considérées comme des *maladies zymotiques* ou de *fermentation*. D'après les idées actuelles sur la fermentation, il n'existe plus aucune différence entre les deux doctrines.

Ce n'est que jusqu'à un certain point qu'on peut établir de comparaison d'une part entre les maladies contagieuses parasitaires de l'homme, et d'autre part les affections analogues des plantes (rouille et nielle des blés), celles des animaux inférieurs (vers à soie et mouches), et enfin le *sang-de-rate* des moutons. Toutefois, comme quelques-unes de ces maladies sont bien connues, nous allons les mentionner ici.

L'infection des plantes par les champignons parasites ne se produit qu'après que ceux-ci ont poussé une vésicule germinative qu'ils envoient dans une fente du végétal, et qui pénètre ensuite dans les cavités et dans les espaces intercellulaires; quelquefois, ainsi que Schacht l'a vu, les champignons s'insinuent à travers des ouvertures nettement délimitées qu'ils pratiquent dans les parois cellulaires par une espèce de résorption ou de fonte chimique, et ils continuent de pénétrer de la même façon dans l'intérieur de la plante.

Les champignons parasites sont d'une grande importance pour les animaux inférieurs, lesquels sous leur influence périssent par millions, sporadiquement ou épidémiquement, ainsi qu'on l'a démontré pour la première fois à propos de la *muscardine* des vers à soie (Bassi, 1835). Le champignon de la mouche commune

(Entomophthora s. Empusa muscæ) se comporte d'une manière digne de remarque : il se développe d'abord dans le sang de l'animal, et d'une manière inconnue, une foule de petites cellules incolores, qui croissent rapidement, tout en conservant leur forme sphérique ou ovale, ou bien en prenant la forme tubulaire. La partie postérieure de la mouche se gonfle considérablement, ses mouvements deviennent paresseux, et elle meurt en étendant et en tordant les membres. Déjà avant la mort, les cellules se sont allongées et ont produit des prolongements qui s'étendent et se ramifient comme des racines, et enfin désagrégent et détruisent le sang et les viscères. Huit ou dix heures après la mort, la peau est traversée, dans l'intervalle des segments du corps, par les prolongements cellulaires dont nous avons parlé plus haut : ceux-ci s'allongent encore et forment à leur extrémité, par étranglement, une grosse spore arrondie qui est projetée jusqu'à 3 centimètres de distance; aussi la mouche morte est-elle bientôt entourée d'une zone circulaire blanche et pulvérulente. Jusqu'à présent on n'a pas réussi à infecter des mouches saines au moyen de spores.

Le sang-de-rate, qui nous intéresse à cause de sa transmissibilité à l'homme et de sa parenté avec la pustule maligne, est occasionné par des *bactéries*, lesquelles, par leur prolifération rapide dans le sang, y produisent, en agissant comme ferments, des altérations mortelles. La plus petite gouttelette de sang suffit pour l'inoculation.

Les corpuscules que l'on observe dans le liquide sanguin du *sang-de-rate*, constituent des filaments longs de 0,004 à 0,002 mm., droits ou courbés à angle obtus en un, deux, trois ou quatre endroits, rigides, cylindriques et non ramifiés; ils ne possèdent aucun mouvement spontané, ne subissent aucune modification sous l'influence de l'acide sulfurique ou de la potasse concentrée et disparaissent sous l'action de la putréfaction du sang : ce dernier caractère les distingue des infusoires. Ils appartiennent probablement au genre *Leptothrix*.

Les corpuscules du *sang-de-rate* sont probablement introduits dans le corps avec les boissons. Ils se montrent dans le sang de une à cinq heures après les premiers symptômes de la maladie, augmentant progressivement en nombre et s'accumulant surtout dans les capillaires. Les globules rouges sont agglutinés ensemble et nagent dans le sérum sous forme d'îlots disséminés.

Davaine a trouvé ces corpuscules, appelés par lui *bactéries* et considérés comme les véhicules du poison, non-seulement dans le sang-de-rate mais encore dans deux cas de pustule maligne observés chez l'homme et opérés au troisième jour de la maladie. Dans le centre des pustules et entre les cellules épithéliales, on en trouvait des groupes dont la partie centrale se composait d'infusoires pressées les unes contre les autres, tandis qu'à la périphérie, elles étaient disposées en traînées séparées par des cellules épithéliales. Elles pénètrent de là dans les vaisseaux lymphatiques et sanguins du derme (*Comptes rendus*, LX, p. 1296, 1865).

Delafond (1848); Davaine (*Comptes rendus de l'Ac. des sc.*, LVII et LIX, *Mém. de la Société de biologie*, 1865); Pollender (*Casp. Vtjschr.*, VIII, 1855) et Brauell (*Virch. Arch.*, 1857, XI, p. 132, 1858, XIV, p. 432).

Depuis une vingtaine d'années, on a admis et rejeté à différentes reprises la doctrine de la *nature végéto-parasitaire* du choléra (Swayne et Brittan, Williams, etc.); mais récemment elle a acquis beaucoup de vraisemblance, sans toutefois être démontrée d'une façon absolue. D'après Klob (*Path. anat. Untersuch. über d. Wesen des Choléraprocess*, 1867), on trouve dans l'intestin, peut-être aussi dans le sang des cholériques, une quantité incalculable d'éléments d'un champignon se rapportant au *Zoogloea termo* et au *Leptothrix*, et qui constitue la plus grande partie de la matière gélatineuse désignée sous le nom de *mucus intestinal*. Thomé (*Virch.*

Arch., XXXVIII, p. 221), prétend en avoir retiré un champignon filamenteux caractéristique, le *Cylindrotænium choleræ asiaticæ*.

D'après Hallier (*Wien. med. Pr.*, 1867. N° 27. — *Das Choleracontagium*, 1867), le champignon du choléra appartient à une forme d'*Urocystis* (*champignon de la rouille du seigle*), c'est-à-dire qu'il constitue des sporanges volumineuses remplies de spores. Le fruit vésiculeux est celui d'une *ustilaginée*. Le noyau de chaque spore se transforme, par segmentations répétées, en dépôt de micrococcus (*Zoogloea de Cohn*). Sous l'influence d'une température suffisamment élevée, ce micrococcus détruit les tissus animaux par un travail de putréfaction qui s'effectue en développant fort peu d'odeur, et agit cependant plus énergiquement que la putréfaction ordinaire : tous les éléments des tissus se désagrégent, se ratatinent et se résolvent en un liquide visqueux, incolore et amorphe. — Ce champignon appartient aux contrées tropicales et ne s'est propagé vers le nord que dans les formes qui n'ont besoin pour se développer, que d'une basse température. — Jusqu'à présent, nous manquons de recherches vraiment démonstratives, et on n'a pas fait naître le choléra sous l'influence de l'ingestion du cryptogame.

Les observations tendantes à démontrer le développement de la fièvre intermittente sous l'influence de champignons, observations faites d'abord par Salisbury (*Americ. Journ. of Medic. Sc. Jour.*, 1865), ensuite par Hannon, Morren, etc., manquent encore de preuves certaines.

B. — *Parasites animaux. — Zooparasites.*

Les parasites animaux n'habitent que les téguments externes et s'appellent alors *ectoparasites, epizoaires;* ou bien ils se logent dans les organes internes et prennent les noms d'*entoparasites, entozoaires :* cette distinction toutefois n'est pas bien tranchée.

C'est sur la peau et dans l'intestin que résident le plus habituellement les parasites animaux; néanmoins tout organe peut loger des parasites d'une manière passagère ou durable. Quelques-uns d'entre eux ne vivent que dans certains organes : tels sont la *trichine enkystée*, le *strongylus gigas ;* d'autres peuvent se rencontrer dans les organes les plus divers, ainsi : le *cysticerque* et l'*échinocoque*. Certains parasites ne s'observent que chez l'homme, comme le *pou de tête*, le *Botriocephalus latus ;* quelques autres se trouvent chez l'homme et les animaux : *trichine, Distomum hepaticum ;* mais on les rencontre très-rarement chez des animaux de classe différente, ainsi que cela s'observe pour la *trichine*.

L'histoire de certains parasites est à peine connue, tandis que, pour d'autres, nous possédons les notions les plus complètes sur leur naissance et leur développement.

La vie des entozoaires se partage généralement en trois périodes ordinairement tout à fait distinctes : *période embryonnaire, période intermédiaire et période de maturité sexuelle.* L'embryon a pour mission de préparer le parasitisme ; il voyage ordinairement d'une manière passive ; l'état intermédiaire continue l'existence prématurément interrompue du premier et se prolonge jusqu'au moment où commence la période de maturité. — L'existence des parasites se passe sur deux et même plusieurs individus, dont l'un loge l'animal jeune, et l'autre le parasite mûr. Ces individus ne présentent ordinairement que des différences individuelles (ainsi pour le *trichine*) ; mais plus fréquemment ils appartiennent à des ordres, des classes ou des tribus différents. L'embryon du parasite se rencontre surtout dans l'animal qui sert de nourriture à celui qui possède l'entozoaire complétement formé ; le *tænia crassicollis*, par exemple, vit dans l'intestin du chat, et la forme embryonnaire de ce parasite, le *Cysticercus fasciolaris*, dans le foie de la souris ; le *tænia solium*, à l'état embryonnaire, existe surtout chez le cochon, etc.

Le sort des entozoaires, plus que celui de tout autre animal, dépend du hasard : c'est par hasard que l'œuf rencontre l'animal qui lui convient, et c'est par hasard que celui-ci est mangé plus tard au moment propice, par un animal déterminé. Les chances de réussite sont d'autant plus restreintes que l'existence du parasite est plus complexe : elles sont pour le tænia, par exemple, de 1 : 85,000,000, c'est-à-dire qu'un œuf sur 85,000,000 devient un ténia. De telles pertes ne peuvent être compensées que par l'immense fécondité de ces parasites.

L'implantation des parasites externes sur et dans l'organisme humain est ordinairement *active* ; l'introduction des parasites internes est au contraire passive dans la plupart des cas. La source la plus commune et la plus constante de celle-ci est l'introduction accidentelle d'œufs ou d'embryons.

Nous mentionnerons aussi les cas de transmission par l'individu lui-même, par exemple pour le *tænia solium* (jamais paraît-il pour le *tænia medio-canellata*), ou par passage immédiat du ver de l'intestin dans l'estomac, ou bien par ingestion par la bouche.

La prédisposition à l'helminthiase est générale. L'âge, le sexe et la nationalité ne produisent que des différences accidentelles ; la fréquence des helminthes dépend principalement des occasions d'importation, et, à ce point de vue, les coutumes, les habitudes, les occupations et le genre de vie exercent une influence considérable.

Les juifs et les mahométans ne sont que rarement atteints du tænia, parce qu'ils ne mangent pas la chair de cochon, tandis que les bouchers, les cuisiniers et les femmes ont souvent l'occasion de s'infecter du tænia et de la trichine. Les enfants et les aliénés ont plus fréquemment que les adultes des lumbrics et des ascarides. La malpropreté favorise la persistance des parasites cutanés plutôt que leur migration.

On comprend aussi que certaines formes d'helminthiase dépendent de conditions spéciales de temps et de lieu.

C'est en automne que le lombric est le plus commun ; le médecin observe plus souvent le tænia en été, et la filaire de Médine à la saison des pluies. — Les vers intestinaux sont des plus communs chez les naturels des contrées tropicales : tout Abyssinien de six à sept ans possède un tænia. La plupart des nègres des Indes orientales et les Hindous ont des lombrics. Dans le nord de l'Allemagne, où l'on élève beaucoup de cochons, le tænia est plus commun que dans le sud. Les Islandais, qui vivent très-intimement avec leurs chiens, sont souvent atteints d'échinocoque.

La distribution géographique des parasites animaux dépend principalement de celle des individus qui les portent à leur période intermédiaire et les transmettent à l'homme.

L'action nuisible des parasites animaux sur l'organisme humain peut s'exercer de trois manières différentes.

1° *Ils enlèvent à l'organisme les matériaux nécessaires à leur nutrition ;* c'est habituellement peu important en soi. A ce point de vue, l'action des parasites cutanés et du tænia est insignifiante, et celle des lombrics ne devient appréciable que dans le cas où ils existent en grande quantité : il se manifeste alors des signes d'anémie et des symptômes nerveux. L'*anchylostome duodénal* occasionne la maladie dite *chlorose égyptienne*, par les soustractions de sang qu'il opère pour se nourrir, mais surtout par les hémorrhagies consécutives à ses morsures.

2° *Les préjudices causés mécaniquement par les parasites sont beaucoup plus importants.* Les parasites volumineux, ou bien les parasites plus petits accumulés en nombre considérable exercent sur les parties environnantes une compression qui peut aboutir à l'atrophie : nous citerons par exemple les cysticerques, notamment ceux du cerveau et de l'œil ; l'échinocoque du foie ; les trichines des muscles, etc. Les troubles fonctionnels consécutifs à la compression et à l'atrophie sont tantôt nuls, ainsi dans les cas de cysticerques et de trichine des muscles ; tantôt d'une importance qui varie d'après celle de l'organe affecté : c'est ainsi que les cysticerques du cerveau peuvent occasionner des convulsions, des paralysies ou des troubles d'esprit, et ceux de l'œil, la cécité ; que l'échinocoque du foie peut supprimer les fonctions de cet organe, et celui de la cavité abdominale, comprimer les parties environnantes ; que les trichines multipliées dans les muscles paralysent les mouvements, etc. Il peut, en outre, se produire des symptômes secondaires, tels que des troubles circulatoires (hyperémies, thromboses, hémorrhagies, œdèmes, etc.) ; des inflammations, dans les membranes séreuses par exemple, et de la suppuration des parties environnantes; parfois ce sont des ruptures d'organes par cause interne ou externe, avec passage du contenu dans l'intestin, les bronches, les voies urinaires, les cavités séreuses, ou bien issue à l'extérieur, à travers les parois abdominales par exemple. Ce sont des désordres que produit souvent l'échinocoque.

Les parasites peuvent encore rétrécir la lumière des canaux organiques : ainsi des lombrics nombreux et pelotonnés peuvent occasionner l'obstruction intestinale, et le lombric des conduits biliaires peut avoir l'ictère pour conséquence. Ils produisent le catarrhe, l'hémorrhagie, peut-être aussi l'ulcération des muqueuses, (tænias, lombrics, etc.) : de là des troubles digestifs avec symptômes locaux et généraux consécutifs.

5° *Les parasites enfin nuisent par les mouvements et les migrations qu'ils exécutent :* ils occasionnent ainsi des douleurs diverses : des douleurs musculaires, des démangeaisons, des coliques (surtout à jeun), lesquelles, soit directement, soit par action réflexe, peuvent devenir la cause de troubles consécutifs (acarus de la gale, tænia, oxyure) ; parfois aussi ils produisent des inflammations (lombric, tænia, oxyure) ; enfin ils déterminent la perforation ou la rupture de l'organe habité par le parasite (échinocoque, peut-être aussi le lombric).

Tous ces faits, partiellement connus pour ce qui concerne l'homme, ont été vérifiés par l'expérimentation sur les animaux. C'est ce qui se rapporte à l'acarus et à la trichine, que l'on connaît le plus exactement.

Certains parasites, parvenus dans le torrent circulatoire, font l'effet de thrombus ou d'embolus : c'est ce que j'ai constaté pour un kyste d'échinocoque, parti du foie et arrivé dans l'artère pulmonaire où il était arrêté au niveau d'une bifurcation.

Ce n'est que dans des cas très-rares (acarus, trichine), que les symptômes occasionnés par les parasites sont assez caractéristiques pour permettre un diagnostic certain ; dans la plupart des cas, il en faut la preuve objective. Ainsi on y arrive en examinant les *excreta*, spécialement les selles, naturelles ou provoqués, pour le tænia, le lombric et l'ascaride : on trouve alors l'animal entier (lombric, ascaride, trichine), des membres (tænia), ou des œufs (lombric, ascaride, botriocephalus latus). Parfois les recherches doivent être faites avec un instrument; ainsi pour l'acarus de la peau et le cysticerque de l'œil ; enfin il est des cas où il est nécessaire de faire une opération préalable (trichine, cysticerque). La palpation et la percussion ne fournissent que des résultats douteux, par exemple pour l'échinocoque.

Dans l'étude spéciale qui suit, nous avons mis à contribution les *Grdz. d. Zool.*
1866, de Claus, et l'ouvrage sur les parasites de Leuckart.

1. — *Protozoaires.*

*Organismes d'un très-petit volume et de structure simples, dépourvus
de tissus et d'organes cellulaires, placés à l'extrémité de l'échelle animale, et se reproduisant principalement par voie asexuelle.*

Dans les cas les plus simples (amibes), le corps consiste en un
petit amas de substance albuminoïde amorphe, appelée *sarcode*,
dont la contractilité entre en action sans être entravée par une
membrane extérieure résistante ; dans les liquides *fluides*, cette substance projette des prolongements qu'elle retire bientôt ; dans les
liquides *visqueux*, elle produit un grand nombre de rayons et de filaments capillaires : *Amœbæ*. — L'alimentation s'effectue par tous les
points de la périphérie de l'animal, par enveloppement ou pénétration
insensible de corps étrangers. — La nature animale de ces organismes
est encore douteuse.

1re Classe. — *Rhizopodes.* — *Protozoaires dépourvus de membrane enveloppante, dont le parenchyme projette des prolongements
(pseudopodes) qu'il retire ensuite, recouverts habituellement d'une
enveloppe calcaire ou siliceuse.*

*Foraminifères. — Rhizopodes tantôt nus, tantôt munis d'une coquille générale-
ment composée de chaux et criblée de pores par où sortent les pseudopodes.*

Un certain nombre d'organismes que l'on rapproche de ce groupe (*Amœba dif-
fluens, Arcella, Difflugia*, etc.), sont, d'après d'autres auteurs, de nature végétale (voy.
p. 114).

2e classe. — *Infusoires.* — *Protozoaires de forme particulière,
pourvus d'une membrane cutanée (cuticule) recouverte de cils, d'une
ouverture buccale et d'une cavité pulsatile.* Cette dernière constitue
une cavité souvent arrondie, claire, remplie de liquide, qui se contracte tout à coup et s'efface pour reparaître progressivement et revenir à sa grandeur primitive, et qui se trouve habituellement reliée à
des lacunes vasculaires ; les infusoires sont pourvus d'organes sexuels
mâles et femelles, parfois cependant ils sont asexués et se reproduisent
par bourgeonnement et division.

Fam. Holotricha. Toute la surface du corps est recouverte de cils courts et nombreux, ordinairement disposés en séries linéaires ; ses cils sont quelquefois plus longs
autour de la bouche.

Paramœcium (Ehrenberg). Bouche béante située sur le côté d'un corps ovale, souvent placée à l'extrémité d'un sillon et dépourvue de signe distinctif.

Paramœcium coli (Malmsten). Trouvé parfois dans le côlon et le cæcum ulcérés. La nature animale des groupes suivants n'est pas démontrée.

Gregarinœ. — *Organismes dépourvus de bouche et de canal intestinal, présentant la structure d'une simple cellule avec une membrane nue;* pullulant dans l'intestin et les organes internes des animaux inférieurs.

C'est peut-être à ce groupe qu'appartiennent les *psorospermies* (voy. p. 114), ainsi que les vésicules de Miescher ou de Rainey, trouvées dans les muscles des cochons, etc. — Celles-ci se composent d'une masse opaque, granuleuse, ovale, entourée d'une capsule transparente, enclavée dans l'intérieur d'un faisceau musculaire primitif, dans lequel elle produit souvent un léger ronflement. Elles ressemblent parfois aux kystes des trichines, mais elles ne renferment pas de vers.

Flagellatœ. Organismes dépourvus de bouche, analogues aux infusoires, dont les organes locomoteurs sont formés de plusieurs cils flagelliformes, rarement par une rangée provisoire de ces appendices.

Fam. Monadina. Corps rond ou ovale, translucide, sans organisation manifeste, et pourvu à son extrémité antérieure d'un ou plusieurs cils vibratiles flagelliformes.

Cercomonas (Dujardin). Pourvue d'un filament caudal et d'un cil flagelliforme ordinairement simple, long et grêle.

Cercomonas intestinalis (Lambl). Trouvé par Dujardin dans les selles des typhisés et des cholériques, par Lámbl dans le catarrhe des muqueuses chez les enfants.

Cercomonas urinarius (Hassal). Dans l'urine des cholériques, et dans les urines alcalines, albumineuses.

Cercomonas saltans (Ehrenberg). Observé par Wedl sur les surfaces ulcérées malpropres.

Trichomonas (Donné). Diffère du cercomonas par quelques cils vibratiles courts placés à côté de l'appendice flagelliforme antérieur.

Trichomonas vaginalis (Donné). Très-commun dans la blennorrhée du vagin, surtout dans le mucus jaune et fortement acide de ce canal.

2. — Vers.

Animaux symétriques, pourvus d'un corps non articulé, annelé ou segmenté et dépourvu d'appendices articulés (membres). L'embryon se forme habituellement par transformation du vitellus sans striation préalable.

La peau se compose d'une couche cellulaire et ordinairement d'une membrane de chitine, superficielle et homogène, d'une épaisseur variable et formant une cuticule distincte de la couche cellulaire. La couche cutanée profonde, pourvue de fibres musculaires longitudinales et transversales, constitue une enveloppe musculaire qui est l'organe locomoteur le plus important. — Les appendices font souvent défaut. Quand il en existe, ce sont des organes de préhension (ventouses et crochets) et des faisceaux de poils; on trouve parfois aussi des branchies, quoique d'ordinaire la respiration s'effectue simplement par la peau. Ces animaux vivent dans l'eau ou les endroits humides; leurs mouvements sont généralement lents. Quelquefois ils ne possèdent ni canal intestinal, ni sang, ni système nerveux ; dans d'autres cas au contraire, ces parties sont parfaitement développées. — L'organe excréteur, — dit système vasculaire aqueux, — se compose de canaux plus ou moins larges, distribués symétriquement, remplis d'un liquide aqueux, ou granuleux, et communiquant avec l'extérieur par une ou plusieurs ouvertures. — Les organes sexuels mâles et femelles, habituellement très-développés, sont tantôt réunis chez le même individu, tantôt séparés chez deux individus différents. Le développement se fait généralement par métamorphose. — La plupart des parasites de l'homme, et les plus dangereux, appartiennent à la classe des vers. — Ils habitent exclusivement les organes internes.

1re classe. — *Platodes*. — *Vers plats.*

Vers plus ou moins aplatis, dont les appendices, quand il en existe, consistent ordinairement en ventouses et crochets; le plus souvent hermaphrodites et temporairement parasites. — Un grand nombre de ces vers ne possèdent ni bouche, ni intestin, ni anus, de sorte que l'alimentation s'effectue par intussusception.

1er ordre. — *Cestodes*. — *Vers plats, longs et articulés, dépourvus de bouche et d'intestin, munis d'organes de préhension à leur extrémité antérieure.*

La partie antérieure est grêle et présente à son extrémité un renflement sphérique ou aplati, appelé *tête*, qui porte des organes de préhension variables d'après les espèces. La portion grêle qui vient immédiatement après la tête, et que l'on nomme *cou*, n'offre habituellement de traces d'articulation qu'à une certaine distance de celle-là. Les anneaux, d'abord peu marqués, deviennent bientôt des *articles* courts et étroits, puis augmentent progressivement en longueur et en largeur, en même temps qu'ils se séparent de plus en plus nettement les uns des autres. C'est à l'extrémité postérieure qu'ils atteignent leur plus grand développement; ils se détachent souvent alors du corps du ver et vivent un certain temps isolés sous le nom de *proglottides*. — D'après une autre doctrine, on considère le ver comme une colonie, une série d'animaux distincts, tandis que l'article, la *proglottide*, constituerait l'individu, l'animal reproducteur. Celui-ci se développerait par voie de génération alternante, par bourgeonnement partant de la tête (scolex), à laquelle il adhérerait pendant quelque temps formant une colonie longue et rubanée habituellement nommée *tænia*. — Le parenchyme du corps, entouré de la peau et d'une couche musculaire sous-cutanée, est formé d'un tissu conjonctif celluleux, renfermant dans ses parties périphériques, notamment vers la tête, de petites concrétions calcaires ; on y trouve partout des ramifications du système vasculaire aqueux, et les organes sexuels sont placés au centre. — Les organes des sens font défaut, ainsi qu'un canal digestif distinct : les liquides susceptibles d'absorption, pénétrant dans le corps par endosmose à travers les téguments. Le système vasculaire, qui traverse le corps tout entier, sert d'organe excréteur : ce système est composé de deux ou quatre canaux longitudinaux, s'anastomosant dans la tête et dans chaque article, à l'aide de branches transversales et s'ouvrant à l'extérieur, au dernier anneau, par une ouverture commune. — Chaque article possède ses organes sexuels distincts, mâles et femelles : l'organe mâle se compose de nombreuses vésicules séminales pyriformes dont les conduits aboutissent à un canal excréteur commun. L'extrémité pelotonnée de celui-ci est renfermée dans une gaîne musculeuse, et peut être projetée sous forme de *cirrus* par l'ouverture sexuelle. — Les organes génitaux femelles se composent de l'ovaire, d'oviductes, de matrices, de vésicules animales et du vagin : celui-ci s'ouvre au-dessous de l'ouverture sexuelle mâle, et habituellement dans un cloaque commun. Les organes sexuels se développent au fur et à mesure de l'agrandissement des articles et d'autant plus que l'on s'éloigne davantage de la tête du ver. Les anneaux arrivés à maturité et sur le point de tomber possèdent seuls des organes sexuels complétement développés. — Tous ces vers sont ovipares.

La plupart des cestodes et spécialement ceux de l'homme se reproduisent par métamorphose et génération alternante. Ordinairement les œufs et les proglottides expulsés par l'individu qui porte le ver, tombent sur des amas de fumier, sur des plantes, dans l'eau, etc. ; de là ils parviennent d'une manière passive, par l'intermédiaire des aliments, dans l'estomac d'un animal ou plus rarement d'un homme. L'enveloppe de l'œuf se dissout sous l'influence du suc gastrique ; l'embryon est mis en liberté et s'insinue à l'aide de ses quatre ou six crochets dont les pointes peuvent s'éloigner et se rapprocher à volonté, dans les vaisseaux de l'estomac et de l'intestin ; il est alors entraîné par le torrent circulatoire et déposé dans les capillaires de divers organes (foie, muscles, cerveau, etc.). Les embryons perdent leurs crochets et s'entourent d'un kyste de tissu conjonctif ; ils grandissent et constituent de grosses vésicules formées d'une membrane d'enveloppe contractile et d'un contenu liquide. Cette vésicule devient insensiblement un *ver vésiculaire* (grain de ladrerie).

Un ou plusieurs bourgeons creux (cysticerque ou échinocoque) prennent naissance au dedans de la paroi et se développent vers l'intérieur; et on retrouve dans leur cavité l'armure de la tête du tænia, sous forme de ventouses et de couronnes de crochets. Ces bourgeons se retournent au dehors de manière à ressembler à des appendices extérieurs de la vésicule; ils présentent alors la forme et le volume d'une tête de cestode munie d'un cou plus ou moins développé. Le ver vésiculaire doit parvenir dans le canal intestinal d'un autre animal, de l'homme par exemple. pour que le scolex, détaché des parois de la vésicule, puisse passer à l'état de ver adulte. Cette transmission des vers vésiculaires s'effectue, d'une manière passive, par l'intermédiaire des aliments, surtout des viandes atteintes de ladrerie. La vésicule se dissout dans l'estomac et le scolex est mis en liberté; celui-ci parvient enfin dans l'intestin grêle, s'accroche aux parois intestinales à l'aide de son armure et se développe par la formation successive d'articles.

Tous les cestodes habitent l'intestin grêle, tandis que les vers vésiculaires peuvent se rencontrer dans les organes les plus divers.

Fam. des tæniadés. — Tête piriforme ou sphérique, munie de quatre ventouses arrondies fortement musculées. Entre les ventouses on voit habituellement une ou plusieurs rangées circulaires de crochets recourbés : un appareil musculaire disposé en guise de capsule (rostellum) sert à soutenir et à mouvoir ces crochets; ce rostre peut se projeter en avant et se retirer vers l'intérieur.

Les proglottides sont distinctement séparées les unes des autres; et à leur état de maturité, elles sont plus longues que larges et habituellement pourvues d'ouvertures sexuelles latérales.

A. Vers vésiculaires ou *cystiques.* La tête est rarement désarmée (*tænia mediocanellata*), ordinairement pourvue d'un rostre peu saillant, lenticulaire, et d'une couronne de crochets. Ceux-ci possèdent deux forts appendices radicaux, l'un antérieur plus court, l'autre postérieur plus long. Les proglottides, à leur état de complet développement, sont de forme ovale allongée. La partie moyenne de l'utérus donne naissance à une foule de branches latérales ramifiées. Les orifices sexuels, situés sur les bords, sont alternativement à droite et à gauche. L'embryon est entouré dans l'œuf d'une enveloppe résistante et de couleur brune; ses crochets sont courts et grêles.

a. Tænias vésiculaires, dont la tête se développe dans la vésicule embryonaire même. (Sous-genre *cystotænia* de Leuckart).

Tænia solium (Linné). Ce ver habite l'intestin grêle. Il est ordinairement solitaire, mais il peut cependant exister en nombre plus ou moins grand (10 à 40 et au-dessus). — A l'état de développement complet, il atteint habituellement une longueur de 2 à 3 mètres; les proglottides sont alors longues de 10 millimètres environ et larges de 6. La tête est arrondie, grosse comme une tête d'épingle, pourvue de ventouses assez saillantes, pigmentée de noir à sa partie supérieure et munie d'un rostre assez gros avec vingt-six crochets environ. Le cou, qui succède à la tête, forme un ruban grêle et finement long d'un pouce, articulé. Les articles sont d'abord courts et croissent si lentement en longueur, qu'ils ne prennent une forme carrée qu'à 1 mètre environ de la tête. Les anneaux commencent alors à atteindre leur maturité; les proglottides mûres ne sont évacuées qu'avec les selles, et trois mois ou trois mois et demi après l'infection; cette époque d'ailleurs, ainsi que leur nombre, varie d'après les individus; elles sont plus longues que larges, arrondies aux angles, et semblables à des pépins de courge. L'orifice sexuel est situé en arrière de la partie centrale. L'utérus présente sept à dix branches latérales pourvues de ramifications arborescentes alternantes. Les œufs sont arrondis et munis d'une coque épaisse.

Le ver vésiculaire correspondant (*Cysticercus cellulosæ*) habite de préférence les muscles du cochon, mais on le rencontre aussi en d'autres endroits et chez d'autres animaux, chez le singe, le chien, le chevreuil, le rat, etc. Chez l'homme, on le trouve le plus souvent dans le tissu cellulaire intermusculaire et sous-cutané et dans le cerveau; plus rarement on l'observe dans l'œil, le cœur, le poumon, le foie, les reins, les méninges, les glandes lymphatiques, très-rarement, dans la rate et les os. Il existe habituellement en quantité considérable chez les animaux; chez l'homme, on en trouve un seul ou plusieurs, mais rarement un très-grand nombre. La vésicule caudale offre une grandeur moyenne, non constante du reste, et dans les muscles, elle prend une forme elliptique, le plus long diamètre étant placé dans la direction des fibres; elle est ronde au contraire dans les organes mous (chambres de l'œil, corps vitré, ventricules cérébraux). Le développement entier des vésicules dure environ deux mois et demi; la durée de leur existence est de trois à six ans.

J'ai trouvé un certain nombre de cysticerques à leur stade initial de développement dans le foie d'un homme de 36 ans, tuberculeux.

Il est démontré, non-seulement par la ressemblance parfaite existante entre la forme de la tête et des crochets, mais encore par l'expérimentation que le tænia solium provient des grains de ladrerie du porc : on peut en effet obtenir des cysticerques au moyen des œufs du tænia, et ceux-là, introduits dans le canal intestinal de l'homme, donnent naissance à ce dernier ver (Küchenmeister).

· *Tænia mediocanellata* (Küchenmeister). Ce ver l'emporte sur le tænia solium, non-seulement par la longueur (il atteint jusqu'à 4 mètres), mais encore par la largeur et l'épaisseur, ainsi que par le volume des proglottides. Les articles non arrivés à maturité sont surtout remarquablement larges ; ils atteignent parfois 12 et 14 millimètres, et ne diminuent pas autant du côté de la tête que ceux du tænia solium ; il faut ajouter que les anneaux s'élargissent beaucoup plus lentement que chez ce dernier. La tête est volumineuse et dépourvue de rostre et de crochets, et la face supérieure en est plate ; elle est munie de quatre grosses ventouses, très-puissantes, entourées ordinairement d'une zone pigmentée de noir. On observe le complet développement des organes sexuels vers le 450e article, comme dans le tænia solium, tandis que les proglottides ne sont arrivées à maturité que 360 ou 400 anneaux plus loin ; les œufs sont le plus souvent ovales, entourés d'une coque épaisse. L'utérus offre un grand nombre (20 à 35) de branches latérales, pressées les unes contre les autres, portant ordinairement des divisions dichotomiques au lieu de ramifications arborescentes. Quand les articles sont évacués spontanément, ainsi qu'il arrive fréquemment, ils sont ordinairement vides d'œufs et ratatinés, mais encore assez gros et assez épais.

Le ver vésiculaire correspondant se loge dans les muscles, surtout dans le cœur et les organes internes du bœuf ; il ressemble à celui de la ladrerie, quoique plus petit et dépourvu de crochets. On ne paraît pas l'avoir jamais observé chez l'homme.

Tænia (*cysticercus*), *acanthotrias* (Weinland). Jusqu'à présent on ne connaît que la forme vésiculaire de ce ver et il vit de même que le cyste cellulosa, auquel il ressemble beaucoup, dans les muscles, le cerveau et le tissu conjonctif sous-cutané de l'homme. L'appareil de préhension se compose d'une triple rangée de crochets recourbés et grêles.

Tænia marginata (Batsch) provenant du *Cyst. tenuicollis*. Le tænia adulte, que l'on a trouvé chez le chien et le loup, offre de la ressemblance avec le T. solium. Le ver vésiculaire (*Cyst. tenuicollis*), habite surtout dans l'épiploon, plus rarement dans le foie des ruminants, des cochons et accidentellement de l'homme (*Cyst. visceralis* des auteurs). Il est ovale et volumineux. Chez le ver vésiculaire bien développé, l'une des extrémités de la vésicule offre un appendice plus ou moins long en forme de cou, renfermant un corps de tænia qu'il entoure comme une gaine quand celui-ci est à l'état de repos et qu'ils sont l'un et l'autre rentrés dans la vésicule.

L'extrémité postérieure du corps du tænia se prolonge sous forme de ruban, pendant dans l'intérieur de la vessie.

b. Tænias vésiculaires dont la tête se développe par bourgeonnement dans des capsules mères adhérentes à la face interne de la vésicule (sous-genre *Echinococcifer* de Weinland).

Tænia echinococcus (von Siebold). Ce ver, long de 3 à 4 millimètres, ne se compose que de trois ou quatre articles dont le dernier, à l'époque de maturité, l'emporte par le volume sur le reste du corps tout entier : trente ou quarante petits crochets, portant des appendices radicaux mousses, siégent sur un rostre assez saillant. — Cet helminthe vit en société dans l'intestin du chien (non chez l'homme).

L'échinocoque, qui constitue le stade initial de la vie de ce tænia, se compose d'une vésicule très-volumineuse, presque immobile, celluleuse, formée d'une cuticule lamelleuse stratifiée et d'une couche parenchymateuse cellulaire sous-jacente : à la surface interne de celleci on observe des capsules mères, du volume d'un grain de millet, dans lesquelles se développent de nombreuses petites têtes. Parfois la vésicule se multiplie par bourgeonnement interne et externe; elle donne ainsi naissance à un système complexe de vésicules plus ou moins grandes, emboîtées les unes dans les autres (cellules filles et petites-filles, etc.), et qui peuvent chacune produire une tête. On observe de semblables vésicules chez l'homme et le bœuf (*Echinococcus hominis, s. altricipariens, s. endogenus, s. hydatidosus* des auteurs), tandis que les autres ruminants, les cochons et les singes renferment des vésicules simples ou à multiplication exogène (*Echinococcus veterinorum s. exogenus, s. granulosus, s. scolilipariens* des auteurs). Chez l'homme, le siége de prédilection de l'échinocoque est le foie, quoique cependant on le rencontre dans presque tous les organes : tissu cellulaire sous-cutané, muscles, péritoine, reins, poumons, rate, centres nerveux, os, cœur, orbite, œil, glande thyroïde, etc. L'*Echinococcus granulosus* se trouve le plus souvent, dans l'épiploon, le péritoine pariétal et les os, plus rarement dans le foie, la rate, les poumons, etc.; l'*Echinococcus hydatidosus* s'observe de préférence dans le foie, la rate, les poumons et le tissu cellulaire sous-cutané; parfois les deux formes se rencontrent dans le même organisme et l'une à côté de l'autre. Dans la plupart des cas, il n'existe qu'un seul échinocoque, et s'il se montre dans différents organes, c'est ordinairement le foie qui en est le siége principal.

D'après Leuckart, cette distinction entre l'*E. altricipariens* et l'*E. scolicipariens,*

. n'est pas fondée, car l'un et l'autre tirent leur origine du *Tænia echinococcus* (*Krabbe's Erfahrungen aus Island; — Naunyn's Experimente*).

L'échinocoque du foié peut se trouver dans toutes les parties de cet organe. Dans la moitié des cas que j'ai observés (environ 25), il se trouvait à divers degrés d'obsolescence. Deux fois j'ai trouvé des échinocoques vieux, gros comme une cerise et mobiles dans tous les sens, entre les deux feuillets de l'épiploon.

J'ai actuellement en observation un homme de 53 ans, qui, de temps en temps et sans en être incommodé, évacue depuis un an par les voies urinaires, lors de la miction, des vésicules d'échinocoque presque aussi grosses que des noisettes. Le kyste de l'échinocoque, qui est gros comme le poing et qu'on peut sentir dans le lobe droit du foie, évacue son contenu dans le calice du rein droit.

Le développement de l'échinocoque est habituellement très-lent et dure parfois de nombreuses années, ainsi que le démontrent l'expérimentation et l'observation d'échinocoques accessibles d'organes internes et surtout du tissu cellulaire sous-cutané. Un échinocoque hydatique, qui siégeait sous la peau d'un homme de 41 ans, entre la crête iliaque et les côtes, et qui, à l'époque de l'opération, atteignait le volume d'une tête d'enfant, avait déjà été remarqué à l'âge de 12 ans et avait alors la grosseur d'une balle de fusil. Dans un autre cas, analogue du reste à celui-ci, le développement avait été un peu plus rapide.

Tandis que les échinocoques précédents constituent des amas vésiculeux de volume considérable, l'échinocoque multiloculaire (Virchow) reste toujours petit et atteint la grosseur d'un grain de millet, tout au plus celle d'un pois. Sauf dans les premiers stades de développement, il ne se compose jamais d'une vésicule simple, mais d'un groupe de vésicules plus ou moins grandes, entremêlées et souvent accumulées en nombre considérable; il n'y en a qu'un petit nombre qui donnent naissance à des têtes et elles sont renfermées dans un stroma commun. On ne l'a guère observé jusqu'à présent que dans le foie, où il constitue une masse ordinairement arrondie, consistante, de la grosseur du poing ou d'une tête d'enfant et facile à énucléer; il ressemble à certaines tumeurs colloïdes composées et par suite a été confondu jadis avec celles-ci. Cet échinocoque présente à la loupe de petites cavernes nombreuses, irrégulières, séparées les unes des autres par des cloisons cellulaires plus ou moins épaisses et renfermant un bouchon gélatineux assez transparent. La substance hépatique a complétement disparu. L'échinocoque multiloculaire montre une grande tendance à l'ulcération centrale.

B. Vers rubanés ordinaires (cystoïdés). — Ces vers n'ont pas de période vésiculeuse proprement dite : l'*état vésiculeux* (cysticercoïdés) ne s'observe que chez les animaux à sang froid, surtout chez les avertébrés. Ces vers sont remarquables par la petitesse de la tête et le peu de développement de l'appareil de préhension. Leur importance clinique est beaucoup moindre que celle des vers rubanés vésiculeux.

A. Trompe munie d'une simple rangée de petits crochets; orifices sexuels unilatéraux; vésicules spermatiques peu nombreuses, réceptacle volumineux, vagin court. Bourse du *Cirrus* peu développée; vase déférent sans circonvolutions. Utérus large s'étendant dans l'article tout entier. Œufs recouverts de deux enveloppes lisses et renfermant un embryon munis de grands crochets.

Tænia nana (von Siebold). Petit, à peine long d'un pouce pouvant atteindre 5 millimètres de largeur; corps grêle en avant, s'élargissant rapidement jusque vers le milieu. Il se compose d'une tête, et d'environ 150 segments, dont les 20 ou 30 derniers renferment des œufs à maturité. — Trouvé une fois par Bilharz dans le duodénum d'un garçon.

Tœnia flavo-punctata (Weinland). Peut atteindre un pied de longueur. La moitié antérieure du corps se compose d'articles non mûrs, longs de 0,2 à 0,5 de millimètre et larges de 1 millimètre environ, qui présentent en arrière une tache jaune assez étendue, formée par le réceptacle rempli de semence. Dans la seconde moitié, les articles atteignent 1 millimètre de longueur et 2 millimètres de largeur, sont dépourvus de tache jaune et teints en gris brun par le développement considérable des œufs. Les anneaux mûrs sont trapézoïdes et même presque triangulaires. Tête inconnue. — Trouvé une fois par Weinland chez un enfant de 19 mois.

B. Trompe en massue, armée de plusieurs rangées de petits crochets, qui possèdent une base discoïde au lieu de prolongements radicaux. Deux orifices sexuels, placés l'un vis-à-vis de l'autre, aboutissent chacun dans un conduit, mâle et femelle, et ce dernier possède un réceptacle et des ovaires.

Tœnia elliptica (Batsch). Long de 15 à 20 centimètres à l'état adulte et large en arrière de 1, 5 à 2 millimètres. Extrémité antérieure grêle, filiforme, pourvue d'une tête épaisse. Les 40 premiers articles sont courts ; mais à partir de là, ils s'allongent tellement que les derniers sont trois ou quatre fois plus longs que larges, et ils se séparent si nettement que le ver ressemble à une chaîne dans sa partie postérieure. Les anneaux les plus mûrs sont colorés en rouge par les œufs qui transparaissent.

Famille des bothriocéphalidés. — Tête aplatie et munie sur les côtés d'une ventouse allongée, souvent profonde, en forme de fente et non pourvue de muscles propres. Articulation du corps peu marquée. Proglottides plus larges que longues. Orifices sexuels situés tantôt sur les bords, tantôt sur la surface des articles. La coque dure et préexistante à la formation embryonnaire porte un opercule à travers lequel sort spontanément un embryon armé de quatre à six crochets pour nager çà et là pendant quelque temps à l'aide de cils.

Bothriocephalus (Bremser). Corps long, articulé ; tête dépourvue de crochets. Orifices sexuels siégeant sur la face abdominale des anneaux, près de leur extrémité postérieure. Utérus adulte radié.

Bothriocephalus latus (Bremser). Ce ver est le plus considérable de ceux que l'on trouve chez l'homme : il peut mesurer 5 à 8 mètres et se compose alors de trois à quatre mille articles courts et larges. La longueur des anneaux, à l'exception des derniers, atteint rarement plus de 35^{mm}, tandis que la largeur augmente vers la partie moyenne et arrive à 10 ou 12 millimètres. La largeur décroît dans la moitié postérieure tandis que la longueur augmente, de telle sorte que les derniers articles sont presque carrés. Le corps est mince et plat comme un ruban, surtout vers les bords, tandis que la partie médiane des anneaux ressort sous forme de saillie longitudinale. L'extrémité antérieure du corps se rétrécit de plus en plus, jusqu'à ce qu'elle devienne filiforme ($0^m,006$), de telle sorte que la tête, qui est longue de $2^{mm},5$ et large de 1 millimètre, a l'aspect d'un renflement ovale. On trouve les premiers articles mûrs à une distance de 50 centimètres environ de la tête. — Les proglottides ne sont pas évacuées isolément, mais en traînées plus ou moins longues (parfois de 2 à 3 pieds) et à de longs intervalles. Cette évacuation a lieu surtout en février, en mars, en octobre et en novembre ; mais chaque selle contient des œufs caractéristiques du ver : ils sont ovales, recouverts d'une coque translucide, incolore, simple ; ils possèdent à l'une de leurs extrémités un opercule à travers lequel l'embryon se glisse dans l'eau. Lors de leur évacuation, ils ne sont guère arrivés qu'au stade de segmentation du vitellus. L'embryon, armé de six crochets et entouré d'une membrane ciliaire, commence, quelques mois après l'évacuation de l'œuf, à se développer dans l'eau douce (de fleuve ou de lac). Il se distingue de celui des tænias par sa forme arrondie et par son enveloppe dure, recouverte de nombreux cils.

Le *B. latus* ne se trouve que dans les cantons occidentaux de la Suisse et les provinces françaises limitrophes, dans les provinces russes du nord et du nord-ouest, en Suède et en Pologne, plus rarement en Hollande et en Belgique, dans quelques districts de la Prusse orientale et de la Poméranie, de la Hesse rhénane, à Hambourg, à Berlin, à Londres, etc. Toutes ces contrées se distinguent par l'abondance des eaux : ce sont des côtes ou des plaines basses avoisinant de grands lacs et des fleuves.

D'après Knoch (*Virch. Arch.*, XXIV, p. 453), l'embryon du bothriocephalus sort de son œuf et chemine dans l'eau douce, puis il est introduit dans l'estomac des mammifères avec l'eau de rivière qui est usitée comme boisson principale dans les provinces et les villes orientales de la Russie, et il parvient alors au bout d'un certain temps à l'état adulte. — On n'a pu démontrer d'une manière certaine l'existence du scolex du B. latus chez des poissons nourris avec des œufs de ce ver. — Ainsi donc, tandis que l'embryon du tænia ne passe à l'état adulte qu'après avoir traversé la période vésiculeuse, celui du B. latus, au contraire, introduit dans l'estomac, devient immédiatement ver adulte. D'après ce qui précède, il est hors de doute que, chez l'homme aussi, ce dernier ver est introduit dans l'organisme sous forme d'embryon et par l'intermédiaire de l'eau potable.

Botriocephalus cordatus (Leuckart). Ce ver ressemble par la structure des articles au botriocephalus latus, mais il est beaucoup plus petit. Tête courte et large, cordiforme, munie de ventouses superficielles. Corps large, dont les segments croissent si rapidement que la partie antérieure prend une forme lancéolée. Les anneaux adultes sont longs de 3 à 4 millimètres ; les derniers sont plus grands, presque carrés. — Se trouve dans le nord du Groenland.

2me ordre. — *Trématodes.*

Vers parasitaires plats, solitaires, avec corps non articulé, souvent foliforme, munis d'une bouche et d'un canal intestinal bifurqué, sans anus, avec ventouses abdominales.

La substance fondamentale, la peau et son système musculaire, sont analogues aux parties fondamentales du tænia. On trouve assez souvent, dans la peau, des glandes unicellulaires. L'ouverture buccale est à l'extrémité antérieure du corps, souvent dans le fond d'une petite ventouse ; elle conduit dans un pharynx musculeux et dans un œsophage aboutissant à un canal intestinal terminé en cul-de-sac. L'appareil excréteur se compose d'un réseau de vaisseaux déliés et de deux grosses branches latérales s'ouvrant à l'extrémité postérieure et renfermant un liquide à concrétions granuleuses. Les organes de préhension varient d'après le genre de vie, etc. — Les organes sexuels mâles et femelles sont souvent réunis chez le même individu et leur orifice siége ordinairement dans le voisinage de la ligne médiane de la partie antérieure de la face abdominale. Les œufs s'accumulent en grand nombre dans la matrice et y parcourent les stades de la formation embryonnaire. — Tous les trématodes sont ovipares, et chez les distomes, les jeunes passent par une génération alternante compliquée de métamorphose. Les œufs, parvenus le plus souvent dans l'eau, donnent naissance à des embryons petits et contractiles, nus ou pourvus de cils, et qui cherchent, par cheminement spontané, un nouvel habitat dans un animal, souvent dans l'escargot : ils pénètrent dans l'intérieur de celui-ci, perdent leurs cils, continuent leur développement et se transforment en *utricules germinatives*, qui produisent la génération des *cercaires* : ceux-ci sont munis d'une queue *directrice* et abandonnent volontairement leur utricule mère et le corps de l'animal qui les porte, pour ramper ou nager librement dans l'eau. Ils parviennent alors dans l'intérieur d'un autre animal aquatique (escargot, ver, crabe, poisson), pénètrent dans ses tissus et s'enkystent après avoir perdu leur queue. Les cercaires se transforment donc en distomes enkystés, jeunes et asexués, lesquels sont introduits dans l'estomac avec la chair de l'animal qui les porte ; là, ils se dépouillent de leur kyste et parviennent dans les organes d'un autre animal pour y achever leur développement. Il y a donc habituellement à distinguer trois animaux *porteurs* différents, dont les organes logent le distome à ses divers stades de développement.

Distomum Rudolphi. Muni de deux ventouses à la partie antérieure du corps ; orifices sexuels voisins de la ventouse abdominale; òrganes sexuels intérieurs siégeant à la partie postérieure du corps.

A. Corps large et foliacé dont la partie antérieure avance en forme de bec. Utérus pelotonné derrière la ventouse ventrale ; canal intestinal et testicule ramifiés ; ce lui-ci très-développé.

Distomum hepaticum. Partie antérieure du corps assez épaisse, longue de 4 à 5 millimètres ; partie postérieure aplatie, volumineuse, de forme ovale allongée, s'élargissant rapidement (jusqu'à 12 millimètres) pour se rétrécir ensuite insensiblement, et atteignant souvent une longueur de 25 à 28 millimètres. La cuticule porte un grand nombre d'aiguillons squamiformes. Ventouses petites et faibles, dans l'intervalle desquelles se trouve l'orifice sexuel qui souvent laisse apparaître un pénis épais et contourné. L'utérus pelotonné apparaissant derrière la ventouse ventrale sous forme de tache brun sombre, au travers des parois jaune sale du corps; les branches du canal intestinal sont souvent colorées en noir. Les rebords de la partie postérieure du corps renferment des oviductes granuleux.

Le *Distomum hepaticum adulte* vit chez un grand nombre de mammifères herbivores, surtout chez le mouton et les autres ruminants ; on le trouve aussi chez le cheval, l'âne, le porc, le lapin, l'écureuil, etc., très-rarement chez l'homme. Il siége ordinairement dans les conduits biliaires, surtout dans les plus gros ; il se trouve aussi, mais plus rarement, dans l'intestin, la veine cave et d'autres parties du système veineux. Chez l'homme, on l'observe le plus souvent isolé ou en petit nombre et il n'occasionne que très-rarement la stase biliaire, etc. ; chez les mammifères domestiques, au contraire, on le rencontre parfois en quantité telle qu'il détermine la dilatation des conduits biliaires, l'atrophie du foie, l'amaigrissement, l'hydropisie et la mort (Leberfäule); on a quelquefois aussi trouvé ce distome dans des abcès, en différentes parties du corps.

B. Corps plus symétriquement formé, avec des divisions intestinales non ramifiées. Les circonvolutions de l'utérus s'étendent plus ou moins vers l'extrémité postérieure du corps, qu'elles atteignent parfois. Partie postérieure du corps assez large et aplatie.

Distomum crassum (Busk). Trouvé une fois dans le canal intestinal.

Distomum lanceolatum (Mehlis). Corps long et mince, atteignant 8 à 9 millimètres. Les deux extrémités, surtout l'antérieure, sont acuminées ; la moitié postérieure est plus large (jusqu'à 2 et 2,4 millimètres). Le segment compris entre les deux ventouses se continue insensiblement avec le reste du corps. La ventouse buccale, comme la ventouse ventrale, est située sur la ligne médiane. Le bord de la tête, qui ressort en forme de bouclier, est percé de nombreux orifices. La peau est lisse. Les deux testicules sont lobés et placés immédiatement derrière la ventouse ventrale, au-devant de l'ovaire et de l'utérus, dont les circonvolutions transparaissent nettement. Les circonvolutions antérieures, qui contiennent les œufs mûrs, sont noires, tandis que les autres sont rougeâtres. Pénis long, filiforme. L'embryon, qui se développe presque complétement dans le corps de la myre, est périforme ou sphérique, pourvu de cils sur le devant et d'un aiguillon sur la tête.

Cet helminthe vit comme le *D. hepaticum*, et souvent avec celui-ci, dans les canaux biliaires et surtout dans les plus petits, parfois aussi dans la vésicule du fiel et dans l'intestin, chez le mouton et le bœuf, rarement chez le cerf, le lapin, le lièvre, le cochon et très-rarement chez l'homme.

Distomum ophthalmobium (Diesing). Trouvé une fois dans le cristallin.

Distomum heterophyes (von Siebold). Trouvé deux fois en très grand nombre en Égypte par Bilharz, dans l'intestin grêle.

C. Sexes séparés, corps long et svelte, presque cylindrique chez la femelle, aplati et roulé en forme de tube dans sa partie postérieure, chez le mâle.

Distomum hematobium (Bilharz). Ventouses buccale et ventrale de grandeur à peu près égale, voisines l'une de l'autre et situées à la partie antérieure du corps. Orifice sexuel placé derrière la ventouse ventrale. Coloration laiteuse.

Le mâle plus court (12 à 14 millimètres) et plus épais que la femelle est muni aussi de ventouses plus grandes. La partie antérieure du corps qui porte les ventouses est manifestement aplatie, tandis que la partie postérieure, qui s'épaissit presque tout à coup, paraît d'abord cylindrique, quoiqu'elle soit réellement aplatie. Cette forme cylindrique apparente est due à l'incurvation en forme de gouttière de la face abdominale. La partie postérieure du corps enroulée constitue un canal imparfaitement clos qui sert à recevoir la femelle. Les organes sexuels mâles se composent de vésicules spermatiques pressées les unes contre les autres et donnant naissance à un seul canal déférent. La surface du corps est recouverte de petits aiguillons.

Le corps de la femelle est long (14 à 19 millimètres), svelte et presque cylindrique. Les divisions de l'intestin sont peu profondes et aboutissent à un cæcum auprès duquel sont fixés les ovaires. L'oviducte, de forme ovale allongée, constitue à l'extrémité postérieure du corps un canal qui se réunit au conduit du vitellus, puis se dirige vers l'ouverture sexuelle. L'embryon est cylindrique et présente à son extrémité antérieure une saillie en forme de trompe. Sa surface est recouverte de cils vibratiles serrés. — On ne connaît pas de métamorphoses ultérieures.

Le *D. hematobium* est très-commun en Égypte : on le trouve dans le tronc et les branches de la veine porte, dans les veines liénales et mésentériques, dans les plexus intestinaux et vésicaux. Il se nourrit de sang, duquel on retrouve toujours des globules en foule dans son intestin. Il détermine dans les vaisseaux diverses lésions organiques ; dans la muqueuse de la vessie, des voies urinaires et de l'intestin, des hypérémies, des hémorrhagies, des taches pigmentaires, des tubercules, des pustules, des ulcères semblables à ceux de la dysenterie ou des excroissances condylomateuses; parfois aussi, il produit l'obstruction des uretères avec concrétions, pyélite et hydronéphrose consécutives. — D'après Griesinger (*Arch. der Heilk.* 1866, p. 46), l'hématurie exotique est occasionnée par le *D. hematobium*, du moins au Cap.

Monostomum (Zeder). Se distingue surtout du distome par l'absence de ventouses ventrales; la ventouse buccale elle-même n'offre que peu d'importance, tandis que le pharynx est habituellement très-développé. Les orifices sexuels sont situés à une petite distance de l'extrémité antérieure du corps

Monostomum lentis (von Nordmann). Trouvé une fois dans le cristallin.

2ᵐᵉ classe. — *Nematelmia.* — *Vers ronds.*

Vers dont le corps est arrondi, tubuleux ou filiforme, sans annelures ni articulations, muni parfois de papilles ou de crochets à son extrémité antérieure ; sexes séparés.

1ᵉʳ ordre. — *Acanthocéphales.*

Vers ronds en forme de tube, munis d'une trompe propulsive et armés de crochets ; dépourvus de bouche et d'intestin.

Le principal genre — *Echinorhynchus* — vit surtout dans l'intestin de différents vertébrés. Lambl en a trouvé un individu non adulte dans l'intestin grêle d'un enfant leucémique.

2ᵉ ordre: — *Nématodes. Vers filamenteux.*

Vers ronds dont le corps, allongé, cylindrique ou filamenteux, est muni d'une bouche et d'un canal intestinal.

L'armure, quand elle existe, se compose de papilles entourant la bouche, ou bien de pointes et de crochets dans l'intérieur de la cavité buccale; celle-ci se trouve à la partie antérieure du corps et aboutit à un œsophage étroit qui ordinairement se dilate pour former un pharynx musculeux; ensuite vient un canal intestinal plus large, à parois cellulaires et s'ouvrant à la face ventrale du corps, non loin de l'extrémité postérieure. La peau, rugueuse et souvent ridée transversalement, est formée de plusieurs feuillets cuticulaires et recouvre une couche musculaire puissante. Presque toujours, il existe deux stries latérales longitudinales, dépourvues de muscles et nommées *lignes latérales* : ce sont des organes excréteurs analogues au système des vaisseaux aqueux et qui s'ouvrent, par un orifice transversal commun, à la hauteur du pharynx, sur la face abdominale. Il existe probablement un système nerveux. — Les sexes sont séparés. Les mâles se distinguent des femelles par leur volume moindre et l'enroulement de leur extrémité postérieure. Les organes sexuels mâles et femelles sont formés par des tubes allongés, simples ou doubles qui offrent, à leur partie supérieure, les testicules et les ovaires, et, dans leur partie inférieure, les conduits et les réceptacles. Les tubes ovariques souvent pairs, surmontent un vagin commun, court, qui s'ouvre dans le milieu du corps ou bien dans le voisinage de l'une des extrémités. L'orifice sexuel mâle siége à la partie postérieure du corps et possède souvent un organe de copulation soutenu par des ligaments de chitine saillants (*spicules*). Les Nématodes sont tantôt ovipares, tantôt vivipares. Le développement libre des embryons se produit ordinairement à l'aide d'une simple métamorphose; cependant celle-ci se complique souvent du fait qu'elle ne se produit pas toujours à l'endroit qu'habite la mère. Un grand nombre d'individus jeunes ont un tout autre habitat que les parents, et l'on voit souvent les embryons et les nématodes adultes vivre dans des organes ou des animaux différents. Les migrations des divers individus libres et parasitaires, existant dans des organes et des animaux différents, s'effectuent activement, ou bien passivement par l'intermédiaire des aliments. — Certains nématodes vivent en parasites dans les plantes.

1ᵉʳ sous-ordre. — *Strongyloïdés.* — *Nématodes munis d'un orifice anal.*

1re famille. *Ascaridés*. Bouche munie de trois lèvres ou papilles, et parfois d'appendices cornés et de dents dans la gorge ; orifice du pénis dans le voisinage de l'extrémité postérieure acuminée du corps. La plupart des ascaridés sont ovipares ; les œufs sont entourés d'une coque dure et ne produisent un embryon qu'après un long séjour dans un milieu humide.

Ascaris lumbricoïdes. Lombric. Corps cylindrique, blanchâtre ou rougeâtre, acuminé aux deux extrémités ; la longueur du mâle peut atteindre 25 centimètres et l'épaisseur 3 millimètres ; la femelle peut arriver à 40 centimètres de long, et à 5,5^{mm} d'épaisseur. Peau striée transversalement et marquée de quatre raies longitudinales blanchâtres. Tête constituée par trois segments semi-lunaires, en forme de lèvres, séparé du corps par un sillon. Extrémité caudale du mâle conique, en forme de crochet ; celle de la femelle mousse. Organes sexuels mâles situés au-devant de l'extrémité caudale ; ceux de la femelle au-devant du milieu du corps. Le canal intestinal parcourt le corps tout entier et s'ouvre près de l'extrémité caudale. Le reste de la cavité du corps est occupé chez la femelle par les organes sexuels, blancs et filamenteux (contenant environ 60 millions d'œufs), qui s'é-chappent quand il se produit des solutions de continuité du corps, et chez le mâle par les testicules et les canaux deférents. — Cet helminthe est très-commun, surtout chez les enfants, dans l'intestin grêle, d'où il chemine parfois dans le reste du tube digestif depuis la bouche jusqu'à l'anus, et plus rarement dans les canaux biliaires, dans le conduit de Wirsung et dans les voies aériennes supérieures. Dans l'intestin grêle, comme dans les autres points de l'organisme, on trouve le lombric isolé ou en petit nombre ; cependant on le rencontre parfois dans l'intestin grêle en nombre considérable (100 à 200 et plus.)

Les vers occasionnent des catarrhes des voies digestives, parfois des symptômes nerveux : quand ils sont en grand nombre ou dans l'intérieur de canaux étroits, ils peuvent en produire l'obstruction : ictère, asphyxie. On voit, dans des cas rares, survenir la perforation des membranes intestinales ou des abcès vermineux de la paroi abdominale, surtout à la région ombilicale ou inguinale, donnant issue à du pus, à un ou plusieurs lombrics et habituellement à du chyme ou des matières fécales.

Ascaris mystax (Zeder), *Asc. alata* (Bellingham). Plus petit et plus mince que le précédent; assez régulièrement cylindrique ; femelle longue de 12 centimètres environ ; mâle long de 5 centimètres ; identique au lombric commun des chats. — Observé seulement dans quelques cas ; suites peu connues.

Oxyuris vermicularis (L.). Corps filamenteux, blanc ; femelle beaucoup plus multipliée que le mâle. Longueur du mâle : 3 à 4 millimètres ; de la femelle : 8 à 12 millimètres. Tête discoïde, munie de deux replis cutanés. Peau striée, recouverte d'éminences en forme de dents. Extrémité caudale du mâle mousse, enroulée et munie d'une ventouse à sa pointe ; extrémité caudale de la femelle, pointue et droite. Canal intestinal droit courant dans le milieu du corps. Orifice sexuel mâle voisin de l'extrémité caudale ; orifice femelle dans la moitié antérieure du corps. — Commun chez les enfants, assez fréquent chez les adultes. Vit surtout dans le rectum et le côlon, rarement dans l'iléon, parfois au pourtour de l'anus et dans le vagin.

Ces helminthes occasionnent des catarrhes intestinaux, du prurit à l'anus, surtout le soir, lorsqu'ils abandonnent en partie le rectum et même pénètrent jusque dans le vagin. Leur présence et le besoin irrésistible de se gratter qui en résulte, provoquent des irritations nerveuses, des excoriations, de l'eczéma, du catarrhe vaginal, etc.

2ᵐᵉ famille. *Strongyloïdés.* — Bouche ordinairement munie d'une capsule de chitine ou armée de crochets ; pénis entouré d'une vésicule en forme de bouclier ou de cloche.

Strongylus (*Eustrongylus*) *gigas.* Ver très-long, rouge, cylindrique, ovipare. Mâle atteignant à peine 50 centimètres de longueur et 8 ou 12 millimètres d'épaisseur ; femelle de 10 centimètres à 1 mètre et plus de longueur, et 8 à 12 millimètres d'épaisseur. Facile à distinguer des autres nématodes de l'homme, à cause de sa longueur et surtout de sa coloration rouge ; mais également facile à confondre avec des filaments fibrineux du sang. Les individus petits peuvent aussi être confondus avec le lombric. — Il est très-rare : on le rencontre chez l'homme, dans le bassinet du rein qu'il obstrue, ainsi que dans le voisinage de ce dernier organe. Dans le premier cas, le ver peut être éliminé avec les urines ; dans le second, par abcédation. On le trouve encore dans les reins, la cavité abdominale et le cœur des chiens et des carnassiers.

Strongylus longevaginatus (Diesing). Corps filamenteux et droit, d'un blanc sale, strié longitudinalement. Mâle long de 12 à 14 millimètres, et épais de 1/2 millimètre 5 ; femelle atteignant 25 millimètres de long et 1 millimètre de large. — Trouvé une fois dans le parenchyme pulmonaire d'un garçon.

Anchylostomum duodenale. — Dochmius s. Strongylus duodenalis. Corps cylindrique, long de 6 à 10 millimètres et épais d'un demi-millimètre chez le mâle ; de 10 à 14 millimètres et de 1 millimètre chez la femelle. — Se rencontre dans le duodénum et au commencement du jejunum. Trouvé en Italie, mais surtout en Égypte, et dans les contrées tropicales. — Il s'accroche à la muqueuse, pénètre dans le tissu cellulaire sous-muqueux et s'y nourrit de sang. Après sa chute, il laisse une ecchymose de la grandeur d'une lentille, offrant à son centre une tache blanche de la grosseur d'une tête d'épingle avec un petit trou central. Le sang s'écoule par cette blessure dans le canal intestinal. Si le ver siége dans le tissu cellulaire sous-muqueux, on remarque à la face interne de l'intestin une élevure grosse comme une lentille, aplatie, brunâtre. On l'observe rarement isolé, le plus souvent par milliers. — Il occasionne l'anémie et la chlorose égyptienne.

D'après Griesinger (*Arch. d. Heilk.* 1866, p. 381), la chlorose des tropiques (Géophagie) est occasionnée très-probablement aussi par l'Anchylostome.

5me famille. *Trichotrachélidés.* Partie antérieure du corps mince, allongée en forme de cou ; pénis ordinairement muni d'un fourreau tubuleux.

Trichocephalus dispar. Corps court, épais, d'une longueur de 2 centimètres environ, se terminant par un cou et une tête longs de 20 à 25 millimètres, filiformes, en spirale chez le mâle, droits chez la femelle. Extrémité caudale, mousse chez le mâle, pointue chez la femelle. Le mâle offre une teinte plus claire que la femelle, dont la coloration est due aux œufs qui transparaissent. — Commun dans le cæcum et le côlon ascendant, plus rare dans l'iléon, on le trouve ordinairement en petit nombre, parfois cependant en grande quantité. — Suites inconnues.

Trichina spiralis (Owen). Elle s'observe dans le corps humain, à l'état de développement complet ou incomplet.

La trichine adulte a l'extrémité céphalique amincie, l'extrémité caudale mousse et arrondie. Le canal intestinal traverse le corps dans toute sa longueur et va se perdre dans la gorge, dans un large estomac et dans le rectum. La trichine est vivipare ; le mâle est long de 1 millimètre 1/2, et la femelle de 2 à 5 millimètres. Les organes sexuels femelles sont simples, et situés en grande partie dans le tiers moyen du corps ; le testicule siége dans le tiers postérieur. — On la trouve dans l'intestin grêle, en plus petit nombre dans le côlon, chez l'homme, le cochon, le chien, le chat, le lapin, le cochon d'Inde, le rat et chez certains oiseaux.

A l'état de développement incomplet, le corps est filiforme, long d'un millimètre environ, et ne possède d'autre organe interne que le canal intestinal, sauf parfois des rudiments d'organe. Les trichines se rencontrent dans les faisceaux des muscles striés volontaires de l'homme et des animaux énumérés plus haut ; elles sont deux ou trois fois enroulées en spirales et renfermées dans des vésicules elliptiques ou ovales très-petites, à parois épaisses et s'infiltrant plus tard de particules calcaires ; elles y sont isolées ou parfois au nombre de deux ou trois. Elles restent, en cet état, très-longtemps propres au développement ultérieur.

D'après une observation de Klopsch (1842 : *Trichinose.* — 1866 : 2. *Amputation eines recidiven Mammakrebses*), les trichines des muscles peuvent atteindre l'âge de vingt-quatre ans (*Virchow's Archiv.*, XXXVI, p. 609).

Si un homme mange de la viande crue renfermant des trichines, la plupart de celles-ci atteignent leur plein développement sexuel deux jours après la dissolution de la capsule qui les entoure ; elles s'accouplent immédiatement et six jours après la copulation, les femelles mettent au monde un grand nombre (1000 environ) d'embryons vivants, filiformes et dépourvus d'enveloppe. Les jeunes, nouvellement formés, se mettent aussitôt en mouvement (dès le dixième jour après l'ingestion de la viande trichinée), perforent les parois de l'intestin et parviennent, soit à travers la cavité abdominale par la voie du tissu conjonctif intermusculaire, soit avec le sang, dans les muscles volontaires de l'individu, d'abord du tronc et de la tête, ensuite des extrémités. Ils pénètrent dans l'intérieur des faisceaux musculaires primitifs et atteignent, au quatorzième jour, le volume et l'organisation des trichines incomplétement développées que nous avons décrites. Le faisceau musculaire infecté perd très-rapidement sa structure ; les fibrilles deviennent plus homogènes ou se transforment en une substance finement granulée ; le sarcolemme s'épaissit et se ratatine à partir des extrémités, pendant que le parasite se roule en spirale et que la partie qu'il occupe se renfle en forme de fuseau. C'est alors que commence, au-dessous du sarcolemme épaissi, par induration périphérique et calification de la substance granuleuse, la formation des kystes arrondis ou ovales décrits plus haut. En même temps, on voit se produire, dans le voisinage des faisceaux musculaires affectés, une prolifération de petites cellules, provenant des noyaux des capillaires et des tissus environnants, ainsi que des fibres musculaires ; les premiers donnent naissance à des capillaires nouveaux formant un réseau qui entoure le kyste de la trichine ; les derniers produisent de nouvelles fibres musculaires, de sorte que, dans la plupart des cas, le tissu des muscles se régénère totalement.

La trichinose de l'homme affecte des formes diverses qui sont surtout en rapport avec le nombre de trichines propres au développement qui ont été ingérées. Dans les cas graves, on observe, dans la première semaine qui suit l'infection, des troubles digestifs plus ou moins prononcés : dès la deuxième semaine, on voit se développer des symptômes assez caractéristiques dans les muscles du tronc et des extrémités (sentiment de roideur musculaire, dureté des muscles, douleur à la pression et sous l'influence des mouvements), enrouement, dyspnée, de la fièvre, de l'œdème, et en même temps le catarrhe intestinal continue. La maladie se termine par guérison, parfois après une durée longue, ou par la mort. — Dans les cas légers, il n'y a pas de symptômes, ou bien ceux-ci ne sont pas caractéristiques.

Virchow, *Arch.*, XVIII, p. 330; Zenker, *Virch. Arch.*, XVIII, p. 561. *Jahresb. d. Ges. f. Natur. V. Heilk. zu Dresden*, 1861 et 62. p. 49 et 53 ; Böhler, *die Trichinenkr.* 1865 ; Leuckart, *Unters. üb. Trich. spir.*, 1860 ; Fiedler, *Arch. d. Heilk.* V., p. 1 ; Colberg, *Deutsche Klinik.*, 1864. N. 19.

4ᵉ famille. *Filaridés*. Corps très-long, filiforme, avec ou sans papilles.

Filaria medinensis. — *Filaire de Médine, ver de Guinée.* Femelle longue de 5 centimètres à 1 mètre, pouvant atteindre 2 centimètres d'épaisseur, blanche, s'amincissant en arrière ; mâle beaucoup plus petit et moins connu. — Se rencontre dans le tissu cellulaire sous-cutané, spécialement aux pieds, rarement en d'autres régions (au scrotum) et sous la conjonctive ; n'existe que dans les contrées tropicales. On le trouve tantôt pelotonné, tantôt étendu ; il est ordinairement isolé, mais parfois aussi en nombre considérable. Quand les œufs de la femelle sont mûrs, il se produit à la peau une espèce de tumeur qui s'ouvre en donnant naissance à différents symptômes locaux et généraux.

Dracunculus oculi. Trouvé sous la sclérotique chez les Éthiopiens.

Filaria lentis. Rencontré dans le cristallin et dans l'humeur de Morgagni.

Filaria hominis s. bronchialis. Observé dans les ganglions bronchiques.

Classe des Annélides. — Vers cylindriques ou aplatis, ordinairement munis d'un corps segmenté ; d'un cerveau, d'un anneau pharyngien, d'une chaîne de ganglions nerveux abdominaux ou d'un cordon abdominal et de vaisseaux sanguins.

Ordre des sangsues. Hirudines. Corps divisé en anneaux courts, muni d'une ventouse terminale centrale, dépourvu de pieds, hermaphrodite et même souvent parasite.

Sous-ordre des Gnathobdellea. Gosier armé de trois plaques maxillaires, souvent dentées, ridées longitudinalement; quatre ou cinq anneaux sont ordinairement compris dans un segment. Au-devant de l'ouverture buccale, il existe un appendice saillant, annelé et scutiforme, lequel constitue une espèce de ventouse buccale : sang habituellement rouge.

Sangsue. Munie de quatre-vingt quinze annelures manifestes ; les premières portent dix taches en forme d'yeux. L'orifice sexuel mâle siége entre le vingt-quatrième et le vingt-cinquième anneau ; l'orifice femelle entre le vingt-neuvième et le trentième. Plaques maxillaires finement dentées. Estomac pourvu de onze poches de chaque côté.

Sangsue médicinale et variété *officinale.* Elle possède de 80 à 90 dents au rebord maxillaire libre ; on les élève artificiellement dans des étangs, et il leur faut trois ans pour arriver à leur maturité sexuelle.

3. — *Arthropodes.*

Animaux symétriques dont le corps est à segmentation hétéronome et pourvu d'appendices articulés (membres), avec cerveau et chaîne de ganglions nerveux abdominaux. Reproduction ordinairement sexuelle.

Ordre des linguatulidés. — *Pentastomidés.* — Corps vermiforme, allongé, plat ou un peu arrondi, annelé. Bouche placée à l'extrémité antérieure, ronde, béante, entourée d'un rebord corné. Quatre pieds en forme de griffes, protractiles, renfermés dans un fourreau. Enveloppe dure, percée de pores. Orifice sexuel femelle à l'extrémité caudale ; orifice mâle sur la face ventrale. Pénis double, filiforme, très-long. Mâle plus petit que la femelle. – Métamorphose complète.

Pentastomum tænioïdes. Femelle longue de 80 millimètres ; mâle long de 20 millimètres. Il habite les narines et les sinus frontaux du chien, du loup, très-rarement du cheval et de la chèvre. Les embryons entourés de la coque de l'œuf, sont évacués avec le mucus, tombent sur des plantes et de là sont portés dans l'estomac du lapin, du lièvre, de la chèvre, de l'homme, etc. Chez l'homme ainsi que chez ces derniers animaux, on ne trouve que la larve, le *Pentastomum denticulatum.*

Le *Pentastomum denticulatum* est long de 4 à 6 millimètres et large de 1 à 5 ; toujours enkysté, de forme semi-lunaire et souvent crétifié. On le rencontre à la surface ou plus rarement dans l'intérieur du foie, surtout dans le lobe gauche, à la surface de l'intestin grêle, de l'estomac, des reins, de la rate et des poumons ; il est commun. — Symptômes nuls.

J'ai trouvé deux fois, dans un enfoncement bien marqué de la surface hépatique, un P. dentic. vivant, bien formé, ayant le volume de la moitié d'un pois, ressemblant à un kyste, mais non encore lisse, ni pourvu de sac; dans l'un des cas le ver n'était pas encore tout à fait adulte. A quelque distance se trouvaient trois individus crétifiés.

J'ai trouvé aussi deux pentastomes bien formés à la surface des poumons d'un chat rogneux : l'un était complétement crétifié, l'autre en voie de crétification.

Ordre des acarinés.

Corps ramassé, avec abdomen non articulé, confondu avec la partie antérieure du corps. Appareil buccal de morsure, de succion ou de piqûre. Respiration s'effectuant ordinairement par des trachées.

Famille des dermatophiles. Acarus petits, allongés, munis d'un abdomen vermiforme, allongé, et annelé transversalement, de suçoir en forme de trompe, de mâchoires stiliformes, et de quatre paires de pieds tronqués, courts et doublement articulés.

Acarus folliculorum (Macrogaster platypus, Dermodex folliculorum). Acarus des comédons de Simon. Animalcule long de 2 millimètres environ. Organes sexuels et mode de développement inconnus. — Très-commun. On le trouve chez la majorité des hommes, dans le cérumen et dans les glandes sébacées du conduit auditif externe et du nez ; plus rarement, au menton et à la poitrine, jamais aux extrémités ; il existe ordinairement plusieurs animalcules, parfois dix ou vingt, dans le même follicule. — Il produit quelquefois des comédons et des pustules d'acné ; d'autres fois il n'a aucune suite.

On rencontre des acarus analogues à celui-ci, chez les chiens, les chats, les moutons, les chauves-souris, etc.

Famille des acaridés. Corps microscopique, ramassé, mou, avec des ligaments de chitine pour soutenir les membres. Pieds ordinairement courts, tronqués, munis de crochets pédiculés.

Acarus s. sarcoptes scabiei. — Acarus de la gale. La femelle est longue de 5 millimètres environ et large de 4 millimètres, d'un gris blanchâtre mat ; le mâle est plus délicat et presque de moitié plus petit. Corps arrondi, bombé, marqué de saillies et d'enfoncements légers et de fines stries transversales parallèles. On trouve sur la face dorsale une foule de protubérances coniques et d'aiguillons ; sur le dos, les côtés et les pattes, de longues soies isolées. Tête arrondie, garnie de soies et munie de mandibules. A l'état adulte, huit pattes, dont deux paires partent de la tête et sont pourvues de griffes ; deux paires postérieures, se terminant en soies longues et fortes. Les œufs sont ovales, larges de 2 millimètres environ ; on découvre parfois dans leur intérieur le jeune acarus qui après son éclosion possède deux pattes postérieures.

La femelle se fixe surtout sur la face latérale des doigts et sur le poignet ; elle pénètre à travers la couche cornée de l'épiderme et se creuse de petits sillons, ordinairement un peu flexueux, et colorés en brun par les excréments et les ordures. A l'extrémité du sillon, elle se fixe dans le derme, émet un liquide irritant, provoque ainsi des démangeaisons et la maladie connue sous le nom de *gale*. Dans des cas plus rares et surtout quand la maladie dure longtemps, il se forme de nombreuses squames et des croûtes (gale pustuleuse).

D'après Delafond et Bourguignon, le sarcopte de l'homme se rencontre aussi chez le chien, le cheval et le lion.

(Fürstenberg, *die Krätzmilben der Menschen und Thiere*, 1861.)

Parmi les acarus transportés accidentellement sur l'homme (sarcoptes ou dermatodectes) il faut citer les sarcoptes des genres felis, canis, equus, bos, ovis.

Famille des ixodés. Acarus grand, suçant ordinairement le sang, muni d'une enveloppe protectrice du dos et d'antennes grandes, protractiles et dentelées. Il se tient dans l'herbe, sur les arbres des jardins et des forêts ; il ne passe qu'accidentellement sur l'homme. La femelle enfonce sa trompe dans la peau, se gorge de sang en se gonflant fortement, et, si on l'arrache sans précaution, il en résulte, outre la douleur, de la suppuration dans la partie. — Nous citerons l'*Ixodés ricinus* ou *tique* ; l'*Ixodes marginatus*, et l'*Ixodes americanus s. humanus*.

Le *Dermanyssus avium* ou *Argas reflexus*. Ne passe de même qu'accidentellement sur l'homme pendant la nuit et par défaut d'autre nourriture : il vit dans les pigeonniers, les poulaillers et les volières, sur les animaux qui s'y trouvent. Il détermine de l'ardeur à la peau et laisse une morsure rouge, un peu gonflée, parfois même de l'œdème.

Boschulte, *Virch. Arch.*, XVIII, p. 554, et Gerstäcker, *Ibid.*, XIX, p. 457.

C'est ici que paraît devoir être rangé aussi l'*Argas persicus*.

Famille des trombididés. Corps d'une coloration vive, recouvert de poils ; animaux courant sur la terre et les plantes. Les jeunes pourvus de six pieds, vivent en parasites sur les insectes, etc., parfois même sur l'homme. Le *leptus autummalis* (*acarus du groseillé épineux ou des moissons*), s'introduit parfois en grand nombre dans la peau des faucheurs en produisant des démangeaisons, de l'inflammation et du gonflement, parfois même de la fièvre : on le reconnaît facilement à sa coloration rouge (d'où le nom de *rouget*).

Classe des hexapodes. — *Insectes.* Arthropodes respirants, dont le corps est nettement divisé en tête, corselet et abdomen, et muni de deux antennes à la tête et de trois paires de jambes aux trois anneaux du corselet.

Ordre des Rhynchota.

Sous-ordre des aptères : petits insectes, dépourvus d'ailes, munis d'un bec court, charnu et rétractile, d'aiguillons ou de mandibules rudimentaires ; la partie postérieure du corps est souvent divisée en neuf articulations.

Pediculus capitis, pou de tête.

Pediculus pubis, morpion.

Pediculus vestimenti, pou de corps.

Dans quelques cas très-rares, on observe la *phthiriase,* affection dans laquelle des poux de corps s'accumulent dans des ulcères cutanés et même dans des pustules et des tumeurs, dites *tumeurs pédiculaires* (Landois. *Wien. med. Wochenschr.* 1865. N. 17 à 19).

Sous-ordre des hémiptères.

Cimex lectularius. — *Acanthia rotula,* punaise de lit.

Ordre des Diptères : insectes munis d'aiguillons et de suçoirs ; corselets non articulés, ailes antérieures membraneuses, ailes postérieures dégénérant en balancier. Métamorphose complète.

Pulex irritans, puce.

Pulex s. Dermatophilus penetrans, chique.

La chique vit dans l'Amérique du Sud. Elle perce obliquement l'épiderme des régions glabres et produit un grand nombre d'œufs sur le derme : elle apparaît comme un point brun un peu allongé et qui se transforme en une vésicule d'un gris perle et de la grosseur d'un pois. Les œufs arrivés à l'époque de maturité sont expulsés et continuent de se développer dans le sable ; après quoi l'insecte meurt et est éliminé avec l'épiderme. Les parties insensibles de la peau des lépreux sont souvent percées de nombreux trous produits par la chique.

Il faut encore mentionner les diptères suivants qui sont des parasites temporaires.

OEstrus hominis. Dépose ses œufs dans la peau de l'homme et détermine ainsi la formation de tumeurs.

Musca vomitoria. Grande mouche à viande.

Musca sarcophaga. Mouche à viande ordinaire.

Musca domestica. Mouche commune.

Tous ces insectes déposent leurs œufs renfermant les larves presque formées, ou bien les larves mêmes dans les cavités muqueuses superficielles (conjonctive, narines, vagin), sur des endroits excoriés, des blessures et des ulcères. — Dans quelques

cas très-rares, ces larves parviennent dans l'estomac, où elles restent en vie pendant
quelques jours et occasionnent un catarrhe gastrique intense. (Meschede. *Virch.
Arch.*, 1866, et Gerhardt. *Jen. Ztschr.*, 1867, p. 454).

D'après Coquerel (*Arch. gén.*, 1859., juin), il existe à Cayenne une mouche (*Lucilia
hominis vorax*), dont la larve détermine chez l'homme des maladies graves et même
la mort ; renfermée dans les sinus nasaux et frontaux, elle produit de la douleur,
des hémorragies, la méningite, etc.

9. — *Contages et miasmes.*

(Épidémies et endémies.)

Consultez pour la bibliographie, les traités de pathologie générale, les ouvrages
sur les exanthèmes aigus et celui de Griesinger sur les maladies d'infection (*Virch.
Handb. d. spec. Path. und Ther.* II, 2. *Abth.* 2. *Afl.* 1864).

Les causes des maladies *contagieuses et miasmatiques* sont encore
très-obscures. Nous pouvons avec raison les considérer comme *spécifiques* et agissant sur le corps à la manière d'un poison, d'un *virus*.
Quoique nous ne connaissions que les effets de ce poison, nous pouvons cependant supposer une substance particulière pour chacune de
ces maladies ; chacune d'elles, en effet, se propage soit à certaines
époques, soit en prenant son origine chez un individu déjà atteint,
soit dans un endroit déterminé, et les maladies ainsi développées se
comportent, pour une même catégorie, d'une manière très-analogue ;
elles ont en outre une symptomatologie commune.

L'action d'un virus sur le corps s'appelle *infection*, et nous donnons
aux maladies qui en dérivent le nom de *maladies infectieuses*. Ces
maladies forment un groupe particulier dont il faut exclure les affections qui, développées en dehors des influences extérieures, proviennent de transformations de nature à peu près inconnue se produisant dans l'organisme lui-même, quoique l'action des produits de ces
transformations soit analogue à celle des substances infectieuses proprement dites. En conséquence, la tuberculose, le cancer, la pyémie,
la septicémie, etc., ne provenant pas de causes extérieures, ne peuvent
être comprises parmi les maladies d'infection.

Le lieu de provenance du virus des maladies d'infection est variable. — Si le poison se développe dans un organisme déjà malade
dont il est ensuite éliminé, et s'il ne peut en conséquence se transmettre que d'individu à individu, la maladie est dite *contagieuse*, le
poison prend le nom de *contage* et la transmission de celui-ci
s'appelle *contagion*. Si, au contraire, l'agent inconnu qui produit la
maladie prend naissance dans le sol et est transporté par l'air ou par

l'eau, de telle sorte que l'on puisse être infecté sans avoir aucun rapport avec un malade ou que le malade ne puisse communiquer son affection, on donne au poison le nom de *miasme*.

Ces deux expressions distinguent nettement l'un de l'autre, le mode de propagation de certaines maladies : la fièvre intermittente, en effet, n'est pas contagieuse, car on peut impunément s'approcher d'un fébricitant ; mais le séjour en certains endroits est très-dangereux et, par conséquent, la cause de la maladie doit résider dans le sol ou dans l'atmosphère : la fièvre intermittente est donc d'origine essentiellement *miasmastique*.

Il en est autrement pour la rougeole, la scarlatine, la variole, la coqueluche, la diphthérie, les oreillons et la syphilis : on sait en effet que ni le sol ni l'atmosphère ne communiquent ces maladies, et qu'on ne contracte la rougeole qu'en approchant un morbilleux, et la syphilis qu'à la suite de rapports intimes avec un syphilitique. — Ces maladies sont donc de nature *contagieuse*.

Il est d'autres maladies, telles que le choléra, le typhus, etc., pour lesquelles nous devons aussi admettre un agent d'infection inconnu ; mais on ne peut déterminer si elles se propagent suivant l'un ou l'autre des deux modes précédents, ou bien, ce qui est très probable, suivant les deux à la fois. On a en effet observé les deux modes de propagation pour ces maladies, ce qui a conduit à admettre des affections *miasmatico-contagieuses* : ainsi le typhus, le choléra, la fièvre jaune, la peste, la fièvre puerpérale, la pourriture d'hôpital, la dysenterie, la grippe, peut-être aussi l'érysipèle facial et la méningite cérébro-spinale.

Les exanthèmes aigus (variole, scarlatine, rougeole) sont des maladies éminemment contagieuses. Il est douteux et même improbable que, dans une localité où se trouvent beaucoup de personnes atteintes, la séparation des individus sains soit inutile. Les observations de Panum viennent à l'appui de cette opinion pour ce qui concerne la rougeole (*Virch. Archiv.*, I., p. 492). Dans l'épidémie de rougeole observée par cet auteur dans les îles de Farvé, depuis avril jusqu'en octobre 1846, sur 7782 habitants, 6,000 furent malades. Depuis 65 ans, aucun cas de rougeole ne s'était produit dans ces îles, ce qui s'explique par le fait qu'elles sont séparées pour ainsi dire du reste de l'univers par un monopole commercial ; les dix-sept îles habitées et leurs différentes localités n'ont même que très-peu de rapports entre elles. Panum a souvent constaté que la rougeole ne se contracte guère qu'à la suite de rapports immédiats avec un individu atteint de cette maladie, mais parfois aussi par voie indirecte (vêtements).

Le choléra est une affection miasmatico-contagieuse bien caractérisée ; il ne se propage en général que par les rapports des hommes entre eux, c'est-à-dire par les malades ou par des objets qui leur ont servi et qu'ils ont infectés : il est en conséquence *contagieux*. Cette opinion est confirmée par le fait que les premiers cas de maladie dans une localité se déclarent souvent chez les personnes qui ont été en relation directe avec un malade. D'autre part, il est très-fréquent de voir le choléra atteindre des personnes qui n'ont eu aucun rapport avec le malade, mais qui habitent la même localité ou qui ont ingéré de l'eau corrompue par le sol ; c'est alors la propagation *miasmatique*. C'est par la voie des *circumfusa* que le poison se répand dans un cercle plus ou moins étendu autour de l'individu affecté.

Le public et même quelques médecins donnent au mot *contagion* une acception plus large ; ils ne l'appliquent pas seulement aux maladies contagieuses, miasmatiques et miasmatico-contagieuses, mais encore à d'autres affections : 1° à certaines affections que l'on voit souvent se déclarer chez quelques membres d'une même famille à un âge plus ou moins bien déterminé, alors qu'il existe chez ceux-ci une prédisposition héréditaire plus ou moins sûrement établie (tuberculose, scrofulose, cancer, goutte, rhumatisme, hystérie, maladies mentales) ; 2° à certaines affections ou symptômes que l'on observe surtout chez les enfants et les femmes et qui prennent leur source dans une espèce d'imitation : les bâillements, la toux (coqueluche ?) les convulsions, etc. ; 3° aux maladies parasitaires végétales ou animales ; 4° aux *zoonoses* (rage, sang-de-rate et charbon, anthrax et pustule maligne, farcin et morve), qui peuvent se communiquer à des individus d'espèce différente, et souvent des animaux à l'homme ; 5° enfin aux affections purulentes contagieuses, c'est-à-dire dont le pus est le véhicule de la contagion, et dont la transmission ne s'effectue que pour certains organes et ne détermine généralement que des accidents locaux (blennorrhagie, ophthalmie des nouveau-nés ou ophthalmie égyptienne).

Bouchut (*Wien. Wochenschr.*, 1861, N. 43) et Remak (*Medic. Centralzeit.*, 1864. N. 87), admettent, outre ceux que nous avons mentionnés, un contage nerveux qui expliquerait la propagation de certaines affections nerveuses, ainsi de la chorée, de l'épilepsie, des affections mentales, etc. D'après Vingtrinier, Tourde, etc., la cause de la scrofulose endémique résiderait dans un miasme semblable au miasme paludéen et auquel West a donné le nom de *bronchine* : ce miasme se trouverait tantôt dans l'air, tantôt dans l'eau, tantôt dans ces deux milieux à la fois.

En réalité, on ne connaît *l'agent infectieux, le poison spécifique* d'aucune affection contagieuse ou miasmatique ; mais parfois le véhicule en est connu, surtout celui des affections contagieuses : ainsi pour la syphilis, on sait qu'il se trouve dans le pus du chancre ; pour la variole et d'autres maladies, dans le liquide séreux contenu dans l'élevure épidermique qui précède le développement des pustules ; le virus morbilleux est probablement renfermé dans les larmes, dans les sécrétions bronchiques ainsi que dans le contenu séreux des élevures épidermiques, etc. Ces liquides, en effet, introduits sous la peau, tant chez l'homme que chez les animaux, reproduisent les mêmes troubles locaux et généraux, se développant dans le même ordre de succession, que ceux dont on a constaté l'existence chez l'individu qui a fourni la matière. Le véhicule du poison des affections miasmatiques est tout à fait inconnu ; celui des maladies miasmatico-contagieuses ne l'est qu'en partie : pour ce qui concerne le choléra et la dysenterie, il est démontré que les déjections et, en conséquence, le linge, les literies, les chaises percées, les seringues, etc., peuvent constituer un moyen de contagion ; il en est de même pour le typhus.

L'examen microscopique et chimique le plus attentif n'a pu faire découvrir aucune différence entre le pus syphilitique et le pus ordinaire, entre les larmes morbilleuses et les larmes non morbilleuses, etc. On a soumis ces substances à l'action du froid et à celle de la chaleur, à celle du sublimé, du chlore, des alcalis, etc., et la propriété contagieuse ne disparaissait que lorsque la matière organique était presque détruite.

Différentes théories ont été émises sur la nature de ces poisons spécifiques : la théorie *parasitaire* (p. 124) semble avoir conquis l'approbation générale, et c'est dans tous les cas la plus probable. On considérait autrefois les maladies d'infection comme étant dues à l'action de certains produits gazeux (*maladies de décomposition ou zymotiques*), mais il est incontestable que la plupart des phénomènes et particulièrement ceux de contagion s'expliquent plus facilement par la théorie parasitaire que les théories chimiques ; toutefois, les substances gazeuses peuvent toujours agir comme cause adjuvante de l'infection, ainsi les gaz provenant des égouts, des eaux corrompues, etc.

A part toutes ces théories, l'origine des *contages* est inconnue et varie probablement pour chacun d'eux : certains auteurs ont admis pour un certain nombre de contages, qu'ils ne se sont produits spontanément qu'une seule fois et que depuis lors, ils se transmettent d'individu à individu, ou bien qu'ils ne se reproduisent que dans des cas très-rares (*contagion permanente, contagion communicative*), tels sont ceux de la variole, de la syphilis, de la rougeole, du choléra, etc. Pour d'autres, on croit qu'ils se reproduisent continuellement, mais qu'ils peuvent se propager épidémiquement ou endémiquement (typhus exanthématique et abdominal). Cette supposition n'est du reste pas nécessaire à l'explication des phénomènes. — On ne connaît pas d'avantage l'origine des miasmes.

L'existence des *contages* est d'une certaine durée, et ils possèdent la propriété d'agir de près ou à distance. La persistance de la propriété infectante a été désignée sous le nom de *ténacité*, qui indique le laps de temps pendant lequel cette propriété persiste dans le véhicule. La lymphe vaccinale peut être conservée à l'état sec pendant plus d'un an et être ensuite inoculée avec succès. La *ténacité* semble persister d'autant plus longtemps que le véhicule est mieux préservé de l'action de l'air. On a observé à l'égard du typhus exanthématique, que des personnes qui logeaient dans des chambres restées vides pendant plusieurs mois (jusqu'à sept mois) après avoir été occupées par des typhisés, ont encore contracté cette maladie ; on a fait la même observation pour le choléra.

On distingue les contages, d'après leur mode de propagation, en *fixes* et en *volatils* (*contagia fixa s. per contactum, et contagia halituosa s. febrilia*). Dans le premier cas, la matière contagieuse, c'est-à-dire le véhicule, est liquide ou plus ou moins consistante (pus, etc.) ; dans le dernier cas, ce sont des substances aériformes (air expiré, perspiration cutanée). Les uns n'agissent que par contact immédiat ou par inoculation du produit même de la maladie ; les autres exercent leur influence, médiatement ou immédiatement, à une distance plus ou moins grande.

La syphilis nous offre un type de contagion fixe : elle ne devient contagieuse en effet que par rapport immédiat avec le malade, ou bien par inoculation du pus syphilitique. — Dans les deux cas, il faut une lésion de la peau ou des muqueuses.

Les virus de la rougeole, de la scarlatine, de la variole, de la coqueluche, de la diphthérie, du choléra et du typhus exanthématique, sont au contraire volatils.

On ne sait pas à quel degré de concentration du *contage*, ni à quelle distance, la contagion se produit. Un court séjour dans la chambre du malade, et même dans les appartements contigus, est souvent suffisant ; ainsi pour la rougeole et probablement pour la variole, le typhus exanthématique et le choléra. Pour les autres maladies, il faut tantôt rester quelque temps dans la chambre du malade ; tantôt avoir avec celui-ci des rapports prolongés ; tels sont le typhus abdominal et le typhus exanthématique, dont les médecins et les gardes-malades sont préférablement atteints.

Il est hors de doute que la contagion médiate est possible avec les virus volatils, par des objets, par exemple, que le malade a employés : habit, linge, lit, fourrures, etc.

Dans plusieurs observations de Panum, le virus de la rougeole fut transmis par les vêtements dont étaient recouverts des individus qui avaient résisté à la contagion, et dans l'un de ces cas, après un voyage de 4 milles dans un bateau découvert et par un temps orageux et pluvieux. On a observé des cas analogues de transmission de variole, de choléra, de typhus exanthématique, de scarlatine, etc. Cette particularité est importante à connaître au point de vue de la possibilité, pour le médecin, de devenir l'intermédiaire de la contagion, et ensuite relativement aux mesures prophylactiques. — On admet également, et avec raison, que la fièvre puerpérale peut être transmise de la malade à une autre femme en couche par l'intermédiaire d'une personne saine, notamment par une accoucheuse.

Certaines affections contagieuses ont un virus fixe et volatil à la fois, par exemple, la variole, il en est d'autres dont l'inoculabilité n'est pas encore bien démontrée, telles sont la rougeole (Home, Speranza, Catona, Mayr), la scarlatine (G. Simon) et la diphthérie.

L'absorption du virus, selon qu'il est fixe ou volatil, a lieu par la peau et les muqueuses limitrophes, ou par les poumons.

Dans la syphilis, la vaccine et la variole, la contagion s'effectue par la peau et les muqueuses : dans la première, accidentellement ou expérimentalement ; dans les deux autres, par inoculation volontaire (inusitée aujourd'hui pour celle-ci). On ne sait si une lésion accidentelle ou expérimentale de la peau est nécessaire dans tous les cas, mais il est probable qu'il en est ainsi pour la syphilis et la vaccine.

Dans la rougeole, la scarlatine, la variole, la coqueluche, le choléra et le typhus, c'est par les poumons, peut-être aussi par les autres muqueuses et la peau, que se produit la contagion, qu'elle soit immédiate ou médiate.

Küchenmeister maintint pendant une heure, attaché autour d'un mouton, un sac avec une chemise qui avait été portée par un varioleux et chez lequel les pustules étaient à la période d'ombilication : au cinquième jour, le mouton commença à perdre l'appétit, et au huitième, il se manifesta une éruption variolique à la face interne glabre des cuisses.

On admet que les contages peuvent agir en très-petite quantité, mais que, dans les maladies miasmatico-contagieuses et miasmatiques proprement dites, il faut une certaine quantité de poison pour produire un effet sensible et que cet effet est en rapport avec la quantité de virus ; aussi ces affections prennent-elles surtout de l'extension quand le miasme s'accumule dans des *foyers d'infection*, par exemple dans les lieux d'aisance, dans les locaux étroits et non aérés où sont rassemblés des malades, etc.

Ces considérations sont importantes au point de vue des quarantaines : dans les maladies contagieuses telles que le choléra, cette mesure préventive est éminemment utile et donne même souvent une sécurité complète, tandis qu'elle est nuisible pour les affections miasmatiques.

On ne connaît qu'imparfaitement l'époque à laquelle se développe le virus des maladies contagieuses, c'est-à-dire l'époque à laquelle la contagiosité est le plus prononcée ; dans les exanthèmes aigus, c'est avant et pendant la période éruptive ; dans le typhus et le choléra, c'est probablement au moment des plus abondantes évacuations.

Dans la rougeole, la contagiosité est très-grande pendant la période éruptive, pendant la période d'incubation ; mais la maladie peut aussi se communiquer pendant le stade de desquamation et surtout à l'époque des prodromes. La lymphe vaccinale est dans sa plus grande activité du sixième au neuvième jour ; et celle-ci se maintient beaucoup plus longtemps, si le virus est convenablement conservé. — La variole et la syphilis restent contagieuses aussi longtemps que la suppuration continue dans les pustules ou les ulcères. — On ne connaît pas bien l'époque à laquelle les maladies miasmatico-contagieuses se transmettent le plus facilement ; pour quelques-unes d'entre elles, c'est sans doute au moment des plus fortes déjections ou en général des déjections (choléra, typhus abdominal, dysenterie). Il est établi pour le choléra que la maladie peut être transportée, non-seulement par les cholériques, mais encore par les individus atteints de cholérine et capables en conséquence de circuler, de voyager, etc. Ceux-ci peuvent même ne pas avoir plus tard le choléra confirmé, qui peut, au contraire, se déclarer chez les individus à qui ils ont donné la maladie. C'est ce que démontrent surtout les cas où, sans avoir le moindre rapport avec des cholériques, des individus ont contracté le choléra en lavant ou en maniant du linge imprégné d'évacuations cholériques; de même que ceux où des voyageurs atteints de cholérine ont laissé le choléra dans la maison qui les a abrités pendant une nuit ou moins longtemps encore (Pettenkofer).

Dans la plupart des cas de maladie contagieuse ou miasmatique, le poison spécifique ne suffit pas pour déterminer la maladie; il faut le concours de *causes adjuvantes* pour que le poison, le soi-disant parasite végétal ou animal, produise son plein effet. Les causes adjuvantes peuvent manquer pour certaines maladies, telles que la rougeole et la syphilis; elles sont au contraire indispensables pour certaines autres, ainsi pour le choléra et la fièvre jaune. — Ces causes adjuvantes nous sont parfois très-bien connues.

C'est Griesinger qui a distingué le premier, pour le choléra, la *cause spécifique* ou poison cholérique, susceptible d'être transporté d'un lieu à un autre, et les *causes adjuvantes*, c'est-à-dire les circonstances qui favorisent l'action du poison. Voir au reste, ce que nous disons plus bas des épidémies.

Les affections contagieuses, miasmatiques et miasmatico-contagieuses offrent certaines *modifications* qui ne se produisent jamais avec autant de netteté ni autant de spontanéité dans les maladies non contagieuses. — Ces modifications portent sur le plus ou moins d'extension, épidémique ou endémique, que prend la maladie; sur l'intensité et la gravité des cas particuliers (rougeole, scarlatine et diphthérie bénignes ou malignes; typhus abortif; typhus abdominal et exanthématique légers ou graves); sur l'incompatibilité ou, au contraire, l'apparition alternante de certaines maladies; etc. On trouve en particulier dans toutes les maladies d'infection des cas incomplets, dits *abortifs*. C'est surtout dans la variole que ces modifications sont prononcées (variole et varioloïde).

Dans chaque cas, pour qu'une maladie se développe, il faut une *disposition individuelle* particulière. Celle-ci est générale pour certaines maladies, par exemple pour la rougeole; il est rare en effet, quoique ce soit inexplicable, de rencontrer des individus qui résistent à l'action du contage morbilleux. La prédisposition aux autres affections, pour des motifs tout aussi inconnus, est beaucoup moins répandue; ainsi pour le choléra, le typhus, la scarlatine.

On ne peut pas encore affirmer si certaines professions ne procurent pas l'immunité contre certaines maladies, et il ne faut admettre qu'avec beaucoup de réserve les données émises sur ce sujet, car l'immunité dépend souvent de circonstances tout autres, par exemple du défaut de prédisposition individuelle spéciale.

Les maladies infectieuses, à l'exception du typhus exanthématique, se déclarent plus fréquemment chez les individus forts et bien portants que chez les personnes faibles, maladives ou convalescentes. Néanmoins, quand celles-ci sont atteintes, elles en meurent plus facilement. Pour les autres maladies, on n'a observé aucune différence à cet égard, ou bien on a remarqué tout le contraire. — La première année de la vie et souvent la vieillesse sont plus ou moins épargnées par les maladies infectieuses, quoique cependant le typhus exanthématique et la syphilis se déclarent facilement à ces deux époques de l'existence.

La fièvre typhoïde s'observe rarement chez les individus très-jeunes ou très-vieux; c'est entre 15 et 30 ans qu'elle est le plus fréquente.

Une première atteinte, dans la plupart de ces maladies, procure une immunité presque complète contre l'affection; ainsi pour la variole, la rougeole, la scarlatine, la coqueluche, la fièvre jaune, peut-être aussi la syphilis. Lorsque plusieurs épidémies se succèdent, la maladie n'atteint que la partie de la population née après la dernière épidémie, la prédisposition étant détruite chez les autres personnes par une première atteinte du mal. Il en est ainsi surtout pour la rougeole.

Sur 6,000 malades atteints de rougeole, observés aux îles Färöe, Panum n'a pas constaté une seule récidive; quatre-vingt-dix-huit vieillards, qui avaient eu la maladie dans leur jeunesse, en furent à l'abri.— Dans l'épidémie de fièvre jaune qui se déclara en 1828 à Gibraltar, on n'observa, sur 9,000 malades environ, qu'un seul cas bien authentique de récidive. — Ce n'est que pour la fièvre récurrente que deux et même plusieurs atteintes paraissent ne pas être rares.

Deux contages de nature analogue ou différente peuvent exercer leur action simultanément sur le même individu : la vaccine et la rougeole, la scarlatine et la rougeole, le typhus et le choléra, la varicelle et la scarlatine, le typhus et la fièvre palustre; la rougeole et la fièvre intermittente, la variole et la vaccine. — La réceptivité pour un virus est détruite par l'inoculation d'une variété de ce virus (variole, syphilis).

Il ne se produit que très-rarement des phénomènes objectifs ou subjectifs particuliers au moment de l'infection. Cependant dans certains cas de maladie grave, quelques personnes prétendent avoir éprouvé des vertiges, de la défaillance, des frissons et des nausées. — Depuis le moment de l'infection jusqu'à celui de l'explosion des phénomènes morbides, il s'écoule un certain temps pendant lequel, dans la plupart des cas, les personnes atteintes se sentent bien portantes, et ce n'est que dans des cas rares qu'il se présente des symptômes de prostration générale : cet intervalle porte le nom de *période d'incubation*. La durée de cette période varie d'après les maladies et n'est bien connue du reste que pour quelques-unes d'entre elles ; la connaissance de ce fait serait cependant d'une grande importance pratique.

Dans la rougeole, la durée de la période d'incubation, jusqu'au début de la fièvre typique, est habituellement de neuf à onze jours, rarement plus longue. D'après Bärensprung (*Annalen der Charité*, 1860, IX, p. 103), l'incubation aurait la même durée dans la variole. Dans le choléra et la fièvre jaune, la période d'incubation peut durer un ou plusieurs jours et même trois semaines ; dans le typhus exanthématique, elle est de huit jours environ.

Le chancre mou n'a problement pas d'incubation, tandis que, pour le chancre dur, elle paraît être de vingt-huit jours (Bärensprung, etc.).

Nous devons aussi accorder une mention spéciale à l'inoculation de certaines maladies contagieuses : elle n'est possible naturellement que pour les affections qui possèdent un agent infectant fixe (rougeole, variole, syphilis, peste), et elle offre une grande importance tant au point de vue pratique qu'au point de vue théorique.

Depuis Jenner, l'inoculation du virus varioleux ne s'effectue qu'en vue de la préservation individuelle, et aujourd'hui ce n'est plus le contenu des pustules de la variole, mais celui des pustules de vaccine ou de cow-pox que l'on transmet.

Les tentatives d'inoculation pratiquées avec le sang, les sécrétions et surtout avec les déjections des cholériques, n'ont donné jusqu'à présent, aucun résultat décisif. Il paraît certain, au contraire, que les animaux auxquels on a fait ingérer les déjections de cholériques en sont souvent devenus malades et ont succombé. (Lindsay, Thiersch, J. Meyer.)

Dans ces derniers temps, l'inoculation de la syphilis a acquis une grande importance théorique et même pratique. D'abord, on est parvenu de la sorte à établir l'existence de deux virus syphilitiques : l'inoculation de la sécrétion du chancre induré ne réussit que chez les personnes saines et échoue chez celles qui sont déjà atteintes d'un chancre dur ou de syphilis secondaire ; quand elle réussit, elle produit des pustules, et plus tard les symptômes secondaires. L'inoculation du pus du chancre mou, au contraire, réussit toujours, mais elle ne donne naissance qu'à des phénomènes locaux, tout au plus à des inflammations glandulaires ; jamais elle ne produit la syphilis secondaire. La période d'incubation est très-courte pour le chancre mou, tandis qu'elle est d'environ un mois pour le chancre dur. — L'analogie qui existe, d'une part, entre la vaccine et le chancre mou, d'autre part, entre la variole et le chancre dur, ainsi que d'autres circonstances encore, que nous n'avons pas à mentionner ici, ont conduit à inoculer la syphilis, et non pas seulement dans un but théorique ou diagnostique, mais dans un but thérapeutique (*syphilisation cura-*

tive ou *préventive*) [Auzias-Turenne, Marchal (de Calvi), Sperino, Boeck]. La syphilisation curative n'a été essayée que chez les syphilitiques; la préventive, au contraire, devrait être généralisée comme la vaccination, pour préserver de la syphilis primaire et secondaire.

Le *General board of health* a posé la question de savoir si l'inoculation généralisée et obligatoire du cowpox ne peut pas introduire d'autres virus et notamment celui de la syphilis, en même temps que le vaccin : des réponses différentes y ont été faites. Viennois (*Arch. gén. de méd.*, 1860, juin, juillet, septembre) a rassemblé les matériaux existants et en a retiré les renseignements suivants. Si l'on inocule du vaccin pur et non souillé de sang, pris sur une personne syphilitique, on n'obtient que la vaccine normale, sans accident syphilitique immédiat ou ultérieur. Quand, au contraire, on inocule à un individu sain du vaccin recueilli sur un syphilitique atteint ou exempt de manifestations constitutionnelles actuelles, et que la pointe de la lancette se recouvre d'une petite quantité du sang de celui-ci, on peut communiquer à la fois les deux maladies, la vaccine avec le cowpox, et la syphilis avec le sang syphilitique. Dans ces cas, c'est la vaccine qui se développe d'abord, parce que la période d'incubation est plus courte et la marche plus rapide que pour la syphilis ; celle-ci ne se manifeste que plus tard et débute à l'endroit de l'inoculation par l'apparition d'un ulcère à bords indurés et d'engorgements glandulaires divers.

Dans ces dernières années, on a observé plusieurs exemples très-frappants de transmission de la syphilis par la vaccination. A Rivalta, en Sardaigne, sur 63 enfants inoculés avec du vaccin impur, 46 étaient syphilitiques après six semaines (*Gazz. med. ital.*, 4 nov. 1861.) — Un fait analogue s'est présenté en Hongrie (*Glatter in Oestr. Ztsch. f. prakt. Heilk.*, 1862. N° 4) : la grand'mère de l'enfant dont on prit le vaccin était syphilitique; chez les enfants inoculés, les pustules vaccinales se transformèrent en ulcères rongeants, et il se développa des condilomes à l'anus et des accidents du côté de la bouche. Les mères d'abord, les pères plus tard, contractèrent ensuite la syphilis, de telle sorte que, deux ans après, sur une population de 650 habitants, 72 étaient syphilitiques.

Bretonneau, Herpin, etc., comprennent aussi la diphthérie parmi les maladies inoculables. Néanmoins l'inoculation ne peut être utilisée en pratique, attendu que le même individu peut contracter plusieurs fois la diphthérie et que cette maladie inoculée n'en est pas plus bénigne.

La rougeole et la scarlatine n'ont été inoculées jusqu'à présent que dans un but théorique et non pratique ; l'affection inoculée est cependant beaucoup plus légère.

La description des symptômes propres aux maladies d'infection rentre dans le cadre de la pathologie spéciale. — Les symptômes des affections contagieuses débutent, en général, tantôt au point d'absorption du virus (douleur, rougeur, exsudation), tantôt par des troubles généraux. Toutes ces maladies produisent soit une fièvre violente, soit des altérations de certains tissus et organes, particulièrement de la peau et des muqueuses (maladies contagieuses), et de certains organes glandulaires, ainsi que des évacuations abondantes, soit enfin, les deux ordres de symptômes à la fois. La marche de la plupart des affections contagieuses et miasmatiques fébriles est beaucoup plus régulière que celle des autres maladies, et, dans les affections contagieuses fébriles aiguës, elle est exactement cyclique.

Il est très-important, pour la doctrine des contages et des miasmes, de connaître la distribution géographique de ces maladies, ainsi que l'influence que les conditions sociales exercent sur leur développement : toutes ces circonstances, en effet, peuvent donner des éclaircissements sur leur nature et leur cause de production, spécialement pour les affections miasmatiques et quelques affections miasmaticocontagieuses.

Les maladies *contagieuses aiguës* sont répandues, semble-t-il, sur toute la surface du globe, indépendamment des conditions de races, de climat, de sol, etc. La distribution géographique de la variole est en rapport avec la diffusion de la vaccination. — La diphthérie paraît être plus commune dans les contrées humides et marécageuses. — Certaines maladies miasmatico-contagieuses, telles que la fièvre jaune, le choléra et la fièvre typhoïde, sont plus ou moins avant leur développement sous la dépendance des conditions mentionnées plus haut. Le choléra et le typhus, par exemple, ne se développent que sur un sol poreux (terrain d'alluvion), et les exceptions apparentes à cette règle s'expliquent, parce que le sous-sol rocailleux d'une localité n'est pas compacte ou bien est recouvert d'une couche poreuse. En outre, le choléra suit surtout les rives des fleuves, en évitant les confluents, tandis que la fièvre jaune se répand sur les côtes de la mer et sur les bords des grands cours d'eau navigables. — C'est dans les plaines, au contraire, que l'on observe la fièvre de malaria, et elle y prend d'autant plus d'intensité et d'extension, que le sol est plus humide et qu'il se dessèche plus facilement, en d'autres termes que les variations hygrométriques y sont plus prononcées.

La *température atmosphérique* exerce souvent une influence notable sur le développement des affections contagieuses et surtout des affections miasmatiques et miasmatico-contagieuses. C'est ainsi que, chez nous, la fièvre intermittente se déclare au printemps et au commencement de l'été, le typhus à la fin de l'été et en automne, le choléra surtout en été. L'action des saisons se confond en partie avec celle de la température ; cependant pour bien en apprécier la portée, il faut prendre en sérieuse considération l'état hygrométrique de l'air et du sol. Ceci s'applique surtout au choléra, au typhus abdominal et à la fièvre intermittente.

Nous citerons encore *la race et la nationalité*, dont l'influence sur quelques affections miasmatico-contagieuses est très-marquée ; ainsi le nègre possède à l'égard de la fièvre jaune une immunité presque absolue, qui se retrouve, quoique moins parfaite chez le mulâtre. Cependant cette immunité dépend en partie de l'acclimatation : car le nègre qui a fait un séjour prolongé dans les pays froids y a contracté la réceptivité pour la maladie.

L'influence de *l'acclimatation* sur les affections miasmatico-contagieuses se manifeste à un haut degré dans la fièvre jaune. En effet, dans les contrées où cette maladie règne endémiquement, elle épargne presque complétement les indigènes et atteint presque exclusivement les étrangers nouvellement arrivés ou non encore acclimatés. — On a souvent observé que l'*influenza*, au contraire, épargnait complétement les nouveaux venus. Le contraire a été remarqué pour le choléra, par exemple à Calcutta.

Les *conditions sociales* n'exercent qu'une action minime sur les *maladies contagieuses*, à part la garantie que peut se procurer l'homme aisé en changeant de résidence et en s'éloignant complétement du siége des épidémies, en se faisant vacciner, ou en prenant des mesures préventives contre la syphilis, etc. Cette action est au contraire très-marquée sur la plupart des affections miasmatico-contagieuses. Quoique la prédisposition pour celles-ci soit générale, ce sont surtout les personnes placées dans des conditions défavorables qui en sont atteintes. — Ainsi, la fièvre jaune règne presque exclusivement dans les localités dont la population est serrée, par conséquent dans les villes populeuses, tandis que les alentours de celles-ci et surtout les campagnes en sont préservés. Elle se déclare de préférence dans les rues humides, mal aérées, sales, remplies de détritus animaux et bordées de hautes maisons encombrées par une population pauvre. Dans tous les cas, elle y est plus répandue, plus maligne et plus persistante. — Le choléra atteint les classes pauvres luttant contre les privations de tout genre ; les classes aisées, sauf dans quelques épidémies très-violentes, en souffrent relativement fort peu. — Le typhus exanthématique est tellement inhérent à la nation irlandaise, que, jusqu'à présent, toutes les mesures sanitaires sont restées insuffisantes à l'extirper ou à éloigner les causes qui favorisent son développement ; de là il s'attache à l'émigrant irlandais comme une malédiction, il le suit partout où il dirige ses pas, et partout où il emporte avec lui, dans son genre de vie, les vices des classes inférieures de son pays. Les conditions sociales malheureuses (guerre, disette, cherté), exercent une notable influence sur le développement des affections typhiques, et spécialement du typhus exanthématique : cela s'applique surtout à l'Irlande, où cette dernière maladie se reproduit régulièrement après de mauvaises récoltes. Elle se transporte de là dans les grandes villes anglaises et écossaises : les logements des Irlandais et leurs cabanes sordides y forment un foyer où la maladie ne s'éteint jamais et d'où elle rayonne dans les contrées voisines si elle y rencontre des circonstances favorables. De semblables conditions s'observent en Italie, en Pologne et dans la Silésie supérieure, dans les provinces russes de la Baltique et dans quelques districts du nord-ouest de l'Allemagne ; elles se sont rencontrées également dans les petites épidémies de Berlin, de Halle, de Leipzig, etc. ; parmi les troupes des puissances occidentales, pendant la guerre d'Orient ; dans les hôpitaux, les prisons, les casernes, etc. — On observe également le typhus abdominal dans les rues et les maisons humides, étroites et malpropres ; dans un air confiné, vicié par des émanations diverses ; dans les habitations encombrées, hautes et tombant en ruine, etc. ; on le rencontre alors, tant à l'état sporadique qu'à l'état épidémique. Il se déclare plus fréquemment dans les villes populeuses que dans le plat pays, et il atteint surtout les personnes arrivées depuis quelques mois dans la localité (*typhus d'acclimatation*). — Les conditions sociales dont nous venons de parler exercent une action analogue sur le développement de la peste d'Orient:

Les maladies contagieuses et miasmatiques offrent cela de particulier que quelques-unes d'entre elles se développent sous forme sporadique, et que d'autres sont à la fois et essentiellement épidémiques et endémiques. On donne le nom de *sporadiques* aux maladies qui atteignent des individus isolés, indépendamment des conditions de temps et de lieu. Quand, au contraire, un certain nombre d'hommes sont atteints en même temps de la même affection, on dit de la maladie qu'elle est *épidémique*, et elle prend le nom d'*épidémie*. Quand celle-ci se répand en même temps sur un pays ou une population tout entiers, elle s'appelle *pandémie* ; si enfin la même maladie se reproduit souvent au même endroit, on la dit *endémique* (*endémie*).

La cause essentielle des maladies épidémiques peut être connue ou inconnue (contages et miasmes); mais quand elle est connue, il ne faudrait pas conclure de son existence à la nécessité du développement d'une épidémie.

On connaît, par exemple, la cause des épidémies de trichinose qui récemment ont tant attiré l'attention, et que l'on peut considérer comme des endémies quand elles se déclarent de préférence dans un district déterminé. Nous connaissons aussi plus ou moins bien la cause des rhumatismes, des pneumonies, des érysipèles provoqués par refroidissement, affections dont la propagation peut être regardée comme *épidémique*, quand elles surviennent en nombre considérable·

On observe dans toute épidémie une période d'*augment* dont la marche est habituellement rapide; une période d'*acmé* et une période de *décroissance*, qui souvent se prolonge. Lorsque l'épidémie est terminée, la maladie disparaît complétement et souvent pour plusieurs années, jusqu'à ce que tout à coup l'apparition de quelques cas annonce le commencement d'une nouvelle épidémie; c'est ce qui s'observe pour le choléra, et ordinairement aussi pour la rougeole. Parfois cependant il se produit quelques cas isolés, sporadiques, dans l'intervalle de deux épidémies, ainsi qu'on le remarque surtout pour la scarlatine dans les grandes agglomérations, et pour la variole.

La durée des épidémies varie pour chacune d'elles : elle n'atteint ordinairement pas moins de deux ou trois mois et dépasse rarement six mois. C'est surtout pour les maladies qui sont en même temps endémiques que l'on observe une durée plus longue et souvent aussi un retour plus fréquent, presque régulièrement annuel. On a remarqué également que la durée des épidémies se prolonge dans les grandes agglomérations plus longtemps que dans les petites localités, à cause des rapports plus fréquents de la cause morbifique avec les individus prédisposés : c'est ce qui s'observe pour les maladies miasmatiques, mais surtout pour les affections contagieuses. Les épidémies de choléra et de rougeole ont une durée plus courte que celles de scarlatine, de variole, de fièvre typhoïde.

La plupart des maladies épidémiques sont des affections constitutionnelles; il n'en est qu'un petit nombre qui soient locales. Parmi les premières nous citerons les maladies infectieuses en général, telles que : le choléra, le typhus, les exanthèmes aigus, les fièvres paludéennes. La plupart des maladies épidémiques sont fébriles.

Le mode de propagation d'une épidémie varie suivant que la maladie est ou n'est pas contagieuse. Dans le premier cas, il se forme, ordinairement sous l'influence de conditions locales particulières, de nombreux foyers d'infection, isolés, plus ou moins étendus, non pas toujours simultanés et qui donnent naissance à des foyers secondaires ; c'est ainsi que l'on peut observer des épidémies d'une rue, d'une maison et même d'une chambre. Il arrive souvent qu'à la fin de l'épidémie, la maladie règne en un tout autre endroit qu'au commencement. — Dans le deuxième cas, l'affection se dissémine sans règle parmi les populations.

Lorsqu'une épidémie se répand, non pas seulement dans quelques localités plus ou moins rapprochées les unes des autres, mais sur une contrée tout entière, elle prend le nom de *pandémie ;* le choléra, les fièvres paludéennes, les affections typhiques se montrent souvent sous forme pandémique. La pandémie se compose toujours d'un certain nombre d'épidémies isolées, plus ou moins étendues et non simultanées, d'où il résulte que la durée en est variable et habituellement fort longue ; elle peut être parfois de plusieurs années.

La cause prochaine de la propagation épidémique de certaines maladies nous est presque complétement inconnue. Il en est quelques-unes qui se développent sous l'influence de conditions atmosphériques anormales : tels sont les bronchites et les pneumonies à l'époque des vents secs, et les troubles des organes digestifs dans la saison des grandes chaleurs ; on peut avec raison considérer l'isolation générale des influences morbifiques comme la cause productrice des nombreux cas de maladie que l'on observe. Néanmoins on remarque parfois à d'autres époques les mêmes conditions atmosphériques, sans que ces maladies se montrent en grand nombre. Il faut donc de plus *quelque chose* de particulier qui contribue d'une manière essentielle au développement de l'affection. — Il est des maladies, la rougeole par exemple, qui n'atteignent qu'une seule fois le même individu ; à la suite d'une épidémie considérable de rougeole, il ne reste qu'un petit nombre d'individus qui ne se soient pas trouvés sous l'influence de la cause de cette maladie. Ce nombre s'augmente chaque année par l'addition des nouvelles générations, et ainsi se constitue à la fin un noyau considérable pour une nouvelle épidémie. Mais il est impossible de donner le motif pour lequel celle-ci éclate à une époque déterminée et non pas plus tôt ou plus tard. — Il est encore plus intéressant d'étudier la façon suivant laquelle d'autres maladies, telles que le choléra, arrivent à prendre la forme épidémique. On voit souvent, en effet, que le germe de la maladie, transporté au milieu d'une population saine, reste pendant des mois sans influence manifeste, jusqu'au moment où l'épidémie éclate soudainement et suit alors sa marche accoutumée ; en d'autres endroits, au contraire, elle avorte après le premier cas.

Il résulte de semblables observations qu'il faut, pour qu'une pidémie se développe, non-seulement une cause morbifique et des personnes prédisposées, mais encore le concours de certaines *causes adjuvantes*, dont l'influence s'exerce, soit sur la cause morbifique, soit sur les individus, soit en même temps sur ceux-ci et sur celle-là. La cause de la maladie paraît être favorisée, dans son développement et sa diffusion, par les causes adjuvantes, tandis qu'il se produit chez les individus une modification constitutionnelle qui les rend aptes à subir l'influence morbifique. C'est ainsi que l'eau potable peut être considérée à bon droit comme une cause adjuvante pour la production du typhus abdominal.

Buhl a démontré qu'à Munich, une dépression du niveau des eaux souterraines amène une augmentation dans le nombre de cas de typhus abdominal, tandis que l'élévation du niveau de ces eaux coïncide avec une diminution dans le nombre de ceux-ci ; ce qui est dû sans doute à ce que, lors de l'abaissement des eaux, le sol, humide et très-favorable au développement du principe morbigène du typhus, se trouve en communication avec les couches atmosphériques qui le recouvrent, et par conséquent avec les habitants de la ville, tandis que l'on observe tout à fait le contraire quand le niveau des eaux s'élève. Des circonstances analogues influent sans doute fréquemment sur le développement des épidémies de choléra.

Le typhus exanthématique, la fièvre récurrente et le choléra s'observent surtout chez les indigents, tandis que la rougeole et la scarlatine atteignent indifféremment les pauvres et les riches. Les conditions extérieures, favorables ou défavorables, peuvent donc imprimer à l'organisme des modifications qui ne sont pas sans importance pour le développement des maladies sporadiques et surtout épidémiques.

Si le mode de développement des épidémies ne nous est que peu connu, nous n'en savons pas davantage sur les causes qui produisent les variations que l'on constate dans les périodes d'acmé et de décroissance ainsi que dans l'intensité des maladies dans la même année. On croit souvent pouvoir attribuer une influence défavorable à certains jours marqués par des températures ou des variations extrêmes, ou par d'autres conditions atmosphériques, telles que des pluies torrentielles ou des orages ; mais il arrive fréquemment qu'à une autre époque, de semblables circonstances n'exercent aucune influence ou même semblent agir favorablement ; jusqu'à présent on ne peut rien fixer de positif sur ce sujet. Ce que nous appliquons aux cas particuliers se rapporte également à la généralité de ceux-ci, d'autant plus qu'il se présente toujours d'autres circonstances plus ou moins complexes ; ainsi l'influence de la saison et d'une modification hypothétique dans la puissance de la cause morbifique, la constitution variable des malades et les mesures prophylactiques, etc.

L'extension que prennent les épidémies varie parfois d'une façon considérable et en apparence arbitraire. C'est ce que l'on observe surtout dans les différentes apparitions du choléra dans le même endroit. La rougeole, dans certains cas, se déclare sous forme d'épidémie insignifiante pour se reproduire d'une manière d'autant plus intense après un intervalle extraordinairement court. On se rend plus facilement compte des différences d'intensité que présentent les épidémies de fièvre intermittente, et qui, chez nous, sont en rapport avec la quantité d'humidité renfermée dans le sol. Au reste, on s'explique ces variations par le fait qu'il faut le concours de plusieurs causes adjuvantes d'une activité diverse pour qu'une épidémie se développe, sans qu'il soit nécessaire cependant qu'elles existent toutes simultanément.

La mortalité dans les maladies épidémiques est tout aussi variable que leur extension (morbilité). Dans certaines épidémies, tous les cas suivent une marche bénigne, tandis que, dans d'autres, la proportion des morts est très-considérable, sans qu'il soit possible de donner une explication de cette différence. C'est ce que l'on remarque surtout pour la scarlatine. On a cherché à interpréter ces faits en admettant deux causes morbifiques, l'une bénigne et l'autre maligne, mais il reste toujours à expliquer pourquoi c'est tantôt l'une et tantôt l'autre qui agit. Il faudrait peut-être admettre que, dans les épidémies malignes, il existe certaines influences défavorables, et des agents spécifiques qui exercent surtout leur action funeste sur les individus atteints de la maladie régnante.

Très-souvent les affections de la première moitié de l'épidémie sont les plus graves et fréquemment elles sont mortelles ; plus tard l'intensité des phénomènes morbides diminue. Néanmoins, on observe encore parfois des cas graves à la fin de l'épidémie.

Il peut arriver que plusieurs ou du moins deux épidémies règnent simultanément et atteignent néanmoins une assez grande intensité ; ainsi la scarlatine et la rougeole et, en général, les exanthèmes aigus, le choléra et le typhus, le choléra et la fièvre intermittente, la coqueluche et la bronchite. Dans d'autres cas, au contraire, pendant l'existence d'une épidémie étendue, les autres maladies, épidémiques ou non, rétrogradent pour reparaître parfois de nouveau après la disparition de celle-là. — La susceptibilité morbide d'une population qui a traversé une épidémie paraît en quelque sorte épuisée ; car on observe souvent à la suite de celle-ci un état sanitaire excellent, plus ou moins prolongé. Il est vrai que ce fait doit être attribué peut-être à ce que, dans les épidémies meurtrières, le choléra par exemple, beaucoup d'individus, prédisposés aux maladies, ont été enlevés par l'affection régnante.

Ainsi que nous l'avons déjà fait pressentir, le pronostic des épidémies d'une même maladie peut être fort variable, et cette différence se manifeste, non-seulement entre les épidémies qui se développent à des époques dissemblables, mais encore entre celles qui se déclarent simultanément, mais dans des localités distinctes. Ainsi, l'on a observé que la rougeole est plus bénigne dans les grandes agglomérations, où elle se montre souvent, que dans les petites localités où elle est plus rare. On peut également expliquer de cette façon les différences d'intensité que l'on a constatées dans d'autres affections épidémiques.

Il faut accorder une grande importance à la *prophylaxie* dans les épidémies. Les mesures publiques à prendre dans ces cas doivent avoir pour but d'augmenter la force de résistance de la population contre les causes morbifiques, et, en même temps, d'anéantir ou de neutraliser celles-ci. On y parvient en maintenant la propreté et un air pur dans les habitations et leurs alentours ; en procurant aux habitants de bonne eau potable ; en distribuant aux indigents des aliments et des vêtements ; en désinfectant les chambres et le linge des malades ; en neutralisant les émanations qui ne sont que trop souvent le véhicule de la cause morbifique ; en transportant les malades de leurs logements insalubres dans des établissements publics bien aménagés ; en éloignant les personnes saines des foyers d'infection ; en isolant et détruisant ceux-ci, etc.

Certaines maladies, soit aiguës, soit chroniques, se manifestent sous forme d'*endémie*, lesquelles sont sous la dépendance de circonstances locales particulières résidant dans la qualité du sol, dans les mœurs, les coutumes ou l'alimentation des populations. Il est aussi des endémies dont la cause nous est inconnue. Les maladies endémiques sont tantôt sporadiques, tantôt sporadiques et épidémiques. De mauvaises conditions hygiéniques peuvent toujours augmenter la disposition à les contracter.

Le sol peut être le point d'origine d'une endémie en produisant la cause morbifique. C'est ce qui arrive en maintes localités pour le typhus abdominal, pour les différentes espèces de fièvres palustres, pour le choléra, la peste et la fièvre jaune. Ces dernières maladies, confinées jadis dans une étendue de pays plus ou moins limitée, sont sorties plus tard de leurs contrées pour prendre la forme épidémique. C'est probablement aussi la nature du sol qui donne un caractère endémique au crétinisme et au goître, et, sous ce rapport, ces deux affections se rapprochent, jusqu'à un certain point, de la fièvre intermittente endémique.

Par suite de mauvaises conditions hygiéniques, la fièvre typhoïde, la tuberculose, la scrofulose, et même l'anémie, la chlorose et le rachitisme sont devenus endémiques dans presque toutes les grandes villes.

La mauvaise qualité du maïs paraîtrait être la cause de la pellagre dans l'Italie supérieure. Un grand nombre d'affections parasitaires se développent sous la forme endémique, en certains pays, à cause de l'altération d'aliments importants, par exemple des viandes. On observe également des affections endémiques, gastriques et intestinales, occasionnées par l'eau potable, surtout chez les personnes non habituées; on a encore attribué à la présence d'une quantité anormale de l'un de ses principes, de la chaux par exemple, le développement fréquent de certaines affections parmi quelques populations.

Les affections diphthéritiques, le carcinome, les anévrysmes, la plique, etc., sont endémiques en certaines localités et en certains pays, par suite de circonstances plus ou moins inconnues. Dans ces derniers temps, on a trouvé l'explication, jadis inconnue, de certaines endémies, ainsi de l'hématurie observée en Afrique, qui est due à un parasite récemment découvert dans cette maladie, le *Distomum hæmatobium*.

CONSTITUTIONS ÉPIDÉMIQUE, ENDÉMIQUE, ANNUELLE.
GÉNIE ÉPIDÉMIQUE.

Ces diverses expressions sont employées pour désigner la fréquence inusitée de maladies semblables, non contagieuses ni miasmatiques, ou bien le degré analogue de bénignité ou de malignité qu'elles présentent, ou bien enfin la prédominance de certains symptômes. Jusqu'à présent on ne connaît rien de positif ni de pratique sur ce point, parce que, d'un côté, les anciennes observations sont basées sur des classifications et des systèmes nosologiques faux (caractère inflammatoire, rhumatismal, gastrique, bilieux, nerveux, anémique, scorbutico-putride, etc.), et, d'un autre côté, parce que les modernes ont négligé à tort ce genre de recherches.

Parmi les différentes constitutions épidémiques, on a distingué les suivantes:

a. Le génie épidémique *inflammatoire*, qui règne surtout par les basses températures, et par conséquent en hiver, et par les vents du nord, froids et secs; il occasionne des inflammations, surtout des pneumonies.

b. La constitution épidémique *nerveuse*, qui se développe sous l'influence de chaleurs accablantes, de la sécheresse, de l'air vicié, etc., se montre surtout en été, et donne naissance à des formes morbides accompagnées de phénomènes nerveux graves, offrant le caractère asthénique et peut-être plus de danger pour la vie que toutes les autres affections.

c. Le génie épidémique *anémique*, produisant des maladies qui se compliquent d'anémie.

d. Le génie épidémique *gastrique*, qui survient dans les saisons où règnent des chaleurs humides : il dispose aux affections de l'appareil digestif et aux maladies typhiques. — Le génie épidémique *bilieux* est subordonné au précédent ; il se manifeste pendant les fortes chaleurs et amène des affections du système hépatique.

e. La constitution épidémique *putride*, qui se produit quand de grandes quantités de substances organiques se décomposent à une température élevée, ainsi que cela s'est observé après des batailles qui ont eu lieu dans la saison chaude. Les affections qui naissent sous l'influence de cette constitution possèdent un caractère marqué de septicité.

f. Le génie épidémique *catarrhal*, provoquant des affections des muqueuses, surtout des muqueuses respiratoires et digestives, et régnant à l'époque des changemen's de temps, surtout quand les froids alternent avec les chaleurs ; ainsi, au printemps et à l'automne. Il se produit aussi par les froids humides.

g. La constitution épidémique *rhumatismale*, qui coïncide habituellement avec variations rapides de température, les vents, etc., les dispose à toutes les formes de maladies que l'on comprend sous le nom de *rhumatismes*. (Voy. Reich., *Lehrb. der allg. Ætiolog.*, p. 287.)

TROISIÈME PARTIE

ANATOMIE ET PHYSIOLOGIE PATHOLOGIQUES GÉNÉRALES

(TROUBLES LOCAUX DE LA CIRCULATION ET DE LA NUTRITION.)

I. — TROUBLES LOCAUX DE LA CIRCULATION.

Wedemeyer, *Unters. üb. d. Kreislauf des Blutes u. insbes. üb. die Bewegung dess. in den Artt. u. Haargeff.*, 1828.— Williams, *Recherches sur les causes du mouvement du sang dans les vaisseaux capillaires*, 1835. — Dubois (d'Amiens), *Leçons de pathologie expérimentale*, 1841.-- Griesinger, *Arch. f. phys. Heilk.*, 1842, I. — Bergmann, *R. Wagner's Handw. d. Physiol.*, II, p. 211, 1844. — Ed. et E. H. Weber, *Müller's Arch.*, 1847, p. 232 ; 1851, p. 497. — Ludwig, *Müller's Arch.*, 1847. — Oestr. *Jahrb.*, 1863, XIX, p. 35. — Burrows, *Beob. üb. d. Krankh. des cerebr. Blutkreisl.*, trad. de 1847.—Volkmann, *Die Hæmodynamik*, 1850.—Berlin, *Nederl. Lancet*, 1850. —Donders, *Nederl. Lancet*, 1850, V, p. 521.—*Ztschr. f. rat. Med.*, 1853, III.—Stilling, *Jen. Ann.*, 1851, II, p. 179. — Virchow, *Arch.*, 1851, III, p. 427, V, p. 281. — *Handb. d. spec. Path.*, 1854, I, p. 93. — Bernard, *Comptes rendus de la Soc. de biol.*, 1852, III. — *Comptes rendus de l'Ac. d. sc.*, XXXIV et LV, p. 228, 505 et 581. — Ecker, *De cerebri et med. spin. syst. capill. in statu sano et morb.*, 1853.— Liebermeister, *De fluxu collaterali. Gryph.*, 1856. -- Kussmaul et Tenner, *Unters. üb. Ursprung u. Wesen der fallsuchtart. Zuckungen bei der Verblutung, sowie der Fallsucht überh.*, 1857.— Brücke, *Virchow's Arch.*, 1857, XII, p. 81. Körner, *Prag. Vjhrschr.*, 1860, III — Al. Schmidt, *Arch. f. Anat. u. Phys.*, 1861, p. 545, 1862, p. 428 et 533. — V. Recklinghausen, *Die Lymphgefässe u. ihre Bezich. zum Bindegewebe*, 1862. — *Virchow's Arch.*, XXVI, p. 172. — O Weber, *Handb. d. allg. u spec. Chir.*, 1864, I, p. 27. — Stricker, *Wiener Sitzgsber.*, 1865, LI, p. 16, LII, p. 579. -- Ew. Hering, *Wiener Sitzgsber.*, Nov. 1867. — Cohnheim, *Virchow's Arch.*, 1867. XL, p. 1. — Traube, *Die Sympt. d. Krkh. d. Respir. u. Circul. — App.*, 1867.

Le cœur communique le mouvement au sang, qui est alors distribué par les vaisseaux

Le cœur, par ses contractions rhythmiques, chasse le sang dans les vaisseaux. Les tissus que traverse le sang, en passant dans les capillaires, n'exercent aucune attraction sur lui ; mais la force d'impulsion de cette humeur est peut être légèrement augmentée par les éléments musculaires des parois artérielles et veineuses.

Chez les mammifères, la force d'impulsion du cœur équivaut à la pression d'une colonne de mercure de 150 millimètres ; ce chiffre n'indique néanmoins qu'une pression moyenne qui peut varier beaucoup, tout en restant dans les limites physiologiques. — La pression due à l'impulsion cardiaque est du reste variable et diminue à mesure qu'on s'éloigne du cœur.

Les artères sont toujours distendues par le sang et cherchent constamment à se débarrasser de leur contenu, grâce à leur élasticité parfaite, quoique minime ; comme il arrive continuellement de nouveau sang du cœur, elles le font progresser régulièrement vers les veines à travers les capillaires, même pendant la diastole cardiaque. C'est l'élasticité des artères qui est cause de ce que les capillaires et les veines n'ont pas de pouls. On trouve d'autre part dans la paroi des artères, surtout des petites et moyennes branches, des fibres musculaires lisses, sensibles aux excitations mécaniques, électriques, thermiques et chimiques. Quand on excite de petites artères, elles se contractent lentement, fortement et longtemps, mais la contraction ne s'étend pas au loin : il est donc possible que des excitations locales produisent des modifications dans la paroi vasculaire et dans le degré de réplétion du vaisseau. Les résistances opposées à la circulation sont augmentées par une forte contraction des artères, et on peut, d'une manière générale, considérer le pouvoir contractile propre de celles-ci comme un agent modérateur et régulateur de la circulation ; ainsi s'expliquent les troubles de nutrition des parties dont les artères sont malades.—Il ne faut pas confondre avec la contractilité des artères, leur *tonicité*, c'est-à-dire la tension que possèdent les parties dont la nutrition se fait normalement. Un vaisseau atonique, en effet, peut encore se contracter sous l'influence d'une excitation appropriée.

La pression moyenne du sang dans une région artérielle croit : 1° avec la réplétion du système vasculaire et en conséquence avec la masse du sang ; 2° avec la fréquence et la force des contractions du cœur. On ne la connait pas positivement dans les grosses artères de l'homme ; dans l'artère brachiale elle s'élève à 115 millimètres. Dans l'aorte, elle est estimée à 250 millimètres de mercure ; dans les artères plus petites, elle décroît progressivement du cœur vers les capillaires. Elle est moindre chez les animaux jeunes et affaiblis. On l'a trouvée beaucoup plus faible dans la petite circulation que dans la grande (12 à 30 millimètres dans l'artère pulmonaire).

Elle s'élève sous l'influence des mouvements musculaires et elle s'abaisse sous l'action de jeûnes prolongés, de pertes de sang, etc.

Cette pression éprouve des oscillations périodiques dans tous les points du système artériel : il se produit une élévation correspondante à la systole cardiaque et un abaissement pendant la diastole ; c'est ce qui constitue le pouls. C'est tout près du cœur que ces oscillations sont le plus marquées, tandis que, dans les extrémités artérielles, elles sont très-faibles ou presque insensibles. La pression du sang artériel s'élève aussi dans l'expiration et s'abaisse dans l'inspiration.

D'après des récentes recherches, les parois artérielles prennent une part active à la progression du sang à travers les capillaires, et cette action est sous la dépendance du cerveau : elle consiste dans une contraction péristaltique, rhythmique des artères. Bezold (*Unters. aus. d. phys. Labor. zu Würzburg*, 1867, 2, H., p. 547).

Les veines sont beaucoup moins distendues que les artères. Cette différence dans la réplétion des deux genres de vaisseaux peut être sentie à travers la peau dans les branches superficielles, et vue dans celles qui sont mises à nu ; on la démontre surtout par l'inégalité de la force du jet de sang provenant de la section de ces vaisseaux. Les veines possèdent une membrane musculaire circulaire, qui est surtout développée aux extrémités inférieures ; elles ont en outre des fibres lisses longitudinales, spécialement dans la couche adventice des grosses veines abdominales. Ces muscles ne peuvent produire qu'un raccourcissement du vaisseau, tandis que leur paralysie détermine l'allongement de celui-ci. Dans le cerveau, les muscles des veines sont très-faibles ou manquent complétement. — L'élasticité des veines est beaucoup moindre que celle des artères, et la plupart des fibres élastiques y sont disposées suivant la longueur du vaisseau, de sorte que le diamètre des veines dans les parties intérieures du corps dépend de la pression variable de leur contenu et des tissus environnants.

La pression du sang dans les veines est très-variable et beaucoup moins prononcée que dans les artères ; dans les veines voisines du cœur, elle atteint le dixième ou le vingtième de celle des artères correspondantes. Elle diminue quand on se dirige vers le cœur droit, et si l'on comprime quelques veines, on augmente la pression dans les branches voisines restées libres. Pendant l'inspiration, elle s'affaiblit dans les veines voisines du thorax, tandis qu'elle y augmente pendant l'expiration ; elle est même négative pendant l'inspiration, c'est-à-dire qu'elle ne fait pas équilibre à celle de l'atmosphère ; il en résulte que, pendant ce temps respiratoire, le sang ne coule pas d'une veine blessée dans le voisinage du cœur, mais qu'au contraire l'air y est aspiré.

La structure des capillaires sanguins n'est pas encore suffisamment connue : les uns prétendent que ces vaisseaux sont formés de cellules à noyau, aplaties, solidement unies et plus ou moins fusiformes ou polygonales (cellules musculaires, endothélium), entre lesquelles il

existe probablement des ouvertures (stomates), arrondies ou elliptiques, plus ou moins nombreuses et dont le diamètre varie sans doute
avec celui du vaisseau. Les autres admettent que la membrane des
capillaires n'est pas composée de cellules, mais constituée par une
substance molle et probablement perméable aux globules rouges et
blancs (tubes protoplasmatiques) : quoi qu'il en soit, la substance des
jeunes vaisseaux est susceptible de contractions actives. — Voyez plus
bas pour ce qui concerne la membrane adventice des capillaires.

La première opinion est défendue par Hoyer, Aeby, Auerbach, Ebert, Cohnheim, etc., qui s'appuient sur des recherches faites sur des animaux morts, à l'aide
de sels d'argent, tandis que la seconde a été émise en premier lieu par Stricker (loc.
cit.), et se rattache à des expériences faites sur les animaux vivants.

Il n'est pas possible de mesurer le degré de pression sanguine dans les capillaires ; on ne peut que l'estimer d'après le volume des vaisseaux et la quantité de
transsudation ; elle suit d'ailleurs les oscillations de la pression sanguine générale.
Elle s'élève en outre quand la résistance diminue dans les vaisseaux afférents et
augmente dans les vaisseaux efférents.

La vitesse de la circulation présente dans chaque espèce de vaisseau des différences constantes et que l'on peut constater directement en observant le cours du sang sur un animal vivant (mésentère, etc.). C'est dans les artères qu'elle est le plus grande ; elle
est moindre dans les veines et surtout dans les capillaires ; dans ces
derniers, elle est probablement soumise, d'ailleurs, à des variations
diverses, normales ou accidentelles.

Il est certaines circonstances extérieures qui favorisent ou entravent
le cours du sang, surtout en agissant sur les veines.

La *pesanteur* exerce sur la circulation une influence tantôt favorable, tantôt défavorable, selon qu'il s'agit des veines descendantes ou
ascendantes. En général, l'action de la pesanteur est défavorable ; elle
entrave la distribution uniforme du sang et en favorise l'accumulation
dans certaines parties du corps. Ainsi les personnes qui sont habituellement dans la station debout présentent souvent des dilatations
veineuses aux membres inférieurs. — C'est un phénomène de même
nature qui se produit chez certaines personnes, quand elles passent
brusquement de la position horizontale à la position verticale, phénomène qui consiste en défaillances, et qui peut s'observer chez des
hommes sains et robustes, mais surtout chez les malades et les convalescents.

La *pression extérieure* agit d'une façon notable sur la circulation, car les vaisseaux, aussi bien dans les cavités du corps qu'à la
superficie et dans la profondeur des membres, y sont continuelle-

ment soumis. Cette action est presque nulle sur les artères, tandis qu'elle est très-marquée sur les capillaires et spécialement sur les veines. Une pression exercée sur une veine a pour résultat le refoulement du sang qu'elle contient vers le cœur, car, dans la plupart de ces vaisseaux, le reflux en sens contraire est rendu impossible par les valvules. Une semblable pression, si elle n'est pas permanente, peut parfois venir en aide à l'action du cœur ; telle est celle qui est produite par les mouvements musculaires des extrémités. Mais une pression constante comme celle qui résulte d'une accumulation de fèces, de bandages, d'exsudats ou de tumeurs, doit entraver la circulation veineuse, sauf peut-être dans le cas où cette pression fait disparaître des dilatations vasculaires. Quand la pression est élastique, comme celle des gaz intestinaux, elle n'est nullement nuisible : si, en effet, elle apporte un certain obstacle à l'afflux du sang dans les artères et à son passage dans la veine-porte à travers les capillaires, elle favorise d'un autre côté le cours de ce liquide de la veine-porte vers les veines hépatiques. Il faut ajouter à cette pression celle qui est exercée sur la circulation abdominale d'une manière intermittente, par le diaphragme et les organes abdominaux sous l'influence des mouvements respiratoires. — Une diminution de la pression extérieure, telle que celle qui se produit dans l'ascension de hautes montagnes, lors de la ponction de l'ascite et du globe de l'œil, sous la ventouse, etc., doit favoriser la dilatation des vaisseaux et ralentir la circulation.

Tous les vaisseaux, même l'aorte et la veine-cave, se dilatent sous l'influence de la chaleur et se rétrécissent sous l'action du froid : celui-ci occasionne d'abord une contraction énergique des muscles vasculaires, à laquelle succède un engourdissement par surexcitation. — L'action du froid et celle de la chaleur sont indépendantes des nerfs vasculaires.

Recherches de Hastings, Schwann, O. Weber.

Toutes ces circonstances offrent une grande importance relativement à la circulation dans les cavités du corps.

Dans la *cavité thoracique*, l'inspiration favorise notablement l'afflux du sang veineux dans le cœur ; l'expiration, au contraire, n'exerce aucune influence si ce n'est lorsqu'elle est difficile : elle agit alors dans un sens opposé à celui de l'inspiration. Celle-ci facilite, en outre, la petite circulation : les poumons se distendent et les vaisseaux dilatés offrent moins de résistance au cours du sang. Quand l'expiration est prolongée, par exemple dans l'emphysème pulmonaire, l'afflux du sang veineux dans le thorax est entravé, les veines du cou se gonflent et la face se cyanose ; la même stase se produit naturellement dans les vaisseaux cérébraux. A mesure que l'élasticité du tissu pulmonaire diminue, la pression de l'air augmente dans les poumons et rend plus difficile le cours du sang à travers ces organes.

L'influence de l'inspiration est importante à considérer dans les lésions des grosses veines voisines du thorax ; car l'extrémité centrale de ces veines aspire l'air pendant l'aspiration, et il peut en résulter des troubles circulatoires très-graves, même la mort.

Les variations de la quantité de sang que renferme la cavité crânienne sont maintenant démontrées. Chez les enfants, où les os du crâne sont mobiles, les sutures larges et les fontanelles ouvertes, on peut voir et sentir le cerveau s'élever dans l'expiration et s'affaisser dans l'inspiration ; il est même possible dans certains cas de constater une pulsation de la masse encéphalique. Mais, quand le crâne est fermé, il devient plus difficile de comprendre la possibilité d'une anémie et d'une hyperémie de son contenu. Cependant on peut constater sur des cadavres d'adultes et d'enfants les degrés les plus divers d'anémie et d'hyperémie cérébrale. D'un autre côté, les grandes hémorrhagies, les tumeurs, etc., ne pourraient pas se produire dans le cerveau, s'il ne leur était pas possible de se faire place dans la cavité crânienne. Enfin on a directement observé les degrés extrêmes de réplétion vasculaire en plaçant un morceau de verre dans une couronne de trépan appliquée sur le crâne d'un animal vivant, et en examinant alors la pie-mère au microscope.

D'une manière générale, on doit concevoir le crâne comme une cavité close et inextensible, d'une capacité constante. Cette cavité est remplie par trois substances : le cerveau avec ses membranes, le liquide cérébro-spinal et les vaisseaux. Le cerveau doit être considéré comme à peu près incompressible, et les plus légères tentatives de compression peuvent en altérer les fonctions. Quand nous admettons une compression du cerveau dans les cas où des hémorrhagies, des exsudats ou des tumeurs dépriment la masse encéphalique, nous devons bien nous convaincre qu'il ne peut être question, dans les cas chroniques, que d'atrophie cérébrale, et, dans les cas aigus, de rétrocession des parties mobiles : ce ne peut être que le liquide encéphalo-rachidien qui se déplace quand le sang afflue en masse, soit qu'il rentre dans la circulation, ce qui est à peine admissible à cause de la forte tension que subissent les vaisseaux ; soit qu'il soit refoulé vers le canal vertébral ; celui-ci, en effet, est susceptible d'une légère dilatation, en raison de l'élasticité des ligaments intervertébraux et de la possibilité d'une déplétion rapide des veines de la moelle. Il n'existe pas pour le cerveau, comme pour la moelle, un espace sous-arachnoïdien continu ; on y trouve plusieurs espaces plus ou moins grands qui ne communiquent pas toujours les uns avec les autres. Les plus grands de ces espaces, situés entre le cervelet et la moelle allongée, sous le pont de Varole, sous les pédoncules et dans la scissure de Sylvius, etc , communiquent avec l'espace sous-arachnoïdien vertébral, tandis que les plus petits, correspondants aux sillons, communiquent souvent entre eux, mais non avec les plus grands. Cette fonction du liquide cérébro-spinal est également accusée par le fait que dans les autopsies, la quantité du sang renfermé dans le cerveau et celle de ce liquide sont en rapport inverse. Néanmoins il faut admettre que les modifications quantitatives de la masse sanguine se produisent beaucoup moins facilement dans la cavité crânienne que dans les autres organes.

C'est Donders qui a institué ces expériences : sous l'influence de l'augmentation de la pression expiratoire, un vaisseau de 0,04 millimètres de diamètre s'est dilaté jusqu'à 0,14, et celui de 0^{mm},07, jusqu'à 0,16 ; sous l'influence de soustractions sanguines rapides, les vaisseaux se sont réduits de 0,46 à 0.38, de 0,41 à 0,29 et de 0,18 à 0,14. — Ackermann a répété ces expériences relativement à la mort par asphyxie, et il a trouvé que, contrairement aux idées reçues, il se produisait dans ce cas do l'anémie cérébrale (*Virch. Arch.*, XV. p. 401).

La présence du liquide cérébro-spinal, la marche tortueuse des quatre grandes artères de l'encéphale avant leur entrée dans le crâne, leurs anastomoses et le fait que tous les vaisseaux se divisent en fines ramifications dans la pie-mère en dehors du cerveau, ont pour conséquence de ne faire affluer le sang dans la substance cérébrale et médullaire que sous une pression relativement minime et de ne lui faire subir que modérément les oscillations périodiques du pouls. Il faut tenir compte, en outre, des espaces lymphatiques périvasculaires qui communiquent avec les espaces péricérébraux, et par l'intermédiaire de ceux-ci avec les vaisseaux lymphatiques de la pie-mère (*His. Ztschr. f. wiss. Zool.* XV, p. 127).

D'après Liebermeister (*Prag. Vjhrschr.*, 1864, III. p. 51), la fonction principale de la glande thyroïde consisterait à réguloriser l'afflux du sang vers le cerveau ; la section des quatre artères thyroïdiennes est presque équivalente, dans son ensemble, à celle des artères qui alimentent le cerveau, et cette glande reçoit son sang, comme l'encéphale, de chacun des quatre gros troncs destinés à la moitié supérieure du corps.

L'état de la circulation dans l'abdomen, et spécialement dans la veine-porte, est essentiel à étudier au point de vue des hémorrhoïdes, des stases et de la pléthore abdominales, etc. Les obstacles qui s'opposent au cours du sang peuvent facilement et rapidement agir, à cause de l'absence de valvules dans la veine-porte, sur les dernières ramifications de celle-ci (veines hémorrhoïdales, etc.); mais aussi l'équilibre peut être aisément rétabli, et un flux hémorrhoïdaire suffit à faire diminuer rapidement dans tout le système, la pression latérale exagérée. Le gonflement de la rate pendant la digestion s'explique d'une façon analogue : le sang, en effet, s'accumule dans la veine liénale, parce qu'à ce moment les branches intestinales et gastriques de la veine-porte sont plus remplies. — La circulation de la veine-porte, ralentie par l'éloignement du cœur et par le passage du sang à travers un second réseau capillaire dans le foie, est favorisée par l'action des mouvements respiratoires, par la tension des gaz intestinaux et la pression des muscles abdominaux.

G. E. Stahl, dans son écrit : *de Vena portæ, porta malorum hypochondriaco-*

splenetico-suffocativo-hysterico-hæmorrhoidariorum, Halle , 1698, a donné les bases de l'histoire des affections de la veine-porte. Il partait du principe, aujourd'hui abandonné, que, dans les branches de la veine-porte, dépourvues de valvules, le sang peut être déplacé par une espèce de mouvement péristaltique des parois vasculaires et s'accumuler ainsi dans l'estomac, dans la rate, dans les intestins, etc.

D'après Ludwig, le cours du sang se ralentit considérablement dans les veines hépatiques, quand on suspend le foie sous une cloche de verre et qu'on augmente légèrement, au moyen d'une pompe foulante, la pression atmosphérique à la surface de l'organe.

Les vaisseaux lymphatiques les plus volumineux ont la même structure élémentaire que les petites veines : une membrane interne élastique, recouverte d'une couche épithéliale et munie de valvules, une membrane moyenne, musculeuse, et une adventice.

L'origine des vaisseaux lymphatiques n'est pas encore bien connue. D'après les uns, ils commencent partout sous forme de tubes, fermés à parois minces : *capillaires lymphatiques ;* d'après les autres, ils prennent leur origine dans les *canalicules lymphatiques*, lesquels sont constitués par des lacunes très-petites, situées dans les tissus, surtout dans le tissu conjonctif, dépourvues de membrane propre et ordinairement remplies de liquide. Ces lacunes s'agrandissent peu à peu, et se transforment en vaisseaux lymphatiques très-fins : les *capillaires lymphatiques*, qui possèdent un revêtement épithélial, mais pas encore de paroi propre. Ils ressemblent aux capillaires sanguins, mais ils sont plus nombreux, beaucoup plus larges et leur paroi est plus délicate ; aussi ne les aperçoit-on en général que lorsqu'ils sont naturellement ou artificiellement injectés, ou bien dans leurs maladies, ou lorsque les cellules qui les constituent sont rendues visibles par l'action de l'argent nitrique. Ils forment habituellement des réseaux qui accompagnent les vaisseaux sanguins, ou bien des culs-de-sac qui ne se réunissent que plus tard en réseau. Parfois ils constituent une gaîne qui entoure le capillaire sanguin, c'est-à-dire qu'ils sont situés entre la membrane propre de celui-ci et l'adventice ; il résulte de cette disposition que les capillaires sanguins sont séparés alors des éléments des tissus par *un espace lymphatique.*

Les membranes séreuses communiquent manifestement avec les vaisseaux lymphatiques. Cette communication s'établit par l'intermédiaire de petites ouvertures rondes, qui absorbent et transportent dans les lymphatiques, après la mort comme pendant la vie, non-seulement les liquides aqueux et ceux qui ne sont pas miscibles à l'eau (huile), mais encore des corps solides, soit que ceux-ci puissent se modifier dans leur forme (globules du lait et du sang), soit qu'ils restent inaltérés (encre de Chine, cinabre). A l'état normal, ces ouvertures absorbent, non-seulement les liquides, mais les globules lymphatiques qui prennent probablement naissance dans les séreuses mêmes.

Les données précédentes sur la naissance des lymphatiques et sur leur communication avec les séreuses, déjà admises par Mascagni, nous ont été fournies par von Recklinghausen, qui en a fait la démonstration par la méthode d'*argentation* et par l'expérimentation. Relativement au premier point, il règne encore beaucoup de dissentiments parmi les auteurs, et les rapports des radicules lymphatiques avec les corpuscules du tissu conjonctif sont encore très-obscurs : Recklinghausen place dans ses *canalicules lymphatiques*, des cellules sans prolongements qu'il nomme *corpuscules du tissu conjonctif*. Les lymphatiques, du reste, n'ont pas encore été trouvés dans tous les organes. — D'autres travaux importants sur ce sujet ont été exécutés par Ludwig et ses disciples, Schweigger-Seidel, Frey, Ilis, Œdmanson, etc. — Dybkowsky (*Sitz. d. Sächs. Acad.*, 1866), a découvert sur les régions intercostales de la plèvre, une couche superficielle et une couche profonde de vaisseaux lymphatiques, communiquant l'une avec l'autre, et la première avec la cavité pleurale. Les lymphatiques manquent dans les régions périostales de la plèvre.

Le cours de la lymphe vers le système veineux se fait très-lentement et sous une faible pression. Les forces qui la font progresser sont, outre la cause première de la sécrétion lymphatique, l'aspiration du thorax et la contraction des muscles qui entourent les vaisseaux lymphatiques.

La cause de la sécrétion de la lymphe est la différence de pression qui existe dans les capillaires sanguins et les *espaces lymphatiques*. Si on fait la ligature de tous les troncs lymphatiques du testicule en n'en épargnant qu'un seul avec l'artère spermatique, un rétrécissement modéré du plexus pampiniforme produit un écoulement de lymphe plus considérable que lorsque le cours du sang veineux n'est pas entravé. Quand la pression artérielle est réduite à son minimum, la lymphe cesse généralement de couler.

L'influence des nerfs sur le système circulatoire donne lieu aux remarques suivantes :
Les nerfs du cœur proviennent de la portion cervicale du grand sympathique et du pneumo-gastrique (aussi bien du tronc de celui-ci que du nerf récurrent), qui forment ensemble le plexus cardiaque. Le nerf vague est le modérateur, et le grand sympathique l'excitateur des mouvements du cœur. — La section du pneumo-gastrique au cou détermine l'accélération des pulsations cardiaques qui peuvent être plus que doublées ; une irritation modérée, mécanique, chimique ou électrique, de ce nerf a pour conséquence la diminution des contractions du cœur, et une forte irritation, l'arrêt complet de cet organe à l'état de diastole. L'irritation de la moelle allongée ou de la

portion supérieure de la moelle cervicale, produit le même effet que celle du nerf vague. On obtient des résultats moins positifs par l'irritation ou la section du grand sympathique ; celle-là produit ordinairement une accélération des mouvements, tandis que celle-ci a pour conséquence un ralentissement durable du pouls ; parfois cependant elle est sans action.

L'irritation du nerf vague, qui existe à l'état permanent chez les animaux à sang chaud, est de nature réflexe (Bernstein). On peut encore irriter le pneumo-gastrique par voie réflexe, en excitant mécaniquement (par la percussion) les viscères abdominaux chez la grenouille (Goltz), peut-être aussi dans certains cas chez l'homme, ou bien différents nerfs de la sensibilité (Loven), ainsi que le cordon abdominal et cervical du grand sympathique.

Une branche du nerf vague, découverte par Ludwig et Cyon, et qui provient souvent du laryngé supérieur, le *nerf dépresseur*, diminue probablement, quand le cœur est trop plein, les obstacles qui s'opposent à l'évacuation du sang. En effet, l'irritation de son bout central a pour résultat la dilatation des vaisseaux et l'abaissement de la pression sanguine L'excitation de l'extrémité périphérique, de même que la section du nerf, est sans influence.

L'influence des nerfs sur les vaisseaux consiste en ce qu'ils maintiennent les fibres musculaires des parois artérielles dans une contraction tonique permanente, de telle sorte que la distension des vaisseaux par la pression du sang rencontre une résistance active. C'est le grand sympathique qui exerce cette action. Après la section de ce nerf au cou, la tension des parois vasculaires se relâche aussitôt ; le sang dilate les artères et ensuite les capillaires du côté correspondant de la tête, et passe à travers ces derniers avec une telle rapidité qu'il conserve l'aspect du sang artériel, le mouvement nutritif n'augmentant pas en raison de la masse de ce liquide ; et, comme la résistance des parois artérielles a diminué, les pulsations se font sentir dans les capillaires et même dans les veines : il en résulte de la rougeur et une élévation de température de 3 à 6° C. Au contraire, l'irritation du ganglion cervical supérieur a pour conséquence le rétrécissement, plus lent, il est vrai, de ces vaisseaux, de la pâleur et un abaissement de température : cette action nerveuse se traduit à l'état physiologique par la rougeur de l'émotion et par la pâleur ; ces deux causes n'exercent aucune action sur les veines. La différence de température qui existe entre le côté sain et le côté malade disparaît chez l'animal placé dans les conditions ordinaires ; mais des mouvements violents la reproduisent. C'est dans le froid, dans les pertes de sang, dans l'agonie, en un mot dans tous les états d'affaiblissement de l'animal, que cette différence se manifeste le plus nettement.

Cette propriété du grand sympathique, également importante pour la physiologie et pour la pathologie, a été découverte par Dupuy (1816), et surtout par C. Bernard (1849 et 1852), puis confirmée par Budge, Waller, Brown Séquard, Schiff, v. de Becke-Callenfels, Donders, etc. — D'après Bernard et d'autres auteurs, cette influence sur les vaisseaux dérive d'une activité propre du grand sympathique, indépendante du cerveau et de la moelle; d'après Budge et Schiff, au contraire, le cerveau et la moelle constituent la source première de cette influence. Cette dernière opinion est en partie confirmée par la rapidité d'action des émotions morales, dans la rougeur par exemple.

C'est probablement la moelle allongée qui renferme l'organe central des nerfs vasculaires : son irritation, tandis que la moelle et le grand sympathique restent intacts, a pour résultat de rétrécir toutes les petites artères et d'augmenter consécutivement la pression sanguine dans les troncs artériels. Cette irritation est probablement exercée d'une manière continuelle par l'acide carbonique du sang. — La section de la moelle à la région cervicale fait disparaître cette tonicité vasculaire, qui peut être aussi déprimée et même abolie par voie réflexe : dans tout le système vasculaire, par l'irritation du nerf dépresseur, et localement, dans un territoire artériel, par celle des nerfs sensibles de la région correspondante. Cette dernière excitation réflexe s'effectue d'une manière constante dans l'organisme sain : une irritation légère des nerfs sensibles produit un rétrécissement, et une irritation forte, une dilatation des artères correspondantes.

Les nerfs vasomoteurs marchent rarement isolés; ils sont souvent accompagnés de fibres sensibles ou motrices, auxquelles ils restent accolés dans une étendue variable, et qu'ils abandonnent ensuite pour se distribuer aux vaisseaux. — Nous ne possédons encore que des notions fort incomplètes sur la distribution de ces nerfs dans les diverses régions et les divers organes du corps; à la tête, ils accompagnent habituellement le trijumeau ; quelques parties toutefois sont animées par la branche cervicale du sympathique et par le facial. Les nerfs vasomoteurs des extrémités supérieures (peau, muscles) émergent de la partie inférieure de la moelle cervicale et se rendent à la portion thoracique du sympathique par les racines antérieures et les branches communicantes. Ceux des extrémités inférieures sortent de la moelle pour aboutir à la portion pelvienne du sympathique, et ceux des viscères abdominaux suivent les nerfs splanchniques.

Toute action sur le calibre des vaisseaux dérive directement du grand sympathique, ou bien, par voie réflexe, des nerfs sensibles. — La cause de l'irritation, comme celle de la paralysie, peut être périphérique ou centrale.

L'action s'exerce sur une étendue plus ou moins grande d'après le point de départ (voy. plus haut). L'action dilatatrice d'un nerf sensible ne s'étend pas, en général, au delà du territoire de ce nerf.

L'existence de nerfs dilatateurs particuliers (Bernard) n'est pas encore bien établie. L'irritation des nerfs érigents dans le pénis et celle des fibres cérébro-spinales dans les glandes salivaires ont pour résultat l'engourdissement des artères.

Nous ne connaissons rien relativement aux nerfs des veines. Les capillaires sont dépourvus de nerfs.

D'après Goltz (*Virch. Arch.*, XXIX, p. 394), il existe pour les veines une tonicité qui, comme celle des artères, est sous la dépendance des centres nerveux. La paralysie de la tonicité, dans un grand territoire vasculaire, produit, par voie purement mécanique, un affaiblissement de la fonction du cœur. La destruction du cerveau et de la moelle abolit la circulation après un certain temps, parce que l'extinction de la tonicité vasculaire paralyse l'activité du cœur. Mais si l'on conserve seulement la moelle allongée ou la moelle, la tonicité reste suffisante. C'est en grande partie par l'intermédiaire de celle-ci que la circulation se rétablit après les grandes pertes de sang.

Nous ne connaissons que peu de chose relativement à l'influence des nerfs sur les vaisseaux lymphatiques; on sait seulement que l'irritation des nerfs accélère le cours de la lymphe, mais qu'elle ne peut jamais le produire.

La section du sympathique du cou, qui augmente la rapidité et l'énergie de la circulation dans les capillaires, mais qui diminue aussi le frottement dans ces vaisseaux en échauffant les tissus, accélère dans quelques cas la sécrétion de la lymphe; parfois elle est sans action. Quand on fait rougir la peau en injectant de la teinture d'opium dans les veines, on observe souvent, en même temps qu'une diminution de pression dans la carotide, une augmentation dans l'écoulement de la lymphe (Ludwig).

Dans ces derniers temps, on a révoqué en doute l'opinion généralement admise d'après laquelle les artères et les veines communiquent partout par l'intermédiaire des capillaires, sauf dans les corps caverneux des organes génitaux, dans la rate, le placenta utérin et la choroïde. Il semble en effet exister, aussi bien dans les parties extérieures que dans les organes internes, un double mode de communication des artères avec les veines; d'abord la circulation capillaire qui constitue le mode de circulation *général, profond ou interstitiel, chimique ou fonctionnel, nutritif* : ensuite la *circulation dérivative, mécanique ou directe*, qui établit une communication immédiate des artères avec les veines *sans système capillaire*. Les petites artères qui servent à ce second mode de circulation ont une épaisseur de 0,1 millimètre environ et sont pourvues de fibres musculaires organiques ; elles sont tellement contractiles que la lumière peut en être complétement oblitérée, et elles possèdent des nerfs vasomoteurs. Ce mode de communication a été démontré en différentes régions cutanées, dans les aponévroses, les articulations, les muqueuses, les muscles, le cerveau, les poumons, et dans quelques organes glandulaires.

Ces faits, importants à différents points de vue pour la pathologie des troubles circulatoires locaux, étaient déjà connus de Leeuwenhoek et de Haller; Dubois (1841. *loc. cit.*, p. 315), Paget (*Lond. Ged. Maz.*, 1850) et Wh. Jones, en ont donné une description plus exacte. D'après Virchow (*Arch.* XII, p. 310), une partie du sang des reins passe directement des artères dans les veines, tandis que l'autre partie traverse les corpuscules de Malpighi. — Cl. Bernard (*Allg. Wien. med. Ztg.*, 1860, n° 40-42) admet deux espèces de capillaires : les uns, relativement gros et constituant la voie principale de communication; les autres, très-minces, qui inondent chaque cellule de liquide, et forment dans chaque organe le réseau vasculaire nutritif. Dans le foie, par exemple, quelques branches de la veine-porte s'anastomosent avec les veines de la surface de cet organe et versent le sang dans la circulation générale sans le concours des capillaires. On trouve dans la rate des anastomoses directes entre les artères et les veines, et, en outre, un système capillaire qui constitue un diverticulum favorisant le séjour du sang dans cet organe. Il existe dans tous les organes des vaisseaux qui retiennent le liquide sanguin, et d'autres qui le laissent passer. On ne doit pas croire, en conséquence, que tout le sang qui traverse un organe, tel que le rein, le foie, etc , serve à la nutrition de celui ci ; il n'y a qu'une certaine partie de ce liquide qui soit utilisée à cette fonction : l'autre traverse les tissus sans subir de modification, et accomplit seulement le phénomène mécanique de la circulation. — Sucquet (*Bulletin de l'Acad.*, XXVI, p. 825, 1861. — *D'une circulation dérivative dans les membres et dans la tête chez l'homme*, 1862), a trouvé que de larges communications existent entre les artères et les veines en certaines régions de la peau, des membres et de la tête. Aux extrémités supérieures, par exemple, on rencontre une double circulation ; l'une profonde, *nutritive*, continue et presque tout à fait uniforme, et l'autre superficielle, réellement *dérivative :* ces deux modes de circulation se continuent sans interruption, mais le dernier se modifie d'après la masse du sang qui circule, d'après l'énergie et la fréquence des battements du cœur, et d'après l'action des nerfs vasomoteurs, tandis que le premier ne subit que de légers changements. A la tête, le système artériel trop rempli peut se décharger dans les veines par l'intermédiaire de vaisseaux *artérioso-veineux*, de manière à maintenir la régularité dans la circulation capillaire proprement dite. Le sang des artères de la cavité crânienne se déverse dans les veines frontales et angulaires par l'intermédiaire de branches cutanées de l'ophthalmique, tandis que l'œil s'injecte. Les communications des artères labiales, nasales, palpébrales et auriculaires permettent la dérivation du sang, quand la faciale, la maxillaire interne et la temporale sont trop remplies. — Cette communication des artères avec les veines s'effectue de différentes façons : O. Weber (*loc. cit.*, p. 86) a observé dans les muscles, la peau, le cerveau, les poumons et la rate, des anastomoses directes de branches artérielles avec les branches veineuses, en même temps que des capillaires larges et étroits. — Beaucoup d'auteurs considèrent tout ce qui précède comme non démontré.

Dans ces derniers temps, les globules du sang, spécialement les globules blancs, ainsi que la fibrine, ont acquis une importance pathologique considérable.

Pendant le passage du sang à travers les capillaires, ce ne sont pas seulement les principes liquides qui pénètrent dans l'intimité des tissus à travers les parois des vaisseaux pour rentrer ensuite dans ceux-ci, modifiés dans leur composition, mais très-probablement aussi les globules rouges et surtout les globules blancs : ceux-ci, en effet, passent à travers la paroi des capillaires à l'état normal, pour arriver dans les tissus ou dans les vaisseaux lymphatiques, mais seulement dans les endroits où le courant sanguin se ralentit : ce phénomène s'effectue sans lésion des vaisseaux et d'une manière qui nous est encore inconnue. Les globules rouges extravasés rentrent pour la plupart dans la circulation par les vaisseaux lymphatiques. Les globules blancs constituent exclusivement, ou du moins en grande partie, les corpuscules conjonctifs mobiles ou migrateurs des différents tissus, les corpuscules muqueux, les globules salivaires, ceux des cavités séreuses, etc., et ils rentrent probablement presque tous dans la circulation par la même voie que les globules rouges. Il existe donc, pour les principes liquides, comme pour les globules du sang, une double voie de retour des capillaires vers le cœur : les veines et les vaisseaux lymphatiqnes.

Voy. Stricker et Hering (*loc. cit.*).

Sous l'influence de diverses conditions occasionnant une hyperémie congestive, l'extravasation des globules blancs augmente considérablement et il y a formation de pus : *les globules de pus sont pour la plupart des globules blancs du sang extravasé.*

Ce fait, récemment découvert par Cohnheim (*Virch. Arch.*, XL, p. 1), modifie essentiellement les idées actuelles sur la suppuration. — Voy., sur ce sujet, les chapitres sur l'*organisation* et la *suppuration.*

Les globules blancs qui, après la mort, possèdent des propriétés très-connues, offrent en outre, pendant la vie, une particularité d'importance égale pour la physiologie et la pathologie ; ils sont contractiles et peuvent, en conséquence, recueillir des substances étrangères qu'ils abandonnent ensuite ou qu'ils emportent dans leur marche.

La contractilité des globules blancs du sang et des globules du mucus, des corpuscules mobiles du tissu cellulaire et des globules purulents, peut être constatée expérimentalement dans l'animal vivant (sur la membrane natatoire et le mésentère des grenouilles, et sur le mésentère de quelques mammifères), ou bien sur des parties animales récemment enlevées (tissu cellulaire, cornée), ou enfin dans les liquides qui renferment ces globules, et que l'on examine à l'état frais dans des menstrues convenables (liquide de transsudation naturelle, solutions faibles de sucre et de sel marin, etc.), et si c'est possible sur l'objectif échauffé. Ces globules ne sont pas ronds; ils présentent un nombre plus ou moins grand de dentelures de longueur et de forme variables; chaque globule change constamment de forme : en effet, il se développe rapidement, à sa surface, des appendices minces et filiformes, isolés ou groupés, qui s'élargissent ensuite à leur-base et attirent à eux une partie de la substance de la cellule ; quelques-uns d'entre eux se rétractent et disparaissent sans laisser de traces. Tantôt ces appendices, au nombre de dix ou vingt, se montrent sur toute la périphérie du globule, tantôt ils se groupent en faisceaux de trois à six en un ou plusieurs points. Ces prolongements peuvent ensuite se ramifier et s'entrelacer de manière à former une masse plus ou moins grande. Ces globules renferment des noyaux, qui ne deviennent appréciables que par les réactifs ; ils contiennent en outre des molécules graisseuses et pigmentaires, qui se déplacent sous l'influence des mouvements de la cellule (*mouvement moléculaire*) et sont le plus marqués au point d'émergence des prolongements.

On constate ces changements de forme des globules aussi bien dans la substance intercellulaire liquide (humeur aqueuse, membranes séreuses), que dans les tissus solides (cornée, tissu cellulaire en général) ; la marche de ces globules à travers ces milieux est très-tortueuse. Leur progression s'exécute de la manière suivante : le corps de la cellule se porte vers le prolongement, de sorte que l'extrémité arrondie opposée à celui-ci s'en rapproche, et un nouvel allongement de l'appendice détermine un rapprochement nouveau du corps de la cellule. Cette migration s'effectue ainsi qu'il a déjà été dit, non-seulement dans les fissures et les lacunes du tissu conjonctif, mais encore à travers les parois des vaisseaux capillaires et des petites veines.

En raison de leur contractilité, les globules dont nous parlons peuvent recueillir et emporter avec eux des corps étrangers, tels que le carmin, le cinabre, les globules de lait et les globules rouges du sang.

Wh. Jones, Davaine, Robin, Ecker, Lieberkühn, Häckel ont constaté la *contractilité cellulaire animale* dans les globules blancs du sang des animaux supérieurs et inférieurs ; Busk et Huxley, Lieberkühn, Virchow, Recklinghausen, OEhl, Cohnheim, dans les globules de la lymphe, du lait, du mucus, dans les cellules de la transsudation des séreuses, etc. ; Stricker, dans les vitellus des grenouilles ; Brücke, Virchow, Loth, Meyer, Wittich, Busch, dans les cellules pigmentaires ; Huxley et Kölliker, dans les cellules non pigmentées du tissu gélatineux des animaux inférieurs, Virchow, enfin, dans les cellules de l'enchondrome. Mais c'est Recklinghausen qui a démontré le premier l'existence constante et l'importance patholo=

gique de cette propriété, notamment dans les globules du pus. L'absorption de corps étrangers par ces globules a été constatée d'abord par Häckel, ensuite par Recklinghausen et d'autres, ensuite par Preyer pour les globules rouges du sang.

M. Schultze (*Arch. f. micr. Anat.*, I, p. 1) a démontré, par l'observation directe, qu'une élévation de température accélère et accroît les mouvements de la matière protoplasmatique dans les globules blancs.

Binz (*Arch. f. micr. Anat.*, III, p. 386) a trouvé que la quinine exerce une action toxique très-prononcée sur les mouvements du protoplasma, surtout dans les globules blancs. — Scharrenbroich (*Med. Cent.*, 1867. N. 72) a vu la migration des globules blancs dans le mésentère de la grenouille se ralentir considérablement quand il étendait sur cette membrane, ou qu'il injectait dans sa substance, une solution de quinine, mais à des doses plus élevées que celles qui sont usitées en thérapeutique.

Roth (*Virch. Arch.*, XXXVI, p. 145) fait ressortir la grande analogie que présentent, relativement à leur réaction chimique, les liquides ou les tissus dans lesquels on a observé les phénomènes de motilité protoplasmatique : ils sont presque généralement alcalins, rarement neutres et jamais acides. Il est probable que cette propriété chimique est nécessaire pour que la matière albuminoïde (myosine de Kühn), qui permet la manifestation des phénomènes vitaux, reste en solution.

A. Böttcher (*Ibid.*, XXXV, p. 120) met en doute la spontanéité des changements de forme et de lieu des cellules contractiles : il suppose que les mouvements amiboïdes observés sur le porte-objet sont indépendants de la vie et occasionnés par des influences extérieures.

Des mouvements amiboïdes et des phénomènes de division cellulaire ont été observés sur les globules rouges du sang, d'abord par Preyer (*Virch. Arch.*, 1864, XXX, p. 426), et ensuite par Rollet, Klebs et Beale, dans la chambre humide et sur le porte-objet chaud, par Friedreich (*Ibid.*, XLI, p. 595), dans l'urine sanguinolente, où ils se produisaient probablement sous l'influence de l'urée : le dernier de ces auteurs a fait la même observation dans deux cas de leucémie. — Un grand nombre d'auteurs nient la contractilité des globules rouges du sang.

Les *causes de la coagulation de la fibrine* offrent de l'importance, notamment au point de vue de l'hydropisie et de l'inflammation.

La fibrine se coagule d'abord parce qu'elle cesse d'être en contact avec des parois vasculaires vivantes, et ensuite parce qu'une substance intracellulaire, la *substance fibrino-plastique*, se combine avec une substance intercellulaire, la *substance fibrinogène :* le produit de cette combinaison est la fibrine. La substance fibrino-plastique est identique à la globuline et à la caséine du sérum, et constitue le principe albumineux cristallisable des globules rouges (hémato-crystalline, hémato-globuline, hémoglobine), même quand ceux-ci ne prennent aucune part à la coagulation. Le chyle et la lymphe, le pus, le tissu de la cornée, du cordon ombilical et du cristallin, en un mot presque tous les éléments celluleux, sont de nature fibrino-plastique; il en est de même des liquides dans lesquels a passé le contenu des cellules, tels que le sérum du sang, les humeurs de l'œil, la salive, la synovie

L'albumine de l'œuf, le tissu tendineux et les cartilages ne sont pas fibrino-plastiques. Les liquides fibrinogènes sont ceux qui se coagulent spontanément par l'addition d'une substance fibrino-plastique. Le blanc d'œuf, les humeurs de l'œil, la synovie normale ne possèdent pas non plus la propriété fibrinogène.

Brücke, par de nombreuses expériences, a démontré que la paroi vasculaire, c'est-à-dire la membrane interne des vaisseaux sanguins et lymphatiques et celle des séreuses, empêchent la coagulation du sang renfermé dans des vaisseaux vivants. Il exposa du sang à l'air atmosphérique pendant quinze minutes, à une température de près de 0°, puis il le versa dans le cœur ou dans les vaisseaux d'un animal récemment tué qu'il suspendit dans un local saturé de vapeur d'eau. Le sang resta liquide pendant plusieurs heures chez les animaux à sang chaud, et plusieurs jours chez les animaux à sang froid. Si, pendant ce temps, on extrayait une goutte de sang du vaisseau, il se coagulait aussitôt, et si l'on introduisait un corps étranger dans celui-ci, la coagulation ne se produisait qu'autour de ce corps.

C'est Al. Schmidt qui a établi que la fibrine résulte de la combinaison de la substance fibrino-plastique avec la substance fibrinogène.

Il nous est démontré que les globules sanguins renferment la substance fibrino-plastique, d'abord parce que la coagulation commence dans leur voisinage et se propage de là à tout le liquide; ensuite parce que leur action coagulatrice est modifiée quand ils ont été altérés dans leur nutrition, si par exemple, ils ne sont pas suffisamment oxygénés. On doit en conclure que, dans les affections inflammatoires fébriles notamment dans celles des organes thoraciques, et dans la dyspnée, la substance fibrino-plastique ne peut se produire en quantité normale; quand, en même temps, il y a augmentation de substance fibrinogène, l'effet doit encore être plus marqué. On sait en effet que, dans ces cas, le sang se coagule lentement.

En général, la coagulation est d'autant plus lente à se produire et le caillot d'autant plus mou, plus gélatineux et moins rétractile, que la quantité de substance fibrino-plastique est moins grande.

La présence de l'acide carbonique retarde la coagulation du sang; il en est de même pour d'autres acides faibles ainsi que pour les alcalis et les sels alcalins. L'oxygène et l'air atmosphérique ne favorisent pas directement la coagulation; aussi le sang longtemps exposé à l'air conserve-t-il ses propriétés. Ce n'est pas le défaut d'oxygène, mais l'accumulation d'acide carbonique et la diminution de l'action fibrino-plastique qui retardent la coagulation. Si les exsudats restent plus longtemps liquides dans les cavités du corps que lorsqu'ils sont exposés à l'air, c'est que l'acide carbonique qu'ils renferment ne peut s'en dégager.

Le contact avec l'air et les corps étrangers solides, les degrés élevés de température (jusqu'à 55°) favorisent la coagulation du sang.

Le sang extrait d'un animal une demi-heure après la mort, se coagule toujours beaucoup plus lentement que celui que l'on a retiré immédiatement. Cette diminution progressive de la coagulabilité spontanée est normale pour le sang des cadavres, surtout pour celui des asphyxiés.

Le phénomène de la coagulation est purement chimique et ne diffère en rien de la formation d'un autre précipité résultant de la combinaison de deux corps. En effet, lorsque la fibrine prend naissance, la combinaison s'effectue d'après les proportions chimiques, et il peut exister un excès de substance fibrino-plastique ou de substance fibrinogène; en outre, une quantité déterminée de globules sanguins ne peut provoquer la coagulation complète que d'une quantité limitée de substance fibrinogène.

De même que la coagulation du sang est retardée par le contact avec les parois vasculaires vivantes, de même celle des liquides exsudés est entravée par les tissus vivants environnants. La coagulation ne se produit dans ces derniers liquides qu'à la suite de leur contact avec l'air.

1. — Anémie.

(Oligoémie, ischémie, appauvrissement du sang.)

L'*anémie locale* ou *ischémie* est caractérisée par la diminution absolue ou relative de la quantité de sang renfermée dans une partie du corps.

Sur le cadavre, un organe est considéré comme étant anémique, quand les surfaces de section laissent échapper moins de sang, montrent moins de points rouges, ou offrent des vaisseaux moins remplis qu'à l'état normal ; il en est de même quand l'organe paraît pâle ou du moins décoloré, car tous les organes ne pâlissent pas par l'anémie attendu que leur coloration normale dépend à la fois de celle du sang et de leur teinte propre (pneumonie pigmentée, par exemple). En outre, le volume, le poids, la turgescence et la résistance des organes anémiés, sont moindres qu'à l'état normal. L'anémie peut atteindre tous les vaisseaux simultanément ; mais parfois elle s'observe surtout dans les veines, parfois dans les capillaires.

La nécroscopie ne peut pas toujours nous donner une idée exacte de la masse du sang contenu dans les organes pendant la vie et avant l'agonie : ainsi que le prouvent les observations cliniques et l'expérimentation. Ackermann (Virch. *Arch.*, XV, p. 401) a démontré, par cette dernière méthode, que la mort par asphyxie se rattache constamment à l'anémie cérébrale, et que la congestion du cerveau que l'on trouve souvent sur les cadavres des asphyxiés, est toujours la conséquence d'une stase mécanique, et par conséquent, un phénomène cadavérique.

Les causes de l'anémie locale se présentent tantôt isolément, tantôt simultanément avec d'autres troubles, surtout avec l'anémie générale (après des hémorrhagies, etc.) et la diminution de l'activité du cœur.

1° L'*anémie mécanique* ou *passive* résulte ordinairement d'une compression de cause interne ou externe, exercée sur l'ensemble de vaisseaux, spécialement sur les artères, ou bien seulement sur les capillaires ; la compression qui atteint uniquement les veines produit une hyperémie veineuse. L'anémie par compression se développe à la peau sous l'influence des vêtements, de bandages, etc. ; à la peau et dans les parties internes, à la suite de contractions musculaires, d'accumulation de produits de sécrétion, sous l'influence de l'hydropisie, d'exsudats, d'extravasats, de la rétraction de cicatrices, de néoplasmes divers, etc. Elle s'observe dans les poumons fortement emphysémateux, dans l'intestin météorisé à un haut degré, au cerveau dans les fractures du crâne avec enfoncement, etc. Ces causes d'anémie sont à redouter quand l'organe comprimé ne peut se déplacer (dans le crâne), ou bien ne peut que céder légèrement, ainsi que cela s'observe dans le canal vertébral, le thorax des vieillards, etc.

2° L'anémie mécanique s'observe encore à la suite du rétrécisse·ment ou de l'oblitération des artères, et par conséquent consécutivement à un obstacle à l'afflux du sang : *c'est l'ischémie artérielle.* Elle survient à la suite d'une pression exercée sur les artères, surtout dans les régions où celles-ci ne peuvent se déplacer (ainsi sur l'artère crurale au niveau du pubis, sur certaines artères situées au-dessous d'aponévroses résistantes) ; à la suite de leur déchirure, de leur ligature, ou de leur oblitération ; consécutivement à des troubles autochthones ou emboliques, à des maladies des parois artérielles (métamorphoses graisseuse, crétacée, lardacée) surtout quand il ne s'établit pas de circulation collatérale.

Certaines *anémies collatérales* se rattachent à ce groupe, par exemple, l'anémie cérébrale qui accompagne la dilatation des artères thyroïdiennes.

3° L'*anémie idiopathique* ou *spasmodique* (arrêt de la circulation) se produit par action directe (par action du froid sur les fibres musculaires artérielles ou sur les capillaires), ou bien par contraction des artères résultant d'une irritation ou d'une excitation du grand sympathique. L'excitation prend naissance, soit dans le centre nerveux, soit dans la continuité ou à la terminaison des nerfs, et elle est directe ou réflexe : telle est l'excitation que produisent les émotions morales dépressives, la peur, la crainte, le chagrin, l'attente ; les passions emportées, comme la colère ; certaines convulsions locales ou générales (épilepsie réflexe) ; le frisson de la fièvre ; un grand nombre de paralysies (les membres paralysés sont souvent pâles et froids, et le pouls y est plus petit, moins sensible); certaines hyperesthésies ; l'électricité; quelques médicaments hémostatiques ou styptiques, particulièrement le plomb, le seigle ergoté, les sulfates de fer, de zinc et de cuivre, etc., peut-être aussi le tannin et les acides minéraux; certains narcotiques et notamment l'opium ; la digitale.

Brown-Séquard a démontré que l'irritation du grand sympathique produit des effets opposés à ceux de la section de ce nerf, mais qu'ils sont plus lents à se manifester (rétrécissement des vaisseaux, pâleur et refroidissement des tissus).

Stricker (*loc. cit.*) a vu certains capillaires (peut-être ceux de nouvelle formation) se rétrécir presque jusqu'à l'oblitération, sous l'influence de l'irritation chimique ou électrique. Les capillaires contractés devenaient si pâles, et leurs contours si vagues, qu'on pouvait à peine les distinguer des parties voisines. Ces phénomènes se produisent sans l'intervention des nerfs, et il est probable que dans certains empoisonnements, il s'en manifeste de semblables sur les muqueuses touchées par le poison. C'est ce que semble démontrer un cas, observé par moi, d'affection de l'œsophage consécutive à l'action des alcalis caustiques.

D'après Du Bois-Reymond (*Arch. f. Anat.*, u. s. w., 1860, p. 461), les cas de migraine dans lesquels le côté malade de la tête pâlit, etc., résultent d'une contraction tétanique des muscles vasculaires correspondants. Quand la douleur se dissipe, l'oreille rougit et s'échauffe par suite de la fatigue des muscles artériels (Hémicraniasympathico-tonica).

L'anémie d'une région coïncide toujours avec l'hyperémie d'une ou plusieurs autres régions : *hyperémie collatérale* ou *compensatrice;* celle-ci se manifeste tantôt dans le voisinage de la partie anémiée (auréole congestive entourant le foyer d'inflammation ou d'exsudation, et les néoplasmes) ; tantôt à une distance plus ou moins grande (congestion du lobe supérieur du poumon accompagnant une anémie du lobe inférieur consécutive à la compression ; hyperémie cérébrale, pulmonaire, etc. résultant de l'anémie des extrémités). Tantôt elle se déc'are dans l'organe même qui est atteint d'anémie sur un autre point ; tantôt dans des organes éloignés (dans le froid intense, dans le frisson de la fièvre). Elle prend en général une extension égale à celle de l'anémie : si celle-ci est limitée, la congestion l'est également, et si l'anémie, au contraire, se produit dans la peau tout entière, l'hyperémie peut atteindre un grand nombre ou la totalité des organes internes. — L'hyperémie collatérale peut être *artérielle* ou *veineuse* selon que le sang artériel afflue des branches qui avoisinent la partie anémiée, ou que le sang veineux se déverse dans les capillaires et dans les veines placées en arrière des artères rétrécies, et dont la pression latérale est diminuée. — Tantôt l'hyperémie collatérale est persistante, tantôt elle se dissipe rapidement : le sang dans ce dernier cas ne séjourne pas longtemps dans les environs de la partie anémiée, mais il rentre bientôt dans la masse générale du liquide sanguin.

Les *symptômes généraux de l'anémie* sont ceux d'une diminution de la quantité de sang renfermée dans la partie, se traduisant par de la pâleur, un abaissement de température et une diminution des propriétés fonctionnelles. C'est seulement aux parties extérieures, notamment à la peau, dans les muscles et dans le système nerveux périphérique et central, que ces symptômes nous sont positivement connus. Ils varient considérablement du reste, d'après le degré et l'extension qu'atteint l'anémie, d'après la rapidité avec laquelle elle se produit, au moins pour certains organes, notamment le cerveau, d'après son siége et d'après l'importance que prend l'hyperémie collatérale, etc.

La *durée* de l'anémie varie d'après les causes et exerce une grande influence sur les conséquences ultérieures. Quand l'anémie est passagère, les suites en sont très-variables suivant les organes atteints (peau et cerveau) ; quand elle se prolonge, au contraire, ou quand elle se produit tout d'un coup à un haut degré, la nutrition s'altère, même quand l'anémie n'atteint que les vaisseaux *fonctionnels* ; il se développe une atrophie de nature variable et même de la gangrène.

Voyez l'*Embolie et la thrombose*, pour ce qui concerne la différence symptomatologique existante entre l'anémie des vaisseaux fonctionnels et celle des vaisseaux nutritifs.

La peau anémiée pâlit ou devient tout à fait blanche, si elle ne présentait auparavant aucune coloration anormale ; son volume paraît aussi diminué (quand il n'arrive pas de complication, de l'œdème par exemple). Elle est plus froide pour le malade comme pour le médecin ; la sécrétion en est diminuée ; elle est sèche et souvent sans éclat. L'anémie des nerfs cutanés se traduit par une diminution de fonctionnement ; le toucher est obtus ou donne la sensation de velouté dans les régions cutanées anémiées (refroidies). Les opérations faites en de semblables régions sont moins douloureuses (anesthésie locale).

D'après Alsberg (*Marb. Diss.* 1863), l'anémie et l'hyperémie de la peau ont pour conséquence une diminution du *sens de l'étendue*. Le sens de la température est émoussé par l'hyperémie et rendu plus subtil par l'anémie.

Nothnagel (*D. Arch. f. kl. Med.* 1866, II. p. 173) décrit une névrose causée par une contraction artérielle, qui atteint les mains et les avant-bras et consistant dans la sensation de velouté, dans des fourmillements et des douleurs déchirantes, accompagnées d'un sentiment de froid désagréable et d'une obtusion du toucher. Les doigts et les mains sont pâles et ont subi un abaissement de température de 1/2 à 2° C. C'est le matin, au sortir du lit, que les phénomènes sont le plus prononcés : la chaleur les modère, ainsi que les excitations cutanées (frictions et surtout courant continu).

On observe assez souvent des affections convulsives analogues, limitées à des points de peu d'étendue, à l'extrémité des doigts ou bien à un ou plusieurs doigts, survenant et se dissipant plus ou moins promptement, parfois douloureuses et dont la durée peut se prolonger des semaines et des mois.

L'anémie des muscles volontaires se traduit par de la diminution dans la contractilité, par de la rigidité et de la contracture ; si elle atteint un haut degré et qu'elle se produise soudainement, il en résulte une paralysie musculaire complète, ainsi à la moitié inférieure du corps après la ligature de l'aorte abdominale. Les symptômes de l'anémie du parenchyme du cœur sont encore peu connus.

L'anémie cérébrale, quand elle arrive à un très-haut degré, qu'elle offre une extension générale et un développement très-rapide, par exemple, à la suite de la ligature des quatre artères du cerveau, produit la perte de connaissance, l'abolition des mouvements volontaires et de l'irritabilité, le ralentissement de la respiration, la dilatation des pupilles et des convulsions, c'est-à-dire le tableau des convulsions épileptiques et éclamptiques. Des degrés légers d'anémie cérébrale sont probablement la cause des défaillances que l'on observe particulièrement chez les malades ou les convalescents qui se lèvent ou se mettent sur leur séant dans leur lit, etc. A la suite de la ligature ou de l'oblitération embolique de la carotide, ou bien consécutivement à l'embolie d'une artère de la scissure de Sylvius, il se produit souvent une paralysie instantanée de la moitié opposée du corps. Lorsque l'anémie se développe moins rapidement, les symptômes varient d'après les âges, et il est souvent difficile de la distinguer de l'hyperémie. Parfois il survient en même temps de l'anémie dans certaines régions de l'encéphale et de l'hyperémie dans d'autres parties, ce qui occasionne l'apparition d'un ensemble de symptômes encore plus complexe en produisant à la fois les phénomènes de la compression et ceux de l'irritation. On ne peut séparer l'anémie du cerveau de celle des méninges : ordinairement on observe à la fois l'anémie de celles-ci et celle des couches superficielles du cerveau.

Au moyen d'expérimentations faites sur des lapins en vue d'établir l'origine et la nature des convulsions épileptiformes dans l'hémorrhagie et de l'épilepsie elle-même, Kussmaul et Tenner (*l. c.*) sont arrivés à d'importants résultats : les convulsions qui se produisent dans l'hémorrhagie chez l'homme et les animaux à sang chaud ressemblent à celles de l'épilepsie; des convulsions semblables se manifestent quand le cerveau est soudainement privé de sang rouge, comme à la suite de la ligature des grosses artères du cou, ou bien lorsque le sang artériel se transforme rapidement en sang veineux, ainsi qu'il arrive après la ligature des conduits aériens. Dans ces cas, les convulsions dépendent vraisemblablement de l'interruption brusque de la nutrition cérébrale, et non pas de modifications survenues dans le degré de pression que subit le cerveau; les convulsions épileptiformes ont leur centre de production dans les parties excitables du cerveau situées derrière les couches optiques. L'anémie des parties situées en avant des pédoncules occasionne chez l'homme de la perte de connaissance, de l'insensibilité et de la paralysie; l'anémie de la moelle détermine la paralysie des membres et celle des muscles du tronc et de la respiration. La cavité du crâne renferme plus de sang après la ligature des artères qu'après une hémorrhagie . l'anémie se produit principalement dans les petites artères, les capillaires et les petites veines.

Nothnagel (Virch. *Arch.* XL, p. 205), d'après des expériences dans lesquelles il a observé les vaisseaux de la pie-mère à travers une couronne de trépan, suppose que les accès d'épilepsie résultent du rétrécissement réflexe des vaisseaux cérébraux qui ont, comme on le sait, la même origine que ceux de la pie-mère, rétrécissement consécutif à l'irritation des nerfs sensibles périphériques. Cette supposition est confirmée par un grand nombre de cas d'*épilepsie réflexe*.

Dans les organes glandulaires volumineux, l'anémie diminue et probablement aussi modifie la sécrétion; toutefois nos connaissances sur ce sujet sont encore incomplètes.

Lorsque le sang ne remplit qu'incomplètement le ventricule gauche et les artères rénales, l'urine devient moins abondante, moins aqueuse; elle se concentre et se colore davantage, et les urates étant proportionnellement augmentés, se précipitent facilement. Nous observons la même chose dans les transpirations abondantes.

2. — *Hyperémie.*

On donne le nom d'*hyperémie locale* à une augmentation, dépassant les limites normales, de la quantité de sang que renferment les vaisseaux plus ou moins dilatés et souvent allongés d'un organe ou d'une partie du corps. Il est important d'ajouter : *dépassant les limites normales*, car, dans certains organes, il se développe en quelques circonstances une hyperémie physiologique que l'on pourrait considérer comme étant de nature pathologique, si l'on ne tenait compte de ces conditions spéciales (hyperémie fonctionnelle) ; c'est ce que l'on observe dans les muscles en action, dans la muqueuse gastrique pendant la digestion, dans la muqueuse utérine pendant la menstruation, et probablement dans le foie, la rate et le pancréas, à certaines périodes du travail digestif, et dans les reins après l'ingestion de boissons abondantes.

Le degré de réplétion des vaisseaux dépend de l'activité du cœur et de la résistance que les parois vasculaires opposent au sang; il se produit une hyperémie quand celle-ci diminue ou que la pression du sang augmente. Mais comme il n'est question ici que d'hyperémie locale, nous n'avons pas à mentionner le renforcement de l'action du cœur et l'augmentation consécutive de la pression sanguine comme causes de congestion, si ce n'est dans les cas où la résistance des artères est affaiblie par une cause quelconque. L'influence des capillaires sur la production de l'hyperémie locale est tout aussi nulle. L'hyperémie locale peut être *active* ou *passive;* on donne le nom d'active à celle qui résulte d'un relâchement des parois vasculaires tel, que la pression sanguine seule suffit à produire une réplétion plus forte des vaisseaux ; de là vient que cette hyperémie prend aussi les noms d'*atonique* ou de *paralytique ;* comme elle dérive le plus souvent des artères, on l'appelle également *artérielle.* L'ancienne dénomination de *congestion* a la même signification. On désigne sous le nom d'hyperémie passive celle qui provient de l'accroissement de résistance des vaisseaux, et comme il existe souvent une cause mécanique, on l'appelle encore hyperémie *mécanique ;* d'un autre côté, elle prend la dénomination d'hyperémie *veineuse*, parce que cette cause siége fréquemment dans les veines. Les mots *stase, stagnation du sang* s'emploient dans le même sens. Dans les deux espèces d'hyperémie, les petits vaisseaux se dilatent ; mais la dilatation est *primitive* dans l'hyperémie active et *secondaire* dans l'hyperémie passive.

L'*hyperémie collatérale* ou *compensatrice* est presque toujours active et accompagne l'anémie partielle. Elle se développe quand le sang, rencontrant un obstacle (ligature, etc.), cherche d'autres voies plus ou moins éloignées. (Voy. p. 196.)

Les différences qui existent d'après les causes, les symptômes, etc., entre l'hyperémie active et l'hyperémie passive, se manifestent surtout quand on observe l'une et l'autre dans le même organe, par exemple dans les reins. Les causes de l'*hyperémie rénale active* sont les suivantes : la réplétion du système vasculaire (ainsi après l'ingestion de boissons abondantes); l'hypertrophie du ventricule gauche; les diurétiques qui agissent probablement par paralysie du sympathique, etc.; certains états spasmodiques; la compression de l'aorte au-dessous des artères rénales, ou bien celle des artères iliaques, crurales, etc.; la grossesse, les tumeurs, etc.; enfin les troubles circulatoires des capillaires cutanés dans le frisson de diverses maladies (*hyperémie collatérale*). Dans tous ces cas, la congestion atteint particulièrement les points où le sang a la plus grande résistance à surmonter, c'est-à-dire les vaisseaux des corpuscules de Malpighi. L'hypersécrétion urinaire est le symptôme principal; l'urine est moins concentrée, plus pâle, et son poids spécifique est moindre. Si la pression du sang dans les corpuscules de Malpighi est plus grande encore, les urines deviennent albumineuses, même sanglantes. L'*hyperémie rénale passive* se développe dans certaines affections du cœur, dans les cas de rétrécissement de la veine cave et des veines rénales, dans diverses maladies des poumons, des bronches et de la plèvre. C'est dans les veines et les capillaires plutôt que dans les corpuscules de Malpighi que le sang s'accumule. Il faut signaler aussi l'anémie générale qui accompagne souvent cette hyperémie, ainsi que la diminution de pression du sang dans les artères rénales et leurs branches, et la tension de ce liquide dans les capillaires. On observe comme symptômes principaux la diminution de la sécrétion urinaire, l'augmentation du poids spécifique et des principes fixes de l'urine, la présence dans ce liquide d'albumine, de sang et de cylindres fibrineux. On peut constater l'existence des mêmes symptômes dans les expériences correspondantes, telles que la ligature de l'aorte au-dessous des artères rénales; celle des veines rénales ou de la veine cave au-dessus de celles-ci.

Parfois, dans un organe, l'hyperémie succède à l'anémie : c'est ce que l'on observe principalement dans les cas d'anémie consécutive à l'action du froid ou à l'irritation du sympathique, et l'on peut en donner une belle démonstration en produisant l'anesthésie de la peau au moyen de l'éther pulvérisé. La cause de ce phénomène réside à la fois dans une modification de l'action nerveuse et dans la fatigue des fibres musculaires lisses.

L'hyperémie active et l'hyperémie passive peuvent être *aiguës* ou *chroniques* : la première est plus souvent aiguë, et la seconde chronique. L'hyperémie aiguë en elle-même est digne d'attention, par exemple dans le cerveau et les poumons; mais elle l'est aussi à cause de ses suites (exsudats séreux, ramollissements, hémorrhagies consécutives). L'hyperémie chronique, de même que les hyperémies aiguës répétées, présente de l'importance à cause surtout des dilatations persistantes qu'elle produit dans les vaisseaux, et des troubles nutritifs des parois vasculaires et des parties environnantes qui en sont la conséquence.

Les symptômes et les conséquences de l'hyperémie diffèrent d'après les tissus. C'est dans les parties extérieures, surtout à la peau et aux muqueuses visibles que l'hyperémie est le plus facile à reconnaître, et c'est dans les organes mous, très-vasculaires et essentiels à la vie, tels que le cerveau et les poumons, que les suites en sont le plus graves. Dans certains cas, on ne reconnaît l'hyperémie que par une augmentation ou une modification des sécrétions, ainsi pour la plupart des muqueuses, les reins, les glandes lacrymales et salivaires. Les symptômes et les conséquences de l'hyperémie de certains tissus, tels que les muscles, les membranes fibreuses et les os, nous sont totalement inconnus.

Sur le cadavre, le diagnostic de l'hyperémie est souvent totalement impossible; car, après la mort, la congestion des parties externes (la peau dans la scarlatine, les muqueuses extérieures dans l'érysipèle, etc.), souvent même celle des organes internes se dissipent complétement ou presque complétement sous l'influence de causes que nous ne connaissons encore que d'une manière insuffisante. Il n'existe aucun critérium certain pour chaque organe en particulier. Pour porter un jugement sûr, il faut une longue habitude des autopsies, et, dans chaque cas, prendre en considération la masse totale du sang. On admet en général trop souvent l'existence de l'hyperémie sur le cadavre, parce que la plupart des observateurs apprécient surtout la quantité de sang renfermée dans les organes d'après des individus morts *anémiques* de maladies aiguës ou chroniques.

Sur le cadavre, on trouve dans l'organe hyperémié une teinte plus

foncée, variant du rouge clair au rouge le plus sombre, avec disparition de la coloration normale. Son volume est augmenté, et il est plus
ferme au toucher, quoique en réalité il soit moins consistant; il est
aussi plus lourd, et le sang sort en plus grande abondance de la surface de section. Quand l'hyperémie atteint principalement les capillaires, l'organe présente une coloration rouge uniforme, sans que
l'on puisse distinguer les vaisseaux à l'œil nu. La forme de l'injection
correspond à la disposition des capillaires; ainsi elle est finement
ponctuée sur les papilles des muqueuses et dans les corpuscules de
Malpighi du rein, striée dans les muscles, etc. Il n'est guère possible
de reconnaître si l'injection existe dans les petites artères ou dans les
veines, si ce n'est peut-être à la teinte bleuâtre de la congestion veineuse. Quand ce sont les petites artères et les petites veines qui sont
gorgées de sang, la surface semble avoir été injectée avec une substance rouge, et l'injection prend une forme correspondante à la disposition des vaisseaux de la partie. Les autres éléments du tissu
hyperémié sont rapetissés en raison de l'augmentation de la masse
du sang; ainsi le tissu pulmonaire renferme moins d'air et perd sa
structure alvéolaire.

Il est impossible que la masse du sang augmente sans que les voies
circulatoires s'élargissent; aussi trouve-t-on toujours les vaisseaux
dilatés, souvent allongés et par conséquent tortueux; la dilatation peut
être uniforme, fusiforme et sacciforme. Dans les petits vaisseaux, le
sang renferme plus de globules qu'à l'état normal; ceux-ci sont souvent pressés les uns contre les autres, de telle sorte que le vaisseau
semble rempli d'une masse rouge uniforme et qu'on ne distingue
plus les globules les uns des autres.

Dans un cas d'hyperémie pulmonaire très-prononcée accompagnant une forte leucémie liénale, l'aspect des poumons était tellement singulier, que l'on aurait cru
avoir affaire à une hépatisation grise ramollie.

A. — *Hyperémie artérielle ou active. Congestion.*

(Hyperémie paralytique. Fluxion. Turgor. Orgasmus. Détermination sanguine.)

L'hyperémie active consiste dans une augmentation et souvent dans
une accélération simultanée de l'afflux du sang dans les artères d'une
partie du corps, résultant de l'exagération de la pression sanguine
dans cette partie, ou de la diminution de la résistance relativement
au degré d'impulsion du sang.

Dans les tissus et les organes pourvus du double mode de communication des arlères avec les veines (voy. p. 188), l'hyperémie s'observe principalement et même exclusivement dans la circulation capillaire ou nutritive. La circulation mécanique ou dérivative, au contraire, exerce une influence notable sur la conservation des conditions normales de la circulation dans la partie hyperémiée et probablement aussi sur la résolution de l'hyperémie.

Les causes de l'hyperémie active sont les suivantes :

1° *L'élévation compensatrice de la pression latérale*, résultant de la présence d'un obstacle dans les voies circulatoires : *hyperémie collatérale*. Le sang se précipite alors dans les vaisseaux voisins, et parfois le courant prend en certains points une direction rétrograde. L'obstacle peut siéger dans les artères, les capillaires ou les veines ; dans ce dernier cas, on observe à la fois les symptômes de l'hyperémie active et ceux de l'hyperémie passive. Il se présente fréquemment des exemples de ce genre d'hyperémie dans les artères de tout calibre, ainsi que dans les veines et les capillaires. Quand on pose une ligature sur une artère (sur une artère mésentérique, si l'on procède par expérimentation, et sur les artères d'un moignon d'amputation en chirurgie), les petites branches latérales se distendent et le sang s'y précipite avec une pression plus forte et une rapidité plus grande ; de petites artères, auparavant dépourvues de pouls, les capillaires même offrent des pulsations sensibles à la vue et au toucher et (dans les amputations, par exemple) saignent très-fort ; des régions qui étaient précédemment pâles deviennent plus ou moins rouges. Au bout d'un certain temps, la circulation ne présente plus aucune anomalie. Des obstacles considérables existant dans le système capillaire d'un organe ou d'une partie d'organe, tels que les rétractions cicatricielles, les néoplasmes, une compression quelconque, l'embolie capillaire dans les environs du point enflammé, occasionnent de la congestion dans les parties voisines. Fréquemment nous voyons l'hyperémie se développer dans certains organes, par exemple, dans le cerveau, à la suite du météorisme, etc. Le froid extérieur, ainsi que le frisson de la fièvre, nous en offrent encore des exemples frappants : pendant que l'anémie envahit toute la peau, le sang reflue vers les organes internes en grande quantité et avec une violence considérable ; il détermine ainsi des congestions dans les viscères encéphaliques, thoraciques et abdominaux. C'est le contraire que nous observons lors de l'application de la ventouse de Junod : les extrémités renfermées dans l'instrument se gorgent de sang, et il se produit une anémie collatérale du cerveau et des poumons, et comme conséquence de celle-ci, des vertiges et de la dyspnée. Dans les veines, l'hyperémie collatérale est moins importante que la stase, parce que leurs anastomoses sont très-nombreuses, leurs parois plus minces et plus lâches. Le rétrécissement ou l'oblitération d'une petite ou d'une moyenne veine sont de peu d'importance quand il existe de nombreuses branches collatérales : le rétrécissement des veines profondes détermine alors la dilatation des veines superficielles, et réciproquement. Si toutes les veines d'une région sont oblitérées, le sang y subit la même pression que dans les artères afférentes ; si, au contraire, il n'en est que quelques-unes qui soient imperméables, la pression, ainsi que la rapidité du courant sanguin, est augmentée dans celles qui restent perméables.

Si nous faisons abstraction des cas chirurgicaux dans lesquels l'importance de l'hyperémie collatérale saute aux yeux, celle-ci est spécialement digne d'attention dans certaines affections pulmonaires, tels que la thrombose et l'embolie des artères pulmonaires, les infiltrations, l'emphysème et la compression par des exsudats pleurétiques. Au début de la maladie, dans la pneumonie, par exemple, elle occasionne parfois de la dyspnée et même la mort. C'est ainsi qu'à la suite de la compression d'un poumon, nous voyons se produire de l'hyperémie collatérale dans l'autre ; dans l'emphysème du lobe supérieur, l'hyperémie du lobe inférieur, et par suite la bronchite, etc. L'utilité des bains locaux et de la révulsion, dépend essentiellement de l'appel d'une hyperémie collatérale.

Parfois le cours du sang fait un détour dans les hyperémies collatérales. C'est ce que l'on peut facilement observer dans les cas de dilatation considérable de la veine épigastrique et d'autres veines encore quand la veine porte est oblitérée ou le foie cirrhosé.

2° *Diminution absolue des résistances :*

a. Par soustraction brusque d'une pression extérieure. Quand on fait cesser une compression qui a pesé sur une partie du corps pendant longtemps d'une manière normale ou anormale, il se produit une hyperémie active vers cette partie. Nous en citerons les exemples suivants : l'hémorrhagie consécutive à la déhiscence d'un follicule de Graaf ; les ventouses sèches et de Junod ; la ponction de l'hydrocèle et de l'ascite ; la parturition trop rapide ; la ténotomie dans l'opération du strabisme ; la section de la cornée dans l'opération de la cataracte ; l'extirpation de grosses tumeurs comprimant des vaisseaux ; la guérison de contractures ; les inspirations profondes dans le rétrécissement de la glotte, par exemple dans le croup du larynx, qui ont pour conséquence la raréfaction de l'air dans les bronches et les alvéoles pulmonaires, et par suite l'hyperémie de ces organes.

Tous ces faits offrent une grande importance pratique, car l'hyperémie peut aboutir à l'hémorrhagie, et dans les poumons au catarrhe, avec issue mortelle.

b. Par relâchement ou paralysie des muscles des parois vasculaires

(sans lésion appréciable de celles-ci), produits par la chaleur extérieure et souvent par une paralysie directe ou réflexe du grand sympathique : *hyperémie paralytique* ou *asthénique.*

Il existe de nombreux exemples d'hyperémie amenée par la chaleur extérieure; ce sont ses effets que l'on recherche en thérapeutique, quand on emploie les bains, les cataplasmes, etc.

La paralysie directe des fibres du grand sympathique se produit
à l'extrémité, au point d'origine ou dans la continuité de ce nerf.

L'une des causes d'hyperémie les plus frappantes est la section du
sympathique, telle qu'on l'a exécutée souvent en différents points du
corps dans un but expérimental. (Voy. p. 186.)

La section d'autres nerfs mixtes (nerfs ischiatique, cubital) ou purement sensibles (trijumeau), effectuée par voie traumatique dans un
but d'expérimentation chez les animaux, et dans un but thérapeutique
chez l'homme, a donné naissance aux mêmes effets quand ces nerfs
renfermaient des fibres vaso-motrices. Dans les mêmes circonstances,
la compression de ces nerfs ou le développement de néoplasmes dans
leur intérieur agissent d'une façon identique.

La section du trijumeau, souvent répétée depuis Magendie (1824), est l'un des
faits les mieux connus et les plus importants de la pathologie expérimentale. Elle
produit une hyperémie de la conjonctive et de la cornée, de la muqueuse nasale et
buccale, souvent suivies de troubles de nutrition. Il est un certain nombre de cas
pathologiques que l'on doit rapporter à des causes analogues, par exemple, à la
compression ou à la dégénérescence de ce nerf et parfois d'autres cordons; ce sont
les *hyperémies névralgiques* qui accompagnent ou suivent une névralgie, avec élévation de la température et souvent tuméfaction des parties. J'en ai observé un cas
remarquable : une femme âgée de 36 ans, contracta, il y a trois ans, sous l'influence
d'un refroidissement, une névralgie du nerf ophthalmique droit siégeant surtout dans
le sus-orbitaire; les douleurs persistent souvent toute la journée et s'exaspèrent par
les mouvements et la chaleur; pendant leur durée, on observe au côté droit de la
face, de la rougeur, de la chaleur et des sueurs, tandis que l'autre côté reste normal. Cet état de la face n'a pas varié depuis trois ans, mais les douleurs se sont modérées. A l'examen de la malade, on observe une coloration rouge intense de la
moitié droite de la face, tandis que l'autre moitié présente sa teinte ordinaire, peut-
être un peu plus de pâleur. Au front, au dos du nez et à la lèvre supérieure, la limite
des deux colorations est parfaitement marquée; au menton, au contraire, elle est
moins tranchée. La partie qui entoure le bord labial offre la même coloration que
le côté gauche dans une étendue de 1 à 2 millimètres. La rougeur s'étend jusqu'au
cuir chevelu, et sur le cou jusqu'à 3/4 de centimètre environ du bord interne de la
mâchoire inférieure; sur ces points, la limite en est encore nettement marquée,
quoique un peu onduleuse. La moitié rouge de la face est recouverte d'une transpiration abondante; l'autre moitié est sèche. La température du côté droit est notablement élevée (on n'a pas fait de mensuration thermométrique). Les pupilles sont de
largeur semblable, et il n'existe aucune anomalie dans la bouche ni dans le pharynx,

Il est difficile de décider si les affections des extrémités nerveuses sympathiques occasionnent des d'hyperémies, car celles-ci peuvent être de nature réflexe; tel est probablement l'anévrysme cirsoïde (varice artérielle). Le froid et la chaleur semblent agir directement, sans l'intermédiaire des nerfs.

Diverses affections du cerveau et de la moelle déterminent des hyperémies par l'intermédiaire du grand sympathique. Nous citerons les hyperémies qui succèdent aux émotions morales de nature excitante (joie, colère, envie, volupté), celles qui surviennent à la suite de lésions et de certaines maladies de la moelle, plus rarement du cerveau et de ses membranes.

Budge, Waller et Schiff ont démontré que la lésion de la moelle allongée entraine les mêmes conséquences que la section du grand sympathique. Schiff a observé, après la section d'une moitié de la moelle, la congestion et l'élévation de température de la partie inférieure des membres du côté lésé; du tronc, du bras et de la cuisse, au contraire, au côté non lésé. Budge (*Med. Centralbl.*, 1864, n° 35) considère les pédoncules cérébraux comme constituant le centre d'origine du grand sympathique.

Si l'on effraye un animal pendant que l'on observe un point de sa circulation, on remarque d'abord un arrêt du cœur et un mouvement rétrograde du sang dans les artères, puis la contraction de celles-ci, et enfin une dilatation vasculaire quand la colonne sanguine est poussée en avant par les contractions du cœur, qui se rétablissent avec énergie. (O. Weber.)

L'irritation des *nerfs sensibles* exerce, par voie réflexe, une influence du même genre sur les nerfs vasculaires : *hyperémie névralgique.* L'action dilatatrice due à l'irritation du nerf sensible ne s'étend pas au delà du territoire de ce nerf; la réflexion s'effectue probablement dans la moelle allongée. On a donné dans ces derniers temps la démonstration expérimentale de cette paralysie réflexe des nerfs vasomoteurs, consécutive à l'irritation des nerfs sensibles correspondants. (art. auriculaire, art. dorsale de la verge).

Lovén (*Ber. d. Sächs. Acad.* 1866, p. 85), à qui nous devons ces expériences, a prouvé aussi que l'irritation des nerfs sensibles entraine, outre la dilatation des artères, le ralentissement des mouvements du cœur, et qu'un rétrécissement de courte durée précède la dilatation vasculaire.

On connaissait depuis longtemps, mais sans pouvoir en donner l'explication, certaines hyperémies survenues sous l'influence de causes de ce genre passagères ou persistantes, ou bien dans le cours de névralgies (hyperémies névralgiques); telles sont l'hyperémie de la muqueuse nasale consécutive à l'irritation de celle-ci; celle de la sclérotique après la fatigue de la rétine et dans l'odontalgie; les congestions vers la tête après les repas; le priapisme dû à l'irritation de la muqueuse des voies urinaires par le virus de la blennorrhagie ; les congestions du foie produites par les spiritueux et les fortes épices ; les hyperémies pulmonaires résultant de l'inspiration d'un air très-froid ou très-chaud, ou bien chargé de substances irritantes (poussières de toute nature, surtout de farine, de métaux, etc.).

Il est beaucoup d'aliments, de médicaments et de poisons qui agissent sur le sympathique directement ou par voie réflexe ; tels sont l'alcool, le café, le tabac, l'opium, l'atropine.

C'est à la pathologie spéciale qu'il appartient d'étudier les congestions de certains organes produites par des contages et des miasmes. Il est digne de remarque que dans les différentes épidémies, ces congestions varient en intensité, en étendue, en situation, etc., comme cela se voit, par exemple, dans la scarlatine.

L'action des *irritants* doit probablement s'expliquer de la même manière. Nous savons qu'un certain nombre d'entre eux, de même que le froid, provoquent d'abord le rétrécissement des petits vaisseaux, et qu'ensuite si leur action se prolonge, ils en produisent la dilatation. Les courants électriques, en général, rétrécissent les vaisseaux, mais quand ils agissent trop longtemps, ils les dilatent. Il en est de même des substances volatiles et irritantes qui amènent la rubéfaction de la peau (moutarde, cantharides, acides, ammoniaque).

c. Par troubles nutritifs des parois musculaires, soit légers comme dans le voisinage des blessures ou dans les parties enflammées, soit profonds, ainsi qu'on l'observe dans l'artérite chronique et la dégénérescence graisseuse de la membrane musculaire, surtout quand ces lésions se déclarent dans les petites artères sans prendre une grande extension ainsi qu'il arrive souvent chez les vieillards : l'accélération des mouvements du cœur provenant d'une cause quelconque (mouvements du corps, spiritueux, émotions morales) a pour conséquence dans ces cas, la congestion des parties les moins résistantes.

D'après Virchow, les vertiges, les absences et les défaillances auxquels les vieillards sont sujets, sont souvent la conséquence des semblables hyperémies.

Il est un certain nombre d'hyperémies assez constantes et d'une importance symptomatique assez grande, sur la cause desquelles nous ne connaissons rien ; telle est la rougeur et la chaleur concomitante que l'on observe chez les pneumoniques, sur l'une des deux joues, et souvent sur celle du côté malade, ou bien chez les tuberculeux, sur les deux joues, etc.

Nous ne connaissons nullement la cause de la prédisposition de certains individus à la congestion d'un organe déterminé, tel que le cerveau, les poumons, le foie, les reins, la glande thyroïde. Elle peut dépendre aussi bien d'un défaut de résistance des artères et des capillaires, que d'un état particulier du grand sympathique ou des nerfs sensibles.

Les *symptômes de l'hyperémie active* ne nous sont connus d'une manière certaine que pour les parties extérieures, accessibles à la vue. Toutefois, on peut admettre que les parties intérieures hyperémiées se comportent de la même façon, surtout depuis que l'on a observé directement, ou à l'aide du microscope, un grand nombre d'organes internes congestionnés. Ces symptômes sont importants à connaître, car il est un grand nombre d'affections très-fréquentes, qui paraissent et disparaissent souvent rapidement et dans lesquelles l'hyperémie peut amener des hémorrhagies, des hydropisies et surtout des inflammations.

Les symptômes de la congestion comprennent les phénomènes qui résultent immédiatement de l'augmentation ou de l'accélération de l'afflux du sang (injection, rougeur, battements) et ceux qui sont la conséquence de ces derniers (élévation de température, tuméfaction, nutrition exagérée). L'exagération de la nutrition entraine, suivant l'organe atteint, soit l'accroissement de la fonction (hyp. fonctionnelle des muscles, du cerveau, des glandes), soit l'hypersécrétion (peau, reins), soit enfin quand elle est persistante, l'hypertrophie et la néoplasie (transformation graisseuse, hypertrophie vraie des muscles et autres formations nouvelles).

Nous ne connaissons pas encore le rôle que jouent les petites artères, les petites veines et les capillaires dans l'hyperémie : on constate aisément qu'ils se dilatent, et il est hors de doute que leur porosité augmente de façon que leurs parois soient traversées par une plus grande quantité de sérum et de plasma ; mais habituellement les globules sanguins ne sortent pas des vaisseaux, ainsi qu'il arrive dans l'inflammation, si ce n'est en très-petit nombre. La couche plasmatique, libre de corpuscules, cesse probablement d'être apparente dans les petites artères et les petites veines, et les globules occupent toute la lumière du vaisseau. — D'après les observations microscopiques faites sur la membrane natatoire et le mésentère des animaux, le sang circule d'abord plus rapidement parce qu'il rencontre moins de résistance dans les artères dilatées ; mais si les petits vaisseaux sont considérablement élargis, son cours est plus lent à cause de l'ampliation des voies qu'il parcourt.

Le symptôme le plus frappant est la réplétion vasculaire, l'*injection*, qui atteint d'abord les artères et puis les veines : alors seulement, dans la plupart des cas, se produit une injection capillaire très-serrée, tantôt circonscrite, tantôt diffuse. Il est certains organes qui sont prédisposés à l'injection circonscrite ; ce sont ceux dont les vaisseaux offrent relativement peu d'anastomoses, tels que les poumons, la rate, les reins ; ou bien il existe dans l'organe certaines parties qui deviennent le siége exclusif de l'injection, ainsi les petites glandes de la peau et des muqueuses, les corpuscules de Malpighi des reins. C'est surtout dans les organes peu colorés et transparents que l'injection est apparente (conjonctive), de même que dans les parties molles et peu résistantes (muqueuses, poumons, vis-à-vis des os et des membranes fibreuses). Dans les tissus opaques, telle que la peau, on ne remarque ordinairement que de la rougeur.

La *rougeur* des parties congestionnées résulte de la présence d'une grande quantité de sang dans les vaisseaux dilatés et du nombre considérable de globules que renferme ce liquide. Sa forme se modifie suivant la disposition des vaisseaux et suivant d'autres circonstances encore inconnues ; elle est ponctuée dans les organes qui possèdent des papilles ou des villosités, striée dans les muscles, etc.; tantôt elle se présente sous forme de taches comme dans la rougeole ou sous forme de points comme dans la scarlatine, tantôt elle est d'une teinte uniforme, ainsi qu'on l'observe dans l'érysipèle. — Elle disparaît sous la pression pour se reproduire immédiatement après la cessation de celle-ci. Si l'hyperémie dure longtemps, que les vaisseaux se dilatent considérablement et que la circulation se ralentisse, les parties prennent une teinte rouge bleuâtre, ainsi qu'on le voit très-souvent sur les régions de la peau légèrement congelées : après une pression exercée sur la partie, celle-ci ne reprend sa coloration rouge bleuâtre qu'après avoir passé par une nuance rouge brique.

Les malades ressentent souvent dans la partie congestionnée un battement, un véritable soulèvement qui est la conséquence de la diminution d'élasticité et de tonicité des vaisseaux. Ce phénomène est surtout fréquent et pénible dans les douleurs de tête et des dents. Parfois la pulsation constitue un symptôme objectif, par exemple, le battement épigastrique. Dans certains cas, le pouls se manifeste dans des artères qui n'en présentent aucune trace à l'état normal.

La *température* des parties hyperémiées s'élève à cause de l'exagération de l'afflux sanguin dans les vaisseaux dilatés : cette augmentation de température perçue par le malade, lequel est habitué à éprouver moins de chaleur aux parties extérieures qui subissent toujours une déperdition considérable de calorique par rayonnements, est aussi appréciable objectivement et peut atteindre 3° C. Parfois elle est pour le malade le seul symptôme ou du moins le plus pénible, ainsi dans les congestions de la face.

L'élévation de température consécutive à la section du sympathique du cou, disparaît quand on comprime ou qu'on lie les artères afférentes (Kussmaul et Tenner, Virchow), et elle ne se produit pas si l'on a fait précéder la section de ce nerf de la ligature des carotides et des vertébrales (Schiff) : c'est ce qui démontre que cette élévation de température est la conséquence d'un afflux de sang exagéré.

Il n'est pas rare d'observer un *gonflement*, ordinairement léger, dans les parties congestionnées ; c'est ce que l'on peut constater directement à la peau, sur les muqueuses visibles et sur la glande thyroïde ; il se développe habituellement quand l'hyperémie a déjà duré un certain laps de temps. Il est dû à la dilatation et à l'augmentation de porosité des capillaires, d'où il résulte que la quantité de sérum et de plasma transsudés est trop grande pour être emportée par les lymphatiques ou employée à la nutrition ; c'est ce qui produit l'*œdème collatéral*. La tuméfaction des organes congestionnés rencontre souvent un obstacle dans les parties voisines ; ainsi celle du cerveau chez les adultes est entravée par la boîte crânienne, celle du foie, de la rate et des reins est en partie arrêtée par la capsule enveloppante. Le gonflement est d'autant plus prononcé que le tissu est plus vasculaire, plus mou et plus lâche ; tel est celui de la face (fluxion de la joue dans les tumeurs dentaires) et celui de la glande thyroïde (goître congestif). L'exsudation de l'hyperémie donne naissance, suivant la région congestionnée, à de l'œdème, à un épanchement séreux, à de la blennorrhée, à des urines albumineuses, à une augmentation de la sécrétion des plaies, etc.

Dans les cas ordinaires, le rhumatisme articulaire aigu n'est autre qu'une hyperémie des tissus de l'article avec accumulation de sérum dans la cavité de celui-ci et dans les parties voisines. C'est ce que démontrent les observations sur le vivant et les autopsies, peut-être aussi l'apparition et la disparition rapides des phénomènes ; ceux-ci, en effet, se dissipent spontanément sous l'influence d'applications médicamenteuses locales, par le magnétisme animal, etc.

Grünhagen, qui a confirmé les recherches de Lovén par ses expériences sur l'œil, conseille de n'entreprendre les opérations douloureuses, telles que la réduction d'une hernie étranglée ou l'extraction de corps étrangers introduits dans certains canaux, qu'après avoir produit l'anesthésie locale, quand c'est possible, au moyen du froid, de l'éther pulvérisé, etc. L'irritation répétée des nerfs sensibles, en effet, entraîne un relâchement des vaisseaux et l'engorgement des tissus correspondants. (*Königsb. med. Ges.* Nov. 1866.)

Dans les congestions, les *troubles fonctionnels* sont plus ou moins prononcés : ils correspondent tantôt à une légère exagération, tantôt à un affaiblissement de la fonction. Dans les congestions cérébrales, les symptômes que l'on observe sont ceux de l'irritation et ceux de la compression, soit isolés, soit réunis ; ils affectent à des degrés divers, les fonctions psychiques, sensibles et motrices. On constate le plus souvent les signes d'une irritabilité exagérée (photophobie, sensibilité aux bruits), des étincelles devant les yeux, des bourdonnements d'oreille, des fourmillements ; on remarque encore de l'agitation, de l'inconstance, des vertiges, des hallucinations et des illusions, même du délire, et parfois des convulsions et des accès de manie, etc. — Les symptômes de la congestion active de la moelle sont encore peu connus : cette hyperémie constitue l'une des causes de ce que l'on appelle *irritation spinale*. — L'hyperémie active de la peau produit de l'ardeur, des picotements, des démangeaisons et l'obtusion du tact. — On n'observe aucun symptôme dans l'*hyperémie pulmonaire, active légère* ; elle n'a pour conséquence qu'un échange de gaz plus rapide. Quand elle est plus marquée, elle détermine le rétrécissement des alvéoles, de la dyspnée, un sentiment de plénitude et d'étroitesse de la poitrine ; parfois une toux sèche, rarement une expectoration spumeuse, striée de sang. Dans les degrés les plus élevés, qui se développent parfois d'une manière très-aiguë sans cause appréciable ou à la suite de l'oblitération de l'artère pulmonaire, — *apoplexie pulmonaire*, — on constate un sentiment de constriction excessif au thorax et même de la suffocation, une dyspnée très-forte, une expectoration spumeuse ou sanglante, etc. ; en un mot, les symptômes de l'œdème pulmonaire aigu.

La *douleur* manque souvent complétement dans l'hyperémie active ; ou bien elle est obtuse, rarement vive (dans les dents cariées).

Il ne se produit des *hémorrhagies* notables que dans les cas où les vaisseaux étaient déjà friables auparavant, ainsi qu'il arrive souvent dans le cerveau ; ou bien à la suite de la soustraction brusque d'une pression extérieure, comme, par exemple, dans la ponction de l'hydrocèle et de l'ascite ; dans l'opération de la cataracte entraînant des épanchements dans la rétine et même son décollement ; ou bien encore quand l'hyperémie se reproduit souvent et que les tissus sont délicats, ainsi dans l'épistaxis des enfants, dans la bronchorrhagie et la pneumorrhagie des adultes, dans les hémorrhagies cérébrales consécutives à la ligature de la carotide du côté opposé.

D'après de récentes observations, il se forme de petites hémorrhagies au travers de la paroi intacte des vaisseaux, dans les hyperémies prononcées, même de courte durée. Il est probable aussi que des hémorrhagies capillaires plus considérables passent très-souvent inaperçues dans les parties hyperémiées, parce que le sang extravasé est aussitôt repris et emporté par les lymphatiques.

L'influence de l'hyperémie sur les *sécrétions* n'est pas encore nettement établie : la plupart de celles-ci deviennent plus abondantes dès le début ou après une certaine durée de la congestion ; telles sont les sécrétions de la peau (sueur), des muqueuses, des reins, des glandes salivaires et lacrymales, et celle des plaies. Les modifications qualitatives qu'elles subissent sont peu connues : en général, elles paraissent être moins concentrées, ainsi le lait des nourrices à la suite d'émotions morales ; l'urine qui devient plus abondante et plus aqueuse, souvent aussi albumineuse.

Il n'est pas rare d'observer une hyperémie collatérale avec augmentation de sécrétion sudorale autour des cicatrices cutanées considérables consécutives aux brûlures profondes, à la variole confluente.

Les hyperémies et les troubles sécrétoires qui se manifestent dans certaines névralgies sont particulièrement dignes d'intérêt, tant en eux-mêmes qu'à cause de la transformation rapide des symptômes. Dans la névralgie de la première branche du trijumeau, on constate presque toujours de la rougeur de la conjonctive et de l'exagération de la sécrétion lacrymale ; dans la névralgie de la deuxième branche, il se produit parfois des sécrétions séreuses ou muqueuses de la membrane pituitaire, et dans celles de la troisième branche, il survient fréquemment de la salivation.

Les *troubles de la nutrition* ne s'observent qu'après le retour fréquent de l'hyperémie. Les vaisseaux restent élargis et leurs parois s'épaississent en proportion. Il en résulte non-seulement des modifications permanentes de la circulation (qui ont une grande importance au point de vue de la circulation collatérale), mais aussi des troubles de la nutrition consistant soit en une hypertrophie physiologique (des muscles, des os, etc.) ou pathologique (hypertrophie de la peau, des os, des glandes), soit en des troubles fonctionnels durables, par exemple dans le cerveau des buveurs. Lorsque les parties hyperémiées deviennent le siége de véritables troubles nutritifs, l'hyperémie proprement dite cesse, et l'atrophie, l'hypertrophie et l'inflammation commencent.

De nombreuses expérimentations faites à l'aide de la section de nerfs vaso-moteurs, ont prouvé que les troubles de la nutrition se développent plus facilement et plus rapidement chez les jeunes animaux que chez les vieux, et qu'ils sont d'autant plus prompts à se produire et plus graves, que la partie congestionnée est moins protégée contre les influences extérieures (Schiff, Snellen, Meissner, etc.). — Aussi, chez.

l'homme, voit-on survenir d'autant plus facilement des troubles graves de la nutrition, qu'il existe en même temps de la paralysie des nerfs sensibles ou moteurs ou bien des uns et des autres à la fois : c'est ce que l'on observe spécialement dans les affections graves de la moelle et du cerveau. — Voyez aussi un cas intéressant observé par l'auteur dans Hænel. (*Z. Casuist. d. vasomot. Neur.*, Leipz. Diss., 1868, p. 10.)

L'hyperémie collatérale qui entoure les néoplasmes, et l'afflux exagéré d'éléments nutritifs qu'elle détermine, constituent probablement l'une des causes de l'acroissement rapide de ces formations.

L'hyperémie ne donne lieu à des symptômes généraux que dans les cas où elle est très-étendue, par exemple dans le frisson de la fièvre. La pression sanguine artérielle est alors diminuée.

Certaines maladies spéciales, plus ou moins obscures ont été attribuées, dans ces derniers temps, à un affaiblissement fonctionnel du sympathique ; tels sont la *maladie de Basedow* (Trousseau, Remak, Recklinghausen, Græfe, Geigel), le *diabète sucré* (Schiff et d'autres), l'*ophthalmie intermittente* (Edmonstone et d'autres, Eulenburg-Landois).

B. — *Hyperémie passive, mécanique ou par stase. — Stase sanguine.*

(Engorgement. Infarctus. Hyperémie veineuse.)

La *congestion passive* ou *mécanique* est l'augmentation de la quantité du sang renfermé dans une partie, résultant parfois d'une diminution de la pression sanguine générale, plus souvent d'un accroissement de la résistance à vaincre, comme dans les cas d'obstacles à l'écoulement du sang veineux ; quelquefois enfin des deux causes à la fois. La circulation se ralentit plus ou moins à l'origine des veines, à moins que l'obstacle ne soit promptement écarté ou que le liquide sanguin ne trouve des voies de dérivation latérales. Cette dérivation toutefois n'est jamais parfaite et c'est pourquoi la circulation se ralentit dans les parties hyperémiées, contrairement à ce qui s'observe dans la congestion active où le cours du sang est habituellement accéléré. La capacité du système veineux, plus grande que celle du système artériel, favorise encore ce ralentissement.

Causes de l'hyperémie passive.

1° *Affaiblissement de la puissance du cœur* sans augmentation de la résistance au cours du sang : dans les maladies aiguës graves, dans les fièvres de longue durée, hectique, typhoïde, exanthématique, pyémique, ou bien dans le marasme apyrétique. L'affaiblissement de l'action du cœur résulte de la dégénérescence graisseuse ou albumineuse de son tissu, et ses conséquences se manifestent principalement dans les points les plus éloignés du centre de la circulation, tels que les mains, les pieds, les oreilles ; ou bien dans les endroits où il existe en même temps une des causes dont il va être question. Des résistances locales sont suffisantes pour déterminer une stase quand le courant sanguin se ralentit dans sa totalité.

O. Weber (*l. c.*, p. 55) comprend parmi les hyperémies par diminution de la pression sanguine (hyperémie ischémique), les stases qui se développent dans les veines à la suite de l'oblitération (par embolie, par exemple) de leurs artères nourricières, surtout quand la circulation collatérale est imparfaite. Après l'oblitération des artères, la pression cesse complétement ou diminue considérablement dans les capillaires et les veines correspondants. Les veines se gorgent de sang et se distendent fortement, ainsi que les capillaires : il se produit des exsudations séreuses au travers des parois vasculaires, des hémorrhagies, enfin des dégénérescences graisseuses et même de la gangrène.

2° L'*augmentation des résistances locales* est aussi une cause d'hyperémie passive : elle résulte surtout de l'artérite chronique dans laquelle la colonne sanguine exerce un frottement plus fort contre la membrane interne malade, en même temps que l'élasticité et la contractilité du vaisseau sont diminuées par suite de l'altération de la membrane moyenne. Il est un grand nombre d'hyperémies et d'hémorrhagies se produisant dans des parties enflammées, dans des tumeurs et les tissus environnants, qui doivent être rapportées à cette cause.

3° L'*action de la pesanteur* s'exerce principalement sur les veines ; elle se manifeste aussitôt que les muscles se relâchent ou ne se contractent que partiellement. Chez les hommes qui gardent longtemps la position debout (typographes, boulangers), assise (littérateurs) ou couchés (individus atteints de fractures des extrémités inférieures, malades divers), elle aboutit à la dilatation veineuse et, surtout dans ces derniers cas, aux hyperémies hypostatiques, que l'on observe principalement à la peau des régions dorsale et du sacrum, à celle des talons et des trochanters, au scrotum, dans les parties inférieures et postérieures des poumons, parfois aussi à la partie postérieure du cerveau et de la moelle, de la vessie, de la prostate et de l'utérus, à la face postérieure des reins et dans les circonvolutions intestinales profondes. Dans le décubitus dorsal, les hyperémies se produisent des deux côtés du corps ; dans le décubitus latéral, elles surviennent au côté sur lequel on repose. Les hypostases pulmonaires en particulier sont favorisées dans leur développement par la faiblesse des muscles réspiratoires, l'insuffisance des contractions du cœur, l'atonie des membranes vasculaires, peut-être aussi par les altérations du sang.

Les membres, et spécialement les doigts, dont les articulations sont roidies à la suite d'anciennes inflammations, présentent souvent une coloration rouge bleuâtre et une température objective et subjective plus basse qu'à l'état normal.

4° La classe la plus nombreuse des stases, est celle des *stases proprement dites, des hyperémies mécaniques* ou *par compression,* dues à un obstacle qui entrave l'écoulement du sang veineux avec insuffisance de circulation collatérale. Telle est celle qui résulte de la compression des veines : nous citerons par exemple, la compression des veines du bassin et des extrémités inférieures par l'utérus gravide ; l'accumulation de matières fécales pour les veines hémorrhoïdales ; l'action de tous les vêtements étroits, particulièrement chez les femmes et les soldats, celle des bandages herniaires et des bandages divers ; l'influence des tumeurs aux extrémités et dans les cavités étroites, celle des exsudats ; les conséquences de la rétraction cicatricielle aussi bien à la peau que dans les glandes, par exemple dans le foie granulé ; celle de la mobilité des [reins, des mouvements de rotation et de l'étranglement des tumeurs ovariques ; la compression des veines intestinales dans les hernies étranglées, et des veines rectales par le prolapsus des tumeurs hémorrhoïdales, etc. Telle est encore la stase qui provient de la formation de caillots et de concrétions dans les veines ; de dilatations veineuses simples ou variqueuses aux extrémités inférieures, au cordon, dans le bassin, à l'intérieur et autour de l'utérus ; du cancer des veines ; des dilatations vasculaires caverneuses, etc.

Il est probable qu'il se produit aussi des contractions idiopathiques dans les veines, mais nous ne connaissons rien de positif sur ce sujet.

Les affections hépatiques proprement dites, celles du tissu cellulaire et des autres parties constituantes du hile du foie, ainsi que celles de la veine porte, ont pour conséquence la congestion veineuse des branches d'origine de cette dernière, congestion dont les suites peuvent être neutralisées, en partie, par les anastomoses de cette veine avec d'autres branches veineuses.

Nous devons encore mentionner ici certaines affections du cœur, spécialement l'insuffisance de la valvule mitrale et la sténose de l'orifice auriculo-ventriculaire gauche, ainsi que les maladies des poumons dans lesquelles le cœur droit se dilate, quoiqu'il en résulte finalement une hyperémie de tout le système veineux. Dans ce cas, le déversement du sang des veines pulmonaires est entravé, puis, par l'intermédiaire de celles-ci, la stase se propage aux veines bronchiques déterminant la bronchite chronique, et, par la voie des capillaires pulmonaires, aux artères pulmonaires, au cœur droit, au foie et jusqu'à la cavité abdominale à travers le système capillaire hépatiqu e(hyperémie abdominale).

Il est certaines parties du corps qui offrent une disposition particulière aux congestions passives ; telles sont les veines hémorrhoïdales dont les parois sont dépourvues de valvules et dont le sang a un deuxième système capillaire à traverser ; la veine spermatique gauche qui se jette dans la veine rénale gauche et produit souvent le varicocèle du même côté, etc. Cette disposition peut être acquise comme pour le territoire de la veine saphène dans la grossesse, ou congéniale ainsi qu'on l'observe dans les veines hémorrhoïdales.

Symptômes de l'hyperémie passive.

Les causes de cette hyperémie étant généralement plus durables, les symptômes sont plus persistants que ceux de la congestion active. Ils se développent aussi plus lentement et dans beaucoup de cas ne disparaissent jamais. Enfin ils se manifestent en général sur des régions plus étendues parce que les causes ont ordinairement une action plus profonde et que toutes les veines ont entre elles de nombreuses anastomoses.

Le symptôme le plus saillant, est la coloration rouge bleuâtre sombre de la partie (d'une extrémité, des lèvres, de la cavité buccale, etc.), provenant de la dilatation des veines et des capillaires, du ralentissement de la circulation dans ces vaisseaux et de l'accumulation d'acide carbonique qui en est la conséquence.

Cohnheim (Virch. *Arch.*, XLI, p. 220), en observant au microscope, après la ligature de la veine crurale, la membrane natatoire de la grenouille, a remarqué que la dilatation des artères et des veines est minime, et que les capillaires ne s'élargissent que d'un cinquième de leur diamètre primitif. Toutefois quand la stase dure plus longtemps, on peut constater une dilatation considérable, ainsi qu'on l'observe sur les parties visibles de l'homme et sur le cadavre.

Le même auteur a vu la circulation de la membrane natatoire devenir pulsatile, rhythmique, quelques secondes seulement après la ligature de la veine crurale : l'oblitération subite de ce vaisseau augmentait tellement la résistance dans les veines et les capillaires, que celle-ci ne pouvait être surmontée que par la systole.

Cohnheim a remarqué, en outre, qu'aussitôt après la ligature, les vaisseaux se remplissaient de globules sanguins. Le courant cesse d'être central dans les artères et dans les veines, les globules blancs et rouges arrivent immédiatement au contact de la paroi vasculaire. Ce phénomène est encore plus frappant dans les capillaires : le nombre des globules augmente à chaque contraction systolique ; leur axe longitudinal se place encore, au début, dans la direction du courant, mais bientôt ils lui opposent leur surface. Leurs contours sont encore visibles ; après un certain temps cependant, déjà en certains points au bout de vingt minutes, les capillaires semblent remplis d'une matière rouge tout à fait homogène dans laquelle on ne distingue que les globules blancs. Cette coloration devient bientôt rouge bleuâtre, et alors le mouvement cesse complétement.

Quand l'hypérémie nerveuse s'étend à la peau et jusque dans les vaisseaux les plus déliés, de telle sorte que cet organe et spécialement les parties saillantes, tels que le nez, les lèvres, les joues les doigts, et même ordinairement les muqueuses visibles prennent une teinte bleuâtre, on dit que ces parties sont *cyanosées*. Mais, dans le sens étroit du mot, on donne le nom de *cyanose générale* à la coloration bleuâtre qui se développe plus ou moins rapidement dans la peau tout entière et dans les muqueuses, sous l'influence d'un échange de gaz insuffisant dans les poumons et d'un ralentissement du courant sanguin dans les capillaires.

On constate aussi dans les parties atteintes d'hyperémie passive, un *abaissement de température* qui résulte en partie du ralentissement de la circulation et en partie de la diminution du mouvement nutritif. C'est aux parties périphériques et exposées au refroidissement extérieur que cet abaissement est le plus manifeste, et il y est tout aussi sensible pour le malade que pour le médecin.

Quand la stase se développe rapidement, la température s'élève d'abord sous l'influence de l'afflux du sang artériel : O. Weber a constaté une augmentation de 2 à 3° C. à l'oreille du lapin après la ligature des veines.

On n'observe ordinairement de fortes *hémorrhagies*, sur les surfaces libres et dans les parenchymes, que dans les cas où les vaisseaux sont délicats ou non protégés comme dans les méninges ramollies et dans les alvéoles pulmonaires, quand ils sont altérés ou bien quand la congestion est très-forte.

Cohnheim a aussi vu au microscope les globules rouges sortir des capillaires de la membrane natatoire de la grenouille après la ligature de la veine crurale. Quarante-cinq minutes au plus tôt après cette opération, on voyait apparaître à la périphérie des capillaires modérément dilatés et remplis d'une masse rouge homogène (globules rouges agglomérés), de petites saillies rondes, de couleur rouge, qui s'accroissaient de plus en plus, présentaient des excroissances rondes et formaient enfin des amas volumineux, irréguliers et bosselés. Ceux-ci se désagrégeaient ensuite et on les trouvait composés de globules rouges ordinaires, sortis ainsi des vaisseaux. Cette issue des globules au travers des parois vasculaires s'observe aussi dans les petites veines où la stase est très-prononcée. Il n'est pas encore démontré qu'il sorte en même temps des globules blancs.

Les hémorrhagies, celle du rectum (flux hémorrhoïdal) par exemple et celle du nez, exercent une action favorable sur les hyperémies passives, en produisant une déplétion sanguine, locale et générale; aussi peut-on les utiliser en thérapeutique, notamment dans les stases de la circulation céphalique.

Les *fonctions* des parties hypérémiées se restreignent à cause du ralentissement de la circulation et de la nutrition, de la pression que les capillaires dilatés exercent sur les éléments environnants (cerveau, cellules glandulaires), et enfin du déplacement d'autres substances, de l'air par exemple dans les alvéoles pulmonaires. Dans le cerveau, on observe principalement des signes de dépression des fonctions psychiques, motrices et sensibles, des absences, des vertiges, des troubles des sens, etc. ; aux nerfs des extrémités, la sensation d'engourdissement et de faiblesse ; dans les organes respiratoires, de la dyspnée, même en l'absence de bronchite.

D'après Landois (*Med. Centralbl.* 1867, n° 10), la congestion de la moelle allongée et spécialement la stase veineuse peuvent produire des accès épileptiformes.

Dans les parties qui ont été pendant longtemps le siége d'une hyperémie veineuse, on voit facilement se produire des transsudations aqueuses, lesquelles se manifestent sous forme d'œdème dans les organes membraneux, tels que la peau, et dans les parenchymes, et sous forme d'épanchement dans les cavités séreuses. On observe le catarrhe chronique sur les muqueuses, surtout sur celles des bronches et du canal digestif; les altérations de la sécrétion sont dans ces cas encore peu connues. Dans le foie et dans les reins, l'albumine passe dans la bile et dans l'urine.

Mentionnons encore la *tuméfaction modérée* des parties, jointe à une sensation de *pesanteur* ou à une *douleur sourde, tensive ou oppressive*. Quand l'hyperémie dure longtemps, elle peut aboutir à l'hypertrophie des parois des vaisseaux dilatés et même des tissus. C'est ce que l'on voit souvent aux jambes variqueuses et à l'anus. Plus souvent elle détermine de l'atrophie, mais celle-ci est masquée par l'engorgement séreux. La gangrène ne se développe ordinairement que dans les cas où il existe en même temps une pression extérieure (décubitus à la région sacrée, etc.), ou bien quand la circulation s'arrête totalement.

Quand les causes de la stase veineuse sont passagères, on constate le rétablissement rapide des conditions normales; mais cela peut s'observer également quand l'hyperémie dure plus longtemps : la circulation se rétablit d'abord dans les veines, puis dans les capillaires, le sérum exsudé abandonne les tissus et est emporté par les vaisseaux lymphatiques, les globules rouges extravasés subissent la métamorphose graisseuse ou pigmentaire.

Cohnheim a vu dans ses expériences, que la masse rouge homogène qui remplissait les vaisseaux (globules rouges agglomérés) se décomposait déjà en ses éléments normaux quelques minutes après l'enlèvement de la ligature : des globules rouges enclavés dans la paroi vasculaire pour la traverser, les uns arrivaient au dehors, tandis que les autres étaient repris et emportés par le torrent circulatoire. Ils avaient tous disparu douze à seize minutes après l'enlèvement de la ligature.

3. — *Thrombose et embolie.*

J. Hunter, *Tr. of a soc. for the imp. of med. and chir. Knowl*, 1793. — Hodgson, *Von d. Krankht. d. Art. u. Venen.* Traduit par *Koberstein*, 1817. — Alibert, *Recherches sur une occlusion peu connue des vaisseaux artériels considérée comme cause de gangrène*, 1828. — François, *Essai sur la gangrène spontanée*, 1829. — Stilling, *Die Bildung u. Metamorph. des Blutpfropfes*, u. s. w, 1834. — Stannius. *Ueber d. krankh. Verschliess. gröss. Venenstämme*, 1839. — Gulliver, *Med. chirurg. Transact*, 1839. — Zwicky, *Die Metamorph. des Thrombus*, 1841. — Tiedemann, *Von d. Vereng. u. Schliess. der Pulsadern in Krankh.*, 1843. — Paget. *Lond. med. gaz.* 1844. — Porta. *Delle alteraz. patol. delle art. per la legat. et la tors.* 1845. — Hasse. *Ztschr. f. rat. Med*, 1846, p. 91. — Virchow, *Ztschr. f. rat. Med.* 1846, V. — *Frör's. not.* 1846. — *Traube's Beitr.* 1846, II, p. 1. — *Arch.* 1847, I, p. 272. — V. p. 275; IX, p. 307; X, p. 179. — *Ges. Abhandl.*, p. 57, et 249. — *Hdb. d. Path. u. Ther.* I, p. 156. — Meinel. *Arch. f. phys. Heilk.* 1848. — Bennett. *Monthly journ.* 1850. — Senh. Kirkes. *Med. chirurg. transact.* 1852. — Rühle *in* Virch. *Arch.* 1853. V. p. 189. — Tuffnell. *Dubl. quart. journ.* 1853. — Klinger. *Arch. f. phys. Heilk.* 1855. — Cohn. *De embolia ejusque sequelis.* 1856— *Klinik der embolischen Gefäss Krankheiten*, 1860.— Dusch. *Ztschr. f. rat. Med.* C. VII. — Panum. *Günsburg's Ztschr.* 1856. VII. Virch. *Arch.* XXV, p. 508, 433.— Beckmann *in* Virch. *Arch.* 1857. XII, p. 59. — Schützenberger. *Gaz. med. de Strasbourg*, 1857. — Frommann *in* Virch. *Arch.* 1859, XVII, p. 135. — Gräfe. *Allg. Wien. med. Ztg*, 1859, n° 14 — O. Weber. *Hdb. d. Chir.* 1865, I, p. 69.— Volkmann *in* Langenbeck's *Arch.*, 1866. V, p. 339. — (Voyez en outre la bibliographie de la *Pyémie*).

Sous l'influence de conditions locales et générales diverses, le contenu des vaisseaux peut se coaguler, pendant la vie, à l'intérieur même du système vasculaire ; on a donné au caillot qui se forme ainsi le nom de *thrombus* pour le distinguer de ceux qui se produisent pendant l'agonie ou immédiatement après la mort : il est d'un jaune clair ou rougeâtre, et plus ferme, dès le début, que ces derniers. Quand une semblable coagulation est en voie de développement, par exemple dans une veine, elle peut, si la lumière de celle-ci est obstruée, se propager vers la périphérie jusque dans les plus petites ramifications, car dans ce cas, la circulation est arrêtée dans tout le domaine du vaisseau ; dans la direction du centre,

elle s'étend jusqu'à l'embouchure de la grosse branche la plus proche : à ce niveau, le caillot fait une légère saillie contre laquelle vient
heurter le courant de la seconde veine ; il se forme ainsi à l'orifice
de celle-ci un autre thrombus qui peut se propager vers la périphérie
dans le domaine de cette seconde veine, et ainsi de suite.

Il arrive parfois que le courant sanguin qui vient du vaisseau non
obstrué et touche en passant l'extrémité du caillot, en détache un
fragment et l'emporte avec lui. C'est ce que l'on peut observer aussi
pour un caillot qui n'oblitère pas complétement le vaisseau. Quand
ces coagulums ont pris naissance dans les veines de la grande circulation qui ne se jettent pas dans la veine porte, les fragments emportés doivent traverser le cœur droit ; ils parviennent de là dans les
poumons et s'enclavent dans une branche plus ou moins volumineuse de l'artère pulmonaire. Quand au contraire ils se sont développés dans les rameaux de la veine porte, ils sont entraînés par le courant de celle-ci et restent fixés dans les ramifications hépatiques de
cette veine. Le phénomène de l'oblitération des vaisseaux par des
c:illots amenés d'un autre endroit, prend le nom de *thrombose embolique* ou *d'embolie*. Le bouchon lui-même s'appelle *embole*.

Dans la plupart des cas, le thrombus et l'embolus sont constitués par
un caillot sanguin ; ils peuvent toutefois être formés par d'autres
substances. Mais dans ce dernier cas même, il se produit, d'une manière presque constante, un coagulum consécutif autour du thrombus
primitif ou de l'embolus.

C'est à Virchow surtout que revient le mérite d'avoir étudié à l'aide d'expériences
sur les animaux et d'observations cadavériques, le phénomène de la formation de
l'embolus et les lois de la thrombose, quoique longtemps auparavant Wepfer (1658),
Gohl (1710) et d'autres eussent déjà décrit des cas d'embolie. Cette doctrine a pu
donner l'explication mécanique d'une foule d'affections et démontrer surtout les liai-
sons qui existent entre des phénomènes qu'auparavant on ne pouvait coordonner ou
comprendre qu'à l'aide d'hypothèses hasardées. D'après ces observations, un grand
nombre d'apoplexies cérébrales, de gangrènes des extrémités dans le rhumatisme,
d'inflammations de la rate et des reins, de pyoémies, etc., se trouvent en connexion
mécanique avec les altérations du cœur et des vaisseaux.

A. — *Thrombose.*

La *thrombose*, c'est-à-dire la coagulation du sang à l'intérieur du
système vasculaire vivant, s'accomplit d'après les lois qui régissent la
coagulation à l'extérieur de ce dernier. (Voy. p. 192.)

La thrombose s'observe fréquemment dans le cœur, dans les artères et dans les veines, notamment dans celles de moyenne grandeur. Dans les capillaires et les vaisseaux lymphatiques, elle n'offre généralement guère d'importance.

Le thrombus reste souvent à l'endroit où il s'est formé, spécialement dans le cœur, mais aussi dans les vaisseaux : il prend alors le nom de *thrombus autochthone* ou *primitif*; tantôt il siége sur la surface interne du vaisseau qu'il recouvre dans une étendue plus ou moins grande, sans toutefois rétrécir notablement la lumière de ce dernier : *thrombus pariétal*; tantôt il proémine notablement dans la cavité vasculaire dont il diminue réellement le calibre : *thrombus obturateur partiel*; tantôt enfin le caillot produit l'occlusion totale du vaisseau dans une étendue variable : *thrombus obturateur total*. Ce dernier correspond exactement par sa forme à celle du vaisseau : si celui-ci était distendu fortement en forme de sac, le thrombus est arrondi ; s'il était ramifié, celui-ci l'est également. L'extrémité centrale du caillot, c'est-à-dire celle qui est tournée vers le cœur, présente toujours la forme d'un coin arrondi, aussi bien dans les artères que dans les veines. Lorsque la coagulation se propage sur une étendue plus ou moins grande, le caillot prend le nom de *thrombus par propagation* et ne se forme d'ordinaire que lentement et par le dépôt de couches successives autour d'un noyau plus volumineux. Dans les artères, la propagation de la thrombose se fait le plus souvent des troncs et des grosses branches aux plus petites, tandis que dans les veines, c'est la progression contraire que l'on observe; elle se produit de différentes manières, mais toujours en premier lieu, jusqu'aux grosses collatérales les plus proches.

Il se présente des exceptions à cette règle dans les veines, à cause de la dépressibilité de leurs parois. Ainsi quand la veine iliaque droite est obstruée, il se forme habituellement un long bouchon dans la veine cave ; il est rare au contraire qu'il en soit ainsi du côté gauche, parce que l'artère iliaque droite passant au-dessus de la veine iliaque gauche facilite l'affaissement de l'embouchure de celle-ci.

On donne le nom de *thrombus secondaire* soit au caillot qui se développe à la suite de l'inflammation de la paroi vasculaire ou des tissus environnants, soit à celui qui se propage d'un vaisseau à un autre vaisseau de genre différent, par exemple des capillaires aux veines ou aux artères, des veines aux artères, etc.

La *constitution* du thrombus varie d'après son âge et les circonstances ultérieures dans lesquelles il s'est trouvé. La surface en est toujours lisse et unie, sauf dans les cas où il a subi l'influence de causes particulières. Les thrombus peuvent être *stratifiés* et *non stratifiés*.

Les premiers sont dus à la coagulation subite d'une masse de sang emprisonné, par exemple après la ligature de vaisseaux ; les globules rouges et blancs s'y trouvent uniformément distribués. Les thrombus stratifiés sont le résultat d'une coagulation par poussées, lente et continue : à la coupe, on y remarque une grande quantité de globules blancs qui, comme on le sait, sont très-visqueux, et des couches alternantes de globules blancs et rouges. Au début le thrombus est d'un rouge sombre ou grisâtre, élastique, mou, humide et offre une surface de section unie, brillante et humide. Il devient insensiblement plus pâle, plus sec, moins élastique, et même friable ; la coupe en est alors mate et sans brillant, parsemée de points rouges, bruns, gris et jaunes. Sous le microscope, on aperçoit un petit nombre de lamelles fibrineuses, entre lesquelles se trouvent des globules blancs et rouges ratatinés, et surtout des molécules de nature albuminoïde.

Il ne faut pas confondre les thrombus avec les caillots cadavériques. On sait que l'on trouve presque toujours des caillots dans les cadavres, surtout dans le cœur droit, quand l'agonie a été longue. Ces caillots sont plus ou moins colorés, mous, élastiques et adhèrent légèrement aux valvules et aux trabécules. Les caillots colorés sont formés de fibrine et de globules sanguins, blancs et rouges. Parfois les globules rouges se précipitent rapidement, et le caillot se compose alors de fibrine et de globules blancs, et il paraît par conséquent bleu ou blanc jaunâtre. Ces coagulums se propagent du cœur droit à l'artère pulmonaire qu'ils ne remplissent jamais complétement, de façon qu'il est facile de les en extraire par le ventricule droit. Ils se propagent en outre dans la veine cave et de là dans toutes les veines du corps, lesquelles, lors de la mort des vaisseaux, reçoivent le sang chassé des artères par l'élasticité de celles-ci. On ne trouve ordinairement aucun caillot de cette nature dans les artères, si ce n'est de petits coagulums dans les plus grands de ces vaisseaux.

Le thrombus stratifié récent se distingue du caillot simple : 1° par la structure stratifiée qui se rencontre dans tous les thrombus d'un certain volume : en effet, autour du caillot primitif, il se dépose de nouvelles couches formées de cruor et d'une couenne fibrineuse, et qui ne sont pas parfaitement concentriques : si le thrombus siége dans une cavité spacieuse telle que le cœur ou des varices, elles sont disposées à la manière des squames d'un bulbe sur la coupe longitudinale et transversale ; si au contraire, on le trouve dans un vaisseau étroit, il se présente sur sa coupe longitudinale, des couches ellipsoïdales superposées ; 2° par la grande quantité de fibrines qu'il contient ; en conséquence, il est habituellement plus clair, plus ferme et plus sec que le caillot récent ; 5° par sa richesse en globules sanguins blancs, ce qui provient du ralentissement de la circulation, ou de ce qu'un grand nombre des malades chez lesquels se forment des thrombus, possèdent un sang riche en globules blancs, ainsi les accouchées et les phthisiques. — Le thrombus non stratifié à l'état frais, ne peut être distingué d'un caillot : plus tard il se caractérise par les métamorphoses qu'il subit.

Parmi les transformations ultérieures du thrombus, il faut noter surtout la *fonte puriforme et l'organisation*, la première se produisant particulièrement dans les veines et dans le cœur, la dernière dans les artères.

Dans les veines et dans le cœur, le thrombus stratifié de formation ancienne, subit le plus souvent le *ramollissement* ou *fonte puriforme*. Dans ces cas, on trouve au centre du thrombus et s'avançant de là vers la périphérie, un liquide contenu dans une cavité bien circonscrite d'abord, et irrégulière plus tard. Ce liquide, au début ressemble à du mucus, plus tard à une bouillie plus ou moins épaisse et se rapproche, quand on l'examine à l'œil nu, du pus de bonne nature ou d'un liquide sanieux ; dans ce dernier cas, il est rougeâtre ou brunâtre, peu consistant et fétide. Dans le principe il renferme des particules friables qui sont les restes de dépôts fibrineux. Le microscope ne dénote que rarement la présence des éléments du pus dans ces thrombus, si ce n'est dans les cas où un foyer purulent voisin du vaisseau en a perforé la paroi ou bien quand celle-ci s'est elle-même abcédée. Habituellement on y trouve principalement des molécules de nature albuminoïde, des gouttelettes graisseuses, des globules sanguins, rouges et surtout blancs, rarement normaux et le plus souvent transformés.

L'*organisation* s'observe ordinairement dans les thrombus non stratifiés ; elle est rare dans les cas de thrombose étendue des veines avec oblitération du vaisseau (phlébite adhésive), plus fréquente dans la thrombose partielle, notamment dans celle qui est consécutive à la section ou à la ligature des veines et surtout des artères. Le thrombus qui remplit le vaisseau (artère ou veine) immédiatement après la lésion, s'étend depuis la blessure jusqu'à la branche collatérale la plus voisine ; par conséquent sa longueur est variable et il fait saillie sous forme de cône allongé dans le courant sanguin, soit par une de ses extrémités, soit par les deux à la fois. A la base, il adhère fermement à la face interne du vaisseau bientôt après sa formation, tandis que, dans les autres points, il flotte d'abord dans la cavité vasculaire et ne contracte des adhérences que d'une manière progressive. Le caillot est d'abord rouge sombre, puis brun ; il devient ensuite de plus en plus pâle, à partir du centre, de manière à acquérir au bout de quelques semaines ou de quelques mois, une coloration semblable à celle de la paroi vasculaire. Il se ratatine alors de plus en plus pendant des semaines ou même quand il est volumineux pendant des mois, de telle sorte que le vaisseau s'amincisse en forme de cône et se termine en cul-de-sac dans les tissus.

Les opinions sont encore partagées sur le mode d'organisation du thrombus : il est certain. qu'elle n'est pas le résultat d'une exsudation libre, et il est probable qu'elle n'est pas due aux globules blancs renfermés dans le caillot ; peut-être faut-il l'attribuer, au moins en partie, aux globules blancs qui circulent avec le sang et qui pénètrent des vasa vasorum dans le thrombus, ou bien aux cellules formées en dehors du vaisseau et qui s'insinuent dans sa cavité. L'opinion la plus probable .est que l'organisation du thrombus est due aux cellules épithéliales et conjonctives de la membrane interne du vaisseau. En quelques heures, celles-ci se multiplient et se transforment d'abord en cellules fusiformes, ensuite en tissu conjonctif et surtout en vaisseaux. Après sept ou huit jours, le thrombus est déjà sillonné, surtout à sa périphérie, d'un réseau de capillaires nouveaux qui deviennent de jour en jour plus nombreux. Les vaisseaux du caillot et de la membrane interne se mettent en communication avec les rameaux primitifs ou nouvellement formés des membranes moyenne et .adventice, et il se produit ainsi une véritable circulation à travers le thrombus ; plus tard les vaisseaux de ce dernier communiquent avec la cavité du vaisseau lui-même. Le premier de ces phénomènes se produit d'abord, dans les ligatures, à l'extrémité étranglée du vaisseau, à l'endroit où la membrane cellulaire se resserre au-dessus des deux membrames internes repliées en dedans et où le vide, comblé par le caillot, permet la pénétration immédiate des vaisseaux de l'adventice dans l'intérieur de celui-ci. Il s'est ainsi établi une circulation complète dans le thrombus, dans l'espace de quatre à six semaines, et alors celui-ci se rétracte progressivement : les vaisseaux disparaissent, la substance intermédiaire, gélatiniforme d'abord, se condense de plus en plus, les globules rouges et le détritus fibrineux se résorbent ; finalement il ne reste plus qu'un petit bouchon de tissu cellulaire, presque dépourvu de vaisseaux, lequel peut se ratatiner tellement qu'il ne soit plus appréciable qu'au microscope.

Le fait de l'organisation du thrombus a été démontré par les recherches déjà anciennes de Blandin, de Lobstein, de Stilling et de Zwicky, ensuite par les travaux plus récents de Billroth, O. Weber, Thiersch, Waldeyer, Bubnoff et Rindfleisch ; ces auteurs ont mis à profit aussi bien les observations sur l'homme que l'expérimentation sur les animaux, sur les veines et les artères. Virchow a prouvé qu'elle n'est pas la conséquence d'une exsudation libre, et O. Weber (*Berlin. klin. Wochenschrift*, 1864, n° 25), l'attribue aux globules blancs du thrombus. D'après Rindfleisch, le stroma des globules rouges se transformerait directement en substance fondamentale du tissu cellulaire (?). Budnoff (*Med. Centralblatt*. 1867, n° 48). prétend, d'après des recherches faites sur des animaux, que les cellules formées en dehors de la paroi de la veine pénètrent dans celle-ci, et il considère comme probable que dans l'organisation du thrombus, la plupart des cellules proviennent des paro's vasculaires et du tissu environnant. Thiersch (voy. plus haut) et Waldeyer (Virch. Arch., XII, p. 379) ont démontré, indépendamment l'un de l'autre, que l'épithélium du vaisseau joue le rôle principal dans ce phénomène.

Ce que l'on appelle *canalisation du thrombus*, n'est autre chose probablement que la transformation de celui-ci en brides ou en réseau ; les canaux qui le traversent, résultant en grande partie de la décomposition du caillot, rétablissent parfois alors la circulation dans la veine oblitérée.

La formation du pus, de matière cancéreuse et d'autres néoplasmes dans le thrombus n'a pas encore été prouvée, mais elle ne peut guère être mise en doute en présence de ce que nous savons aujourd'hui de l'organisation du caillot.

Il en est de même pour la *résorption complète* du thrombus avec reproduction du conduit vasculaire ; elle n'est pas encore démontrée, mais il est probable qu'elle n'est pas rare ; la résorption partielle s'observe assez fréquemment.

On ne constate que rarement la *crétification* du caillot : celui-ci devient alors plus petit, plus ferme, et prend une teinte blanc sale ou jaunâtre ; plus tard il s'y dépose des sels calcaires. C'est ainsi que se forment les *phlébolithes*.

L'état de la paroi vasculaire au niveau du caillot est variable. Il est rare de ne pas y observer de changements de texture appréciables à l'œil nu, même quand le thrombus subit une transformation moléculaire rapide et que la lumière du vaisseau redevient promptement perméable, qu'il arrive habituellement dans la saignée. — Dans le le cas d'organisation du thrombus, on trouve les modifications vasculaires décrites plus haut. Dans d'autres cas, on rencontre des changements de texture d'une nature plus chronique : c'est ordinairement un épaississement et une vascularisation plus prononcés de la membrane externe et du tissu cellulaire environnant, parfois une transformation des membranes interne et moyenne de la veine, qui donne à celle-ci les caractères des artères. — Dans la fonte puriforme du thrombus, la membrane interne devient trouble, tendre et friable, et si l'on enlève le caillot, elle reste adhérente à ce dernier ou bien se détache par lambeaux. Voyez plus loin pour les modifications que subissent l'endocarde et la membrane interne des grosses artères.

Tantôt le caillot adhère dans tout son pourtour à la paroi vasculaire, tantôt on trouve dans leur intervalle des lacunes remplies de sang liquide provenant de petits vaisseaux qui y aboutissent.

CAUSES DE LA THROMBOSE.

La thrombose est la conséquence d'une stase du sang, ou de modifications survenues dans la paroi vasculaire ; dans certains cas, ces deux causes agissent concurremment.

1. — *Stase du sang.*

a. Rétrécissement du conduit vasculaire : thrombose par compression. — La compression exercée sur les vaisseaux, produit d'abord le ralentissement du courant sanguin sur un point déterminé et ensuite la coagulation du sang à cet endroit. La coagulation ne reste pas limitée, mais se propage aux parties périphériques du vaisseau. C'est ainsi qu'il se forme des thrombus à la suite de la ligature d'artères ou de veines ; sous l'influence de la compression exercée sur les artères et surtout les veines, par des foyers de suppuration ou des tumeurs (notamment les ganglions tuberculeux et cancéreux) ; à la suite d'hémorrhagies consécutives à des contusions ; par l'action de la rétraction cicatricielle, des luxations, etc. Toutes ces causes agissent d'autant plus efficacement que la circulation artérielle est plus affaiblie.— Il arrive fréquemment que la compression n'agit pas directement sur les gros vaisseaux, mais sur les capillaires d'une région ou d'un organe, et qu'elle n'atteint qu'indirectement les artères et les veines, diminuant pour celles-ci l'impulsion communiquée par le cœur. La coagulation se propage alors des capillaires aux grosses veines dont le calibre est resté intact, plus rarement aux artères. Telles sont les coagulations qui se produisent dans les veines émergeant d'organes anémiés ; dans les ramifications des vaisseaux pulmonaires sous l'influence de la pneumonie chronique ; dans les veines rénales à la suite de la néphrite parenchymateuse ; dans les veines porte et hépatiques en cas d'hépatite chronique ; telle est dans certains cas la thrombose veineuse (traumatique) qui se développe dans les plaies extérieures.

b. Section et déchirure des vaisseaux : Thrombose traumatique. — Celle-ci constitue la cause la plus importante de l'hémostasie spontanée ou artificielle : quand un vaisseau est divisé dans sa continuité, il doit se produire une hémorrhagie persistante ou une coagulation du sang. Dans ce dernier cas, les artères se retirent et se contractent un peu ; il se développe, avec ou sans ligature, un thrombus qui s'étend jusqu'à la collatérale la plus proche et qui, ordinairement, s'organise. Si on pratique la ligature d'une artère soit dans sa continuité, soit sur un moignon d'amputation pour arrêter l'hémorrhagie, la tunique interne se rompt sous la constriction du fil et forme des plis fins et longitudinaux qu'on peut encore apercevoir après plusieurs mois ; les tuniques moyenne et adventice s'étranglent en se fronçant également. Les plis de la membrane moyenne et spécialement ceux de la tunique interne favorisent considérablement l'adhésion du thrombus qui se moule sur eux et s'y attache. — Les veines, dans une amputation par exemple, perdent toute communication avec le cœur ; le sang qu'elles renferment n'est plus poussé en avant par la vis à tergo résultant de l'impulsion cardiaque, du moins jusqu'au niveau de la première collatérale. Il reflue par conséquent vers la plaie à cause de la compression que subit la veine de la part des tissus environnants ; ou bien il se coagule, ce qui, du reste, se produit toujours d'une façon plus ou moins prononcée dans tous les cas. Les valvules modèrent le reflux du sang ; mais dans les veines qui en sont dépourvues et qui, par une cause physiologique ou pathologique, restent béantes, comme par exemple les veines du plexus vésical et hémorrhoïdal, celles de l'utérus en gestation, des sinus crâniens, du cou et des os, la thrombose acquiert une extension beaucoup plus considérable. — La situation des valvules, dans les veines qui en possèdent est d'une grande importance au point de vue de l'extension que peut prendre la thrombose.

Nous devons accorder une mention spéciale à la thrombose veineuse consécutive à la saignée, aux amputations ou à l'accouchement.

Après chaque saignée, il se produit un épanchement de sang sous-cutané et un caillot qui va de la blessure de la peau à celle de la veine ; parfois celui-ci se forme déjà pendant la saignée, par exemple quand l'incision de la veine est trop petite ou que la peau se déplace. La portion du caillot qui proémine dans la veine, se rapetisse progressivement, devient plus dense et plus pâle, s'organise et ferme l'ouverture. Parfois, quand par exemple le bandage est mal appliqué ou que le malade est indocile, il se dépose de nouvelles couches coagulées autour de la partie proéminente du caillot et il se produit ainsi d'abord un thrombus pariétal, puis selon les circonstances un thrombus obturateur partiel ou total.

Dans les amputations des extrémités, le sang de la portion inférieure de la veine jusqu'à la première valvule, s'écoule au dehors, et la veine s'affaisse sous l'influence de l'évacuation de son contenu et en outre par suite d'une véritable contraction, notamment pour les veines pourvues de parois très-musculeuses, telles que les veines cutanées : la lumière du vaisseau se rétrécit alors ou s'oblitère, la tunique interne se plisse longitudinalement et la paroi tout entière s'épaissit. Quand le vaisseau reste béant comme dans les veines osseuses, ou dans le cas d'adhérence de l'adventice avec les parties molles environnantes, le sang voisin de la surface de la plaie s'écoule habituellement au dehors. L'inflammation qui s'empare de la plaie et à laquelle participent les parois des veines, contribue aussi à rétrécir les vaisseaux ; les bourgeons se forment, puis se cicatrisent et ferment définitivement la blessure des veines. S'il existe, entre le point blessé et la première valvule, une ou plusieurs petites branches qui déversent un peu de sang dans l'extrémité de la veine, il peut se développer un petit thrombus. Dans d'autres cas, il se produit des caillots plus volumineux dont la longueur dépend de l'état des branches collatérales qui se jettent dans la veine au-dessus de la valvule la plus voisine de la plaie : quand il existe une grosse branche collatérale immédiatement au-dessus de la valvule, le sang continue ordinairement de circuler dans la veine sectionnée. Si, au contraire, la collatérale est trop petite, si son extrémité est également coupée, ou bien si elle manque complétement, le sang situé au-dessus de la valvule ne subit plus l'influence de la vis à tergo, et alors il s'arrête et se coagule ordinairement d'autant plus vite qu'il est plus voisin de la surface de la plaie, c'est-à-dire qu'il est plus exposé à éprouver le contact de l'air. D'autres conditions encore qui favorisent la coagulation ; ainsi une position défavorable du membre, un bandage mal assujetti, la faiblesse d'impulsion du cœur, la grande coagulabilité du sang, la ligature de l'extrémité veineuse sectionnée, etc. ; dans ce dernier cas, le sang qui se trouve entre la valvule et la plaie, s'écoule toujours plus ou moins au moment de l'amputation, mais habituellement il en revient de nouveau par les petites collatérales qui se jettent dans l'extrémité de la veine. Quand il s'est formé un caillot d'un certain volume, son extrémité centrale atteint ordinairement l'embouchure de la grosse collatérale la plus voisine, et la saillie qu'il forme se recouvre de nouveaux caillots provenant du sang de la collatérale ; on peut voir alors celle-ci et même le tronc veineux voisin, s'oblitérer également.

Après l'accouchement, l'utérus offre une plaie semblable à celle d'un amputé (Cruveilhier). Tantôt la caduque vraie reste dans la matrice ; tantôt, notamment après un accouchement artificiel et spécialement après le détachement artificiel du placenta, la muqueuse utérine est enlevée avec ses couches superficielles et profondes, et la couche musculeuse est mise à découvert. Fréquemment il se produit en outre des lésions superficielles ou profondes de la muqueuse, non-seulement au frenulum et au museau de tanche, mais encore dans le vagin et dans la cavité du col.

En même temps des vaisseaux plus ou moins volumineux se déchirent au niveau de ces lésions. Si l'utérus se contracte énergiquement après la délivrance, ses vaisseaux sont comprimés mécaniquement et le sang qu'ils renferment est en grande partie expulsé ; toutefois il en reste toujours une petite quantité dans les vaisseaux, d'abord parce que la matrice ne se contracte jamais assez énergiquement pour boucher complétement la lumière du vaisseau, et ensuite parce que les veines utérines étant dépourvue de valvules, se remplissent constamment à mesure que le sang s'en écoule. Mais d'un autre côté, le caillot qui remplit la matrice envoie probablement toujours des prolongements dans l'ouverture des vaisseaux qui se jettent dans la cavité de cet organe.

c. Dilatation des vaisseaux et du cœur : Thrombose par dilatation. — Toutes choses égales d'ailleurs, le courant est d'autant plus lent que le canal est plus large ; aussi dans les dilatations sacciformes des voies circulatoires, les couches sanguines voisines des bords cessent de circuler. Les thrombus, dès le début, sont ordinairement pariétaux. Ils peuvent rester à cet état et s'organiser, parfois même se crétifier (phlébolithes) ; dans d'autres cas, ils se transforment insensiblement en thrombus obturateurs totaux. Il est rare que le caillot obture complétement le vaisseau dès le début; ainsi qu'on l'observe dans la dilatation générale des veines, de celles des ligaments utérins par exemple. — Nous pouvons comparer à cette thrombose veineuse la formation de caillots dans les anévrysmes artériels, et le développement de végétations globuleuses dans le cœur quand les parois de cet organe ont subi la dégénérescence graisseuse ou calleuse dans toute leur épaisseur ou dans le voisinage de l'endocarde.

C'est à ce genre de thrombose que Waldeyer rapporte les cas dans lesquels, après des blessures ou des opérations, la gangrène succède rapidement à la congestion inflammatoire, et où les vaisseaux, spécialement les veines, se transforment en un tissu mou, sans résistance et pulpeux, après avoir perdu leur élasticité et leur contractilité.

d. — La *thrombose d'épuisement* se développe quand la puissance du cœur diminue, ainsi que celle des parois vasculaires, des muscles respiratoires et des muscles qui entourent les veines; il se forme alors des caillots dans les grosses veines et particulièrement dans la crurale et l'iliaque, dans les branches musculaires, notamment celles du siége et de la cuisse; dans le plexus veineux du bassin, dans les sinus crâniens, entre les trabécules du cœur, etc. La production en est d'autant plus facile que les malades sont plus tranquilles. La coagulation débute dans l'angle que forment la valvule et la paroi de la veine à leur point d'union. Cette thrombose s'observe fréquemment dans le marasmé consécutif aux opérations importantes qui doivent être suivies d'une immobilité prolongée : après les affections pyrétiques graves, telles que le typhus : elle constitue une complication rdinaire de la tuberculose chronique et de la carcinose, des affections articulaires et osseuses chroniques, des maladies musculaires graves et de la trichinose.

2. — *Modifications de la paroi vasculaire.*

a. Inégalités de la tunique interne du vaisseau. — Elles peuvent être le résultat soit d'une dégénérescence de cette dernière, telle que la métamorphose graisseuse, soit de formations nouvelles, telles que des granulations dans l'organisation du thrombus (voy. p. 224) ; des globules de pus, etc. ; elles déterminent une thrombose, pariétale d'abord et générale ensuite. Ces conditions se rencontrent dans l'inflammation des tuniques veineuses, surtout dans l'abcédation de ces vaisseaux ou des tissus voisins, dans les néoplasmes, spécialement le cancer perforant la paroi veineuse, dans l'endartérite chronique et dans l'endocardite.

La phlébite dans ses diverses formes, principalement dans les plaies graves de toute nature, produit la thrombose, et celle-ci s'accompagne souvent alors de la fonte purulente ou sanieuse du thrombus et de pyoémie consécutive. L'endocardite atteint principalement les valvules et surtout les valvules auriculo-ventriculaires. La surface de ces dernières se recouvre d'inégalités : les cellules épithéliales se détachent et se multiplient, la valvule s'épaissit, se couvre de granulations, et subit enfin la métamorphose crétacée ou graisseuse. Ces inégalités provoquent la formation de nombreux dépôts sanguins qui, sous forme de verrues, de condylomes, etc., adhèrent fortement aux valvules (végétations, excroissances, etc.). L'endartérite chronique s'observe dans les artères de tout calibre : elle produit soit des inégalités, soit des pertes de substance profondes qui sont le résultat de la dégénérescence graisseuse de l'épithélium et de la tunique interne, normale ou hypertrophiée, ou bien de la pétrification, de l'ossification ou du ramollissement de cette membrane, et qui déterminent la formation de caillots, surtout quand la tunique moyenne est en même temps altérée, qu'elle a perdu son élasticité et sa contractilité et que le vaisseau a éprouvé une dilatation régulière ou sacciforme.

b. Les *corps étrangers* provoquent également la coagulation du sang dans les vaisseaux ; ainsi les aiguilles, les grains de plomb, les esquilles, ou les fils que, dans un but d'expérimentation, on a souvent passés à travers les vaisseaux ; la coagulation commence autour du corps étranger. Les caillots eux-mêmes, thrombus ou embolus, agissent comme corps étrangers.

Nous devons mentionner ici la *thrombose hémorrhagique;* dans les hémorrhagies, la coagulation du sang extravasé se propage habituellement, à travers l'ouverture, jusque dans le vaisseau.

Voyez plus haut la thrombose puerpérale et celle de la saignée.

c. *Certaines substances chimiques* déterminent la coagulation du sang soit en altérant à la fois ce liquide et la paroi vasculaire (caustique), soit en agissant sur le contenu des vaisseaux à travers cette paroi et sans la modifier essentiellement. Tel est peut-être aussi le mode d'action de la sanie grangréneuse et du pus de mauvaise nature : ordinairement il se produit, dans ces cas, un ramollissement sanieux du thrombus.

Il arrive fréquemment que plusieurs causes concourent au développement de la thrombose, telles que la stase du sang, les altérations du cœur et des vaisseaux ; et souvent sans qu'il soit possible d'en reconnaître sur le vivant ou sur le cadavre, la cause la plus importante ou primitive.

Les caillots qui se rencontrent dans les *vaisseaux normaux*, s'y sont propagés d'une branche voisine ou du tronc lui-même. Dans le premier cas, la pointe du caillot agit comme corps étranger et la coagulation peut se propager, par exemple, de la veine crurale jusqu'à la veine cave et même jusqu'au cœur. En outre, le sang se coagule le plus souvent aussi dans les veines dont le point d'émergence est voisin de celui de la première qui ait été atteinte, et parfois dans les veines homologues du côté opposé, *quand la thrombose s'est étendue jusqu'à la veine cave et à ses branches.* — Les branches d'un tronc veineux dans lequel se développe une thrombose, s'oblitèrent facilement.

Dans d'autres cas, les caillots qui se forment dans les vaisseaux normaux sont *secondaires:* tels sont les caillots qui se produisent dans les veines dont les capillaires émergent d'un organe anémié, suppurant ou cancéreux, et ceux des artères oblitérés à leur extrémité périphérique par une gangrène ou une suppuration intense.

Enfin les bouchons qui oblitèrent les artères à la suite de l'embolie, peuvent se prolonger jusque dans les veines à travers les capillaires, et la thrombose veineuse peut alors donner lieu à de nouvelles embolies.

La *thrombose des capillaires* n'a par elle-même d'importance qu'au point de vue de la cicatrisation des plaies ; elle en acquiert principalement par sa propagation aux artères et surtout aux veines.

La *thrombose des vaisseaux lymphatiques* est beaucoup plus rare que celle des veines, et n'est bien connue que dans certaines régions.

La lymphe normale, malgré la fibrine qu'elle contient, ne possède que peu de coagulabilité spontanée, un peu de disposition à la thrombose. Toutefois sous l'influence de conditions pathologiques, les lymphatiques absorbent un liquide différent de la lymphe normale, et qui est constitué par la substance fibrigène modifiée, ou bien en partie par une substance fibrino-plastique spéciale, provoquant la coagulation. (A. Schmidt.)

On observe une thrombose lymphatique dans certaines fièvres puerpérales graves. Les vaisseaux lymphatiques de l'utérus se dilatent, dans beaucoup de cas, sur une grande étendue et bien au delà de cet organe, en prenant une forme régulière ou noueuse; ils se remplissent en même temps de masses solides ou liquides, jaunâtres, souvent puriformes, pourvues d'une membrane d'enveloppe particulière lisse dont on peut détacher le contenu blanc jaunâtre. C'est dans le ligament large et surtout dans l'aileron voisin de l'insertion de la trompe que l'on trouve le plus souvent les dilatations volumineuses ; toutefois on les rencontre aussi plus profondément, le long des parties latérales de l'utérus jusque dans la base des ligaments larges et, d'un autre côté, montant le long des vaisseaux spermatiques internes, jusqu'aux ganglions lombaires ; ensuite dans les parois de la matrice et surtout dans celles du col; on en voit encore dans les ovaires dont le hile est souvent traversé par des vaisseaux lymphatiques ainsi dilatés et obturés. (Virchow, *Arch.*, XXIII, p. 415.)

SUITES ET SYMPTÔMES DE LA THROMBOSE.

Ils dérivent, d'une manière générale, du rétrécissement ou de l'oblitération complète du vaisseau atteint. Contrairement à ce que l'on observe dans l'embolie, leur marche est relativement lente. Ils varient d'après le volume et les métamorphoses du caillot, d'après ses rapports avec la paroi du vaisseau et d'après la nature de celui-ci (cœur, artère, veine ou lymphatique) ; ils offrent en outre de nombreuses différences qu'il est impossible d'indiquer d'une manière générale.

Les symptômes et les suites de la thrombose des veines, dépendent du volume et de la situation de celles-ci (veines sous-cutanées et profondes, etc.), de l'étendue en longueur et en épaisseur du caillot, de la rapidité de son développement et de ses métamorphoses, de la durée de la thrombose, du degré de possibilité de la production d'une circulation collatérale, etc.

La thrombose des veines ne produit aucun symptôme, si l'oblitération n'est pas complète, ou si elle se développe dans une branche anastomotique et qu'il existe des voies collatérales suffisantes ; c'est ce que l'on constate pour les veines profondes des extrémités, pour celles des plexus utérin et vésical, etc., qui possèdent de nombreuses branches de communication. Les veines étroites restent habituellement libres dans la thrombose, et la circulation collatérale s'exécute par l'intermédiaire des veines superficielles qui paraissent alors plus remplies.

Si la thrombose atteint les petites et les moyennes veines, et que les communications collatérales soient défavorables, sans que cependant il se produise une stase complète dans une grande étendue, la réaction se concentre sur la paroi du conduit vasculaire immédiatement lésé : les vaisseaux nourriciers de ce dernier s'oblitèrent dans toute l'étendue de la thrombose, et il se développe une tuméfaction légèrement inflammatoire accompagnée de rougeur modérée, de sensibilité et d'une infiltration séreuse de la tunique cellulaire ; parfois aussi il se produit une inflammation plus forte, accompagnée de foyers de suppuration limités ; c'est ce que l'on voit surtout pour les tumeurs hémorrhoïdales ; les sécrétions des hémorrhoïdes, le prurit à l'anus, les abcès du pourtour de ce dernier, les phlegmons qui compliquent les varices, sont des phénomènes de cette nature. (O. Weber.)

Si de gros troncs, tels que la crurale et l'iliaque, sont obturés, si les thrombus ne sont pas exclusivement pariétaux et que la circulation collatérale est insuffisante, on voit se développer les symptômes de la stase sanguine et principalement l'œdème. Ce dernier n'est le plus souvent que partiel ; chez les malades atteints d'anasarque, l'infiltration de l'extrémité où se forme la thrombose, est plus prononcé. L'œdème est ordinairement indolent ; il n'est guère douloureux que dans les cas où les veines oblitérées et un peu dilatées sont situées à côté de branches nerveuses, comme la crurale sous le ligament de Poupart : l'œdème des accouchées, qui est souvent douloureux et dû à la thrombose veineuse, porte le nom de *phlegmasia alba dolens*. Les épanchements séreux ne proviennent pas des troncs veineux mêmes, ils se produisent dans la région des capillaires et des radicules veineuses ; c'est pourquoi ils apparaissent d'abord dans des parties éloignées, ainsi aux malléoles et à la jambe dans les cas d'occlusion de la veine crurale. Si le thrombus est pariétal, s'il se développe une circulation collatérale suffisante, ou bien si le thrombus obturateur total se canalise, l'œdème fait défaut. Il ne se produit d'hémorrhagie dans l'occlusion veineuse que dans les cas où presque toutes les voies latérales sont fermées et où le thrombus se développe très-rapidement. La gangrène ne se déclare que sous l'influence de complications, ainsi qu'on l'observe dans la fièvre puerpérale, l'érysipèle, etc. ; et elle ne se manifeste pas comme conséquence-directe de l'occlusion veineuse. On observe une augmentation de température, *œdema calidum*, seulement chez les individus robustes, comme sont la plupart des accouchées, et non pas chez les sujets épuisés. La dilatation des veines cutanées ne s'observe presque jamais : il est probable que dans l'occlusion de la veine crurale, la circulation collatérale s'effectue par les veines lombaires et sacrées. Il est rare que l'on puisse percevoir clairement par le toucher, la veine oblitérée, même la crurale : ce ne sont que les veines cutanées, par exemple la saphène, qui soit appréciables par ce moyen. Si la thrombose dure longtemps, il se produit un épaississement de la peau et du tissu cellulaire, même du périoste et des os (éléphantiasis des parties externes).

La thrombose veineuse des organes internes, même quand elle est très-étendue et qu'elle se déclare dans des organes importants, tels que le sinus crânien, les veines rénales, la veine porte, etc., ne donne que rarement naissance à des symptômes assez significatifs pour rendre possible un diagnostic certain. Outre les suites déjà mentionnées de l'hyperémie passive (œdème, épanchements, etc.), il faut prendre surtout les causes en considération : dans la thrombose des sinus du crâne, la carie, le marasme, etc. ; dans celle des veines utérines, la métrite puerpérale ; dans la thrombose de la veine porte, le cancer du foie, les affections intestinales, locales et graves, l'inflammation de tumeurs hémorrhoïdales ou des veines ombilicales du nouveau-né, etc. : dans la thrombose des veines rénales, de la veine porte, etc., les inflammations anciennes avec production cicatricielle. Enfin l'apparition des symptômes de l'embolie doit attirer l'attention sur le point de départ de ce phénomène morbide, c'est-à-dire sur la thrombose.

La conséquence la plus importante de la thrombose artérielle, est l'anémie de la partie correspondante. Quand les caillots se dévelop-

pent sur place, cette anémie échappe souvent à l'observation à cause
de la lenteur habituelle de la marche de la thrombose ; mais si celle-
ci se développe rapidement et que la circulation collatérale reste insuffisante, la partie se mortifie.

Dans un grand nombre de cas, la thrombose artérielle reste inoffensive à cause du
développement d'une circulation collatérale. Dans l'espace d'un an, Tiedemann a lié
les grosses artères d'un chien les unes après les autres, sans que celui-ci en soit
mort. O. Weber possédait un chien auquel, dans l'espace de deux mois, il avait lié
les deux carotides et les deux crurales et qui néanmoins était fort bien portant.

Les symptômes de la thrombose artérielle concordent avec ceux
de l'artérite chronique et de l'anévrysme, arrivés à un haut degré ;
ils se distinguent de ceux de l'embolie par la lenteur avec laquelle
ils se développent.

La thrombose des cavités du cœur, spécialement des cavités droites,
peut ne produire aucun symptôme (comme dans la plupart des cas de
végétations globuleuses), mais elle donne parfois naissance à des signes stéthoscopiques (thrombose des oreillettes, etc.). Il faut surtout
se baser, pour établir le diagnostic, sur l'état antérieur du cœur (dilatation par métamorphose graisseuse ou myocardite ancienne, endocardite), sur les bruits particuliers que l'on perçoit et sur l'apparition
des symptômes de l'embolie.

La thrombose des lymphatiques ne donne lieu à aucun symptôme marquant. Voyez
au reste l'*Hydropisie*.

La thrombose des veines aussi bien que celle des lymphatiques,
peut avoir une conséquence heureuse pour l'organisme, si elle atteint
des vaisseaux dont les racines plongent dans un foyer purulent ou
putride ; elle s'oppose à la résorption des substances nuisibles renfermées dans ce foyer et elle empêche ainsi l'infection de parties éloignées et spécialement du sang.

B. — Embolie.

Les thrombus qui ne s'organisent pas, deviennent insensiblement
plus mous et plus friables ; s'ils sont pariétaux et qu'ils n'obturent
que partiellement le vaisseau, le courant sanguin peut en détacher
des fragments et les emporter, ou même enlever le caillot tout entier.
Cela peut même arriver pour le thrombus obturateur total et prolongé, quand celui-ci fait saillie au delà du point d'embouchure
du vaisseau dans lequel il s'est formé : le courant qui parcourt

le vaisseau dans lequel proémine la pointe du thrombus et qui
la rencontre sous un angle souvent assez obtus, l'enlève en totalité
ou en sépare des fragments qu'il entraine dans le torrent de la circulation. Dans l'un et l'autre cas, le fragment détaché vient s'enclaver
au point rétréci le plus proche des voies circulatoires. Les fragments
ainsi emportés peuvent être volumineux et cylindriques (on rencontre
des embolus de quelques pouces de long et de la grosseur du doigt) ;
dans d'autres cas, ils sont plus petits et même microscopiques.

Il est démontré par l'expérimentation et par de nombreuses observations sur le cadavre, que les caillots trouvés en d'autres endroits
du corps que le thrombus, sont emboliques et non autochthones. En
effet, on peut se convaincre en examinant la forme, la stratification
et la coloration des fragments enclavés, qu'ils ont été détachés d'un
caillot siégeant en un autre endroit ; des expériences multipliées ont
également prouvé que le torrent circulatoire peut charrier, non-
seulement des caillots de ce genre, mais encore des corps plus
lourds, tels que du caoutchouc, des morceaux de muscles, du mercure, etc.

C'est dans les veines que se produit le plus souvent le phénomène
de l'*enlèvement du thrombus*, et particulièrement dans la veine crurale,
dans laquelle se prolongent notamment les bouchons des veines musculaires; il s'observe souvent aussi dans les veines hypogastrique,
iliaque, rénale, jugulaire, dans les sinus du crâne et le cœur droit,
rarement dans d'autres veines. Dans le courant artériel, la formation
du caillot et la migration s'observent dans l'aorte et ses branches
principales, rarement dans les veines pulmonaires ; ensuite dans le
cœur gauche, principalement sur la valvule mitrale et plus rarement
sur les valvules aortiques.

L'embolus est constitué presque toujours : 1° par des caillots sanguins qui ne sont autres que des thrombus autochthones ou prolongés,
dont la consistance a été tellement amoindrie, que le courant du sang
a pu en détacher des fragments et les emporter ; parfois les thrombus
sont détachés dans leur totalité, comme par exemple les phlébolithes.
C'est ce premier genre d'embolie qui sert de base à l'étude du processus embolique ; 2° par des substances qui primitivement étaient
en connexion organique avec les parois vasculaires ; quand cette connexion cesse d'exister, ces substances sont emportées par le courant
de la circulation et s'arrêtent à la manière des embolus ordinaires,
dans le premier point rétréci qu'elles rencontrent : ce sont des fragments détachés des valvules du cœur pétrifiées, ossifiées ou athéro-

mateuses, des artères, de la membrane interne ou dégénérée et hypertrophiée ; 3° par des substances qui ont pris naissance sur la surface interne des voies circulatoires, telles que les produits d'inflammation des valvules cardiaques (endocardite ulcéreuse), de la carcinose de l'endocarde, des veines, des gros vaisseaux lymphatiques, etc.; 4° dans d'autres cas, par des matières formées au dehors du système circulatoire, mais qui, en se développant, ont perforé les parois vasculaires et sont enfin arrivées à l'intérieur des vaisseaux : carcinome et abcès, plus rarement enchondrome et sarcome du cœur et des veines;

L'observation de Böttcher se rapporte en partie à cette classe d'embolie : cet auteur a trouvé dans des abcès néphrétiques métastatiques, des fibres élastiques provenant probablement d'abcès pulmonaires. Voyez au reste les *néoplasies secondaires*.

5° par des plantes ou des animaux parasites qui parviennent dans les voies circulatoires par le fait de leur développement (champignon du muguet, échinocoque) ou de leurs migrations (embryons du tænia, distomum hæmatobium, parfois la trichine. Voyez les chapitres correspondants) ; 6° par des substances matérielles qui peuvent aussi s'introduire dans le système circulatoire ; tels sont la graisse liquide, l'air et les molécules pigmentaires de la mélanémie. La graisse provenant d'os fracturés, du tissu graisseux déchiré, ou de foyers purulents, pénètre souvent dans les veines et de là dans toute la masse du sang, et spécialement dans les poumons. L'air entre par les lésions veineuses et parfois aussi d'une façon inconnue. Il est probable que les molécules pigmentaires de la mélanémie passent toujours de la rate dans les veines ; 7° enfin par un certain nombre de substances qui pénètrent dans le sang à l'état de dissolution et se déposent ensuite en un endroit quelconque, ordinairement sur un point déterminé : *métastases*. Nous citerons :

a. Les substances normales de l'organisme, dont l'excrétion par les veines et les lymphatiques est entravée, qui arrivent ainsi dans la circulation générale et se déposent en des endroits divers : telle est la matière colorante de la bile ;

b. D'autres principes normaux du corps, qui, dans certaines maladies, ne sont pas transformées, ni sécrétées comme à l'état physiologique, ou bien sont formées en plus grande quantité; ainsi l'acide urique et les urates, qui, dans la goutte, se déposent dans les articulations et dans leur voisinage ;

c. Des substances qui, introduites dans le sang en trop grande

quantité, ne sont décomposées ni excrétées comme à l'état normal ;
tels sont les sels de chaux qui se déposent dans les reins, dans les
poumons, dans l'estomac, etc. (métastase calcaire), chez les malades
atteints d'ostéomalacie, de cancer des os, d'ostéite ;

d. Enfin certains médicaments, comme les sels d'argent, qui se déposent dans la peau et le tissu rénal, les sels de plomb qui s'accumulent au bord des gencives, etc.

CAUSES DE L'EMBOLIE.

Les causes prédisposantes viennent d'être mentionnées. Les causes
occasionnelles, quand il existe des thrombus ordinaires, sont les mouvements rapides du malade, sa sortie précipitée du lit, les changements prompts de position, les efforts de défécation et de toux ; la
friction ou la compression exercée sur les vaisseaux atteints de thrombose, etc. Ces causes occasionnelles ne sont habituellement pas nécessaires pour les embolus qui ne proviennent pas du sang.

Les points où s'arrête l'embolus, sont les suivants : pour ceux du
sang veineux et qui, par conséquent, sont formés ou introduits dans
les veines de la grande circulation et dans le cœur droit : *les artères
pulmonaires et leurs branches* (l'embolus s'arrête rarement dans le
cœur) ; pour les caillots du sang artériel, développés en conséquence
dans les veines pulmonaires, dans le cœur gauche ou dans les artères : *toutes les artères du corps* ; enfin pour les coagulums qui ont pris
naissance dans les racines de la veine porte : *les rameaux hépatiques
de cette dernière veine.*

Les embolus volumineux prennent une direction assez constante :
ils parviennent ordinairement, conformément aux lois de la pesanteur, dans les parties postérieures et inférieures des organes. Le plus
souvent ils suivent la direction du courant principal et ne s'engagent
dans les branches latérales que dans les cas où la force du courant
est affaiblie dans le tronc, quand celui-ci est déjà oblitéré par une
embolie, etc. Ce n'est qu'exceptionnellement et à la suite de causes
inconnues, qu'ils parviennent dans des branches plus ou moins per
pendiculaires au tronc principal, par exemple, dans les artères cœliaque, coronaires ou bronchiques. — Les embolus qui partent du
cœur gauche s'engagent ordinairement dans l'aorte thoracique et de
là généralement dans les artères liénales et rénales, dans l'iliaque et

ses branches; il est plus rare qu'ils s'introduisent dans les carotides et surtout dans les sous-clavières. Ce sont les artères carotide, rénale et iliaque gauches qui sont le siége presque exclusif des embolus, parce qu'elles continuent presque exactement la direction du courant principal.

Les embolus qui proviennent des veines, s'arrètent généralement dans les lobes pulmonaires inférieurs, à moins que ceux-ci ne soient infiltrés ou comprimés, ou que leurs gros vaisseaux ne soient déjà oblitérés par des caillots. Si les lobes inférieurs sont souvent atteints par l'embolie, cela résulte de ce que le caillot se meut habituellement avec plus de lenteur que le sang, qu'il longe les parois et qu'il suit par conséquent la paroi inférieure du tronc de l'artère pulmonaire. Les embolus s'engagent généralement dans une seule et même branche de l'artère pulmonaire, et le plus souvent dans l'artère pulmonaire du côté droit, ce qui dépend de ce que le courant y est plus considérable, de ce que l'artère du côté opposé est recouverte par l'aorte et que le cours du sang y est par conséquent un peu entravé, et enfin de ce que la plupart des malades se couchent sur le côté gauche, ce qui rétrécit la moitié correspondante du thorax.

Si un vaisseau est déjà oblitéré par un ou plusieurs caillots, les embolus suivants s'y engagent plus souvent, parce que les parois de ce vaisseau restent béantes et même se distendent d'une manière anormale.

L'embolus, de prime abord, oblitère le vaisseau *complétement* ou *partiellement*; généralement il s'arrête au point de bifurcation des artères ou bien à l'endroit où celles-ci se rétrécissent rapidement après avoir fourni des branches latérales. Les gros bouchons chevauchent ordinairement sur l'angle de bifurcation et s'engagent à la fois dans les deux ramifications. Dès l'abord, ils n'adhèrent pas aux parois du vaisseau et se distinguent ainsi des thrombus autochthones, et habituellement ils n'oblitèrent pas complétement le rameau vasculaire. Le passage du sang n'est pas totalement interrompu, mais il est entravé de telle sorte qu'il en résulte une stase en arrière de l'embolus. De nouveaux dépôts se forment alors en arrière et en avant de celui-ci de façon à l'envelopper de caillots récents, sans toutefois interrompre tout à fait la circulation. Mais si l'embolus est volumineux, cylindrique et mou, il obture immédiatement l'artère d'une manière complète; celle-ci se contracte sur lui et se vide tout à fait du sang qu'elle contenait en arrière du caillot, en avant de ce dernier, c'est-à-dire vers le cœur, il se forme un thrombus secondaire comme à la suite d'une ligature, lequel remonte jusqu'à la grosse branche latérale la plus proche.

Les gros embolus s'arrêtent naturellement dans les vaisseaux volumineux, et les moins gros dans les vaisseaux plus étroits ; les plus petits enfin sont retenus habituellement dans les premiers capillaires qu'ils rencontrent, plus rarement dans un vaisseau capillaire suivant : c'est alors ce qu'on appelle *embolie capillaire*. Toutefois il est rare que cette embolie atteigne uniquement les capillaires ; le plus souvent on l'observe en même temps dans les petites artérioles correspondantes. L'oblitération embolique des petits vaisseaux et des capillaires a été démontrée, non-seulement par des autopsies nombreuses, mais encore par des expériences avec le mercure, le charbon, l'amidon, etc., etc.

Les caillots provenant des veines s'arrêtent ordinairement dans des rameaux plus ou moins volumineux de l'artère pulmonaire ; toutefois les plus petits de ces caillots ne sont retenus que dans les capillaires du poumon, et même traversent parfois cet organe pour s'engager dans un réseau capillaire prochain (foie, rate, reins), etc.

Le passage des embolus à travers les poumons s'explique, d'après O. Weber, par la communication directe des artérioles avec les petites veines, existant en beaucoup d'endroits, et ce que l'on peut constater surtout quand, à la suite d'une stase, les vaisseaux centraux se dilatent. (Voy. p. 189.)

L'origine des embolus capillaires est le plus souvent *primitive*, c'est-à-dire qu'ils sont formés par de très-petites particules détachées d'un thrombus ; dans des cas plus rares, elle est *secondaire*, c'est-à-dire qu'ils proviennent d'un embolus non capillaire, souvent d'un caillot *chevauchant*. Les embolus capillaires se caractérisent, non-seulement par leur aspect, mais encore par leur résistance à l'égard de tous les réactifs.

L'embolie entraîne parfois des troubles fonctionnels si graves que le malade en meurt immédiatement. Dans d'autres cas, l'embolus et la paroi des vaisseaux subissent des modifications nouvelles : dans de rares circonstances, les caillots se résorbent et le conduit vasculaire se rétablit (c'est toutefois un phénomène qu'il est à peine possible de démontrer). Il est presque aussi rare d'observer la *canalisation* de l'embolus ayant pour résultat de rendre perméable le canal obstrué et parfois de donner naissance à des embolus secondaires : quelquefois il s'organise comme le thrombus et il devient ainsi plus ou moins inoffensif. Il peut aussi se ramollir et occasionner alors la formation de caillots secondaires. Dans des cas rares enfin, il se pétrifie ou bien acquiert une consistance cornée. Par l'intermédiaire de ces transformations, le vaisseau peut redevenir perméable, au moins en partie.

Les modifications que subit la paroi vasculaire, particulièrement la paroi des artères, sont en rapport avec les propriétés physiques et chimiques de l'embolus. Les caillots *indifférents* ne déterminent que peu ou point de changements dans la paroi des vaisseaux si ce n'est un épaississement, parfois des adhérences avec les tissus environnants ; mais si l'embolus provient d'une partie gangrenée ou décomposée, il peut se développer à l'endroit où s'arrête le caillot une artérite putride ou gangréneuse qui se propage dans une étendue plus ou moins grande (métastase gangréneuse). Quand la surface de l'embolus est rude comme le sont des fragments de valvules du cœur déchirées et pétrifiées, l'inflammation est plus violente, et il n'est pas rare de voir survenir de la suppuration.

Les modifications de l'organe sont en rapport avec l'embolus même, c'est-à-dire avec son volume, ses propriétés physiques, etc. ; avec la structure de l'organe et la nature des vaisseaux (fonctionnels ou nutritifs) ; avec la disposition des artères et le développement plus ou moins complet d'une circulation collatérale.

Quand, dans un organe, le tronc vasculaire principal ou un grand nombre de grosses branches sont oblitérées, la gangrène se développe si le vaisseau est destiné à la nutrition et s'il ne s'établit pas rapidement une circulation collatérale suffisante : cette gangrène est la conséquence de l'anémie. La stase dans les capillaires et dans les veines peut en outre occasionner l'arrêt de la circulation et même des extravasations. L'étendue du foyer gangréneux est toujours moindre que ne le ferait supposer le volume de l'artère oblitérée. En arrière de l'endroit obstrué, les artères s'affaissent ; en avant, il se produit une thrombose qui se prolonge constamment jusqu'à la grosse collatérale voisine et le caillot se termine ordinairement en pointe du côté du cœur : la gangrène est le plus souvent humide et inodore ; dans le cerveau et la moelle, elle se présente sous forme de ramollissement, et habituellement de ramollissement blanc.

On observe fréquemment, à la suite de l'embolie, spécialement de l'embolie capillaire, des *infarctus hémorrhagiques* et *métastatiques*, soit des vaisseaux fonctionnels, soit des vaisseaux nutritifs, dans les artères pulmonaires, liénales, rénales, etc. L'occlusion subite d'un grand nombre de capillaires du territoire d'une artère et même celle des artérioles afférentes, provoquent l'hyperémie et même des hémorrhagies dans les vaisseaux capillaires, veineux ou artériels situés en arrière, et la coagulation de la fibrine. Les infarctus hémorrhagiques qui se développent surtout autour des embolus dont l'action est purement mécanique, sont de couleur rouge noirâtre, consistants, situés au centre ou à la périphérie ; ils offrent un aspect homogène ou bien d'après la structure de l'organe, granuleux, strié, etc. Ils se décolorent plus tard du centre vers la périphérie et ils peuvent être résorbés après avoir subi la dégénérescence graisseuse et en laissant une cicatrice. Il est plus rare d'en observer la suppuration totale ou partielle, la décomposition ou la gangrène. — Les infarctus métastatiques sont dus à l'embolie de corps qui exercent une puissante action mécanique ou chimique, ou bien qui sont imprégnés de matières putrides. On trouve trois couches sur leur coupe : la couche centrale, en suppuration ou nécrosée, à laquelle aboutissent l'artère oblitérée et la veine remplie de caillots jusqu'à la périphérie ; le tissu infarcté, farci de globules et de fibrine ; et la zone externe atteinte d'hyperémie collatérale.

On doit rapporter les hémorrhagies à deux causes, principalement dans les tissus mous, tels que ceux des poumons, de la rate, du cerveau, etc. : d'abord à ce que la pression latérale devient tellement grande dans les capillaires restés libres (car tous les capillaires ne sont pas toujours bouchés) que des vaisseaux se déchirent ; ensuite à ce que l'embolus exerce une irritation mécanique ou chimique qui amène l perforation du vaisseau, ainsi les fragments de valvules cardiaques et d'artères pétrifiées, les thrombus putrides, etc. Cette irritation provoque aussi l'inflammation et l'abcédation des tissus environnants.

Quand l'embolus n'oblitère pas complétement le conduit vasculaire, ainsi qu'il arrive quand le caillot est solide et ne peut se mouler sur le canal, de même que pour les embolus *chevauchants*, le territoire de l'artère atteinte ne devient que passagèrement anémique, et seulement jusqu'à ce qu'il se soit établi une circulation collatérale suffisante. Les interstices restés libres persistent toujours, ou se remplissent de dépôts fibrineux consécutifs.

La *structure de l'organe* exerce une influence variable sur les modifications qu'il subit à la suite de l'embolie : dans tous les cas, il se développe des troubles nutritifs aigus ou chroniques. Les hémorrhagies et la circulation collatérale se produisent d'autant moins facilement que le tissu est plus ferme, et réciproquement ; d'autre part, la gangrène, en l'absence de circulation collatérale, se développe d'autant plus rapidement que l'organe est plus vasculaire.

C'est dans les tissus mous, tels que ceux des poumons, du foie, de la rate, du cerveau, etc., que la décomposition se produit le plus rapidement et prend le plus d'extension à la suite de l'embolie capillaire : c'est dans ces cas que se développent les *abcès métastatiques*. Ce phénomène s'accomplit avec plus de lenteur dans les reins et surtout à la peau : il se forme dans ce dernier cas, des bouchons solides, blanc jaunâtre, baignés de pus (furoncles). Dans les os, ce n'est qu'après un laps de temps prolongé, qu'on trouve des points nécrosés, s'éliminant insensiblement (séquestres) (Volkmann, Weber).

Dans les organes pourvus d'un système vasculaire double, fonctionnel et nutritif, la texture et la fonction s'altèrent à la fois quand l'embolie se produit dans les vaisseaux nutritifs, car la fonction n'est possible que si la nutrition reste normale ; si l'embolie, au contraire, atteint les vaisseaux fonctionnels, la nutrition persiste inaltérée. Toutefois le parenchyme qui reste inactif s'atrophie souvent, en même temps que le tissu conjonctif interstitiel s'hypertrophie. Les vaisseaux fonctionnels peuvent être suppléés par les vaisseaux nutritifs, mais ceux-ci ne peuvent pas l'être par les premiers.

La circulation collatérale est de la plus grande importance au point de vue de la conservation des parties atteintes par l'embolie. Les altérations anatomiques et fonctionnelles sont d'autant moindres que cette circulation s'établit avec plus de rapidité et d'énergie. Elle s'effectue par l'intermédiaire, soit des branches du vaisseau oblitéré, soit d'autres vaisseaux de même nature, soit de conduits vasculaires de nature différente, par exemple, dans les poumons par l'intermédiaire des artères bronchiques, en cas d'occlusion des artères pulmonaires. Ordinairement elle s'établit moins complétement dans les vaisseaux altérés. — La circulation collatérale peut être troublée à son tour, si le caillot primitif s'accroît progressivement dans la direction du cœur.

Dans une expérience rapportée par Virchow, l'injection de gros caillots dans la jugulaire d'un chien détermina l'occlusion embolique du tronc principal d'un lobe tout entier ; quand l'animal mourut, six mois après, on constata à l'autopsie que ce lobe ne pouvait être injecté par le cœur droit, tandis que, par les artères bronchiques qui étaient fortement dilatées, on pouvait obtenir une injection très-délicate des vaisseaux pulmonaires. Le poumon lui-même avait conservé sa structure normale.

L'influence que l'embolie exerce sur l'organisme dépend de circonstances diverses, telles que l'altération ou la suppression d'une fonction importante (l'embolie des artères pulmonaires, de la veine porte, des artères rénales ou cérébrales, etc.) ; l'irritation des nerfs sensibles de l'organe atteint et les relations établies par voie réflexe entre eux et d'autres nerfs ou certaines fonctions (frissons, fièvre, convulsions, névralgies); le rétrécissement subit des voies circulatoires

avec stase et pléthore consécutives (congestions, syncope, asphyxie);
le ramollissement et la mortification des tissus ; les suites de la résorption (septicémie), etc.

SYMPTOMES DE L'EMBOLIE.

Les thromboses autochthones se distinguent de l'embolie par la
lenteur avec laquelle se produisent les phénomènes consécutifs ; les
conséquences de l'occlusion embolique, en effet, se manifestent
tout d'un coup. Si, par exemple, l'embolie atteint une grosse artère
cérébrale, telle que l'artère sylvienne, il survient aussitôt une apoplexie, c'est-à-dire la paralysie de la partie du cerveau correspondante ; si elle se déclare dans un rameau volumineux de l'artère pulmonaire, on observe une suffocation subite ; enfin quand elle se
produit dans une artère coronaire, elle détermine une paralysie aiguë
des mouvements du cœur, de la douleur et un sentiment d'anéantissement sans perte de connaissance. Beaucoup d'amauroses instanta-
nées qui se présentent dans la pyoémie, la fièvre puerpérale, le rhumatisme articulaire aigu, sont d'origine embolique, et leur cause
prochaine est l'endocardite qui complique si souvent ces affections.
— On peut suivre très-nettement aux extrémités les symptômes de
l'occlusion embolique : il se produit tout d'un coup une violente douleur accompagnée d'une sensation d'engourdissement, parfois de
frisson et d'insensibilité tactile ; il survient en même temps des douleurs générales, de la pâleur et une sensation de froid, de pesanteur
et d'engourdissement des muscles ; au-dessous du point oblitéré,
le pouls devient insensible, tandis qu'au-dessus les battements artériels sont renforcés.

Dans l'appréciation d'un cas particulier, il ne faut pas oublier la fréquence de
l'embolie du côté gauche. Les paralysies cérébrales d'origine embolique sont plus
fréquentes à droite, parce que c'est ordinairement l'hémisphère gauche qui est
atteint, et les paralysies emboliques des extrémités inférieures siégent le plus souvent
à gauche.

Si l'embolie n'entraîne pas immédiatement la mort, le malade se
rétablit après les premiers symptômes graves parmi lesquels on observe souvent un frisson intense. Les phénomènes ultérieurs dépendent de l'établissement d'une circulation collatérale, et c'est ce qu'il
est rarement possible de prévoir pendant la vie pour chaque cas particulier. Les troubles qui se manifestent dans la région correspon-

dante à l'occlusion, sont par conséquent très-variables. Il arrive souvent que l'ischémie est si prononcée, que les veines perdent aussitôt la force de pousser le sang en avant : il se produit, notamment aux extrémités, une coloration rouge bleuâtre qui succède à la pâleur, un peu d'œdème, de petites ecchymoses et même des vésicules, parfois de véritables thromboses veineuses. D'un autre côté, il peut arriver qu'à la suite de l'occlusion d'une petite branche, il y ait un tel afflux de sang dans les vaisseaux voisins, qu'il en résulte des phénomènes inflammatoires.

L'artère carotide par exemple peut être oblitérée par un embolus dans le canal carotidien, ce qui amène une paralysie unilatérale : celle-ci toutefois disparaîtra rapidement, parce que le sang du côté opposé afflue par le cercle artériel de Willis, ainsi que par la basilaire et la vertébrale. Mais si l'embolus dépasse le cercle de Willis, s'il s'engage, par exemple, dans l'artère sylvienne, il se déclare une hémiplégie.

Dans les occlusions artérielles considérables et complètes, notamment dans le cerveau et aux extrémités, la terminaison ordinaire est le ramollissement ou la gangrène, qui progressent incessamment jusqu'au point oblitéré.

Les symptômes font défaut ou sont de peu d'importance dans les parties pauvres en nerfs, tels que le foie, la rate, les reins, la plupart des muqueuses, etc. Dans les reins, l'hyperémie collatérale qui entoure l'embolus, occasionne souvent une hématurie momentanée ; dans le foie et la rate, quand l'infarctus est périphérique, on observe parfois des symptômes de péritonite partielle.

On constate encore des différences notables dans les symptômes, selon que l'embolie atteint les vaisseaux nutritifs ou les vaisseaux fonctionnels : il faut surtout citer à ce point de vue, l'artère pulmonaire.

L'occlusion embolique de quelques branches de cette artère est la plus fréquente des embolies, mais elle est presque toujours exempte de symptômes ; on n'en observe pas davantage quand de grosses branches de l'artère pulmonaire sont oblitérées par des caillots *chevauchants*. Tantôt, sur le cadavre, les parties correspondantes du poumon n'ont subi aucune modification essentielle, parce que les vaisseaux bronchiques ont éprouvé une dilatation compensatrice ; tantôt elles sont anémiées, affaissées, et légèrement emphysémateuses dans les environs ; tantôt enfin il s'est produit des infarctus hémorrhagiques entourés d'une hyperémie collatérale. — Il ne se manifeste de symptômes bien évidents que dans les cas où l'oblitération porte, simultanément ou successivement, sur un grand nombre de petits rameaux de l'artère pulmonaire ou bien sur une très-grosse branche, quand, par conséquent, une partie considérable du poumon est subitement privée de sang et qu'il en résulte un afflux immodéré vers d'autres régions. On observe d'abord une dyspnée instantanée et si elle dure longtemps, un œdème aigu consécutif à la fluxion collatérale. Les résultats de la percussion restent normaux ; l'auscultation fait à peine reconnaître des râles fins quand il se développe de l'œdème. L'inspiration s'effectue librement. Le pouls devient petit, la peau et les muqueuses très-pâles ; le bruit de l'artère pulmonaire et l'impulsion du cœur sont renforcés ; les extrémités se refroidissent et les muscles s'affaiblissent. La mort arrive à la suite d'une anémie artérielle générale du cerveau et de la moelle allongée. A l'autopsie, on trouve les deux moitiés du cœur à l'état de diastole, le cœur gauche et les veines pulmonaires vides, le cœur droit rempli de sang et les veines coronaires fortement dilatées.

La mort subite, dans les cas d'embolie étendue de l'artère pulmonaire, est le résultat de la suppression de l'afflux du sang artériel vers le cerveau et la moelle allongée. Les phénomènes qui accompagnent la mort dans l'interruption indirecte de l'afflux du sang artériel vers les centres nerveux, sont tout à fait identiques, et le mécanisme de la mort est le même dans les deux cas ; ce n'est ni une asphyxie, ni une paralysie du cœur. Dans l'embolie considérable de l'artère pulmonaire, la pâleur extrême de toutes les parties du corps accessibles à l'œil est un phénomène tout à fait constant et initial (conjonctive, gencives, lèvres, cavité buccale). La substance blanche du cerveau est complétement exsangue ; au contraire les veines et les sinus cérébraux sont gorgés de sang. Cette pâleur est aussitôt et constamment suivie d'extension tétanique des membres, d'évacuation involontaire des urines et des excréments, et de mouvements inspiratoires convulsifs et très-profonds (expériences de Panum).

Dans l'embolie des artères mésentériques, on observe des hémorrhagies intestinales abondantes et épuisantes, des douleurs de ventre, parfois très-violentes et de nature colique, enfin la tension et le soulèvement tympanique de l'abdomen, et des exsudations péritonéales. (Cohn, Oppolzer, Gerhardt, Kussmaul.)

Jusqu'à présent, les symptômes de l'embolie capillaire ne sont guère accessibles qu'à l'observation ophthalmoscopique.

L'occlusion embolique des capillaires pulmonaires par de grandes quantités d'air ou de graisse liquide, constitue la cause d'un certain nombre de morts subites. L'embolie d'origine *aérienne* résulte de l'aspiration de l'air extérieur par l'ouverture accidentelle (blessures, ulcérations, etc.) des grosses veines de la région inférieure du cou, de la partie supérieure du thorax, du creux axillaire, rarement des extrémités supérieures et presque jamais des extrémités inférieures ;

l'embolie graisseuse survient à la suite de déchirures ou de contusions étendues du tissu graisseux sous-cutané et surtout de la moelle des os. Cette embolie a pour conséquence une décarbonisation incomplète du sang et surtout la cessation de l'afflux du sang artériel vers la moelle allongée. Il est probable que de petites quantités d'air ou de graisse, restent souvent inoffensives en se perdant dans la masse du sang.

Voyez Amussat (*Recherches sur l'introduction accidentelle de l'air dans les veines*, 1838) ; Poiseuille, Mercier, Beck, O. Weber (*Handb.* p. 95) ; l'Auteur (*Arch. der Heilk.*, III, p. 241 ; VI, p. 146, 369 et 481), Busch (Virch. *Arch.* XXXV, p. 321). Voyez en outre les articles *Pyoémie, Gangrène,* etc., pour ce qui concerne les embolies dues à des matières putrides et gangréneuses, les métastases, etc.

On ne connaît pas encore les symptômes de l'embolie des lymphatiques. Au reste, l'embolie ne peut s'y produire que dans une mesure très-restreinte, car ces vaisseaux doivent traverser des ganglions avant de se jeter dans de grosses branches et spécialement dans le canal thoracique.

Voyez du reste les observation de Schweigger-Seidel (*Stud. d. phys. Inst. zu Breslau*, 1861, l. II. p. 67).

Le diagnostic de l'embolie ressort : 1° de la connaissance de la source d'où peut provenir l'embolus ; 2° de la démonstration d'une diminution ou même de la disparition subite et complète du thrombus, source de l'embolie ; 3° de l'apparition de frissons atypiques, avec ou sans tuméfaction de la rate, accompagnée de rémission complète ; 4° de l'explosion soudaine dans un organe, de troubles fonctionnels que l'on peut expliquer complétement sinon exclusivement par l'embolie ; ces troubles se manifestent habituellement d'une manière très-violente, et ils amènent rapidement une issue fatale ou bien s'amendent un peu, mais lentement, dans la suite.

4. — *Hémorrhagie.*

(Flux de sang, hæmatorrhea s. profluvium sanguinis.)

C.-J. Meyer, *System. Handb. zur Erkenntniss und Heilung der Blutflüsse.* 2 Bde. 1804 et 1805. — Virchow, *Arch.*, 1847, I, p. 379. — *Würzb. Verh.* VII. — *Handb. d. spec. Path. u. Ther.*, I, p. 227. — *Die Krankh. Geschwülste*, I, p. 128. — Pestalozzi, *Ueb. Aneur. Spuria der kleinen Gehirnarterien und deren Zusammenhang mit Apoplexie.* Würzburg, 1849. — Paget, *Lond. med. Gaz.* 1850. — Stich, *Ann. der Berlin. Charité*, 1852, III, p. 192. — Moosherr, *Ueb. d. path. Verh. d. kl. Hirngeff.*, 1855. — Beckmann, *in* Virch. *Arch.*, 1861, XX,

p. 227. — Rindfleisch, *Arch. d. Heilk*, 1863, IV, p. 547. — *Experimentalstud. üb. d. Histol. d. Blutes*, 1863. — O. Weber, *Handb. d. allg. u. spec. Chir.* 1865, 1, p. 119. — Voyez en outre les traités de chirurgie de Bell, Boyer, Velpeau, Billroth.

On donne le nom d'*hémorrhagie* à l'épanchement du sang au-dehors de ses voies naturelles, résultant de conditions pathologiques diverses (*extravasation*). Ce phénomène peut se produire dans le cœur, dans les artères, dans les veines ou dans les capillaires : on distingue donc des hémorrhagies *cardiaques, artérielles, veineuses et capillaires*. — On appelle hémorrhagies *parenchymateuses*, celles qui proviennent à la fois des artérioles, des veinules et des capillaires.

Toute extravasation notable de sang, c'est-à-dire de sérum et de globules, en d'autres termes l'apparition d'une grande quantité de globules rouges, supposent une déchirure des tuniques vasculaires : c'est l'hémorrhagie *per rhexin*. Mais comme il arrive souvent que cette déchirure ne peut être constatée, spécialement sur les capillaires ou même sur les artérioles et les veinules, on admet son existence dans les cas douteux dès que l'on trouve un grand nombre de globules rouges épanchés. — D'après des recherches récentes, de petites hémorrhagies, principalement par les capillaires et les veinules, peuvent se produire sans lésion appréciable des parois vasculaires. Les globules (blancs et rouges) sortent du vaisseau d'une manière qui nous est encore inconnue, soit par une espèce de filtration (*hémorrhagie per diapedesin*), soit par des ouvertures préexistantes de la paroi vasculaire (stomates) (*hémorrhagie per anastomosin*).

Les avis sont encore partagés sur le mode de production des hémorrhagies sans lésion de la paroi vasculaire. D'après Stricker (*Wien. Sitzgber.*, 1865), c'est un phénomène actif : la paroi capillaire considérée par lui comme étant formée d'une matière protoplasmatique susceptible de rétrécissement et de dilatation spontanés, absorbe le globule sanguin et le chasse ensuite au dehors. D'après Cohnheim (p. 219), au contraire, ce serait un phénomène passif : la pression sanguine, étant augmentée, dilate les stomates dont cet auteur admet l'existence dans la paroi capillaire et pousse les globules sanguins à travers ces ouvertures.

La déchirure du cœur et des vaisseaux porte ordinairement sur toutes les couches ou membranes. Ce n'est que dans les artères, spécialement dans l'aorte et les artères cérébrales, qu'on observe la déchirure des tuniques interne et moyenne, préalablement dégénérées, tandis que la tunique externe reste intacte ; le sang s'accumule alors entre la membrane externe et la membrane moyenne (*anévrysme disséquant*).

Comme la surface extérieure des vaisseaux se continue presque partout avec les parties environnantes, une hémorrhagie notable, sauf celles de la surface et des cavités du corps, n'est possible que dans les cas où le sang peut s'amasser entre la paroi du vaisseau et les tissus voisins (ainsi dans les parties résistantes), ou bien quand ceux-ci se déchirent en même temps que la paroi vasculaire, ainsi qu'il arrive presque toujours dans les organes mous. — Si l'hémorrhagie est minime, de semblables dilacérations ne sont pas nécessaires ; les globules s'introduisent dans les lacunes du tissu cellulaire et dans les radicules lymphatiques, parfois même entre les cellules épithéliales et glandulaires ou dans leur intérieur.

Les hémorrhagies sont dites *internes* ou *externes* selon le siége qu'occupe l'extravasation. Les hémorrhagies *externes* sont celles qui se produisent à la surface du corps ou d'une muqueuse voisine de celle-ci et accessible à la vue, tels que les narines, la bouche, le vagin, l'extrémité du rectum. On emploie aussi la dénomination de *flux de sang* pour les hémorrhagies qui se produisent sur des surfaces et vers l'extérieur, notamment quand elles se montrent lentement et reparaissent souvent. On les observe à la surface de la peau normale (sueur de sang) ou bien sur les plaies et les ulcères, mais spécialement sur les muqueuses ; elles sont rares dans les conduits glandulaires. — On donne le nom d'hémorrhagies *internes* à celles qui s'effectuent, soit dans des canaux ou des cavités préexistantes, soit dans les parenchymes, et qui ne se manifestent pas ou peu à l'extérieur, ou seulement au bout d'un certain temps. Il résulte de ce qui précède qu'il n'existe pas de limite bien tranchée entre les hémorrhagies internes et externes.

Le sang extravasé peut être pur ou mélangé avec des exsudats (*exsudats hémorrhagiques*), avec des sécrétions et des excrétions (urines, selles, larmes, sueurs sanguinolentes). — Dans ces cas, le sang se mélange en toutes proportions avec les exsudats ou les excrétions.

Les hémorrhagies se divisent encore de la manière suivante d'après les rapports de l'extravasat avec le tissu : quand l'hémorrhagie est légère, étendue en surface, qu'elle ne déplace ou ne déchire guère les tissus, on l'appelle *suffusion sanguine, infiltration hémorrhagique*, et si elle est ponctiforme, *ecchymose*. Si l'épanchement est abondant avec refoulement notable, mais sans dilacération marquée des tissus, on emploie l'expression d'*infarctus hémorrhagique*, et quand le sang extravasé forme une tumeur plus ou moins visible à la surface, celle-ci prend le nom de *tumeur sanguine, hématome*. Enfin lorsque l'épanchement est abondant, et que les tissus sont fortement lacérés, on se sert du terme *foyer hémorrhagique* ou *apoplectique* pour le désigner.

Les hémorrhagies des diverses parties du corps se désignent à l'aide des termes *hémo, hémato* ou *rhagie*, combinés avec le nom de la partie : ainsi dans l'utérus, l'hémorrhagie prend le nom d'*hématomètre* (amas de sang dans l'utérus) ou de *métrorrhagie* (flux de sang utérin); *hématothorax* s'applique aux hémorrhagies de la cavité pleurale ; *hématocèle* à celles de la tunique vaginale et *pneumorrhagie* à celles des poumons. On emploie aussi les mots *hématurie* (urines sanguinolentes), *hématémèse* (vomissement de sang), *hémoptysie* (crachement de sang), etc. On entend par *purpura* de petits épanchements sanguins, pourprés, arrondis et sous-cutanés; par *melœna*, les évacuations de sang noir par l'estomac ou l'intestin; par *hémorrhoïdes*, les hémorrhagies du rectum; par *sedes cruentœ*, les selles sanglantes; par *épistaxis*, les hémorrhagies nasales, etc. Les hémorrhagies considérables des parties extérieures, surtout aux extrémités, prennent le nom d'*anévrysmes faux* ou *traumatiques*, si elles coïncident avec un état normal des artères.

Il est beaucoup de personnes qui emploient le mot *apoplexie* pour désigner le foyer hémorrhagique et toutes les espèces d'hémorrhagie. Mais ce mot n'exprime que la suppression subite de la fonction d'un organe, et comme ce dernier phénomène est fréquent dans le cerveau, sans que toutefois cela dépende toujours d'épanchements sanguins, il vaut mieux ne se servir de ce mot que dans son acception étymologique.

Relativement à la quantité de sang extravasée, on observe tous les degrés imaginables. Dans certains cas, le sang s'épanche en peu de temps avec une abondance telle que la mort arrive en quelques secondes, ainsi, par exemple, dans les ruptures du cœur et des vaisseaux volumineux ou moyens (souvent artériels, rarement veineux) : rupture d'anévrysmes, érosion des artères gastriques par ulcération, etc. ; c'est alors l'apoplexie dans le sens ancien. Parfois, au contraire, le sang ne sort que goutte à goutte, ainsi qu'on l'observe dans le nez, l'intestin, etc. : *stillicidium sanguinis, staxis*. Dans d'autres cas enfin, quelques globules sortent *per diapedesin* ou bien par les ouvertures préexistantes, à travers la paroi des capillaires ou des petites veines, et l'hémorrhagie n'est alors appréciable qu'au microscope ; c'est ce qui arrive dans l'hyperémie *congestive, mécanique* (voy. plus haut) ou *inflammatoire*.

Quand le sang sort goutte à goutte, l'hémorrhagie peut être perçue à l'œil nu si elle se produit à la surface de granulations ou de formations nouvelles bourgeonnantes et vasculaires, telles que les excroissances en chou fleur du col utérin.

Ces hémorrhagies se produisent aussi d'après Virchow à la surface d'anévrysmes volumineux, ceux de la crosse de l'aorte par exemple, quand ils ont perforé le sternum et qu'ils se montrent à la peau; dans ces cas, le sang doit traverser des caillots stratifiés et la force de pression s'affaiblit progressivement de telle sorte que le liquide semble filtrer à travers une éponge.

CAUSES DES HÉMORRHAGIES.

1° *Causes extérieures agissant sur les vaisseaux.* Nous citerons sous ce titre, les plaies vasculaires par instrument tranchant, piquant ou contondant, telles que la plupart des lésions volontaires ou accidentelles des parties molles du tronc et des extrémités, les contusions, etc. ; les plaies et les fractures des os ; le céphalématome ; l'hématome des muscles, par exemple, du sterno-clido-mastoïdien, etc. Nous mentionnerons ensuite les blessures dues à l'ingestion de corps tranchants ou piquants ; au frottement et à l'excoriation de la peau et des muqueuses, spécialement dans les voies urinaires (cathéter, calculs), à l'extrémité inférieure de l'intestin (scybale), aux parties génitales (hémorrhagies sous-cutanées survenant dans le coït, hématome de la vulve dû à la pression exercée par la tête de l'enfant pendant l'accouchement), à l'oreille externe (otématome) surtout chez les aliénés, etc. ; enfin nous signalerons les lésions produites par les vers intestinaux (anchylostome duodénal), par la distension et le tiraillement des ulcères bourgeonnants, spécialement à l'extrémité inférieure du rectum et aux gerçures des lèvres et des mains ; par l'épanouissement du cancer à la surface de la peau, des muqueuses et des séreuses et particulièrement du carcinome du foie.

C'est aussi par cause traumatique que se forment l'hématocèle dans les cas d'hydrocèle, l'hématome rotulien dans les cas d'hygroma, ainsi que les épanchements sanguins dans les abcès strumeux, dans les kystes séreux, muqueux ou colloïdes (hématocystes).

On observe fréquemment aussi des ruptures vasculaires à la suite de mouvements musculaires violents, tels que les efforts de défécation, de l'éternument, de la toux (comme, par exemple, dans la coqueluche). Parfois alors les vaisseaux ou les organes étaient auparavant malades; c'est ainsi que les mouvements musculaires violents amènent l'hématurie chez les individus atteints de calculs rénaux ou vésicaux. A la suite de convulsions générales, on observe souvent sur le cadavre de petites hémorrhagies sous-séreuses ; parfois on les rencontre à la peau de la face sur le vivant après des accès épileptiques violents.

Il faut mentionner ici la diminution de la pression atmosphérique qui se produit sous les ventouses simples ou de Junod et lors de l'ascension des montagnes.

Hoppe (Müller's *Arch.*, 1857) a observé un développement de gaz dans les gros troncs veineux chez les animaux, à la suite d'un abaissement rapide et notable de la pression atmosphérique; l'action du cœur s'affaiblit, les capillaires s'oblitèrent et la mort survient par cessation directe de la circulation.

2° *Diminution dans le pouvoir de résistance de la paroi du cœur et des vaisseaux*, consécutive à des altérations de texture, originelles ou acquises. Il faut noter ici spécialement le ramollissement inflammatoire ou gangréneux et la dégénérescence graisseuse de l'appareil circulatoire. C'est ainsi qu'il se produit des ruptures du cœur à la suite de la myocardite aiguë et chronique et de la métamorphose adipeuse du tissu cardiaque ; des déchirures d'artères consécutives à l'endartérite chronique et à la dégénérescence graisseuse des tuniques interne et moyenne, et des déchirures capillaires provenant de la transformation graisseuse de ces vaisseaux. — Les vaisseaux de nouvelle formation possèdent des parois peu résistantes ; de là, la fréquence des hémorrhagies chez les nouveau-nés : c'est aussi la cause de celles qu'on observe dans les vaisseaux qui se développent rapidement en cas d'inflammation, par exemple dans la pachyméningite où elles produisent l'apoplexie méningée et l'hématome de la dure-mère, dans la péritonite et la péricardite où elles forment des exsudats hémorrhagiques; dans l'hématocèle rétro ou péri-utérin, dans les granulations, etc. — Enfin les hémorrhagies peuvent se développer sous l'influence d'une diminution dans la force de résistance des tissus qui entourent les vaisseaux ; c'est ce qui arrive dans la dégénérescence graisseuse des muscles (hématome du muscle droit de l'abdomen dans la fièvre typhoïde), dans le ramollissement cérébral, dans le goître gélatineux, etc,

Rokitansky et Virchow ont observé chez certaines jeunes filles des hémorrhagies répétées, dues à l'étroitesse des vaisseaux et à la minceur de leurs parois.

Les hémorrhagies parenchymateuses consécutives dépendent de la grande fragilité des vaisseaux de granulation et de thromboses très-étendues des veines environnantes.

3° *Augmentation de la pression exercée par le sang sur la paroi des vaisseaux*, consécutive à une hyperémie active ou passive.

On observe fréquemment des hémorrhagies à la suite d'une stase sanguine. De même que celle-ci, on peut les considérer comme passives : elles résultent de l'augmentation de la pression latérale dans les veines et les capillaires. L'exemple le plus manifeste nous en est donné dans les stases de la petite circulation consécutives à une altération de l'orifice auriculo-ventriculaire gauche ou de la valvule mitrale. Les hémorrhagies pulmonaires surtout sont fréquentes dans ces

affections cardiaques, et, en général, dans toutes les maladies du
cœur arrivées à une période avancée. Nous devons également mentionner ici les hémorrhagies stomacales et intestinales dans les rétrécissements de la veine porte, ainsi que celles qui se produisent
dans l'estomac et l'intestin des nouveau-nés à la suite de troubles
dans la circulation pulmonaire ou hépatique.

De même que Rokitansky, j'ai vu les exemples les plus évidents d'hémorrhagies
de cette nature dans des kystes ovariques néoplasmatiques, qui avaient tourné sur
leur axe et dont les vaisseaux étaient étranglés ; le sang se trouvait épanché en
abondance dans la cavité des kystes unis ou multiloculaires, et même dans le péritoine.

D'après Spiegelberg (*Mon. f. Geburtsk.*, 1865, XXVI, p. 10), le céphalomatome des
nouveau-nés doit être considéré comme un phénomène résultant du trouble de l'hématose fétale et surtout des mouvements respiratoires prématurés, qui amènent des
stases et des extravasations dans le corps de l'enfant. S'il se développe de préférence aux os du crâne, cela dépend de la structure de ceux-ci qui sont formés
d'un diploé lâchement recouvert par le périoste et dans lequel pénètrent les vaisseaux de ce dernier dépourvus de gaîne et par conséquent très-fragiles. On comprend ainsi que ces épanchements se rencontrent aussi après les accouchements
faciles et que le sang soit presque toujours fluide ou du moins ne contienne que
quelques caillots mous : ce liquide en effet, s'est épanché sous l'imminence ou au
commencement d'une asphyxie.

On observe l'hémorrhagie *active*, à un degré plus ou moins élevé,
et spécialement l'épistaxis, dans toutes les formes d'hyperémie active.
C'est d'une cause du même genre que dépendent les hémorrhagies
cérébrales, les épistaxis graves, etc., accompagnant l'hypertrophie du
ventricule droit, surtout quand elle se complique d'atrophie des
reins. On peut également rapporter ici les hémorrhagies supplémentaires qui se produisent sur la muqueuse nasale, les ulcères, etc., et
qui se présentent d'une manière plus ou moins régulière dans l'amé-
norrhée.

Enfin, c'est encore ici que viennent se ranger les hémorrhagies qui
se déclarent dans le cours de l'inflammation, aussi bien dans les phlegmasies aiguës communes, notamment dans l'inflammation des muqueuses des pulmonaires et rénales, que dans les embolies capillaires
ou autres (provenant surtout de l'endocardite) ; il en est de même de
celles qui surviennent dans les abcès métastatiques : *hém. collatérales.*

Consécutivement à la congestion, peut-être à la diminution de résistance de la
paroi vasculaire, notamment dans les capillaires et les petites veines, il se forme des
extravasations de globules blancs et parfois de globules rouges, ce qui constitue
l'un des phénomènes essentiels de toute inflammation. (Voyez l'*Inflammation*.)

4. Modification simultanée des parois vasculaires et du sang : Dia-thèse hémorrhagique. Dans cet état organique, les hémorrhagies se produisent dans les régions les plus différentes, sans congestion, ni stase notable.

La diathèse hémorrhagique constitue le phénomène le plus marquant du scorbut, des maladies pétéchiales, telles que le purpura simple, la péliose rhumatismale, la maladie de Werlhof et de l'hémophilie. Parfois on la rencontre également dans la fièvre typhoïde, la variole, la scarlatine, la rougeole ; on l'observe rarement dans les autres maladies fébriles, lesquelles, dans ces cas, sont ordinairement très-graves ; elles se présente aussi dans quelques affections miasmatico-contagieuses, telles que le choléra, la fièvre jaune, la peste ; dans la septicémie ; dans les formes graves de l'ictère, se reliant ou non à une altération du foie ; dans l'empoisonnement aigu par le phosphore et les acides minéraux ; dans certains cas de maladie de Bright ; dans quelques affections de la rate, notamment la leucémie ; parfois dans la chlorose aménorrhéique, etc.

Nous ne connaissons pas encore la cause prochaine des hémorrhagies dans la diathèse hémorrhagique. Les expériences de Gaspard, Stich, Virchow, O. Weber, etc., sur l'infection putride du sang, démontrent que ce sont réellement des substances chimiques qui occasionnent les hémorrhagies, et d'après Weber, ce sont probablement l'hydrogène sulfuré et le sulfure d'ammoniaque. Prussak (Stricker, *Wien. Sitzgber.* 1867, LVI) a observé, à la suite d'injections de grandes quantités de sel marin chez les grenouilles, peut-être aussi chez les lapins, que les globules rouges, entiers ou divisés, traversaient la paroi intacte des capillaires. C'est la première démonstration positive d'hémorrhagies semblables, indépendantes de la pression du sang, et provoquées par des altérations chimiques de ce liquide (ou de la paroi vasculaire?). Les hémorrhagies scorbutiques doivent peut-être se rapporter à cette cause.

L'usage prolongé d'acides minéraux semble produire la diathèse hémorrhagique. L'iode exerce une influence spéciale chez certaines personnes, car, pris en petite quantité, il provoque déjà l'apparition d'exanthèmes ou d'hémorrhagies.

Griesinger a observé dans un cas de purpura simple, que les régions sur lesquelles les jarretières avaient exercé une compression, étaient presque complétement préservées de pétéchies, et il a imaginé d'après cela une thérapeutique très-efficace, consistant dans le bandage compressif, etc. (*Arch. d. Heilk.*, IV, p. 385.)

On observe fréquemment que les hémorrhagies reconnaissent deux ou plusieurs des causes mentionnées plus haut ; telles sont les bronchorrhagies qui résultent d'altérations de la paroi vasculaire et de la dilatation active ou passive des vaisseaux (congestions) stases par dépôts tuberculeux, etc.).

Les hémorrhagies se produisent avec une facilité particulière dans certains organes, à cause de la mollesse des tissus environnants, par exemple, dans le tissu cellulaire sous-cutané ou sous-muqueux de certaines régions. C'est ce que l'on observe aussi dans le cerveau, dans les poumons, dans la rate, où toute inflammation intense produit des extravasations abondantes : le ramollissement rouge du cerveau, l'hépatisation rouge des poumons, doivent leur coloration à cette prédisposition. Il est d'autres régions qui ne deviennent fréquemment le siége d'hémorrhagies que parce qu'elles sont plus exposées aux influences nuisibles ; telle est la muqueuse des narines (action mécanique, variations dans la température de l'atmosphère), celle du rectum (influences mécaniques), la conjonctive, etc.

Comme les causes mentionnées ci-dessus agissent d'une manière inégale aux différents âges, on peut conserver l'ancienne proposition : que les hémorrhagies se manifestent de préférence à la tête chez les enfants, à la poitrine chez les jeunes gens et au bas-ventre dans l'âge adulte.

Les altérations anatomiques des vaisseaux mêmes, ainsi que celles des tissus et des organes, au point où se fait l'hémorrhagie, varient d'après le caractère du vaisseau et l'abondance de l'épanchement de sang, d'après la durée de celui-ci et la nature du tissu ou de l'organe qui est le siége de l'extravasation.

La plupart des hémorrhagies s'arrêtent spontanément. Les causes principales de cette hémostasie spontanée, sont d'abord : la *coagulation du sang* qui se produit quand ce liquide a abandonné le vaisseau et qui est accélérée par l'action du tissu cellulaire, spécialement celui de nouvelle formation ; par la présence de corps étrangers (au nombre desquels on peut compter le sang coagulé), par l'influence de certaines sécrétions, telles que la synovie et la salive, le pus, etc. ; ensuite *la rétraction spontanée et le rétrécissement des vaisseaux* : ce phénomène se produit suivant la longueur et la largeur dans les petites artères très-musculeuses et résulte du relâchement de la tension et de l'irritation traumatique ; le plissement de la tunique interne, consécutif à cette rétraction, favorise également la coagulation. — Les tissus environnants, en se rétractant, oblitèrent les vaisseaux ouverts et amènent ainsi l'hémostasie ; c'est du moins ce que l'on observe pour les parties contractiles, abondamment pourvues de muscles organiques, tels que la peau, le scrotum, les grandes lèvres, les mamelles, l'utérus ; les tissus rigides, au contraire, comme les os spongieux, les faisceaux tendons, etc., perpétuent l'hémorrhagie. — La diminution do la pression sanguine accélère la résorption, détermine par conséquent un afflux rapide de lymphe à travers le canal

thoracique et ainsi le passage dans le sang d'une plus grande quantité
de globules blancs, ce qui augmente la coagulabilité de ce liquide. —
Enfin des pertes de sang répétées accroissent également la coagulabilité du sang : dans les hémorrhagies, les dernières parties qui s'écoulent, se coagulent presque instantanément.

Certaines causes entravent ou empêchent l'arrêt de l'hémorrhagie ;
telles sont les blessures longitudinales ou les plaies transversales incomplètes des vaisseaux ; en effet, la contraction des muscles vasculaires dilate la plaie et rend impossible la rétraction du vaisseau.
L'écoulement du sang cesse plus difficilement dans les parties déclives
que dans les autres régions, par exemple, à la jambe et au rectum ;
les contractions musculaires énergiques augmentent l'hémorrhagie et
ce fait est utilisé dans la saignée ; il en est de même d'une compression exercée sur une ou plusieurs des veines de la région vasculaire
correspondante. Les violentes expirations, surtout les cris, la toux,
l'éternument, favorisent l'écoulement du sang. La chaleur agit de la
même façon en engourdissant les vaisseaux.

L'occlusion définitive du vaisseau lésé résulte de l'organisation du
caillot ; ce dernier qui s'étend jusqu'à la collatérale prochaine, se
décolore au bout de quelques semaines, devient plus résistant et
adhère intimement à la paroi vasculaire. C'est un phénomène identique à celui qui a été décrit pour les thrombus d'une autre nature.
(Voy. p. 222.) Il se développe des fibres du tissu conjonctif et des
vaisseaux qui entrent en communication, d'abord avec les branches
vasculaires de la paroi, puis avec l'intérieur du tronc lésé lui-même.

Le mode de guérison des points du système vasculaire qui sont la source de
l'hémorrhagie est d'une grande importance au point de vue théorique et pratique.
Les hémorrhagies du cœur, des grosses artères et des grosses veines, amènent le
plus souvent une mort prompte ; dans des cas très-rares on observe une guérison
durable, consécutive à l'organisation du caillot, après de petites déchirures du
cœur, précédées de péricardite adhésive, ou bien dans les ruptures des tuniques
interne et moyenne de l'aorte avec épanchement sous la membrane cellulaire. —
Dans les autres artères, la guérison s'effectue d'une manière variable, suivant le
volume du vaisseau, l'étendue et la nature de la plaie. Si de petites ou de moyennes
artères, non altérées, sont complétement divisées ou déchirées, la membrane
moyenne se rétracte dans le sens transversal et est suivie dans son retrait par la
tunique interne qui lui adhère intimement ; en même temps elle se retire en arrière
en glissant sur la couche externe qui ne lui est unie que lâchement ; au-dessus et
au-dessous du point divisé, depuis celui-ci jusqu'à la collatérale prochaine, il se
forme un thrombus qui contracte des adhérences avec la paroi vasculaire et se
ratatine ensuite de plus en plus. Les grosses artères divisées se contractent également, mais pas suffisamment pour produire l'hémostasie ; le sang peut s'arrêter, du
moins passagèrement, sous l'influence de l'affaiblissement des contractions du cœur

qu'amènent la perte de sang ou des défaillances. La division complète de très-grosses artères, telles que la carotide et la sous-clavière, entraîne presque toujours une mort très-prompte. — Quand la plaie n'intéresse pas tout le pourtour de l'artère, les phénomènes varient, surtout d'après l'étendue de la blessure. Les piqûres sont suivies de la formation d'un petit thrombus dans la plaie et les parties environnantes, et c'est ainsi que s'effectue la guérison. Des blessures plus étendues, mais qui n'intéressent qu'une partie du conduit vasculaire, déterminent dans les parois du vaisseau, surtout dans la tunique moyenne, une forte rétraction dans le sens longitudinal et transversal, et par suite un agrandissement de la plaie; celle-ci ne peut guérir que par la thrombose des tissus voisins et de l'artère même jusqu'à la prochaine collatérale. — La cessation de l'hémorrhagie des moyennes et des petites veines résulte ordinairement de ce que les bouts veineux, central et périphérique, s'affaissent après que le sang s'est coagulé jusqu'à la valvule ou la collatérale prochaine, et que les parois veineuses contractent entre elles des adhérences; le processus est favorisé par la pression des parties environnantes, sauf dans les cas où les tissus sont rigides ou calleux. — Les hémorrhagies capillaires s'arrêtent par coagulation du sang et par compression provenant des tissus environnants.

Il est d'un grand intérêt, au point de vue chirurgical, de connaître le mode de guérison des plaies vasculaires produites par la ligature. Il se produit à l'endroit lié, une fonte purulente ou une nécrose de la membrane adventice et des tissus voisins qui ont été compris dans la ligature, tandis que les tuniques interne et moyenne ont été divisées et se sont rétractées; le fil tombe ensuite, du troisième au vingtième jour suivant le volume du vaisseau. Quand ce dernier phénomène se produit prématurément, avant que le thrombus ne soit organisé et rétracté, ainsi qu'on l'observe quand les tuniques sont altérées, il se déclare des hémorrhagies consécutives; il en est de même si la suppuration s'empare du thrombus, ou bien si le caillot est trop court comme il arrive quand de grosses branches naissent immédiatement au-dessus de la ligature.

Les résultats de la ligature sont essentiellement les mêmes quand on la pratique dans la continuité de l'artère ou sur un moignon d'amputation; seulement le caillot se forme aussi bien au-dessus qu'au-dessous de la ligature. Les branches collatérales situées au-dessus et au-dessous du point lié, se dilatent immédiatement avec plus ou moins de rapidité, et donnent naissance à la *circulation collatérale*. Il en résulte que dans la ligature des petites artères, les parties correspondantes sont suffisamment alimentées de sang; il en est presque toujours de même pour les artères moyennes, et souvent pour les gros vaisseaux, telles que la carotide, la crurale et la sous-clavière; la température de la partie ne change pas, ou ne s'abaisse que pendant quelques heures : les fonctions restent inaltérées. Il est rare d'observer des désordres; s'il s'en produit, ils sont de nature ischémique quand la circulation collatérale ne s'est établie qu'incomplétement; ce sont, au contraire, des stases veineuses, quand la vis à tergo fait défaut, et enfin des hyperémies collatérales quand le développement de la circulation collatérale a été trop rapide et trop complet.

O. Weber, par des expériences instituées sur un grand chien de boucher, a démontré la rapidité avec laquelle s'établit la circulation collatérale à la suite de la ligature des artères dans leur continuité; il a obtenu les résultats suivants :

Pression sanguine dans l'A. crurale, la circulation étant libre.	62 à 75
— dans le bout central après la ligature. . .	72 à 85
— dans le bout périphérique, immédiatement.	30 à 33
— — — 1/2 h. après. .	» 44

La manière dont se comportent les hémorrhagies récentes dans les tissus varie d'après l'abondance de l'épanchement, la nature du tissu, etc.

Quand l'épanchement est très-petit, on trouve dans les tissus ou dans l'intérieur des lacunes du tissu cellulaire, spécialement dans les radicules lymphatiques et dans l'intervalle des éléments anatomiques dissociés (cellules épithéliales et glandulaires, fibres cellulaires), des globules blancs et rouges isolés ou mêlés de fibrine granulée ou disposée en réseau. Dans ces cas, les globules sanguins, surtout les rouges, peuvent pénétrer dans les cellules, et c'est alors que l'on rencontre dans des cellules des globules sanguins provenant de l'épithélium (cavité buccale, œsophage, vessie, intestin, poumons), des glandes (rate, foie) ou de néoplasmes (cancer).

Voyez Arnstein (Virch. *Arch.*, XXXIX, p. 527). — D'après Schklarewski (*Med. Centralbl.* 1867, n° 55), il est une espèce de cellules renfermant des globules sanguins qui prend naissance de la façon suivante : le globule rouge se divise dans la région du noyau (?), celui-ci augmente de volume et se réunit avec les fragments du globule primitif qui sont reliés avec lui par une substance incolore et renferment de l'hémo-globuline.

Quand l'épanchement est plus considérable et qu'il se produit dans des tissus mous, les éléments de ces derniers ne sont le plus souvent que dissociés ; si l'hémorrhagie s'est faite sur des surfaces et surtout dans des organes membraneux, elle constitue un hématome ou une bourse sanguine ; quand elle siége dans des organes parenchymateux, on lui donne simplement le nom d'*épanchement de sang*, ainsi dans l'intervalle des muscles déchirés, des os fracturés ; parfois elle s'appelle *infarctus hémorrhagique.* Dans certains cas, spécialement dans les hémorrhagies artérielles, les tissus sont lacérés ; il se forme alors des *foyers hémorrhagiques.* — *L'hématome* ou *tumeur sanguine* est constitué par une tumeur de volume variable, plus ou moins arrondie, renfermant du sang épanché, liquide ou coagulé, produite par des causes diverses (traumatisme, congestion, etc.) et siégeant le plus souvent à la surface d'organes membraneux, tel est le céphalématome, entre les os du crâne et le péricrâne ; l'otématome entre le cartilage et le périchondre du pavillon de l'oreille ; l'hématome de la dure-mère entre les couches de nouvelle formation déposées à la face interne de celle-ci ; les bourses sanguines dans le tissu cellulaire sous-cutané ; l'hématome de la vulve dans les grandes lèvres ; l'hématome polypeux de l'utérus au point d'insertion du placenta, etc. — On doit comprendre aussi parmi les hématomes les anévrysmes faux ou

traumatiques ; on peut les considérer, en effet, comme des hématomes artériels, diffus ou enkystés (circonscrits).

L'hématome du placenta a été tour à tour considéré comme un tubercule fibreux
ou squirrheux, comme une hépatisation ou une inflammation. Gierse et W. Meckel,
les premiers, ont démontré qu'il était uniquement formé de caillots sanguins.
Les hématomes les plus récents semblent ne se développer que dans le placenta
maternel, et d'après Klebs l'épanchement de sang ne se produit d'abord que dans
les espaces lymphatiques du placenta.

Nous devons également mentionner ici les épanchements, habituellement très-petits, qui se produisent non dans le tissu cellulaire, mais
dans l'intervalle des cellules épithéliales ; tels sont les *pinçons* qui
s'observent aux doigts à la suite de meurtrissures et siégent dans la
couche de Malpighi ; les épanchements que l'on rencontre dans les
pustules hémorrhagiques de la variole et dans les formations analogues de l'épithélium de la bouche, de l'œsophage et de la vessie ; dans
le purpura, etc.

L'*infarctus hémorrhagique* est constitué par un amas de sang
épanché de volume variable, arrondi ou allongé, circonscrit, situé au
centre ou à la périphérie de l'organe, ne formant pas tumeur,
coloré en rouge foncé ou rouge noirâtre et présentant une coupe
homogène ou granulée ; à l'aide du microscope, on trouve des globules sanguins et de la fibrine, non-seulement dans les cavités normales de l'organe, par exemple, dans les alvéoles pulmonaires, les
canalicules urinifères, etc. ; mais encore entre les éléments anatomiques ; habituellement ceux-ci ne sont que distociés, et peu ou point
lacérés.

Dans le *foyer hémorrhagique*, il existe une déchirure plus ou moins
étendue de l'organe ou du tissu dans lequel le sang s'est amassé ;
ce dernier est rarement liquide ; il est ordinairement coagulé et traversé à la périphérie par des débris du tissu. Dans quelques cas, la
fibrine se coagule dans les parties périphériques et constitue une espèce de capsule entourant l'épanchement.

L'infarctus hémorrhagique, l'hématome et le foyer hémorrhagique
ont entre eux de nombreux points de ressemblance.

Il est rare que le tissu reste normal au pourtour des épanchements
récents ; il est souvent coloré en jaune ou en rouge par la matière
colorante du sang, par du sang accumulé dans les vaisseaux lymphatiques, ou bien par une hyperémie ; fréquemment aussi il est œdématié. Dans les épanchements considérables, notamment dans ceux

des cavités closes, les tissus environnants sont comprimés, parfois dans une grande étendue.

Dans tous les cas, on ne trouve presque jamais le vaisseau déchiré. Abstraction faite des cas où de gros vaisseaux ou bien des anévrysmes se sont rompus, c'est dans les hémorrhagies capillaires du cerveau qu'on parvient le plus souvent à voir la déchirure sous forme d'un petit point blanc au centre de l'extravasat.

Lorsqu'un épanchement s'est formé dans des tissus qui renferment de nombreux vaisseaux lymphatiques, une partie du sang épanché pénètre dans ces derniers pour être entraînée ensuite; c'est ce que l'on peut facilement constater dans les poumons et dans les reins. Dans les très-petites hémorrhagies, dans celles *per diapedesin* par exemple, tous les globules extravasés peuvent être emportés, de cette façon, du foyer hémorrhagique. Dans les autres cas, la plus grande partie ou la totalité du sang reste à l'endroit de l'épanchement et y subit les transformations suivantes :

Le plus souvent il est résorbé, le sérum d'abord et les autres principes ensuite. Il est rare que la résorption de ces derniers, ainsi qu'on l'observe pour le céphalématome des nouveau-nés, se produise avant la coagulation ; elle ne commence ordinairement que consécutivement à celle-ci. La résorption n'est possible que si les principes de l'épanchement se liquéfient sous l'influence d'une métamorphose albumineuse ou graisseuse, peut-être d'une exsudation séreuse provenant des vaisseaux voisins. La résorption et par conséquent le retour des tissus à l'état normal, ne sont complets que dans les petites hémorrhagies ; presque toujours il reste une partie du pigment sous forme d'hématoïdine granulée et cristallisée (métamorphose pigmentaire). — Dans la plupart des grandes hémorrhagies accompagnées de déchirure plus ou moins considérable des tissus, ces derniers ne se rétablissent jamais complétement.

Dans les petits hématomes siégeant entre les cellules épithéliales de la peau (pinçons), plus rarement entre celles des muqueuses à épithélium pavimenteux (œsophage, vessie), *l'épanchement sanguin se dessèche*, puis s'élimine ou s'exfolie.

On observe parfois la *métamorphose caséeuse* des caillots dans l'intérieur des tissus normaux, spécialement dans les poumons et la rate, ainsi que dans les néoplasmes vasculaires, par exemple dans certains cancers et particulièrement ceux des reins.

Il est plus rare de trouver la *crétification ou la dégénérescence amyloïde* des caillots.

Le *ramollissement simple ou avec suppuration consécutive*, est tout aussi rare : on l'observe sur les grandes plaies exposées et aussi après de fortes contusions, dans l'intérieur des tissus, surtout aux extrémités, plus rarement dans les cavités articulaires et le parenchyme pulmonaire.

Il arrive parfois *que le sang épanché se putréfie* sous l'influence de l'air ou de sécrétions, telles que les fèces et l'urine. La putréfaction peut alors se communiquer aux tissus voisins et produire la gangrène de ces derniers ou la septicémie. Cela s'observe aussi bien dans les hémorrhagies de la surface du corps que dans celles des poumons.

Quand la vie persiste longtemps après l'apparition de l'épanchement, il se produit encore d'autres modifications dans celui-ci et dans les parties environnantes, modifications qui consistent dans l'organisation du sang extravasé et dans une néoplasie analogue des tissus qui l'entourent. On en observe des exemples dans presque tous les organes, spécialement dans le tissu cellulaire sous-cutané, dans les muscles, les os, les poumons et dans le cerveau. Il est rare que le sang épanché s'organise dans toute sa masse, et on ne l'a constaté qu'en quelques régions : ainsi dans la ténotomie, dans les sections ou les plaies contuses musculaires, dans les polypes fibrineux de l'utérus, dans quelques hémorrhagies cérébrales, il se forme du tissu conjonctif, tandis que dans les fractures, le céphalématome, etc., c'est du tissu osseux qui se développe. Beaucoup plus souvent ce ne sont que les parties périphériques de l'épanchement qui s'organisent, tandis que les portions centrales se liquéfient et se résorbent en partie ou en totalité ; c'est ainsi que se forment les kystes et les cicatrices apoplectiques. Il n'est pas rare d'observer la résorption partielle des tissus qui entourent l'extravasat : il se produit alors d'une manière insensible une cavité régulière, arrondie, dont la surface interne devient lisse et résistante : ce sont *les kystes apoplectiques*, qui renferment d'abord une bouillie homogène, puis du sérum. Leur surface interne est souvent colorée en jaune, en rouge ou en noir par des cristaux pigmentaires, mais elle est presque toujours dépourvue de revêtement épithélial. Le plus ordinairement ces kystes persistent toujours. — La cicatrice apoplectique se forme le plus souvent immédiatement ; rarement elle est précédée d'un kyste ; elle se présente sous forme de fente irrégulière dont les parois sont indurées et immédiatement accolées ou séparées l'une de l'autre par un amas de pigment.

D'après Rindfleisch (*l. c.*, p. 347), l'enkystement du sang épanché peut être considéré comme une coagulation fibrineuse secondaire ; la substance fibrinogène est fournie par le liquide nutritif ambiant, et la substance fibrino-plastique par les globules sanguins.

D'après le même auteur, les globules rouges se transforment, dans les extravasats, en cellules incolores constituant des cellules granuleuses ou des éléments à un noyau, pourvus d'une enveloppe protoplasmatique mince, et qui peuvent devenir des globules de pus ou des cellules formatives.

Outre les modifications que nous avons déjà mentionnées comme se produisant dans les tissus qui entourent les anciens foyers hémorrhagiques, telles que la métamorphose pigmentaire, la formation du tissu cellulaire ou osseux, l'anémie et l'hyperémie, il faut citer encore l'inflammation, la suppuration (abcès hématiques), la gangrène et l'atrophie des éléments anatomiques des tissus.

Les épanchements se comportent d'une manière assez simple dans les cavités et les canaux préexistants. Il n'est pas rare d'observer la résorption complète du sang épanché dans les cavités séreuses, ainsi dans l'hématothorax traumatique, l'hématocèle, etc. Dans d'autres cas, on constate les modifications citées plus haut, surtout la métamorphose pigmentaire des globules, la dessiccation ou le ramollissement de la fibrine, etc. Parfois les épanchements considérables provoquent de la suppuration.

Dans l'hématocèle péri ou rétro-utérin, le sang qui s'accumule dans le bassin, se résorbe, est enkysté par une péritonite consécutive, ou bien se transforme en sanie.

Le sang qui s'épanche sur les muqueuses n'y séjourne pas longtemps ; il est ordinairement éliminé suivant un mode quelconque. La muqueuse elle-même ne présente aucune modification notable, et il est à remarquer que sur le cadavre, l'endroit où on trouve le sang ne correspond pas toujours au siége de l'hémorrhagie ; ainsi dans les gastrorrhagies l'estomac est parfois vide tandis que l'intestin grêle et le côlon renferment du sang en abondance ; dans les pneumorrhagies, il n'est pas rare de rencontrer du sang dans les bronches et les alvéoles non atteintes ainsi que dans le poumon opposé et dans l'estomac. Quand le sang n'est pas éliminé, il subit les mêmes transformations que dans les parenchymes et les cavités séreuses. Il faut surtout mentionner à ce propos, les épanchements sanguins qui se produisent dans certaines bronches ou dilatations bronchiques et passent dans les bronches et les alvéoles normales du même lobe ou de l'autre poumon : le sang dont l'élimination est empêchée par des circonstances diverses non-seulement rend les parties imperméables à l'air, mais y détermine des catarrhes et des infiltrations ; parfois même il se putréfie, notamment dans les bronchiectasies ulcérées, et produit la gangrène des tissus environnants.

J'ai observé dans quelques cas que le sang provenant d'une bronchiectasie ou d'autres cavernes et qui avait passé dans d'autres parties du poumon, était tout à fait dépourvu de fibrine.

Le sang qui s'épanche et séjourne pendant un certain temps dans les cavités pour s'y organiser ensuite, constitue ce que l'on a appelé depuis longtemps des *polypes sanguins* ou *fibrineux* (hématomes polypeux) de l'utérus (Velpeau, Kiwisch, Virchow), et ce n'est que dans ces derniers temps que la véritable nature de ces corps a été reconnue. Ces polypes se développent habituellement après les avortements (Scanzoni et d'autres), rarement après les accouchements à terme, par l'accumulation du sang autour des restes du placenta fœtal ou bien au point normal d'insertion du placenta.

Les épanchements se comportent en général dans les gros conduits glandulaires comme sur les muqueuses ; ceux des petits conduits, des glandes sudorifères par exemple, dilatent ces derniers et forment de petites tumeurs semblables à des hématomes.

SYMPTOMES ET SUITES DES HÉMORRHAGIES.

La *symptomatologie* des hémorrhagies est assez simple : les symptômes sont en rapport avec la nature de l'hémorrhagie, avec le volume et la situation de l'épanchement, ainsi qu'avec les transformations qu'il subit.

Les hémorrhagies *externes* sont faciles à reconnaître : dans les lésions des parties extérieures (du tronc et des membres), le sang coule directement à la surface du corps, sauf dans quelques cas, tels que l'anévrysme faux et l'anévrysme variqueux. Le sang qui provient des muqueuses ou des glandes pourvues de conduits excréteurs, s'écoule également vers l'extérieur, soit en partie, soit en totalité, tel est le cas pour le nez, la bouche, le vagin et les voies urinaires. Parfois l'irritation que produit l'épanchement suscite des mouvements particuliers qui amènent l'expulsion du sang : hémoptysie, hématémèse, hématurie, douleurs expulsives, ténesme, etc.

Le sang éliminé est pur ou mélangé avec le contenu du canal à travers lequel il arrive au dehors ; par exemple, avec les fèces, l'urine, le mucus, le suc gastrique, l'air, etc. En général, il est d'autant plus pur que la source de l'hémorrhagie est plus voisine de l'orifice de la cavité. L'urine le dilue notablement, surtout quand le mélange s'est fait dans les reins ; le suc gastrique le colore en brun ou en noir et la sécrétion vaginale en entrave la coagulation. —

Dans des cas rares, il est encore liquide quand il arrive au dehors ; ordinairement il est coagulé soit en gros caillots, soit en petits grumeaux comme dans l'intestin, soit en masses de forme particulière et correspondantes au lieu d'origine de l'hémorrhagie ; tel est le cas pour le sang qui sort de l'utérus, peut-être aussi pour celui des uretères.

Dans certains cas, même d'hémorrhagie externe, il est difficile et parfois impossible de reconnaître la nature de l'épanchement, c'est-à-dire de savoir si le sang provient des artères, des veines ou des capillaires. Pour distinguer les hémorrhagies artérielles des hémorrhagies veineuses dans les lésions extérieures récentes, il faut se baser sur les considérations suivantes : la *position anatomique du vaisseau* ; l'*épaisseur de la paroi* (toutefois les artères en raison surtout des anomalies de leur parcours ne sont pas toujours également épaisses, et la paroi veineuse peut s'épaissir à la suite d'une inflammation chronique) ; la *coloration du sang* (il ne faut pas oublier cependant que le sang artériel prend la teinte du sang veineux dans le narcotisme par le chloroforme, et que ces deux liquides se mélangent quand une artère et une veine voisines sont blessées simultanément) ; les *propriétés du jet de sang :* dans les blessures des grosses et des moyennes artères, il se renforce à chaque contraction du cœur et à chaque inspiration, tandis qu'il est uniforme pour les petites artères ; le sang qui sort des veines coule d'une manière uniforme, mais s'il provient des veines du cou, le jet se renforce pendant l'expiration (toutefois, dans les fièvres violentes ainsi que dans les cas où la veine touche immédiatement une artère au niveau de la plaie, le jet du sang veineux présente également des pulsations légères). Dans les plaies profondes et étroites, tous ces signes sont incertains, aussi bien que la direction de la blessure. Pour établir le diagnostic, on emploie la compression immédiatement au-dessus de la plaie ; et généralement l'hémorrhagie artérielle cesse, tandis que l'hémorrhagie veineuse augmente.

Les artères perdent aussi plus de sang que les veines en un laps de temps déterminé. — Dans les hémorrhagies parenchymateuses, il s'écoule, dans un espace de temps relativement court, une assez grande quantité de sang mixte, c'est-à-dire de sang artériel et veineux : ce liquide sort à travers d'innombrables ouvertures comme d'une éponge ou d'un arrosoir. Elles s'observent à la suite d'incisions, de déchirures et de contusions, aussi bien dans les tissus normaux, tels que les corps caverneux, les os spongieux, les paupières et la langue, que dans les néoplasmes tels que les angiomes, les sarcomes et les carcinomes vasculaires, les végétations fongueuses, etc. — Dans les hémorrhagies capillaires, il se perd une quantité relativement minime de sang foncé.

On ne peut reconnaître les épanchements qui se produisent dans les organes membraneux, que sur la peau et les muqueuses voisines, telles que la conjonctive, les muqueuses du nez, de la bouche, de la gorge, etc. Le sang sort à la surface en présentant une coloration plus ou moins foncée d'après la quantité qui en est extravasée. La peau ou la muqueuse ne sont pas soulevées ; parfois cependant on observe une tuméfaction diffuse ou circonscrite (hématome). — Les épanchements sous le périoste ont pour conséquence une insuffisance dans la nutrition de la partie corticale de l'os. Dans la membrane caduque sérotine, les hémorrhagies entraînent toujours l'avortement à leur suite, etc.

Dans les hémorrhagies internes, il est peu important de connaître la nature du vaisseau dont sort le sang. La coloration du sang artériel devrait être rouge vif, et celle du sang veineux rouge sombre ; toutefois on ne peut pas s'en rapporter à cette coloration, car le sang artériel qui a séjourné dans les tissus, devient d'un rouge sombre de même que celui de l'asphyxie et celui du narcotisme par le chloroforme, tandis que le sang veineux prend une teinte rouge vif à l'air. Au reste, la plupart des épanchements sont constitués par les deux espèces de sang mélangées, car ils proviennent souvent des capillaires. — Le sang qui sort des voies respiratoires est alcalin, et celui de l'estomac est ordinairement acide.

Quelquefois la cavité dans laquelle se produit l'hémorrhagie, est distendue à un degré plus ou moins prononcé par le sang; ainsi l'utérus, l'estomac, la vessie.

L'occlusion de certains canaux peut occasionner des troubles fonctionnels ultérieurs : l'occlusion de l'urèthre, par exemple, produit l'anurie, celle du larynx ainsi que l'accumulation du sang dans les alvéoles et les petites bronches amènent la dyspnée, etc. Dans quelques cas, les hémorrhagies restent latentes parce que le sang s'accumule dans les cavités dont nous avons déjà parlé (estomac, utérus). Les petits épanchements restent alors tout à fait latents ; s'ils sont plus considérables, ils ne se manifestent que par des troubles fonctionnels, telles que des nausées, des envies de vomir, etc.

Les hémorrhagies externes n'offrent d'intérêt qu'en raison de la quantité de sang qu'elles font perdre ; il en est de même pour un certain nombre d'hémorrhagies internes dans lesquelles le sang s'écoule vers l'extérieur.

Les hémorrhagies des parenchymes sont en général plus graves que celles des surfaces, car le sang ne pouvant s'écouler, agit aussi par compression, etc. ; si le parenchyme n'est pas extensible — le cerveau et la moelle, par exemple, — elles sont plus dangereuses et provoquent plus de troubles que dans les organes susceptibles de se distendre, tels que les poumons, le foie et la rate. Les symptômes dus aux épanchements du cerveau et de la moelle varient notablement d'après l'endroit où s'est faite l'hémorrhagie (parois des ventricules latéraux, partie moyenne du pont de Varole, substance corticale, etc.).

Le danger que court l'organisme doit être calculé en grande partie d'après la quantité de sang épanché qui peut être plus ou moins considérable et d'après le temps qu'a duré l'hémorrhagie. La vie peut s'éteindre subitement ou très-rapidement ; ainsi dans les déchirures du cœur et des gros anévrysmes, etc. : chez les adultes, la mort n'arrive qu'à la suite d'une perte de plusieurs livres de sang ; tandis que chez les nouveau-nés il suffit d'un écoulement de quelques onces. Dans d'autres cas, on trouve d'abord de la pâleur de la peau et des muqueuses visibles, l'effilement du nez, de la faiblesse, l'aphonie, la petitesse et le peu de résistance du pouls, des nausées, des sueurs froides, l'obscurcissement de la vue, des vertiges, des tremblements et des convulsions, des défaillances, symptômes qui conduisent ordinairement à la mort en quelques heures et qui se terminent rarement par la guérison (hémorrhagies externes, puerpérales, gastriques, intestinales, etc.). Les défaillances s'observent chez l'adulte quand il perd subitement ou très-rapidement environ une livre de sang. De petites hémorrhagies de longue durée ou qui récidivent souvent, déterminent en outre de l'hydrémie et de l'hydropisie, tels sont les épistaxis, les écoulements de sang provenant des organes sexuels de la femme, de la vessie, du rectum, etc., spécialement dans le cancer de ces parties ; les hémorrhagies scorbutiques ; les entérorrhagies dues à l'ankylostome duodénal, etc. — Ce n'est qu'à l'aide de ces symptômes que l'on arrive au diagnostic des hémorrhagies internes considérables.

J'ai maintes fois rencontré une dégénérescence graisseuse du cœur, diffuse ou ponctuée, sur le cadavre d'individus d'âges divers, qui jouissaient antérieurement d'une bonne santé et qui avaient succombé au purpura, au scorbut, à l'épistaxis, à des hémorrhagies utérines, etc., sans altération appréciable des muqueuses. (*Die Fettmetam. d. Herzfleisches.*, 1864.)

Ce ne sont que les hémorrhagies légères ou modérées qui exercent une influence favorable dans les congestions (ainsi l'épistaxis dans l'hyperémie de la tête) ; dans certaines maladies fébriles, ou dans des stases persistantes, par exemple, les flux hémorrhoïdaux. En général, les hémorrhagies supplémentaires agissent aussi d'une manière favorable, par exemple, l'épistaxis, l'hémorrhagie d'un ulcère de la jambe, etc., dans le retard de la menstruation.

Dans la plupart des cas où le sang n'apparaît pas à l'extérieur, par exemple dans l'infarctus des poumons, le *diagnostic des hémorrhagies* est très-difficile et même impossible, si ce n'est quand un épanchement considérable se produit très-rapidement. Le plus souvent on doit se baser pour établir le diagnostic, sur la rapidité d'invasion des symptômes, sur les lésions organiques antérieures ou actuelles (cœur, vaisseau), sur l'état général (anémie), etc.

Il peut arriver aussi que le diagnostic des hémorrhagies externes soit impossible sans le secours de recherches microscopiques ou chimiques, spécialement dans les cas où le sang est mélangé avec des substances étrangères ou bien quand il y a du côté du malade, simulation volontaire ou involontaire.

Quand la substance à examiner est liquide, on la porte directement sous le microscope, en prenant de préférence les parties qui se trouvent au fond du vase. Si elle est desséchée ou solide (taches de sang), on y ajoute une ou deux gouttes d'eau avec laquelle on la laisse en contact 15 à 30 minutes. Ensuite on cherche à trouver au microscope, des globules blancs ou rouges et les caillots fibrineux. Dans les liquides non alcalins, les globules rouges se conservent ordinairement longtemps. Ils se détruisent facilement quand on ramollit les taches de sang, mais ils réapparaissent dans une solution concentrée de potasse. La recherche des globules et des caillots fibrineux n'a le plus souvent aucune valeur pour les liquides dont il est question, tandis qu'elle en a une grande dans l'examen des taches de sang.

On n'a recours aux recherches chimiques que dans les cas où l'examen microscopique ne démontre pas manifestement l'existence de globules sanguins. Si la substance renferme beaucoup de graisse, on l'en débarrasse au moyen de l'alcool ou de l'éther ; on chauffe alors la masse et l'albumine se coagule pendant que l'hématine se sépare. On traite le résidu desséché par l'alcool aiguisé de quelques gouttes d'acide sulfurique ou chlorhydrique. S'il y a de l'hématine, on obtient une solution rougeâtre qui, par l'évaporation, donne une masse brune, soluble dans les alcalis caustiques et carbonatés, insoluble dans les acides étendus et donnant par la calcination un résidu ferrugineux, brun jaunâtre. On peut aussi faire bouillir pendant une demi-minute ou une minute, une petite quantité de la substance avec trois à dix fois son poids d'acide acétique concentré et une petite quantité de sel marin. On obtient d'abord un liquide coloré en gris noirâtre et trouble, mais qui se clarifie bientôt en donnant un léger précipité insoluble. Ce dernier, examiné au microscope, présente des tables rhomboïdales, brunes ou noires (cristaux d'hémine), peu ou point attaquables par les différents réactifs.

On ne peut distinguer si le sang provient d'un homme ou d'un animal mammifère. Si l'on trouve des globules rouges de forme ovale, par exemple dans certains cas d'hémoptysie ou d'hématémèse simulées, ces globules peuvent appartenir à des oiseaux ou à des animaux amphibies.

5. — *Hydropisie.*

(Œdème et hydropisie.)

Lower, *Tract. de Corde*, 1669. — Willis, *opera omnia*, 1684. — Hales, *Statist. des Geblüts*, 1748. — Bouillaud, *Journ. de physiol.*, 1823, III, p. 89. — Bright, *Rep. on med. cas.*, 1827. — *Guy's hosp. rep.*, 1856. — Magendie, *Leçons sur les phénomènes phys. de la vie*, 1857. — Henle, *in* Hufel. *Journ.*, 1840. — *Ztschr. f. rat. Med.*, 1844, I. — *Hdb. d. rat. Path.*, II. — Virchow, *Arch.*, 1847. I. p. 572. — *Hdb. d. spec. Path. u. Therap.*, 1854. I, p. 46 et 182. — C. Schmidt, *Ann. d. Chemie*, 1848. LXVI., p. 342.—*Characteristik d. epid. Cholera*, 1850, p. 140. Bernard, *Comptes rendus de la Soc. de Biol.*, 1849, I. — Abeille, *Traité des hydropisies et des kystes*, 1852. — Becquerel et Rodier, *Gaz. méd.*, 1852. — Mialhe, *Union méd.*, 1852. — Hoppe, *in* Virchow's *Arch.*, 1856, IX, p. 245; XVI, p. 391. —A. Schmidt, *Arch. f. Anatom., Phys.*, u. s. w., 1861, p. 545 et 675; 1862, p. 428 et 533. — Tomsa, *Sitzgsber. d. Wien. Acad.*, 1862, p. 185. — Ludwig, *Œsterr. Jahrb.*, 1863, p. 35. — O. Weber, *Hdb. d. Chir.*, 1865, I, p. 192.

On donne le nom d'*hydropisie* à l'accumulation morbide et le plus souvent consécutive à des troubles circulatoires, d'un liquide plus ou moins ressemblant au sérum du sang et à la lymphe, dans le parenchyme des tissus et des organes, ou bien dans les cavités séreuses closes.

L'hydropisie des parenchymes s'appelle *œdème, infiltration œdémateuse ou séreuse, anasarque*, etc. ; celle des cavités closes prend le nom d'*épanchement séreux*, et d'après les cavités où elle se produit, ceux d'*ascite* (hydropisie du péritoine), d'*hydrothorax* (h. de la plèvre), d'*hydropéricarde* (hyd. du péricarde), d'*hydrocéphale interne et externe* (hyd. des ventricules et des méninges), d'*hydrocèle* (hyd. de la tunique vaginale), d'*hydarthrose* (hyd. des articulations), d'*hydrophthalmie* (hyd. de l'œil), etc.

Par dérogation au langage habituel, on donne le nom d'*œdème pulmonaire*, à l'épanchement séreux se produisant dans les alvéoles des poumons. — Dans la plupart des cas, l'œdème de la glotte n'est pas un véritable œdème, mais une infiltration purulente ou séro-purulente se développe dans les replis muqueux de l'orifice du larynx.

L'œdème peut être considéré comme une accumulation pathologique de lymphe, quantitativement et qualitativement altérée, dans les radicules lymphatiques, ensuite dans les autres interstices des tissus et à l'intérieur de certains éléments cellulaires et fibreux. C'est en effet ce que démontrent l'expérimentation, quelquefois les recherches anatomo-pathologiques et dans la plupart des cas l'étiologie.

Les expériences, à ce sujet, ont été instituées par Ludwig et ses disciples : chez l'animal vivant, l'œdème peut se dissiper complétement par l'intermédiaire des vaisseaux lymphatiques. Quand on entoure d'un cordon la lèvre supérieure d'un chien, elle devient fortement œdémateuse; si on enlève la ligature et qu'on ouvre un lymphatique du cou, on voit la lymphe s'écouler abondamment par ce vaisseau et l'œdème diminuer à vue d'œil. On accélère encore l'écoulement de la lymphe et la diminution de l'œdème en pressant la lèvre entre les doigts.

L'hydropisie peut être locale, limitée à une cavité, à une extrémité, ou bien plus ou moins généralisée.

La prédisposition à l'œdème, variable d'après les tissus, dépend des conditions qui déterminent le passage de la lymphe des racines dans le tronc du lymphatique, c'est-à-dire de l'élasticité des parois des espaces lymphatiques, de leur contractilité et du degré de réplétion des cellules et des glandes voisines; mais elle est aussi en rapport avec le plus ou moins de résistance que rencontre la lymphe sur son parcours, par conséquent avec la dimension des voies lymphatiques, la hauteur de la colonne de ce liquide, les glandes à traverser, etc. Ainsi la peau du visage subit l'action de muscles divers et l'écoulement de la lymphe s'y fait de haut en bas; aux extrémités inférieures au contraire, la peau renferme peu de fibres musculaires et la lymphe doit remonter et traverser de nombreux ganglions. (Ludwig.)

L'infiltration œdémateuse se produit avant tout dans le tissu cellulaire, et premièrement dans le tissu lâche ou aréolaire, tels que le tissu intervasculaire et interviscéral, le tissu cellulaire sous-cutané, la gaîne des vaisseaux, la moelle des os, le tissu sous-muqueux, mais surtout celui des malléoles, des paupières et des bourses; ce n'est que plus tard qu'elle envahit le tissu cellulaire résistant et les parties qu'il constitue, telles que les enveloppes du cerveau et de la moelle, les muqueuses, etc. Elle se montre encore dans le tissu musculaire et nerveux, spécialement le cerveau, dans les organes glandulaires, tels que les ganglions lymphatiques, le foie et les reins, etc. L'œdème ne s'observe pas dans les parties résistantes, peu ou point extensibles, comme sont la substance des os compactes, le cartilage, les tendons, etc.

Quand on examine au microscope les parties œdématiées, formées, en totalité ou en grande partie, de tissu cellulaire, on remarque que les fibres conjonctives sont plus ou moins dissociées par un liquide plus ou moins riche en globules de lymphe, clair et donnant des coagulums moléculaires (mucus) par l'action de l'alcool. Les résultats de cet examen permettent rarement de reconnaître d'une manière certaine la réplétion des capillaires lymphatiques. Ordinairement l'adventice seule est fortement distendue et même éloignée de la paroi vasculaire propre, spécialement dans les muqueuses et dans le cerveau. Les fibres de tissu cellulaire sont en outre un peu troubles. On ne connaît pas encore suffisamment l'état anatomique des autres tissus quand ils sont œdématiés, surtout des tissus formés de cellules. Les cellules épithéliales résistent pendant longtemps à la pression des tissus sous-jacents, mais elles finissent par s'atrophier, ou, ce qui est rare, par devenir œdémateuses. On observe une atrophie semblable sur les cellules glandulaires du foie et des reins. Dans les cellules graisseuses, on voit la graisse devenir moins abondante, puis se diviser en petites gouttelettes jusqu'à ce qu'enfin la membrane cellulaire ne renferme plus que du sérum.

L'hydropisie des cavités séreuses peut être également considérée comme une accumulation pathologique d'un liquide altéré quantitativement et qualitativement, surtout depuis que l'expérimentation a démontré la communication de ces cavités avec le réseau lymphatique et la pénétration de substances solides et liquides dans ce dernier. (Voy. p. 184.)

Dans l'hydropisie (s'il n'existe aucune complication, telle que l'inflammation), les membranes séreuses sont pâles, anémiées, troubles, amincies ou épaissies, moins élastiques. Les cellules épithéliales sont faciles à détacher, souvent augmentées de volume, de forme moins régulière et finement granulées. Les éléments cellulaires offrent parfois la dégénérescence graisseuse, mais parfois aussi ne présentent aucune anomalie. Les muscles qui les entourent sont pâles ; au bout d'un certain temps, ils s'atrophient ou subissent la métamorphose adipeuse. Les altérations de la substance cérébrale qui entoure les cavités du cerveau dans l'hydrocéphale aigu, sont habituellement le résultat de l'inflammation et non de l'hydropisie. Dans l'hydrocéphale chronique, on observe parfois un ramollissement de la substance cérébrale périphérique, lequel n'est peut-être qu'un phénomène cadavérique.

Voyez surtout Recklinghausen (*l. c.*), Dybkowsky, Ludwig et Schweigger-Seidel (*Ber. d. S. Acad.* 1866).

Il faut distinguer des hydropisies, 1° les *hydropisies fausses* ou *enkystées*, consécutives à l'oblitération des conduits excréteurs de glandes, des muqueuses ou des diverticulums muqueux, dans lesquels, après une longue durée, on trouve un liquide séreux ou séro-muqueux avec ou sans traces du contenu normal primitif : tels sont l'hydropisie des reins ou hydronéphrose, l'hydropisie de la vésicule biliaire, des trompes, de l'utérus, de l'appendice vermiculaire et du sac lacrymal ; les kystes résultant de l'occlusion des conduits excréteurs des glandes muqueuses, etc. ; 2° les *sécrétions séreuses sur les surfaces libres*, particulièrement sur les muqueuses (sur celle de l'intestin, par exemple, dans certains catarrhes intestinaux, dans le choléra, etc.) ; telle est aussi celle qui se forme dans certaines glandes comme la salivation pour les glandes salivaires. Toutefois, il est souvent impossible, pendant la vie comme sur le cadavre, de savoir si l'on doit considérer comme exsudation ou transsudation (liquide hydropique) le liquide que l'on trouve dans un parenchyme ou dans une cavité séreuse ; il n'existe pas de limite bien tranchée entre l'une et l'autre. Le liquide des ampoules vésicatoires, par exemple, est dans certains cas analogue au sérum du sang, c'est-à-dire qu'il est riche en sels, peu albumineux et très-pauvre en substance fibrinogène ; dans d'autres cas, au contraire, il renferme beaucoup d'albumine et une quantité relativement considérable de fibrine. La coagulabilité de ce liquide augmente, quand on fait plusieurs applications successives de vésicatoires à la même place, parce qu'une irritation répétée entraîne à sa suite des troubles circulatoires plus profonds. (O. Weber.)

Le *liquide hydropique* (*transsudation œdémateuse* ou *hydropique*) est incolore ou légèrement jaunâtre, clair et transparent, d'une saveur fade ou un peu salée, alcalin ou quelquefois faiblement acide et d'un poids spécifique moindre que celui du sérum du sang.

Ses principes constituants sont les suivants :

Eau : dans la proportion de 95 pour 100 environ, par conséquent, en quantité plus grande que dans le sérum du sang qui en renferme 91 pour 100 environ ; moins abondante dans les épanchements anciens.

Albumine : après l'eau, c'est le principe le plus essentiel de la plupart des liquides hydropiques ; très-peu abondante dans le liquide de l'hydrocéphale et l'hydrorachis. Elle y est généralement en raison inverse des sels, et presque en raison directe de la substance fibrinogène. Quand elle existe en grande quantité, elle rend le liquide visqueux ou écumeux.

Dans un cas de maladie de Bright, C. Schmidt a trouvé 2,85 d'albumine dans le liquide de la plèvre, 1,15 dans celui du péritoine, 0,6 à 0,8 dans celui des méninges et 0,36 dans celui du tissu cellulaire sous-cutané. Si les quantités varient d'après les cas, il faut reconnaître que chez le même individu, les rapports ne changent pas. (Hopp, *l. c.*, IX, p. 241 et 258.) Ce dernier auteur a observé en outre que des ponctions successives et rapprochées diminuaient la quantité d'albumine dans le liquide transsudé (*Deutsche Klinik*, 1853, p. 44. — Virch. *Arch.*, XVI, p. 591) ; dans quelques cas il a trouvé plus d'albumine à la seconde ponction, alors que la transsudation et la pression avaient augmenté. (Virch. *Arch.*, IX, p. 240.) Dans un liquide dépourvu de globules sanguins et provenant d'un œdème des pieds, il n'a rencontré que 1,7 de parties solides et 0,3 p. 100 d'albumine.

La quantité d'albumine dépend : 1° du système capillaire qui donne naissance à la transsudation (C. Schmidt) ; 2° de la rapidité du cours du sang : le transsudat est d'autant plus riche en albumine que la circulation est plus lente dans les capillaires (Lehmann) ; quand le cours du sang est notablement entravé dans les veines abdominales par des tumeurs considérables, on trouve plus d'albumine dans le liquide épanché que dans les cas où il existe un obstacle mécanique peu important, ainsi dans les affections du foie avec rétraction du parenchyme occasionnant un ralentissement de la circulation veineuse ; dans l'hydrocéphale aigu, la quantité d'albumine est plus grande que dans l'hydrocéphale chronique ; 3° de la qualité du sang ; le transsudat contient d'autant moins d'albumine que le sang en renferme moins, notamment, par conséquent, dans la maladie de Bright ; 4° de la durée de l'hydropisie : après une longue durée de celle-ci et lorsque l'équilibre de pression est établi entre le liquide épanché et le sang, les sels et l'eau se résorbent tandis que l'albumine ne pouvant traverser les membranes que sous une certaine pression, reste et augmente en quantité relative. (Hopp.)

La consistance muqueuse que présente souvent le liquide de l'hydroptsie ovarique, est due non à la mucine, mais à une substance albuminoïde particulière (métalbumine et paralbumine de Scherer).

Fibrine : elle se trouve rarement dans les liquides hydropiques comme combinaison de la substance fibrino-plastique avec la substance fibrinogène et sous forme de flocons ou de coagulums gélatineux homogènes ; parfois elle ne se dépose qu'après un long repos. Toutefois tous les transsudats renferment de la substance fibrinogène, le plus souvent en quantité proportionnelle à celle de l'albumine et par conséquent très-petite. C'est dans le liquide du péricarde et de l'hydrocèle qu'on en trouve le plus. Elle ne prend pas la forme solide, parce que la substance fibrino-plastique fait défaut ; aussi produit-on une coagulation instantanée par une addition de cette dernière substance, par exemple de sang.

Schmidt a examiné 93 transsudats au point de vue de leur contenu en fibrine : 12 provenant de l'hydrocèle, 42 du péricarde, 15 de la plèvre, 16 du péritoine, 1 des ventricules du cerveau, 1 du tissu cellulaire induré d'un nouveau-né, 5 d'ampoules, de vésicatoires, 1 d'un hygroma, d'un herpès fébrile, 1 d'une articulation du genou enflammée. Dans 81 de ces cas, une addition de sang provoqua la coagulation, et dans 11, celle-ci ne put être obtenue. Dans ces derniers cas, le sang avait été épuisé dans l'organisme même, par des sécrétions antérieures, soit pendant la vie, soit après la mort par le passage du sérum à travers les parois vasculaires privées de vie ; ou bien lors de l'évacuation pendant la vie ou de l'autopsie après la mort, il y avait eu préalablement mélange manifeste du liquide avec du sang et coagulation consécutive. En outre la plupart des exceptions mentionnées se rapportaient, non pas à des liquides pauvres en fibrine et en albumine, mais, au contraire, à des transsudats concentrés, provenant, à la vérité, d'organes enflammés. La coagulation spontanée du liquide, après son évacuation du cadavre, s'observe très-souvent et ordinairement après qu'elle s'est déjà produite une fois dans le corps ; elle ne commence pas avant une heure ou une heure et demie, parfois seulement après huit ou dix jours.

Les liquides cadavériques sont toujours coagulés ou du moins légèrement troubles ; sur le vivant, au contraire, on obtient souvent des liquides fibrineux parfaitement limpides et qui restent exempts de coagulation spontanée jusqu'au début de la putréfaction. On doit admettre, d'après cela, que, sur le cadavre, la coagulation est le résultat de la transsudation d'une petite quantité de substance fibrino-plastique au travers des parois inertes. — A l'intérieur du corps, elle est produite par le sérum du sang qui filtre à travers les parois des vaisseaux, et dans les hydropisies lymphatiques de Virchow, par un mélange avec le sang survenu pendant l'opération ou dans l'organisme lui-même.

Des ponctions successives et rapprochées effectuées dans une cavité séreuse hydropique ont généralement pour conséquence d'augmenter la quantité de l'albumine et même celle de la fibrine renfermées dans le liquide épanché.

Matières extractives : en quantité variable et souvent relativement grande, et d'autant plus considérable que l'hydropisie est plus ancienne ; elles atteignent parfois 4 à 8, 6 pour 100 de la quantité d'albumine. Elles se composent de matières colorantes inconnues produisant la coloration du liquide ; parfois ce sont les matières colorantes du sang et de la bile ; le tritoxyde de protéine ; la pyine (?), le mucus.

Graisses : en petite quantité dans les hydropisies récentes ; en quantité plus grande dans les hydropisies anciennes ; dans l'hydrocèle, on trouve presque constamment des cristaux de cholestérine en petite quantité et souvent en grande abondance.

Urée : constante ; en grande quantité dans la maladie de Bright.

Les acides lactiques (*dans la fièvre puerpérale*), *hippurique et urique*, *la xanthine*, *la créatine*, *la créatinine*, se rencontrent rarement.

Les acides et la matière colorante de la bile, dans l'ascite due aux affections du foie et aux maladies accompagnées d'ictère.

Sucre : constant dans le diabète sucré ; à part cela rare.

Sels solubles : notamment le chlorure de sodium, ensuite les carbonates, les phosphates et les sulfates, ordinairement à base de soude et en petite quantité à base de potasse ; ils se rencontrent toujours à peu près dans les mêmes proportions que dans le sérum du sang, et en quantité d'autant plus grande que le sang est plus aqueux et le transsudat plus riche en albumine.

Dans la maladie de Bright, le résidu solide du transsudat contient parfois plus de sels que de matières organiques. — Dans l'hydrocéphalie, ce sont les phosphates et les combinaisons potassiques qui dominent. (C. Schmidt.)

Sels de chaux et de magnésie : le plus souvent en petite quantité.

Sels ammoniacaux : ne se rencontrent que dans les cas où le sang et le liquide transsudé renferment beaucoup d'urée.

Gaz : acide carbonique, oxygène et azote en petite quantité.

Le tableau suivant indique la composition de quelques transsudats comparée avec celle du plasma sanguin, du pus, etc.

	Eau.	Principes solides.	Albumine.	Fibrine.	Sels.
Plasma sanguin	901.51	98.49	81.92	S. 06.	8.51
Sérum	907.60	93.40	77.62	—	9.45
Pus	871.50	128.58	68.66	—	10.50
Sécrétion des plaies	939.20	60.80	45.00	traces.	8.90
Liquide des ampoules de vésicatoire	932 98	70.35	61.85	—	8.39
— de l'hydrocèle	940.08	59.92	49.88	—	.—
Transsudat pleural	945.15	54.85	26.74	0. 60.	8.17
— du péricarde	965.11	34.89	20.15	—	—
— du péritoine	962.67	37.33	17.91	—	8.11
— de l'anasarque	930.97	19.05	18.37	—	8.22
Liquide cérébro-spinal	986.36	13.64	5.16	—	8.55

Les *éléments microscopiques* des liquides transsudés sont très-peu abondants : on n'y trouve comme principes constituants essentiels et constants, qu'un nombre variable de globules de la lymphe. D'après les observations récentes sur la circulation de ces globules et d'après la pathogénèse que nous avons donnée des hydropisies, il est facile d'expliquer leur présence constante dans le liquide infiltré aussi bien que dans le liquide épanché dans les cavités. — On rencontre accidentellement des cellules épithéliales de la séreuse atteinte, parfois des cristaux de cholestérine, etc.

Le liquide hydropique offre parfois l'apparence du petit-lait, surtout dans la cavité abdominale; cette apparence est due à un mélange de graisse ou bien à la présence d'un composé albumineux particulier (*fibrine moléculaire* d'A. Schmidt). — Le transsudat ressemble parfois à du mucus liquide.

CAUSES DE L'HYDROPISIE.

La cause de l'hydropisie réside généralement dans une altération de certains organes, soit du sang, soit de celui-ci et de ceux-là en même temps. Ces organes sont surtout le cœur, les veines et les vaisseaux lymphatiques, les reins, les poumons et le foie. L'altération du sang consiste dans une diminution de la quantité d'albumine et une augmentation des parties aqueuses. Toutefois il n'est pas encore possible d'interpréter tous les cas d'hydropisie; très-souvent, d'un autre côté, l'altération du sang crée la prédisposition, et une cause mécanique provoque l'explosion des symptômes. Cette dernière cause n'est autre qu'une exagération dans l'activité sécrétoire du sang ou une diminution relative dans la résorption des liquides sécrétés et non élaborés. L'augmentation de la sécrétion dépend, soit d'un accroissement de la pression sanguine locale par hyperémie artérielle et surtout veineuse (*hydropisie par stase*), soit d'une diminution dans la tension des tissus qui entourent les capillaires (ventouse simple ou de Junod), soit enfin d'un relâchement des parois vasculaires qui en augmente la porosité. La diminution de la résorption est due à l'exagération de la pression sanguine locale, ou à la qualité des liquides.

Il ne faut pas confondre la *crase hydropique ou séreuse,* suite de l'hydropisie, avec l'altération primitive du sang, cause de celle-ci.

On doit considérer la transsudation comme une filtration du sérum du sang à travers les parois des capillaires, se produisant sous l'influence d'une exagération de la pression dans le système vasculaire; toutes les substances qui se trouvent réellement dissoutes dans le sang, telles que les sels, les graisses, l'urée, transsudent dans les proportions où elles existent dans le liquide sanguin. Les substances imparfaitement dissoutes, au contraire, — l'albumine, la substance fibrinogène et les éléments organisés, — sont extravasés en moindre quantité. — Il faut aussi prendre en considération les lois de la diffusion des liquides à travers les membranes (endosmose et exosmose): ce sont les sels plutôt que l'albumine qui, d'après ces lois, passent du sang vers les liquides des tissus, et si ces derniers sont légèrement acides, il passe encore bien moins d'albumine à travers les membranes, en un temps donné et dans les mêmes conditions, que si ces liquides sont neutres ou alcalins (Heynsius).

1. — *Hydropisies mécaniques.*

Elles sont le résultat d'un obstacle au retour du sang veineux ou de la lymphe, rarement d'une hyperémie active ; elles prennent naissance dans les capillaires sanguins et lymphatiques. L'extravasation de l'eau est la conséquence de l'exagération de la pression exercée sur les parois vasculaires par le contenu des vaisseaux.

L'hyperémie *passive* ou *mécanique* entraîne à sa suite, soit l'œdème local, soit des épanchements dans les cavités séreuses, soit des hydropisies générales.

Il résulte d'une expérience faite par Ludwig et Tomsa, qu'une augmentation de la pression sanguine active la sécrétion de la lymphe dans le testicule. A la suite du rétrécissement des veines du plexus pampiniforme, la lymphe coule plus abondamment qu'à l'état normal ; la moyenne de l'augmentation, prise sur trois animaux, atteignait 59 pour 100 de la quantité de lymphe qui était donnée par le plexus libre de toute compression.

Quand on fait la ligature complète des veines du plexus, de manière à ne permettre le retour du sang des testicules que par l'intermédiaire de petites branches collatérales, l'augmentation, d'après une moyenne prise sur cinq animaux, s'éleva à 3,7 fois la quantité de lymphe écoulée à l'état normal.

On observe fréquemment des œdèmes locaux consécutifs à l'hyperémie veineuse, accompagnés ordinairement de la dilatation des veines et se produisant surtout dans le domaine de la veine cave inférieure. Ils résultent du rétrécissement des veines produit par une pression extérieure (voy. p. 215), et c'est à cette catégorie qu'appartient la tumeur céphalique des nouveau-nés ; par tiraillement (rétraction cicatricielle) ; par altération anatomique des parois veineuses (cancer) ; par thrombose, etc. Les conditions que nous venons de mentionner produisent l'œdème à elles seules, ou bien avec l'aide de causes adjuvantes, telles que la station habituelle, des vêtements peu convenables, la convalescence, l'hydrémie, etc. — Il est certaines tumeurs, volumineuses et vasculaires, qui agissent, non-seulement par pression mécanique, mais par agrandissement des voies circulatoires (adjonction d'un nouveau système capillaire).

L'hydropisie des cavités séreuses se produit dans quelques cas, par hyperémie passive ; par exemple, l'hydrocèle par phlébectasie des vaisseaux ; l'ascite par rétrécissement du tronc ou de branches de la veine porte ; l'hydrocéphale interne par compression de la grande veine de Galien ou du sinus droit par des tumeurs de la base du crâne, etc. L'hydropisie de la hernie ou du sac herniaire se développe suivant le même mode.

Dans un grand nombre des cas mentionnés ci-dessus, l'hydropisie est entravée dans son développement par la circulation collatérale. Lorsque le sang de la veine porte rencontre des obstacles très-prononcés, son passage à travers le foie (par exemple, dans la cirrhose), on observe d'abord la dilatation de cette veine, puis celle de ses racines abdominales ; ensuite les petits vaisseaux qui font communiquer cette veine avec le système de la veine cave se dilatent également, de façon à ce que le sang du premier de ces vaisseaux arrive dans celle-ci en contournant le foie.

L'hydropisie générale par hyperémie veineuse s'observe dans un grand nombre d'affections du cœur ; elle est due alors aux obstacles que rencontre le sang veineux pour retourner au cœur droit. Il faut surtout mentionner la péricardite, la myocardite et l'endocardite chroniques, et notamment les insuffisances et les sténoses. L'hydropisie se produit directement par insuffisance de la valvule tricuspide, laquelle s'oppose à l'évacuation du cœur droit, et par conséquent, à l'afflux du sang des veines du corps ; elle se développe indirectement, au contraire, par l'insuffisance de la valvule mitrale ; celle-ci détermine d'abord des stases dans la petite circulation, et ensuite, par l'intermédiaire des artères pulmonaires, dans le cœur droit et dans les veines de la grande circulation. Les vices des valvules aortiques agissent encore plus indirectement : l'hydropisie se déclare dans ces cas assez tardivement et probablement par insuffisance de la *vis a tergo*.

On observe à la suite de l'hyperémie artérielle, l'*œdème collatéral*, si important au point de vue du diagnostic et qui résulte d'une exagération de la pression latérale dans le système capillaire. Cet œdème se rencontre principalement autour des parties enflammées ; tel est l'œdème qui entoure l'érysipèle et le pseudo-érysipèle ; des parties superficielles du tronc ou des extrémités dans les abcès profonds ; l'œdème sous-cutané d'une moitié du thorax dans le pyothorax ; celui du prépuce, accompagnant les chancres ; l'œdème de la face et de la cavité buccale dans les cas de suppuration de ces parties ; l'œdème de la glotte dans les catarrhes et les ulcères des régions du larynx voisines.

L'influence de l'hyperémie active sur l'épanchement de la lymphe, n'est pas aussi constante que celle des stases ; et elle est due à ce que le sang arrive avec plus d'abondance et de rapidité, à travers les artères dilatées, dans les vaisseaux capillaires. Ludwig en comparant la quantité de lymphe recueillie après la section du sympathique au cou, avec celle que l'on obtenait auparavant, observa que, dans certains cas, la sécrétion en était notablement activée, et que dans d'autres elle n'était pas modifiée. La rougeur de la peau et l'exagération de la sécrétion de la lymphe s'observent souvent simultanément.

L'hydropisie provient rarement d'obstacles au retour de la lymphe, par exemple de la thrombose des lymphatiques, de l'infiltration purulente ou cancéreuse de leurs parois ou des ganglions correspondants : en effet les radicules lymphatiques ont de nombreuses anastomoses ; ensuite une exagération de la pression que subissent les liquides renfermés dans les parenchymes a pour conséquence une augmentation de la résorption par les lymphatiques, et enfin les veines suppléent à ces derniers, quand le cours de la lymphe est enrayé.

Meder (*Ztschr. f. rat. Med.*, 1860, X, p. 525) a démontré expérimentalement que la résorption ne se fait plus par les lymphatiques après la ligature de l'aorte ; partout où elle s'effectue, c'est par l'intermédiaire des vaisseaux sanguins qui naissent au-dessus de l'endroit de la ligature; ceux-ci se dirigent de haut en bas et arrivent au contact des liquides qui remontent par voie mécanique.

Ce n'est que dans des cas très-rares qu'on a observé l'hydropisie générale consécutivement à l'occlusion du canal thoracique. Wrisberg, Scherb, Fr. Nasse l'ont rencontrée chez l'homme, et Virchow sur un veau nouveau-né. Il arrive beaucoup plus souvent que l'hydropisie manque complétement dans le rétrécissement ou l'oblitération de ce vaisseau (Virchow, Oppolzer, etc.); il ne faut pas oublier en effet qu'il existe d'autres points d'embouchure des lymphatiques dans le torrent circulatoire.

Il est tout aussi rare d'observer l'hydropisie locale provenant des lymphatiques. Dans un grand nombre des cas auxquels on a attribué cette origine, il existait en même temps un obstacle à la circulation veineuse ou une altération des ganglions lymphatiques, ce que rend probable, du reste, la situation rapprochée des veines et des lymphatiques aux points de flexion des membres (région inguinale, creux de l'aisselle, etc.). D'autres cas ont été rapportés, en l'absence de preuves anatomiques positives, au rétrécissement ou à l'inflammation des vaisseaux lymphatiques; tels sont l'éléphantiasis, la phlegmasia alba dolens, les oreillons, le sclérème des nouveau-nés. Au contraire, dans la plupart des œdèmes, on trouve les vaisseaux lymphatiques, surtout ceux des régions rétropéritonéale et inguinale, fortement dilatés et gorgés d'un liquide limpide; ce qui démontre bien moins une exagération qu'une diminution d'activité consécutive au relâchement de l'élasticité et de la tonicité de leurs parois, à l'affaiblissement des mouvements musculaires des extrémités, des organes respiratoires et du cœur.

Dans les hydropisies résultant d'affections des glandes (foie, rate, reins ou ganglions lymphatiques multiples), la cause mécanique (rétrécissement des vaisseaux) se complique le plus souvent au bout d'un certain temps, d'une cause dyscrasique, l'*hydrémie*. Le rétrécissement vasculaire porte sur les capillaires, les artérioles et les veinules, et il est le résultat principalement de la dégénérescence des parois vasculaires, surtout de la dégénérescence lardacée, de l'hypertrophie et de la rétraction cicatricielle du tissu cellulaire des glandes, avec atrophie simultanée des vaisseaux et des éléments glandulaires (foie, reins granulés).

Dans des cas relativement rares, l'hydropisie se développe dans les cavités séreuses à la suite d'affections des membranes qui les tapissent, surtout à la suite d'un épaississement de celles-ci dû à l'inflammation, aux tubercules ou au cancer; c'est dans la tunique vaginale et l'articulation du genou que ce fait s'observe le plus fréquemment. De semblables hydropisies se transforment d'une manière insensible en inflammations avec exsudat séreux.

Avec les connaissances que nous possédons actuellement sur la structure des membranes séreuses (v. p. 184), l'explication de ces hydropisies est facile à donner. Néanmoins nous manquons encore de recherches détaillées sur ce sujet. Dans ces cas d'hydropisie, tantôt les autres séreuses sont normales, par exemple dans l'hydrocèle, l'hydrocéphale interne chronique, la tuberculisation ou le cancer péritonéal ; tantôt elles renferment du liquide, mais en quantité beaucoup moindre, c'est ce que l'on observe surtout dans l'hydropéricarde très-prononcé.

Les hydropisies et les œdèmes *ex vacuo* s'observent dans les cas suivants : l'hydropisie des méninges et des ventricules dans l'atrophie cérébrale générale et partielle ; la réapparition rapide dans une cavité séreuse du liquide qui en a été évacué ; l'hydropéricarde dans l'atrophie d'un ou des deux poumons, etc.

2. — *Hydropisies-cachectiques.*

On comprend sous ce nom les hydropisies qui surviennent à la suite d'une cachexie ou de l'hydrémie, c'est-à-dire d'une diminution de la quantité d'albumine et d'une augmentation de la quantité d'eau, renfermées dans le sang. Toutefois, en réalité, ces hydropisies sont rares ; dans la plupart des cas considérés comme tels, il existe en même temps une cause mécanique reconnaissant la même origine que la cachexie ou bien dérivant de celle-ci et déterminant la sécrétion séreuse. Aussi presque toutes les hydropisies cachectiques sont-elles réellement *cachectico-mécaniques.*

Becquerel et Rodier croyaient que, dans les cas où le sang ne contenait que 67 d'albumine, on observait déjà de l'hydropisie (appelée alors par eux *symptomatique*) ; cependant celle-ci ne se produit que si la pression est en même temps augmentée. Il survient de l'hydropisie chez les animaux à qui on injecte de grandes quantités d'eau dans les vaisseaux (Donders), mais elle disparaît bientôt sous l'influence d'une exagération de la sécrétion urinaire. Dans ces cas d'ailleurs, on n'a pas uniquement affaire à une cachexie séreuse artificielle : mais l'énergie du cœur diminue et la stase veineuse augmente quand on remplace le sang par de l'eau. L'ingestion de boissons abondantes n'amène jamais l'hydropisie.

Les *hydropisies-cachectiques* proprement dites sont celles qui se développent sous l'influence prolongée d'une alimentation et d'une digestion insuffisantes, ou bien de pertes considérables de sang ou d'albumine.

L'expérience suivante, faite par Brücke, démontre que le sang pauvre en albumine transsude plus facilement que le sang normal. Chez une grenouille à laquelle on avait fait la section de l'un des nerfs ischiatiques et que l'on conservait dans un grand verre sur du papier joseph humecté, on observa de l'œdème au bout de quelques semaines à la jambe paralysée. Quand on nourrissait l'animal avec des vers de farine, l'œdème disparaissait rapidement, pour se reproduire sous l'influence d'un nouveau jeûne, etc.

On observe très-rarement l'hydropisie à la suite d'une insuffisance d'alimentation (inanition). Peut-être doit-on attribuer à cette cause celle qui a régné épidémiquement dans les années de disette, par exemple à Eichsfeld en 1771 (Aran). Virchow n'a observé cette hydropisie ni dans l'épidémie de la Silésie supérieure, ni dans la disette de Spessart. Chez les individus morts de cancer de l'œsophage ou de l'estomac avec sténose considérable, on ne trouve ordinairement aucune trace d'œdème sur le cadavre, tout au plus en existe-t-il un léger autour des malléoles; il n'est prononcé que dans les cas compliqués.

Dans la convalescence, spécialement à la suite de maladies aiguës de longue durée, on rencontre très-souvent l'œdème des extrémités inférieures, si l'alimentation est insuffisante, ou bien s'il existe des causes mécaniques telle que la station assise ou debout (hydrops gravitativus).

Il n'est pas rare de voir l'hydropisie se développer à la suite d'hémorrhagies considérables ou fréquemment répétées.

L'hydropisie se produit souvent également à la suite de suppurations prolongées de la peau et des os ; de flux muqueux par le nez, l'intestin ou les parties génitales ; de sécrétions puriformes de nature simple, dysentérique, syphilitique, tuberculeuse ou cancéreuse, provenant des muqueuses, plus rarement des séreuses (pyothorax, etc.) et des parenchymes ; etc. ; toutefois il existe fréquemment alors une dégénérescence lardacée des vaisseaux des grosses glandes.

L'albuminurie est l'une des causes les plus fréquentes de l'hydropisie : ce phénomène morbide, dont l'étiologie nous est encore inconnue, peut résulter d'altérations dans les membranes où se produit la séparation de l'urine d'avec le sang, et qui ont pour conséquence le passage de l'albumine dans l'urine, ou prendre son origine dans une modification du pouvoir diffusif de l'albumine du sang. L'hydropisie albuminurique est due à la dilution du sérum du sang, occasionnée à la fois par la perte d'albumine et l'accumulation d'eau.

C'est parmi les hydropisies cachectiques qu'il faut ranger celles qui se produisent dans le scorbut et autres états analogues consécutifs à un grand nombre de maladies chroniques et à quelques affections aiguës ; il en est de même de celles que l'on observe dans la cachexie paludéenne, dans l'empoisonnement chronique par l'arsenic, etc.

A la suite d'un refroidissement, de la disparition rapide d'exanthèmes aigus ou chroniques, de la cicatrisation prompte d'ulcères cutanés et de retard de la menstruation, on observe des hydropisies dont la nature nous est inconnue. — Quelques-unes d'entre elles sont sans doute d'origine congestive.

Dans un certain nombre de ces cas, les causes mentionnées et l'hydropisie elle-même reconnaissent la même origine, par exemple la disparition prompte d'ulcères cutanés, la suppression des règles ou d'hémorrhoïdes (hydropisie primitive). Parfois la source de l'hydropisie est dans les reins, attendu que la cause morbifique, le contagium scarlatineux, par exemple, n'agit pas seulement sur la peau et la gorge, mais aussi sur les reins.

Nous ne connaissons pas mieux la pathogénie de certaines hydropisies, souvent aiguës, qui s'observent fréquemment surtout dans les contrées tropicales (hydropisies atmosphériques). Il est probable qu'elles sont aussi pour la plupart d'origine congestive et consécutives à une action nerveuse directe ou réflexe, peut-être aussi la conséquence immédiate d'un trouble des fonctions cutanées.

D'après Haën, presque toute l'armée de Charles-Quint, dans l'expédition de Tunis, devint hydropique à la suite de l'ingestion de boissons froides après une longue abstinence. Dans les campagnes des Français en Algérie, on a souvent observé l'apparition soudaine d'œdèmes, surtout à la face, au cou, aux avant-bras, aux mains, aux jambes et aux pieds, œdèmes qui disparaissaient spontanément et insensiblement sous l'influence de la température chaude et uniforme qui suivait. Parfois aussi, il se produit soudainement chez les indigènes de l'Afrique, surpris par la pluie pendant leur travail, un œdème considérable du scrotum.

Dans d'autres cas, il existe en même temps des altérations du sang; tel est l'œdème qui se produit chez les chlorotiques, dans les parties qui ont été exposées à l'air; l'œdème dans le scorbut, celui des morsures de serpent, des femmes grosses sans albuminurie, etc.

Dans nos contrées, l'air exerce aussi une influence manifeste sur le développement de l'hydropisie, par exemple dans les cas de maladie des reins; tel est l'œdème de la face qui s'observe chez les albuminuriques qui s'exposent à l'air froid; l'œdème de la face, des paupières, du cou et de la partie supérieure de la poitrine chez les chlorotiques, se déclarant sous l'influence de la même cause et disparaissant rapidement (œdème fugace).

Nous ne connaissons pas davantage la cause des hydropisies suivantes : l'hydropisie *spasmodique* ou *hystérique* ; l'hydropisie *paralytique* (dans le côté paralysé) ; l'hydropisie *irritative*, se manifestant chez les personnes à peau irritable, comme conséquence d'une légère irritation de cette membrane, qui, dans d'autres cas, ne déterminerait qu'une rougeur partielle et un peu d'infiltration.

J'ai observé l'œdème de la face chez un enfant de 4 ans après l'administration de deux poudres, d'un demi-grain de morphine; cet œdème se dissipa au bout de douze heures environ. Le jour suivant, il se reproduisit sous l'influence d'une dose moitié moindre et présenta la même durée.

L'œdème de la face et des extrémités, presque constant dans la trichinose prononcée, est dû d'après Colberg à la destruction des capillaires musculaires au niveau du point où sont fixées les trichines et dans les parties environnantes : l'œdème disparaît avec la formation d'un réseau capillaire nouveau. D'après Klob (*Oestr. Jahrb.*, 1866, 4 et 5. II p. 98), cet œdème ne serait pas la conséquence de l'hyperémie collatérale, mais dépendrait de la thrombose des petits vaisseaux lymphatiques, ou bien de ce que les trichines exécutent leurs migrations par la voie de ces conduits vasculaires. Il faudrait l'attribuer aussi à ce que les muscles infectés par les trichines ne favorisent plus le mouvement de la lymphe, et cela précisément au moment où la transsudation des parties est augmentée par suite de l'irritation des tissus.

SYMPTOMES DE L'HYDROPISIE.

Les symptômes de l'hydropisie varient suivant que celle-ci siége dans les parenchymes ou dans les cavités séreuses.

Symptômes de l'infiltration hydropique. Les parties œdématiées sont tuméfiées, décolorées, plus ou moins translucides, ordinairement empâtées, rarement indurées. La membrane qui les recouvre — peau, muqueuse ou séreuse, — est lisse, dépourvue de plis, peu vascularisée et amincie. La température de la partie est abaissée par suite du ralentissement de la circulation cutanée. Quand une pression est exercée sur les parties infiltrées avec le doigt, par les vêtements, les plis des draps de lit, etc., il se forme un creux qui, d'ordinaire, ne disparaît que lentement.

Dans l'anasarque, les diverses parties du corps sont toujours infiltrées à un degré différent. Dans le décubitus dorsal habituel, c'est à la tête et à la moitié supérieure et antérieure du tronc que l'œdème est le moins prononcé ; il est plus marqué aux extrémités supérieures, et c'est aux lombes, aux parties génitales et aux extrémités inférieures qu'il est le plus intense.

Tous ces symptômes s'aggravent par la durée du mal ; il se produit en outre des troubles nutritifs manifestes dans les parties infiltrées : le tissu graisseux disparaît, les cellules des glandes s'atrophient, les vaisseaux, la peau même se déchirent (vergetures du ventre et des cuisses).

L'œdème donne lieu encore à d'autres troubles, soit généraux, soit surtout locaux : sentiment de tension et de pesanteur qui est habituellement d'autant plus prononcé que l'œdème est plus aigu, les tissus environnants plus résistants et l'individu plus fort et plus sensible ; sentiment de faiblesse musculaire, surtout aux extrémités inférieures, et de difficulté de contracter les muscles lisses et striés. En outre, la sécrétion des glandes cutanées et muqueuses diminue à la suite de la compression, de l'anémie, etc. (sécheresse de la peau, des muqueuses) ; les orifices et les canaux se rétrécissent, ainsi la bouche, la fente des paupières, le canal urinaire, l'orifice du vagin, l'isthme du gosier, l'orifice du larynx, la glotte, etc. Il se produit en outre des troubles nutritifs consécutifs à la compression, à l'imbibition et à la macération, par exemple dans les parties qui entourent les ventricules cérébraux. Parfois l'eau filtre à travers les pores de la peau ;

les tissus s'éraillent, spécialement la peau des extrémités inférieures, et, dans certains cas, après qu'il s'est formé des ampoules, suivies de sécrétion séreuse et même de gangrène.

Les symptômes de l'œdème des parenchymes (cerveau et glandes) et ceux de l'œdème pulmonaire, consistent dans un gonflement habituellement peu marqué de ces parenchymes dont la tuméfaction est ordinairement entravée par les parties qui les entourent (crâne, capsule de Glisson, etc.), et principalement dans la diminution ou la suppression totale de la fonction.

Les symptômes de l'hydropisie des cavités sont les suivants : agrandissement de la cavité, d'autant plus marqué que les parois sont moins résistantes (bourses, parois abdominales et thoraciques ; crâne dans la première jeunesse) ; tension plus ou moins prononcée de ces parois, allant parfois jusqu'à la consistance de la pierre (tunique vaginale, abdomen, articulations) ; obscurcissement ou matité du son, d'abord aux parties déclives, et se modifiant d'après la position du malade ; fluctuation, quand les parois sont souples et peu tendues, occasionnée par les déplacements en masse du liquide ; succussion quand la cavité renferme en même temps de l'air libre ou confiné ; diminution ou suppression des phénomènes stéthoscopiques (au poumon et au cœur), lesquels sont parfois rendus plus ou moins évidents par les changements de position du malade ; déplacement des organes renfermés dans les cavités séreuses ou y confinant (poumons, intestin et cœur dans l'hydropisie de leurs séreuses) ; refoulement du diaphragme, du foie et de la rate en haut ou en bas, ainsi que du plancher du bassin, des parois thoraciques et abdominales, des médiastins, du péricarde et du cœur, de la voûte du crâne, etc. ; enfin, compression des organes correspondants, et, par suite, diminution ou suppression totale de leur extensibilité (poumons, cœur, glandes digestives, cerveau, testicule) ou de leur contractilité (cœur, muscles abdominaux et intercostaux), et consécutivement anémie et même atrophie de ces organes.

On observe, en outre, dans les organes, des troubles fonctionnels occasionnés par une diminution dans leur mobilité, par leur déplacement et leur compression suivie d'anémie et d'atrophie. En général, le fonctionnement des organes est rendu plus difficile (dyspnée, troubles digestifs, engourdissement, paralysie, etc.).

Dans l'hydropisie générale, on observe un certain nombre de symptômes qui sont sous la dépendance de la cause de l'hydropisie ou de ses conséquences. Les sécrétions sont diminuées ; la peau est sèche, flasque, parfois écailleuse ; les muqueuses sont ordinairement sèches et leur sécrétion visqueuse ; l'urine est peu abondante, foncée et trouble ; les selles dures. Il est certaines sécrétions qui sont parfois très-abondantes pendant la durée de l'hydropisie ; ainsi on observe de la diarrhée, même en l'absence de toute affection intestinale ; ou bien une grande quantité d'urines claires (diabète albumineux) ou une expectoration considérable (bronchite).

Dans certains cas et spécialement dans les altérations primitives, plus rarement dans les altérations secondaires du sang, même dans celles qui sont la suite de l'hydropisie, on trouve des extravasats qui. se mêlent au liquide épanché, aussi bien dans l'œdème simple que dans les épanchements des cavités séreuses.

Les altérations du sang dans l'hydropisie sont très-variables suivant qu'elles sont primitives ou secondaires (voy. p. 276). Dans les cas de transsudations riches en sels et en parties aqueuses, le sang s'épaissit quelquefois et les principes solides y prédominent.

MARCHE ET TERMINAISONS DE L'HYDROPISIE.

Si les causes de l'hydropisie persistent, la transsudation séreuse continue de se faire jusqu'à ce que la tension des parties œdématiées soit égale à celle du système artériel.

Le liquide épanché reste en communication continuelle avec les vaisseaux sanguins et lymphatiques, même aux endroits où il ne diminue pas ou augmente ; c'est-à-dire que certains principes de ce liquide rentrent d'une manière continue dans la circulation pour être remplacés par d'autres en quantité plus ou moins grande. C'est ce qui est démontré non-seulement par le fait que la circulation n'est jamais complétement interrompue dans les tissus qui environnent le liquide, mais encore par l'absence de troubles nutritifs prononcés dans les parties œdématiées. Dans certains cas, il se produit même une hypertrophie de la peau, du tissu cellulaire, etc. ; spécialement aux extrémités inférieures (éléphantiasis des Arabes).

D'après Virchow, c'est dans l'hydropisie des cavités, surtout quand les parois de celles-ci sont fermes et épaisses, que l'on peut supposer le plus de persistance au liquide : en effet, la pression qu'il exerce sur les parois doit faire obstacle à sa résorption, et l'on y trouve souvent, en grande quantité, des produits de décomposition très-avancés, par exemple de la cholestérine.

L'hydropisie peut être *aiguë* ou *chronique* : dans le premier cas,

elle dure quelques heures, quelques jours ou quelques semaines, et
se termine alors par la guérison ou par la mort ; dans le second cas,
elle dure des mois ou des années, et si elle est générale, elle a ordinairement une issue fatale.

La division des hydropisies en *aiguës* et *chroniques* est importante au point de
vue pratique. La division en *actives* et *passives*, ou *sthéniques* et *asthéniques*, est
moins pratique et fausse en principe. Il en est de même de la division en *h. chaude
ou inflammatoire*, et *froide ou séreuse, ou torpide* (c'est à celle-ci que se rapportent
la plupart des hydropisies).

L'hydropisie se termine par la guérison ou par la mort :
La *terminaison par guérison*, c'est-à-dire la disparition du liquide
épanché, se produit comme suit : parfois d'une manière subite, à la
suite de la perforation des parois de la cavité et de l'écoulement du
liquide au dehors (par exemple, dans l'ascite par l'ombilic, dans la
spina bifida) ou bien dans le tissu cellulaire environnant avec résorption consécutive ; elle survient aussi par suite de la perforation de la
peau œdématiée et de l'évacuation du liquide ; dans certains cas, le
liquide filtre à travers des éraillures des téguments ; mais le plus souvent il s'en fait une résorption plus ou moins rapide.

La guérison peut être réelle et durable ; ou bien l'hydropisie se
reproduit au bout d'un temps plus ou moins long ; ou bien enfin, la
résorption du liquide, surtout quand elle est rapide, entraîne à sa
suite soit l'œdème d'organes internes tels que le cerveau et les poumons, soit la mort par cause inconnue. La disparition rapide et spontanée de l'hydropisie est considérée comme étant un signe défavorable parce que l'eau peut s'accumuler dans des parties plus nobles.
Ordinairement l'anasarque semble diminuer quelque temps avant la
mort à cause du collapsus de l'agonie ; mais cela provient de ce que
le liquide pénètre vers les parties plus profondes par suite de la flaccidité des tissus.

Tandis que le pronostic des hydropisies chroniques générales est défavorable, il
est certaines infiltrations séreuses, celles des extrémités inférieures par exemple,
dont l'influence sur la santé est nulle, même quand elles durent de nombreuses
années, ou qui permettent une médication palliative, parfois même curative.

La *terminaison par la mort* est presque toujours la règle dans les
hydropisies chroniques générales ; elle résulte de l'infiltration d'un
ou de plusieurs organes importants (mort subite dans l'œdème cérébral ; rapide dans l'œdème des poumons ou de la glotte ; lente dans
les mêmes affections, dans l'hydrothorax, l'hydropéricarde, etc.). Par-

fois la mort est la conséquence de la cachexie, laquelle reconnaît la même cause que l'hydropisie (par exemple, dans les affections du foie et des reins), ou qui est le résultat de celle-ci (hydrothorax, ascite, obstacle à l'absorption dans les vaisseaux chylifères et dans les racines de la veine porte ; érysipèle, suppuration et gangrène des parties infiltrées ; phlegmasies internes, etc.). Dans d'autres cas, elle survient, soit à la suite d'opérations, spécialement de ponctions et d'évacuations rapides du liquide, soit sans cause appréciable, soit enfin par suite d'hémorrhagies considérables dans les cavités.

6. — *Pneumatose.*

Voy. Demarquay. *Versuch einer med. Pneumat.*, traduit V. Reyher. 1867 ; en outre, les traités d'anatomie pathologique et de pathologie générale.

Les pneumatoses pathologiques s'observent aussi bien dans les cavités et dans les canaux qui renferment de l'air à l'état normal, que dans ceux qui n'en renferment pas physiologiquement. En outre, dans des cas beaucoup plus rares, on trouve de l'air dans des tissus et des organes qui n'en contiennent pas normalement.

On a donné des noms particuliers aux pneumatoses des différentes parties du corps : celle de la plèvre s'appelle *pneumothorax*, et celle du péricarde, *pneumopéricarde*, etc. ; l'accumulation de gaz se nomme, dans l'estomac et l'intestin, *météorisme ou tympanite ;* dans l'utérus, *physomètre ;* dans les vésicules pulmonaires, *emphysème pulmonaire ;* dans le tissu cellulaire, *emphysème* ou *emphysème traumatique ;* dans le sang, *pneumatémie,* etc.

I. L'accumulation anormale d'air dans les parties qui en renferment physiologiquement, ne donne lieu à aucune considération générale. Nous citerons ici : l'augmentation de la quantité des gaz de l'estomac et de l'intestin, spécialement du côlon (*météorisme* ou *tympanite*) ; l'accroissement de la quantité d'air que contiennent les vésicules pulmonaires avec dilatation de celles-ci et atrophie de leurs cloisons (*emphysème pulmonaire vésiculaire*).

II. L'accumulation de l'air dans les parties — cavités ou parenchymes — qui n'en renferment pas à l'état normal, se fait de différentes manières :

1° L'air extérieur ou celui des parties du corps qui en renferment s'introduisent dans les cavités ou dans les parenchymes : l'air extérieur pénètre dans la plèvre, le péritoine, le péricarde et les kystes par des plaies accidentelles ou opératoires ; dans les veines et par suite dans le cœur droit et les capillaires pulmonaires, par des blessures et des opérations, surtout celles du cou et des extrémités supérieures (voy. p. 236) ; il parvient des poumons et des voies aériennes dans les cavités pleurales à la suite de plaies ou de perforations emphysémateuse, tuberculeuse ou gangréneuse; les gaz de l'estomac, de l'intestin, plus rarement ceux des poumons, de l'utérus, etc., pénètrent dans la cavité du péritoine, etc. — Parmi les emphysèmes des parenchymes, il faut remarquer surtout celui du tissu cellulaire sous-cutané : il se produit soit *traumatiquement* par insufflation volontaire, à la suite de plaies de poitrine, de fractures de côtes, de lésions du canal laryngotrachéal, de fractures compliquées des extrémités, de fractures dans les régions nasale, frontale, maxillaire ou mastoïdienne, etc.; soit *sans traumatisme* à la suite de mouvements violents, de cris prolongés (dans l'hydrophobie, dans l'accouchement) ; d'un épanchement de gaz provenant du canal digestif adhérant aux parois abdominales; du larynx, de la trachée et des bronches par suite de perforation de ces organes ; des poumons (dans la tuberculose, l'emphysème, la gangrène, etc.), etc.

Nous devons mentionner ici l'emphysème du médiastin et de la peau qui se produit surtout chez les enfants consécutivement à la coqueluche et au croup, ou bien aussi chez les adultes à la suite d'une bronchite capillaire, etc. Quand un grand nombre de petites bronches sont rétrécies ou oblitérées, les parties accessibles du poumon se dilatent plus fortement et quelques vésicules se déchirent; l'air pénètre d'abord dans le tissu cellulaire interlobulaire et sous-pleural, ensuite il arrive dans le médiastin en suivant les bronches, et enfin il parvient dans le tissu cellulaire sous-cutané du cou en s'introduisant en premier lieu dans les parties profondes. Voy. Laënnec. Roger (*Arch. gén.*, 1862-août-octobre). Bartels (*D. Arch. f. klin. Med.*, II, p. 567).

2° Les gaz se développent sur place sous l'influence de la décomposition des matières existantes : dans le tissu cellulaire des différentes parties du corps, spécialement dans les tissus qui entourent les voies urinaires, à la suite de la fonte sanieuse ou de la gangrène, d'abcès, notamment de ceux qui sont causés par des solutions de continuité ; dans les parois abdominales ; en différentes régions du corps dans le charbon ; à l'intérieur des cavités séreuses par suite de la décomposition des exsudats qu'elles renferment ; dans la cavité de muqueuses vides d'air à l'état normal (vessie, utérus puerpéral) par suite de la même cause ou bien de la putréfaction des caillots, de débris du fœtus, etc.; dans la cavité de certaines tumeurs kystiques, etc.

Certains cas mentionnés au paragraphe précédent, rentrent également dans cette catégorie ; ainsi le météorisme dû au séjour prolongé des fèces dans l'intestin. Il en est de même de certains cas où l'on trouve des gaz dans le sang, et où ces derniers sans doute se sont presque toujours développés après la mort. (Cas de Durand-Fardel, Cless, etc.)

Il est probable aussi que, dans certains cas que l'on rapporte à cette catégorie, l'air provenait de l'extérieur ou de cavités renfermant de l'air à l'état normal. Voy. le cas récent de Stoffella (*Ztschr. d. G. d. Wien. Aerzte*, 1862, n° 23 et 25).

3° L'air se forme d'une manière inconnue. Tels sont les cas d'accumulation de gaz dans la cavité de certaines muqueuses ou séreuses, dans le système vasculaire, dans certains néoplasmes, où l'on n'a pu découvrir aucune des causes mentionnées ci dessus.

On ne connaît pas encore la manière dont se développent les gaz dans ces derniers cas : il est probable qu'ils sont en quelque sorte sécrétés par les vaisseaux sanguins. C'est peut-être un phénomène analogue à ce que l'on observe dans la substance médullaire et corticale du cheveu, qui renferme des gaz à l'état normal, et quelquefois en quantité telle que le poil crève et se brise au niveau de la peau (Karsch, Beigel, Spiess). — C'est peut-être aussi de cette façon que l'on doit expliquer certains cas de météorisme survenant chez les hystériques avec une très-grande rapidité et sans déglutition d'air préalable.

On ne peut guère fournir de données générales sur la nature des gaz. L'air atmosphérique venu de l'extérieur subit bientôt les mêmes altérations que l'air inspiré. Les gaz qui résultent d'une décomposition ressemblent à ceux que l'on trouve dans l'emphysème gangréneux. La composition des gaz formés suivant un mode inconnu est encore ignorée.

En 1853, Demarquay et Leconte avaient déjà démontré que l'air injecté dans le tissu cellulaire ou dans le péritoine change rapidement de composition ; il perd la plus grande partie de son oxygène et se charge d'acide carbonique, sans que toutefois la quantité de ce dernier gaz soit équivalente à celle de l'oxygène absorbé ; l'azote d'un autre côté augmente considérablement ; et ces phénomènes persistent jusqu'à l'absorption complète du gaz. Tout récemment les mêmes auteurs (*Comptes rendus*, 1862, LIV, p. 180), ont examiné les gaz d'un emphysème du tissu cellulaire consécutif à une fracture de côte chez un homme, et ils ont trouvé dans 100 vol.

	CO^2	O	Az
4 jours après la lésion.	2.54	6.35	91.11
5 — —	5.08	4.66	90.26
7 — —	6.07	3.73	90.20
10 — —	11.11	0.00	88.89

Les gaz agissent en général comme corps étrangers sur les tissus et dans les cavités ; ils dissocient les éléments et les tissus, en déterminent l'inflammation ou entraînent une mort rapide (dans les vaisseaux, voy. p. 245).

Le diagnostic de l'emphysème doit se baser, dans l'emphysème sous-cutané, sur la tuméfaction et la crépitation des parties, et dans la pneumatose des cavités, sur l'existence d'un son clair et tympanique, ainsi que sur le refoulement des organes voisins, etc.

II. — TROUBLES GÉNÉRAUX DE LA NUTRITION.

La nutrition consiste en phénomènes morphologiques et en phénomènes chimiques.

Ces derniers attirent de plus en plus l'attention dans l'étendue de la nutrition normale, dans laquelle on cherche à savoir ce qui est consommé et ce qui est éliminé. Ainsi, par exemple, on sait que le muscle consomme des substances protéiniques et qu'il rejette de l'urée, de la créatine, de la créatinine et d'autres produits de régression ; et l'on croit avoir compris ainsi la nutrition du muscle. Si on l'examine au microscope, on trouve que ses éléments restent toujours les mêmes à l'état de nutrition normale.

Les troubles de la nutrition, au moins pour ce qui concerne les formations nouvelles, n'ont pas encore été étudiés aussi explicitement au point de vue chimique ; mais, par contre, toute l'attention des observateurs s'est tournée vers les modifications histologiques. Relativement aux altérations de régression, les recherches ont été jusqu'à présent dirigées dans l'un et l'autre sens.

Le mouvement qui se passe dans les éléments et qui a pour résultat la conservation de l'organisme, peut s'altérer de trois façons différentes :

1° *Il s'accroît :* la partie absorbe un excès de matériaux et la production augmente ; c'est *la métamorphose progressive* qui a lieu :

a. Dans le sens de l'ancien tissu : *hypertrophie, hyperplasie ;*

b. Dans un sens différent : *hétéroplasie, néoplasie.*

2° *La partie se nourrit incomplétement ;* le mouvement diminue, la régression augmente ; la forme s'altère ainsi que la composition et la fonction : c'est la *métamorphose régressive.*

3° *La nutrition est interrompue nettement : nécrose, gangrène.*

Les divers troubles de la nutrition s'observent isolément ou bien combinés les uns avec les autres, et souvent ils sont accompagnés de désordres circulatoires (inflammation).

I. — *Nutrition incomplète. Métamorphose régressive.*

(Atrophie; infiltration et dégénération.)

(Voyez les ouvrages de pathologie et d'anatomie générales, et plus bas pour la littérature spéciale.)

Les métamorphoses régressives entraînent, à un degré variable, une diminution dans la nutrition et dans le fonctionnement des parties malades, en même temps que l'on observe dans les tissus les modifications suivantes :

a. Ils diminuent simplement : leurs éléments deviennent plus petits et moins nombreux, leurs principes constituants chimiques ne s'altèrent pas, ils sont seulement diminués ; c'est *l'atrophie simple, quantitative.* On peut aussi distinguer *l'atrophie simple* des éléments, c'est-à-dire leur rapetissement, leur amaigrissement, de *l'atrophie numérique* dans laquelle une partie de ceux-ci disparaissent totalement et pour toujours (*atrophie nécrobiotique*). Toutefois, dans la pratique, on trouve simultanément et successivement les deux genres d'atrophie, souvent aussi combinés avec des dégénérescences quelconques.

b. Ils s'infiltrent d'une substance étrangère qui s'y dépose et qui provient du sang (chaux, pigment, graisse, substance amyloïde) ; il en résulte, soit une perte de la fonction, soit, en outre, une altération de la forme, soit enfin une destruction complète des tissus — *infiltration.*

c. Ils subissent une transformation complète dans leur forme et leur substance, ainsi l'albumine se change en graisse, en mucus, etc. : *atrophie qualitative, dégénérescence.*

Cette division toutefois ne peut être nettement établie.

Certains genres d'atrophie, atteignant certaines parties du corps ou l'organisme tout entier, ont reçu jadis des noms particuliers qu'on leur donne parfois encore aujourd'hui. Ainsi on distingue l'amaigrissement simple — *macies, emaciatio, marcor,* — qui est la disparition de la graisse, de l'amaigrissement des muscles — *tabes ;* certains auteurs ont donné le nom de *tabes* à l'amaigrissement résultant d'une affection nerveuse. Jadis on désignait sous les noms de *phthisie, consomption,* l'atrophie due à la suppuration et aux processus fébriles ; tandis qu'aujourd'hui ces expressions se rapportent habituellement à l'atrophie qui se produit dans le cours de la tuberculisation pulmonaire ; le terme d'*hectisie* s'appliquait à l'amaigrissement par des pertes d'humeurs, par la diarrhée, les flux de sang, etc. On se sert du mot *marasme* pour désigner l'état de nutrition incomplète et durable qui s'observe chez les vieillards ou bien dans les cas de mauvaise alimentation. L'appellation de *cachexie* est habituellement usitée pour indiquer une diminution prolongée de la nutrition chez de jeunes individus. — Actuellement toutes ces expressions sont employées presque indifféremment pour désigner l'atrophie consécutive aux maladies.

Avant que de connaître les altérations histologiques, on divisait les atrophies en *indurations* et *ramollissements.* On comprenait aussi parmi les indurations, un certain nombre de processus d'hypertrophie et de néoplasie, surtout du tissu cellulaire. — Le mot *ramollissement* a une signification tout aussi variable. De même que l'induration, il se produit dans certains cas où il n'est pas possible d'admettre de l'atrophie ; ainsi les parties œdématiées deviennent plus molles, et dans l'amaigrissement général, on trouve une espèce de ramollissement du tissu graisseux qui n'est en réalité qu'une métamorphose en tissu muqueux ; dans l'inflammation on observe fréquemment aussi une dégénérescence du tissu conjonctif en tissu muqueux. Dans d'autres cas, le ramollissement est la conséquence de la putréfaction ; tel est le ramollissement de l'estomac. Le ramollissement des os peut prendre sa source dans diverses causes : parfois il est le résultat d'une production médullaire, analogue à celle qui se fait à l'état normal : la substance corticale de l'os devient alors plus mince, le canal médullaire plus large, et il se forme dans l'os des cavités remplies de granulations et de tissu graisseux ; quelquefois il est dû au développement de nombreux vaisseaux de nouvelle formation (*malacie vasculaire de Volkmann*) ; enfin, il peut être la suite de la résorption des sels calcaires (forme *halistérétique de la malacie*). Le rachitisme que l'on avait également considéré comme étant un ramollissement des os, consiste essentiellement en un ralentissement de l'ossification normale dans les os en voie de développement.

L'influence exercée par l'atrophie est *locale* ou *générale*.

L'action *locale* consiste ordinairement dans la diminution, parfois dans la suppression complète des fonctions de la partie. Elle est par conséquent en rapport avec le genre et le degré d'atrophie, mais surtout avec l'importance des parties atteintes.

L'influence de l'atrophie est surtout profonde quand elle atteint des parties qui jouent le rôle de tissus producteurs pour d'autres tissus, spécialement lorsque ceux-ci ne sont que peu ou point développés. C'est dans ce cas que se produisent les vices de conformation congénitaux et les arrêts de développement (dont nous n'avons pas à nous occuper ici). Mais dans la vie extra-utérine, avant que la croissance ne soit achevée, spécialement dans les os, cette cause produit encore des effets qui sont relativement plus prononcés qu'après la plénitude du développement. C'est ainsi que chez les jeunes individus, l'accroissement en longueur des os est enrayé par les affections des disques cartilagineux épiphysaires, surtout par la suppuration de ces disques ou par leur ossification prématurée consécutive à l'ostéomyélite, à la carie et à la nécrose des extrémités articulaires, etc. ; il l'est encore par les résections articulaires comprenant le disque cartilagineux, par la rétraction des os du crâne, du bassin et du rachis à la suite d'une inflammation suppurative ou ossifiante. Il en est de même pour les divers vices de conformation du crâne et du bassin, etc.

Les atrophies exercent donc constamment une influence locale défavorable sur les tissus préexistants, sauf dans les cas de régression normale (thymus, utérus puerpéral, etc.). Cette influence est au contraire favorable quand elle se produit sur des néoplasmes, spécialement ceux de composition essentiellement cellulaire, tels que le pus, le tubercule, le cancer : ces derniers peuvent ainsi diminuer de volume et même disparaître complétement.

L'action *générale* des atrophies est en rapport avec le genre, le degré et l'extension de celles-ci, avec l'importance de l'organe atteint et enfin avec la facilité avec laquelle les tissus détruits se reproduisent et les fonctions perdues sont compensées. On ne peut à cet égard fournir aucune donnée générale.

L'atrophie s'observe soit isolément, soit en même temps que des troubles nutritifs ou circulatoires, spécialement l'inflammation. Les métamorphoses régressives ont avec les troubles circulatoires des rapports variables, mais toujours d'une grande importance, et desquels dépend souvent leur signification locale et générale. Certaines atrophies sont la *conséquence* de troubles circulatoires ; telles sont l'atrophie simple et la dégénérescence graisseuse consécutives à l'anémie qui résulte de la thrombose ou de l'embolie, par exemple dans le cerveau et les reins ; la métamorphose pigmentaire qui succède souvent à l'hyperémie et à l'hémorrhagie. Parfois, au contraire, c'est l'atrophie qui *occasionne* des troubles circulatoires ; ainsi la métamorphose graisseuse ou lardacée entraîne régulièrement l'anémie à sa suite. Dans d'autres cas enfin, l'atrophie est le point de départ de processus divers : dans l'arthrite déformante (malum senile) il se produit d'abord une atrophie du cartilage articulaire, puis (à la suite de la pression anormale, etc.) de l'inflammation dans la synoviale et dans les os sous-jacents, des épaississements et des végétations dans la séreuse, de l'hypertrophie dans les os, etc. — C'est aux extrémités inférieures que ces phénomènes sont le plus marqués, parce que les conditions mécaniques de compression s'y rencontrent plus fréquentes et plus efficaces.

En général, l'atrophie résulte de ce que les tissus se régénèrent incomplétement ou ne se régénèrent pas, ou bien encore de ce que la régression surpasse la reproduction.

Les atrophies se divisent ordinairement en *actives* et en *passives*.

Les causes de l'atrophie passive sont les suivantes :

1° La *pression extérieure*, agissant sur la partie tout entière, sur les vaisseaux ou sur les nerfs (voy. plus bas), soit qu'elle provienne du dehors, soit qu'elle prenne sa source dans une dégénérescence ou des néoplasmes. On en trouve des exemples dans toutes les parties du corps, tant dans les organes internes que dans les organes externes : nous citerons les petits pieds des Chinoises et le crâne déformé de certains peuples. L'atrophie osseuse est surtout digne de remarque ; ainsi celle de la colonne vertébrale produite par des anévrysmes, celle de la voûte crânienne par les glandes de Pacchioni , celle des extrémités articulaires dans les luxations et les contractures. A la peau nous observons souvent cette atrophie sur des veines variqueuses, etc.

C'est à la pression que subissent les vaisseaux des surfaces articulaires dans les articulations en activité qu'il faut attribuer la disparition de ces vaisseaux pendant le cours du développement (Toynbee, *Philos. transact.*, 1841, I, p. 159). Ces vaisseaux se rétractent quand l'enfant commence à se servir de ses articulations auxquelles il fait subir ainsi une compression, et à l'âge adulte on ne les retrouve que dans le rebord du cartilage articulaire. Ils se reproduisent sous l'influence de divers processus morbides.

2° Le *défaut de nourriture* en général ou l'afflux moindre des matériaux de nutrition ; cette cause peut être générale ou locale. Dans le premier cas, elle peut être en dehors de l'organisme (pauvreté, disette), ou bien résider dans des altérations du corps lui-même (sténose des organes digestifs supérieurs, refus des aliments chez les aliénés, etc.). Nous trouvons des exemples de diminution dans l'apport local des matériaux de nutrition, dans toutes les anémies ; dans l'hyperémie veineuse si le sang ne peut pas arriver en quantité suffisante ; dans les hémorrhagies et les hydropisies qui compriment les tissus et y produisent l'anémie.

3° Les *troubles de la digestion* qui agissent d'une façon analogue ; ainsi dans la plupart des affections fébriles ; dans un grand nombre de maladies aiguës et chroniques de l'estomac et de l'intestin, du foie, du pancréas ; dans certaines affections du cerveau, du cœur et des poumons, etc. Il faut noter aussi les troubles de la résorption que l'on observe dans un grand nombre d'affections du cœur et des poumons accompagnées de congestion passive des organes abdominaux, dans certaines maladies du foie, de l'estomac, de l'intestin , des glandes mésentériques, etc.

4° Les *évacuations excessives*, telles que les pertes de sang, les sécrétions et excrétions exagérées (lactation, diabète sucré, exsudations considérables, albuminurie), les ulcérations, etc.

Une sanguification défectueuse a pour conséquence, soit l'atrophie de tous les tissus, soit celle de quelques-uns d'entre eux comme phénomène exclusif ou principal.

L'atrophie active reconnaît les causes suivantes :

1° *Insuffisance de fonctionnement et d'excitation locale :* c'est ainsi que les os, les nerfs et surtout les muscles s'atrophient dans l'inaction ; par exemple la portion d'intestin qui reste inactive dans le cas d'anus artificiel, etc. Il n'est pas rare d'observer à la suite d'un défaut d'exercice prolongé, l'atrophie d'extrémités tout entières (*aplasie d'inaction*), surtout celle des extrémités inférieures après les arthrites chroniques, ou après la carie chez les enfants ; celle de l'extrémité des os dans les moignons d'amputation, dans la pseudarthrose ; celle des mâchoires privées de leurs dents ; il en est de même pour l'orbite qui se rétrécit après la perte du bulbe et pour la cavité cotyloïde qui diminue à la suite des luxations non réduites ;

2° *Usage immodéré des parties* : par exemple, l'atrophie musculaire progressive consécutive aux efforts musculaires violents ; l'atrophie cérébrale résultant des fatigues de l'esprit ; l'atrophie du testicule qui succède à l'onanisme prolongé ; l'emphysème pulmonaire provenant de cris ou de l'action de souffler habituelle, etc. ;

3° *Certaines substances usitées comme médicaments ou dans l'industrie* produisent de l'atrophie, tels sont l'iode, le mercure, le plomb, le phosphore, les alcalis, le seigle ergoté, etc. ;

4° *L'inflammation* entraîne parfois l'atrophie à sa suite (voy. l'art. *Inflammation*) ;

5° *Fièvre violente de courte durée et toutes les fièvres prolongées en général* (voy. art. *Fièvre*, surtout l'hectique) : la fièvre agit en diminuant l'alimentation, en augmentant l'usure des tissus et peut-être par un mécanisme tout particulier (chaleur fébrile). Elle fait diminuer le poids du corps, tandis que la quantité d'urée renfermée dans les urines augmente généralement.

Il existe souvent plusieurs causes à la fois : ainsi chez les enfants, l'atrophie (pédatrophie) qui se produit parfois sans autre trouble organique que de légers catarrhes intestinaux, succède en d'autres cas aux altérations simultanées les plus graves des poumons, de l'intestin et des glandes lymphatiques. Il faut ajouter aux premiers cas que nous venons de citer, ceux de typhus abdominal dans lesquels la mort succède à une atrophie très-prononcée et progressive sans que l'autopsie fasse découvrir aucune cause.

Chez les vieillards, on observe à l'état normal une atrophie lente de tous les tissus (marasme sénile), laquelle, cependant, se produit parfois plus rapidement et se complique d'accès fébriles légers (morbus climactericus).

Nous ne connaissons pas encore d'une manière complète l'influence qu'exercent les nerfs sur les troubles de la nutrition. Il est probable qu'ils agissent soit directement (canitie rapide, affaissement des granulations sous l'influence de la frayeur ; diarrhée résultant de la peur) ; soit par l'intermédiaire des nerfs vaso-moteurs (section du grand sympathique) ; soit par le concours des nerfs de la sensi-bilité (influence non perçue d'irritations extérieures nuisibles) ; soit enfin sous l'in-fluence de troubles fonctionnels (atrophie des membres paralysés), perte d'appétit, insomnie, etc.

Il est certaines atrophies qui sont sous la dépendance du système nerveux ; tel est le cas pour un grand nombre de défauts de conformation où l'absence de certaines portions de la moelle et des nerfs qui en émanent entraîne celle des muscles volon-taires correspondants, tandis que les os, les cartilages, la peau et les vaisseaux se développent normalement. On observe dans certains cas, un genre d'atro-phie remarquable, l'*atrophie latérale croisée :* l'atrophie d'un hémisphère céré-bral coïncide avec celle de la moitié opposée du cervelet, de la moelle, des nerfs, des muscles et des os. Nous citerons encore ici les cas très-rares d'*atrophie totale circonscrite* de la peau (ou muqueuse), des muscles et des os, avec intégrité parfaite des autres parties du corps ainsi que de la motilité et de la sensibilité des parties atteintes ; ainsi l'atrophie d'une joue, d'une moitié de la tête ou de la face, accompagnée parfois de celle de la langue et de la mâchoire ou d'une extrémité (observations de Ch. Bell, Himly, Lobstein, Romberg, Stilling, Virchow, Bergson, Bärwinckel, etc.). C'est peut-être également ici qu'il faut mentionner un cas que j'ai observé chez un homme de trente-cinq ans, sain d'ailleurs, et chez lequel on constatait la disparition totale de la plus grande partie de la moitié droite du maxil-laire inférieur consécutive à la chute des dents et sans aucun symptôme d'inflam-mation, de suppuration ou de gangrène.

Dans les paralysies anciennes du cerveau, de la moelle ou des nerfs périphériques, on observe assez souvent des troubles nutritifs inflammatoires ou de nature dégé-nérative. Ainsi dans l'hémiplégie très-ancienne la peau est sèche, rude et écail-leuse, les ongles sont bombés, fendillés et cassants ; les membres sont amaigris, sur-tout quand il existe en même temps des contractures. Dans les paralysies spinales tous ces symptômes sont encore plus prononcés, de telle sorte qu'il se déclare sou-vent des eschares de décubitus. Il en est de même pour les paralysies périphériques : dans la paralysie du facial, la moitié correspondante de la face est plus flasque et plus maigre que la moitié saine. C'est peut-être à ce groupe d'affections qu'appar-tient la *paralysie essentielle* des enfants.

D'après Obolensky (*Med. Centralbl.*, 1867, n° 52), la résection d'une portion du nerf spermatique entraîne la dégénérescence graisseuse du bout périphérique de ce nerf et, consécutivement à la perte de l'innervation et quoique les vaisseaux persistent, la même dégénérescence des canalicules, du testicule et de l'épidi-dyme. Il en résulte une atrophie de la glande à laquelle le tissu interstitiel ne prend aucune part. Le tissu cellulaire se change parfois en tissu graisseux.

Voyez l'article *Inflammation* pour ce qui concerne les troubles de la nutrition qui succèdent à la paralysie ou à la section des nerfs sensibles. La section simple des gros troncs nerveux d'un membre ou d'un organe ne supprime pas complétement du reste la conductibilité nerveuse ; les fibres qui président aux fonctions végéta-tives suivent peut être un parcours spécial en dehors des troncs principaux.

A. — *Atrophie simple, proprement dite ou quantitative.*

(Induration atrophique, sclérose, induration, obsolescence, collapsus, *cornification.* — Dégénérescence caséeuse, tuberculisation.)

Canstatt, *Art.* Atrophie *in* Wagner's *Handw. der Phys.*, 1842, I, p. 27. — Ecker,
Arch. f. phys. Heilk., 1843, II. — Virchow, *Würzb. Verh.*, 1851, II. — Buhl,
Ztschr. f. rat. Med., 1856, VIII, p. 1. — Förster, in Virch. *Arch.* 1857, XII,
p. 197.

L'*atrophie simple* se caractérise par une diminution des parties
liquides d'abord et des éléments morphologiques des tissus ensuite,
sans modification chimique essentielle. Les tissus et les organes deviennent ainsi plus petits, plus fermes, plus secs, tout en conservant
leur texture ; ordinairement ils renferment moins de sang, mais parfois ils en contiennent davantage à cause de l'atrophie des autres éléments anatomiques : ils perdent aussi leur aptitude fonctionnelle.

L'atrophie simple est fréquente et atteint aussi bien les tissus normaux que les néoplasmes.

La cause de l'atrophie simple réside principalement dans une diminution des matériaux nutritifs : faim, pertes excessives d'humeurs
(particulièrement diabète sucré), insuffisance et maladies des vaisseaux, etc. ; il résulte de ces conditions une régénération insuffisante
des tissus (aplasie), spécialement dans les atrophies séniles. Dans
d'autres cas plus rares, l'atrophie dépend d'une régression exagérée :
celle-ci se produit d'une manière des plus manifestes à la suite d'une
compression prolongée sur les tissus ; telle est l'atrophie de tous les
tissus (spécialement celle des os), due à des tumeurs et notamment à
des anévrysmes, à une compression volontaire, par exemple, celle
que l'on exerce sur les tumeurs, sur le cal, etc.

Dans l'inanition, tous les organes ne s'atrophient pas uniformément : la graisse
disparaît d'abord ; le sang s'appauvrit ensuite ; les muscles diminuent de volume ;
le cerveau et la moelle éprouvent une perte à peine sensible (Voyez l'art. *Anémie
d'inanition*).

Le développement de la cataracte dans le diabète sucré est dû à la disparition de
l'eau du cristallin : le sucre que renferme l'humeur aqueuse augmente son pouvoir
de diffusion de telle sorte que les fibres lenticulaires se racornissent et laissent entre
elles ses vides (Kunde, Kühhorn, Laurent ; — O. Weber). C'est à la même cause qu'il
faut attribuer la sécheresse de la peau, accompagnée de desquamation et de prurigo.

Atrophie simple des tissus normaux. — A l'état *physiologique*,
cette atrophie s'observe : *à tout âge*, dans les cheveux, dans les couches superficielles de la peau et des muqueuses à épithéliums strati-

fiés ; *pendant la vie fœtale*, dans les corps de Wolff ; *dans les premiè-res années* au thymus et aux dents de lait ; *dans certaines périodes de la vie et principalement chez le vieillard*, à presque tous les tissus ; *dès l'âge de cinquante ans*, dans les organes de la reproduction et spécialement dans les mamelles et les ovaires, etc. A l'*état patholo-gique*, on la rencontre dans divers tissus et souvent dans un grand nombre à la fois, sous forme d'amaigrissement, de marasme sénile prématuré, à la suite de maladies graves, aiguës ou chroniques, tels que le typhus abdominal, le diabète sucré, etc. ; dans d'autres cas, elle se produit localement et sous l'influence de causes diverses, spécialement à la suite d'une pression externe ou interne, d'une oblitération des vaisseaux fonctionnels ou nutritifs afférents, etc.

L'atrophie peut atteindre les cellules, les substances fondamentales et les fibres de toute nature. Nous citerons spécialement les divers épithéliums, les cellules glandulaires, surtout celles du foie, des reins, des mamelles, du testicule, des ganglions lymphatiques et de la rate ; les corpuscules du tissu cellulaire ; les cellules graisseuses dont l'atro-phie constitue l'amaigrissement ordinaire ; la substance fondamen-tale du tissu cellulaire et des os ; les fibres musculaires lisses et striées, etc.

Les phénomènes microscopiques intimes ne nous sont pas encore bien connus : les cellules deviennent plus petites, analogues à des noyaux ou à des lamelles ; plus claires ou plus fortement granulées et elles résistent mieux aux réactifs. Dans les cellules adipeuses, on trouve au lieu d'une goutte de graisse, grosse et unique, plusieurs petites gouttelettes entourées d'un liquide ; finalement les cellules adipeuses se transforment en éléments analogues aux corpuscules du tissu cellulaire, et leur tissu conjonctif devient plus abondant. Les fibres musculaires se rétrécissent, perdent leurs stries transversales, parfois même leurs stries longitudinales et deviennent plus molles et plus friables : tantôt elles sont pâles, tantôt elles renferment plus de pig-ment normal et de tissu interstitiel, et souvent des noyaux en quan-tité considérable. Le tissu cellulaire, les capillaires et les membranes glandulaires prennent une consistance plus ferme, moins fibreuse, résistent mieux à l'action des réactifs, et ces dernières acquièrent souvent un peu plus d'épaisseur ; les corpuscules du tissu cellulaire deviennent plus petits et analogues à des noyaux.

L'atrophie simple de certains tissus nous est encore inconnue dans ses phéno-mènes intimes, ainsi celle des fibres élastiques, qui constitue l'une des causes es-sentielles de la bronchiectasie et de l'emphysème pulmonaire vésiculaire.

C'est dans l'atrophie des fibres musculaires que consiste essentiellement la dégénérescence fibreuse des trabécules du cœur.

La cause de la dilatation vasculaire qu'on observe surtout à la peau des vieillards, n'est autre que la raréfaction du tissu cellulaire.

L'atrophie simple présente certaine analogie avec le collapsus qui se déclare souvent très-rapidement à la suite de fortes hémorrhagies, de transpirations, d'évacuations gastriques et alvines (choléra asiatique), et qui dépend uniquement de la diminution des parties aqueuses.

Atrophie simple des néoplasmes. — Elle atteint aussi bien les tissus cellulaires que les tissus fibreux.

Parmi les productions cellulaires, il faut noter surtout les cellules et les noyaux du pus, du syphiloma, du tubercule, du sarcome et du cancer. Si les cellules sont contenues dans une substance fondamentale liquide, comme les cellules du pus et de certains cancers, celle-ci disparaît d'abord ; ensuite les cellules et les noyaux perdent une partie de leur contenu liquide, et deviennent ainsi plus petits, plus aplatis et plus opaques. Le contenu disparaît enfin totalement : les cellules sont alors encore plus petites et plus plates, ou bien elles restent arrondies ou irrégulièrement anguleuses, très-réfringentes et perdent de leur sensibilité à l'égard des réactifs. Le noyau est moins manifeste ou tout à fait invisible. Finalement les cellules et les noyaux ainsi altérés se transforment en une masse amorphe granuleuse. Il se produit parfois alors une imbibition consécutive (ramollissement). En même temps, on observe souvent dans le contenu de la cellule des molécules graisseuses, calcaires ou pigmentaires.

A la suite de cette atrophie, les néoplasmes se transforment, partiellement ou totalement, en masses jaunâtres ou gris jaunâtre, homogènes, sèches, dures, friables ou caséeuses, exsangues et disposées uniformément ou bien par taches ou en réseau — *transformation caséeuse ou tuberculeuse.* Ils prennent ainsi un aspect tellement différent de celui qu'ils avaient primitivement, qu'on les considérait autrefois comme des espèces particulières de néoplasmes (tubercule jaune actuel, nommé tubercule cru autrefois ; cancer réticulé, etc.).

Dans les néoplasmes fibreux, l'atrophie atteint les cellules et la substance fondamentale : celle-ci devient moins fibreuse ou homogène, dure et sèche ; les vaisseaux disparaissent totalement ou partiellement. Le néoplasme, dans sa totalité, est plus petit, plus pâle, plus sec et plus compact. On observe cette altération dans le tissu cellulaire de nouvelle formation, dans les taches tendineuses, dans l'hypertrophie fibreuse des différents organes, dans le tissu cicatriciel où elle constitue la rétraction cicatricielle si importante en chirurgie ; on la voit en outre dans les tumeurs constituées par du tissu conjonctif ou qui le renferment seulement comme stroma (cancer colloïde).

B. — *Dégénérescence ou atrophie qualitative.*

(Métamorphoses.)

La dégénérescence se caractérise non-seulement par une modification de texture, mais encore par une altération chimique des parties. Les substances qui envahissent les tissus et prennent souvent la place des matières protéiniques normales, sont la graisse, la cholestérine, les sels de chaux, les matières amyloïde et muqueuse, etc. ; la substance colloïde, le pigment, etc. Elles proviennent d'une transformation de ces matières, par exemple de la graisse et du mucus, et ressemblent aux substances physiologiques correspondantes ; parfois elles sont éliminées du sang et déposées dans les tissus, ainsi le pigment sanguin, la chaux, la graisse, peut-être la substance amyloïde, soit que le sang en renferme en excès (graisse), soit que les tissus les attirent ou les retiennent avec une énergie particulière.

C'est ce que Rindfleisch, dans les derniers cas, appelle *infiltration* (*Hdb. d. path. Gewebl.* p. 52); mais la division en *infiltration* et en *involution* est aussi peu possible que la division en *atrophies dégénératives* et *nécrobiotiques*.

Nous avons encore à mentionner une altération qui pourrait être, avec autant de raison, rapprochée de l'inflammation. Nous en traiterons ici parce qu'elle aboutit plus ou moins constamment à d'autres dégénérescences et spécialement à la dégénérescence graisseuse, et parce que les autres symptômes de l'inflammation lui font souvent défaut. Nous voulons parler de l'*infiltration albumineuse.*

a. — *Infiltration ou dégénérescence albumineuse.*

(Tuméfaction opaque, métamorphose albumineuse granulée, inflammation parenchymateuse.)

Virchow's *Archiv*, 1852, IV, p. 261 *et aliàs.—Cellularpathologie.—*Buhl, *Zeitschr. f. rat. Med.*, 1856., VIII, p. 1.— *Klinik d. Geburtsk.*, 1861, p. 251.

L'infiltration albumineuse consiste dans l'envahissement des tissus par de nombreuses molécules albumineuses, c'est-à-dire par des granulations très-petites, ordinairement très-pâles, parfois un peu plus

sombres, disparaissant par l'action de l'acide acétique et de la potasse, inaltérables par l'éther, et se colorant en rouge sous l'influence
du sucre et de l'acide sulfurique. Les tissus deviennent plus ou moins
opaques et se tuméfient.

Cette infiltration se produit dans les cellules de toute nature, surtout dans les cellules épithéliales des muqueuses et des glandes ; dans
les corpuscules et même dans la substance fondamentale du tissu cellulaire ; dans les fibres musculaires, etc.

Les cellules épithéliales perdent la netteté de leurs contours ainsi
que leur connexion réciproque et avec les membranes cellulaires (à la
suite d'une altération inconnue de la substance intercellulaire) ; leur
noyau subit les mêmes altérations ou bien il reste normal ; parfois il
se divise ; toutefois, comme la cellule se remplit de molécules albumineuses, il devient invisible ou bien ne se manifeste que par une addition d'acide acétique. Dans les degrés plus élevés de la métamorphose,
les cellules se détruisent facilement, surtout quand on y ajoute de
l'eau, de telle façon que le microscope ne fait découvrir pour ainsi
dire que des noyaux libres. La substance fondamentale conserve sa
consistance normale ou se ramollit ; celle des cartilages offre parfois
la même opacité que les cellules. Les fibres musculaires subissent
des altérations analogues ; elles s'élargissent, se ramollissent et leurs
stries transversales deviennent inappréciables.

A l'œil nu, les organes ainsi altérés ne présentent aucun signe
caractéristique : ils sont habituellement légèrement tuméfiés, plus ou
moins manifestement ramollis, tantôt hyperémiés, tantôt exsangues ou
renfermant la quantité de sang normale ; les parties translucides
comme la cornée, le corps vitré et les cartilages articulaires, s'opacifient.

Cette dégénérescence atteint tantôt une partie d'un tissu ou d'un
organe, tantôt un organe tout entier, tantôt plusieurs organes à la
fois.

Elle offre une grande importance quand elle se produit dans les
glandes volumineuses (notamment dans le foie et les reins), dans le
cœur et dans les autres muscles.

Les causes de la métamorphose albumineuse sont *locales*, telle est
l'irritation inflammatoire ; ou *générales* ; les maladies aiguës graves,
surtout celles qui s'accompagnent d'une forte élévation de température comme le typhus abdominal, la scarlatine, l'érysipèle, certaines
formes de fièvre puerpérale et l'infection puerpérale des nouveaunés ; un grand nombre de cas de pyémie ; les maladies chroniques

graves, spécialement celles des poumons et du cœur ; les empoisonnements avec le phosphore, l'arsenic, les acides minéraux, etc. Ces causes provoquent un afflux sans doute exagéré de sang et de matériaux de nutrition qui ne sont pas suffisamment élaborés.

Liebermeister surtout a démontré l'influence d'une élévation excessive de température sur la malignité d'un grand nombre d'affections aiguës fébriles (*D. Klinik*, 1859, n° 46 et *Arch. f. klin. Med.*, 1866, I, p. 461 et 543). M. Schultz et d'autres ont fait voir d'une manière directe son influence délétère sur les éléments cellulaires, à l'aide de l'appareil à échauffement du microscope.

L'infiltration albumineuse se produit soit en un temps trèscourt, c'est-à-dire en quelques heures, soit en quelques jours ; parfois elle suit une marche chronique.

Chez une jeune fille de 30 ans, bien portante et qui mourut en six heures à la suite d'une brûlure au deuxième et au troisième degré de presque toute la peau, j'ai trouvé les fibres musculaires des deux ventricules fortement et uniformément opacifiées par de nombreuses molécules albumineuses et quelques granulations graisseuses; les canalicules de la substance corticale des reins étaient régulièrement dilatés et remplis des mêmes éléments ainsi que de noyaux libres. La plupart des organes internes étaient congestionnés.

Quand l'infiltration a persisté plus ou moins longtemps, et que les parties n'ont pas été trop altérées, celles-ci reviennent à leur état normal, ainsi dans les cellules épithéliales des muqueuses et, spécialement, après le catarrhe aigu ; dans l'inflammation parenchymateuse des glandes salivaires et mammaires, du foie, des reins, des ganglions lymphatiques, des muscles striés, etc. Parfois, au contraire, les tissus se transforment en une masse molle susceptible de se résorber ; dans d'autres cas, enfin, si la vie ne se termine pas, il se produit d'autres altérations, particulièrement une métamorphose graisseuse des cellules épithéliales et glandulaires, des déchirures de muscles, un ramollissement de la substance fondamentale des tissus, rarement une prolifération cellulaire.

C'est ici qu'il faut rapporter l'atrophie du foie qui résulte de l'occlusion du canal cholédoque ou hépatique ainsi que l'affection connue sous le nom d'*atrophie jaune aiguë* : dans les degrés légers de celle-ci qui s'observent assez souvent dans le typhus, la pyémie, certaines formes de fièvre puerpérale, etc., la maladie consiste essentiellement dans une infiltration albumineuse et dans un engorgement bilieux des cellules du foie, accompagnés ou non d'une légère métamorphose graisseuse; dans les cas plus graves qui étaient seuls connus avant Buhl, les cellules se détruisent et le détritus se résorbe. Förster (*Hdb. d. path. Anat.* 2ᵉ *Aufl.*, II, p. 181) décrit comme hépatite parenchymateuse chronique une affection analogue à l'atrophie jaune aiguë du foie, aboutissant à l'atrophie et à la granulation de cet organe, sans production nouvelle de tissu cellulaire. Certains cas de maladie de Bright, aigus et chroniques, sont tout à fait analogues aux affections du foie dont nous venons de parler.

L'influence qu'exerce l'infiltration albumineuse sur l'organisme dépend surtout du degré et de l'extension de l'affection ainsi que de la nature de l'organe atteint. Peut-être aussi est-elle le résultat de la saturation du sang par les produits de décomposition provenant des tissus altérés (muscles).

b. — *Métamorphose et infiltration graisseuse.*

Reinhardt, *in* Traub's *Beitr. z. exper. Path.*, 1846, 2, H.— Virch. *Arch.* I, p. 20.— Virchow's *Arch.*, 1847, I, p. 94, VIII, p. 537, X, p. 407, XIII, p. 266 et 288.— *Würzb. Verh.*, III, p. 349.— Aran, *Arch. gén.*, 1850.—Quain, *Med. chir. trans.*, 1850, XXXIII, p. 121. — Heschl, *Zeitschr. d. Wien. Aerzte*, 1852. — Barlow, *On fatty degeneration*, 1853.— Michaelis, *Prag. Vtjhrschr.*, 1853, IV, p. 45.— Buhl (v. p. 295). — Hoppe, *in* Virchow's *Arch.*, 1855, VIII, p. 127, XVII, p. 417.— Oppenheimer, *Ueb. Progr. fettige Muskelentartung*, 1855.—Wundt, *in* Virch. *Arch.*, 1856, X, p. 404.—O. Weber, *in* Virch. *Arch.*, 1858, XIII, p. 74, XV, p. 480.— Böttcher, *in* Virch. *Arch.*, 1858, XIII, p. 227 et 592.—Rokitansky, *Ztschr. d. Ges. d. Wien. Aerzte*, 1859. — Walter, *in* Virch. *Arch.*, 1861, XX, p. 426. — Mettenheimer, *Arch. f. wiss. Heilk.*, I.

L'*infiltration graisseuse* dans laquelle les tissus s'infiltrent de graisse amenée du dehors par la voie du sang, et la *métamorphose* ou *dégénérescence graisseuse*, qui est la transformation des substances albuminoïdes en substances adipeuses dans l'intimité des tissus et par leur propre activité, diffèrent l'une de l'autre par leur cause, leur nature et leurs conséquences, sans qu'on puisse toutefois les séparer dans tous les cas. L'infiltration graisseuse, d'un autre côté, aboutit insensiblement dans certains tissus à l'hypertrophie et à la néoplasie du tissu adipeux.

1. — *Infiltration graisseuse.*

Elle se caractérise par le dépôt, dans les tissus et surtout dans les cellules, de graisse provenant des vaisseaux sanguins, soit que celle-ci soit apportée en trop grande quantité aux tissus (alimentation riche en graisse), soit qu'elle ne puisse pas être suffisamment élaborée par ces derniers, par exemple, dans la vieillesse et dans l'inaction (des muscles).

La graisse qui infiltre les tissus se présente ordinairement sous forme de gouttes, parfois très-grosses, qui se fusionnent facilement. Dans les degrés légers d'infiltration graisseuse, les cellules conservent leurs propriétés vitales et fonctionnelles normales. Dans les degrés élevés, la cellule ne renferme que de la graisse sous forme d'une grosse goutte unique avec le noyau refoulé contre la membrane : ses propriétés fonctionnelles sont naturellement éteintes. Les corpuscules du tissu cellulaire se transforment ainsi, soit immédiatement, soit après division préalable, en cellules adipeuses qui peuvent persister indéfiniment. Les cellules glandulaires, par exemple celles du foie, deviennent, dans les degrés les plus élevés, analogues aux cellules graisseuses ; mais il est probable qu'elles peuvent revenir à leur état normal. Il n'est pas encore démontré qu'elles puissent être définitivement détruites par l'infiltration graisseuse seule. D'après l'observation clinique, dans le foie gras, par exemple, ce ne serait pas le cas ordinaire. On observe, à l'*état physiologique*, un degré léger d'infiltration graisseuse dans l'épithélium intestinal pendant la digestion, dans les cellules du foie, dans le tissu cellulaire sous-cutané, sous-séreux, sous-synovial, etc. ; dans les cellules cartilagineuses de l'homme, dans les reins de quelques animaux, etc. A l'*état pathologique*, on trouve l'infiltration graisseuse dans l'épithélium de l'intestin grêle, dans les cellules du foie, dans l'épithélium de la vésicule biliaire, en partie aussi dans les reins, etc., provenant d'une cause inconnue ou d'une accumulation anormale de graisse dans le sang : on la rencontre principalement dans l'alcoolisme, dans la polysarcie, dans la tuberculose pulmonaire chronique, dans les muscles paralysés, etc.

Ce n'est qu'à l'aide du microscope que l'on peut reconnaître les degrés inférieurs de l'infiltration graisseuse. Toutefois il n'est pas possible de déterminer si celle-ci est déjà alors de nature pathologique. Dans les degrés plus élevés, les tissus ou les organes atteints sont colorés en jaune clair, plus ou moins tuméfiés, exsangues et ramollis, ainsi le foie gras, les reins gras, etc. Dans l'infiltration partielle, il se produit des dessins divers dans l'organe, surtout quand les parties qui entourent l'infiltration sont anémiées ou hyperémiées.

2. — *Métamorphose graisseuse.*

Dans la métamorphose graisseuse, les substances protéiniques se transforment en molécules graisseuses qui ne se fusionnent pas, parce qu'elles possèdent encore une enveloppe albumineuse ; mais ces molécules augmentent constamment en nombre, de telle façon que les tissus atteints finissent par perdre leur structure ; elles se désagrégent ensuite et se résorbent. Les propriétés fonctionnelles du tissu s'affaiblissent ou disparaissent, suivant que la dégénérescence est plus ou moins avancée.

La graisse prend sans doute naissance de la manière suivante : l'azote est éliminé sous forme de combinaisons plus simples (urée, etc.), et la graisse reste comme deuxième produit de décomposition de la substance albuminoïde.

Les preuves de la production de la graisse par la substance albuminoïde, sont *physiologiques, chimiques et pathologiques*.

Les preuves *physiologiques* sont les suivantes :

1° L'engraissement sous l'influence d'une alimentation composée de viande exempte de graisse et de sucre (Voit, etc.) ;

2° La production de la cire, chimiquement analogue aux corps gras, par les abeilles nourries d'albumine et de sucre (Fischer) ;

3° Le lait d'un chien nourri de viande maigre est des plus riches en graisse, relativement et absolument (Ssubotin, Kemmerich) ; le lait devient plus abondant en même temps qu'il contient plus de graisse ;

4° Pendant le développement des œufs du *limnœus stagnalis*, la graisse augmente de 3 ou 4 fois en quantité (Burdach) ;

La fermentation nous fournit d'autres preuves :

5° Quand la substance musculaire, sans diminuer de volume, se transforme en adipocire, des recherches chimiques positives (Wetherill) ont démontré qu'il existait des acides gras fixes (Quain, Virchow) ;

6° Quand la caséine se transforme en fromage, la quantité d'albumine diminue et la quantité de graisse augmente (recherches de Blondeau sur le fromage de Roquefort, contestées mais non infirmées par Brassier) ;

7° La graisse augmente dans le lait au repos (Hoppe, Ssubotin).

Les preuves *chimiques* directes sont les suivantes :

8° La formation des termes inférieurs de la série des acides gras lors de l'oxydation et de la putréfaction des corps albuminoïdes ;

9° La formation de la leucine qui fait partie des acides gras, dans la décomposition et la digestion des substances albuminoïdes.

Nous trouvons également une preuve *pathologique* dans :

10° La dégénérescence graisseuse des tissus dans différentes maladies, par exemple dans l'intoxication aiguë par le phosphore, coïncidant avec une élimination exagérée d'urée (Panum).

Les transplantations ont donné un résultat négatif : R. Wagner a observé une diminution de poids et une augmentation dans la quantité de graisse sur le testicule et le cristallin ; Middeldorpf, dans des essais sur les os, n'a trouvé de la graisse que dans les cavités, et Donders, dans des recherches sur les tendons, la substance cornée et le cartilage, n'en a rencontré que dans les parties celluleuses ; Burdach a fait la même observation sur le bois et la moelle de sureau. Des fragments d'albumine et de cristallin, enfermés dans des membranes imperméables, n'ont pas changé de poids ni de structure ; il s'est formé un exsudat graisseux sur ce sac.

La métamorphose graisseuse se déclare dans des tissus normaux
ou bien à la suite de l'infiltration albumineuse, et elle se produit à
peu près uniformément dans les divers éléments anatomiques. *Dans
les cellules* on observe d'abord, ordinairement dans le voisinage et
parfois dans l'intérieur même du noyau, une ou plusieurs molécules
de graisse qui se caractérisent par leur brillant et par leurs contours
sombres, ainsi que par leur résistance à l'égard de tous les réactifs
micro-chimiques ; l'éther seul les dissout et souvent seulement après
une addition préalable d'acide acétique ou de potasse caustique. Ces
molécules se multiplient ensuite et s'accumulent autour du noyau ou
bien se distribuent uniformément dans l'intérieur de la cellule ; cette
dernière elle-même se dilate d'une manière régulière pour atteindre
un volume trois ou quatre fois plus considérable, et elle prend souvent une forme arrondie, si elle possédait une autre forme auparavant. Toutefois, si les cellules sont renfermées dans une substance
fondamentale solide, comme, par exemple, les corpuscules du tissu
conjonctif, elles augmentent de volume, mais conservent leur configuration primitive, fusiforme ou étoilée. Enfin la cellule se remplit
de molécules serrées les unes contre les autres, de grosseur uniforme
ou différente ; et alors elle est ordinairement arrondie et possède
encore sa membrane ; le noyau persiste encore ou n'est plus visible.
On donne le nom de *cellule granuleuse* à une semblable cellule complétement remplie de molécules ou de gouttelettes de graisse et
pourvue d'une membrane véritable ou d'une couche protoplasmatique enveloppante non graisseuse. Après un temps plus ou moins
long, la membrane, réelle ou apparente, disparaît, tandis que les
gouttelettes de graisse augmentent ou non, formant ce que l'on appelle une *masse granuleuse*. Ces gouttelettes, que réunit sans doute
la substance protoplasmatique restante, finissent aussi par se dés-
agréger en commençant à la périphérie, ou bien la masse tout entière se divise en plusieurs agrégats de gouttelettes et enfin en
gouttelettes isolées, nageant dans un liquide alcalin : c'est ce qui
constitue alors le *détritus graisseux*. Les molécules de graisse se
résorbent ou restent pendant quelque temps inaltérées. Elles donnent ensuite naissance à des cristaux de margarine, d'acides margarique et stéarique, et quand la résorption rencontre des obstacles, à
de la cholestérine.

Il est possible que les molécules graisseuses sortent encore d'une autre façon des
cellules, au moins des cellules contractiles. Stricker (*Sitzgber. d. Wien. Acad.*, LIII,
p. 184) a observé sur des globules de colostrum (qui sont analogues aux cellules

graisseuses) maintenus à 40° c., des changements de forme lents, mais manifestes. Dans un certain nombre de cas, il a remarqué en même temps que des globules de graisse se rapprochaient des parois, apparaissaient ensuite à la surface de la cellule pour être éliminés plus tard. D'après cela on pourrait interpréter la sécrétion du lait de la manière suivante : les globules de colostrum, constitués par des cellules détachées de la glande ou par le produit de la division de ces cellules, expulseraient par des contractions actives, la substance qu'ils produisent dans leur intérieur sans pour cela se détruire. Schwarz (*Ibid.* LIV, p. 63) a confirmé ces observations. Non-seulement il a observé l'expulsion des globules de graisse, mais il a vu plusieurs fois aussi des fragments de matière protoplasmatique se détacher du globule de colostrum, ensuite changer de forme et s'éloigner.

C'est ainsi que se produit également la dégénérescence graisseuse des noyaux, des substances fibrillaires (fibres musculaires) et des substances fondamentales, apparentes ou réelles (capillaires, cartilage, cornée, etc.). Dans ces dernières substances, la métamorphose graisseuse ne se produit ordinairement qu'à la suite d'une dégénérescence semblable des cellules.

Dans les muscles striés, la métamorphose graisseuse commence sous forme d'infiltration albumineuse ; ensuite apparaissent de petits corpuscules graisseux ordinairement dans le voisinage des noyaux ou dans leur intérieur, plus rarement dans la substance même des fibrilles ; les molécules de graisse se déposent le plus souvent, à cette époque, en séries parallèles aux stries longitudinales du muscle. Elles se multiplient jusqu'à ce que toute la substance contractile ait disparu, que les fibres musculaires soient constituées par des séries longitudinales de petites gouttelettes de graisse et qu'enfin le muscle n'existe plus. Parfois la marche du processus est différente (Mettenheiner, etc.). Les analyses chimiques démontrent que les muscles renferment toujours une quantité notable de graisse invisible, et c'est ce qui explique que dans les cas de dégénérescence peu avancée, on ne trouve pas plus de graisse que dans les muscles normaux.

La *cholestérine*, qui est souvent un produit de la métamorphose graisseuse, peut se reconnaître à l'œil nu quand elle existe en quantité notable : elle constitue des tables rhomboïdales, très-minces, isolées ou superposées et dont l'angle aigu mesure 79°,30 ; dans des cas rares il est presque droit (87°,30) ou plus aigu (57°,20). Par l'action d'un mélange de 5 p. d'acide sulfurique et d'une p. d'eau, ces tables se colorent d'abord en brun rougeâtre, puis en rouge pourpre et se fondent enfin en une masse brune. Par l'addition d'acide sulfurique concentré et d'un peu d'iode, elles deviennent d'un rouge carmin, bleues et vertes. — L'*acide margarique* forme des faisceaux d'aiguilles très-fines et recourbées ; rarement des feuillets lancéolés. — La *margarine* se compose d'aiguilles très-fines et droites disposées ordinairement en faisceaux ou en masses aciniformes volumineuses. — L'*acide stéarique* constitue des tables allongées, aiguës, rhomboïdales, isolées ou disposées en forme d'étoiles.

La métamorphose graisseuse est facile à reconnaître à l'œil nu, sauf dans ses degrés les moins élevés et quand elle a pris peu d'extension. Les tissus ou organes atteints offrent à leur surface ou sur leur coupe une coloration jaune ou gris jaunâtre, s'étendant d'une manière uniforme à toute la partie, ou bien se présentant sous forme de taches, de stries, de réseau, etc. L'organe est en outre plus ou moins tuméfié selon l'extension que prend la dégénérescence, et le sang qu'il renferme est moins abondant; sa consistance est diminuée surtout quand la métamorphose a également envahi la substance fondamentale (cartilages, os); ou bien quand il existe des matières liquides ou ramollies à côté des tissus dégénérés (foyer athéromateux). Les liquides qui renferment un grand nombre de cellules dégénérées prennent l'aspect du colostrum, du lait ou du beurre.

Dans quelques cas, les tissus prennent une coloration autre que la teinte grise ou jaune. C'est ainsi que dans la métamorphose graisseuse de sa couche musculaire, le jéjunum prend une teinte rougeâtre, et que les villosités intestinales infiltrées de graisse deviennent noires (l'Auteur, *Arch. d. Heilk*, II, p. 455).

La *durée* de la métamorphose graisseuse est plus ou moins longue; parfois elle est arrivée à son maximum en quelques heures; d'autres fois elle se prolonge pendant des années.

Les *causes* de la métamorphose graisseuse résident dans des troubles nutritifs de tout genre : le marasme sénile, l'inaction des parties et surtout des muscles; l'anémie et l'hyperémie plus ou moins prolongées; la thrombose et l'embolie; la compression exercée par des extravasats, des exsudats ou des néoplasmes; les troubles de l'influx nerveux; certains poisons et surtout ceux qui dissolvent ou détruisent les globules du sang, tels que l'alcool, l'éther, le chloroforme, le phosphore, l'arsenic et l'antimoine; l'oxyde de carbone; les acides sulfurique, phosphorique et arsénique; les acides de la bile; certains contagiums, comme ceux de la variole, de la scarlatine, de la fièvre puerpérale; la sanie de la pourriture d'hôpital, etc.

Le mode suivant lequel agissent certains poisons et contagiums pour déterminer la métamorphose graisseuse d'un nombre plus ou moins grand de tissus ou d'organes, se réduit probablement à rendre le sang impropre à la nutrition des tissus atteints (en partie à cause de l'altération des globules).

On a aussi observé dans presque tous les organes et tissus des cas de dégénérescence graisseuse dont la cause n'a pas encore été découverte. Un certain nombre de ces cas sont probablement le résultat d'empoisonnements par le phosphore. (Voy. l'édition précédente de ce livre.) D'autres ont été observés pendant les couches (Hecker, *Monschr. f. Geburtsk*, XXIX, p. 521). Buhl a donné la description d'une dégénérescence graisseuse aiguë des nouveau-nés (Hecker et Buhl, *Klin. d. Geburtsk.* 1861, p. 296), et Fürstenberg a observé des processus analogues sur les moutons (*Virch. Arch.* XXIX, p. 152), Roloff sur les cochons (*ib.*, XXXIII, p. 553), Buhl chez le poulain (Hecker et Buhl, *l. c.*).

On observe, à l'état normal, une métamorphose graisseuse tout à fait semblable à la dégénérescence pathologique.

Nous citerons, à ce sujet, la métamorphose graisseuse des cellules glandulaires dans la formation de leur sécrétion : ainsi pour le colostrum, le lait, le sebum, etc; la dégénérescence de certains organes, comme phase de leur développement, telle que celle de la glande mammaire, des glandes sébacées et sudoripares ; la métamorphose de l'épithélium (membrane granuleuse) des follicules de Graaf, produisant une couche jaune autour de l'extravasat ; celle des fibres musculaires organiques de l'utérus, qui commence du cinquième au huitième jour après l'accouchement, et aboutit probablement à l'atrophie du tissu musculaire.

Il est probable que la dégénérescence graisseuse du lobe antérieur de la glande pituitaire et de la partie corticale des capsules surrénales, est aussi physiologique; il en est de même pour la métamorphose de l'épithélium des canalicules séminifères chez l'adulte et surtout chez le vieillard. On rencontre toujours dans les séreuses quelques cellules épithéliales qui ont subi la métamorphose graisseuse. La caduque réfléchie, d'après certains auteurs, se détruit par dégénérescence adipeuse, et dans la caduque vraie, il n'est pas rare de rencontrer une métamorphose avancée des éléments cellulaires, même quand le fœtus est normal.

La *métamorphose graisseuse pathologique* est très-fréquente et atteint les tissus normaux aussi bien que les néoplasmes.

La métamorphose graisseuse des cellules s'observe souvent, et son importance varie suivant l'organe qu'elle atteint. La dégénérescence adipeuse des cellules glandulaires, isolée, ou combinée à des altérations des vaisseaux et du stroma, constitue un groupe d'affections glandulaires très-importantes. Elle peut se rencontrer dans toutes les glandes, et elle présente les degrés les plus divers. C'est dans les reins qu'elle offre le plus d'importance pratique.

Les cellules épithéliales des séreuses sont atteintes de dégénérescence graisseuse au plus haut degré dans l'hydropisie, les épanchements inflammatoires, les pneumatoses, etc., des cavités correspondantes. Cette métamorphose n'est pas rare dans les cellules épithéliales des muqueuses, surtout dans les cas de catarrhe aigu ou chronique, de compression, etc. C'est principalement dans les voies respiratoires, jusqu'aux plus fines bronches et aux alvéoles pulmonaires, et sur la muqueuse gastrique, qu'on l'observe. A la peau, ce ne sont que les cellules épithéliales de la couche de Malpighi qui subissent cette dégénérescence, dans les cas de suppuration de cette partie, du corium ou du tissu sous-cutané.

La métamorphose graisseuse peut s'emparer de tous les éléments solides du sang, surtout de la fibrine coagulée, des globules blancs, probablement aussi des globules rouges (à un léger degré). Elle se produit quand le sang est arrêté, soit à l'intérieur, soit à l'extérieur des vaisseaux.

Les cellules glandulaires sont fréquemment atteintes de dégénérescence graisseuse, surtout dans le voisinage d'abcès ou de néoplasmes ; dans les glandes des muqueuses, on l'observe ordinairement avec le catarrhe aigu ou chronique de celles-ci, ainsi dans l'utérus, dans l'estomac et le col, où elle se rattache peut-être à la production de certains ulcères, etc. On rencontre aussi la dégénérescence graisseuse dans les glandes sudorales, et elle est cause de certaines sueurs abondantes. Dans les glandes acineuses volumineuses, on trouve également la métamorphose graisseuse des cellules glandulaires; par exemple, dans les glandes mammaires, le pancréas, la prostate (dans le catarrhe aigu et chronique, l'hypertrophie et la rétraction cicatricielle du tissu cellulaire, les néoplasmes, etc). Dans les reins et surtout dans la substance corticale, on trouve la métamorphose graisseuse, spécialement à la seconde période de la maladie de Bright, combinée avec des altérations semblables ou différentes des vaisseaux et du stroma. On n'observe que rarement et seulement d'une manière secondaire, la dégénérescence adipeuse des cellules du foie, par exemple, dans l'hépatite parenchymateuse aiguë et chronique. Les canalicules séminifères du testicule subissent la métamorphose graisseuse, non-seulement dans la vieillesse (voy. plus haut), mais aussi à la suite de rhumatismes, de formations néoplastiques, de pression exercée par des épanchements dans la tunique vaginale, etc.

La métamorphose graisseuse atteint les fibres musculaires lisses aussi bien que les fibres striées, et surtout le cœur, dans les muscles normaux comme dans les muscles hypertrophiés.

On observe cette dégénérescence sur les muscles lisses aux parties sexuelles de la femme, dans l'œsophage, l'estomac et l'intestin, dans les voies aériennes, etc.; elle est habituellement peu marquée, et se rencontre dans les catarrhes et les ulcères chroniques de la muqueuse correspondante, dans les phlegmasies de la séreuse (elle est parfois très-étendue dans les cas de périmétrite). On la trouve également, légère ou plus étendue, dans la tunique musculaire des artères de tout calibre, coexistant ordinairement avec une affection de la membrane interne.

La métamorphose graisseuse peut atteindre les muscles striés du tronc et des extrémités, de même que ceux du cœur. Dans les muscles striés volontaires, elle existe dans quelques faisceaux ou dans un nombre plus ou moins grand de muscles, dans le cas d'abolition complète ou incomplète de leurs fonctions, consécutivement à des affections du cerveau, des nerfs, des os ou des articulations; dans l'inflammation des parties mêmes ou de la séreuse correspondante; dans les néoplasmes, etc.; on la rencontre disséminée dans le typhus abdominal, et enfin elle s'observe comme processus particulier, parfois héréditaire (atrophie musculaire progressive). D'après Callender (*Lancet*, 1867, I, n° 2), la dégénérescence graisseuse du diaphragme offre de l'importance, non-seulement comme cause spéciale de mort, mais comme complication d'autres maladies. La métamorphose graisseuse du cœur s'observe, surtout aux ventricules, dans le marasme, de quelque nature qu'il soit, dans les affections des artères coronaires, dans les épanchements péricardiques, etc.; elle se produit dans le cœur normal comme dans le cœur hypertrophié, et présente un aspect uniforme, ou bien une ponctuation fine et régulière, rarement de grandes taches irrégulières. Elle atteint, tantôt le ventricule droit, tantôt le gauche, tantôt le cœur tout entier, tantôt enfin une partie de cet organe, et spécialement les muscles papillaires du côté gauche (l'Auteur, *die Fettmetamorphose des Herzfleisches*, 1864).

La dégénérescence graisseuse s'empare non-seulement des corpuscules, mais encore de la substance fondamentale du tissu cellulaire; elle s'observe dans tous les tissus de cette nature et dans tous les organes qui en sont formés, spécialement dans la tunique interne des artères, dans le derme cutané et muqueux, dans les membranes fibreuses et séreuses, dans le tissu interstitiel des glandes, dans la névroglie, etc., et surtout à l'intérieur et à la périphérie des foyers inflammatoires aigus et chroniques, dans les cas de néoplasmes, etc. Parfois aussi on trouve une métamorphose graisseuse étendue des corpuscules cellulaires dans les fausses membranes et les exsudats de séreuses, surtout de la plèvre ; elle ressemble alors, à l'œil nu, au tubercule jaune.

On rencontre la dégénérescence graisseuse de la cornée, principalement de ses corpuscules, dans les mêmes circonstances, ainsi que dans la vieillesse (arc sénile ou gérontoxon).

A l'état normal, les cellules cartilagineuses renferment constamment une petite quantité de graisse. On en trouve souvent une plus grande quantité à l'état pathologique dans ces cellules, et plus rarement dans la substance fondamentale ; cela s'observe surtout dans la vieillesse, dans les phlegmasies aiguës et chroniques, surtout dans celles des cartilages articulaires, et ordinairement avec des affections des autres éléments de l'article.

On rencontre la métamorphose graisseuse dans les cellules osseuses et leurs prolongements, aussi bien dans la substance compacte que dans la substance spongieuse, dans les cas de phlegmasies aiguës ou chroniques suppuratives, dans les cas de néoplasmes, parfois dans l'ostéomalacie, etc.

La métamorphose graisseuse peut atteindre tous les éléments du tissu nerveux, et elle présente alors une importance pratique très-grande, soit comme phénomène primitif, soit comme phénomène consécutif (à une pression extérieure, à des hémorrhagies, à des phlegmasies et à des néoplasmes).

Les cellules granuleuses que l'on trouve dans diverses maladies aiguës et chroniques des parties centrales du système nerveux, coexistant le plus souvent avec un ramollissement, sont probablement toujours constituées par des corpuscules de tissu cellulaire de la névroglie atteints de dégénérescence graisseuse ou par des globules de pus. Cette dégénérescence n'a pas encore été démontrée dans les fibres nerveuses du cerveau et de la moelle. Elle peut s'emparer de la moelle, soit comme dans le cerveau, soit à la suite d'affections de ce dernier consistant en une destruction de la substance cérébrale. A la suite de sections pratiquées sur l'extrémité périphérique des nerfs, de la destruction des parties centrales du système nerveux ou de la séparation des branches nerveuses qui en sortent, après l'atrophie des expansions nerveuses périphériques, par exemple, pour les nerfs optique et acoustique à la suite de désordres de l'œil et de l'oreille interne, dans l'inflammation et la gangrène, ainsi que dans le voisinage des tumeurs, on trouve dans la couche médullaire des fibres nerveuses périphériques, peut-être aussi dans le cylindre de l'axe, à l'intérieur d'une gaîne inaltérée, d'abord de grosses gouttes de graisse (formées par la moelle et le cylindre de l'axe qui se divisent en grumeaux), puis de petites gouttelettes dont le nombre et la petitesse augmentent constamment, et qui finissent par être absorbées ; la gaîne apparaît alors comme un filament renfermant à certains endroits des noyaux et quelques molécules de graisse. La métamorphose graisseuse des terminaisons périphériques des nerfs n'est connue que dans les corpuscules de Pacini.

On observe la métamorphose graisseuse dans les vaisseaux de tout genre, et parfois dans toutes leurs membranes ; tantôt elle constitue une affection primitive, tantôt elle dépend d'une altération des parenchymes. C'est l'une des maladies vasculaires les plus importantes.

Dans les capillaires, elle atteint les noyaux et leur voisinage, rarement d'autres points de la membrane. D'après Billroth (*Arch. der Heilk.* III, p. 47), la prétendue dégénérescence graisseuse des capillaires cérébraux ne serait constituée que par une couche de graisse entourant le vaisseau, et ne serait pas la cause, mais la conséquence d'un trouble nutritif du tissu nerveux, et peut-être même dans certains cas un phénomène cadavérique. Dans les artères, elle se déclare dans l'épithélium (?) ; dans la tunique interne normale ou hypertrophiée ; dans les fibres musculaires organiques de la membrane moyenne, et rarement dans l'adventice. La métamorphose graisseuse suit une marche analogue dans l'endocarde et les valvules du cœur. Dans les veines, cette métamorphose est rare et ordinairement peu marquée.

Pour ce qui concerne la dégénérescence graisseuse des néoplasmes, voyez ceux-ci et spécialement le tubercule et le cancer.

La métamorphose graisseuse a surtout pour effet de diminuer, d'altérer ou d'abolir totalement la fonction du tissu, rarement d'amener l'atrophie de celui-ci. Quand elle atteint l'épithélium, elle prive les membranes correspondantes de leur tégument, et entraîne ainsi des conséquences diverses : sur les muqueuses, il se forme des érosions et des ulcérations ; dans les vaisseaux, il se produit des dépôts fibrineux avec altération des parties profondes. La dégénérescence graisseuse des cellules glandulaires détermine la cessation de la fonction spécifique et, par suite, divers troubles généraux et locaux, (ainsi ceux qui dérivent de l'albuminurie). Celle des éléments musculaires occasionne une perte de la contractilité pouvant aller jusqu'à la paralysie complète, ce qui est d'une grande importance au cœur et donne lieu aux troubles circulatoires les plus graves ; celle des muscles papillaires produit l'insuffisance de la valvule correspondante ; celle des autres régions du cœur cause le ramollissement, la formation de thrombus pariétaux, etc. ; celle des fibres musculaires organiques amène la dilatation des cavités qu'elles entourent (bronchiectasies cylindriques ou sacciformes). La dégénérescence graisseuse des éléments nerveux entraîne à sa suite la perte de la fonction spécifique, etc. Il est d'autres désordres qui résultent de la diminution de consistance ; ainsi la compression et l'atrophie des cartilages articulaires avec inflammation consécutive de l'os sous-jacent, dans le mal sénile des articulations ; la dilatation du cœur et des vaisseaux, le ramollissement cérébral, l'ulcération de la muqueuse nasale, etc. ; les déchirures du cœur, des vaisseaux et d'autres membranes.

Les conséquences sont plus graves encore quand il existe déjà d'autres altérations dans les organes correspondants, par exemple, le ramollissement de la substance fondamentale (ulcères et foyers athéromateux), la dégénérescence lardacée des vaisseaux, l'épaississement des tuniques glandulaires, etc.

H. Müller (*Würzb. med. Ztschr.*, 1864, V, p. 12) a trouvé chez un individu mort de maladie de Bright, dans les vaisseaux artériels du cerveau et de la choroïde, une degénérescence graisseuse prononcée des cellules épithéliales aboutissant à leur exfoliation et à l'oblitération du vaisseau dans une grande étendue.

Dans les tissus et les organes en voie de dégénérescence graisseuse, il n'y a ordinairement que quelques-uns des éléments qui s'atrophient complétement. Ce phénomène est favorablé dans les néoplasmes, car ceux-ci peuvent ainsi être éliminés partiellement ou complétement de l'organisme ; c'est ce qui s'observe souvent dans les hypertrophies cellulaires, surtout celles des glandes lymphatiques, des tonsilles, etc., dans le pus, et seulement d'une manière partielle dans le tubercule et le cancer. (Voy. plus bas.)

Il est probable que les molécules de graisse ne peuvent se résorber et les tissus dégénérés reprendre leur texture normale que dans les cas de métamorphose légère ou modérée, et quand la cause cesse d'agir.

Parfois il est impossible de distinguer la métamorphose graisseuse de l'infiltration, et il n'est pas rare de rencontrer l'une à côté de l'autre, par exemple, dans les cartilages et les vaisseaux des vieillards ; dans presque tous les tissus, en cas d'empoisonnement aigu par le phosphore et par d'autres agents toxiques.

La métamorphose doit se distinguer de l'augmentation du tissu graisseux qui résulte de l'agrandissement et de la production de nouvelles cellules adipeuses, constituant *la prolifération interstitielle du tissu adipeux.* Celle-ci s'accompagne habituellement de l'atrophie des parties avoisinantes, surtout de celle des muscles striés dans l'engraissement des muscles du corps, etc., et se déclare autour d'organes atrophiques, par exemple des reins, etc. Il n'est pas rare d'observer à la fois et au même endroit la dégénérescence et la prolifération adipeuses, ainsi dans les muscles atteints d'atrophie musculaire progressive, dans les os pris d'ostéomalacie.

c. — *Infiltration ou métamorphose pigmentaire.*

(Pigmentation. Chromatose. Mélanose.)

Bruch, *Unters. zur Kenntn. d. körn. Pigments der Wirbelthiere*, 1844. — Zwicky, *De corp. lut. origine atque transform.*, 1844. — N. Guillot, *Arch. gén.*, 1845. — Hasse et Kölliker, *Ztschr. f. rat. Med.*, 1846, IV, p. 8. — *Ztschr. f. wiss. Zool.*, I. p. 260. — Ecker, *Ztschr. f. rat. Med.*, 1847, VI. — H. Meckel, *Ztschr. f. Psychol.*, 1847.— *Deutsche Klinik*, 1850.—Virchow's, *Archiv*, 1847, I, p. 379,II, p. 587, IV, p. 515, VI, p,-259. — Sanderson, *Monthly journ. sept. et dec.* 1851.—Remak, *in* Müller's *Arch.*, 1852, p. 115.—Frerichs, *in* Günsburg's *Ztschr.*, 1855, VI.—Förster, *in* Virch. *Arch.*, 1857, XII, p. 197.—Jaffé, *in* Virch. *Arch.*, 1858, XIII, p. 192. — Zenker, *J. Ber. d. Ges. f. Natur. u. Heilk. in Dresden*, 1858, p. 53. — Valentin, *in* Günsburg's *Ztsch. f. klin. Med.* 1859, I, p. 46.—Grohe, *in* Virch. *Arch.*, 1861, XX, p. 306.—Heschl, *Ztschr. d. Wien. Aerzte*, VI. — *OEstr. Ztschr. f. pract. Heilk.*, 1862, nᵒˢ 40, 42 et 44.

La métamorphose pigmentaire consiste dans la production d'une substance particulière, — la *mélanine* ou l'*hématoïdine* — de forme et de coloration variables, et provenant d'une transformation de la matière colorante du sang (hématine).

L'hématoïdine est *diffuse, granuleuse* ou *cristalline.*

L'*hématoïdine diffuse* colore les tissus en jaune ou en rougeâtre d'une manière plus ou moins uniforme, et se transforme ordinairement en l'une des formes suivantes. — L'*hématoïdine granuleuse* présente, suivant son ancienneté et les organes dans lesquels elle existe, toutes les nuances depuis le jaune clair jusqu'au rouge et au noir. D'après le lieu et le mode de son développement, etc., elle constitue des granulations plus ou moins volumineuses, tantôt isolées, tantôt groupées en nombre variable, tantôt arrondies, tantôt anguleuses et dentelées. — L'*hématoïdine cristalline* constitue des colonnes obliques, régulières, formant presque toujours des rhomboèdres purs. Leur volume varie depuis les limites du visible jusqu'à un diamètre de $\frac{1}{20}$ de millimètre environ ; leur épaisseur, quoique généralement petite, varie également, et il en est de même pour leur largeur. Ces cristaux sont très-réfringents, translucides, parfois même transparents, légèrement brillants à leur surface. Leur coloration est généralement d'un rouge brique, variable, toutefois, d'après l'épaisseur des cristaux et d'après les organes. A côté de cette forme cristalline, on rencontre aussi, mais très-rarement, des aiguilles isolées ou groupées irrégulièrement ou en étoiles, d'une teinte jaune orangé ou rouge brun. Les granulations, de même que les cristaux, s'observent le plus souvent à l'état libre; rarement ils sont renfermés dans des cellules ou dans des masses irrégulières.

Le pigment granuleux ou cristallisé est insoluble dans l'eau, l'alcool, l'éther, l'acide acétique, les acides minéraux dilués et les alcalis. La potasse caustique lui donne ordinairement une teinte d'un rouge feu ; mais il se désagrége ensuite insensiblement, se résout en granulations rouges , et finit par se dissoudre. Les acides minéraux concentrés, notamment l'acide sulfurique, parfois aussi l'acide azotique, enlèvent aux cristaux la netteté de leurs contours, et produisent une gamme chromatique analogue à celle que l'on obtient avec la matière colorante de la bile ; la substance, en effet, devient successivement rouge brun, verte, bleue, rose, et disparaît enfin, en laissant une teinte d'un jaune sale et, à la place des cristaux un nuage finement granulé. Toutefois cette réaction n'est pas toujours aussi régulière, ni aussi nette, et parfois l'une des teintes fait défaut.

D'après Robin, les granulations d'hématoïdines (*hématosine* de cet auteur) diffèrent des cristaux au point de vue chimique.

On donne le nom de *mélanine* à une substance noire ou brun foncé, ordinairement granuleuse ou irrégulièrement cristallisée, formant rarement des tubes rhomboïques, très-peu attaquable par les réactifs, et probablement très-riche en carbone, qui a sans doute la même origine que l'hématoïdine, et que l'on rencontre surtout dans la gangrène et dans certains néoplasmes.

Le pigment se produit toujours à la suite d'un ralentissement ou d'une stase de la circulation, ou bien (et c'est le cas le plus commun) à la suite d'une extravasation sanguine, plus rarement d'une stase ou d'une extravasation de bile (?). Si le pigment provient du sang, ce qui est le cas habituel, la matière colorante reste quelquefois dans les globules qui se transforment ensuite totalement en granules pigmentaires ; mais ordinairement elle en sort pour se mêler aux liquides environnants ou pour s'infiltrer dans les éléments solides voisins, spécialement dans les cellules ; elle s'y transforme ensuite en granules, rarement en cristaux d'hématoïdine. Dans ces cas, les globules peuvent rester dans les vaisseaux, et la matière colorante du sang filtrer à travers les parois de ceux-ci, d'une manière analogue peut-être à ce qui se fait dans la pigmentation du réseau de Malpighi et de la choroïde. Néanmoins, dans les cas ordinaires, la matière colorante est encore renfermée dans les globules quand elle sort des vaisseaux, soit à la suite d'une déchirure vasculaire, soit par *dia-pédèse* (voy. p. 247).

La matière colorante du sang sortie des globules se mélange d'abord avec les liquides environnants, libres ou contenus dans les cellules. Le sérum du sang (par exemple, dans l'œdème de la gangrène, dans l'œdème pulmonaire), les exsudats, etc., se colorent plus ou moins en jaune ou en brun. Mais l'infiltration de la matière colorante est plus apparente dans les parties solides; c'est ce que l'on peut artificiellement démontrer en plaçant un peu de sang avec de l'eau sous le microscope; les globules rouges perdent leur matière colorante qui pénètre dans les globules blancs et les colore, notamment leur noyau, en jaune plus ou moins intense. L'hématine s'infiltre aussi bien dans les parties amorphes que dans les éléments figurés, dans les tissus pathologiques que dans les tissus physiologiques : elle pénètre les caillots fibrineux, les fibres, moins souvent les substances intercellulaires, mais surtout les cellules de toute nature, tels que les globules du sang et du pus, les cellules épithéliales des séreuses et des muqueuses, les cellules du foie et de la rate, les cellules cancéreuses, celles du tissu conjonctif, etc.

L'infiltration de l'hématine dans les cellules est souvent inégale, car (ordinairement) c'est le contenu seul qui se colore ou (plus rarement) le noyau. Dans la pigmentation physiologique de la peau, de la choroïde et de l'arachnoïde, le noyau reste également exempt de coloration. Il est très-rare de voir le contenu et le noyau se colorer simultanément et uniformément. La membrane cellulaire ne se colore jamais, car si on la prive de son contenu par diffusion, il ne lui reste aucune trace de coloration. D'ailleurs, les cellules ne subissent aucune altération.

Après un certain temps, l'hématine diffuse se condense progressivement en petits granules ou amas plus manifestement colorés dont le volume est variable : elle constitue alors des molécules très-fines, à peine visibles, et dont on ne peut reconnaître que la forme, ou bien qui atteignent la grandeur d'un globule rouge et au delà. La forme des granules les plus gros est rarement arrondie; le plus souvent, elle est un peu anguleuse et dentelée; leurs contours sont toujours très-nets et sombres; la surface en est claire, brillante et souvent miroitante. Tantôt ils possèdent les nuances les plus diverses, depuis le jaune jusqu'au rouge; tantôt ils sont rouge brun, brun noir ou noirs; les nuances foncées constituent sans doute les phases les plus avancées du développement. La coloration des granulations pigmentaires est assez constante pour le même organe. Pendant que s'opère la transformation du pigment diffus, on ne peut découvrir aucune altération dans les éléments des tissus qui le renferment : les cellules, par exemple, persistent ou parfois elles peuvent subir une dégénérescence graisseuse.

Pendant que la matière colorante du sang, sortie des globules, subit ces modifications, ceux-ci deviennent plus pâles et plus petits. A leur pourtour et parfois aussi à leur centre, on voit de petits granules, au nombre de un à quatre et plus, nettement limités, à contours obscurs, clairs et incolores au centre, d'apparence graisseuse, qui restent tantôt isolés, et tantôt constituent des séries de forme parfois semilunaire. Leur nombre diminue progressivement jusqu'à ce que l'on n'en voie plus qu'un ou deux, lesquels sont limités par une membrane à peine perceptible ; celle-ci disparaît même tout à fait, et il ne reste plus que les granules qui finissent par se dissiper. Ces granules, ainsi que la membrane qui les enveloppe, ne s'altèrent nullement dans l'eau, l'acide acétique dilué ou les alcalis faibles. Les acides acétiques et minéraux concentrés ainsi que les alcalis forts, les dissolvent complétement.

D'après les observations de Preyer sur la pénétration des corps étrangers dans les cellules contractiles de la lymphe et du sang, on doit admettre que les cellules pigmentaires doivent leur pigment solide, non-seulement à la transformation dans leur intérieur de l'hématoïdine diffuse, mais encore à l'introduction dans leur cavité de particules pigmentaires solides (Virch. *Arch.*, XXX, p. 415).

Quand la matière colorante du sang reste à l'intérieur des globules, ceux-ci deviennent progressivement plus petits, plus compactes et plus foncés, et ils acquièrent une résistance plus grande contre les réactifs. Tantôt ils restent isolés, ce qui est rare, tantôt ils forment des amas (de cinq à quinze) irréguliers ou arrondis. Ces amas deviennent de plus en plus foncés, se confondent les uns avec les autres, et finalement on n'aperçoit plus que des formes trilobées ou mamelonnées, ou bien un granule pigmentaire compacte et friable, ou enfin les cristaux mentionnés plus haut. Tous ces corps sont libres ou bien entourés d'une aréole incolore, claire, arrondie ou allongée, ou bien lobulée comme l'amas pigmentaire, analogue à une membrane cellulaire, mais qui, toutefois, ne possède nullement les propriétés d'une membrane perméable et séparable de son contenu. Il est souvent difficile ou impossible de distinguer ces corpuscules des cellules renfermant des globules sanguins (voy. p. 257).

Le temps que mettent à se produire ces différentes métamorphoses, varie probablement d'après les circonstances. Il est à présumer qu'il faut au moins quelques jours, et ordinairement une à deux semaines, pour que les cristaux d'hématoïdine se forment.

Dans un cas où un homme de 23 ans, écrasé entre deux wagons, mourut au douzième jour avec les symptômes d'une péritonite subaiguë, j'ai trouvé le péritoine viscéral et pariétal recouvert d'une couche épaisse de 1 millimètre de caillots sanguins anciens, provenant de deux ruptures du foie. Cette couche renfermait, dans tous ses points, de nombreuses aiguilles pigmentaires brun rouge et de petits cristaux rhomboïdaux.

L'hématoïdine séjourne dans l'organe pendant un temps variable, et l'on ne sait pas de quelle façon elle disparaît.

D'après les observations faites dans des cas d'hémorrhagie cutanée par contusion, l'hématoïdine disparaît assez rapidement, tandis que le pigment, qui se dépose dans la peau à la suite d'ulcérations chroniques de la jambe, peut rester inaltéré pendant de longues années.

Jusque dans ces derniers temps, on a considéré l'hématoïdine comme très-analogue et même identique à la matière colorante de la bile (bilirubine) ; mais cette opinion n'a pas été confirmée par les recherches modernes.

Pour admettre l'identité de l'hématoïdine et de la bilirubine (autrefois bilifulvine), on se basait surtout sur ce que la bilirubine se sépare toujours de sa dissolution dans le chloroforme, en cristaux semblables quant à la forme et à la coloration à ceux de l'hématoïdine, et sur la présomption non vérifiée que tous les pigments du corps doivent, en dernière analyse, dériver de la matière colorante du sang (hématine).

D'après Holm (*Journ. f. pract. Chemie*, 1867, C., p. 142), ces deux substances sont complétement différentes. Les différences les plus importantes sont les suivantes : les cristaux d'hématoïdine, bien formés et non attaqués par les dissolvants, paraissent d'un vert cantharide magnifique à la lumière réfléchie, tandis que ceux de bilirubine sont rouge orange. L'hématoïdine se dissout dans le sulfure de carbone en lui donnant une teinte d'un rouge de feu, ou bien si la solution est diluée, d'un rouge orange ; la bilirubine donne une solution d'un jaune d'or. Celle-ci se combine, en proportions déterminées, avec les alcalis et se dissout dans les alcalis proprement dits ; l'hématoïdine ne possède aucune de ces propriétés : il en résulte qu'une lessive alcaline, secouée avec la solution dans le chloroforme de ces deux corps, enlève la bilirubine et non l'hématoïdine. La bilirubine, en solution dans l'alcool, donne, avec l'acide nitrique chargé d'acide hypoazotique, une magnifique série de couleurs, verte, bleue, violette, rouge et jaune (réaction de la matière colorante de la bile) ; l'acide hypoazotique colore l'hématoïdine en bleu clair et puis en jaune, ou bien la décolore.

Il existe dans la bile d'autres matières colorantes qui peuvent être considérées comme étant dérivées de la bilirubine ($C_{30}H_{18}N^2O^6$) ; telles sont : la bilifuscine ($C_{32}H_{20}N^2O^8$), la biliprasine ($C_{32}H_{22}N^2O^{12}$) et la bilihumine. La biliverdine ($C_{32}H_{20}N^2O^{10}$?) dont on n'a pas encore démontré avec certitude l'existence *naturelle*, peut être considérée comme dérivant artificiellement de la bilirubine.

D'après Perls, les pigments non cristallisés qui proviennent du sang, deviennent bleus sous l'influence du ferrocyanure de potassium et de l'acide chlorhydrique exempt de fer, à cause d'une production de bleu de Prusse ; le pigment de la choroïde, au contraire, et probablement ceux qui dérivent de la graisse ou de la matière colorante de la bile, ne donnent pas cette réaction (*Kœnigsb. med. Ges.*, nov., 1866).

Les molécules pigmentaires d'un rouge foncé, d'un brun rouge ou noires que l'on trouve parfois dans les cellules du foie, proviennent probablement de la matière colorante de la bile qui s'y trouve à l'état normal. Il n'est pas rare, surtout chez les vieillards, et quand la rate est en même temps pigmentée de noir, de voir le voisinage de la veine centrale des acini du foie ponctué de noir. Sous le microscope, on aperçoit des molécules pigmentaires noires renfermées dans de petites cellules, souvent allongées, qui probablement ne sont autres que des cellules hépatiques atrophiées ; entre ces cellules on découvre un tissu obscurément fibrillaire, formé sans doute de capillaires détruits.

La métamorphose pigmentaire peut s'observer à l'état physiologique : nous citerons surtout à ce sujet la formation des *corps jaunes* de l'ovaire.

Le sang sorti des vaisseaux du follicule de Graaf et épanché dans sa cavité, se coagule et ne subit que peu d'altérations pendant quelques mois. Dès le quatrième mois environ, le caillot commence à s'atrophier : on observe dans sa partie centrale, des globules décolorés et du pigment à l'état diffus, granuleux ou cristallisé, et notamment sous forme de cristaux d'un rouge brique ou minium, libres ou contenus dans des cellules. Au lieu d'un corps jaune, on trouve parfois un corps autrement coloré, par exemple, un corps noir, dû à la transformation de l'extravasat en pigment noir ;

un corps blanc dans les cas d'épanchement peu abondant (chez les vieilles femmes), etc.

Le mode de production du pigment dans le réseau de Malpighi, dans la choroïde, dans les cellules ganglionnaires, n'est pas encore bien connu.

On observe si fréquemment des degrés légers de pigmentation dans le tissu interstitiel des poumons ou dans les glandes bronchiques, dans l'arachnoïde de la moelle allongée et le tissu nerveux voisin, que peut-être on ne peut pas les considérer comme pathologiques. Quant aux poumons, voy. p. 91.

La métamorphose pigmentaire pathologique est fréquente : elle n'a guère d'importance en elle-même, car elle n'altère pas d'une manière essentielle la fonction de la partie qu'elle atteint, si ce n'est dans les cas où le pigment s'accumule en très-grande quantité, ou bien lorsque, sous l'influence de conditions spéciales, il pénètre dans le système vasculaire et donne lieu à des occlusions capillaires (*mélanémie*). Toutefois, de ce qu'il existe du pigment en un point déterminé, on peut conclure qu'il s'y est produit, à une ou plusieurs reprises, des hypérémies et surtout des hémorrhagies. Cependant la déduction opposée ne serait pas fondée ; car dans un grand nombre d'extravasations sanguines, la matière colorante se résorbe complétement et sans subir de métamorphoses pigmentaires (voy. p. 259).

La métamorphose pigmentaire s'observe dans tous les tissus vasculaires ou qui ont des vaisseaux dans leur voisinage : les cellules, par exemple les cellules épithéliales et glandulaires de toute nature, y compris celles de la rate et des ganglions lymphatiques ; le tissu cellulaire, spécialement celui de la peau, des muqueuses et des séreuses, l'adventice des vaisseaux, le tissu conjonctif des poumons, des glandes, et particulièrement des glandes lymphatiques et de la rate, les fibres musculaires lisses ou striées, la substance cérébrale et nerveuse.

Ce n'est que dans les cas où l'on trouve les premiers degrés de développement de ce pigment, qu'on peut être certain qu'il tire son origine du sang. Tel est le cas dans les stases sanguines des veines pulmonaires, dues aux affections du ventricule gauche : les globules sanguins pénètrent probablement alors dans l'épithélium pulmonaire et se transforment ensuite en pigment. C'est ce que l'on observe encore dans les hémorrhagies du tissu pulmonaire.

De tous les organes, ce sont les poumons qui présentent le plus souvent une pigmentation qui est ordinairement noire. Le pigment pulmonaire se compose parfois de cristaux, mais plus souvent de granules noirs, plus ou moins gros. Il est déposé librement dans le stroma du poumon, dans les corpuscules du tissu conjonctif ou bien dans la lumière des capillaires et des petits vaisseaux oblitérés. On le trouve, soit dans le stroma proprement dit, soit dans le tissu cellulaire qui entoure les lobules primitifs et secondaires, soit dans le tissu sous-pleural. La quantité en est tellement variable, qu'il est souvent impossible, dans un cas particulier, de tracer des limites entre la santé et la maladie. Du reste, dans un certain nombre de cas, le pigment ne tire pas son origine du sang, mais il a pénétré du dehors dans le tissu pulmonaire (surtout la fumée de charbon). (Voy. p. 91.)

Le pigment de la peau siége dans le réseau de Malpighi ou dans le derme. A l'état normal, le pigment se trouve en petite quantité dans le réseau de Malpighi, si ce n'est chez les hommes de couleur, dont les enfants, au reste, ne se colorent que quelques jours après la naissance, et les individus dont le teint est foncé par voie congénitale ou acquise; il n'existe en grande quantité que dans les éphélides, le chloasma et le mélasma, la maladie d'Addison, etc. Le derme s'infiltre de pigment sous l'influence de cataplasmes chauds, de sinapismes, de vésicatoires, etc.; à la suite de phlegmasies chroniques, spécialement dans le voisinage des ulcères de la jambe; dans les nœvi materni et dans les cas très-rares de mélanose vraie.

A la suite d'inflammations et d'hémorrhagies, les séreuses présentent une pigmentation ordinairement noire et disposée par taches, rarement uniforme; le pigment siége habituellement dans les corpuscules du tissu cellulaire.

Il est une pigmentation rougeâtre particulière que l'on observe surtout à la surface externe de la partie supérieure du jéjunum et qui a son siége non dans la séreuse, mais dans les fibres musculaires : la matière colorante est de nature graisseuse.

On observe une pigmentation ordinairement noire et disposée par taches, rarement brune, sur les muqueuses, par exemple dans la cavité de l'estomac, à la suite de catarrhes chroniques et d'hémorrhagies, parfois aussi après une stase sanguine prolongée. Le pigment se dépose rarement dans les cellules épithéliales de la muqueuse ou des glandes, mais souvent dans le tissu muqueux. La coloration noire que présentent fréquemment les villosités intestinales ne sont pas dues au pigment ordinaire, mais à une substance soluble dans l'éther, et par conséquent graisseuse.

La métamorphose pigmentaire des autres tissus et organes offre peu d'importance pour la pathologie.

Virchow (*Arch.*, XXXVII, p. 212) a décrit sous le nom d'*ochronose* une coloration noire particulière de presque tous les cartilages et disques ligamenteux des articulations, des membranes synoviales, des cartilages des organes respiratoires, des cartilages intervertébraux, de la membrane interne des grosses artères, etc., observée chez un homme de 67 ans; la coloration des cartilages variait, suivant les régions, du gris clair au noir. Au microscope, on découvrait des granules bruns ou jaunes, enclavés dans la substance intercellulaire. Cette coloration était probablement due à un dérivé de la matière colorante du sang. Chez les vieillards, les cartilages costaux et bronchiques offrent généralement une teinte foncée due au dépôt de fines molécules pigmentaires. Le cas précédent n'était qu'une exagération de cet état.

Pour ce qui concerne la *mélanémie* (existence de molécules noires dans les vaisseaux sanguins, voyez plus bas.

Parmi les néoplasmes vasculaires, c'est surtout le tissu cellulaire de nouvelle formation qui devient le siége de la métamorphose pigmentaire, ainsi les fausses membranes des séreuses, le tissu conjonctif hypertrophié, le tissu cicatriciel, les tumeurs, etc. Dans certains cas, l'extravasation et la pigmentation sont plus importantes ou plus marquées que la néoplasie conjonctive et vasculaire elle-même; ainsi dans l'apoplexie intra méningée, dans le cancer et le sarcome mélanique. (Voy. au reste les *Néoplasmes*.)

On révoque encore en doute l'existence de tumeurs pigmentaires pures (*mélanomes*), c'est-à-dire de productions formées de pigment déposé en grande quantité dans le tissu conjonctif préexistant.

Un cas communiqué par Virchow (*Arch.*, XXV, p. 181), dans lequel la pie-mère cérébrale et spinale présentait tous les degrés de l'affection, depuis la simple coloration diffuse et disséminée jusqu'aux tubercules bruns et noirs, offrait la transition de la mélanose au sarcome. Le cas de Rokitansky est analogue (*Allg. Wien. Ztg.*, 1861, n° 15). Dans un cas de mélanose bien caractérisée de la peau et de cancer mélanique de différents tissus, j'ai trouvé les corpuscules conjonctifs de la peau et du tissu adipeux sous-cutané, du péricarde et de l'endocarde, etc., ainsi que les corpuscules musculaires tellement remplis de pigment, que celui-ci produisait non-seulement une coloration anormale des parties, mais encore des tubercules noirs plus ou moins volumineux (*Arch. d. Heilk.*, V, p. 280). C'est dans la choroïde et l'iris que la mélanose pure paraît plutôt survenir.

Pour les colorations anormales d'une autre nature, il faut consulter les chapitres correspondants; ainsi pour celles qui résultent de l'introduction de substances étrangères dans l'organisme, ou bien qui sont la conséquence de l'anémie, de l'hyperémie, des métamorphoses et des infiltrations mentionnées ci-dessus, de celles qui sont dues à la bile, etc.

d. — Infiltration calcaire et formation des calculs.

(Incrustation. Pétrification.)

Meyer, *Ztschr. f. rat. Med.*, 1851, I.— Schröder v. d. Kolk, *Nederl. Lanc.*, 1855, p.97.—O. Weber, *in* Virchow's *Arch.*, 1854, VI, p. 561.—Virchow, *Arch.*, 1855, VIII, p. 105; IX, p. 618; XX, p. 403. — H. Meckel, *Microgéologie*, 1856. — Beckmann, *in* Virch. *Arch.*, 1858, XV, p. 540.

L'*infiltration calcaire* consiste soit dans la pénétration dans les tissus et les sécrétions glandulaires, de molécules ou de granules, parfois de cristaux de carbonate et de phosphate de chaux ou de magnésie, soit dans la précipitation anormale des principes constituants des sécrétions glandulaires et spécialement de l'urine et de la bile. Il se produit ainsi dans les tissus des indurations qui peuvent atteindre la dureté de la pierre : *calcification*, *crétification;* dans les liquides, des *concrétions* ou des *calculs*.

1. — *Infiltration calcaire des tissus.*

Quand les tissus s'infiltrent de chaux, par exemple la substance fondamentale des cartilages costaux, on aperçoit d'abord au microscope de très-petites molécules qui troublent la transparence de la partie atteinte (la substance hyaline de cartilages par exemple). Ces molécules augmentent de volume, en même temps qu'il s'en dépose de nouvelles. Le tissu perd ainsi sa structure normale, et les points altérés se remplissent de granulations plus ou moins grosses, irrégulièrement anguleuses ou arrondies. Celles-ci se confondent ensuite en une masse homogène dont les bords paraissent noirs à la lumière transmise et dont le milieu est très-brillant ; à la lumière réfléchie, au contraire, elles sont d'un blanc particulier, et souvent l'on peut encore y distinguer les cellules non calcifiées. A cette période, il se produit encore une certaine transparence de même que pour le verre, dont la poudre est opaque, et qui redevient transparent quand ses éléments se touchent intimement, c'est-à-dire par la fusion. Des coupes très-minces, offrent une certaine ressemblance avec le tissu osseux, ressemblance qui disparaît à un examen attentif et par les réactifs.

La calcification se distingue de l'ossification en ce que les molécules de chaux, dans le premier cas, ne sont déposées que mécaniquement, tandis que, dans le dernier, elles forment une combinaison chimique ; en outre, dans la calcification, les cellules conjonctives ou cartilagineuses se calcifient ou deviennent impropres à fonctionner, tandis que dans l'ossification, elles se transforment en corpuscules osseux, etc.

Quand on traite par des acides forts, surtout par l'acide chlorhydrique ou nitrique, les tissus infiltrés de chaux, ceux-ci reprennent plus ou moins leur transparence et leur structure normale de la périphérie vers le centre ; seulement ils sont ordinairement blanchis, parce que les acides les attaquent plus ou moins fortement. Ce phénomène s'accompagne habituellement d'une effervescence plus ou moins vive, et les bulles qui se dégagent se composent d'acide carbonique. Si l'effervescence est forte, il faut admettre que le dépôt est constitué en totalité ou en grande partie par du carbonate de chaux ; et, dans le cas contraire, qu'il est surtout formé de phosphate. Dans presque tous les cas, il existe en outre de petites quantités d'autres sels de chaux, de sels de magnésie, etc.

L'infiltration calcaire s'observe dans toutes les régions du corps, surtout dans les cartilages, les valvules du cœur, les tuniques vasculaires, la peau, les muqueuses, les séreuses, les muscles lisses ou striés, particulièrement ceux des artères, les tendons, etc. ; elle peut se produire dans tous les tissus et spécialement, outre les tissus conjonctifs et cartilagineux, dans le tissu propre et le tissu cellulaire des glandes ; dans le placenta, les extravasats, les exsudats et les néoplasmes, tels que le tissu conjonctif de nouvelle formation des adhérences et des pseudo-membranes, des hypertrophies et des tumeurs, etc. Elle atteint les cellules aussi bien que la substance intercellulaire, notamment les cellules et la substance intercellulaire des cartilages. Quand les cellules sont stratifiées, elle en reproduit régulièrement la stratification ; ainsi, dans les méninges, l'épendyme, les plexus veineux, la substance cérébrale même, etc. Habituellement, la substance intercellulaire des cartilages s'infiltre de chaux d'abord dans les points les plus éloignés des vaisseaux. Le type physiologique de l'infiltration calcaire des tissus, ce sont les concrétions de la glande pinéale et des plexus vasculaires et jusqu'à un certain point celle des os.

L'infiltration calcaire a pour conséquence la perte plus ou moins complète de la fonction et des autres propriétés des tissus ; ainsi, dans les cellules de toute nature (surtout dans celles de l'épithélium de la muqueuse vésicale atteinte de catarrhe ou d'ulcères), dans le cristallin, les muscles, les cartilages et les valvules du cœur. Dans les tuniques vasculaires, spécialement celles des artères, l'infiltration présente la plus grande importance pratique à cause du frottement ou de la perte d'élasticité et de contractilité vasculaires ou des déchirures qu'elle détermine et de l'influence qu'elle exerce ainsi sur le cœur ou sur les parties périphériques. — On ne connaît pas d'autre altération, ni surtout d'autre influence produite par cette infiltration. — L'infiltration calcaire de certaines tumeurs tels que les fibromes, les enchondromes, les scrofules, les kystes, les tubercules, les cancers, ainsi que celle des fœtus extra-utérins, sont favorables à l'organisme, en entravant l'accroissement ou la réaction générale de ces productions.

Les causes de l'infiltration calcaire sont le plus souvent les mêmes que celles de l'atrophie, et c'est surtout la vieillesse. Les troubles nutritifs qui aboutissent à cette dégénérescence sont ordinairement locaux et consécutifs à des désordres circulatoires, à l'inflammation, à l'hémorrhagie, etc.

Dans l'infiltration calcaire, les sels de chaux doivent pénétrer dans les tissus à l'état de solution et s'y déposer ensuite. L'acide carbonique doit être considéré comme le dissolvant du carbonate et du phosphate de chaux : en effet, il est toujours contenu dans le sang en quantité telle, qu'il peut produire du carbonate double et au moins du phosphate neutre de chaux, lesquels sont solubles. Toutefois, il est d'autres acides formant des sels de chaux solubles, qui peuvent contribuer à faciliter l'introduction de cette base dans les tissus : tels sont les acides gras volatils et l'acide lactique ; tout récemment, Diakonow a démontré que l'acide phosphoglycérique, auquel la lécithine donne très-facilement naissance, joue aussi un rôle important dans ce phénomène. Les sels de chaux doivent alors se transformer sur place en sels insolubles : si l'acide carbonique constitue le dissolvant, on peut admettre que cette trasnformation est due au dégagement de cet acide, quoique l'on n'en conçoive guère la possibilité ; d'un autre côté, les sels de chaux pourraient se précipiter sous forme de combinaisons insolubles, et O. Weber a fait remarquer que les acides gras élevés, formant avec la chaux des sels insolubles, pourraient provoquer la formation de ces précipités. Le composé calcaire ainsi formé pourrait se transformer par oxydation en carbonate de chaux. Les phosphates alcalins neutres ou basiques pourraient aussi donner naissance à cette précipitation ; car le phosphate calcique basique est insoluble, et le phosphate neutre est très-peu soluble.

L'infiltration calcaire est parfois la conséquence de *métastases*. En effet, quand la chaux des os se résorbe en grande quantité, comme dans la carie étendue, dans les carcinomes osseux multipliés, etc., et que l'élimination de cette base par les reins est entravée, elle se dépose en d'autres points de l'organisme, le plus souvent dans les pyramides de Malpighi (*infarctus calcaire*) ; moins souvent dans le tissu pulmonaire, dans la muqueuse gastrique, et moins souvent encore dans la muqueuse intestinale, dans la muqueuse des sinus ethmoïdaux et sphénoïdaux, dans la dure-mère, dans le foie et les vaisseaux cérébraux. Les parties atteintes acquièrent ordinairement alors la consistance de la pierre ponce.

Nous devons mentionner ici les dépôts, formés ordinairement d'urate de soude, qui se produisent dans l'arthritis, dans les cartilages articulaires surtout, dans les ligaments et les tendons avoisinants, dans les cartilages de l'oreille, plus rarement dans la peau, les reins, les vaisseaux et le tissu interstitiel des pyramides de Malpighi.

D'après Garrod, les concrétions goutteuses sont d'abord sécrétées sous forme d'un liquide limpide très-riche en urate de soude; celui-ci cristallise, et le liquide acquiert ainsi un aspect laiteux; ensuite, la partie liquide se résorbe, tandis que l'exsudat devient de plus en plus solide, et enfin tout à fait dur. Parfois, ces concrétions renferment une grande quantité de phosphate de chaux, qui est probablement le produit d'un dépôt secondaire, car l'urate de soude, agissant comme corps étranger, provoque une inflammation dont le produit se crétifie. Sur trente-sept goutteux, Garrod a trouvé dix-sept fois des dépôts tophacés manifestes : chez sept d'entre eux, les dépôts n'existaient qu'aux pavillons des oreilles; chez neuf, ils se montraient à la fois aux oreilles et autour des articulations, et chez un seul, il n'y en avait pas aux oreilles. Les dépôts qui se forment dans les sillons du pavillon de l'oreille atteignent un volume variant depuis celui d'une tête d'épingle jusqu'à celui d'un demi-pois; ils sont solides ou mous, et, dans ce dernier cas, on donne issue, en les piquant, à un liquide crémeux renfermant de aiguilles d'urate de soude.

2. — *Concrétions ou calculs.*

Quand des concrétions calcaires se forment dans les liquides (sécrétions), ceux-ci se troublent d'abord, prennent la consistance d'un lait de chaux, ensuite d'une bouillie et enfin celle d'une masse semblable à de la craie ou à une pierre (concrétions ou calculs), dont la forme et le volume sont très-variables. La forme dépend soit de celle de la cavité qui renferme la concrétion, soit de causes inconnues. La surace en est lisse ou bosselée, la consistance molle ou friable, pierreuse ou osseuse. La couleur varie, d'après la composition de la concrétion et d'après les principes accidentels qu'elle renferme, du blanc au jaune, au rougeâtre, au noir brun, etc.

L'examen microscopique des concrétions se fait sur des coupes minces ou sur des fragments quand la friabilité ne permet pas d'en faire des coupes. Dans le premier cas, on aperçoit à la lumière transmise, dans une substance fondamentale claire, des points irrégulièrement arrondis, allongés ou autrement figurés, de grandeur variable et qui parfois ressemblent à des corpuscules osseux, mais qui toutefois ne paraissent être que des lacunes naturelles ou artificielles, remplies d'air; la substance fondamentale est complétement dépourvue de structure. Dans le second cas, on voit des fragments plus ou moins gros, irréguliers, à contours foncés et qui se comportent comme nous l'avons dit plus haut quand on les traite par les acides.

Les concrétions reconnaissent pour cause le catarrhe des muqueuses correspondantes, la présence de corps étrangers et l'altération des sécrétions glandulaires.

Elles ont pour conséquence l'irritation de la muqueuse (coliques calculeuses, catarrhes, ulcérations, perforations) ; le rétrécissement ou l'oblitération des cavités, et par suite la diminution ou l'abolition de la fonction glandulaire; plus rarement l'irritation de la séreuse environnante (péritonite) ou des vaisseaux adjacents (pyléphlébite).

Les concrétions restent parfois longtemps dans le même état; dans d'autres cas elles se transforment en d'autres substances (*metahematismus*), ce qui peut amener une décomposition spontanée: ou bien enfin elles sont éliminées de différentes manières.

Les concrétions calcaires se composent principalement de carbonate et de phosphate de chaux en proportions variables, d'un peu de carbonate de magnésie, d'eau, de mucus, d'albumine et d'autres matières organiques ; parfois le noyau est formé par un corps étranger. On les rencontre surtout dans les amygdales, l'appendice vermiculaire et les veines; plus rarement dans le nez, le larynx et les bronches, les poumons, l'utérus, le vagin, sous le prépuce, etc.

Les phlébolithes sont, pour la plupart, des caillots sanguins et fibrineux infiltrés de chaux. Toutefois, il est probable qu'ils ont aussi une autre origine (Wedl, *OEstr. med. Jahrb*, 1861).

Les concrétions des sécrétions glandulaires sont : les calculs urinaires et biliaires, le tartre de la bouche, les calculs salivaires, pancréatiques, lacrymaux, prostatiques, mammaires et sébacés ; nous devons ajouter encore l'infarctus des reins et les calculs spermatiques.

Les calculs urinaires et biliaires méritent une mention spéciale.

Les calculs urinaires proprement dits, que l'on trouve surtout dans la vessie, s'y développent, soit à la suite d'une fermentation acide ou alcaline provoquée par le mucus jouant le rôle de ferment, soit par le dépôt des sels de l'urine autour de corps étrangers solides qui se trouvent dans la vessie (pus, mucus, sang, corps étrangers accidentels) ; parfois ils prennent naissance dans les reins ou les voies urinaires supérieures ; ils parviennent ensuite dans la vessie et s'y accroissent.

On établit la division suivante d'après les principes constituants qu'ils renferment :

Calculs formés d'acide urique et d'urates : le plus souvent ronds ou arrondis ; durs ; jaunes, bruns ou brunâtres ; rarement blancs ; lisses ou légèrement bosselés ; ordinairement stratifiés sur leur coupe.

Calculs d'urate d'ammoniaque pur : analogues aux précédents ; rares.

Calculs composés de phosphates, spécialement de phosphates ammoniaco-magnésiens ou de chaux : communs ; ronds ou arrondis, durs ou crétacés ; blancs, lisses ; ordinairement stratifiés à la coupe.

Calculs de phosphate de chaux pur : analogues aux précédents ; rares.

Calculs formés en même temps d'acide urique ou d'urates et de phosphates, soit que ces substances forment des couches alternes, soit que l'une constitue le noyau et l'autre l'écorce ; communs.

Calculs renfermant en outre du carbonate de chaux, soit au centre, soit dans les couches extérieures.

Calculs d'oxalate de chaux : communs, surtout chez les jeunes individus ; les plus gros offrent une surface mamelonnée, même épineuse (calculs muraux) et une coupe stratifiée ; ils sont d'un brun foncé et très-durs ; les plus petits sont lisses et moins colorés.

Calculs d'oxalate de chaux entouré de couches de phosphate de chaux ou d'urates.

Calculs de cystine : très-rares, petits, arrondis, jaunâtres, lisses.

Calculs de xanthine : très-rares, petits, arrondis, brun clair, lisses.

Les plus gros calculs sont presque toujours uniques ; les moyens, uniques ou multiples, et les plus petits (graviers) sont parfois innombrables.

On donne le nom d'*infarctus* aux dépôts de sels dans le tissu rénal, surtout dans les pyramides, et qui se forment, soit dans la lumière des canalicules urinifères, soit dans leur épithélium, soit dans leur membrane. Parfois, ils n'offrent aucune importance, mais dans d'autres cas, ils aboutissent à la production de concrétions plus volumineuses ou d'affections rénales plus profondes (kystes, etc.).

Ces infarctus se divisent de la manière suivante, d'après leur composition :

L'infarctus urique, produit par l'acide urique et l'urate de soude, commun chez les nouveau-nés, depuis les premiers jours après la naissance jusqu'à la troisième et quatrième semaine ; rare chez l'adulte.

L'infarctus calcaire, dû au carbonate de chaux, et surtout, d'après Hoppe, au phosphate de la même base (*Deutsche Klinik,* 1854, n° 14) ; est fréquent dans la vieillesse.

L'infarctus de phosphate tribasique (Froriep).

L'infarctus pigmentaire (Virchow), dans lequel on trouve de grandes masses de pigment dans les canalicules urinifères.

Les calculs biliaires se rencontrent principalement dans la vésicule biliaire, plus rarement dans les conduits : leur nombre, leur volume, leur forme, ainsi que leurs autres propriétés, varient d'après leur composition. On y trouve comme principes constituants : la cholestérine et la matière colorante de la bile, spécialement le cholépyrrhate de chaux ; le carbonate et le phosphate de chaux, le mucus, les acides de la bile et la margarine. Les calculs biliaires prennent naissance par suite de l'existence d'un excès de cholestérine et de matière colorante dans la bile ; parfois, la précipitation de ces substances est facilitée par le catarrhe de la muqueuse ; d'autres fois, enfin, des corps étrangers en deviennent le point de départ.

On les divise ordinairement en :

Calculs de cholestérine : uniques ou peu nombreux ; petits ou atteignant le volume d'un œuf ; arrondis ou ovales ; lisses ou granulés de différentes manières ; blanchâtres ou brun jaunâtre ; plus rarement anguleux ; la cassure et la coupe offrent toujours une surface cristalline rayonnée.

Calculs de cholestérine et de matière colorante avec de petites quantités de carbonate et de phosphate de chaux en différentes proportions : ce sont les plus communs, bruns ou verts ; de volume variable ; ordinairement multiples ou nombreux ; ronds ou anguleux ; lisses ; coupe d'apparence crayeuse, ressemblant à la surface extérieure et présentant plusieurs couches différemment colorées.

Calculs de matière colorante pure : rares ; bruns ou verts ; petits, peu nombreux ; ronds ou dentelés.

Calculs de carbonate de chaux pure : clairs, bosselés ; cassure cristalline.

J'ai trouvé, dans les vésicules séminales d'un cyphotique âgé de quarante ans environ, une production représentant probablement un degré inférieur de *calcul spermatique*. Elle avait un diamètre de $\frac{1}{6}$ de centimètre environ ; elle était arrondie, un peu aplatie, et se composait d'une substance homogène, résistante, inaltérable par l'action de l'acide acétique et des alcalis, et de nombreux spermatozoaires. Ceux-ci étaic: complétement engagés dans la concrétion, ou bien le corps seulement y pénétrait, tandis que les filaments terminaux faisaient saillie à la surface.

e. — Dégénérescence ou infiltration lardacées.

(Dégénéres nce amyloïde, cireuse, cellulosique. Gonflement vitreux. Dégénérescence hyaloïde.)

Purkinge, *Ber. über die Prager. Verh. d. Naturf.*, 1857. — Christensen, *Copenh, Ugeskr.*, 1844. — Meckel, *Charité-Ann.*, 1853, IV, p. 264. — Buck, *Quart. Journ. of micr. sc.*, 1854. — Donders, *Nederl. lanc.*, 1854. — Gairdner, *Monthly Jour. of med. sc.*, 1854. — Rokitansky, *Sitzsber. d. Wien. Acad.*, 1854, XIII. — Sanders, *Monthly Journ.*, 1856. — Virchow, *Arch.*, 1854, VI, p. 268 et 416; VIII, p. 140 et 564: XI, p. 188; XIV, 187; XV, p. 232. — *Würzb. Verh.*, VII, p. 222. — Moleschott, *Wien. Wochenschr.*, 1855. — Friedreich, *in* Virch. *Arch.*, 1856, IX, p. 613; X, p. 204 et 507; XI, p. 387; XV, p. 50; XVI, p. 50. — Loeper, *Würzb. Diss.*, 1856. Wilks, *Guy's Hosp. Rep.*, 1856, II. — Paulisky, *Berl. Diss.*, 1857. — Virch *Arch.*, XVI, p. 147. — Pagenstecher, *Würzb. Diss.*, 1858. — Kekule, *Heidelb. Jhrb.*, 1858. — Beckmann, *in* Virch. *Arch.*, 1858, XIII, p. 94. — Neumann, *Deutsche Klinik*, 1860, n° 35 et 37. — *Arch. d. Heilk.*, 1868, p. 35. — Pleischl et Klob, *Wien. Wochenschr.*, 1860. — Lambl, *Arch. d. Frz Jos.-Kinder-Spit.*, 1860, p. 511. — E. Wagner, *Arch. d. Heilk.*, 1861, II, p. 481. — Hertz, *Greifsw. med. Beitr.*, 1863, p. 93. — C. Schmidt, *Ann. d. Chem. u. Pharm.*, CX, p. 250.

On donne le nom de *dégénérescence lardacée* à une affection souvent chronique et presque toujours secondaire, dans laquelle la trame des tissus (spécialement les artérioles et les capillaires, rarement les autres éléments), se remplit d'une substance particulière, homogène, d'un éclat terne, translucide et, quoiqu'elle soit de nature albuminoïde, prenant presque toujours une coloration caractéristique sous l'influence de l'iode et de l'acide sulfurique. Cette dégénérescence produit à un haut degré l'anémie des tissus qu'elle atteint, et en détermine l'atrophie; elle diminue ou abolit la fonction de l'organe qu'elle envahit, s'accompagne généralement de marasme et n'est pas susceptible de guérison quand elle est arrivée à un haut degré.

Après la métamorphose graisseuse, c'est la plus importante et la plus commune des dégénérescences. A cause de l'extension qu'elle prend, l'influence qu'elle exerce sur l'organisme est plus marquée que celle de toute autre dégénérescence.

Les organes qui subissent le plus souvent la dégénérescence lardacée, sont les glandes lymphatiques, la rate, le foie et les reins; en seconde ligne viennent la muqueuse et le tissu sous-muqueux du canal digestif, l'épiploon et les capsules surrénales. On l'observe plus rarement, presque toujours à un degré beaucoup moins élevé et en même temps que dans les organes précédents, dans les autres membranes du canal digestif depuis la bouche jusqu'à l'anus, dans le pancréas, dans la muqueuse urinaire, dans la prostate, dans l'utérus et le vagin, dans les ovaires, dans le cœur, dans les vasa-vasorum de l'aorte, dans les petites veines, dans la glande thyroïde (goître amyloïde), dans les bronches et les poumons, dans certains nerfs, etc.

L'ordre suivant lequel les organes sont atteints ne peut pas encore être nettement établi. Il est probable que, dans les suppurations de longue durée, les ganglions lymphatiques correspondants se prennent d'abord et puis les autres organes. On ne peut pas davantage expliquer pourquoi, dans des cas en apparence semblables, parfois la rate, les reins et le foie sont à peu près également atteints, tandis que dans d'autres cas l'un de ces organes reste intact. La dégénérescence lardacée est très-rare dans les vaisseaux des muscles extérieurs et dans la peau, elle n'a jamais été observée dans ceux des os.

La dégénérescence lardacée ne peut se reconnaître à l'œil nu quand elle est légère. Dans ses degrés élevés, au contraire, elle altère les organes, surtout le foie et la rate, et puis les reins, les ganglions lymphatiques et les muqueuses, d'une façon caractéristique. Ces altérations consistent dans une tuméfaction plus ou moins prononcée de l'organe avec conservation de la forme normale ou bien avec épaississement des bords tranchants; la coloration prend en même temps une teinte grise ou gris blanc; l'organe paraît homogène, sec et fortement translucide soit sur la coupe, soit dans son intégrité; sa consistance est empâtée, analogue à celle d'un œdème résistant. Ces modifications peuvent s'étendre uniformément à tout l'organe (foie, rate, reins, intestins), ou bien n'en atteindre que certaines parties ou du moins se produire d'une manière plus marquée dans certains points; ainsi dans la rate, l'altération portera sur les follicules; dans les reins, sur la substance corticale; dans les capsules surrénales, sur la substance médullaire, etc. —Les parties renferment presque toujours beaucoup moins de sang; et celui qui sort des gros vaisseaux sur une coupe est clair et fluide. L'organe se décompose difficilement.

Quand l'organe est en même temps atteint d'une autre affection, les caractères de la dégénérescence sont plus ou moins masqués : les altérations que l'on rencontre le plus fréquemment alors sont l'infiltration et la métamorphose graisseuses des éléments cellulaires (foie, reins, pancréas, etc.), l'hypertrophie du tissu conjonctif (reins, etc.), l'hyperémie et l'infiltration pigmentaire.

Pour reconnaître la dégénérescence lardacée peu prononcée des parenchymes mentionnés ci-dessus, ainsi que celle des organes membraneux ou du tissu cellulaire interstitiel, on emploie le microscope ou bien l'iode et l'acide sulfurique.

Sous le microscope, la dégénérescence amyloïde se caractérise par l'augmentation plus ou moins grande du diamètre des éléments atteints, par l'aspect particulier, clair, homogène et d'un éclat terne qu'ils prennent, par la coloration qu'ils acquièrent sous l'influence de l'iode et de l'acide sulfurique, par la disparition de l'apparence granuleuse du contenu de la cellule, et parce que le noyau et la membrane cellulaire deviennent invisibles, etc.

Les artérioles, les capillaires et en dernier lieu les veines, sont plus souvent et plus tôt atteints que les autres tissus. C'est dans les vaisseaux que la métamorphose est le plus caractérisée. Le diamètre des capillaires augmente du double et plus; leurs parois offrent les caractères que nous avons mentionnés plus haut et ne renferment aucun noyau; la lumière en est plus ou moins rétrécie, parfois tout à fait oblitérée. — Il en est de même pour la dégénérescence des artérioles : il est probable que la métamorphose atteint d'abord la membrane interne avec son épithélium, puis la musculaire, et rarement l'adventice; les membranes propres, par exemple celle des canalicules urinifères, se comportent de la même façon. Dans la dégénérescence lardacée des cellules glandulaires qui s'observe beaucoup plus rarement, ainsi que dans celle des noyaux et des cellules de la rate et des ganglions lymphatiques, ces éléments augmentent de diamètre, deviennent clairs, homogènes, prennent un éclat terne, adhèrent plus fortement les uns aux autres et finissent même par se confondre. Le noyau disparaît ou devient invisible. Enfin la cellule ressemble à une lamelle brillante et translucide, très-friable. L'existence de cette dégénérescence dans le tissu cellulaire est encore douteuse.

Les vaisseaux lymphatiques situés dans le voisinage de capillaires dégénérés sont communément fort rétrécis : les cellules glandulaires subissent tous les degrés d'atrophie jusqu'à la disparition complète, soit à la suite de la diminution ou de la suppression totale de l'afflux du sang, soit à la suite de la compression.

D'après Hertz (*Greifw. med. Beitr.*, 1863, p. 93), la dégénérescence lardacée du foie part principalement des cellules de cet organe : au premier stade, la cellule grossit, le noyau se gonfle et le contenu devient granuleux; au deuxième stade, les granulations du contenu disparaissent, et l'on aperçoit une masse plus transparente et brillante, le noyau ne change pas; dans le troisième stade, le noyau n'est plus visible, la cellule ressemble à une lamelle transparente et brillante; dans le quatrième stade enfin, les lamelles se réduisent en petits fragments.

Rokitansky (*Hdb.*, 1855, 1, p. 329), Lambl et Neumann ont également trouvé la dégénérescence lardacée dans les éléments cellulaires de la paroi intestinale, c'est-à-dire dans la substance musculaire des villosités, de la muqueuse et de la tunique musculaire même. Les fibres musculaires s'élargissent, leur noyau cesse d'être apparent; elles semblent se confondre les unes avec les autres et se brisent facilement, selon la largeur, en lamelles irrégulières.

Hayem (*Gaz. méd. de Paris*, 1866, n° 6) a vu la dégénérescence amyloïde envahir toute l'épaisseur de la paroi intestinale, spécialement les points correspondants aux follicules, et produire finalement des érosions et des ulcères. Il a également observé cette métamorphose dans le tissu conjonctif et très-rarement dans les cellules adipeuses. Le dépôt se forme alors dans la membrane ou autour du noyau; la graisse et les cristaux de margarine renfermés dans la cellule se trouvent au côté opposé du contenu cellulaire.

C'est surtout la *réaction* donnée par la substance amyloïde qui est caractéristique : sous l'influence de l'iode (solution aqueuse ou teinture diluée d'iode, solution d'iode iodurée), les parties qui ont subi cette dégénérescence prennent une coloration brun rouge particulière. Si l'on ajoute de l'acide sulfurique concentré, elles acquièrent soit immédiatement, soit après quelques minutes ou quelques heures, une teinte violette, parfois bleue, qui persiste des heures et même des semaines, ou bien disparaît rapidement. Si les parties renferment encore des albuminates *normaux*, il se produit une coloration vert bleu ou même verte. Parfois la réaction ne réussit qu'après des essais répétés. Les autres réactions de la substance amyloïde n'offrent rien de remarquable : l'eau ne l'altère pas ; l'acide acétique n'exerce aucune action quand il est dilué, et il la gonfle quand il est concentré ; les alcalis concentrés la dissolvent ; l'alcool et l'éther sont sans action sur elle.

Quoique habituellement l'iode et l'acide sulfurique soient nécessaires pour produire la coloration caractéristique, Freidreich a décrit un cas de dégénérescence de la rate dans lequel l'iode seul donnait naissance à une coloration bleu foncé ou bleu violet aussi bien dans la pulpe que dans les follicules, ce qui détermine cet auteur à admettre une *dégénérescence amylacée*.

On croyait autrefois pouvoir reconnaître la composition de la substance lardacée d'après la réaction iodique et iodosulfurique, quoique depuis longtemps on donnât à la maladie le nom d'*occlusion albumineuse*, d'*infiltration albuminoïde*. Les Anglais l'appelaient *dégénérescence cireuse*; Budd, *dégénérescence colloïde*; Meckel, *dégénérescence cholestérique* (à cause de l'analogie de réaction, etc.); Virchow proposa successivement les noms de *dégénérescence cellulosique*, *ligneuse* et *amyloïde*: O. Weber ceux de *gonflement vitreux*, *dégénérescence hyaloïde* ou *hyalinose*. — La plupart de ces dénominations et de ces opinions ne peuvent être maintenues, car deux analyses élémentaires faites par des chimistes différents sur des organes différents, ont donné un résultat tout à fait inattendu. Les recherches de Kekule, exécutées sur une rate dégénérée au plus haut degré, ont démontré que l'organe contenait une quantité considérable de cholestérine sans que celle-ci toutefois fût la cause de la réaction iodosulfurique ; qu'il ne renfermait aucun corps analogue, au point de vue chimique, à l'amidon ou à la cellulose; que la composition de la substance lardacée concorde tellement avec celle des matières albuminoïdes, que cette concordance n'est possible que pour un corps appartenant à ce groupe chimique, quoiqu'on ne puisse en donner la formule exacte, et que par conséquent la substance amyloïde n'est autre qu'un corps albuminoïde modifié d'une manière particulière. D'après une analyse élémentaire faite par C. Schmidt également sur une rate lardacée, la substance amyloïde ne constitue nullement un hydrate de carbone exempt d'azote et appartenant au groupe de la cellulose, mais un albuminate riche en azote. Il est très-probable que la dégénérescence lardacée n'est qu'une métamorphose régressive des albuminates, et la substance lardacée un degré intermédiaire entre ces derniers et les graisses ou la cholestérine. Il existe peut-être encore d'autres substances intermédiaires, et l'azote contenu dans la substance lardacée ne démontre pas qu'elle constitue un corps albuminoïde proprement dit. Les recherches de Meckel y avaient déjà démontré l'existence d'une grande quantité de cholestérine.

Rudneff et Kühne ont débarrassé la substance lardacée de tout corps albuminoïde en la soumettant à l'action du suc gastrique artificiel aussi longtemps que celui-ci, à une température de 40° centigrades, put dissoudre de la peptone. Sa composition concordait encore après cela avec celle de l'albumine, mais elle donnait naissance à quelques réactions différentes de celles de cette dernière. Toutefois sa constitution est plus compliquée que celle de l'albumine.

On ignore encore si la substance amyloïde est le produit de la métamorphose des matières protéiniques ou bien si elle se dépose par métastase. On ne sait pas davantage si elle est analogue à une substance qui donne la même réaction avec l'iode et l'acide sulfurique et que l'on rencontre quelquefois dans les cellules et la substance fondamentale de certains cartilages (Virchow), ainsi que dans les caillots fibrineux anciens (Friedreich). Il est probable qu'elle n'a rien de commun avec les *corps amylacés* que l'on trouve surtout dans le système nerveux central, et qui se

colorent en bleu par l'iode seul, ni avec les corpuscules particuliers que Virchow a
vus dans les vaisseaux de la rétine et dans ceux de la vésicule biliaire, ni avec la
myéline, etc. — Rindfleisch range la dégénérescence lardacée parmi les *infiltrations* et admet qu'un corps albuminoïde du liquide nourricier, retenu par les tissus,
est sécrété sous forme solide. De là proviendrait l'affection précoce des artérioles et
des capillaires.

La dégénérescence lardacée se produit presque toujours à la suite
de maladies qui s'accompagnent de suppuration prolongée des os ou
des parties molles, avec évacuation de pus et de débris de tissus à
l'extérieur ; ordinairement le foyer purulent produit encore un
écoulement de pus au moment de la mort. Nous citerons principalement la carie osseuse, la tuberculisation pulmonaire ulcéreuse chronique, soit simple, soit plus souvent compliquée d'ulcères intestinaux tuberculeux, surtout du côlon ; plus rarement les ulcères
chroniques des parties molles en général, et spécialement les ulcères
intestinaux chroniques, simples ou tuberculeux, et les ulcères chroniques simples de la peau ; les ulcères syphilitiques chroniques de
la peau ou de l'intestin ; les fistules urinaires de longue durée, les
carcinomes ulcérés, les abcès psoïques chroniques, les bronchiectasies, les pyélites chroniques, etc. Il est beaucoup plus rare d'observer
cette dégénérescence à la suite de la syphilis constitutionnelle non
accompagnée de suppuration prolongée, ou bien de diarrhées colli-
quatives sans ulcères intestinaux. Elle est très-rare dans la leucémie
ou comme affection primitive, sous forme par exemple de maladie de
Bright.

Rokitansky a observé la dégénérescence lardacée après le rachitisme, après les
fièvres intermittentes rebelles, les affections organiques du cœur, et à l'état congénital chez des enfants nés de parents syphilitiques. Chez une femme de 58 ans, souf-
frant depuis longtemps d'une arthrite déformante grave, et depuis deux mois environ d'une maladie de Bright, j'ai trouvé un degré léger de dégénérescence lardacée
du foie et de la rate, et un degré avancé du même mal dans les reins.

Il s'écoule quelquefois plusieurs années entre le moment où cesse la suppuration
qui a produit la métamorphose lardacée et la mort qu'amène cette dernière. J'ai
observé dans un cas un espace de cinq ans ; pendant ce laps de temps, le malade se
porta bien, sauf toutefois dans la dernière année ; à la fin, il devint hydropique et
mourut en partie à la suite de l'extension de la dégénérescence, et en partie à la suite
d'épistaxis profuses et répétées.

Dans la plupart des cas, la dégénérescence lardacée, ainsi qu'il résulte de l'observation clinique, constitue une *affection chronique* se
prolongeant souvent pendant des années. Dans quelques cas très-
rares, sa durée est beaucoup plus courte, et n'atteint qu'un ou quelques mois. Jusqu'à présent les causes déterminantes ne peuvent nous
donner aucun éclaircissement sur ce point.

Les *conséquences* de la dégénérescence amyloïde sont difficiles à déterminer, car cette affection est très-rare comme maladie primitive ; en effet les suites de l'affection primitive et celles de la dégénérescence sont en partie identiques et la métamorphose des vaisseaux des organes glandulaires entraîne souvent après elle des lésions secondaires des cellules (atrophie ou métamorphose graisseuse) et même du stroma : principalement la diminution de l'afflux du sang artériel, la diminution ou même la suppression totale de la transsudation normale, ainsi que les conséquences de la compression exercée par les vaisseaux épaissis sur les capillaires lymphatiques et les cellules glandulaires environnantes. La diminution de la nutrition entraîne des suites moins marquées, sauf dans certains organes, tels que l'intestin où la dégénérescence lardacée donne lieu peut-être à des ulcères particuliers, dits *ulcères lardacés* ; il en est de même pour le foie, mais dans des cas très-rares ; toutefois elle détermine une dépression de la fonction qui est surtout prononcée quand la dégénérescence atteint les glandes. Les troubles fonctionnels consistent en un désordre de la sanguification (dans la dégénérescence du foie, de la rate, des glandes lymphatiques, de la muqueuse intestinale), en anémie, hydrémie, marasme et hydropisie consécutives ; parfois ils portent sur des fonctions spéciales, comme celles du foie, des reins, de la muqueuse intestinale, etc., sans être cependant bien connus au point de vue clinique.

La dégénérescence amyloïde, dans ses degrés élevés qui sont les seuls susceptibles d'être diagnostiqués, se termine par la mort, sauf quelques cas exceptionnels. Les degrés légers au contraire, quoiqu'ils échappent à l'observation, peuvent, sans aucun doute, guérir par la cessation de la cause, par exemple de la syphilis ulcéreuse secondaire. Le mode suivant lequel s'opère la guérison nous est inconnu.

Le *diagnostic* de la métamorphose lardacée en général doit se baser sur les considérations suivantes : 1° l'affection causale ; 2° la tuméfaction du foie et de la rate ainsi que le développement, rarement appréciable, des glandes lymphatiques et des reins ; 3° les symptômes de l'anémie, de l'amaigrissement et de la cachexie, qui manquent très-rarement quand la maladie se prolonge ; 4° l'hydropisie des extrémités inférieures, qui fait rarement défaut, et l'hydropisie générale qui se rencontre dans la moitié des cas environ ; 5° l'absence d'autres causes de stase. Comme les reins sont souvent atteints en même temps de dégénérescence lardacée, l'urine présente ordinairement des altérations assez caractéristiques, surtout quand les autres lésions rénales, et notamment celles qui dépendent des affections cardiaques, peuvent être exclues : le poids spécifique de ce liquide est habituellement plus élevé et la quantité de matière colorante est augmentée ; l'urine est claire et albumineuse, quoique l'albumine disparaisse à certains moments ; elle renferme des cylindres qui sont probablement caractéristiques ; au début, la quantité en est augmentée, mais elle diminue plus tard (Traube, Rosenstein, etc.). Enfin on observe souvent également des selles aqueuses abondantes, soit à cause des ulcères intestinaux qui coexistent fréquemment, soit à cause de la dégénérescence lardacée des vaisseaux de la muqueuse digestive.

Buhl (*Ztschr. f. rat. Med.*, 1862, XIV, p. 257) a observé, chez un homme de 54 ans, l'hypertrophie et l'ulcération de la peau avec la dégénérescence amyloïde. La peau tout entière était malade depuis treize ans environ, et l'affection offrait les caractères du pityriasis ruber, du lichen rubra, de l'ichthyose cornée, de l'ichthyose simple, la surface du corps présentait en outre 50 à 60 ulcères, lesquels, ainsi que toute la membrane tégumentaire, étaient douloureux.

Corps amylacés et corps amyloïdes stratifiés.

Ces corps sont habituellement rapportés à la dégénérescence lardacée, quoiqu'ils n'aient de commun avec celle-ci que la réaction qu'ils donnent avec l'iode, ou quelquefois avec l'iode et l'acide sulfurique. Ils renferment probablement de l'azote.

Ce sont des corps très-petits, parfois visibles à l'œil nu, ronds, ovales ou irréguliers, homogènes ou bien présentant des couches concentriques plus ou moins régulières et nombreuses, d'un éclat terne. La plupart de ces corps prennent une coloration bleue ou gris bleu sous l'influence de l'iode seul ; parfois ce n'est que par l'action de l'iode et de l'acide sulfurique qu'ils acquièrent cette teinte ; quelques-uns d'entre eux deviennent verts, bruns ou jaunes, sans doute à cause d'un mélange avec d'autres substances azotées. L'eau chaude et les alcalis caustiques les dissolvent lentement, tandis que l'alcool et l'éther ne les altèrent pas. On n'a pas encore réussi à les transformer en sucre. Les corps amylacés de la prostate contiennent souvent dans leur centre des cellules, des noyaux ou des productions analogues à ceux-ci.

Les corps amylacés se rencontrent principalement dans le système nerveux aux points où existe la névroglie, par conséquent dans l'épendyme des ventricules surtout quand il est épaissi, dans la substance cérébrale blanche (dans les maladies mentales chroniques, dans l'atrophie du cerveau, etc.), dans les points correspondants de la moelle épinière (à un haut degré dans le tabes dorsalis), dans la glande pituitaire, dans le plexus choroïdien, dans les nerfs en voie d'atrophie, surtout dans le nerf optique et la rétine ; ensuite dans la prostate où ils atteignent leur plus grand volume, par le fait que plusieurs de ces corps ont souvent une enveloppe commune ; dans la muqueuse uro-génitale, dans les poumons autour des particules pigmentaires et d'amas de globules sanguins, dans la bile et rarement dans certaines cellules épithéliales des muqueuses et des séreuses, dans les cicatrices de la peau, dans les phlébolithes, dans le pus et d'autres néoplasmes cellulaires, par exemple le cancer, dans l'ostéomalacie, etc.

On observe dans les cartilages et spécialement dans les disques intervertébraux, plus rarement dans les autres cartilages articulaires, surtout en cas d'altérations séniles ou de carie, des cellules cartilagineuses à couches concentriques bien manifestes, presque régulières et qui par l'iode se colorent en rouge rosé ou en violet clair (Luschka, Virchow).

Les corps amylacés ne présentent ordinairement pas d'altération particulière ; parfois cependant ils s'infiltrent de chaux, même à un degré prononcé, et de telle sorte que l'on trouve dans le système nerveux des masses plus ou moins dures ; ceux de la prostate sont quelquefois bruns ou noirs.

Chez un vieillard qui avait été épileptique et idiot, j'ai rencontré, dans le voisinage de la corne postérieure du ventricule latéral du cerveau, un corps gros comme une cerise, irrégulièrement arrondi, de consistance pierreuse et dont la surface ressemblait à celle de la pierre de sable ; dans le voisinage existait un autre corps de la grosseur d'une fève, très-dur en certains points et moins résistant en d'autres endroits. Il se composait d'éléments volumineux, arrondis ou ovales, formés de couches concentriques et complétement infiltrés de chaux, de même que la substance intermédiaire qui était striée. Tous les vaisseaux de la substance cérébrale voisine avaient subi l'infiltration calcaire, et cette substance renfermait des corps amylacés innombrables, pour la plupart volumineux et entourés d'une enveloppe homogène à noyaux nombreux ou obscurément fibrillaire.

Le développement des corps amylacés est toujours la conséquence d'une affection locale, jamais celle d'une maladie générale comme la dégénérescence lardacée. Il est probable que ces corps sont la *conséquence* et non la *cause* de l'atrophie. On n'en connaît pas davantage sur ce sujet.

Myéline.

On donne le nom de *myéline* à un corps qui provient ordinairement de la substance nerveuse et se caractérise surtout par ses formes et par un éclat particulier. On lui a donné ce nom à cause de sa ressemblance avec la moelle nerveuse. Ses éléments morphologiques sont le plus souvent à contours simples ou doubles, et parfois marqués de stries concentriques ; leur volume est variable ; leur configuration ronde, ovale, filamenteuse, tortueuse ou en massue, etc.

Quand on examine au microscope les tissus qui renferment de la myéline, cette substance présente les propriétés suivantes : l'eau la gonfle fortement ; l'alcool chaud, l'éther, le chloroforme, l'essence de térébenthine la dissolvent aisément ; les acides et les alcalis dilués sont presque sans action ; les alcalis concentrés la ratatinent d'abord légèrement, puis lui enlèvent son aspect caractéristique ; les acides forts et spécialement l'acide sulfurique concentré la gonflent davantage et la détruisent ensuite. L'acide chromique en solution concentrée la rend jaune, dure et rigide ; la teinture d'iode la colore faiblement en brun ; sous l'influence de l'acide sulfurique concentré, elle prend une teinte rouge, quelquefois violette. Si l'on ajoute une solution concentrée de sel à une substance dans laquelle se développe la myéline, cette substance se ratatine.

Toutefois il ne faut pas considérer la myéline comme un principe chimique déterminé, ni comme la moelle nerveuse inaltérée. O. Liebreich (Virch. *Arch.*, XXXII, p. 587) a démontré que ni le protagon ($C^{252}H^{241}NPhO^{44}$), ni aucun des produits de décomposition qui se forment par l'action des alcalis sur ce principe (acide phosphorique glycériné, acides gras, névrine), ne produisent par eux-mêmes aucune des formes de la myéline, mais que l'on en obtient de très-belles en ajoutant un alcali (névrine, potasse, soude, etc.) à un mélange de protagon et d'acides gras, c'est-à-dire quand on met le protagon en présence d'un savon ; ces mêmes formes de myéline prennent naissance quand on traite de la même manière le produit (non phosphoré) que l'on obtient en faisant bouillir le protagon (phosphoré) avec l'acide chlorhydrique. Köhler (*ibid.* XLI, p. 265), qui dans ses recherches sur la substance cérébrale est arrivé à d'autres résultats que Liebreich, a trouvé qu'aucun principe du cerveau, quand il est pur et inaltéré, ne produit de formes de myéline avec l'eau ; mais que le produit de décomposition décrit par lui sous le nom d'*acide neurolique* ($C^{100}H^{50}PhO^{54}$) et la myélomargarine ($C^{34}H^{36}O^{10}$), s'ils sont mélangés de cholestérine, donnent de la myéline par une addition d'eau. Du reste, la nature chimique de ces deux substances n'est pas encore suffisamment établie. D'un autre côté, Diakonow ayant démontré que le protagon n'est pas un corps simple, mais un mélange de *lécithine* ($C^{88}H^{30}NPhO^{18}$) avec une substance qui ne renferme probablement ni phosphore ni azote, il semble que Köhler se soit approché de la vérité dans l'explication qu'il a donnée de la nature chimique de la myéline. En outre, Beneke a fait voir qu'une solution de cholestérine dans le savon, et Neubauer a établi que l'acide oléique donnaient de la myéline sous l'influence de l'ammoniaque ; le protagon de Liebreich, qui produisait de la myéline avec le savon, ne contenait cependant pas de cholestérine.

f. — *Métamorphose colloïde et dégénérescence cireuse.*

Schrant, *Tijdschr. d. Nederl. Maatsch.* 1852. et *Arch. f. phys. Heilk.* IX. — *Arch. f. d. holl. Beitr. zur Natur.- u. Heilk.*, 1858, 1, p. 169. — Luschka, *Arch. f. phys. Heilk.*, 1854, p. 9. — Virchow, *Würzb. Verh.*, II. — *Unters. üb. d. Entwicklung der Schadelgrundes*, 1857. — *Die krankh. Geschw.* III, p. 2. — E. Wagner. *Arch. f. phys. Heilk.* 1856, XV, p. 106. — Haeckel, *Virch. Arch.* 1859, XVI, p. 255. — Zenker, *Ber. d. Dresd. naturforsch. Ges.*, 1861. — *Ueb. d. Verhand. d. willk. Muskeln im Typh. abdom.*, 1864.

La *métamorphose colloïde* consiste dans la transformation des tis-

sus en une substance complétement homogène, incolore ou légèrement jaunâtre, d'un éclat terne, translucide, tantôt liquide ou semblable à une gelée molle, tantôt plus consistante, mais toujours peu
cohérente, inaltérable par l'action de l'acide acétique ou bien de l'iode
et de l'acide sulfurique, et se dissolvant ordinairement dans les alcalis
caustiques. De même que la substance lardacée, la substance colloïde
est constituée par un corps protéinique (albuminate de soude) modifié (copulé avec un hydrate de carbone). Elle ne possède aucun
caractère positif : elle se distingue de l'albumine par son insolubilité
dans l'acide acétique, du mucus en ce qu'elle ne se coagule pas sous
l'influence du même acide, et de la substance lardacée en ce qu'elle
ne se colore pas par l'action combinée de l'iode et de l'acide sulfurique.

D'après Eichwald (*Würzb. med. Ztschr.*, 1864. V, p. 270), la substance colloïde
n'est qu'une modification du mucus, car ses réactions se confondent insensiblement
avec celles du mucus vrai. La substance des sphères colloïdes, la mucine, la substance colloïde et la peptone muqueuse ne se distinguent guère que par la facilité
plus ou moins grande avec laquelle elles passent de l'état liquide à l'état solide : les
alcalis dilués les dissolvent, mais les acides les précipitent de ces solutions ; elles se
dissolvent également dans les acides minéraux ; de même que toutes les substances
protéiniques, elles sont précipitées par l'alcool, donnent la réaction de Millon, etc.
D'après Scherer (*ibid.*, 1866, VII, p. 6), la mucine, la métalbumine et la substance
colloïde se trouvent dans le même rapport réciproque que la caséine, l'albumine et
la fibrine. La mucine dissoute, comme la caséine en solution, est toujours combinée aux alcalis et précipitée de ces combinaisons par les acides. — D'autres considèrent la substance colloïde comme de l'albumine devenue insoluble dans l'acide
acétique à cause de la grande quantité de sel marin qu'elle renferme.

La métamorphose colloïde atteint de préférence les cellules, plus
rarement les autres éléments et parmi ceux-ci particulièrement les
fibres musculaires.

1. — *Métamorphose colloïde des cellules.*

La cellule devient claire dans toute sa masse, par le fait que le contenu, granuleux auparavant, se transforme en une substance homogène ; parfois il se forme dans ce contenu un point clair ou légèrement violet, homogène et rond, qui grossit insensiblement, repousse
le contenu vers les parois, qu'il finit par atteindre lui-même, et dont
il sort après en avoir déterminé l'atrophie ; dans certains cas, il se produit à la fois plusieurs de ces points qui se réunissent avant que de
sortir de la cellule. En même temps, le noyau s'atrophie ou bien subit
la métamorphose graisseuse. Enfin, dans quelques cas, la métamor-

phose colloïde commence dans le noyau, qui grossit peu à peu, devient clair et homogène, atteint la membrane cellulaire et en provoque l'atrophie. Dans tous les cas, cette métamorphose entraîne la destruction de la cellule. — Au début, la matière colloïde ainsi formée est ordinairement liquide et elle se réunit avec celle qui se produit dans les autres cellules. Parfois elle est d'une consistance ferme et reste toujours plus ou moins isolée quand elle abandonne la cellule dans laquelle elle s'est formée; c'est ainsi que prennent naissance les grumeaux ou les granulations colloïdes qui sont de volume variable, ordinairement aplatis, et forment des masses homogènes arrondies ou tout à fait irrégulières.

On observe fréquemment aussi des productions colloïdes spéciales, constituées par des couches plus ou moins nombreuses et plus ou moins régulièrement concentriques; parfois elles présentent en même temps qu'un noyau central stratifié, des stries radiées, ou bien celles-ci occupent toute l'épaisseur de la masse et sont plus ou moins rapprochées les unes des autres ; la surface alors est marquée d'ondulations régulières ou correspondantes à ces stries. Ces productions sont dans certains cas entourées d'une membrane enveloppante commune.

On observe souvent dans une même cellule, en même temps que la métamorphose colloïde, la dégénérescence graisseuse, parfois avec production de cholestérine, ou bien encore l'infiltration calcaire, la pigmentation diffuse ou granulée, etc.

La métamorphose colloïde des cellules se produit aussi bien dans les tissus normaux que dans les tissus pathologiques ; elle s'observe principalement dans la glande thyroïde et dans les plexus choroïdiens. Ce n'est qu'au microscope que l'on peut en reconnaître les degrés légers. Quand elle est très-prononcée, elle entraîne la tuméfaction et l'anémie des tissus, dont la trame s'infiltre d'une substance analogue à une gelée liquide ou à du sagou cuit, uniformément épanchée ou bien renfermée dans des espaces kystiformes clos.

Les conséquences de la métamorphose colloïde des cellules sont peu graves, car elle n'entraîne habituellement à sa suite qu'une tuméfaction modérée des parties atteintes.

Dans la glande thyroïde, ce sont les cellules épithéliales des follicules qui deviennent le siége de la métamorphose colloïde. Les follicules s'agrandissent plus ou moins en conservant leur individualité ou bien en se confondant les uns avec les autres après avoir provoqué l'atrophie du stroma. La métamorphose se déclare dans le tissu normal comme dans le tissu de nouvelle formation de la glande, et elle constitue la cause de la plupart des goîtres (*Struma lymphatica, s. colloïdes, s. gelatinosa*).

Dans ces derniers temps, Virchow a nié la réalité de la métamorphose colloïde des cellules. D'après lui, la matière colloïde, *la gélatine*, de la glande thyroïde se forme non dans les cellules, mais dans le liquide libre des follicules et dans le contenu des cellules, extravasé ou mis en liberté par destruction de la cellule. Cette gélatine se produit aussi quand ces matières arrivent au contact de grandes quantités de soude ou de sel. Virchow en admet deux vrriétés ; l'une se dissout dans une grande quantité d'eau et se comporte alors comme une solution alcaline d'albumine ; l'autre ne se dissout pas complétement dans l'eau même bouillante, ni dans l'acide acétique ou chlorhydrique ; ce dernier la colore en violet et l'alcool la solidifie. Ces deux formes peuvent être produites artificiellement en ajoutant de grandes quantités de sel à un liquide renfermant de l'albuminate de soude, c'est-à-dire de l'albumine dissoute à l'aide de l'hydrate ou du carbonate de soude. Il résulte de cela que les granulations colloïdes ou gélatineuses ne sont que des concrétions.

Les cellules épithéliales des séreuses, des muqueuses et des vaisseaux subissent parfois aussi la métamorphose colloïde.

Les glandes tubuleuses et acineuses, spécialement celles du col de l'utérus, de la prostate et des lèvres, les canalicules urinifères et les corpuscules de Malpighi des reins, les lobes antérieurs de la glande pituitaire, la substance corticale des capsules surrénales, et, à un moindre degré beaucoup d'autres glandes se transforment en kystes colloïdes, grâce à la métamorphose colloïde de leurs cellules épithéliales. (Voy. Productions kystiques.)

J'ai décrit (*Arch. d. Heilk.*, VII, p. 463) un cas très-remarquable de dégénérescence colloïde des glandes sébacées de la face.

Par métamorphose colloïde de leurs cellules de tissu conjonctif, les plexus choroïdiens donnent naissance à des agrégats de kystes colloïdes.

Il est un certain nombre de productions particulières qui ne se produisent que rarement, et qui ont une certaine analogie avec les masses colloïdes, mais il est probable qu'elles ne rentrent pas dans cette catégorie ; telles sont celles qui prennent naissance dans les cellules ganglionnaires de la rétine, du cerveau, etc.

Pour ce qui concerne la métamorphose colloïde des cellules de nouvelle formation, voyez plus loin.

2. — *Métamorphose colloïde des fibres musculaires.*

Jusqu'à présent cette métamorphose ne peut être rapprochée de celle des cellules.

La métamorphose colloïde des fibres musculaires striées s'observe à l'état aigu ou chronique ; elle est constante dans le typhus abdominal, principalement dans les adducteurs de la cuisse et dans les droits de l'abdomen ; elle existe à un degré léger dans d'autres muscles. Elle se rencontre fréquemment aussi dans la tuberculose miliaire aiguë, dans la scarlatine, la variole, l'urémie, etc., dans toutes les fièvres graves, la trichinose, le tétanos, etc. Elle se produit également, mais localement, dans certains cas de myocardite, dans les engelures et très-souvent dans le cancer épithélial (dans l'orbiculaire des lèvres). Comme affection idiopathique, elle est sans doute très-rare.

L'auteur a observé une dégénérescence graisseuse et colloïde des muscles due à une cause inconnue (*Arch. d. Heilk.*, IV, p. 282) ; Zeuker a vu cette dernière métamorphose se développer à la suite d'une violence extérieure, et Benndorf après une engelure grave (*Arch. d. Heilk.*, VI, p. 456).

Les parties du muscle fortement atteintes sont homogènes et friables et offrent une teinte pâle uniforme ou bien distribuée par taches plus ou moins étendues ; cette teinte, qui est d'abord d'un gris rougeâtre, passe ensuite au gris brunâtre ou blanchâtre, analogue à la couleur de la chair de poisson. Sous le microscope, on voit les stries disparaître progressivement, et la substance du muscle est remplacée par une matière incolore, homogène, d'un éclat terne, parfois irrégulièrement plissée, qui est renfermée dans le sarcolemme intact; cette matière, plus large que la fibre normale, se fendille facilement et se divise en petits fragments, pour se résorber insensiblement à la fin de la quatrième semaine de la maladie. Les tronçons de fibres musculaires qui se produisent ainsi deviennent plus courts, ovalaires, et s'arrondissent aux extrémités; le sarcolemme persiste et s'affaisse comme un tube vide. Quelquefois la substance colloïde se transforme aussitôt en une masse formée de petits grumeaux irrégulièrement arrondis, remplissant totalement le tube du sarcolemme dans une grande étendue. Dans d'autres cas, elle se divise en disques minces ou en fibrilles.

Les conséquences de la métamorphose colloïde des muscles sont surtout connues pour le typhus abdominal : ce sont des ruptures et des hémorrhagies qui se produisent principalement dans la portion inférieure du grand droit de l'abdomen, rarement dans d'autres muscles, et qui constituent, soit de petites ecchymoses, soit des suffusions sanguines plus étendues, soit même des foyers hémorrhagiques. Les foyers hémorrhagiques volumineux deviennent le point de départ de la formation de kystes, de cicatrices, de pigment ou d'une transformation sanieuse, etc. Il est rare d'observer la suppuration musculaire à la suite de la dégénérescence colloïde. Dans la plupart des cas, les fibres dégénérées se reproduisent complétement.

g. — *Infiltration œdémateuse ou séreuse.*

(Dégénérescence hydropique, fonte aqueuse des cellules.)

L'infiltration séreuse des cellules consiste en l'accumulation d'une substance séreuse ou séro-muqueuse dans ces éléments, dont elle produit ainsi la tuméfaction. Au début, l'infiltration atteint d'une manière uniforme la cellule tout entière (rarement sous forme de gouttelettes circonscrites), de telle sorte que les molécules protoplasmatiques existent encore, mais sont séparées les unes des autres par un intervalle plus grand; plus tard elles cessent d'être visibles. La cellule est alors devenue très-claire; le noyau reste longtemps intact ou bien ne grossit que modérément; la membrane cellulaire, réelle ou apparente, se distend, s'amincit, se déchire ou bien disparaît complétement sans déchirure appréciable. Le contenu des cellules contiguës se confond et il se produit enfin une cavité vésiculaire. C'est ainsi que se forment certaines vésicules de la peau (herpès, eczéma, en partie variole) et des muqueuses à épithélium pavimenteux stratifié.

On trouve la même fonte des cellules du réseau de Malpighi dans les ampoules du vésicatoire et du pemphigus : ces cellules s'arrondissent; leur matière protoplasmatique devient homogène, terne, et semble percé en certains points de stomates : le noyau, qui est ordinairement diminué de volume, arrondi ou anguleux, est renfermé dans une cavité relativement grande et remplie probablement d'un liquide séreux.

Les réactions micro-chimiques démontrent en effet que le contenu des cellules atteintes est de nature séreuse, et il est prouvé par la limitation exacte de l'affection à des points déterminés de la peau et de la muqueuse, que cette métamorphose est due à une activité propre des cellules et non à une absorption purement mécanique du sérum des vaisseaux du derme sous-jacent.

Cette métamorphose, quand elle est peu prononcée, peut se dissiper complétement; à un degré élevé, elle entraine la destruction des cellules.

Il est impossible de décider si la dégénérescence hydropique décrite par O. Weber (*Hdb. d. Chir.*, 1865, p. 550) se rapporte à ce que j'ai observé moi-même. Il la compare, au point de vue histologique, à la métamorphose muqueuse. Elle se produit dans les cellules des granulations et dans les globules du pus à la suite de bains permanents, dans les cellules de toute nature, dans l'infiltration œdémateuse des tissus, à la surface interne de certains kystes, etc.

On observe une fonte aqueuse des substances albumineuses aussi bien du contenu des cellules que de la substance fondamentale des couches corticales du cerveau, soit à la suite d'une addition d'eau aux préparations microscopiques, soit comme un signe de l'augmentation de la quantité d'eau contenue dans l'encéphale. (Hubrich, *Ztschr. f. Biol.*, 1866, II, p. 591 ; Buhl, *ibid.*, p. 596.)

h. — Métamorphose muqueuse.

(Voyez les traités de physiologie, la métamorphose colloïde et le cancer gélatineux.)

La *métamorphose muqueuse* pathologique donne naissance à une substance qui probablement ressemble tout à fait au mucus physiologique et qui, outre la réaction avec l'acide acétique produisant une coagulation fibrineuse, possède toutes les propriétés de la matière colloïde liquide.

1. — *Métamorphose muqueuse des cellules.*

La transformation muqueuse qui se produit à l'état normal dans les cellules épithéliales des muqueuses et des glandes muqueuses augmente et s'accélère, ce qui nécessite une reproduction plus rapide des cellules détruites par la dégénérescence. Ce phénomène s'observe sur toutes les muqueuses atteintes de catarrhe aigu ou chronique, avec dilatation simultanée des vaisseaux correspondants. En beaucoup d'endroits, il est impossible de tracer des limites entre la production normale et la production exagérée du mucus : ainsi sur la muqueuse du nez, de la bouche, de la gorge, des voies aériennes et du vagin. Les phénomènes histologiques dans la métamorphose muqueuse sont les mêmes que dans les conditions physiologiques ; jusqu'à présent, on ne sait pas encore si les cellules sont détruites par la métamorphose, ou bien si elles se débarrassent du mucus sans se déchirer.

Dans ces dernières années, les cellules absorbantes, surtout celles du canal intestinal, ont acquis une importance particulière. (Letzerich, etc.)

La métamorphose muqueuse se produit aussi dans les cellules de nouvelle formation, spécialement dans l'enchondrome, dans les kystes muqueux, dans le cylindrome et le cancer (cancer gélatineux). (*Voy.* plus loin.)

2. — *Métamorphose ou ramollissement muqueux des éléments non cellulaires.*

Cette dégénérescence s'observe dans la substance fondamentale des cartilages, des os et du tissu conjonctif, dans le caillot fibrineux des extravasats sanguins et des exsudats, etc. Les cellules des tissus mentionnés en premier lieu se détruisent ou se divisent. Ce processus se rencontre souvent dans les cartilages comme phénomène initial du mal sénile, soit à la périphérie du cartilage articulaire, ce qui entraîne la striation et le rapetissement de la surface articulaire, soit au centre, où il donne naissance à des espaces kystiformes. Ce ramollissement se produit aussi mais plus rarement dans les os, et s'accompagne de l'élimination des sels calcaires. Le tissu conjonctif en est principalement atteint dans les cas d'inflammation et de néoplasie : tandis que les éléments cellulaires se multiplient ou affluent plus ou moins rapidement, la substance fondamentale se ramollit et puis se résorbe, s'élimine ou reprend sa structure fibrillaire normale. C'est dans les atrophies que le tissu graisseux est le plus souvent atteint de ramollissement, par exemple, le tissu adipeux sous-séreux, la moelle jaune des os.

Le ramollissement muqueux s'observe à l'état normal comme phénomène sénile dans les cartilages symphysaires et intermédiaires.

Les phénomènes chimiques consistent en la transformation des substances collagène et chondrogène, en mucus, lequel ne se distingue des albuminates que par l'absence de soufre. (Rindfleisch, *Lehrb. d. path. Gewebslehre*, I. 1866, p. 25.)

i. — Métamorphose fibrineuse ou croupeuse.

Buhl, *Verh. d. Bayr. Acad. d. Wiss.*, 1863, II, p. 59.—E. Wagner, *Arch. d. Heilk.*, VII, p. 481 ; VIII, p. 449. — O. Bayer, *ib.*, p. 546; IX, p. 136.

La *métamorphose fibrineuse* résulte de la transformation du contenu cellulaire en une substance plus ou moins consistante et analogue pour l'aspect à la fibrine coagulée. Elle s'observe sous forme d'exsudat croupeux et diphthéritique sur toutes les muqueuses, spécialement dans le larynx, la trachée et le pharynx, ainsi que dans certaines glandes, surtout dans les canalicules urinifères, où elle constitue des cylindres hyalins ou fibrineux, et dans les poumons où elle produit la pneumonie croupale.

La métamorphose croupeuse des cellules produit d'abord une ampliation de celles-ci dans tous leurs diamètres, résultant surtout de l'accumulation de la matière protoplasmatique. Il se forme ensuite des points ronds ou ovales, pouvant atteindre 1/500''' de diamètre, et nettement limités déjà dès le début ; ils se montrent d'abord à la périphérie, puis au centre des cellules. La substance cellulaire devient plus foncée, plus brillante et offre un aspect plus ou moins fendillé ou dentelé, d'après le nombre et la disposition de ces points ; elle acquiert en même temps une plus grande force de résistance contre la chaleur et les réactifs. Pendant que le noyau disparaît peu à peu, il se forme de nouveaux points qui donnent à la cellule un aspect de plus en plus fendillé. Au début, ces points sont entourés d'une couche protoplasmatique d'une épaisseur variable dans les divers endroits de la périphérie ; plus tard cette couche disparaît elle-même complétement, et la cellule paraît réellement fendillée et dentelée à sa circonférence. Ces dentelures s'engrènent avec celles des cellules voisines ; les points ronds sont vides ou bien renferment soit un noyau, soit un globule de pus dont la provenance est encore douteuse : c'est probablement un globule blanc du sang immigré. Cette métamorphose transforme finalement l'épithélium en une masse plus ou moins épaisse, blanc grisâtre, résistante, d'abord adhérente, puis facile à enlever, régulièrement membraneuse ou réticulée, et à laquelle on donne le nom de *membrane croupeuse.* Cette membrane n'est pas susceptible de régression : elle se détache et s'élimine (par exemple sur les surfaces qui s'ouvrent à l'extérieur, telles que celles des voies aériennes et des canalicules urinifères) ; elle subit la dégénérescence graisseuse ou caséeuse, ou bien elle se transforme en sanie en même temps que la

muqueuse sous-jacente qui s'est infiltrée de pus (diphthérite, spécialement de la gorge).

La métamorphose croupeuse s'observe à l'état aigu et chronique : elle a été trouvée jusqu'à présent, sur l'épithélium de toutes les muqueuses, simple ou stratifié. Dans, ce dernier, elle commence le plus souvent immédiatement au-dessous de la couche supérieure des cellules vibratiles, qui paraissent ne pas subir cette dégénérescence. L'exsudat de la pneumonie croupeuse, dans sa partie réticulée, est le résultat de cette métamorphose.

Pour ce qui concerne la formation des cylindres de l'urine, qui dépend, soit de la métamorphose colloïde, soit de la dégénérescence croupale, voyez Axel Key, *Med. Arch.*, I, p. 1 ; Stockholm, 1863, et O. Bayer, *Arch. d. Heilk*, 1868, IX, p. 136.

(Voy. plus bas, à l'article *Inflammation*, Exsudats croupeux et diphthéritiques.)

COMBINAISON DE DEUX OU PLUSIEURS MÉTAMORPHOSES.

(Voy. les Traités d'anatomie pathologique.)

Il n'est pas rare de rencontrer la combinaison de deux ou plusieurs métamorphoses : tantôt un organe les présente d'une manière
indépendante l'une de l'autre (métamorphose pigmentaire et calcification) ; tantôt elles se trouvent l'une à côté de l'autre et proviennent
de la même cause (dégénérescence graisseuse et calcaire des artères) ;
tantôt l'une est la cause de l'autre (métamorphose graisseuse des cellules épithéliales du rein consécutive à la dégénérescence lardacée
des vaisseaux) ; tantôt enfin deux métamorphoses se développent simultanément (dégénérescence graisseuse et muqueuse, métamorphose
colloïde et calcification, pigmentation et dégénérescence graisseuse).

L'*athéromasie* résulte de la combinaison d'un ramollissement inflammatoire ou autre avec la métamorphose graisseuse et parfois avec
la calcification. Le ramollissement atteint ordinairement la substance
fondamentale, et la métamorphose graisseuse les éléments cellulaires.
Ce processus ne s'observe que dans les substances de nature conjonctive et spécialement dans la tunique interne des grosses artères : à la
surface, il constitue l'*ulcère athéromateux*, et dans la profondeur le
foyer athéromateux. L'un et l'autre renferment la *bouillie athéromateuse*, formée de parties qui ont subi la dégénérescence graisseuse ou
crétacée, principalement des cellules, puis des particules de substance
fondamentale ramollie et ordinairement des cristaux de cholestérine.

Voyez plus loin pour ce qui concerne la combinaison de deux ou
plusieurs métamorphoses avec les néoplasmes et l'inflammation.

II. — *Gangrène.*

(Nécrose, sphacèle ou gangrène froide, gangrène chaude, mortification, momification
ou gangrène sèche.)

Fabr. Hildanus, *De gangræna et Sphacelo,* 1595 et 1646. — Quesnuy, *Traité de
la gangrène,* 1750. —O'Halloran, *On gangrene and sphacelus,* 1765.—Kirnland,
On gangrene, 1786.— Halter, *Ueber die Fäulniss lebender u. todter thierischer
Körper,* 1793. — White, *Bemerk. üb. d. kalt. Brand.* (traduction all. de Wich-
mann), 1799. — Himly, *Ueb. d. Brand der weich. u. harten Theile,* 1800. —
Neumann, *Abh. v. d. Brande,* 1801. — Delpech, *Mém. sur la complication des
plaies et des ulcères connue sous le nom de pourriture d'hôpital,* 1815. — Gaspard, *Journ. de phys.,* 1822, II, p. 1, et 1824, IV, p. I. — V. François, *Essai
sur la gangrène spontanée,* 1829.—Carswell, Art. *Mortification in Ill. of the
forms of dis.,* 1854. — Hecker, *Unt. üb. d. brand. Zerst. durch Behind. d.
Circul.,* 1841. — Oschwald, *Ueber den Brand.,* 1847. — Pitha, *Prag. Vjschr,*
1851, II, p. 27. — Virchow, *Würzburg. Verh.,* I, III.— *Arch.,* I, p. 272; V,
p. 275. — *Wien. Wochenschr.,* 1851. — *Handb. d. spec. Path. u. Ther.,* I,
p. 278. — *Verh. d. Berl. med. Ges,* 1865, I.—Hartmann, *in* Virchow's *Arch.,*
1855., VIII, p. 114. — Demme, *Ueb. die Veränderungen der Gewebe durch
Brand.* 1857.—Kussmaul, *in* Virch. *Arch.,* 1858, XIII, p. 289.— Bryk, *in* Virch.
Arch. 1860, XVIII, p. 577. — O. Weber, *Hdb. d. Chir.,* 1865, I, p. 106 et 548.
(Comparez, en outre, la bibliographie de l'embolie et des phlegmasies.)

On donne les noms de *nécrose,* de *mortification* à la cessation absolue de la vie c'est-à-dire de la nutrition et, par suite, de la chaleur, de la sensibilité et de la motilité d'une partie de l'organisme.
Ces mots se rapportent chacun à certaines modifications particulières de la mort locale. Les mots *gangrène* ou *sphacèle* s'appliquent
spécialement au processus qui s'accompagne de putréfaction et de
développement de gaz fétides.

On donnait jadis le nom de *gangrène* à la forme de mortification dans laquelle les
parties restent chaudes et douloureuses avant la production complète de la gangrène.
On emploie encore différentes dénominations pour désigner la mortification de certains
organes ou tissus : le mot *nécrose* est usité pour indiquer la mortification des os et
des cartilages; on donne le nom de *phagédénisme* à la destruction gangréneuse
due à l'ulcération. On désigne souvent sous le nom de *carie sèche* des dents (en
opposition à la carie humide) certains processus qui sont de nature gangréneuse. Relativement aux os, on confond souvent les mots *carie* et *nécrose ;* en fait, toutefois
il n'est pas rare de voir la nécrose s'ajouter à la carie.

La partie mortifiée prend un nom particulier dans certains tissus :
dans les os, on l'appelle *séquestre;* dans la mortification des parties
extérieures, par la chaleur, le froid, les caustiques, dans les productions typhiques, etc., elle prend le nom d'*eschare.*

On n'est pas encore bien fixé sur les affections que l'on doit rapporter à la gangrène : ainsi, l'atrophie simple (voy. p. 294); puis l'ulcération, que certains auteurs appellent *gangrène moléculaire*. Mais comme, dans cette dernière, c'est la suppuration qui prédomine, il nous paraît rationnel de la rapprocher de l'inflammation (d'après le principe : *A potiori fit denominatio*) ; et quoique certains ulcères, par exemple les ulcères phagédéniques, puissent être à bon droit rapportés à la gangrène, cette opinion n'en est pas moins fondée.

Les parties gangrenées se comportent d'une façon fort variable d'après leur structure et leur vascularisation, d'après les causes et l'acuïté de la gangrène, d'après la facilité plus ou moins grande avec laquelle l'air y arrive, etc. La rapidité avec laquelle une partie mortifiée se décompose est en rapport avec la quantité de sang qu'elle contient et avec sa consistance. L'os nécrosé, contrairement à l'os carié, conserve son poli et sa cohésion, même sa texture microscopique. Mais si les parties gangrenées sont molles, si elles renferment de grandes quantités de sang, les globules sanguins se décomposent, leur matière colorante s'infiltre dans les tissus, et il se forme ce que l'on appelle l'*œdème rouge faux;* parfois, à la suite de l'imbibition des tissus par la matière colorante, il se développe des colorations plus foncées, bleues et noires.

Il se produit en même temps des symptômes fonctionnels de paralysie : paralysie, insensibilité, froid, sécheresse des surfaces, collapsus des parties, etc.

CAUSES DE LA GANGRÈNE.

En général, la gangrène prend naissance par suite soit de l'interruption de l'afflux du sang ou des matériaux nutritifs, soit de la destruction des éléments anatomiques. Dans l'un et l'autre cas, elle se développe lentement ou rapidement, directement ou indirectement, et par conséquent la marche en est très-variable.

Outre la gangrène due à ces causes manifestes et que nous discuterons plus loin, on a admis une mortification *spontanée*. Si l'on considère attentivement les cas qu'on a rapportés à celle-ci, on retrouve l'action des causes signalées plus haut, mais plus lente et moins sensible; ainsi, l'inanition chez les aliénés maintenant la nutrition à un degré inférieur, l'inflammation qui se produit dans ces conditions amène facilement l'interruption de la nutrition, et partant la gangrène. Dans d'autres cas, on rencontre une occlusion embolique des artères, etc.

Toutes les parties, en général, dans lesquelles existe un trouble circulatoire quelconque (anémie, hyperémie, thrombose, hémorrhagie, œdème), sont prédisposées à la gangrène; toutefois, aucun de ces troubles, sauf l'embolie, ne suffit à lui seul, ordinairement, pour amener la mortification. L'inflammation dans toutes ses formes, spécialement l'exsudation parenchymateuse et l'infiltration purulente, prédispose également à la gangrène. Un vice de la composition du sang agit sans doute d'une façon analogue, ainsi dans l'inanition et le diabète sucré, peut-être aussi dans diverses espèces de marasme aigu ou chronique.

En raison des causes spéciales qui la produisent, on observe la gangrène, soit chez des individus forts et robustes, soit chez des personnes faibles, marastiques et amaigries. Telle est, pour les premiers, la gangrène par occlusion embolique des artères, par étranglement intestinal, etc.; et, pour les seconds, celle qu'on rencontre dans le scorbut, le noma, etc.

Cette disposition à la gangrène s'observe encore dans certaines parties du corps dont l'activité nerveuse, la nutrition, etc., sont troublées. Ainsi, à la suite d'une lésion des nerfs sensibles, notamment du trijumeau (ramollissement particulier de la cornée); dans les parties paralysées du mouvement. Dans les deux cas, la principale cause consiste en ce que les parties étant insensibles ou immobiles ne peuvent guère se soustraire aux influences nuisibles extérieures; en outre, dans les paralysies, la circulation veineuse n'est pas soutenue par la contraction musculaire. La gangrène s'observe encore dans les parties hydropiques (extrémités, scrotum, parties génitales externes de la femme, gangrène blanche dans les membres qui ont été légèrement congelés, etc.).

On ne connaît pas encore suffisamment l'influence qu'exerce la section des nerfs sur le développement de la gangrène; il est probable qu'elle ne peut la produire à elle seule, mais qu'elle en favorise le développement quand d'autres causes agissent en même temps. (Voy. *Inflammation.*)

Toutes choses égales d'ailleurs, la gangrène se développe plus facilement sous une peau épaisse et résistante (nuque et dos), sous les aponévroses, que dans les autres régions (anthrax de la nuque et du dos, inflammations phlegmoneuses, panaris profond, piqûres des fascia).

D'après Seuftleben (Virch. *Arch.*, XXI, p. 289), le point où se localise la nécrose dépend des propriétés histologiques du périoste des différentes régions. A l'humérus, la nécrose se produit surtout dans la région des tubérosités et des crêtes correspondantes à l'insertion du deltoïde et du grand pectoral; au cubitus, elle se déclare dans l'apophyse coronoïde; au radius, dans la région de la tubérosité; au bassin, dans les tubérosités ischiatiques; au fémur, dans le grand trochanter et à la partie intéro-inférieure de l'os, au point d'insertion du grand adducteur; au tibia, à la face antéro-interne.

CAUSES SPÉCIALES DE LA GANGRÈNE.

1° *Troubles dans l'afflux des matériaux de nutrition :*

a. C'est ce qui se produit d'une manière des plus manifestes à la suite de *l'occlusion des artères* (à l'exception, naturellement, des artères fonctionnelles des poumons), qu'elle soit due à des caillots formés sur place comme dans l'endartérite chronique, l'infiltration graisseuse ou crétacée de la tunique vasculaire (*nécrose thrombotique*), ou bien à des embolies, par exemple, dans les affections du cœur, la gangrène de l'extrémité inférieure gauche, le ramollissement cérébral, peut-être l'ulcère rond de l'estomac, etc. (*nécrose embolique*). L'embolus se trouve parfois très-rapproché du foyer de la gangrène; quelquefois, au contraire, il en est très-éloigné, au creux poplité par exemple dans la gangrène des orteils.

La gangrène ne se produit que dans les cas où l'occlusion porte sur des branches artérielles, dans lesquelles il ne peut affluer par des rameaux collatéraux que peu ou point de sang. L'artérite chronique prononcée, notamment celle des petites artères des extrémités inférieures, produit la gangrène, soit à elle seule, soit concurremment avec la dégénérescence fibreuse ou graisseuse des parois du cœur (gangrène sénile). Si les deux espèces de gangrène, par embolie et par artérite chronique, atteignent plus souvent les extrémités inférieures que les supérieures, cela provient de ce que, dans le premier cas, la circulation est relativement plus directe du cœur aux artères crurales, et, dans le second cas, de ce que la force du courant diminue à mesure qu'il s'éloigne du cœur.

A la suite de la ligature de l'artère cœliaque, la muqueuse gastrique se nécrose en certains points par insuffisance de nutrition ; les acides ne cessent pas de se produire, ils augmentent, au contraire, parce que le sang fournit moins d'alcalis ; il se produit ainsi une *digestion* des tissus, et par suite un ulcère. (Cohn, *Klinik der embol. Gefässkrkh.*, p. 515.)

Les autres genres d'oblitération artérielle [par action nerveuse (*gangrène spasmodico-ischémique*), par ligature, etc.] ont également la gangrène pour conséquence, quand il ne s'établit pas une circulation collatérale suffisante. (Voy. p. 200.)

Certains auteurs rangent ici la *gangrène ergotique* et la *gangrène symétrique* de Raynaud, attribuant l'une et l'autre à une ischémie spasmodique des petites artères. La gangrène symétrique de Raynaud atteint ordinairement les doigts, rarement les orteils, la pointe du nez et le pavillon de l'oreille. Souvent longtemps auparavant les parties deviennent tout d'un coup blanches, exsangues, insensibles, engourdies; la peau se fronce, se ratatine, les pointes des doigts paraissent amincies en cônes. La température se trouve abaissée ; les parties sont insensibles et les mouvements musculaires paralysés. Si une extrémité entière est atteinte, le pouls est insensible. Après un laps de temps variable, il se produit une réaction douloureuse ; le malade éprouve un sentiment de fourmillement et de pléthore; la peau devient rouge bleu. De violentes douleurs précèdent la gangrène proprement dite : le membre prend une coloration blanc grisâtre, violette, même cadavérique; il devient livide et marbré; il est insensible, mais très-douloureux et froid; il se développe ensuite des vésicules qui se remplissent d'un liquide séro-purulent et se détruisent ordinairement, de sorte que le derme est mis à nu. Le membre peut revenir à la vie; mais ordinairement l'accès se reproduit plus tard, et les doigts présentent à leur extrémité de petites cicatrices, blanches, déprimées et dures, qui se trouvent surtout au-devant et au-dessous de l'ongle, et forment des callosités coniques. Quand l'ischémie dure longtemps, l'hyperémie consécutive produit une véritable momification qui entraîne la chute d'une partie de la phalange onguéale.—Certains cas de gangrène pulmonaire dans le cancer de l'œsophage résultent peut-être de la compression des artères bronchiques.

On observe des faits analogues dans les affections des os et des cartilages, consécutives à une accumulation de sang ou de pus sous le périoste ou le périchondre, et à la compression qu'ils y exercent; à la peau, à la suite du décollement traumatique du tissu cellulaire sous-cutané; à la peau et aux fascias des extrémités et du crâne dans les inflammations phlegmoneuses ou pseudo-érysipélateuses.

b. La *gangrène ne provient que rarement des veines*, à cause de leurs anastomoses multiples, et elle ne se produit que dans le cas où toutes les veines d'une région sont comprimées ou oblitérées, et qu'il en résulte des hyperémies capillaires et des infiltrations hémorrhagiques. C'est ce qui ne s'observe pas dans la thrombose simple, et par conséquent celle-ci ne s'accompagne jamais de gangrène; mais les conditions favorables à la mortification sont réunies dans les étranglements de branches veineuses passant par des orifices ou des canaux étroits (hernies, invaginations, prolapsus de polypes et de tumeurs hémorrhoïdales); elles se rencontrent encore dans le paraphimosis très-prononcé; dans les lambeaux cutanés transplantés dont les veines sont rendues imperméables par la déchirure ou la torsion des tissus. Les bandages serrés, les ligatures, etc., peuvent entraîner les mêmes conséquences.

Dans certains cas de gangrène sénile des orteils, la cause principale réside dans la thrombose marastique des petites veines et dans l'abaissement de la nutrition qui en résulte. Dans la thrombose des veines coronaires et de la veine porte, il se développe une hyperémie veineuse très-marquée des tissus correspondants, et par suite une infiltration hémorrhagique disséminée, puis l'ulcère rond de l'estomac. (L. Müller.)

c. La *gangrène qui prend son point de départ dans les capillaires* se produit suivant un mode variable : soit par anémie complète des parties, par suite d'une pression intérieure ou extérieure; soit par interruption totale de la circulation; soit par infiltration des tissus

par de la fibrine, du sang extravasé, du pus, des néoplasmes, etc. ;
soit, enfin, par métamorphose graisseuse prononcée des corpuscules
du tissu cellulaire.

La gangrène consécutive à une anémie par pression extérieure est
due à des bandages serrés, au décubitus prolongé sur des parties
dures (sacrum, trochanter, etc.), etc., spécialement chez les individus affaiblis. (Voy. plus bas.) Une pression de dedans en dehors
peut agir de la même manière : ainsi, la portion de peau ou de muqueuse qui recouvre les abcès volumineux et à marche rapide, ou
les tumeurs (anévrysmes, néoplasmes, surtout cancers), se transforme en une eschare blanchâtre ou jaunâtre, à la suite de l'anémie
par compression qui s'y produit, et il se forme un ulcère gangréneux quand cette eschare est éliminée.

La gangrène par stase absolue ne se produit que dans les cas où
celle-ci dure longtemps ou ne disparaît pas. Elle envahit des territoires capillaires d'étendue variable avec les artérioles et les veinules
correspondantes (la stase qui se propage à une région vasculaire
plus considérable se rattache à la thrombose). Les causes de la stase
peuvent être purement *mécaniques* : ainsi, les lésions diverses des
parties molles, les plaies, l'ischémie artérielle et l'hyperémie veineuses prononcées, etc. ; parfois elles sont *physico-chimiques* : le
froid, la chaleur, les substances chimiques (stase par diffusion).

Pendant longtemps les symptômes et les causes de la stase, tels qu'on les observait dans les parties transparentes d'animaux à sang chaud ou à sang froid, ont été
considérés comme constituant le phénomène essentiel de l'inflammation et même
comme étant identiques à l'inflammation elle-même (Emmert, Henle). Mais Brücke et
Weber ayant établi quelles sont les conditions mécaniques et chimiques de la stase,
des observateurs anglais et plus tard Virchow ont démontré que les premières expérimentations ne pouvaient s'appliquer sans réserve à l'homme et aux animaux à sang
chaud, et que la stase complète devait toujours aboutir à la nécrose et à l'ulcération.
Plus récemment O. Weber a de nouveau fait ressortir l'importance de la stase, surtout de la stase par diffusion, et déterminé plus exactement les rapports qu'elle présente avec l'inflammation et la gangrène.
Les recherches de Schuler démontrent que la stase produite par l'application de
substances chimiques, acides, alcalis, sels, etc., sur des tissus animaux transparents,
dépend presque toujours des phénomènes de diffusion ; en diminuant ou augmentant
la concentration du sang par une injection d'eau ou d'une solution saline dans les veines
brachiales d'une grenouille, la stase se produisait d'autant plus rapidement que la
densité du sang différait davantage de celle du liquide injecté, et d'autant plus lentement au contraire qu'elle s'en rapprochait davantage. La stase est d'autant plus
forte et plus prononcée que le pouvoir de diffusion de la substance est plus marqué
(caustiques). Toutefois ce n'est pas seulement le degré de concentration de la solution, mais aussi la nature de la substance et ses affinités chimiques avec le sang et
le sérum, qui exercent une grande influence sur les phénomènes qui se produisent.

D'après O. Weber, la stase résultant de l'action d'une température élevée, de l'action du fer rouge, par exemple, dépend principalement de l'épaississement instantané du sang. Une évaporation rapide agit de la même façon. (Emmert.)

Outre la diffusion, dans le développement de la stase, nous avons encore à noter la pression du sang, les propriétés physiques et chimiques de ce liquide et de celui qui baigne les tissus, le degré de porosité des parois vasculaires et le diamètre des vaisseaux afférents et efférents. Dans la destruction gangréneuse aiguë du cerveau proliférant avec exubérance à la suite des plaies du crâne, dans les plaies de l'abdomen pénétrantes, ou accompagnées de la chute des intestins et tuant rapidement par la gangrène sans péritonite proprement dite, dans les nécroses étendues des extrémités osseuses dénudées, etc., les accidents ne dépendent pas de la soustraction de la membrane nourricière, mais de la stase qui se développe rapidement et sur une grande étendue, sous l'influence d'une évaporation inusitée. (O. Weber.)

La gangrène, due à une infiltration de fibrine et de molécules albumineuses dans les tissus, se développe rarement isolément, car dans les cas que l'on rapporte ordinairement à cette cause (diphthérite et phlegmon) il existe presque toujours d'autres altérations en même temps : hyperémie, hémorrhagie, suppuration. La gangrène par suffusion hémorrhagique est également rare, et les cas que l'on considère comme tels constituent, soit des hémorrhagies avec contusion ou déchirure prononcées des tissus, soit des inflammations traumatiques, soit des dépôts hémorrhagico-inflammatoires (par exemple, l'anthrax). La gangrène par rétrécissement ou occlusion des capillaires, résultant d'un dépôt de noyaux et de cellules, s'observe dans certaines suppurations, telles que les inflammations diphthéritiques ou mieux phlegmoneuses de la gorge, du côlon, de l'utérus, etc. ; la tuberculisation (tubercule jaune) ; la néoplasie typhique (eschare typhique), etc., c'est-à-dire dans les cas où il ne se produit ni circulation collatérale suffisante ni vaisseaux nouveaux.

Il est rare d'observer isolément la gangrène par métamorphose graisseuse des corpuscules du tissu cellulaire : elle est le plus souvent accompagnée d'hémorrhagies et d'inflammations. Les corpuscules conjonctifs se remplissent rapidement de molécules de graisse, se dissocient, et la nutrition du tissu est alors tellement troublée, qu'il survient de la nécrose.

(Voyez pour plus de détails à l'article *Inflammation*.)

C'est ici également que nous devons mentionner la gangrène par inflammation, survenant dans des parties complétement ou incomplétement paralysées, dans les tissus œdématiés, et probablement aussi le noma de la face et des parties génitales se produisant chez des individus cachectiques.

Dans un grand nombre de cas où la gangrène part primitivement des capillaires, il se produit secondairement une thrombose des veines et des artères, qu'il est parfois difficile de distinguer de la thrombose primitive. C'est ce que l'on observe surtout dans la gangrène sénile ou marastique.

d. La *diminution de l'activité du cœur*, et spécialement la dégénérescence graisseuse de cet organe, entraînent rarement la gangrène dans les maladies aiguës ou chroniques, telles que le typhus, la pyémie, les exanthèmes aigus, les cachexies chroniques, etc.; il faut ordinairement qu'il existe en même temps des altérations artérielles, des thromboses étendues (gangrène sénile), ou une pression continue sur la partie (décubitus).

Les rapports de l'occlusion artérielle et des altérations du tissu du cœur avec la gangrène ont toujours été le sujet de contestations : on a trouvé les artères tantôt remplies de caillots, tantôt vides ; tantôt les caillots se sont formés consécutivement à la gangrène ; tantôt ils l'ont précédée et en ont été la cause. — La *momification* ou *gangrène sèche* des extrémités est toujours la conséquence d'une embolie, et la gangrène spontanée, que l'on observe dans le rhumatisme accompagné d'endocardite, est également due à une cause purement mécanique. D'autres formes de gangrène dites spontanées, notamment celle qui se produit souvent chez les vieillards (*gangrène sénile*), se rattachent à des altérations artérielles ; toutefois les artères voisines sont habituellement libres de caillots, du moins d'anciens coagulums. Une altération des artères et du muscle cardiaque entrave la circulation, notamment dans les parties éloignées, dans le pied, par exemple : dans ce cas, des frottements légers, la compression, de petites inflammations, des refroidissements déterminent la gangrène bien plus facilement qu'à l'état normal.— La *gangrène de décubitus* s'explique de la même façon ; elle ne se produit en effet ni par occlusion artérielle, ni par inflammation proprement dite. La cause débilitante réside dans le relâchement ou dans la dégénérescence graisseuse du cœur consécutifs à toutes les maladies graves, spécialement au typhus, à la pyémie, aux paralysies spinales, etc. Le décubitus se développe à la suite d'une pression continue (nécrose par compression) : il s'observe surtout au sacrum et au trochanter, plus rarement aux talons, aux apophyses épineuses vertébrales, à l'omoplate, à la tête du péroné, à l'occiput, c'est-à-dire partout où la pression est augmentée par les surfaces osseuses superficielles.

2° *Gangrène par désorganisation des tissus :*

Cette gangrène s'observe dans les blessures graves, surtout dans les écrasements aboutissant à une destruction complète des tissus; elle se rencontre dans les parties externes comme dans les parties internes, et dans ce dernier cas au col de l'utérus, dans le vagin et la vulve lors des accouchements laborieux : *gangrène foudroyante.*

Dans la *commotion* (cerveau, os), il se produit probablement quelque chose d'analogue; seulement les phénomènes anatomiques ne sont pas encore bien connus.

La *congélation* et la *brûlure intenses* produisent le même effet d'une manière directe (escharification) ; quand elles sont légères, elles agissent indirectement par anémie ou hyperémie veineuse.

Les *substances chimiques* — acides et alcalis concentrés, caustiques en général — agissent, soit en enlevant aux tissus leurs parties aqueuses, soit en formant avec leurs éléments des combinaisons chimiques. On en observe les effets, soit accidentellement comme dans les empoisonnements, soit en thérapeutique.

Le ramollissement de l'estomac ne peut être compris parmi ces cas : il ne se produit qu'après la mort, quand le contenu de cet organe subit une fermentation fortement acide, ou que le suc gastrique est sécrété en très-grande quantité peu de temps avant la cessation de la vie.

Le chloroforme, d'après Kussmaul, doit être compris parmi les substances dont nous venons de parler ; quand on l'injecte dans les artères d'un animal mort, il empêche la putréfaction de celui-ci, tandis qu'il la provoque chez l'animal vivant. Si l'animal vit encore quelque temps après l'injection, la circulation se continue pendant un ou deux jours même dans le membre mort. C'est ce qui explique pourquoi, sur l'animal vivant, la roideur chloroformique disparaît si rapidement et la putréfaction se déclare si tôt. Le courant sanguin emporte probablement le chloroforme du membre et débarrasse les tissus de la substance qui les a tués, mais qui les eût préservés de la putréfaction. *Le chloroforme est un agent léthifère et non septique.* La putréfaction ne se développe qu'après l'élimination du chloroforme ; dans ces conditions nouvelles, le sang, agissant contrairement à son rôle ordinaire, détruit les tissus altérés d'une manière irremédiable, en leur apportant les agents de la putréfaction : la chaleur, l'oxygène et l'eau. La gangrène ou putréfaction des tissus mortifiés par le chloroforme offre la même marche que la congélation. Des agents antiseptiques, tels que le chloroforme et le froid, en mortifiant les tissus, peuvent devenir cause indirecte de putréfaction, si les parties se dégèlent ou si le chloroforme est emporté par le courant circulatoire.

Il faut encore mentionner ici un grand nombre de cas, dans lesquels le mode de désorganisation des tissus n'est pas bien connu ; nous voulons parler des *infections* et des *intoxications ;* ainsi l'infiltration dans les tissus, de sécrétions et d'excrétions, surtout d'urine et de matières fécales ; la pourriture qu'on observe sur les ulcères et les plaies dans les salles de malades encombrées et mal aérées, ou bien celle qui est due à la malpropreté, à l'action de l'air chaud et humide ou à la présence de corps étrangers sur la peau et les muqueuses avoisinantes, spécialement sur celle de l'utérus. La bronchite putride que l'on rencontre dans les affections de la bouche et de la gorge, dans les maladies graves ; la gangrène pulmonaire des aliénés, s'expliquent, en partie, par l'introduction accidentelle ou résultant de l'alimentation artificielle, de résidus alimentaires dans les bronches, où ils se putréfient. Des corps étrangers volumineux, surtout organiques (fèves, etc.), en pénétrant dans les bronches, déterminent assez souvent aussi une pneumonie gangréneuse. Le séjour des sécrétions sur la muqueuse ulcérée du nez, de l'oreille, des bronchiectasies, ou des lochies sur la muqueuse de l'utérus, amène souvent la putrescence des surfaces correspondantes. Le sang peut agir d'une façon analogue, quand, par exemple, il pénètre dans les poumons, et surtout quand il séjourne dans les cavités bronchiectasiques (un grand nombre de cas de gangrène pulmonaire). Les tumeurs en voie de fonte sanieuse, spécialement les cancers, en creusant dans les parenchymes, y provoquent souvent de la gangrène ; tel est le cancer de l'œsophage, qui occasionne la gangrène pulmonaire. La peau normale elle-même, souillée d'une manière continuelle et prolongée par les urines et les fèces, peut s'enflammer et ensuite tomber en gangrène.

Si les matières en voie de putréfaction, par exemple les tissus qui se décomposent dans les plaies contuses, l'urine dans l'infiltration urineuse, agissent d'une manière si funeste sur les plaies récentes et sont presque inoffensives pour les surfaces bourgeonnantes, cela dépend, d'après Billroth, de ce que ces substances ne sont résorbées que par les lymphatiques et que, sur les bourgeons il n'en existe pas qui soient béants.

La sanie et les liquides gangréneux, en général, agissent par contagion sur les parties voisines quand il ne se produit pas assez tôt une inflammation réactionnelle ; c'est un point important à considérer dans les opérations à entreprendre sur des parties gangrénées, surtout dans la diphthérite et la pourriture d'hôpital.

C'est d'une façon analogue qu'agissent le virus cadavérique, les contages du sang-de-rate, de la morve, de la pourriture d'hôpital, de la fièvre puerpérale, quoique pour ces derniers il ne soit pas possible de dire si ce sont des principes morbifiques spécifiques ou des produits de décomposition ordinaires. Enfin, il faut également mentionner ici certains contagiums, tels que celui de la diphthérite et de certaines épidémies de scarlatine, quelques médicaments, par exemple le mercure (stomatite gangréneuse), et certains venins, surtout celui des serpents.

La contagiosité de certaines formes de gangrène, comme la diphthérite, la pourriture d'hôpital, est incontestable. Pour le sang-de-rate, il est certains auteurs, Vidal par exemple, qui en admettent deux formes : l'une contagieuse, le *charbon*, et l'autre non contagieuse, la *pustule maligne* ou *gangréneuse*.

La gangrène enfin reconnaît souvent plusieurs causes à la fois.

Elle est ordinairement *sporadique ;* certaines formes cependant sont *épidémiques* et *endémiques;* ainsi la diphthérie et la pourriture d'hôpital.

SYMPTOMES DE LA GANGRÈNE.

La gangrène produit des symptômes qui intéressent à la fois la partie atteinte, les tissus voisins, et l'organisme tout entier (symptômes locaux et généraux).

Symptômes locaux. — Ils varient considérablement d'après la nature de la gangrène ainsi que d'après la vascularité, les propriétés et la situation des tissus.

Autrefois, on admettait deux espèces de gangrène : la *gangrène sèche*, dans laquelle les parties sont noires, sèches et froides; et la *gangrène humide*, dans laquelle elles sont blafardes et molles. Mais actuellement on en distingue les espèces suivantes :

1° Quand les parties liquides, qui sont situées entre les éléments des tissus ou à leur intérieur disparaissent par évaporation ou par absorption, sans qu'il se produise d'altérations morphologiques bien marquées, c'est ce que l'on appelle le *desséchement.* Il se produit en grand sur le fœtus extra-utérin, parfois dans la grossesse gémellaire, quand l'un des fœtus meurt prématurément et que l'autre continue à se développer; on l'observe également sur les helminthes renfermés dans l'intérieur des tissus (cysticerques, échinocoques, trichines); dans ces cas, il atteint tous les tissus. Le même phénomène se rencontre sur les globules du sang extravasé dans l'intimité des tissus, sur ceux du pus et du tubercule, plus rarement sur les cellules du cancer (atrophie simple ou caséeuse, desséchement). (Voy. p. 294.) Dans tous ces cas, les éléments peuvent rester inaltérés pendant longtemps après la disparition de l'eau, ou bien se calcifier non pas par métamorphose des tissus, mais par infiltration : si les parties sont volumineuses, par exemple les fœtus morts, il se forme d'abord une couche extérieure calcifiée, et les régions plus profondes restent longtemps dépourvues de principes calcaires; si les parties sont moins volumineuses, si ce sont des helminthes par exemple, les cellules se calcifient dans toute leur épaisseur.

Sur des fœtus enkystés de la cavité péritonéale, Virchow et d'autres ont encore trouvé, après plusieurs années, des muscles, du tissu conjonctif et des vaisseaux.

2° La *gangrène sèche* ou *momification* se développe dans les parties extérieures du corps, à la suite de la résorption et de la vaporisation des principes liquides, dans les cas où il se produit d'une manière plus ou moins rapide un obstacle à l'afflux du sang artériel, de sorte que les tissus ne retiennent que la quantité habituelle de sang, et où il ne survient ni circulation collatérale, ni hyperémie veineuse et capillaire. C'est ce qui se présente le plus souvent aux extrémités des membres inférieurs dans la gangrène par embolie et par marasme sénil. Ces parties, et ordinairement les orteils d'abord ou le pied tout entier, tout en conservant leur forme, se ratatinent pour constituer une masse brune ou noirâtre, parfois sonore à la percussion. Cela s'observe également dans les différentes formes de gangrène par compression, quand les parties comprimées deviennent fortement anémiques : les tissus mortifiés prennent ordinairement alors une coloration blanche.

3° *Ramollissement simple, sans décomposition* (colliquation), — *gangrène par ramollissement*, ou *inodore* quand il ne se produit pas de gaz fétides. Cette forme de gangrène consiste en une liquéfaction (les liquides qui se produisent proviennent du tissu lui-même ou du dehors) et en un ramollissement simple ou une dégénérescence graisseuse des tissus. Elle se développe dans les tissus normaux, et surtout sous forme de *ramollissement blanc* du cerveau, à la suite de thrombose ou d'embolie des artères cérébrales, lorsque la circulation collatérale qui s'établit est insuffisante. On l'observe encore dans les thrombus, parfois dans les foyers hémorrhagiques d'organes non accessibles à l'air, dans la pneumonie chronique, peut-être aussi dans les abcès. Elle est connue depuis très-longtemps sous le nom de *ramollissement secondaire* ou de *fonte* dans la tuberculisation (du cerveau, des ganglions lymphatiques, etc.), et le cancer; elle commence par le centre du néoplasme et, par sa propagation vers la périphérie, détermine la formation d'ulcères sur les surfaces organiques.

4° Le plus ordinairement, il se produit une véritable décomposition semblable à la putréfaction qui atteint toutes les substances animales en présence d'une grande quantité d'eau : c'est alors la *gangrène humide*, le *sphacèle*. Toutes les parties molles exposées à l'air se décomposent dès que le mouvement nutritif y cesse, et ordinairement cette décomposition y est d'autant plus rapide, qu'elles sont plus gorgées de sang (par hyperémie veineuse préalable), plus molles et plus aqueuses (tissus cellulaires graisseux et muscles). Tantôt elles renferment le ferment nécessaire, tantôt il leur est amené du dehors. Les mots *gangrène* et *sphacèle* sont employés comme synonymes; on donne cependant plus spécialement le nom de gangrène à la mortification chaude, accompagnée ou précédée d'inflammation. Parfois la décomposition va jusqu'à la formation de gaz : *gangrène emphysémateuse.*

La *décomposition* (*Fäulniss*) est un phénomène dans lequel les produits nouveaux sont formés par l'eau et la substance organique en voie de décomposition : elle peut par conséquent s'effectuer à l'abri de l'air, sous l'influence de l'eau seule. Dans la *putréfaction* (*verwesung*) au contraire, l'air et surtout l'oxygène jouent un rôle prédominant et prennent une part considérable à la formation des produits de décomposition. La décomposition n'est qu'une dissociation en présence de l'eau, tandis que la putréfaction est le résultat d'une oxydation, d'une combustion lente à l'air, à la température ordinaire et en présence de l'eau. Ce qui, dans la décomposition, se dégage sous forme d'hydrogène carboné fétide, se transforme dans la putréfaction en acide carbonique et en eau. (Pettenkoffer.)

Au début de la gangrène humide, les parties deviennent d'abord plus molles et plus flasques, empâtées, blafardes ; bientôt la matière colorante du sang se dépose, et il se produit une coloration foncée, bleue et rouge noir. L'épiderme se soulève sous forme de phlyctènes remplies d'un liquide rougeâtre ou brun (phlyctènes gangréneuses) ; c'est surtout au-dessous de ces phlyctènes que progresse la décomposition. Les tissus se détruisent et tombent en lambeaux déchiquetés, puis se transforment en un liquide sanieux, noir, brun ou jaune, tout en répandant une odeur très-fétide. Quelques parties se dessèchent ; d'autres se détachent ou bien restent attachées aux tendons, aux ligaments et aux os. Dans la gangrène d'une extrémité tout entière, la destruction de la peau et du tissu cellulaire est ordinairement plus profonde que celle des muscles, et ceux-ci sont plus altérés que les os. L'hydrogène sulfuré qui se forme dans ces cas, colore en noir les sondes en argent et les pièces de pansement qui renferment du plomb, par suite de la formation de sulfures d'argent et de plomb.

Sous le microscope, les éléments mortifiés paraissent d'abord légèrement troublés tout en conservant leur forme, mais plus tard ils se décomposent en particules incolores de plus en plus petites (détritus). Les globules du sang et les cellules adipeuses se décomposent d'abord ; la matière colorante du sang s'infiltre dans les tissus ; la graisse se rencontre ordinairement en grande abondance, le plus souvent libre, et, en partie, cristallisée. La matière colorante provient, en grande partie, des tissus détruits, en partie aussi peut-être d'une infiltration extérieure. La *sanie gangréneuse* se compose principalement d'eau, de sang décomposé, de graisse et d'une masse moléculaire. Les cellules glandulaires et épithéliales se détruisent presque simultanément; ensuite les muscles et les nerfs; le tissu cellulaire et le cartilage résistent plus longtemps, et surtout les tissus corné et élastique (dans les artères et les bronches, par exemple), les membranes hyalines, les os et les dents. Finalement on trouve au microscope, une masse granuleuse (molécules d'albumine, de graisse, de pigment), de gros amas pigmentaires, des gouttelettes et des cristaux de graisse, de la cholestérine, des cristaux de sel marin, de phosphate tribasique, de sulfate et de carbonate de chaux, de sel ammoniac et de leucine. Il n'est pas rare de rencontrer, en outre, des infusoires et des champignons, spécialement des moisissures. Comme produits chimiques ultimes, il faut noter les acides butyrique et valérianique, l'hydrogène carboné, l'ammoniaque, les hydrogènes sulfuré et phosphoré, parfois l'azote; c'est ainsi que s'expliquent la coloration et l'odeur des masses gangrenées.

La moisissure des parties mortifiées peut se combiner avec chaque espèce de gangrène.

Tantôt la partie nécrosée est nettement limitée, et le processus prend alors le nom de *gangrène circonscrite*; tantôt il est difficile de séparer les tissus vivants des tissus morts; dans ce dernier cas, c'est la *gangrène diffuse*. Celle-ci prend ordinairement plus d'extension que la première; elle atteint, par exemple, un lobe pulmonaire tout entier.

Les quatre espèces de gangrène que nous avons signalées, ainsi que la gangrène diffuse et la gangrène circonscrite, peuvent passer de l'une à l'autre de différentes façons. Ainsi, par exemple, dans la gangrène sénile, la mortification est sèche à la surface et humide sous la peau; dans l'embolie, on observe souvent la momification aux orteils, tandis qu'à la partie supérieure de la jambe on trouve la gangrène humide ordinaire.

La *pourriture d'hôpital* (gangrène nosocomiale) atteint aussi bien les plaies récentes que celles qui bourgeonnent et sont en voie de cicatrisation : quelquefois la surface bourgeonnante se transforme en une bouillie d'un jaune sale dont les couches superficielles sont faciles à enlever, mais dont les couches profondes sont fortement adhérentes. La peau environnante subit la même transformation, et en trois ou quatre jours la plaie a doublé d'étendue. Dans d'autres cas, la plaie se creuse rapidement et sécrète un liquide séro-sanieux qui laisse les tissus à découvert quand on l'enlève. Cette ulcération se produit habituellement sous une forme circulaire assez nettement circonscrite et atteint souvent à une grande profondeur. Ces altérations s'observent principalement sur des plaies légères, telles que les piqûres de sangsues, la scarification des ventouses, les surfaces des vésicatoires, etc. Ces deux formes sont connues sous le nom de pourriture d'hôpital *pulpeuse* et *ulcéreuse*.

Le volume des parties et des organes mortifiés peut, suivant la nature de la gangrène, rester normal, augmenter ou diminuer.

La coloration reste parfois intacte ; d'autres fois elle est blanche (gangrène blanche par anémie locale ou par infiltration purulente) ; dans certains cas elle offre des nuances diverses de gris, de gris bleu, de gris vert, de rouge brun, de brun, de noir. Ces dernières nuances sont dues à l'infiltration des tissus par la matière colorante du sang, ou bien en même temps à la production de sulfure de fer.

Tantôt les parties mortifiées sont inodores ; tantôt elles répandent une odeur fade ou très-fétide (putréfaction de la peau détruite, gangrène pulmonaire, etc.)

La température des tissus gangrenés leur étant communiquée par les corps environnants, est abaissée ; la consistance est dure, empâtée ou crépitante (*gangrène emphysémateuse*), suivant la nature de la gangrène.

La fonction des parties mortifiées est complétement abolie. La sensibilité et le mouvement font défaut dans les parties extérieures ; si la première existe parfois encore, cela s'explique par la loi bien connue que l'irritation d'une fibre nerveuse sur un point quelconque de son parcours est ressentie à son extrémité périphérique, et quand il s'y produit encore des mouvements, ils sont dus à ce que les tissus morts renferment des tendons dont la masse musculaire est située au-dessus du foyer de la gangrène.

La douleur fait habituellement défaut dans la gangrène, même quand celle-ci atteint des parties extérieures riches en nerfs; ainsi, dans la plupart des cas de gangrène par compression. Quelquefois elle existe comme dans certains cas de gangrène sénile précédée de symptômes inflammatoires, dans tous les cas de gangrène embolique consécutive à l'endocardite (*gangrène rhumatismale*) ; si ce sont les extrémités qui se mortifient, elles donnent au malade la sensation d'un poids inerte, et si la partie était très-douloureuse avant l'invasion de la gangrène, le patient éprouve du soulagement quand celle-ci se déclare ; d'un autre côté, les douleurs des parties supérieures sont souvent ressenties dans les tissus périphériques insensibles. Les petits foyers gangréneux qui se produisent dans les poumons, dans le cerveau, en un mot dans les parties peu fournies de nerfs sensibles, sont tout à fait indolents. Les tissus qui entourent les parties mortifiées, sont fréquemment œdématiés.

Les symptômes locaux de la gangrène se manifestent plus ou moins promptement, suivant le siége du mal et l'intensité de la cause et suivant la nature du tissu.

Le mode d'invasion des symptômes locaux varie parfois dans la même espèce de gangrène. La gangrène par décubitus, par exemple, commence dans certains cas sous forme d'inflammation locale très-douloureuse qui passe à l'ulcération et à la gangrène : dans d'autres cas, il se forme d'abord des taches livides qui donnent naissance à des phlyctènes ou à des eschares.

SYMPTOMES GÉNÉRAUX DE LA GANGRÈNE.

Ils font souvent défaut si la gangrène n'envahit que de petites portions de tissus internes ou externes, si le processus consiste en une simple atrophie ou en une dessiccation, si la cause est purement externe, ou enfin si la partie mortifiée s'enkyste immédiatement. Ils se manifestent au contraire quand le foyer gangréneux est très-étendu, qu'il offre de nombreux points de contact avec les tissus sains et que ceux-ci ne sont pas bientôt protégés par des thromboses ou des granulations. C'est dans la gangrène étendue par écrasement et dans la gangrène humide en général qu'ils se développent le plus rapidement.

Ils constituent ce qu'on désigne sous le nom de *fièvre gangréneuse* (septicémie, ichorémie) qui se caractérise par un collapsus prononcé, par une élévation ordinairement modérée de température, par la petitesse et la fréquence du pouls, l'accélération de la respiration, la soif, etc. Il n'est pas rare d'observer des frissons répétés (intermittence pernicieuse). Dans d'autres cas, il se présente des symptômes analogues à ceux du choléra, spécialement d'abondantes déjections, lesquelles exercent parfois, ainsi que les vomissements, une influence favorable. Dans la pourriture d'hôpital, ce sont souvent les symptômes gastriques qui prédominent. Ordinairement la fièvre est d'autant plus violente que l'inflammation éliminatrice est moins vive et la gangrène plus humide.

L'infection générale est occasionnée par l'introduction de substances mortifiées dans les veines rongées et non oblitérées par thrombose, avec embolie consécutive ; mais elle est due surtout à la résorption d'humeurs en voie de putréfaction par l'intermédiaire des vaisseaux capillaires et lymphatiques.

Récemment, Kussmaul a démontré qu'un membre en voie de décomposition ne peut pas être considéré uniquement comme un appendice inerte, même quand il n'existe plus aucune circulation ; mais qu'il se produit encore un échange très-actif de sucs entre ce membre et les parties vivantes ; il a prouvé en outre que les phénomènes physiques et même chimiques sont autres dans le sphacèle que dans la décomposition cadavérique, et enfin que le danger dans la gangrène d'un membre n'est

pas seulement en rapport avec l'étendue de la surface de contact des parties vivantes
et des parties mortes, mais encore avec la masse des tissus en voie de putréfaction.
En effet, après que toute circulation eut cessé dans la jambe et dans la plus grande
partie de la cuisse à la suite d'une thrombose, on injecta une solution concentrée
d'iodure potassique sous la peau de la plante du pied ; quatre heures et demie après,
on retrouvait déjà ce sel dans l'urine, et la sécrétion augmenta graduellement pendant vingt-quatre heures jusqu'à la mort de l'animal.

MARCHE ET TERMINAISON DE LA GANGRÈNE.

La gangrène diffuse progresse jusqu'à la mort de l'individu, ou
bien elle se limite et se transforme en gangrène circonscrite.

Quand l'issue est favorable, la thrombose des régions atteintes provoque une hyperémie collatérale dans les tissus environnants ; la
partie gangrenée elle-même agit comme irritant sur ces derniers, et
en détermine l'inflammation. Il se forme ainsi une ligne de démarcation, c'est-à-dire une bande de tissus hyperémiés et suppurants. D'abord
superficielle, elle devient de plus en plus profonde, et finit par séparer l'eschare ou le foyer gangréneux des parties saines. Si l'on arrache
violemment cette eschare, il se produit facilement des hémorrhagies.
Quand, au contraire, la séparation se fait lentement et spontanément, l'écoulement du sang est empêché par les thromboses. Les dangers qui résultent de la production de cette ligne de démarcation
varient d'après les tissus ; ainsi les ulcérations intestinales typhiques,
les ulcérations cutanées et pulmonaires (dans ce dernier cas, il en
résulte presque toujours une pleurésie sanieuse et un pneumo-tho-
rax). Le temps nécessaire à la séparation des parties vivantes d'avec
les parties mortifiées varie notablement, surtout d'après la structure
et la vascularité des tissus. C'est dans les tumeurs molles et vasculaires, dans le tissu cellulaire sous-cutané et dans les muscles qu'elle
se produit le plus rapidement ; elle est plus lente à s'effectuer dans la
peau et les muqueuses, et surtout dans les veines, les aponévroses,
et particulièrement dans les os. Ce temps dépend encore du volume
de la partie mortifiée et de l'état général du malade. — Sur les surfaces qui sont en contact avec l'air (peau, muqueuse intestinale, poumons), la séparation ou l'élimination des parties mortifiées a lieu dans
la plupart des cas, à moins que la vie ne cesse auparavant.

Parfois, surtout dans la gangrène sèche de parties internes, l'inflammation éliminatrice donne naissance à du tissu conjonctif et consécutivement à l'enkystement des parties gangrenées ; c'est ce que l'on
observe pour les tubercules, les escharres typhiques, les séquestres
osseux qui s'entourent du tissu conjonctif ou osseux.

La guérison de la gangrène n'est possible que par l'élimination ou l'enkystement de l'eschare ; ce dernier cas ne se produit que dans certaines circonstances. L'élimination est beaucoup plus fréquente ; elle s'effectue plus ou moins facilement, suivant le volume de la partie mortifiée, et sa situation plus ou moins profonde ; dans les parties internes elle est ordinairement très-lente. Le tissu gangrené est le plus souvent remplacé par une cicatrice.

On trouve des exemples de ces divers modes de guérison dans l'élimination de membres mortifiés (l'art toutefois doit souvent intervenir) ; dans la séparation des portions de muqueuses atteintes de diphthérite et des eschares typhiques de la muqueuse intestinale. L'élimination de parties gangrenées, situées au milieu de masses osseuses ou parenchymateuses, est plus difficile, ainsi pour les parties centrales des os, les portions de poumons gangrenées, etc. Dans le furoncle et l'anthrax, la gangrène s'empare d'abord d'une portion de peau ou de tissu cellulaire sous-cutané, autour de laquelle se forme un abcès.

Une partie nécrosée n'est plus susceptible de revenir à la vie ; dans les cas d'embolie, il se produit parfois une mortification apparente, et la partie anémiée peut devenir pâle, froide et paralysée ; toutefois elle n'est pas encore alors gangrenée ; la mort ne s'en empare que si l'afflux du sang reste plus longtemps entravé. S'il s'établit une circulation collatérale, elle revient de nouveau à la vie. On observe également la guérison de parties mortifiées en apparence sur les portions d'intestin étranglées.

La gangrène n'agit que rarement d'une manière favorable en détruisant des produits inflammatoires (pus), ou en provoquant l'élimination de néoplasmes, tels que l'eschare typhique, les tumeurs hémorrhoïdales et autres productions analogues, les polypes, etc.

La terminaison fatale de la gangrène est le résultat des troubles locaux ou de l'infection générale.

Le danger des troubles locaux provient de la gangrène elle-même ou de l'inflammation qui la circonscrit. Il se produit alors des perforations (de la plèvre dans le cas de gangrène pulmonaire, du péritoine dans les ulcères intestinaux et gastriques) ; des hémorrhagies graves si la thrombose fait défaut ou n'est qu'incomplète, si la pression sanguine est intense, si les parois vasculaires sont altérées, etc. (extrémités, estomac, intestin) ; des inflammations des séreuses avec exsudats sanieux, même sans perforation, etc. Parfois la gangrène se propage à des organes importants, par exemple au cerveau. Dans d'autres cas, l'organisme s'épuise, soit par inanition, soit par la fièvre hectique, ainsi que par les douleurs dont les parties mortifiées sont le siége.

Les troubles généraux qu'amène la gangrène sont ordinairement mortels, quand ils sont prononcés.

A l'autopsie, on ne trouve ordinairement rien de particulier, si ce n'est le foyer gangréneux, l'inflammation réactionnelle qui l'entoure et les altérations primitives. Parfois on rencontre des phlegmasies intestinales ordinaires ou croupales. Les foyers métastatiques que l'on observe dans certains organes offrent quelquefois un caractère gangréneux (métastase gangréneuse).

III. — *Métamorphose progressive.*

(Hypertrophie et néoplasie, régénération et cicatrisation.)

Abernethy, *Surgical works*, II, 1811. — Home, *On the format. of tumours*, 1830. Müller, *Arch.*, 1836. — *Ueber den feinern Bau und die Formen der Krankhaften Geschwülste*, 1838. — Hawkins, *Lond. med. Gaz.*, 1837 et 1838. — Warren, *Pr. Bemerk. über Diagn. u. Cur. d. Geschw.*, 1839. — Vogel, *Gewebe in pathol. Hins. in* R. Wagner's *Hdwört. d. Phys.*, 1842, I, p. 797. — Breuer, *Melet. circa evolut. ac formas cicatricum*, 1843. — Buhlmann, *Beitr. z. Kenntn. d. kranken Schleimhaut*, u. s. w., 1845. — Reinhardt, *in* Traube's *Beitr.*, 1843, II, — Virch. *Arch.*, I, p. 528. — J. et H. Goodsir, *Anat. and path. Observ.*, 1845. — Bruch, *Die Diagnose der bösartigen Geschwülste.* 1847. — Virchow, *Würzb. Verh.*, 1850, I, p. 81 et 134; II, p. 130. — *Arch.*, I, p. 94 IV, p. 515; VIII, p. 371; XI, p. 89; XIV, p. 1. — *Die Krankh. Geschwülste*, 1863, I, 1864-65; II; 1867; III, 1 p. — Führer, *Deutsche Klinik.*, 1852. — Paget, *Lectures on tumours*, 1851. — Schrant, *Prijsv. over de goed-en Kwaadart. gezw.*, 5 édit., 1852. — Remak, *in* Müller's *Arch.*, 1852, p. 47. — Virch. *Arch.*, XX, p. 198. — Robin, *Gaz. méd.*, 1853, n° 51. — Schuh, *Ueb. d. Erk. d. Pseudopl.*, 1854. — *Path. u. Ther. d. Pseudopl.*, 1854. — His, *Beitr. z. norm. u. path. Histol. der Cornea*, 1856. — Wittich., *in* Virch. *Arch.*, 1856, IX, p. 185. — O. Weber, *in* Virch. *Arch.*, 1858, XIII, p. 74; XXIX, p. 84 et 163. — *Hdb. d. Chir.*, 1865, I, p. 240. — Billroth, *Beitr. zu pathol. Hist.*, 1858. — *Deutsche Klinik*, 1859, n° 40 et suiv. — Buhl, *in* Virch. *Arch.*, 1859, XVI, p. 168 ; XXI, p. 480. — Rindfleisch, *in* Virch. *Arch.*, 1859, XVII, p. 239; XXI, p. 486. — *Experimentalstudien üb. d. Histol. d. Blutes.*, 1863. — Recklinghausen, *in* Virch. *Arch.*, 1863, XXVIII, p. 157. — Thiersch, *Der Epithelialkrebs nam. der Haut*, 1865.

(Pour les tumeurs, voyez, en outre, les anciens ouvrages de Galien, Ingrassia, Fallope, Astruc, Plenck, etc., et les traités récents d'anatomie pathologique et de chirurgie, ainsi que les monographies sur ce sujet.)

La *métamorphose progressive* consiste en la production nouvelle, à la suite d'un processus morbide connu ou inconnu, d'un ou plusieurs tissus ou éléments semblables ou analogues à ceux de l'organisme normal, ou bien en différant plus ou moins.

Les néoplasmes pathologiques peuvent être constitués soit par des tissus qui ressemblent à ceux de l'organisme normal, quant au volume, à la forme, à la disposition, à la fonction, etc. : *hypertrophies en général*, *homéoplasmes*, *néoplasmes homologues ;* soit par des tissus qui n'offrent ni ressemblance, ni analogie avec les tissus normaux : *hétéroplasmes*, *néoplasmes hétérologues*. Les homéoplasmes et les hétéroplasmes passent de l'un à l'autre de façons diverses. — L'hypertrophie peut être *simple* ou *vraie*, c'est-à-dire que les éléments existent en quantité normale, mais qu'ils sont *agrandis ;* ou bien *numérique* (*hyperplasie*), c'est-à-dire que tous les éléments ou les éléments essentiels, sont augmentés en *nombre*. L'hypertrophie simple et l'hypertrophie numérique passent de l'une à l'autre de différentes manières, ou se rapprochent de l'état physiologique, spécialement dans les muscles et dans les os. L'hypertrophie peut atteindre un organe tout entier, par exemple les muscles, les os, le tissu adipeux ; ou bien une partie d'organe, et alors on ne sait si l'on doit appeler la production hypertrophie ou tumeur ; ainsi l'hypertrophie des papilles cutanées ou verrues, condylomes ; l'hypertrophie muqueuse locale ou polype muqueux ; l'hypertrophie osseuse partielle ou ostéophyte, exostose. L'hypertrophie locale ou générale du tissu conjonctif dans laquelle les éléments essentiels de l'organe conservent leur nombre normal ou sont diminués (fibres musculaires, cellules glandulaires, etc.), s'appelle ordinairement *induration* ou *sclérose*.

Les néoplasies pathologiques peuvent être *diffuses*, *infiltrées*, c'est-à-dire que leurs éléments sont déposés entre ceux du tissu normal sans qu'il existe de délimitation, ou qu'ils occupent la place de ceux-ci après en avoir déterminé la disparition (*substitution*). Tantôt elles sont *circonscrites*, c'est-à-dire qu'elles constituent une masse ordinairement arrondie qui a refoulé les tissus normaux, et elles s'appellent alors *excroissances* ou *tumeurs* (néoplasmes, pseudoplasmes) : toutefois on donne ces noms à un grand nombre de productions nouvelles infiltrées, spécialement aux productions hétéroplastiques.

On ne peut donner une définition exacte du mot *tumeur*, ni dans le sens qui lui est attribué ici, ni dans son acception générale. On dit *tumeur de la rate*, *de la face*, sans qu'il soit question de tumeur proprement dite, tandis que le mot *tumeur du testicule* ne s'emploie que dans le dernier cas. Küss admet une tumeur inflammatoire sous le nom de *phlogome*. Dans tous les cas, il est préférable de s'en rapporter à l'usage.

La *régénération* ou *reproduction* d'un tissu détruit tient le milieu entre la formation normale et la formation pathologique. Il est probable que tous les tissus de notre corps se renouvellent constamment ; c'est du moins un fait démontré non-seulement pour les cheveux, les ongles et les cellules épithéliales stratifiées, mais aussi pour les os, les fibres musculaires lisses et striées, et d'une manière presque certaine pour toutes les cellules épithéliales vraies, pour les cellules glandulaires, etc. La régénération n'est dite *pathologique* que dans les cas où les tissus qui se reproduisent ont été détruits, non pas à la suite de leur fonctionnement normal, mais par une action extérieure accidentelle.

La régénération peut être *vraie, parfaite,* quand il se produit un tissu tout à fait semblable au tissu détruit (épiderme, épithélium, cheveux, ongles, tissus cellulaire, osseux et nerveux, fibres musculaires lisses et striées, parfois cristallin, et peut-être corps vitré) ; dans d'autres cas elle est *fausse, imparfaite,* et la perte de substance est comblée par du tissu cicatriciel (peau et muqueuses, glandes, etc., souvent aussi les muscles). Le tissu cicatriciel persiste sans modification (*cicatrice permanente* dans les cartilages, les muscles, les glandes, etc.), ou bien il s'y développe ultérieurement des éléments normaux du tissu (*cicatrice provisoire*).

Chez l'homme, la régénération s'observe pour certains tissus (épithélium, tissu conjonctif) ou systèmes de tissus (vaisseaux, os, muscles) ; mais jamais pour des organes tout entiers ou des parties d'organes. Chez les animaux inférieurs, elle se produit dans une mesure beaucoup plus large ; chez les salamandres et les lézards, on a vu la régénération de la queue et même de la portion de moelle correspondante ; chez les tritons, on a observé celle des jambes, de la mâchoire inférieure et même celle de l'œil. On peut démontrer directement la régénération des parties extérieures (peau, os) ; mais dans certains cas, nous ne l'admettons que d'après le rétablissement de la fonction, par exemple pour les nerfs : et dans d'autres cas encore, on ne peut y arriver qu'après un examen attentif, surtout par l'observation microscopique.

La réunion de parties complétement séparées se rattache à la régénération. On ne l'observe que dans les cas où la partie n'a pas été détachée du corps assez longtemps que pour perdre sa chaleur et sa vitalité. Nous citerons pour exemple les dents (on a même vu des dents mortes se fixer dans l'alvéole), les cheveux, les os, des portions de peau diverses, des nez, des oreilles, des phalanges complétement séparées, etc. Ce n'est pas seulement la communication vasculaire avec le reste du corps qui se rétablit, mais encore la communication nerveuse ; on voit même le lupus et le cancer épithélial se développer et parfois de préférence sur ces parties.

Nous devons également mentionner ici le développement dans des organes préexistants, de la structure et de la fonction des parties détruites ; ainsi la transformation des artérioles et des veinules en gros vaisseaux dans la circulation collatérale ; l'hypertrophie compensatrice d'un rein, consécutive à l'atrophie de l'autre ; celle des glandes lymphatiques, à la suite de l'extirpation de la rate, etc.

Voy. sur la régénération : Spallanzani, *Opusc. di fisica anim. et veget.*, 1776. — Murray, *De redintegrat. part. corp. anim. nexu suo sol. vel amisso.*, 1787. — Blumenbach, *Ueb. d. Bildungstriebe*, 1791. — Eggers, *Von d. Wiedererzeugung.*, 1821. — Dieffenbach, *Nonn. de regener. et transplant.*, 1822. — H. Müller, *Verh. d. Senk. Ges.*, 1864, V, p. 113. Comp. les ouvrages sur la chirurgie plastique, la littérature concernant la production nouvelle des tissus conjonctif, osseux, nerveux, des vaisseaux, etc.

Les hypertrophies et les néoplasmes se développent d'une façon très-variable dans les divers organes et tissus.

Certaines hypertrophies et certains néoplasmes se rencontrent dans tous ou presque tous les organes et tissus, tels sont le tissu cellulaire, les vaisseaux et le pus, ensuite le tubercule et le cancer, et probablement le syphilome et le sarcome : on les observe avec une égale fréquence dans tous les organes, ou bien cette fréquence varie d'après chacun d'eux (ordre de fréquence du tubercule et du cancer).

Les mêmes néoplasmes offrent des différences marquées, selon que leur développement est primitif ou secondaire. (Voy. plus bas.)

Certains néoplasmes ne se produisent que dans des organes ou tissus déterminés, et dans ces cas la structure du néoplasme et celle de l'organe sont ordinairement analogues : le tissu conjonctif s'observe le plus souvent dans le tissu conjonctif, le tissu osseux dans les os et le périoste, le tissu adipeux dans les régions à contenu graisseux, les fibres musculaires organiques dans les organes qui en sont formés, le tissu glandulaire dans les organes glandulaires analogues, etc. Le tissu dont dérivent ordinairement la plupart des néoplasmes est le tissu conjonctif sous toutes ses formes : *tissu primordial du corps.*

Le nombre des néoplasmes que l'on observe chez un individu est très-variable ; parfois on n'en trouve qu'un seul ou quelques-uns, d'autres fois la quantité en est très-grande et même innombrable. Dans ces derniers cas, les néoplasmes ont une structure différente, et leur coexistence est purement accidentelle (kystes et cancers) ; ou bien ils offrent une structure semblable (tubercules, cancers, etc.). Quand les néoplasmes existent en grand nombre, ils se trouvent, soit dans un seul et même organe (kystes de la peau et des reins, fibroïdes de l'utérus), soit dans des parties de structure semblable (enchondromes des os) ; soit enfin, dans des organes différents (cancers de l'estomac, du foie et des poumons). En général, les néoplasmes homéomorphes se rencontrent dans un seul organe ou dans des organes de structure semblable, et les hétéromorphes dans des tissus et des organes divers.

Le volume des néoplasmes varie depuis la limite des objets visibles (tubercules, cancers miliaires) jusqu'à la grosseur d'une cerise, d'un œuf, du poing et au delà. Certains néoplasmes atteignent un volume colossal, et parfois un poids de 100 livres.

La forme du néoplasme est tout aussi variable, et dépend soit de l'endroit où il s'est développé, soit de conditions inconnues. Les hypertrophies diffuses offrent, en général, la forme de l'organe qui en est le siége. Les tumeurs sont ordinairement rondes ou arrondies, rarement irrégulières; elles sont membraniformes, aplaties ou sphériques. Elles sont en connexion avec l'organe par toute leur périphérie, ou seulement par un point unique (tumeurs pédiculées, polypeuses). Leur surface est lisse, bosselée ou lobulée.

La consistance des néoplasmes dépend essentiellement de leur structure et de leurs métamorphoses, et présente tous les degrés imaginables.

Les principes constituants des hypertrophies et des néoplasmes sont tout à fait pareils à ceux des tissus normaux : ce sont des granulations, des noyaux, des cellules, des substances fondamentales diverses, et surtout du tissu conjonctif et osseux, des vaisseaux, etc.

Dans son ensemble, le néoplasme peut différer notablement des tissus normaux, mais ses éléments, les cellules, les fibres, etc., offrent toujours la même structure et sont soumis aux mêmes lois que les fibres et les cellules normales. Par conséquent, les néoplasmes s'éloignent des tissus normaux par leur texture et non par des éléments spécifiques particuliers; leur structure n'est souvent pas anomale, mais ils sont anomaux, pathologiques, parce qu'ils se développent en un point ou à une époque où ils n'existent pas à l'état normal (*hétérotopie* et *hétérochronie*).

D'après leur composition, Virchow donne le nom de *tumeurs histioïdes* à celles qui sont formées d'un seul et même tissu (épithélium, tissu conjonctif); le nom de *tumeurs organoïdes* à celles qui se composent de plusieurs tissus, et enfin le nom de *tumeurs systématoïdes* ou *tératoïdes* à celles qui sont constituées par des tissus et des parties d'organes divers, à celles, par exemple, qui, comme la peau, renferment du tissu conjonctif, de l'épiderme, des glandes sudoripares et sébacées, etc. Il faut encore ajouter celles dans lesquelles on trouve une combinaison de plusieurs espèces de tumeurs : *tumeurs composées, masses dissimilaires, productions mixtes.*

Parmi les éléments des tissus pathologiques, c'est la cellule que l'on rencontre le plus souvent à l'examen microscopique. Par ses propriétés histologiques, chimiques (volume, forme, matière de la cellule, enveloppe, noyau, etc.) et vitales (croissance, assimilation et désassimilation, multiplication et, chez quelques-unes, propriété de changer de forme et de lieu), elle ressemble tout à fait à la cellule physiologique, avec cette différence, toutefois, que ces propriétés parviennent généralement à leurs dernières limites. On rencontre aussi, en même temps que les cellules, des corps appelés *protoblastes* (*cytoblastes*) qui sont constitués par un noyau, entouré d'une substance visqueuse ou muqueuse, claire ou granulée, condensée parfois à la périphérie, mais non membraneuse (protoplasma). Parfois encore on trouve des corps composés d'un noyau et d'une substance corticale qui l'entoure incomplétement. Enfin, on y rencontre quelquefois des noyaux libres. Le noyau est l'élément le plus essentiel de la cellule et du protoblaste : il préside aux fonctions des cellules (assimilation et désassimilation, transformation du contenu cellulaire, etc.), et il joue un rôle des plus essentiels dans leur multiplication. Entre les cellules, on trouve constamment une substance intercellulaire plus ou moins abondante, tantôt liquide, tantôt solide, laquelle, dans le premier cas, ressemble probablement à la matière unissante normale des tissus, et se colore ordinairement en noir par le nitrate d'argent.

On n'a pas encore observé d'une manière certaine, comme produits pathologiques, de cellules d'une structure plus compliquée, et notamment les cellules à ouvertures plus ou moins grandes, analogues au micropyle de l'œuf, aux canalicules des cellules épithéliales cylindriques de l'intestin ou aux cellules nerveuses.

Relativement à l'importance réelle de la membrane cellulaire, qui a été encore contestée récemment, voyez surtout Schultze (Müll. *Arch.*, 1861, p. 1), et Brücke (*Sitzgsber. d. Wien. Acad.*, XLIV, p. 581 : *Elementar Organismen*). Beale distingue deux substances dans les éléments des tissus : l'une vivante ou *substance germinale* (germinal matter, protoplasma de Schultze), l'autre non vivante ou *substance figurée* (formed matter). La première absorbe la solution ammoniacale de carmin et se colore en rouge ; la seconde reste incolore. Celle-là croît, fonctionne et subit des modifications ; celle-ci dérive de la substance germinale, mais elle joue un rôle passif et n'est pas susceptible de s'accroître ; elle est extérieure à la première et s'épaissit par le dépôt de nouveaux matériaux à sa face interne.

Dans la suite, quand il sera question de cellules en général, il s'agira des cellules pourvues d'une membrane appréciable ou des protoblastes.

Les cellules pathologiques s'altèrent et se détruisent souvent plus aisément que les cellules physiologiques. C'est surtout par une addition d'eau qu'il se produit en elles des modifications notables. Certaines cellules sont alors plus ou moins régulièrement agrandies ; elles deviennent plus claires ou plus troubles, et se détruisent parfois complétement. Dans d'autres cas, l'eau pénètre dans la cellule et s'y rassemble sous forme d'une tache nettement limitée, arrondie, claire et plus ou moins grande, qui refoule le contenu de la cellule et même le noyau. Il peut aussi se former plusieurs taches semblables dans la cellule, et on voit sortir à travers la membrane cellulaire des sphères hyalines qui bientôt se détachent, s'éloignent et disparaissent.

Quand on trouve des cellules en un point quelconque, à l'état pathologique, on doit supposer qu'elles y ont été amenées ou qu'elles se sont formées sur place.

L'immigration de cellules, démontrée seulement jusqu'à ce jour pour les globules blancs du sang et ceux du pus, doit peut-être encore être admise pour d'autres tissus considérés jusqu'à présent comme étant des produits nouveaux proprement dits, et particulièrement pour le tissu cicatriciel, les pseudomembranes et le tissu conjonctif hyperplastique.

Depuis que Cohnheim a découvert la migration des globules blancs du sang, les productions, qui se composent dès le principe de petites cellules rondes, semblables à ces globules sanguins, ne doivent plus être considérées exclusivement comme étant des produits des cellules épithéliales vraies ou fausses ou des corpuscules conjonctifs, mais on doit se demander, dans tous les cas douteux, si elles ne seraient pas constituées par ces corpuscules sanguins. Jusqu'à présent, nous n'avons que des moyens négatifs pour arriver à une conclusion sur ce point pour ce qui concerne les productions prises sur l'homme vivant ou mort : la démonstration de l'existence des degrés inférieurs de développement des cellules provenant de l'épithélium ou du tissu conjonctif est une preuve contre l'immigration. Dans les expériences sur les animaux, on a chargé les globules blancs du sang de matières colorées (voy. p 191), et les cellules rondes, indifférentes dans lesquelles on a retrouvé cette matière, ont été considérées comme provenant d'une immigration de globules blancs, et non d'une production nouvelle. L'avenir seul pourra trancher la question relativement aux néoplasmes de chaque tissu.

Les cellules pathologiques dérivent, soit par division, soit par formation endogène, de cellules normales ou pathologiques préexistantes, dépourvues sans doute, dans les deux cas, d'une membrane propre. La formation du noyau précède probablement toujours celle de la cellule.

La cellule se divise dans son entier, c'est-à-dire dans toutes ses parties : membrane, contenu, noyau et nucléole, et cette division se produit suivant la longueur, rarement suivant la largeur ; il en résulte ordinairement deux, parfois trois ou un plus grand nombre de cellules. Le nucléole s'allonge d'abord, puis le noyau ; ils s'étranglent ensuite par le milieu, et se divisent. A ce moment la cellule s'étrangle aussi, d'abord en un point, puis dans tout son pourtour, pour se diviser enfin, de manière à donner naissance à deux, trois ou plusieurs cellules, pourvues d'un noyau chacune.

La multiplication par bourgeonnement n'est qu'une variété de ce mode de division. Le noyau se divise une ou plusieurs fois, et les noyaux nouvellement formés se rapprochent de la périphérie de la cellule : celle-ci se renfle, à l'endroit correspondant, en forme de bourgeon, lequel reçoit un noyau. Ce bourgeon, enfin, s'étrangle et se détache pour constituer une cellule à noyau.

Dans la formation cellulaire endogène (division endogène), le noyau, après division préalable du nucléole, se partage en deux, rarement en plusieurs segments. La cellule augmente de volume pendant que les noyaux nouvellement formés se divisent de nouveau, et, finalement, elle en renferme quatre, huit, ou un plus grand nombre. Ces cellules restent inaltérées (cellules mères, pourvues de noyaux secondaires, — myéloplaxes), ou bien les noyaux se transforment en cellules dans l'intérieur même de la cellule mère (sans doute par une espèce de division du contenu : cellules mères renfermant des cellules filles, ou bien des cellules filles et des noyaux secondaires) ; enfin, les noyaux secondaires, ainsi que les cellules filles peuvent être mis en liberté par la déchirure de la membrane de la cellule mère qui se détruit.

Quand la formation endogène se produit dans des cellules à double membrane, (c'est-à-dire qui sont munies d'une membrane extérieure, la capsule, et d'une membrane intérieure, utricule primordiale), par exemple dans les cellules cartilagineuses, la membrane extérieure ne se modifie pas, tandis que l'utricule primordiale se divise une ou plusieurs fois successivement. Tantôt les cellules ainsi formées présentent une enveloppe simple, correspondante à l'utricule primordiale, tantôt celle-ci sécrète plus tard une membrane externe ou capsule pendant que la capsule de la cellule mère se confond insensiblement avec la substance intermédiaire.

Dans certains cas, le noyau, au lieu de se diviser simplement dans la cellule, produit plusieurs bourgeons à la fois, lesquels finissent par se détacher et par se développer librement dans le contenu cellulaire.

Dans la formation endogène libre, le contenu cellulaire produit indépendamment du noyau, d'une façon encore peu connue et par une espèce de division partielle, un ou plusieurs noyaux nouveaux qui dans la suite se transforment en cellules et abandonnent enfin la cellule mère.

Ce mode de formation cellulaire n'a été observé, jusqu'à présent, que dans les globules du mucus et du pus. Bühl l'a rencontré d'abord dans un poumon enflammé, plus tard dans les cellules épithéliales des conduits biliaires, dans un cas de pyléphlébite ulcérative ; Remak l'a observé dans le catarrhe de la vessie, et Rindfleisch dans les catarrhes purulents des muqueuses en général. Les recherches récentes sur la migration des cellules font révoquer en doute un grand nombre de ces faits ; il est surtout certains produits microscopiques de la suppuration épithéliale dont l'origine pourra être expliquée plus facilement d'une manière autre que celle qui a été admise jusqu'aujourd'hui. D'après Volkmann et Steudener (*Med. Centr.*, 1868, n° 17), dans le cancer et la suppuration, on peut croire à l'existence d'une formation endogène si de petites cellules (des globules blancs du sang, par exemple, dans la suppuration) pénètrent dans de plus grandes et en sont enveloppées ensuite.

Contrairement à l'opinion la plus commune qui considère la multiplication des noyaux comme une métamorphose progressive, Rindfleisch (Virch. *Arch.* XXIII, p. 519) admet que, dans certaines circonstances, elle constitue un progrès vers la destruction de la cellule. En effet, Rindfleisch en supprimant la respiration pulmonaire à l'aide d'une ligature, et la respiration cutanée en plongeant l'animal dans l'eau, a pu transformer en cellules analogues aux globules de pus, les globules blancs du sang de la grenouille, qui, comme on le sait, ne renferment qu'un seul noyau.

La plupart des cellules peuvent se multiplier : ce sont surtout les corpuscules mobiles ou non mobiles du tissu conjonctif, les corpuscules osseux jeunes, les cellules de cartilage, les cellules épithéliales et glandulaires (les cellules épithéliales dans leurs couches les plus récentes seulement), peut-être aussi les globules blancs du sang, qui constituent le plus souvent le point de départ des néoplasies pathologiques. Les noyaux des capillaires et de l'adventice des vaisseaux possèdent aussi cette propriété, mais d'une manière moins marquée, et elle est moins évidente encore pour les noyaux du névrilème, du sarcolemme et des fibres musculaires organiques.

Pour ce qui concerne la participation des globules blancs du sang à la formation du tissu conjonctif et des vaisseaux, peut-être aussi d'autres néoplasmes, participation admise par Rindfleisch, Billroth et O. Weber, voyez plus haut.

Rindfleisch a pu confirmer par l'expérimentation (*Exper. üb. d. Hist. d. Bl.* 1865) la supposition qu'il avait émise (*Arch. d. Heilk.* IV, p. 547) que dans les thrombus et les extravasats, les globules rouges se transformeraient réellement en globules blancs du sang. Il croit que, pendant la vie, il se produit continuellement, et sans doute dans la rate, une transformation des globules rouges en globules blancs et des globules blancs en globules rouges.

D'après Holm et Stricker (*Wien. Sitzgsber. Marz.* 1867, p. 495), dans l'inflammation traumatique du foie, les cellules hépatiques se transforment non-seulement en cellules à granulations graisseuses, mais encore en fibres, de sorte que la cellule granuleuse devient d'abord fibre granuleuse. Les cellules hépatiques, ainsi que les capillaires, fournissent donc une partie des matériaux nécessaires à la production du tissu fibreux cicatriciel. — Les cellules hépatiques peuvent encore se transformer en cellules de granulation.

Les cellules superficielles de la peau et de la plupart des muqueuses, les corpuscules osseux ordinaires et, suivant certains auteurs, les cellules épithéliales des séreuses et des vaisseaux, ainsi que les cellules fortement dégénérées, ont perdu la propriété de se multiplier. Il n'est pas démontré davantage que les cellules nerveuses des ganglions du cerveau et de la moelle contribuent à la prolifération cellulaire.

Rindfleisch (*Lehrb.*, p. 221) a émis l'opinion que l'épithélium des séreuses donne naissance aux néoplasmes malins. — Recklinghausen professe une opinion analogue

relativement à l'épithélium des lymphatiques (Græf's *Arch. f. Ophthalm.* 1864. XII
ll. 2, p. 62. — *Sitz. Ber. d. Würzb. phys. med. Ges.* 1865-66. — Kœster, *Virch.
Arch.* XL, p. 468).

On ne connaît pas encore le mode suivant lequel le noyau, de
quelque façon qu'il soit formé, se transforme en cellule.

Les jeunes cellules de nouvelle formation sont ordinairement petites, arrondies et pourvues d'un noyau manifeste avec ou sans nucléole. Elles ne présentent à cette époque aucune propriété qui puisse
faire présumer quels seront plus tard leur forme, leur volume, leur
disposition, etc. De même que les tissus chez l'embryon, ces jeunes
cellules (cellules formatives, primordiales ou de granulation) ne se
différencient qu'ultérieurement; elles peuvent prendre les caractères
du corpuscule conjonctif ou osseux, de la cellule épithéliale, de la
fibre musculaire, de la cellule cancéreuse, sarcomateuse, etc., et sé-
créter une substance intercellulaire qui reste liquide ou devient solide, reste homogène ou devient fibreuse, etc.

Les cellules provenant des différents tissus ne donnent habituellement naissance qu'à des néoplasmes déterminés : l'épithélium vrai
notamment donne lieu à des productions épithéliales (épithélium de
régénération, néoplasmes glandulaires, cancers épithéliaux); le tissu
conjonctif produit du tissu conjonctif plus ou moins riche en cellules
(tissu cicatriciel, fibrome, sarcome; etc.); les vaisseaux donnent
naissance à des vaisseaux, etc. Il n'y a qu'un certain nombre de néoplasmes peu caractérisés, formés surtout de noyaux et de petites cellules qui puissent dériver de tissus divers, à l'exception du tissu
épithélial vrai; ainsi probablement le tubercule, le cancer non épithélial, etc.) — Les globules de pus sont probablement toujours des
globules blancs du sang extravasé.

Il est fort probable que les lois qui président au développement normal des cellules des trois feuillets embryonnaires et de leurs dérivés s'appliquent aussi aux cellules qui naissent sous l'influence d'une irritation formative pathologique. Ainsi
toutes les productions épithéliales pathologiques proviendraient du feuillet cutané et glandulaire; les productions conjonctives, osseuses, etc., dériveraient du
feuillet moyen. Les pseudo-épithéliums des vaisseaux sanguins et lymphatiques, des
séreuses, des ganglions lymphatiques, etc., peuvent reproduire des cellules épithéliales fausses, mais probablement aussi du tissu conjonctif. D'après l'opinion ancienne, les globules du pus peuvent dériver des organes et des tissus des trois feuillets embryonnaires. (Voy. plus bas.)

Le développement des hypertrophies et des néoplasies ressemble
en général à celui des tissus normaux; il est tantôt régulier dès le
début, tantôt irrégulier et même périodique; dans certains cas, il

est sous la dépendance d'irritations locales, de maladies générales,
de la menstruation, de la grossesse, etc. Le mode de développement
varie suivant que le néoplasme est circonscrit ou diffus, qu'il constitue une tumeur ou une infiltration. Les tumeurs, à peu d'exceptions
près, restent limitées à l'organe où elles ont pris naissance, tandis que
les infiltrations peuvent se propager à presque tous les tissus sans
distinction; les premières peuvent acquérir un volume colossal dans
l'organe mère, tandis que les secondes n'y prennent ordinairement que
peu d'extension.

Les tumeurs circonscrites s'accroissent par le *grossissement* ou la
multiplication de leurs éléments; les parties voisines ne prennent
aucune part à l'accroissement; elles sont refoulées : *développement
concentrique*. Les néoplasmes infiltrés ou diffus présentent parfois le
même mode d'accroissement; mais ils se développent surtout par la
transformation, couche par couche, des parties voisines, *développement excentrique ou périphérique*. Dans certains cas, les néoplasmes
et spécialement les cancers, s'accroissent par l'addition de nouvelles
tumeurs aux premières et par la fusion insensible des unes avec les
autres.

Toutes les tumeurs malignes, circonscrites (en réalité ou en apparence) ou diffuses, présentent, d'après Virchow, le mode d'accroissement suivant : la tumeur primitive (tubercule mère) cesse de se développer quand elle a acquis un certain volume;
et il se produit dans le voisinage de nouvelles tumeurs qui finissent par se toucher et
se confondre les unes avec les autres, puis par se réunir à la masse principale. Il naît
ensuite de nouveaux tubercules à la périphérie de la tumeur, et ainsi de suite. Le
développement des tubercules secondaires est dû, d'après Virchow, à la diffusion
d'une matière contagieuse, d'une substance infectieuse, d'un miasme qui se répand
dans les parties voisines par voie d'imbibition directe ou d'endosmose simple.

Le développement des hypertrophies, vraies ou fausses, est généralement lent, et celui des tumeurs est très-variable dans sa marche,
même pour celles de même nature.

Les lois qui président à la circulation et à la nutrition des hypertrophies et des néoplasmes sont les mêmes que pour les tissus normaux; on y rencontre par conséquent non-seulement les troubles
circulatoires ordinaires (anémie, hyperémie et hémorrhagie), mais
encore presque tous les désordres nutritifs (surtout l'atrophie simple,
la métamorphose graisseuse et muqueuse), l'inflammation avec suppuration et gangrène; tous ces troubles y sont même relativement
communs, à cause de la distribution ordinairement irrégulière des
vaisseaux. Tous les troubles nutritifs qu'on y observe exercent une
influence marquée sur le néoplasme lui-même et sur l'économie : ils

peuvent altérer et même faire disparaître le premier, et exercer sur celle-ci une action favorable ou défavorable.

Les hypertrophies et les néoplasmes se comportent ultérieurement suivant les modes suivants :

Ils persistent dans le même état sans se modifier; ainsi un grand nombre de tumeurs congénitales de la peau, certains lipomes et fibromes, et même quelques sarcomes peuvent rester inaltérés pen-dant de nombreuses années;

Ils continuent de s'accroître jusqu'à ce que la chirurgie ou la thérapeutique interviennent, ou bien jusqu'à la mort;

Ils subissent des atrophies et des dégénérescences diverses, spécialement l'atrophie simple et la métamorphose graisseuse, qui sont une cause fréquente de troubles circulatoires dans le néoplasme ou dans les parties voisines. Cette dégénérescence présente une importance particulière dans les muscles striés et lisses ; elle est normale dans le tubercule (tubercule jaune) et assez fréquente dans le cancer, etc. ;

Ils sont atteints de gangrène, qui est ordinairement sèche, très-rarement suivie d'une élimination complète ; ainsi pour certains polypes muqueux et certains cancers ;

Ils éprouvent une transformation régressive spontanée; tels sont certaines verrues et œils de perdrix, les condylomes larges ou acuminés ; parfois le cal qui entoure les fractures, et jusqu'à un certain point certains syphilomes, kystes, sarcomes et carcinomes ;

Ils subissent une régression apparente : ainsi certaines hypertrophies des muscles du corps et probablement aussi du cœur quand ces organes deviennent moins actifs ; les hypertrophies de la vessie quand les voies uréthrales sont rétablies ; l'obésité dans la vieillesse ;

Ils se transforment en une autre production, spécialement les homéomorphes en hétéromorphes, sans cause appréciable, ou bien à la suite d'irritations répétées : *dégénérations.* Nous citerons la production du cancer dans les cicatrices de tout genre, dans presque toutes les hypertrophies et tous les néoplasmes; le développement du sarcome, dans les tumeurs fibroïdes ; celui du sarcome et du carcinome dans les nœvi, etc. Ces transformations ou dégénérations se produisent sans cause connue, ou bien à la suite d'irritations mécaniques ou chimiques qui atteignent le néoplasme. Il faut noter aussi, pour les néoplasmes extérieurs, les irritations thérapeutiques de toute nature, notamment la ponction et l'extirpation. Il faut distinguer des cas précédents les *tumeurs mixtes* qui, dès le début, se composent de deux ou plusieurs tissus se développant souvent indépendamment l'un de l'autre. (Voy. plus bas.)

Quand le néoplasme a disparu, soit spontanément, soit sous l'influence de la thérapeutique, et notamment à la suite d'une opération chirurgicale (extirpation, etc.), il peut arriver qu'il ne se reproduise plus, ou bien qu'il réapparaisse soit au même point, soit dans la cicatrice, soit dans le voisinage : *récidive*. La récidive s'observe rarement pour les tumeurs enkystées, dures, pauvres en cellules, qui ont été totalement extirpées; elle est fréquente, au contraire, pour celles qui sont infiltrées et riches en cellules, et spécialement pour les sarcomes et les cancers de ce genre. La propriété de récidiver au même endroit résulte en réalité d'une extirpation incomplète, de la persistance de masses néoplastiques formées ou en voie de développement.

Thiersch admet une *récidive continue*, une *récidive régionnaire* et une *récidive d'infection* ; la première se produit quand l'extirpation a été incomplète ; la seconde s'observe quand les altérations anatomiques qui se sont produites au siége primitif de la maladie, comme cause prédisposante, se montrent ultérieurement dans le voisinage ; la troisième enfin est le résultat de la pénétration d'éléments infectants dans les voies circulatoires. — Billroth (*Wien. Wochenschr.* 1867, n° 72) présume que la récidive régionnaire dans les bords de la cicatrice est due à l'inoculation des éléments de la tumeur, se produisant par le couteau de l'opérateur.

Les *symptômes généraux* des hypertrophies et des néoplasmes varient selon que ces productions sont diffuses ou en forme de tumeur.

Dans le premier cas, la partie malade offre une augmentation générale de volume et ordinairement aussi de poids. Cette augmentation de volume se produit dans les organes solides, sous forme d'hypertrophie, avec conservation de la forme normale de celui-ci, ou bien avec production d'une configuration plus massive; telles sont l'hypertrophie musculaire ou osseuse, l'hypertrophie cérébrale, celle du foie ou de la rate. Dans les organes creux, elle se présente sous les diverses formes d'hypertrophie, dans le cœur par exemple, sous forme d'hypertrophie simple, concentrique et excentrique ; dans l'utérus, sous forme d'infarctus, et accompagnée, dans ce dernier cas, ainsi que pour l'estomac, l'intestin et la vessie, de dilatation, plus rarement de rétrécissement de la cavité. Dans les hypertrophies vraies, il se produit sans doute constamment une exagération de la fonction, très-appréciable ordinairement et fort importante dans les organes musculeux, mais qu'on n'a pu démontrer positivement dans les glandes.

Dans le second cas, il se développe une *tumeur*. Tantôt celle-ci est nettement circonscrite pendant toute son existence; tantôt elle devient de plus en plus diffuse; tantôt enfin elle est diffuse dès le début et se propage à presque tous les tissus sans distinction, soudant le tissu ou l'organe primitif avec les parties voisines (adhérence des tumeurs malignes). Le développement de ces tumeurs peut être lent, spécialement dans les tumeurs homéomorphes et pauvres en cellules, ou très-rapide, par exemple dans certains sarcomes et dans les cancers mous; dans les deux cas, il est ordinairement irrégulier et excentrique. Les tumeurs qui se développent vers les surfaces ou les cavités se ramollissent ordinairement et crèvent : ce dernier phénomène se produit soit de dehors en dedans, à la suite de la distension de la peau ou de la muqueuse, soit de dedans en dehors, à la suite d'un ramollissement central préalable de la tumeur et de la peau ou de la muqueuse dégénérée.

L'influence de l'hypertrophie et du néoplasme se fait sentir d'abord sur l'organe atteint, ensuite sur les parties voisines, et enfin sur l'organisme tout entier.

L'organe malade augmente de volume, et dans les hypertrophies vraies la fonction est ordinairement exagérée (muscles, cœur, vessie, etc.); les parties atteintes disparaissent par substitution dans les infiltrations, et par compression dans les tumeurs ; les cavités et les canaux se rétrécissent, etc. Les parties de l'organe non atteintes peuvent ne présenter aucune altération; mais parfois elles s'atrophient ou elles s'hypertrophient. — On comprend que les conséquences varient d'après l'importance de l'organe ou de la partie d'organe atteints.

Les parties voisines subissent une compression qui entraîne les conséquences ordinaires; elles deviennent moins mobiles, il s'y développe des troubles circulatoires, de l'inflammation, etc.

Le pouvoir de résistance que possèdent les tissus à l'égard des néoplasmes dépend en partie de la nature du tissu, et en partie du genre du néoplasme (hypertrophie ou hétéroplasie infiltrée ou en tumeur). Dans les hypertrophies, les éléments primitifs du tissu persistent en partie ou en totalité, et ordinairement à l'état intact. Les néoplasmes hétéroplastiques infiltrés détruisent, en général, plus rapidement et plus complétement la structure normale surtout par obstacle à l'afflux du sang et du blastème, tandis que les tumeurs circonscrites ne produisent habituellement qu'une compression variable.

Relativement aux tissus, on peut poser les règles générales qui suivent : le tissu conjonctif ordinaire persiste longtemps, mais il devient habituellement moins ondulé et moins fibreux, moins souple et plus homogène; ses corpuscules diminuent de volume ou disparaissent complétement; parfois il subit une espèce de ramollissement qui en détermine la destruction. Le tissu osseux s'use, se nécrose ou perd ses sels calcaires, tandis que la substance fondamentale fibreuse persiste. Le tissu cartilagineux résiste aux néoplasmes pendant un temps relativement long; ordinairement ce n'est qu'après une compression très-prononcée ou l'infiltration complète du périchondre, qu'il se produit des altérations diverses, même la nécrose, dans la substance fondamentale et les cellules. Ce sont les tissus élastiques et les parties qui en sont principalement formées — certains ligaments, la membrane moyenne des artères, le tissu pulmonaire — qui offrent le plus de résistance aux néoplasmes. La manière dont les vaisseaux se comportent, à l'égard des différents néoplasmes, varie d'après la structure de la paroi vasculaire et la fonction du vaisseau; parfois ils sont détruits (tubercule), tandis que, dans d'autres cas, ils servent à la nutrition du néoplasme. Les artères opposent une grande résistance à toutes les tumeurs; les veines, quand elles ne sont pas comprimées par le néoplasme, sont beaucoup plus facilement envahies, d'abord dans leur tunique adventice, plus tard et beaucoup plus difficilement dans leur tunique interne. Les vaisseaux lymphatiques sont parfois comprimés par le néoplasme, parfois ils sont envahis par celui-ci. On ne sait pas comment se comportent les ganglions lymphatiques. Les organes cellulaires (peau, muqueuses, glandes), de même que le tissu musculaire et nerveux sont le plus souvent détruits avec rapidité, à l'exception des nerfs périphériques qui sont ordinairement épargnés pendant longtemps.

L'influence qu'exercent les hypertrophies et les néoplasmes sur l'organisme varie non-seulement pour les productions de nature différente, mais pour celles de même genre, et il est difficile d'en donner une idée générale. Dans certains cas, elle est favorable; ainsi notamment pour la régénération de certains tissus, pour un grand nombre de cicatrices, pour certaines hypertrophies, principalement celles d'organes musculeux. Dans d'autres cas, les hypertrophies et les néoplasmes restent sans aucune influence : nous citerons, par exemple, les petites productions enkystées qui se forment dans des organes ou des parties peu importants. Mais le plus souvent les hypertrophies et les tumeurs néoplastiques exercent sur l'organisme une action défavorable, et qui résulte d'abord de l'affection de l'organe atteint et des parties voisines, et ensuite du nombre, du volume, de la structure et des métamorphoses des hypertrophies et des néoplasmes.

Certaines hypertrophies vraies et numériques, en neutralisant l'influence nuisible de lésions particulières, exercent une action bienfaisante sur l'organisme : telles sont les hypertrophies du cœur dans les vices de cet organe, l'hypertrophie des fibres musculaires organiques au-dessus de points rétrécis, celle d'un rein dans l'atrophie de l'autre, etc. Les symptômes de l'affection primitive, qui souvent étaient restés latents jusqu'alors, se manifestent dès que le tissu ou l'organe hypertrophié sont atteints de troubles nutritifs.

On comprend aisément que le nombre et le volume des néoplasmes soient de quelque importance relativement à l'organisme.

Les néoplasmes et surtout les tumeurs sont généralement d'autant plus indifférents qu'ils se rapprochent davantage du tissu normal dans leur structure, qu'ils sont
plus durs, moins vasculaires et moins riches en cellules, et qu'ils sont mieux séparés des parties voisines. Ils offrent, au contraire, d'autant plus de danger qu'ils réunissent, d'une manière plus complète, les conditions opposées et notamment qu'ils
sont plus riches en cellules et qu'ils ont plus de connexion avec les tissus primitifs
qui les entourent. Nous avons déjà dit que des tumeurs, d'abord indifférentes, peuvent
se transformer plus tard en productions riches en cellules. (P. 571.)

Quand les hypertrophies et les néoplasmes agissent comme *compensateurs* (la
plupart des productions musculaires nouvelles, etc.), les métamorphoses qui s'y produisent exercent une influence généralement fâcheuse. Dans les autres productions,
et particulièrement dans les tumeurs proprement dites, elles sont parfois favorables
en entravant leur développement ultérieur (calcification, etc.) ; parfois elles en déterminent la diminution ou même la résorption complète (dégénérescence graisseuse, etc.) ou du moins elles les rendent moins infectieuses (métam. muqueuse);
parfois enfin elles sont funestes : ainsi certains ramollissements, la gangrène, etc.

Les néoplasmes, et spécialement les tumeurs, peuvent être, ainsi
que nous l'avons déjà dit, *uniques* ou *multiples ;* quand elles sont multiples, les tumeurs existent, soit dans un seul et même organe (fibromes de l'utérus, tumeurs folliculaires de la peau, cancers du foie ou
des poumons, etc.); soit dans des organes analogues (exostoses des
os, sarcomes des ganglions lymphatiques) ; soit enfin dans des organes
différents. Dans ce dernier cas, et parfois aussi dans le premier, les
néoplasmes ne présentent que rarement des propriétés identiques,
ainsi qu'on l'observe cependant dans le cancer aigu et quelquefois
dans le cancer chronique. Habituellement les tumeurs, et surtout les
cancers qui se rencontrent dans des organes différentes offrent un aspect variable qui est souvent en rapport avec le plus ou moins de durée de leur existence. On donne le nom de *tumeur primitive* à celle
que le malade a remarquée d'abord, ou qui présente les altérations
les plus profondes, et qui souvent aussi est le plus volumineuse. Les
productions siégeant dans des organes voisins et qui sont en rapport
de continuité avec la première, prennent le nom de *tumeurs par propagation.* Toutes les autres tumeurs, qui sont ordinairement plus petites et récentes, sont désignées sous le nom de *secondaires* ou *métastatiques.* Ces productions secondaires peuvent siéger, soit dans le
même organe ou tissu que la tumeur primitive, soit dans le voisinage de celle-ci, soit en un point plus ou moins éloigné. Parfois
elles se trouvent dans les glandes lymphatiques correspondantes (dans
les glandes mésentériques correspondantes dans le cas de tuberculisation intestinale ; dans les glandes axillaires dans le cas de cancer de la mamelle) ; dans d'autres cas elles ont leur siége dans des
organes ou tissus qui sont en rapport avec l'organe atteint par le néo-

plasme primitif; ainsi la séreuse dans la tuberculose de la muqueuse intestinale, la plèvre dans le cancer de la mamelle, la veine porte dans le cancer intestinal, le foie dans le cancer de l'estomac et de l'intestin; enfin elles peuvent atteindre des organes qui n'ont aucun rapport avec celui où siége la tumeur primitive, par exemple les reins dans le cancer de l'estomac, les glandes jugulaires dans le cancer de l'utérus. Le nombre des productions secondaires est plus ou moins considérable, et parfois très-grand.

Le développement des productions secondaires ou métastatiques peut s'expliquer de la manière suivante : le néoplasme primitif fournit un liquide dépourvu d'éléments solides, qui pénètre dans la circulation par l'intermédiaire des vaisseaux sanguins et lymphatiques, infecte les tissus et y provoque la formation de productions semblables. Ce mode de développement ne peut toutefois être observé directement. — Il est plus vraisemblable que les éléments solides du néoplasme, et particulièrement les cellules douées encore de leurs propriétés vitales et reproductrices, pénètrent dans les vaisseaux sanguins ou lymphatiques, sont ensuite emportés par le courant du sang ou de la lymphe, pour s'arrêter, soit dans le système capillaire le plus proche (glandes lymphatiques, foie, poumons), soit dans les capillaires d'autres organes et tissus, où ils se multiplient ou bien provoquent un travail néoplastique analogue dans les cellules qui les entourent. La fréquence des productions secondaires dans les organes où vont se perdre les vaisseaux qui partent du néoplasme primitif (glandes lymphatiques, — foie, poumons), est un argument qui parle pour l'une comme pour l'autre de ces deux opinions. La seconde opinion toutefois est confirmée par le fait que les néoplasmes riches en cellules se propagent souvent dans l'intérieur des vaisseaux sanguins et lymphatiques, et s'étendent avec ou contre le courant circulatoire; il faut ajouter encore que des portions de tumeur visibles à l'œil nu, et même microscopiques, ont été retrouvées, par exemple dans les cas de thrombose embolique, dans les vaisseaux des ganglions lymphatiques, dans la veine porte et les artères pulmonaires (observations faites principalement dans le cancer, rarement dans le sarcome et l'enchondrome). Nous citerons en outre la structure particulière de certains cancers secondaires des ganglions lymphatiques, des poumons et du foie, ainsi que leur analogie avec les abcès secondaires ou métastatiques des mêmes organes.

Nous citerons, à l'occasion de chaque néoplasme, les preuves spéciales particulières.

Jusqu'à présent il n'est pas encore établi par l'observation, si ce sont les cellules emportées par le courant sanguin ou lymphatiques qui continuent de se développer, ou bien si elles ne sont que le véhicule de l'élément spécifique qui provoque, dans les éléments qui les entourent, une néoplasie analogue. Thiersch et Waldeyer soutiennent la première opinion relativement au cancer épithélial secondaire, tandis que O. Weber, Klebs et d'autres sont partisans de la seconde.

Enfin, il peut se produire encore des néoplasmes secondaires par l'intermédiaire des vaisseaux lymphatiques ou des conduits excréteurs des glandes. Le premier cas peut s'observer dans les membranes séreuses, du moins dans la plèvre, où le transport immédiat des cellules cancéreuses, de la plèvre pulmonaire sur la plèvre costale n'offre rien d'impossible au point de vue histologique. Le second cas peut avoir lieu à la peau et à certaines muqueuses où parfois, dans le cancer, c'est le point opposé à l'endroit malade et en contact avec ce dernier, qui est d'abord atteint : ce serait quelque chose d'analogue à ce que l'on observe dans d'autres affections cutanées, par exemple les syphilides.

Après une longue durée, quelques néoplasmes, notamment le cancer et le tubercule, entraînent à leur suite une cachexie particulière (dyscrasie) surtout quand ils atteignent un organe important ou bien plusieurs organes à la fois, et quand la décomposition commence ; cette cachexie se caractérise par les symptômes habituels de l'anémie chronique, soit de celle qui dépend de pertes de sang et d'humeurs, soit de celle qui résulte d'un défaut d'alimentation (anémie d'inanition).

Les causes de cette cachexie sont habituellement les suivantes : la diminution ou la suppression de la fonction d'un organe important (cancer de l'œsophage, de l'estomac ou de l'intestin, tuberculose intestinale) : les douleurs, l'insomnie, ainsi que l'alimentation insuffisante qui en résulte ; le développement de nombreux néoplasmes et la soustraction d'albuminates qui en est la conséquence ; l'introduction d'éléments néoplastiques dans les humeurs, et les troubles consécutifs de certaines fonctions ou de l'économie tout entière ; la résorption de produits septiques provenant de néoplasmes en voie de décomposition ; les hémorrhagies ; le développement d'affections diverses consécutives à la néoplasie, etc.

Dans certaines néoplasies lymphoïdes aiguës, spécialement dans la néoplasie typhique, on observe une cachexie aiguë ordinairement accompagnée d'une fièvre vive plus ou moins typique : on ne sait pas encore si celle-ci dépend de la néoplasie.

Les causes des hypertrophies et des néoplasmes sont prédisposantes et occasionnelles :

CAUSES PRÉDISPOSANTES.

1° L'*hérédité* : elle est démontrée surtout pour l'obésité, la tuberculose, le syphilome, le cancer, certaines tumeurs conjonctives, cartilagineuses et osseuses (nœvi), les verrues et les kystes. Dans les cas de transmission héréditaire, le néoplasme peut exister déjà à l'époque de la naissance (surtout certains nœvi et les tumeurs multiples de la peau), ou bien se développer plus tard (obésité, fibrome, tubercule, cancer).

2° L'*âge*. Les néoplasmes et surtout les tumeurs présentent généralement leur maximum de fréquence à l'âge de trente et un ans, et surtout de cinquante à soixante-dix. L'hypertrophie cérébrale se développe le plus souvent à l'époque de la dentition ; celle des mamelles et des organes génitaux à l'âge de la puberté. Quelques néoplasmes, particulièrement ceux qui croissent rapidement, ne s'observent guère que dans la jeunesse (téléangiectasie, enchondrome, fongus médullaire) ; d'autres se montrent surtout à l'âge adulte (fibrome, kystes) ; d'autres enfin se déclarent spécialement dans la vieillesse (cancer épithélial) ; il en est un grand nombre, au contraire, qui se rencontrent à tout âge (tubercule, syphilome, cancer). — Il est des tumeurs congénitales se rattachant au développement fœtal et extra-utérin qui proviennent d'éléments fœtaux ; ainsi les tumeurs colloïdes de la glande thyroïde, les kystes du ligament large, etc., les exostosés et les enchodromes du voisisinage ou de l'intérieur de cartilages épiphysaires.

Chez une femme de 37 ans, arrivée au terme de la grossesse, Friedreich (*Virch. Arch.*, XXXVI, p. 465) a observé un cancer primitif du foie et de très-nombreux cancers secondaires, entre autres dans le sein, l'utérus, la glande thyroïde ; et chez le fétus, né quelques semaines avant terme et mort à six jours, il a trouvé un tubercule cancéreux dans la peau et le tissu cellulaire sous-cutané recouvrant l'omoplate gauche.

3° Le *sexe*. Les néoplasmes sont généralement plus communs chez l'homme que chez la femme ; quelques-uns d'entre eux toutefois s'observent plus souvent chez l'homme (cancer épithélial), et d'autres plus souvent chez la femme (lipome, fibrome, kystes).

4° Il est certaines *conditions endémiques et épidémiques* dont l'influence est incontestable (hypertrophie de la glande thyroïde, des glandes lymphatiques, tuberculose).

5° Une *disposition particulière de certains organes ou parties d'or-*

ganes (*Siége de prédilection*) : Prédilection de la tuberculose pour certains organes (sommets des poumons, iléon, surface inférieure du larynx, etc.), du cancer (pour la lèvre inférieure, l'utérus, le vagin, le sein, le pylore, etc.) ; des productions syphilitiques, pour les régions périostique et osseuses exposées aux influences mécaniques et peut-être aussi thermiques.

Tantôt les parties atteintes sont incomplétement développées à l'état physiologique (extrémités articulaires des os, racines des dents de lait, mamelles, utérus, testicules), tantôt ce sont des tissus pathologiques imparfaits (les néoplasmes sont communs dans les cicatrices ordinaires des parties molles, dans le cal osseux, dans le testicule non descendu), tantôt enfin la nutrition en est troublée par des maladies actuelles (les polypes, les verrues, les tubercules, les ostéophytes et les exostoses se rencontrent souvent dans les muqueuses, la peau ou la substance osseuse atteintes d'inflammation chronique).

6e Les *efforts corporels et intellectuels excessifs*, les émotions morales dépressives, les conditions sociales fâcheuses, occasionnent parfois la tuberculose et la carcinose.

7e Certaines *maladies antécédentes*, telles que la rougeole, le typhus, donnent naissance aux tubercules ; les catarrhes des muqueuses produisent des polypes, etc.

CAUSES OCCASIONNELLES.

Toutes les causes en général qui ont pour effet de produire un afflux plus considérable de matériaux nutritifs, soit par hypérénie ou par stase, soit par diminution de l'écoulement de la lymphe :

L'augmentation de l'afflux de sang artériel a généralement pour conséquence une exagération de la nutrition. Donders et Snellen (*l. c.*), O. Weber (*Berl. med. Centr.*, 1864, n° 10) ont observé qu'à la suite de la congestion résultant de la section du grand sympathique au cou, les blessures, les cautérisations, les plaies produites par la pénétration de corps étrangers, guérissent plus rapidement que dans les parties saines. Si l'on transplante l'ergot des poules sur la crête où existe un tissu très-vasculaire et où il reçoit plus de matériaux nutritifs, il se développe à un degré excessif (il peut atteindre 6″, Paget) ; sur les tumeurs volumineuses et à croissance lente des extrémités, les poils et les ongles deviennent parfois énormes, les vaisseaux et même les nerfs s'hypertrophient. Chez les jeunes individus, on a vu, dans la nécrose, les os malades devenir plus longs, etc. (Paget, Stanley, O. Weber.)

1° *Exagération de la fonction :* Hypertrophie des muscles de tout genre, par exemple de ceux du tronc et des extrémités chez les manouvriers, les gymnastes, etc.; celle des muscles du bras droit chez les forgerons ; de ceux du mollet chez les danseuses, etc.; l'hypertrophie du cœur succédant à toutes les causes qui augmentent d'une manière continuelle ou intermittente, la fonction de cet organe (dilatation anormale du cœur, rétrécissement des orifices, obstacles à la circulation siégeant dans l'aorte ou dans l'artère pulmonaire); l'hypertrophie de la vessie due à des obstacles à l'évacuation de l'urine; l'hypertrophie de l'estomac ou de l'intestin au-dessus de points rétrécis, etc.

La diminution de la fonction, surtout le défaut de mouvement, aboutit souvent à l'obésité.

2° *Irritations mécaniques et chimiques*, surtout quand elles sont répétées fréquemment et d'intensité modérée ; hypertrophies de la peau (œils de perdrix, condylomes, etc.), des muqueuses, des os, de certaines glandes, surtout des glandes lymphatiques; développement du pus, des granulations, du tissu cicatriciel ; enkystement des corps étrangers ; cancer épithélial de la lèvre inférieure ; cancer de la langue et de l'œsophage; foie granulé des buveurs ; tubercules anatomiques de la peau, surtout à la face dorsale chez les anatomistes; tumeurs du testicule non descendu, des cicatrices, etc.

Les observations faites sur les plantes ainsi que sur les animaux inférieurs, formés uniquement de cellules, montrent que l'action des cellules peut être ici indépendante du système vasculaire : les cellules réagissent contre l'irritation. L'irritation est considérée par Virchow comme l'élément essentiel dans le développement des tumeurs.

3° *Fonction supplémentaire :* hypertrophie de l'os restant dans les membres à deux os ; hypertrophie de l'un des reins quand l'autre est détruit; hypertrophie des glandes lymphatiques dans l'atrophie de la rate, etc.

4° *Virus morbigènes :* variole, blennorrhagie, syphilis, morve, typhus, etc.

L'action de ces virus démontre également que les poisons spécifiques excitent une activité cellulaire spécifique, qui paraît être tout à fait indépendante des systèmes vasculaire et nerveux.

5° La *transmissibilité d'un néoplasme de l'homme à l'homme, ou bien de l'homme à l'animal et réciproquement*, n'est démontrée jusqu'à présent que pour ceux que nous venons de mentionner (4), et qui sont ordinairement cellulaires et à marche aiguë. Relativement à la transmissibilité du cancer et du tubercule (voyez les articles correspondants), nous manquons encore de preuves cliniques et expérimentales positives.

Les expériences faites sur ce sujet par Langenbeck, Lebert et Follin ne sont pas concluantes. O. Weber a vu, au contraire (*Chir. Erf.*, p. 289), chez un chien et un chat, qu'une portion de fongus médullaire porté sous la peau y produisait une prolifération analogue, fait qu'on peut considérer peut-être comme constituant une prolifération directe des cellules inoculées?

Les causes prédisposantes et occasionnelles, mentionnées ci-dessus, ne se rapportent qu'aux néoplasmes et aux tumeurs primitifs. Nous avons déjà dit que d'autres conditions président au développement des productions secondaires.

Il est un grand nombre d'hypertrophies dont le développement est spontané, c'est-à-dire dont nous ne connaissons pas la cause; il en est de même pour la plupart des néoplasmes.

Nous ne connaissons aucunement la cause de l'immunité dont jouissent certains organes ou tissus (cartilage, glande thyroïde, ovaire), à l'égard de la plupart des néoplasmes ou de quelques-uns d'entre eux seulement.

La nomenclature des néoplasmes est, ou bien si ancienne, que le sens primitif des termes a été complétement oublié (tubercule, cancer, sarcome), ou bien histologique (épithéliome, myome, névrome). Les néoplasmes composés tirent ordinairement leur nom d'une partie de leur tissu, et le plus souvent de la plus importante; ainsi tumeurs glandulaires, myomes, enchondromes.

La classification des néoplasmes peut s'appuyer sur des bases différentes. Dans la pratique, la division en *néoplasmes bénins et malins* est la plus importante. Jusqu'à présent, on ne peut pas encore classer exactement les néoplasmes d'après leurs éléments histologiques, d'après leur genèse, la persistance de leurs éléments, etc.

La division des néoplasmes que nous avons mentionnée plus haut, en *homéomorphes* et *hétéromorphes*, concorde presque entièrement avec la classification, non anatomopathologique, mais importante pour la pratique, en *tumeurs bénignes et malignes*. Les néoplasmes bénins (ou euplastiques), qui sont tantôt utiles et tantôt indifférents, sont ordinairement des homéoplasmes, et les néoplasmes malins (ou cacoplastiques) des hétéroplasmes.

Au point de vue histologique, on distingue : (*a*) les néoplasmes formés entièrement ou presque entièrement de noyaux : productions tuberculeuses et lymphatiques; (*b*) ceux qui se composent essentiellement de cellules : cancer, certains sarcomes et syphilomes; (*c*) ceux qui renferment exclusivement ou principalement des éléments plus élevés : fibres musculaires, vaisseaux, etc. ; (*d*) ceux qui sont constitués par des cellules et une substance intercellulaire : tissus conjonctif, cartilagineux et osseux, certains sarcomes et cancers, etc.; (*e*) ceux enfin qui contiennent différents tissus : la plupart des cancers, toutes les tumeurs composées, etc. — Cette classification n'est nulle part nettement limitée.

D'après leur genèse, on distingue les néoplasmes formés par le feuillet germinatif supérieur ou inférieur (spécialement les productions épithéliales); ceux qui sont produits par le feuillet moyen (vaisseaux d'un côté et tissu conjonctif de l'autre), et enfin ceux qui proviennent de celui-ci combiné avec l'un des deux premiers.

D'après la durée de leurs éléments constitutifs, les néoplasmes peuvent être (a) *transitoires* (productions lymphatiques, certains tubercules et cancers), etc.; (b) *permanents* (presque tous ceux qui se composent de cellules et de substance intercellulaire); (c) *mixtes* (guérison par seconde intention, un grand nombre de cancers, etc.).

Voici la classification de Virchow pour les tumeurs en général : 1° *tumeurs qui proviennent de principes constituants du sang, tumeurs par extravasation et exsudation* (hématome, hygrome); 2° *tumeurs qui se composent de produits de sécrétion, tumeurs par rétention ou dilatation* (athéromes, kystes muqueux, etc.); 3° *tumeurs résultant d'un travail de prolifération, tumeurs par prolifération, pseudoplasmes.*

Nous ne nous en tiendrons, dans ce qui va suivre, à aucune de ces classifications; nous adopterons une division des néoplasmes, reposant sur des principes multiples, car chacune des précédentes offre des lacunes.

1. — NÉOPLASIE DE TISSU CONJONCTIF ET DE VAISSEAUX.

La néoplasie du tissu conjonctif se produit presque simultanément avec celle des vaisseaux, de sorte que ce n'est que dans peu de cas qu'on peut les étudier séparément.

Cruveilhier, *Anat. path.*, 1830, liv. XXIII, pl. 3 et 4; liv. XXX, pl. 5. — Hoppe, in Virch. *Arch.*, 1855, V, p. 170. — Jos. Meyer, *Ann. d. Berl. Chir.*, 1853, IV, p. 41. — Virchow's *Arch.*, 1853, V, p. 590; VI, p. 525; XI, p. 287; XVI, p. 1. — *Würzb. Verh.*, I, p. 143; II, p. 150 et 514. — *Die kr. Geschw.*, 1863, I, p. 287; III, I, p. 306. — Schuh, *Ztschr. d. Ges. d. Wien. Aerzte*, 1853, p. 481. — Rokitansky, *Ztschr. d. Ges. d. Wien. Aerzte*, 1854, p. 256. — *Lehrb. d. path. Anatomie*, 1855. — Billroth, in Virch. *Arch.*, 1855, VIII, p. 260. — *Beitr.*, 1858, p. 1. — Verneuil, *Gaz. méd. de Paris*, 1856, n°⁵ 5 à 8. — Schm., *Jahrb.* B. 91, p. 21. — Heschl, *Prag. Vjhrschr.*, 1856, XIII. — Baur, *Die Entwickelung der Bindesubstanz*, 1858. — B. Schulz, *De ortu vas. sanguiferorum*. Bonn., 1860, — O. Weber, in Virch. *Arch.*, 1860, XIII, p. 74; XV, p. 465; XXIX, p. 84. — L. Porta, *Dell' angectasia*, 1861. — Recklinghausen, in Virch. *Arch.*, 1863, XXVIII, p. 157. — Thiersch, in Pithau. Billroth, *Chir.*, 1867, 1, 2 Abth., p. 529 — Kremiansky, *Wien. med. Wschr.*, 1868, n°⁵ 1 à 6.

1. — *Néoplasie de tissu conjonctif.*

Elle constitue la base d'une foule de maladies importantes d'organes internes et externes; en outre, elle joue un rôle essentiel dans la cicatrisation et dans la plupart des tumeurs.

On observe une néoplasie de tissu conjonctif dans différentes hyperthropies physiologiques, résultant surtout de l'exagération d'une fonction : ainsi dans la peau, le tissu adipeux, les muscles, les tendons, les fascias, les ligaments, les os, etc.; il en est de même dans la guérison des hémorrhagies physiologiques, telles que celles du cordon, de la muqueuse utérine, des ovaires, etc.

C'est ordinairement le tissu conjonctif ordinaire ou fibrillaire qui se produit : ce tissu se compose de fibrilles conjonctives collagènes tantôt réunies en faisceaux (faisceaux de tissu conjonctif), et tantôt entrelacées plus ou moins régulièrement et d'une manière plus ou moins solide (tissu conjonctif réticulé et compacte). Parfois il est solide comme dans les tendons, les membranes séreuses et fibreuses, le derme cutané ou muqueux, le périoste, la cornée, etc.; parfois, au contraire, il est mou, aréolaire, *amorphe*, comme dans le tissu adipeux, le tissu interviscéral ou intermusculaire, etc. Entre les fibres et les faisceaux du tissu conjonctif, on trouve presque toujours une quantité plus ou moins grande de substance intermédiaire liquide qui, d'après certains auteurs, correspond avec le point d'origine des vaisseaux lymphatiques.

His conteste l'existence de lacunes dans le tissu conjonctif mou, sauf dans les espaces sous-arachnoïdaux, ainsi qu'entre la sclérotique et la choroïde. D'après cet auteur, toutes les autres lacunes du tissu conjonctif sont des capillaires lymphatiques, ou bien elles sont remplies d'une substance qu'il nomme *muqueuse* ou *mucoïde*, et qu'il considère comme constituant, avec la substance fibrillaire, une partie essentielle du tissu conjonctif.

Par l'addition d'acide acétique qui fait pâlir et gonfler les fibres, et même sans cette addition, on aperçoit des corpuscules plus ou moins nombreux qui servent non-seulement au mouvement des sucs et à la nutrition du tissu, mais qui jouent aussi un rôle important dans le développement de la plupart des néoplasmes. Ces corpuscules ressemblent à de petits noyaux allongés, étroits, non anastomosés (noyaux conjonctifs), ou bien ils constituent des cellules plus volumineuses, fusiformes ou étoilées, pourvues d'un noyau apparent et de deux ou plusieurs prolongements filiformes, ordinairement creux (cellules ou corpuscules conjonctifs). — Le tissu conjonctif renferme en outre, en beaucoup d'endroits, une autre espèce de corpuscules possédant le même volume, les mêmes propriétés optiques, la même contractilité et la même motilité que les globules blancs du sang et les globules du pus. Pour les distinguer des premiers, on les nomme *corpuscules mobiles* du tissu conjonctif. On n'en connaît pas encore la signification pathologique qui est peut-être importante.

La néoplasie de tissu conjonctif homogène ou de Reichert, s'observe plus rarement. Ce tissu ne renferme ni fibrilles ni faisceau apparents; il se compose d'une substance membraniforme ou disposée en masses de volume variable, finement granulée ou légèrement striée et même tout à fait homogène, claire et donnant probablement aussi de la colle. On la rencontre dans les membranes de tissu conjonctif homogène, par exemple les gaînes des faisceaux de l'arachnoïde, l'adventice des petits vaisseaux sanguins, le névrilème des petites branches nerveuses, l'enveloppe des corpuscules de Malpighi de la rate et des glandes folliculaires de l'intestin, celle des éléments glandulaires du testicule, des follicules de de Graaf, de certaines glandes acineuses et tubuleuses, etc.

Les tissus conjonctifs fibrillaire et homogène passent par gradations de l'un à l'autre.

Enfin le tissu conjonctif nouvellement formé peut constituer du *tissu muqueux* ou *tissu conjonctif gélatiniforme*, tel qu'on en rencontre dans le corps vitré, dans la gélatine de Wharton du cordon ombilical, et chez le fœtus, dans les points où l'on trouvera plus tard du tissu adipeux, la moelle osseuse, etc. Ce tissu se compose d'une substance fondamentale mucoïde, muqueuse et albumineuse, ne donnant pas de colle, et renfermant des cellules rondes ou étoilées et anatomosées.

Le tissu muqueux de nouvelle formation contient presque toujours des vaisseaux sanguins et probablement aussi des vaisseaux lymphatiques.

D'après les idées qui ont régné jusqu'à présent, le tissu conjonctif pathologique de nouvelle formation proviendrait ordinairement des différentes variétés de tissu conjonctif normal : par division des corpuscules, et plus rarement par formation endogène, il se produit deux ou un grand nombre de cellules qui sont fusiformes dès leur origine, ou qui, rondes d'abord, deviennent plus tard fusiformes ou étoilées. Ces cellules sont d'abord serrées les unes contre les autres, mais plus tard il se dépose dans leur intervalle une substance fondamentale dont le mode de développement n'est pas encore bien connu. D'après les uns, elle résulte de la transformation du protoplasme cellulaire ; d'après les autres, les cellules sécrètent une substance molle et homogène, qui tantôt conserve ces deux propriétés et renferme du mucus et de l'albumine (tissu muqueux), tantôt acquiert une consistance plus grande (tissu conjonctif homogène), tantôt enfin devient dure, collagène et fibrillaire (tissu conjonctif ordinaire ou fibrillaire). Quand la substance fondamentale est formée, les corpuscules conservent rarement leur structure nettement cellulaire ; ils deviennent ordinairement plus petits, moins apparents ou semblables à des noyaux ;

parfois elles se transforment en cellules adipeuses, pigmentaires, etc.
Dans la suite, la substance fondamentale peut subir différentes altérations. — D'après des vues plus modernes, les cellules formatives
du tissu conjonctif sont dans certains cas des globules blancs du sang
extravasés auxquels du moins elles ressemblent en tous points; elles
renferment notamment les matières colorantes que l'on a préalablement injectées dans les vaisseaux de l'animal, et elles se transforment
en cellules ovales et fusiformes, plus tard en tissu fibreux.

Il est probable que le tissu conjonctif se produit aussi d'après le
mode décrit en premier lieu, aux dépens du tissu cartilagineux et du
jeune tissu osseux, et même aux dépens d'autres tissus qui ne se
rattachent pas immédiatement à lui, tels que les capillaires, les fibres
musculaires striées et les fibres nerveuses (les noyaux constituent
alors le point de départ de la néoplasie), la membrane propre des
glandes, etc.

Dans les caillots sanguins des vaisseaux et dans les foyers hémorrhagiques de toute nature, dans le sang épanché dans les plaies, ce
sont les cellules épithéliales des vaisseaux, les cellules des autres tuniques vasculaires, peut-être aussi les globules blancs du sang qui
donnent naissance au tissu conjonctif. (*Voy.* p. 224.)

Dans certains cas, il se forme d'abord du tissu muqueux qui se
transforme ultérieurement en une substance analogue au tissu conjonctif homogène et fibreux. —De même que le tissu muqueux donne
naissance au tissu adipeux, de même celui-ci se transforme souvent
en tissu muqueux, spécialement dans les cas d'amaigrissement: tel
est le cas pour le tissu adipeux sous-péricardique et la graisse du
hile des reins, pour celle qui entoure la dure-mère spinale et celle
de la moelle des os, etc.

Enfin on observe encore un mode particulier de production pathologique de tissu conjonctif, prenant son origine dans la dégénérescence de différents tissus normaux : *métamorphose fibreuse.* Dans
l'atrophie du contenu des fibres musculaires striées, des fibres nerveuses, des glandes et des vaisseaux, l'enveloppe s'affaisse, se plisse
et finit par se changer en fibre. Les corpuscules, les noyaux, etc.,
que l'on trouve à l'état normal dans la matière enveloppante (paroi
capillaire, sarcolemme, etc.), se détruisent, ou bien ils persistent et
passent pour des corpuscules de tissu conjonctif. La résorption des
sels osseux normaux peut également donner naissance, par transformation du tissu osseux, à une substance plus ou moins analogue au
tissu conjonctif. Parfois enfin une substance semblable se produit

par la métamorphose des cellules cartilagineuses en cellules conjonctives et par la transformation fibreuse de la substance fondamentale hyaline du cartilage.

Le tissu conjonctif de nouvelle formation se présente sous trois formes différentes : sous forme de *tissu cicatriciel* ou de *régénération de tissu conjonctif*; sous forme d'*hypertrophie de tissu conjonctif* ou d'*induration*, et enfin sous forme de *tumeur de tissu conjonctif.*

2. — *Néoplasie de vaisseaux.*

Elle donne naissance soit à des vaisseaux sanguins, le plus souvent à des capillaires, plus rarement à des artérioles et des veinules, presque jamais à de gros vaisseaux ; soit à des lymphatiques.

On observe à l'état physiologique dans l'utérus gravide, non-seulement une élongation et une dilatation des vaisseaux préexistants par augmentation des éléments de leurs parois, mais une production de nouveaux vaisseaux.

La *néoplasie des vaisseaux sanguins* s'observe en même temps que celle d'autres tissus, surtout des tissus conjonctif, musculaire et osseux; ou bien elle prédomine complétement : *tumeur vasculaire.* On trouve le premier mode de néoplasie vasculaire dans la cicatrisation, dans les granulations et les bourgeons charnus, dans les pseudo-membranes et les adhérences des séreuses, dans les hypertrophies vraies ou fausses, partielles ou générales de la plupart des tissus et des organes, dans l'hypertrophie de la caduque vraie et dans presque toutes les tumeurs. On ne donne le nom de *tumeur vasculaire* ou d'*angiome* à un néoplasme que s'il se présente sous forme de tumeur plus ou moins nettement limitée et se compose en grande partie ou presque complétement de vaisseaux. — La plupart des autres tumeurs, à toutes les périodes de leur existence, peuvent être très-vasculaires en certains points ou dans la plus grande partie de leur étendue. C'est ce que l'on nomme *dégénérescence caverneuse* ou *téléangiectasique* (fibrome, enchondrome téléangiectasiques, etc.); parfois on donne alors à la tumeur un nom spécial, par exemple *fongus hématode.*

Les vaisseaux des néoplasmes sont constitués soit par les capillaires, les artères et les veines de l'organe mère fortement dilatés et allongés ; soit par des vaisseaux de nouvelle formation : dans ce dernier cas, ils se distinguent des vaisseaux normaux par leur calibre ordinairement plus considérable, par leur irrégularité (dilatations variqueuses et anévrysmatiques), par certaines anomalies peu essentielles de structure, et surtout par la ténuité de leurs parois.

Le sang qui se trouve dans les vaisseaux de nouvelle formation provient toujours des vaisseaux primitifs de l'organisme ; jamais il n'est de nouvelle formation.

La néoplasie de vaisseaux capillaires s'effectue de différentes façons :

a. Les vaisseaux capillaires normaux s'allongent, deviennent tortueux, se dilatent (*ectasie cirsoïde ou serpentine*), et les éléments anatomiques de leurs parois augmentent en nombre et en volume ; les capillaires ainsi allongés finissent par entrer en communication les uns avec les autres, suivant un mode qui nous est encore inconnu : c'est ce que l'on observe surtout dans les organes hypertrophiés ;

b. Les capillaires donnent naissance à des bourgeons à base large et à sommet aigu ; solides d'abord, ces bourgeons deviennent creux et finissent par se mettre en communication avec d'autres bourgeons, ou plus rarement avec des capillaires ;

c. Des corpuscules de tissu conjonctif se dilatent et se transforment en canaux qui se réunissent avec d'autres corpuscules, et enfin avec des vaisseaux, parfois par l'intermédiaire des bourgeons décrits plus haut ;

d. Les corpuscules du tissu conjonctif qui entoure les capillaires se multiplient par division et forment ainsi des traînées de cellules qui finissent par se creuser et par entrer en communication avec les vaisseaux : c'est ce que l'on observe souvent dans les granulations ;

e. Dans les parties blessées, la paroi des vaisseaux tant capillaires qu'artériels et veineux se transforme en cordon cellulaire, et entre les cellules de nouvelle formation il se forme des canaux qui ne sont d'abord perméables que pour le plasma du sang : la plupart de ces canaux s'oblitèrent, mais quelques-uns se transforment en vaisseaux permanents par le ramollissement ou par une autre transformation des cellules qui les limitent.

On ne sait pas encore d'une manière positive s'il existe réellement autant de modes différents de néoplasie vasculaire, ou si quelques-uns de ceux que nous avons cités ne constituent pas des variétés d'un même mode : le deuxième a été démontré par Jos. Meyer, le troisième par Schwann, le dernier par Thiersch. Queckett, Travers, Paget, etc., ont encore admis d'autres modes de néoplasie vasculaire.

Les petits vaisseaux artériels et veineux résultent le plus souvent de la transformation des capillaires, à l'extérieur desquels il se produit, par division, des cellules qui se déposent tout autour du vaisseau, et finissent par prendre les caractères des éléments divers des parois vasculaires. Dans des cas plus rares, de semblables vaisseaux proviennent directement de cordons cellulaires solides.

La disposition des vaisseaux nouvellement formés peut ne présenter aucune anomalie et être analogue en tout point à celle des vaisseaux de l'organe ; parfois, au contraire, elle offre des caractères particuliers. C'est ainsi que, dans certains néoplasmes, il se forme des mailles relativement longues, simples, qui se dilatent parfois en forme de kyste. Dans certaines fausses membranes des séreuses, on trouve des réseaux admirables bipolaires, etc.

La *néoplasie de vaisseaux lymphatiques* n'a été démontrée avec certitude que dans quelques cas ; toutefois, il est probable qu'elle se produit très-souvent.

Des cas de ce genre ont été observés par Schröder van der Kolk (Lespinasse, *de Vas. pseudom.*, 1842) et Teichmann dans les pseudo-membranes, par l'auteur dans la plèvre pulmonaire (*Arch. f. phys. Heilk.*, 1859, p. 545), etc. D'après Krause (*Ztschr. f. rat. Med.*, 1865, XVIII, p. 265), on peut injecter des lymphatiques dans certaines tumeurs ; dans le cancer, ces vaisseaux courent dans l'intérieur des trabécules conjonctifs du stroma.

A. — Néoplasie du tissu conjonctif vasculaire constituant le tissu de régénération ou cicatriciel (cicatrisation des plaies, etc.).

Hunter, *Vers. üb. d. Blut. d. Entz. und d. Schusswunden*, trad., 1797. — Redfern, *Monthly J. of med. sc.*, sept. 1851. — Strube, *Der norm. Baud. Cornea u. d. path. Abw.*, 1851. — Thierfelder, *De regener. tendin.*, 1852. — His, *Beitr. z. norm. u. path. Histol. d. Hornhaut.*, 1856. — Leidesdorf et Stricker, *Wien. Stgsber.*, 1866. — Holm (Stricker, *ib.*, LV, p. 495, 1867.). — Wywodzoff, *Oestr. Jahrb.*, 1867, p. 5. — Cohnheim, in Virch. *Arch.*, 1867, X, p. 1. — Thiersch (*l. c.*).

Dans les organes qui se composent de tissu conjonctif simple ou vasculaire, ainsi que dans un grand nombre d'autres organes constitués en plus ou moins grande partie par d'autres éléments, il se produit du tissu conjonctif de nouvelle formation et presque toujours vasculaire, à la suite de lésions, d'ulcérations et de pertes de substance de toute nature. Cette néoplasie a lieu de deux façons peu différentes au point de vue histologique, mais distinguées en clinique depuis l'antiquité sous les noms de *guérison par première* et *par seconde intention*. Dans le premier cas, la réunion des bords de la plaie se fait *très-rapidement et sans suppuration* par une néoplasie de tissu conjonctif et de vaisseaux. Dans le second cas, il se produit également du tissu conjonctif et des vaisseaux, le plus souvent sous forme de *granulations*, lesquels amènent la réunion après un temps plus ou moins long et avec formation d'une cicatrice apparente ; il se forme en outre une quantité plus ou moins grande de pus qui s'écoule où se détruit, mais n'influe en rien sur la guérison. — Parfois on observe en même temps dans une même blessure les deux modes de guérison, suivant que l'on examine des points différents de l'étendue ou de la profondeur de la plaie.

On trouve une *hyperémie congestive* autour de la plaie dans les deux modes de guérison : cette hyperémie est en partie d'origine collatérale, et en partie elle résulte d'une paralysie réflexe des nerfs vasculaires, dans les tissus pourvus de nerfs sensibles.

La cicatrisation s'effectue d'une façon variable, suivant qu'on l'observe dans des parties vascularisées ou non vascularisées.

a. — Cicatrisation dans les parties non vascularisées.

Ce mode de cicatrisation a été souvent étudié soit par expérimentation, soit en clinique, notamment dans la cornée ; néanmoins les opinions sont encore fort partagées à cet égard, surtout depuis ces derniers temps.

Dans les plaies de la cornée (par traumatisme ou par cautérisation), spécialement dans celles de la partie centrale, il se forme, déjà après quelques heures, autour de la plaie, une aréole étroite, blanchâtre, semblable à du verre mat ; mais auparavant le bord de la cornée et la conjonctive s'étaient congestionnés et ensuite œdématiés. La portion du bord de la cornée la plus rapprochée de la lésion se trouble également, et ce trouble envoie vers la plaie un prolongement qui l'atteint après un à trois jours. A mesure que l'opacité qui entoure la lésion augmente, la périphérie s'éclaircit et redevient tout à fait claire au bout de trois à sept jours. — D'après une opinion qui régnait encore naguère, l'opacité qui entoure la cornée proviendrait d'une prolifération des corpuscules de cette membrane ; mais, d'après une doctrine toute récente et basée sur l'imprégnation des globules blancs du sang par des matières colorantes, elle résulterait d'une extravasation de ces derniers globules (globules de pus).

D'après la théorie ancienne, défendue par Strube (1851), Virchow, His (1856), Langhaus et beaucoup d'autres, on trouverait déjà, après 18 heures, une prolifération des noyaux des corpuscules conjonctifs, aussi bien dans le corps de la cellule que dans ses prolongements. Ces noyaux et ces cellules de nouvelle formation se transforment en tissu conjonctif, quand la guérison a lieu par première intention. Dans l'autre cas, spécialement dans les cautérisations, il se forme du pus et de nouveaux vaisseaux qui partent du bord de la cornée, jusqu'à ce que la guérison soit complète. Dans l'un et l'autre cas, il est rare de voir le tissu normal de la cornée se reproduire chez l'homme ; ordinairement il reste une tache trouble, moins transparente (taie de la cornée).

D'après Recklinghausen (*Med. Centralbl.*, 1867, n° 31), si l'on cautérise la partie centrale d'une cornée excisée et qu'on la conserve pendant un à trois jours, on trouve encore, dans les lacunes de cette membrane, une néoplasie considérable de corpuscules mobiles de la cornée (et ces corpuscules sont identiques aux globules blancs du sang).

Suivant Cohnheim (*l. c.*), les corpuscules normaux de la cornée ne contribuent ni à la guérison ni à la suppuration. L'obnubilation blanchâtre qui entoure la lésion est occasionnée, chez les grenouilles, par la granulation des corpuscules fixes et de la substance fondamentale de la cornée, et l'opacité qui marche de la périphérie vers la plaie est due aux globules purulents, qui sont déposés entre les corpuscules fixés normaux de cette membrane ; ces globules ne proviennent pas des corpuscules de tissu conjonctif, mais ce sont des globules blancs du sang sortis des veines et des capillaires. C'est ce que démontrent la marche de l'opacité, du bord de la cornée vers le point lésé, ainsi que la présence, dans quelques-uns de ces globules purulents, de molécules colorées de carmin, de sépia, de bleu d'aniline, que l'on a préalablement injectées dans un sac lymphatique ou dans le sang de la grenouille ; de semblables molécules ne se retrouvent nulle part à l'état de liberté dans les tissus. L'expérience ne réussit pas chez le lapin, parce que les molécules colorées sont retenues dans les capillaires du foie. Les globules blancs du sang arrivent dans la plaie (section, séton ou cautérisation), et de là dans les lacunes de la cornée. S'il n'y avait pas de plaie, ils ne pourraient venir que du limbe de la cornée. La kératite traumatique simple commence toujours au bord de la cornée et se propage ensuite vers le centre, quel que soit le point sur lequel a agi le traumatisme. — Chez le lapin, le premier trouble qui entoure la plaie de la cornée est dû à la graisse qui provient de la glande de Harder, et s'introduit dans les fissures de la substance fondamentale. Plus tard, ce trouble est dû aux globules de pus provenant des vaisseaux périphériques hyperémiés et qui parviennent dans le sac conjonctival, puis dans la plaie de la cornée et les parties environnantes, et pénètrent enfin dans les canalicules nourriciers.

b. — *Cicatrisation dans les tissus vascularisés.*

Dans les tissus vascularisés, par exemple la peau, la guérison des plaies *par première intention* se fait de la manière suivante :

Dans certains cas, il ne se produit qu'un très-léger écoulement de sang, comme, par exemple, dans les sections nettes de la peau. Les surfaces de la plaie s'agglutinent par l'intermédiaire d'un liquide albumineux, invisible à la superficie, mais infiltré dans les couches superficielles. Après quelques jours l'adhérence s'est produite. Les bords de la plaie n'ont présenté ni rougeur, ni gonflement ; la lésion n'est douloureuse qu'au moment de la production et peu de temps après : il ne se forme pas de cicatrice. Ce mode de cicatrisation constitue la *réunion immédiate*. Les phénomènes microscopiques sont les mêmes que dans le cas suivant.

Dans la guérison par *première intention proprement dite*, l'hémorrhagie est plus prononcée : quand elle a cessé dans les gros vaisseaux, elle continue souvent quelque temps encore dans les plus petits. Le sang s'écoule au dehors, s'accumule dans la plaie ou bien s'infiltre dans les parties voisines. Il s'y coagule et contribue à produire l'agglutination des bords de la plaie. Toutefois, c'est principalement à un liquide albumineux qui infiltre les surfaces de la blessure que cette agglutination est due. Immédiatement après la production de la plaie, les éléments anatomiques peuvent encore être nettement distingués sur les surfaces, et quand l'hémorrhagie a cessé, la blessure paraît humide et sécrète un liquide albumineux ; les attouchements, les mouvements, etc., provoquent facilement la reproduction de l'hémorrhagie. Au bout de quelques heures, il n'est déjà plus possible de distinguer nettement les éléments anatomiques, à cause d'un liquide ténu, gélatineux, qu'on ne peut enlever et qui recouvre et infiltre les couches superficielles de la plaie. L'hyperémie provoquée par la lésion même et par la thrombose des vaisseaux produit une exsudation albumineuse et même de petites hémorrhagies. Les bords de la plaie se tuméfient en partie par l'hyperémie, l'exsudation et l'hémorrhagie, en partie par la prolifération cellulaire qui commence déjà au bout de quelques heures ; en même temps ils rougissent. Quelques jours après, la mortification s'empare des parties les plus voisines de la plaie, soit qu'elles aient été atteintes par la lésion, soit qu'elles aient été troublées dans leur nutrition par la fibrine coagulée qui les entourait. Dans la guérison par première intention, la quantité de substance nécrosée est fort petite, et les parties mortifiées sont en grande partie résorbées.

La réunion définitive est le résultat d'une néoplasie de tissu conjonctif et de vaisseaux : la substance fondamentale du tissu cellulaire des bords de la plaie perd sa structure fibrillaire, devient homogène et gélatiniforme. D'après les idées anciennes, ses corpuscules et les noyaux des capillaires se divisent, se transforment en cellules d'abord rondes, puis étoilées, qui sécrètent une nouvelle substance fondamentale et déterminent ainsi la réunion ; d'après les idées modernes, ces phénomènes sont dus aux globules blancs du sang extravasés. A la place des vaisseaux oblitérés voisins de la plaie, il se forme de nouveaux vaisseaux qui entrent en communication avec ceux de la surface opposée : en même temps les bords de la plaie pâlissent et se dégonflent.

On donne le nom de *tissu de granulation* (*néoplasme inflammatoire*, *tissu cellulaire primaire, tissu plasmatique*) à ce tissu qui est formé de substance fondamentale homogène, gélatiniforme ou obscurément striée, de nombreuses cellules ordinairement arrondies, pourvues d'un ou de plusieurs noyaux, et de capillaires qui sont pour la plupart de formation nouvelle.

La plus ancienne opinion, émise par Hunter, et d'après laquelle la réunion des surfaces serait due à un dépôt de lymphe plastique, n'a pas été confirmée par l'observation microscopique. — Wywodzoff a fait des expériences dont il a conclu que les globules rouges du sang et la fibrine se transforment en substance intercellulaire, et les globules blancs en tissu conjonctif et en vaisseaux (?). — D'après les expériences de Thiersch qui a soumis des cochons d'Inde et des rats à des sections de la langue qu'il injectait plus ou moins longtemps après l'opération, la substance intermédiaire des surfacᵉ de la plaie n'existe pas ; cette prétendue substance intermédiaire n'est que le ᵗ ᵉ sanguinolent et albumineux qui infiltre ces surfaces. Les autres altérations se prᵉ isent entre les vaisseaux où il se fait une abondante production cellulaire, et dans la paroi vasculaire elle-même. Celle-ci s'infiltre de cellules de granulations, aussi bien dans les capillaires que dans les artères et les veines. Il sort des vaisseaux un liquide sanguinolent qui passe entre ces cellules, à travers des ouvertures très-petites et perméables aux liquides à injection ; ce liquide pénètre entre les cellules de granulations (espaces qui peuvent également être artificiellement injectés), et rentre dans les vaisseaux à travers une autre paroi vasculaire. Cet échange se fait plus rapidement de capillaire à capillaire que des artères aux veines. Peu de temps après la blessure, surtout si celle-ci est produite par un instrument tranchant, les capillaires se transforment en commençant par l'extrémité coupée et par prolifération de leurs noyaux en cordons cellulaires solides munis de canaux intercellulaires et alimentés par le plasma sanguin provenant de la partie du capillaire restée perméable. Dans les vaisseaux plus volumineux, cette transformation a lieu par prolifération de l'épithélium, etc. La plupart de ces canaux provisoires s'oblitèrent, tandis que d'autres se dilatent et acquièrent une paroi formée par les cellules environnantes ; les îlots cellulaires qui persistent dans les intervalles se convertissent en tissu conjonctif. Enfin, les vaisseaux primitifs, ramollis par la prolifération de leurs cellules, reviennent à leur état normal.

On ignore encore comment se comportent les vaisseaux lymphatiques : il est probable que les vaisseaux préexistants se détruisent et qu'il s'en forme de nouveaux après la naissance des vaisseaux sanguins. '

Dans la guérison par seconde intention, les phénomènes essentiels sont d'abord les mêmes que dans le cas précédent, sauf que l'agglutination directe des bords de la plaie fait défaut. Après la cessation de l'écoulement de sang, vers le deuxième ou le troisième jour, les surfaces de la plaie sécrètent un liquide ténu, séreux, qui provient en partie de la persistance de l'hémorrhagie par les petits vaisseaux, et en partie des produits inflammatoires des bords de la plaie. Ce liquide devient de plus en plus clair ; il contient moins de globules sanguins et du troisième au cinquième jour il offre les propriétés du pus ordinaire. Les parties mortifiées des bords de la plaie sont emportées par le

liquide dont nous venons de parler, avec la charpie, etc., pendant les
deux ou quatre jours qui suivent la lésion. Ces parties sont très-petites,
et c'est aux tendons, aux fascias et aux os qu'elles sont le plus volumineuses. Elles constituent avec l'extravasat et l'exsudat une matière rouge brun, visqueuse, offrant parfois une odeur particulière. La
plaie, dont l'aspect est d'abord celui que nous avons décrit plus haut,
devient rougeâtre au deuxième ou au quatrième jour ; elle exhale une
odeur désagréable ; il n'est plus possible de distinguer les éléments
anatomiques : elle est *sale*. Du troisième au cinquième jour elle prend
une teinte rouge pâle ; elle devient molle, unie ou un peu inégale
sans cependant être granulée : *elle se nettoie*. Il se produit à sa surface de la suppuration et une élimination des particules nécrosées. Ce
n'est que quatre ou cinq jours après la lésion qu'apparaissent à la
surface de la plaie, et tandis que la suppuration continue, une foule
de petites saillies, arrondies, fermes, semblables à des verrues et connues sous le nom de *granulations* ou *bourgeons charnus*. Ces bourgeons augmentent en nombre et en volume, tout en devenant plus mous
jusqu'à ce qu'enfin toute la plaie en soit remplie. Par conséquent, on
peut alors distinguer deux couches dans la plaie granulée et suppurante : la couche *superficielle* ou *pyogénique*, qui se compose de globules de pus pourvus ordinairement de plusieurs noyaux et impropres
à toute production ultérieure, et d'une substance fondamentale muqueuse ; cette couche est éliminée peu à peu et elle est produite par la
couche profonde ; la couche *profonde* ou *plasmatique* ressemble au
tissu de granulation que nous avons décrit. Ces deux couches se confondent insensiblement sans présenter de délimitation régulière, et la
dernière se transforme peu à peu en tissu normal. Après une durée
de plusieurs jours ou de plusieurs semaines, la suppuration diminue,
et les granulations deviennent plus petites, moins bien circonscrites,
plus denses, moins vasculaires et se transforment en tissu conjonctif
vasculaire, homogène d'abord, puis fibreux. Au début, les vaisseaux
et la substance fondamentale persistent, tandis que les cellules rondes
de la surface s'écoulent et que celles de la profondeur sont en partie
résorbées et en partie transformées en corpuscules de tissu conjonctif.
Sur les plaies superficielles la cessation de la suppuration coïncide
avec la formation d'une couche épidermique qui se montre d'abord
sur les bords et est parfois recouverte d'une croûte ; dans les plaies
profondes et dont les surfaces sont opposées, on voit, en même temps
que la couche pyogénique disparaît, les granulations adhérer ensemble
à partir des angles de la plaie et finalement l'épiderme se former.

La *cicatrice* formée par première ou par seconde intention·est encore vasculaire, molle et délicate au début. Puis elle devient insensiblement plus pâle, moins vasculaire, plus dure et plus petite ; c'est ce qui s'appelle la *rétraction cicatricielle*. La cicatrisation est due à l'oblitération des vaisseaux superficiels des granulations et à la disparition de la substance inter-cellulaire homogène. Il se produit ainsi des traînées fibrillaires entourées de cellules fibreuses. Les granulations elles-mêmes deviennent plus diffuses et plus pâles. Puis il se produit de l'épiderme jeune d'abord sur les bords, plus rarement à quelque distance de ceux-ci. (*Voy*. plus bas sur la formation de cet épiderme.)

Les granulations ne sont ni la reproduction, ni le résidu des papilles de la peau ; ce sont des néoplasies papilliformes de tissu conjonctif jeune et vasculaire. A la peau, elles correspondent par leur situation entièrement aux papilles ; dans·le tissu cellulaire sous-cutané, elles siégent entre les lobules adipeux ; dans les muscles, les tendons, etc., elles sont situées dans l'intervalle des faisceaux primitifs : elles correspondent par conséquent aux points les plus riches en vaisseaux et capables de produire une abondante exsudation.

La structure des granulations varie quelque peu d'après la période de leur existence. Au début, elles se composent du tissu conjonctif (devenu homogène) du point lésé et de cellules qui ressemblent parfois à des globules blancs du sang à un seul noyau, parfois sont fusiformes, et parfois présentent une forme intermédiaire. Les jours suivants, il se produit un grand nombre de capillaires dans les granulations, les cellules fusiformes prédominent et s'allongent, leurs prolongements deviennent filiformes, et leur noyau plus volumineux. Les granulations sont alors constituées par un tissu mou, homogène, muqueux, provenant en partie de l'ancien tissu, mais surtout des cellules nouvellement formées ou immigrées ; ensuite par des cellules fibreuses munies de deux ou plusieurs prolongements, et par quelques globules de pus. Les vaisseaux des granulations sont très-nombreux et constituent à l'extrémité de celles-ci un réseau serré et gorgé de sang duquel sortent deux ou plusieurs branches, plus ou moins volumineuses, qui se dirigent vers la base et mettent ce réseau en communication avec les vaisseaux primitifs. Les capillaires des granulations ressemblent aux capillaires ordinaires ; ils possèdent des parois propres pourvues de noyaux et ils peuvent être injectés artificiellement. On ne possède aucune observation positive qui démontre l'existence de nerfs et de lymphatiques dans les granulations. La surface est d'abord dépourvue d'épithélium protecteur. La structure des granulations et la disposition de leurs vaisseaux expliquent l'exsudation continuelle de plasma et l'extravasation de globules sanguins qui se font à leur surface. La couche profonde des granulations et le tissu avec lequel elles sont reliées par leur base ne se distinguent l'un de l'autre que par le degré de consistance et de divisibilité fibrillaire, le nombre des vaisseaux et des cellules fibreuses.

Les granulations suivent parfois une autre marche que celle que nous venons de décrire. Elles peuvent être *luxuriantes* ou *fongueuses* (*caro luxurians*) : elles proéminent alors sous forme de champignon, au-dessus du niveau des parties voisines, et sont le plus souvent très-molles et plus ou moins vasculaires ; le pus secrété est muqueux, et renferme peu de globules. D'après Rindfleisch, les chairs fongueuses renferment un stroma évident analogue à celui des follicules lymphatiques ; elles présentent souvent aussi des foyers disséminés de tissu muqueux. — On donne le nom d'*éréthiques* aux granulations très-douloureuses qui en même temps sont ordinairement fongueuses et saignent facilement. — Dans un cas de granulations irritables, Rindfleisch a trouvé un grand nombre de fibres nerveuses.

Dans certains cas, il se forme, à la surface des granulations, des dépôts croupeux, qui se reproduisent très-rapidement dès qu'on les enlève.

Dans l'érysipèle entourant les granulations, dans la pyémie et toutes les maladies graves, les granulations, vers la fin de la vie, deviennent lisses, rouges, luisantes et sécrètent un liquide séreux.

Il est encore une autre variété de la guérison par seconde intention, c'est *la guérison avec formation de croûtes*. Chez les animaux, cette guérison par voie sèche est la règle ; aussi dans les expériences n'obtient-on ordinairement que peu ou point de pus. Chez l'homme, elle se rencontre plus rarement et le plus souvent sur des plaies légères et donnant peu de suppuration ; parfois quand elle se produit, elle est entravée par le chirurgien. Elle s'observe dans les plaies par instrument tranchant, dans les brûlures, rarement dans les plaies déjà bourgeonnantes. La croûte se compose de sang, de pus, et d'autres sécrétions de la plaie, d'impuretés ou de poussières diverses, d'ouate, etc. Elle adhère à la plaie jusqu'à ce que le travail de cicatrisation soit terminé au-dessous d'elle, et la cicatrice se distingue de la cicatrice ordinaire se produisant dans la guérison par seconde intention, par l'absence de rétraction cicatricielle.

Parfois la cicatrice, au lieu de se rétracter, s'hypertrophie de manière à former une tumeur d'un volume variable. C'est ce que l'on observe surtout pour les petites plaies à suppuration longue, pour celles qui résultent de la perforation du lobule de l'oreille, dans les cicatrices de brûlures, notamment dans celles qui sont produites par la poudre et l'huile bouillante.

La *rétraction cicatricielle* qui se produit régulièrement dans la guérison par première et surtout par seconde intention, mérite une attention spéciale au point de vue de la chirurgie pratique, dans un grand nombre d'opérations, surtout dans les opérations plastiques, dans les plaies du voisinage de l'œil, de la bouche, etc., dans les brûlures, etc. Parfois même elle est utilisée, par exemple pour la guérison de l'entropion. Elle est due en général à l'oblitération des vaisseaux de nouvelle formation et à l'atrophie consécutive du tissu conjonctif. Dans certains cas, et sous l'influence de causes spéciales non connues, elle se produit avec une force extraordinaire, même dans de petites plaies.

La guérison des plaies tendineuses, muqueuses ou glandulaires, ainsi que le recollement de parties entièrement ou presque entièrement séparées (pointe du nez, oreilles, doigts, etc.), s'effectuent comme la guérison des plaies cutanées. Il en est de même pour la production de kystes autour de corps étrangers, telles que les balles, les plombs de chasse, les épingles, les parasites, etc.

Le mode de régénération des tendons, après leur section sous-cutanée, a été démontré d'abord par Pirogoff, surtout par Thierfelder, puis par Boner, Adams, etc.

Il n'est pas encore possible de décider si, dans ces cas, les cellules de granulations, comme on l'admettait généralement naguère, ne proviennent que des corpuscules conjonctifs, des noyaux des capillaires et, dans les glandes, des cellules glandulaires

(Holm-Stricker, *Recherches sur le foie*, p. 365) ; ou bien si elles ne sont pas constituées en tout ou en partie par des globules blancs extravasés. — Les cellules glandulaires les plus voisines de la plaie se détruisent sans doute complétement.

Le temps que met la cicatrice à se former varie suivant les individus, sans que nous puissions le plus souvent en découvrir la cause. Chez certaines personnes, les plaies de toute nature guérissent très-rapidement (bonne peau) ; cela s'observe même fréquemment chez les tuberculeux et les cancéreux, et notamment pour les plaies d'extirpation des épithéliomas ; chez d'autres, et aussi bien chez des sujets sains que chez des buveurs, la cicatrisation ne s'effectue que lentement.

B. — Néoplasie de tissu conjonctif, ordinairement vasculaire, sous forme d'hypertrophie ou d'induration de tissu conjonctif.

L'*hypertrophie de tissu conjonctif* est très-commune et s'observe dans presque tous les organes. Elle constitue soit une hypertrophie du tissu conjonctif fibreux, soit une production de tissu conjonctif mou et gélatineux, soit une augmentation du tissu muqueux avec transformation ultérieure de celui-ci en tissu conjonctif homogène ou fibreux, soit enfin une métamorphose des capillaires, des membranes anhistes, etc., en une substance analogue au tissu conjonctif. Tantôt les vaisseaux n'y participent en aucune façon, tantôt ils se multiplient également, tantôt enfin il s'en détruit un nombre plus ou moins considérable.

L'hypertrophie conjonctive atteint l'organe tout entier ou seulement quelques points de l'organe. Elle présente par conséquent des formes très-diverses : généralement l'organe ou la partie d'organe deviennent plus volumineux et plus consistants, et les vaisseaux y sont en proportions variables ; parfois la fonction reste inaltérée ; dans d'autres cas, elle se trouble à un haut degré, surtout à la suite d'une diminution dans la mobilité de l'organe et d'une destruction des vaisseaux fonctionnels nutritifs et des parties plus molles, surtout des parties glandulaires.

Les conditions histologiques de la néo-production du tissu conjonctif n'ont été bien étudiées que pour certaines régions. Jusqu'à présent, on faisait provenir le tissu conjonctif de la multiplication de ses corpuscules. On manque également d'observations exactes sur la néoplasie vasculaire. — Si l'on étudie à ce point de vue et au début l'hypertrophie conjonctive de la peau, des muqueuses, etc., on ne trouve parfois que des noyaux libres disséminés, parfois des cellules fusiformes situées dans le tissu fibreux normal, de sorte que l'on pourrait supposer faussement l'existence d'une tuberculose diffuse dans le premier cas, et d'une affection sarcomatoïde dans le second.

L'hypertrophie et la tumeur conjonctive de certains organes passent graduellement de l'une à l'autre.

Les *altérations* que subit le tissu conjonctif de nouvelle formation sont les mêmes que celles que l'on rencontre dans le tissu normal et cicatriciel. La rétraction cicatricielle est des plus importantes, particulièrement pour les organes glandulaires (foie) et pour ceux qui sont entourés de membranes vasculaires (cerveau) ; elle a pour conséquence une diminution dans l'afflux du sang nutritif ou fonctionnel, et par suite une diminution de la nutrition et du fonctionnement. Il faut citer, en outre, l'infiltration œdémateuse, l'hémorrhagie et la production de pigment, l'inflammation et la suppuration, la calcification, etc.

L'hypertrophie conjonctive est souvent le résultat d'un obstacle à la circulation sanguine et lymphatique (voy. p. 218) ; elle succède souvent aussi à l'inflammation aiguë, surtout quand elle se répète souvent, et notamment à l'inflammation chronique (*induration inflammatoire*). Les causes en sont fréquemment inconnues.

On observe une hypertrophie physiologique de tissu conjonctif dans la muqueuse de l'utérus pendant la menstruation et surtout pendant la grossesse. Dans la seconde semaine de la grossesse, la muqueuse s'épaissit déjà jusqu'à acquérir une épaisseur de 2 lignes et plus ; elle devient plus molle et plus rouge ; elle se plisse et se transforme finalement en *caduque vraie*. Celle-ci renferme un très-grand nombre de cellules au milieu d'un tissu conjectif relativement peu abondant ; on y voit surtout des traînées de grandes cellules fusiformes à noyaux. Dans les périodes plus avancées de la grossesse, elle se compose d'une substance amorphe, de cellules ressemblant davantage aux cellules épithéliales et de noyaux libres. Les divers modes de formation et de régression de la caduque ne sont pas encore bien connus.

Les hypertrophies conjonctives pathologiques les plus remarquables sont les suivantes :

L'hypertrophie du derme, qui est congéniale ou acquise, partielle ou plus ou moins étendue, simple ou compliquée de prolifération épidermique, papillaire ou vasculaire, de néoplasie adipeuse, de prolifération des cheveux, de pigmentation, etc. ; tantôt elle atteint les deux couches du derme, tantôt elle n'en atteint qu'une seule ; dans certains cas, elle se produit également dans le tissu sous-cutané et même dans les couches plus profondes de tissu conjonctif, dans le périoste et les os.

Nous mentionnerons ici la *lèpre*, la *pachydermie* ou *éléphantiasis des Arabes*; la *pachydermie nostras*, avec toutes ses variétés (*El. lævis s. glabra*; *El. papillaris s. verrucosa*; *El. tuberosa s. nodosa*; *El. alba*, *fusca et nigra*; *El. cornea*; *El. mollis et dura*; *El. ordinaire et ulcéreux*; *El. téléangiectasique*; *El. cystica*), soit des extrémités et surtout des extrémités inférieures, soit des parties génitales de l'homme ou de la femme ; les tumeurs verruqueuses ; la kéloïde ; le sclérème de la peau; l'induration qui entoure les ulcères chroniques de la jambe ;

certains cas de tumeurs blanches, etc. — C'est encore à cette hypertrophie que se rapportent en partie l'ichthyose et les excroissances cornées, les verrues et les condylomes, certaines excroissances molles, quelques cas de molluscum simple et de nævus mollusciformis.

C'est également à ce chapitre que se rattache en partie le cas remarquable d'un homme couvert de verrues congéniales, innombrables, molles et atteignant jusqu'à la grosseur d'un œuf de pigeon, et dont la peau tannée et empaillée est conservée au musée anatomique de Leipzig (Tilésius, in Von Reinhart's *Hautkrankheiten*, 1793), ainsi que le cas représenté en tête du *Traité des tumeurs* de Virchow. Je connais en outre un homme de cinquante-deux ans environ, dont le cas est tout à fait pareil à ceux dont nous venons de parler : son affection est congénitale, et son fils est atteint du même mal.

L'*hypertrophie des muqueuses* qui atteint des surfaces plus ou moins étendues, intéresse la couche papillaire seulement ou le tissu muqueux tout entier, ou bien en même temps le tissu sous-muqueux, le tissu conjonctif intermusculaire, la substance musculaire et la séreuse. Il n'est pas rare d'observer en même temps des néoplasies vasculaires, des hémorrhagies, des pigmentations, l'hypertrophie et l'atrophie des glandes, etc. Il faut citer ici l'épaississement simple des muqueuses survenant surtout à la suite des catarrhes chroniques, les hypertrophies polypeuses simples et mamelonnées (par exemple, à la surface interne de certaines bronchiectasies), et en partie les polypes muqueux. La surface de ces muqueuses est souvent recouverte d'un mucus abondant, opalin ou collant, provenant ordinairement de la dilatation simultanée des glandes. — Ces hypertrophies s'observent principalement sous l'une ou l'autre forme, sur la muqueuse du nez, des bronches, de l'estomac, de l'intestin et de l'utérus, et sur la caduque vraie.

L'*hypertrophie des membranes fibreuses* se rencontre dans le périoste et dans le périchondre comme processus primaire ou secondaire ; dans les aponévroses musculaires ; dans la dure-mère (pachyméningite chronique), dans la membrane albuginée du testicule et de l'ovaire surtout chez les vieillards, dans la membrane fibreuse de la rate et des reins ; dans le névrilème, dans la sclérotique et la cornée, etc.; — l'hypertrophie des tendons et des téguments, ainsi que celle de la partie fibreuse des cartilages fibreux, s'observent ordinairement dans les inflammations chroniques, ou accompagnent les affections analogues des parties voisines; surtout celles des os.

L'*hypertrophie des membranes vasculaires* (de la pie-mère, y compris le plexus choroïde, de l'iris, etc.), s'observe d'une manière générale ou particielle, sous forme de troubles, d'épaississements, etc.

L'*hypertrophie des membranes de tissu conjonctif homogène*, telles que les enveloppes des corpuscules de Malpighi de la rate, des glandes solitaires et de Peyer, ainsi que celles des membranes propres de la plupart des glandes acineuses et tubuleuses, des testicules, des follicules de Graaf, des corpuscules de Malpighi des reins, des canalicules urinifères, du foie, etc., se rencontre fréquemment, mais rarement isolée ; elle est souvent accompagnée d'altérations chroniques des éléments glandulaires, du tissu conjonctif environnant et des capillaires.

L'hypertrophie du tissu conjonctif aréolaire se produit également dans toutes les régions, dans le tissu graisseux sous-cutané, dans celui des os, de la cavité abdominale, etc. ; elle est rarement isolée et s'accompagne souvent de l'hypertrophie des parties sous-jacentes (peau, péritoine, etc.) ; elle est fréquente dans le voisinage des ulcères chroniques, des fistules, des os cariés, etc.

Le tissu conjonctif sous-séreux, sous-muqueux, intermusculaire et interacineux ; le tissu aréolaire qui entoure les grands viscères, les vaisseaux et les nerfs, etc., peuvent s'hypertrophier dans une étendue plus ou moins grande et à un degré plus ou moins élevé, mais cette hypertrophie n'est ordinairement qu'une complication de l'inflammation des parties environnantes.

L'hypertrophie du tissu sous-muqueux produit, dans la muqueuse de l'estomac, une affection analogue à l'état mamelonné. *Dégénérescence granulaire de Freund* (*Abh. d. Schles. Ges. f. vat. Cultur*, 1862).

Dans les organes glandulaires (sein, ovaire, foie, pancréas), l'hypertrophie du tissu conjonctif donne naissance à ce que l'on appelle des hypertrophies, des indurations, des cirrhoses, etc., qui présentent des formes variables, suivant que le processus atteint la totalité ou seulement quelques points du tissu conjonctif, par exemple le hile dans le sein et les glandes lymphatiques, etc. Ordinairement les cellules glandulaires se détruisent.

Quand l'hypertrophie se produit dans toute la mamelle, elle prend le nom d'hypertrophie ou induration bénigne, de fibrome diffus, d'éléphantiasis dur, de cirrhose, etc. ; quand elle n'en atteint qu'une partie, elle s'appelle *fibrome tubéreux* ou *lobulaire*. Les altérations du foie, de la rate et des reins, consécutives aux affections chroniques du cœur doivent être mentionnées ici ; elles se compliquent souvent de dégénérescence des éléments glandulaires. Dans l'induration du tissu conjonctif des poumons, le tissu conjonctif qui entoure les bronches et les vaisseaux est fortement épaissi, ainsi que le tissu interlobulaire ; on voit des fibres conjonctives rayonner même dans le tissu alvéolaire, de sorte que les alvéoles s'en remplissent également.

C. — Néoplasie de tissu conjonctif vasculaire sous forme de tumeur fibreuse.

Dans presque toute tumeur, il se produit du tissu conjonctif et des vaisseaux. Ces deux tissus constituent la capsule ou les cloisons (stroma) de la tumeur; parfois ils en forment la plus grande partie. Ce sont seulement les tumeurs de la dernière catégorie que nous étudierons ici.

a. — Tumeur de tissu conjonctif dense. Fibrome ou fibroïde.

(Fibroma densum s. compactum; tumeur fibreuse; tumeur conjonctive ou fibreuse proprement dite; desmoïde, inome, autrefois aussi chondroïde, squirrhe, stéatome).

Le *fibrome* se compose ordinairement de fibres conjonctives apparentes qui s'entre-croisent dans tous les sens, et qui, à cause de cette disposition, sont difficiles à isoler; dans quelques cas plus rares, il est formé de tissu conjonctif vaguement fibrillaire ou strié; il renferme en outre un nombre variable de corpuscules conjonctifs, des vaisseaux en nombre relativement considérable, et le plus souvent aussi des fibres élastiques.

Ordinairement le fibrome est nettement circonscrit, rarement il est diffus; dans ce dernier cas, il passe à l'état d'hypertrophie conjonctive. Son volume est très-variable, depuis les dimensions les plus petites jusqu'à la grosseur de l'utérus à terme et au-dessus. Il est de forme ronde, arrondie, ovale, etc.; sa surface est uniforme, bosselée ou lobulée. Il est très-dense à la coupe, qui produit ordinairement un bruit particulier. La surface de section est lisse, luisante, souvent blanchâtre, parfois grise, gris rouge, rouge jaunâtre, et habituellement dépourvue de vaisseaux apparents. Elle est sèche ou bien elle sécrète seulement une petite quantité de liquide séreux ou légèrement muqueux. Tantôt elle est tout à fait uniforme, tantôt elle offre des couches concentriques disposées autour d'un ou plusieurs points centraux; tantôt elle est composée de faisceaux fibreux se croisant irrégulièrement; tantôt, enfin, elle est constituée par des subdivisions de forme diverse et séparées par du tissu conjonctif mou. Le plus souvent les fibres y sont bien visibles; parfois elle paraît tout à fait homogène.

D'après Billroth (*Arch. f. clin. Chir.*, IV, p. 545), la structure propre au fibrome dui est due à ce que cette tumeur provient des gaines des nerfs et de l'adventice des petites artères; les nerfs s'atrophient tandis que les artères persistent. C'est ainsi que l'on s'explique la fréquence du fibrome dans l'utérus dont les nerfs et les vaisseaux changent notablement de dimension pendant la menstruation et la grossesse : leurs gaines subissent ainsi des modifications morphologiques continuelles ; c'est aussi pourquoi le fibrome renferme tant d'artères, lesquelles ne pouvant se rétracter saignent abondamment par l'action de toute lésion, et c'est pourquoi enfin certaines tumeurs des nerfs ne sont douloureuses que transitoirement ou même pas du tout, les fibres nerveuses se détruisant progressivement.

Les fibromes se rencontrent au tronc et aux extrémités, prenant leur origine dans la peau (éléphantiasis tubéreux, etc.), dans le tissu conjonctif sous-cutané et intermusculaire ; dans les fascias, le périoste, les os et la moelle des os ; on les trouve également dans l'utérus et dans les parties environnantes ; dans les tissus sous-séreux et sous-muqueux, spécialement au nez et à la gorge, plus rarement au larynx, à l'estomac et à l'intestin ; on l'observe encore dans les nerfs (névrome ordinaire et tumeur douloureuse sous-cutanée ou irritable), dans les glandes, surtout dans la mamelle et les reins (néphrite interstitielle tubéreuse), etc. ; ils sont plus rares dans le foie, le cœur, etc.

Sauf à la peau, le fibrome est ordinairement unique, et il se reproduit rarement après l'extirpation. Ce n'est que dans certains cas tout à fait isolés qu'on a observé des fibromes métastatiques, particulièrement dans les poumons et les séreuses.

Les organes et les tissus dans lesquels siége le fibrome, ainsi que l'organisme, ne souffrent habituellement que du volume de la tumeur. Le développement du fibrome est ordinairement très-lent.

Les métamorphoses que subit ce néoplasme se déclarent en un ou plusieurs points, rarement dans toute l'étendue de la tumeur ; elles y produisent diverses altérations : l'*hémorrhagie* avec production de pigment, peut-être aussi de kystes ; la *calcification*, fréquente vers le centre et rare à la périphérie ; elle donne à la tumeur une consistance friable, crayeuse ou pierreuse ; l'*ossification*, rare, et qui ne se produit ordinairement que par places ; la *dégénérescence graisseuse*, qui donne naissance à des points jaunâtres et noirs, parfois à des cavités ; l'*inflammation* accompagnée quelquefois d'abcédation et plus souvent de transformations sanieuses, aboutissant dans certains cas à l'élimination spontanée. — La résorption des fibromes, spontanée ou thérapeutique, est encore très-douteuse.

Les combinaisons du fibrome avec des tumeurs d'une autre nature sont relativement fréquentes. Elles se produisent dès le début du fibrome (*combinaison proprement dite*) ou bien dans le cours de son développement (*dégénération*). Il faut noter surtout le développement de tissu muqueux en certains points de la tumeur : *fibroma myxomatosum*, qu'on ne doit pas confondre avec l'œdème ; — la transformation lipomateuse, *fibr. lipomatodes ;* rare ; — la production de fibres musculaires organiques, autrefois *fibroïde* (ou *myome*) ; — la dégénérescence sarcomateuse qui, dans ses degrés les moins élevés, se présente souvent sous forme de traînées constituées par des cellules fusiformes serrées les unes contre les autres, et se déclare soit dans la tumeur primitive, soit dans celle qui se reproduit après l'extirpation, *f. sarcomatosum ;* — la dégénérescence caverneuse, qui rend le fibrome analogue à l'utérus gravide, soit dans toute son étendue, soit dans quelques points seulement ; — la combinaison avec des kystes (voy. *Kystes*), etc.

b. — Tumeur de tissu conjonctif aréolaire.

(Fibroma areolare s. laxum; *Zellgewebsfasergeschwulst* (J. Müller); *Bindegewebsgeschwulst* (J. Vogel); *eiweisshaltiges Fibroïd* (Schuh); *fibro-cellular tumour* (Paget).

Cette tumeur se compose de faisceaux de tissu conjonctif vasculaire, fibrillaire ou homogène, renfermant un nombre plus ou moins grand de lacunes de forme et de capacité variables, remplies d'un liquide séreux ou muqueux.—Elle passe par gradations au fibrome dense et à l'hypertrophie de tissu conjonctif.

Ces tumeurs offrent un volume très-variable et parfois considérable ; la forme en est irrégulièrement arrondie, régulière ou lobulée. Elles sont ordinairement colorées en jaune à leur surface, et leur consistance est molle. Leur section présente une coloration et des divisions lobulées analogues à celles de la surface. Les lobes sont le plus souvent distincts ; en certains endroits cependant ils sont confondus. La surface de section offre parfois l'aspect d'un tissu conjonctif œdématié et sécrète une grande quantité de liquide, ce qui produit l'affaissement de la tumeur et lui donne delà ressemblance avec le fibrome plus ou moins dense; dans d'autres cas, elle présente de nombreux espaces cystoïdes.

Le fibrome aréolaire se présente sous la forme circonscrite ou diffuse. La première de ces formes se rencontre dans la peau et dans le tissu cellulaire sous-cutané, spécialement dans celui du scrotum, des grandes lèvres et du vagin ; dans le tissu cellulaire intermusculaire, dans le périoste, dans la substance osseuse des extrémités, dans l'utérus, le sein, etc. La dernière s'observe le plus souvent dans la peau de différentes régions, sous forme de verrue molle, de *molluscum li-pomatodes*, de *cutis pendula*, de *fibroma molluscum* et de *léontiasis ;* on la rencontre en outre sous forme d'éléphantiasis du scrotum, du pré-puce, des grandes lèvres, du clitoris, des extrémités, du nez et des oreilles ; on l'observe enfin dans le tissu conjonctif sous-muqueux de la gorge, du nez, du larynx, de l'utérus, etc., constituant alors des *polypes.*

On trouve souvent différentes métamorphoses (graisseuse, calcaire, pigmentaire) dans ces tumeurs ; on y rencontre aussi des abcès plus ou moins développés ou bien une petite quantité de tissu graisseux, osseux, cartilagineux, sarcomateux, etc. ; ce qui donne parfois une extrême variété de nuances à la coupe. Si ces derniers tissus se trou-vent en quantité notable, on a affaire alors à des lipomes, des enchon-dromes, des sarcomes, etc.

c. — Tumeur muqueuse ou de tissu muqueux. Myxome.

(Tumor mucosus. Collonema. Sarcome colloïde.)

J. Müller, *Arch. f. Anat. Phys.*, u. s. w., 1836, CCXIX. — Virchow's *Arch.*, 1857, XI, p. 286. — *Die Geschwülste*, I, p. 596.

Le *myxome pur* se compose d'une petite quantité de tissu con-jonctif peu vasculaire, lequel manque même parfois complétement, et de tissu muqueux, c'est-à-dire d'une substance fondamentale mu-queuse renfermant des cellules étoilées ou fusiformes s'anastomo-sant entre elles, ou bien, dans les tumeurs jeunes, des cellules pe-tites, rondes et semblables aux globules du mucus.

Le myxome constitue des masses molles, souvent fluctuantes, trans-lucides et ordinairement peu vasculaires, qui présentent à la coupe des cloisons plus ou moins nombreuses de tissu conjonctif, et possè-dent une consistance molle ou gélatineuse ; elles donnent à la pres-sion une substance incolore ou légèrement colorée en rouge, vis-queuse et filante. Suivant la quantité de cellules qu'il renferme, le tissu est translucide et clair (*myxome hyalin* ou *gélatineux*), ou bien trouble, blanchâtre et même d'apparence médullaire (*myxome mé-dullaire*).

Les formes mixtes sont plus communes que le myxome pur : tels sont le *myxome fibreux*, qui renferme une grande quantité de tissu conjonctif ou de tissu élastique ; — le *myxome lipomatoïde*, qui offre une teinte jaune plus ou moins uniforme, à cause des cellules graisseuses qu'il contient ; — le *myxome cartilagineux*, qui renferme des cellules cartilagineuses,—et le *myxome téléangiectasique*, qui est traversé par de nombreux vaisseaux.

Le myxome constitue plus souvent une hyperplasie qu'une hétéroplasie ; ainsi le myxome du placenta (*môle acineuse* ou *vésiculeuse*) est une hyperplasie du tissu muqueux des villosités du chorion, s'étendant ordinairement à toutes les membranes de l'œuf. Le myxome hétéroplastique se rencontre le plus souvent dans la névroglie, dans le tissu conjonctif sous-cutané et intermusculaire, dans les fascias, notamment ceux de la cuisse, du dos, de la main, des joues, de l'angle de la mâchoire et des lèvres de la vulve ; dans les os et surtout dans la moelle osseuse, particulièrement dans la mâchoire et les os creux ; dans l'intérieur et dans le voisinage des glandes (glandes salivaires, testicules, mamelles) ; dans le cerveau et ses enveloppes, dans les nerfs périphériques, etc. Il est rare dans les muqueuses (vessie).

Le myxome se rencontre ordinairement sous forme de tumeur ; il est rarement diffus (certaines hypertrophies de la mamelle). La tumeur est habituellement ronde et régulière, rarement lobée ; son volume est le plus souvent peu considérable. Souvent elle est unique ; ce n'est que dans les nerfs qu'elle est parfois multiple. Le myxome se reproduit rarement après l'extirpation, et ne donne pas souvent lieu à des métastases.

Billroth a observé une néoplasie diffuse de tissu muqueux, intéressant la plus grande partie de la substance grise du cervelet (*Arch. der Heilk.*, III, p. 47.) Tous les petits vaisseaux et les capillaires étaient entourés d'une adventice épaisse, formée de tissu muqueux.

Voy. les néoplasmes combinés pour ce qui concerne les autres modes de production de tissu muqueux.

D. — *Tumeurs vasculaires ou angiomes.*

(Tumores vasculosi.)

Comparez les ouvrages de chirurgie, etc., de J. Bell, Schuh, Cruveilhier, Rokitansky, etc., ainsi que Virchow, *Geschw.*, III, 1 H., p. 306.

Les tumeurs vasculaires renferment, outre le tissu conjonctif et d'autres tissus ordinairement en voie d'atrophie provenant de leur lieu d'origine, des vaisseaux de nouvelle formation ainsi que des vaisseaux primitifs dilatés et le plus souvent épaissis dans leurs parois.

La plupart de ces tumeurs, de même que leurs types physiologiques, possèdent la propriété érectile, c'est-à-dire que, sous l'influence de certaines causes, souvent inconnues, par la chaleur ou le toucher, sous l'influence d'émotions, etc., elles deviennent plus grosses et plus dures, prennent une teinte plus foncée et acquièrent une température plus élevée; souvent aussi elles offrent des pulsations, et parfois causent des douleurs. — L'angiome est souvent unique, plus rarement multiple et exceptionnellement en nombre considérable. Il se développe avec plus ou moins de rapidité jusqu'à la mort ou la guérison artificielle; parfois il finit par ne plus s'accroître; dans d'autres cas, enfin, il subit un mouvement régressif spontané, sans processus appréciable ou bien par thrombose, par inflammation et ulcération. Non-seulement il déplace les tissus normaux, mais il produit encore des érosions et des ulcérations à la peau et sur les muqueuses, ce qui peut donner naissance, de même que le traumatisme, à des hémorrhagies dangereuses qui reviennent parfois périodiquement. Il ne se reproduit que très-rarement après l'extirpation.

Le mode de développement des tumeurs vasculaires n'est pas encore bien connu. Il est probable qu'il se produit d'abord, d'après l'un des modes décrits plus haut (p. 387), des vaisseaux ordinaires étroits qui se dilatent plus tard. Leur accroissement se fait sans doute par du tissu de granulation. La capsule de l'angiome est une production secondaire.

Les causes de l'angiome sont inconnues. Dans certains cas, son développement a été précédé d'un rêve.

Les tumeurs vasculaires se présentent sous trois formes différentes:

a. Tumeur vasculaire capillaire ou téléangiectasie proprement dite (tumeur érectile, nævus vasculaire). Elle se rencontre presque toujours à l'état congénial, ou bien se développe dans les premiers jours ou les premières semaines de la vie, rarement plus tard; mais ce n'est qu'après la naissance qu'elle augmente rapidement de volume. On la trouve surtout à la peau et principalement à la tête, au cou et aux extrémités, et elle siége soit dans la couche papillaire (tache de feu), soit dans le derme et le tissu adipeux; elle est relativement rare dans les muqueuses (elle se trouve surtout aux lèvres); et plus rare encore dans les muscles, les os où elle siége surtout dans la substance spongieuse, dans la langue, les plexus choroïdiens et le cerveau.

La tumeur vasculaire capillaire constitue une masse molle, du volume d'un grain de millet, d'un thaler ou d'une paume de main, intéressant même parfois une grande partie de la face ou d'une extrémité; cette production est circonscrite ou diffuse; le plus souvent aplatie, rarement en forme de tumeur; elle est régulière ou lobulée (surtout dans le tissu adipeux), ordinairement rouge bleuâtre, rarement rouge clair (tache de feu) ou rouge sombre; à la coupe, elle paraît uniformément rouge ou bien elle est parsemée de quelques points plus denses et pâles, et elle s'affaisse rapidement.

Au microscope, on trouve comme élément principal, des capillaires plus ou moins tortueux et même contournés en spirale, dont la disposition est des plus variables ; ces vaisseaux offrent des dilatations régulières, variqueuses ou anévrysmatiques ; leurs parois sont normales ou excessivement épaissies, offrant des transitions diverses à la structure des artères ou des veines ; ils sont souvent fortement rétractés, même tout à fait vides et partant difficiles à reconnaître ; ordinairement, ils renferment du sang normal, rarement des détritus graisseux. On trouve en outre de petites artères et de petites veines dont la paroi est également épaissie dans beaucoup de cas ; ensuite du tissu conjonctif ondulé ou strié, accompagné de quelques noyaux en quantité plus ou moins grande et plus ou moins uniformément distribués. A la peau, on y rencontre souvent aussi du tissu adipeux (*téléangiectasie lipomatoïde*), des glandes sudorifères et sébacées, des cheveux munis de leur follicule et accompàgnés parfois de fibres musculaires hypertrophiées. Les vaisseaux sont en partie d'anciens vaisseaux fortement et plus ou moins régulièrement dilatés ; dans certains cas, ce sont surtout des veines (*varice capillaire*, *téléangiectasie veineuse*, *angiome variqueux*) ; toutefois ils sont pour la plupart de nouvelle formation.

La *tumeur vasculaire pelotonnée*, *tumor glomerulosus* (Billroth), n'est probablement qu'un cancer villeux très-vasculaire.

b. Tumeur caverneuse ou veineuse, angiome caverneux. Elle est rarement congénitale ; elle s'observe à l'état acquis chez des individus d'âges divers, et dérive probablement dans beaucoup de cas de la téléangiectasie. Elle se rencontre très-souvent dans le foie, surtout dans ses parties périphériques ; elle est plus rare dans la peau où on l'observe surtout à la tête (région de l'oreille, des lèvres, des yeux, spécialement au niveau des fentes fétales : *angiome fissural*) ; il n'est pas rare de la trouver en même temps dans la muqueuse contiguë ; on la rencontre aussi dans le tissu cellulaire sous-cutané, spécialement aux joues et aux orbites, aux extrémités ; elle est très-rare dans les muscles (y compris la langue), et s'étend alors aux tissus environnants ; dans les os, la rate, les reins, les méninges, le cerveau, etc.

La tumeur caverneuse est ordinairement arrondie, sphérique ; le volume en est variable et, dans le foie, il atteint le plus souvent celui d'un haricot ou d'une noisette. Tantôt elle est enkystée, tantôt diffuse (*ang. caverneux circonscrit* ou *enkysté et diffus*); la première est ordinairement plus petite et arrondie ; la seconde peut devenir beaucoup plus volumineuse et est plutôt aplatie qu'en forme de tumeur. L'angiome offre la plus grande analogie avec le tissu caverneux du pénis et du clitoris, avec le tissu érectile de la muqueuse des cornets du nez, avec le stroma du hile de l'ovaire, et en partie avec le tissu du placenta. Après la section, le sang s'en écoule en grande partie ; la tumeur devient plus petite et constitue une masse aréolaire gris rouge ou rouge, renfermant parfois des caillots fibrineux plus ou moins anciens et des calculs veineux.

Au microscope, on y trouve un réseau plus ou moins riche et plus ou moins serré de tissu conjonctif dense ou ondulé et de fibres musculaires organiques ; les lacunes de ce réseau contiennent du sang et communiquent entre elles de façons si diverses, qu'il n'est pas possible de poursuivre aucun vaisseau. Ceux-ci sont munis ou dépourvus d'épithélium. Les autres éléments du tissu mère (cellules hépatiques, etc.) sont en voie d'atrophie ou tout à fait détruits. La disposition des vaisseaux est la même dans les tumeurs caverneuses que dans les types physiologiques : des artères qui sont souvent très-étroites et difficiles à trouver après l'extirpation, amènent le sang dans les espaces caverneux, d'où il s'écoule à travers de larges veines.

Les tumeurs caverneuses du foie qui ont été observées le plus souvent, ne communiquent pas avec un gros vaisseau unique, mais avec toutes les petites branches de la région dégénérée (branches portes ou hépatiques).

On trouve parfois dans le tissu conjonctif sous-cutané, des productions analogues aux tumeurs caverneuses du foie, mais qui sont nettement circonscrites, et communiquent à un seul endroit avec une grosse veine (Cruveilhier, *l. c.* Esmarch, *in* Virch. *Arch.*, VI, p. 34).

L'angiome veineux passe insensiblement à la téléangiectasie veineuse et se rencontre surtout dans le plexus hémorrhoïdal, sous forme de tumeurs hémorrhoïdaires externes, internes ou moyennes, sous-cutanées ou sous-muqueuses, ou bien moitié sous-cutanées et moitié sous-muqueuses ; il est plus rare en d'autres régions (vessie, etc.).

c. Tumeur vasculaire artérielle. Elle se rencontre sous les formes suivantes :

Anévrysme anastomotique, tumor vasculosus arterialis ; consistant dans la dilatation, l'élongation et probablement la néoplasie des petites artères d'une région déterminée, principalement des ramifications des artères temporales et occipitales.

Anévrysme cirsoïde ou variqueux ; varice artérielle ; constitué par la dilatation et l'élongation des troncs artériels et de leurs branches ; il s'observe dans les mêmes régions. Dans les deux cas on observe différents degrés de transition à la téléangiectasie.

d. Angiome lymphatique (lymphangiome). Dilatation des vaisseaux lymphatiques le plus souvent analogue à l'anévrysme cirsoïde ; jusqu'à présent on l'a rencontré surtout comme complication de l'éléphantiasis, de la macroglossie, etc. ; toutefois il s'observe plus souvent dans les inflammations chroniques (de la peau, des séreuses).

J'ai trouvé plusieurs fois une dilatation en certains points colossale des lymphatiques, accompagnée d'agrandissement de leurs cellules épithéliales, dans les cas d'exsudats fibrineux de longue durée de la plèvre costale et intercostale (voy. *Inflammation*).

II. — NÉOPLASIE DE MEMBRANES CELLULAIRES ÉPITHÉLIOÏDES.

His, *die Häute u. Höhlen des menschl. Körpers*, 1865. — Rindfleisch, *in* Virch. *Arch.*, 1862, XXIII, p. 523. — *Lehrb.*, p. 201.

On donne le nom de *membranes cellulaires épithélioïdes* à des expansions sacciformes ou canaliformes de tissu conjonctif, dont la surface interne est revêtue d'une simple couche de cellules épithéliales aplaties, arrondies ou autrement figurées. Ce *pseudo épithélium* ou *endothélium* ne dérive ni du feuillet interne, ni du feuillet externe du blastoderme comme l'épithélium vrai, mais du feuillet moyen comme tous les éléments conjonctifs et vasculaires. — C'est à ce groupe qu'appartiennent les bourses séreuses, les capsules articulaires, les bourses muqueuses, l'espace sous-arachnoïdien, etc. ; de même que la membrane interne avec l'épithélium du cœur et des vaisseaux, les parois des capillaires sanguins et lymphatiques, etc.

La néoplasie de ces membranes se présente sous forme de régénération, d'hypertrophie et de tumeur.

A. La *régénération* se produit très-souvent d'une manière partielle pour la plupart de ces membranes, soit à la suite de traumatisme, soit après des inflammations, etc. Nous n'en connaissons pas les phénomènes histologiques.

B. L'hypertrophie des membranes séreuses et synoviales s'observe, soit isolément, soit simultanément avec l'inflammation (sous l'exsudat fibrineux). Elle se présente sous forme de troubles, de taches laiteuses ou tendineuses, et elle est habituellement peu vasculaire. Parfois elle prend la forme de filaments, de trabécules, de membranes, etc., qui sont constitués par la même substance que les séreuses et qui, en outre, renferment presque toujours de nombreux vaisseaux sanguins, et même des lymphathiques et des nerfs ; ces hypertrophies siégent sur l'un des feuillets de la séreuse, ou sur les deux à la fois, et en produisent l'adhérence : *pseudo-membranes, adhérences, synéchies.* Les adhérences des sacs séreux diminuent la mobilité des organes correspondants et par conséquent la fonction ; dans les articulations elles produisent l'ankylose.

Le développement hyperplastique de tissu conjonctif, dans les épanchements séreux persistants, commence ordinairement sous forme de taches laiteuses. Cet aspect dépend en partie d'un léger épaississement de la membrane séreuse, et en partie surtout d'une modification qualitative de ses fibres. Celles-ci sont plus roides, moins susceptibles de se gonfler, moins sensibles à l'action des réactifs chimiques et beaucoup plus réfringentes (*sclérose* de Virchow). Cette dernière propriété produit la coloration laiteuse (Rindfleisch, *Lehrb.*, p. 218.) .

L'hypertrophie de l'endocarde, y compris celle des valvules, l'hypertrophie de la tunique interne des artères et parfois de celle des veines offrent ordinairement l'apparence de dépôts analogues aux taches tendineuses, plus rarement et seulement dans les deux premiers endroits, celle d'excroissances papillaires. La première forme constitue l'altération la plus essentielle ou du moins l'altération primitive des dépôts artériels ; combinée à la métamorphose graisseuse, calcaire, etc., elle produit le processus athéromateux.

Il est un certain nombre d'altérations valvulaires du cœur qui se développent en l'absence de tout phénomène inflammatoire ; peut-être dépendent-elles d'une hypertrophie du tissu conjonctif des valvules avec rétraction cicatricielle consécutive.

Les phénomènes histologiques de ces hypertrophies sont essentiellement les mêmes que ceux de la formation hypertrophique du tissu conjonctif ordinaire ; toutefois ils ne sont pas encore bien connus.

Voy. Buhl, *Ber. d. Bayer. Acad.*, 1863, II, p. 59. — Rindfleisch, *l. c.* — Langhaus, *in* Virch. *Arch.*, XXXVI, p. 187.

Certaines hypertrophies de membranes cellulaires vasculaires se présentent sous forme de *végétations dendritiques*, c'est-à-dire de productions ordinairement peu vasculaires et peu volumineuses, dures, filiformes ou villiformes. Telles sont les prétendues glandes de Pacchioni ; on en rencontre aussi dans les membranes séreuses, spécialement sur la plèvre pulmonaire, dans les articulations, sur les valvules semi-lunaires de l'aorte et de l'artère pulmonaire et à la surface externe des petits vaisseaux sanguins.

La plupart des corps libres des articulations et de la tunique vaginale se trouvent d'abord en liaison organique avec la séreuse, et s'en détachent ensuite.

C. Certaines bourses muqueuses anormales des apophyses épineuses, des moignons d'amputation, des pieds-bots, des anciennes luxations, etc., peuvent être considérées comme des productions néoplastiques en forme de tumeur de membranes cellulaires épithéliales (abstraction faite de celles du système vasculaire).

III. — NÉOPLASIE DE NÉVROGLIE.

Virchow, *Ztschr. f. Psych.*, 1846, p. 242. — *Ges. Abh.*, p. 688 et 887. — *Arch.* III, p. 245; V, p. 592; VI, p. 156; VIII, p. 540. — *Die Krankh. Geschw.*, II, p. 123. — Observations de *Weickert, Schüppel*, etc. — Voy. en outre les travaux physiologiques de Bidder et Kupfer, Stilling, Kölliker, Lenhossek, Jacubowitsch, Coll, Frommann, Frey, Deiters.

La *névroglie* est une substance analogue au tissu conjonctif, formant dans le cerveau, la moelle et les nerfs des sens supérieurs, un réseau ordinairement très-délicat dans les mailles duquel se trouvent les fibres nerveuses et les cellules ganglionnaires. Cette substance peut être, suivant les régions, tantôt résistante et analogue à un réseau de tissu conjonctif à noyaux, par exemple dans l'épendyme des ventricules; tantôt et le plus souvent si molle, qu'elle apparaît tout à fait amorphe ou finement granulée. Dans ce dernier cas, au milieu d'une substance fondamentale ordinairement très-peu abondante et constituant, après durcissement par l'alcool, un très-fin réseau, on aperçoit des éléments cellulaires arrondis, fusiformes ou ramifiés, et tellement friables que souvent on ne retrouve plus que des noyaux.

La *néoplasie de névroglie* se produit sous forme diffuse (hypertrophie) et sous forme de tumeur.

A. — *Hypertrophie diffuse de névroglie.*

Cette hypertrophie se rencontre souvent dans l'épendyme des ventricules sous une forme homogène ou granulée; il est plus rare de la voir envahir le cerveau tout entier ou des parties de cet organe (*hypertrophie du cerveau, hyperplasie interstitielle*).

L'hypertrophie de la névroglie se produit sous l'influence de causes diverses et presque inconnues, et elle s'accompagne ordinairement d'une altération de cette substance. Parfois la névroglie augmente en quantité sans être altérée dans ses propriétés ; dans d'autres cas ses noyaux se multiplient ; quelquefois elle prend une transparence cornée, une teinte gris jaunâtre, un aspect de verre mat et elle devient rigide ; dans certains cas enfin elle devient plus ou moins manifestement fibreuse. Les fibres nerveuses, les prolongements des cellules ganglionnaires et celles-ci elles-mêmes restent normaux, ou bien ils se dissocient, se déchirent, se vident de leur contenu, etc. En même temps il se produit souvent des cellules granuleuses, des corps amylacés, des amas de pigment en quantité variable. — L'affection suit une marche aiguë, subaiguë ou chronique, et elle atteint surtout l'épendyme, la substance médullaire des autres régions du cerveau, la moelle allongée et la moelle. Elle se rencontre dans les différentes espèces d'hypertrophie du cerveau et de la moelle, dans les scléroses, les indurations et un grand nombre d'atrophies de ces organes ; dans les parties du cerveau qui environnent les tubercules et les autres tumeurs ; dans les paraplégies et les paralysies générales, spécialement dans la folie paralytique ; dans beaucoup d'affections mentales chroniques ; dans certains cas d'atrophie musculaire progressive ; dans les affections convulsives aiguës et chroniques, surtout l'épilepsie, le tétanos, la chorée, la paralysie agitante ; dans certains cas d'hyperesthésie générale prononcée ; dans l'hydrophobie (prolifération de tissu conjonctif dans les cordons latéraux de la moelle) (Rokitansky, *Lehrb. d. path. Anat.*, II, p. 430).

B. — *Tumeur de névroglie. Gliome.*

Cette tumeur est composée de névroglie à l'exclusion d'éléments nerveux. On la trouve le plus souvent dans l'encéphale et principalement dans la substance médullaire des lobes antérieurs et postérieurs, à la surface du cerveau proprement dit et dans l'épendyme des ventricules (spécialement dans l'hydrocéphalie chronique). Le gliome constitue une tumeur unique, rarement multiple, peu volumineuse surtout dans l'épendyme, atteignant parfois le volume du poing et au-dessus, et ordinairement mal limitée ; ces tumeurs sont le plus souvent très-molles et faciles à écraser ; elles ressemblent à la substance médullaire du cerveau et quelquefois sont colorées en rouge ; dans quelques cas, surtout dans l'épendyme, elles sont dures, consistantes, même cartilagineuses et dépourvues de vaisseaux, soit dans toute leur épaisseur, soit dans leurs parties centrales. Ces différences dépendent de la quantité relative des cellules et de la substance fondamentale ainsi que du nombre des vaisseaux : *gliome mou, riche en cellules, médullaire ; — Gl. dur, fibreux ; — Gl. téléangiectasique.* — Le microscope y fait découvrir les caractères de la névroglie normale ; en outre on y trouve souvent, surtout autour des vaisseaux, de longues

cellules fibreuses renfermant un noyau dans un prolongement fusiforme, et des corps amylacés (dans l'épendyme).

Le gliome de la substance cérébrale ne se propage jamais aux méninges, mais
parfois il y adhère — Parfois il est congénial, et parfois consécutif à des lésions
traumatiques.

Ordinairement le développement du gliome est lent au début et par conséquent
ne s'accompagne d'aucun symptôme. La marche ultérieure en est également lente,
sauf quand il se vascularise fortement. — Le gliome produit les conséquences suivantes, outre celles qui accompagnent toute tumeur : congestions avec symptômes de
compression ou d'irritation cérébrale ; phénomènes apoplectiques ; hydropisie des
ventricules cérébraux consécutive à la compression des veines, spécialement dans
les gliomes des couches optiques et des lobes postérieurs.

On rencontre dans le gliome les métamorphoses suivantes : vascularisation prononcée ; hémorrhagies ; métamorphose graisseuse des cellules donnant naissance
soit à des cavités analogues aux foyers du ramollissement jaune, soit à des cavités
kystiformes ; ossification. Peut-être la guérison serait-elle possible par métamorphose graisseuse.

Le gliome se combine parfois avec d'autres néoplasmes, particulièrement avec le
sarcome et le myxome ; parfois il offre divers degrés de transition au myxome
(*myxogliome*), au fibrome (*fibrogliome*) ; aux scléroses partielles de la substance cérébrale (*sclérome de Robin*). Suivant la nature du gliome, son aspect extérieur peut
présenter de l'analogie, soit avec l'encéphalite aiguë (*ramollissement rouge*), soit
avec les hémorrhagies cérébrales simples, soit avec les foyers de ramollissement
jaune, soit avec les sarcomes, les tubercules, les cancers, etc.

D'après Virchow (*die Krkh. Geschw.*, p. 148), il faut peut-être ranger parmi les
gliomes, l'hyperplasie de la glande pinéale, l'hyperplasie partielle de la substance
médullaire des capsules surrénales ; certaines tumeurs congénitales de la région sacrée ; certaines tumeurs des nerfs des sens supérieurs, surtout du nerf acoustique ;
quelques tumeurs de la rétine qui offrent des points de transition aux néoplasmes
inflammatoires et au sarcome ; quelques tumeurs médullaires des reins qui accompagnent parfois la néphrite interstitielle.

IV. — NÉOPLASIE DE TISSU ADIPEUX.

Weidmann, *De Steatomat.*, Mainz, 1817. — Förster, *in* Virch. *Arch.*, 1857, XII,
    p. 197. — Fürstenberg, *die Fettgeschwülste der Thiere*, etc., 1851. — Virchow's
    Arch., 1855, VIII, p. 557 ; XI, p. 281. — *Die Krh. Geschw.*, I, p. 564.

De même que le tissu graisseux normal, le tissu graisseux de nouvelle formation est constitué par du tissu conjonctif dont les corpuscules sont transformés par absorption de graisse, en grandes cellules
rondes et sphériques. Il ne dérive que du tissu graisseux et du tissu
conjonctif (ou muqueux). Il se compose d'une trame de tissu conjonctif vasculaire, pauvre en corpuscules et en fibres élastiques, constituant, comme dans le tissu normal, des lobules ou des grappes dans
lesquels sont déposées des cellules graisseuses.

Les cellules adipeuses de nouvelle formation se produisent rarement par subdivision des anciennes ; ordinairement elles proviennent du tissu conjonctif ou muqueux dont les corpuscules absorbent
de la graisse, soit en restant inaltérés, soit après s'être multipliés par
subdivision. Ces cellules sont d'abord petites comme chez les individus jeunes ; plus tard elles se distinguent ordinairement des cellules
graisseuses normales par leur volume considérable ; toutefois ces dernières aussi sont presque toujours agrandies. La néoplasie du tissu
conjonctif et des vaisseaux s'effectue suivant le mode ordinaire.

La néoplasie de tissu adipeux est fréquente et s'observe sous différentes formes :

A. — *Régénération de tissu adipeux.*

Cette régénération n'a pas encore été démontrée d'une manière
directe ; toutefois on peut l'admettre avec grande vraisemblance d'après
l'aspect des cicatrices des tissus qui renferment de la graisse.

B. — *Hypertrophie du tissu adipeux.*

Elle peut être *circonscrite*, constituant un degré de transition à la
tumeur graisseuse, ou bien *générale* et répandue sur tout le corps.

*a. Hypertrophie circonscrite de tissu graisseux, ne formant pas tu-
meur.* Elle se produit très-souvent comme phénomène secondaire,
dans le voisinage et dans l'intérieur d'organes en voie d'atrophie, par
exemple dans l'un des reins ou dans les deux, dans l'atrophie consécutive à la pyélite et dans l'atrophie granulée ; dans la moelle des os
où elle constitue en quelque sorte un phénomène sénile normal ; elle
se produit aussi dans quelques os peu ou point employés ; dans les
muscles d'un ou plusieurs membres, sous forme d'hypertrophie musculaire (*lipomatose musculaire progressive.*)

Dans les os, l'atrophie du tissu osseux est sans doute toujours l'affection primitive,
et la prolifération adipeuse l'affection secondaire. Dans des cas très-rares, il se produit une hypertrophie pathologique des muscles des extrémités avec diminution de
eur pouvoir fonctionnel. Cette affection est constituée par une néoplasie diffuse de
tissu adipeux entre les éléments musculaires avec destruction progressive de
ceux-ci. (Griesinger, *Arch. d. Heilk.*, 1865, p. 1. — Seidel, *die Atrophia musc.
lipom.*, 1867.)

La transition de l'hypertrophie diffuse de tissu adipeux à la tumeur graisseuse s'observe dans les cas où la graisse s'hypertrophie
dans un organe déterminé et produit une tumeur qui semble consti-

tuée par l'organe même : *lipome capsulaire*. On en trouve des exemples dans le tissu adipeux de l'orbite et dans celui qui entoure le péricarde, dans les reins spécialement quand ils sont en voie d'atrophie ; nous citerons encore l'hypertrophie du tissu graisseux de la glande mammaire de la femme, normale ou agrandie, ou bien en voie d'atrophie squirrheuse ou inflammatoire ; ensuite l'hypertrophie du tissu graisseux de l'épiploon renfermé dans un sac herniaire ; celle qui se produit dans la direction du sac en l'absence d'une hernie (*hernie lipomateuse*) ; la prolifération adipeuse qui se produit autour du sac (*lipome herniaire capsulaire*).

b. Obésité, pimelosis, polysarcie, lipomatose universelle. Si elle est héréditaire, elle se montre dans l'enfance ou seulement plus tard ; ses causes prochaines sont inconnues. La polysarcie acquise se développe ordinairement tard et le plus souvent vers l'âge de quarante ans. Ses causes sont, d'un côté, un apport exagéré de matériaux nutritifs, spécialement une alimentation végétale et grasse excessive et l'abus de spiritueux ; d'un autre côté, l'usure moindre de la substance du corps (oisiveté, tempérament lymphatique). La graisse s'accumule surtout dans les régions où elle existe à l'état normal, spécialement dans le tissu conjonctif sous-cutané, dans le péricarde et le mésentère, autour des reins, etc. Quelques individus pèsent jusqu'à 500 livres et possèdent dans la paroi antérieure du ventre une couche de graisse de 6 pouces d'épaisseur. Les personnes prédisposées à l'obésité par hérédité se portent habituellement bien ; leur appétit est bon, leur voix claire et leurs muscles puissants. Dans les autres cas, surtout quand l'obésité se développe tardivement et notamment chez les buveurs, on observe des troubles de la santé et des fonctions, particulièrement de la faiblesse musculaire, de la dyspnée, souvent des vertiges, etc. Ces symptômes sont dus soit aux causes de l'obésité, spécialement à la paresse des mouvements, soit à ce que le tissu adipeux se substitue aux tissus normaux ou les déplace, par exemple dans les muscles, surtout le cœur, dans les replis du péritoine ; soit à l'infiltration et à la métamorphose graisseuse concomitante du cœur, du foie, des reins, etc. (voy. p. 500).

L'obésité se développe chez l'animal de la même façon que chez l'homme et on la désigne sous le nom d'*engraissement*. Elle reconnaît les causes que nous avons mentionnées plus haut, et présente les mêmes phénomènes pathologiques. Il existe parfois, chez l'animal comme chez l'homme, une immunité contre l'engraissement dont les causes nous sont inconnues.

C. — *Tumeur graisseuse. Lipome.*

Ordinairement le lipome est nettement *circonscrit*, rarement il est *diffus*. Dans le premier cas, il constitue une tumeur de grandeur variable, souvent volumineuse et hémi-sphérique ; elle est aplatie dans les parties qui sont soumises à une compression, tandis qu'elle proémine sous forme de polype sur les surfaces libres, telles que la peau, la muqueuse gastrique ou intestinale, les cavités articulaires, etc. ; elle est séparée des parties voisines par une capsule évidente de tissu conjonctif. La surface de la tumeur est uniforme ou lobulée. A la section, on aperçoit du tissu adipeux qui ne se distingue ordinairement du tissu normal que par le volume considérable des cellules graisseuses, et qui est partagé, par des cloisons de tissu cellulaire vasculaire, en lobules arrondis ou anguleux relativemeut volumineux. Parfois le tissu adipeux est plus ferme que le tissu normal, ce qui dépend d'un développement plus abondant de tissu conjonctif : *lipome fibreux* ou *dur, stéatome*. Dans d'autres cas, c'est la graisse qui prédomine : *lipome mou*. Dans quelques cas très-rares enfin, les vaisseaux sont très-développés : *lipome téléangiectasique*.

Le lipome s'observe très-souvent : il est surtout très-fréquent dans le tissu cellulaire sous-cutané des régions pourvues de graisse et d'une peau lâche, notamment au siége, au dos, à la nuque, dans le creux axillaire, à la paroi antérieure de la poitrine et à la cuisse ; il est beaucoup plus rare dans les endroits dépourvus de graisse, dans le tissu intermusculaire et dans les fascias ; on le rencontre assez souvent dans l'intérieur des articulations et dans les parties internes pourvues de graisse, comme le grand épiploon, le mésentère, le péritoine, la plèvre costale, l'endocarde, les glandes lymphatiques, le tissu sous-muqueux, particulièrement celui de l'estomac et de l'intestin grêle ; on ne l'observe que rarement dans les organes dépourvus de graisse, tels que les méninges, les poumons, le foie, les reins, etc. , ainsi que dans les pseudomembranes des poumons.

Le lipome est ordinairement unique, parfois il est multiple ; on ne l'observe jamais sous forme métastatique.

Chez un homme de trente-huit ans, bien portant du reste, Foucher a trouvé 4 lipomes à la nuque, 1 de chaque côté de la glande thyroïde, 1 de chaque côté de l'épigastre, 2 dans la région lombaire, 2 à la limite de celle-ci et de la région sacrée ; toutes ces tumeurs étaient tout à fait symétriques relativement aux deux moitiés du corps. (*Gaz. des hôpitaux*, 1865, n° 122.)

Le *développement* du lipome est lent et ordinairement central, très-rarement périphérique.

Les *causes* sont celles que nous avons indiquées dans les généralités. Le lipome se rencontre très-rarement dans l'enfance ; parfois il est héréditaire. A l'état acquis, il se développe sous l'influence d'irritations de toute nature ; à la peau c'est très-souvent par l'action d'une pression.

Les *formes mixtes* du lipome, c'est-à-dire ses combinaisons avec d'autres tumeurs, sont plus rares que la forme simple : on le trouve combiné au fibrome, à la tumeur conjonctive, au sarcome, aux kystes, à la tumeur vasculaire et au cancer.

On observe rarement les *métamorphoses* du lipome et elles n'atteignent le plus souvent que certaines parties de la tumeur. Celles que l'on rencontre sont : la régression spontanée ; l'inflammation, accompagnée parfois d'hypertrophie conjonctive consécutive, et plus rarement d'abcédation ; le ramollissement ; la calcification du tissu conjonctif ; la métamorphose en tissu muqueux, surtout dans les lipomes volumineux et pendants, etc.

Les lipomes polypeux de la peau, des articulations et des membranes séreuses peuvent devenir libres par atrophie de leur pédicule : un certain nombre de corps libres des articulations n'ont pas d'autre origine.

V. — NÉOPLASIE DE TISSU ÉLASTIQUE.

Le tissu élastique de nouvelle formation se compose de fibres élastiques ordinaires plus ou moins fines, à bords droits ou dentelés, parfois même pourvus de prolongements aigus plus ou moins longs ; quelquefois il se présente sous forme de membrane élastique. Le tissu élastique se produit rarement isolément, par exemple dans l'hypertrophie du tissu élastique de la muqueuse trachéale supérieure, de la plèvre pulmonaire, des tuniques de l'aorte, etc. ; il ne constitue jamais de tumeur proprement dite. Il est plus fréquent de voir une néoplasie de tissu élastique se développer concurremment avec celle d'autres tissus et presque constamment du tissu conjonctif ; ainsi dans les pseudomembranes et les adhérences des séreuses ; dans certaines hypertrophies de tissu conjonctif ; dans les tumeurs de tissu conjonctif de toute nature, notamment dans les fibromes et les kystes ; dans les sarcomes, etc.

Dans la sclérodermie, Förster et Auspitz ont observé une augmentation modérée, et Arnsing une augmentation très-considérable de la quantité de tissu élastique du derme et des points malades des muqueuses. J'ai rencontré une néoplasie abondante de tissu élastique dans une tumeur particulière du cerveau.

Nous ne connaissons pas la genèse du tissu élastique : d'après Donders, Virchow, etc., les fibres élastiques se forment par l'accroissement et la réunion des corpuscules conjonctifs; H. Müller, Henle, Reichert, Kölliker, etc., admettent au contraire qu'elles proviennent d'une transformation particulière de la substance fondamentale collagène des dépôts conjonctifs.

VI. — NÉOPLASIE DE TISSU OSSEUX.

Duhamel, *Hist. de l'Acad. r. d. sc.*, 1741-43. — Miescher, *De inflamm. ossium.* 1836. — Watson, *Edimb. Journ.*, april 1845. — Flourens, *Théorie expérim. de la formation des os*, 1847. — Gerlach, *Ztschr. f. rat. Med.*, 1847, VI. — Vötsch, *Heilung der Knochenbrücke per primam intent.*, 1847. — Virchow's *Arch.*, 1847, I, p. 156; V, p. 172 et 409. — *Würzb. Verh.*, II, p. 150. — *Die krankh. Geschw.*, II, p. 1. — Syme, *On the power of the periosteum to form new bones*, 1848. — Steinlin, *Ueb. d. Heilungsproc. nach Resect. der Knochen*, 1849. — Hilty, *Ztschr. f. rat. Med.*, 1850, III. — H. Meyer, *in* Müller's *Arch.*, 1849. — *Ztschr. f. rat. Med.*, 1851. — A. Wagner, *Ueb. d. Heilungsproc. nach Resect. und Exstirp. der Knochen*, 1853. — R. Maier, *das Wachsthum der Knochen nach der Dicke*, 1856. — Uein, *in* Virch. *Arch.*, 1858, XV, p. 1. — Schweigger-Seidel, *Disquis. de callo.* Hal., 1858. — Ollier, *Gaz. méd.*, 1858. — *Journ. de physiologie*, 1859-63. — H. Müller, *Ueb. d. Entwickelung der Knochensubstanz*, u. s. w., 1858. — Lieberkühn, *Arch. f. Anat.*, u. s. w., 1860, p. 824; 1862, p. 702.— Gegenbaur, *Ien. Ztschr.*, 1865, p. 1, III, p. 54.— Buchholz, *in* Virch. *Arch.*, 1863, XXVI, p. 78. — Neumann, *Beitr. z. K. des norm. Zahnbein u. Knochengew.*, 1865. — Wolff, *Arch. f. klin. Chir.*, 1863, IV, p. 183.

En général, le tissu osseux de nouvelle formation présente les mêmes propriétés que le tissu normal. Il est compacte ou spongieux, ou bien il possède une consistance intermédiaire. Le périoste ressemble au périoste normal de l'adulte ou de l'enfant, de même que la moelle quand elle existe. La structure du tissu osseux de nouvelle formation est tout à fait identique à celle du tissu normal ou bien elle en diffère plus ou moins. La substance fondamentale est plus ou moins régulièrement lamelleuse, fibreuse, ou bien tout à fait homogène. Souvent les corpuscules sont irrégulièrement distribués, de forme et de volume variables, mais presque toujours plus ou moins étoilés. Pour le reste, ils ressemblent aux corpuscules du tissu normal. Les vaisseaux sont souvent plus nombreux, moins régulièrement distribués et d'un diamètre variable.

Il faut distinguer deux espèces de tissu osseux compacte. L'une correspond à la substance corticale normale des os creux; elle se forme par le dépôt dans les espaces médullaires de lamelles osseuses concentriques, provenant de l'ossification progressive de la moelle : *ostéosclérose*. La seconde espèce est l'analogue de la substance cémentaire des dents ; elle résulte du dépôt sur la surface, de couches osseuses parallèles provenant directement du périoste ou du tissu conjonctif environnant : *éburnation*. La sclérose est un phénomène secondaire et l'éburnation un phénomène primaire (Virchow).

On donne le nom de *tissu ostéoïde* à un tissu qui ressemble à l'os par son aspect, mais qui n'en possède pas les propriétés histologiques essentielles : la substance fondamentale en est fortement réfringente, dense et homogène, les corpuscules sont arrondis et munis de prolongements très-courts. En outre les molécules calcaires ne s'y trouvent pas combinées chimiquement avec la substance fondamentale.

Les *causes* de la néoplasie osseuse nous sont en partie connues ; ainsi l'exercice en général, les irritations souvent répétées, par exemple aux points d'attache des muscles et des tendons aux os : *hypertrophie physiologique ;* — l'hyperémie collatérale, par exemple aux environs des points enflammés, cariés, etc. ; — les plaies de toute nature ; — l'inflammation, surtout l'inflammation chronique de l'os même : *périostite, ostéite et ostéomyélite ossifiantes ;* — l'inflammation des articulations et des parties molles avoisinantes, par exemple l'ossification des cartilages succédant à l'inflammation chronique de la muqueuse aérienne, des plèvres, etc. ; — l'âge, etc. D'autres nous sont inconnues (*ostéophyte puerpéral, la plupart des tumeurs osseuses*).

Le tissu osseux pathologique provient principalement du tissu conjonctif normal ou de nouvelle formation, surtout du périoste normal et particulièrement du périoste hyperémié et plus ou moins enflammé (*périostite ossifiante*), de même que des parties molles avoisinantes (*parostéite ossifiante*). Il dérive plus rarement du cartilage. Peut-être se forme-t-il parfois directement dans un tissu mou riche en cellules, et sans développement préalable de tissu conjonctif ou cartilagineux. Il est probable que jamais il ne provient du tissu osseux lui-même, mais toujours des parties molles qu'il renferme ou qui l'entourent.

Les corpuscules osseux ne prennent sans doute jamais part à la néoplasie osseuse. Les recherches modernes n'ont rien établi de positif à cet égard. D'après Klebs (*Berlin. Centr.*, 1868, n° 65), les cavités étoilées et les canalicules de l'os formé sont remplis d'acide carbonique, à l'exception des parties qui touchent à des tissus imprégnés de liquides. C'est ce que démontrent l'observation microscopique attentive, l'emploi de la pompe pneumatique avec des pesées comparatives et les recherches chimiques. C'est après la consolidation complète de la substance fondamentale que les cavités commencent à se remplir de gaz. Les éléments cellulaires, dont on peut constater l'existence dans ces cavités sur l'os fœtal, semblent disparaître plus tard complétement ou presque complétement. Les gaz se développent dans les cavités mêmes, ou bien, ce qui est plus probable, ils y arrivent du dehors.

Le périoste conserve ses propriétés ossifiantes, même quand il est détaché totalement ou partiellement de l'os et transplanté en d'autres points du corps ; en outre, ce qui offre une importance particulière au point de vue des résections osseuses, il les conserve surtout quand l'os a été enlevé d'une façon quelconque, soit par maladie, soit par opération chirurgicale.

Depuis longtemps de nombreux observateurs se sont occupés de la néoplasie osseuse, de celle surtout qui succède aux fractures. Un grand nombre d'entre eux se sont ralliés au principe de Duhamel : *le périoste fait les os;* d'autres, au contraire, l'ont contesté. Les uns, tels que Miescher, J. Müller, Scarpa, Sömmering, etc., ont considéré l'inflammation de l'os, ou du moins sa participation, comme essentielle pour la formation du cal; les autres, Breschet, Cruveilhier, ont attribué une égale importance dans ce processus aux parties molles et aux os. B. Heine a étudié, à l'aide d'expériences sur les animaux, le processus curatif qui succède aux résections osseuses, et il a été suivi par Syme, Steinlin, A. Wagner, etc. Ils sont arrivés à la conclusion que le périoste joue le rôle principal dans la reproduction de la substance osseuse enlevée par la résection; que toutefois cette reproduction peut avoir lieu en l'absence du périoste, et qu'elle prend alors son point de départ dans la moelle ou dans le diploé s'ils sont lésés, ou bien dans les parties molles qui entourent l'os. Récemment, Flourens, à la suite de nombreuses expériences, s'est constitué le défenseur de Duhamel. Plus récemment enfin, Ollier a démontré expérimentalement que des portions de périoste, complétement enlevées de leur siége primitif et transplantées en d'autres régions, conservent la propriété de produire de l'os : *ostéoplastie périostique.* Au point de vue pratique, les recherches suivantes d'Ollier offrent plus d'importance : si l'on enlève partiellement un os, le radius par exemple, à un lapin, en laissant le périoste, on trouve deux mois après un nouvel os semblable au premier pour la forme et les propriétés. Si, au contraire, le périoste a été enlevé en même temps, on ne découvre qu'un cordon fibreux mou renfermant à peine quelques noyaux ou quelques lamelles osseuses; et celles-ci proviennent pour la plupart de débris du périoste. Les tissus mous qui confinent au périoste ne possèdent pas les propriétés ossifiantes de celui-ci. Si l'on enlève le périoste et les couches superficielles de la substance corticale de la diaphyse d'un os long, sans arriver jusqu'au canal médullaire, il en résulte un processus de reproduction plus lent. La reproduction osseuse par la conservation du périoste s'observe, non-seulement dans les os longs et creux, mais encore dans les os plats, à l'omoplate par exemple. Si, chez le lapin, on ménage autant que possible la synoviale et les ligaments des articulations métatarso-phalangiennes, de façon à conserver leurs rapports avec le périoste, il se produit de nouveaux os qui s'articulent parfaitement entre eux.

D'après Ollier, l'épiphyse des os longs, ainsi que les os courts, tels que le calcanéum et le cuboïde, se régénèrent également chez le lapin. Brown-Séquard a vu sur le cochon d'Inde se reproduire la portion inférieure des arcs vertébraux et des apophyses épineuses de quatre vertèbres. Chez l'homme, Textor et Syme ont observé la régénération épiphysaire au coude, et Lücke l'a vue à l'humérus.

Toutes ces expériences sont d'une utilité directe pour la chirurgie pratique. Nous leur devons d'abord de nombreux instruments, et spécialement l'ostéotome de Heine. Ensuite c'est d'après elles qu'on a établi la règle (Malgaigne d'abord), de conserver autant que possible le périoste dans les résections (*résection sous-périostique*). Tout récemment s'est développée une branche spéciale de la chirurgie conservatrice, nommée *ostéoplastique,* comprenant toutes les opérations qui ont pour but de transplanter la substance osseuse même ou le tissu ostéogène en un point déterminé du corps et d'y assurer ainsi la persistance de l'os. Enfin, sans compter les méthodes plus anciennes de Pirogoff, Nélaton, etc., et celle plus récente de B. Langenbeck, on a utilisé dans la pratique les découvertes d'Ollier; ainsi dans la rhinoplastie, où l'on transplante le péricrânien même temps que la peau du front pour déterminer dans le nez nouveau une néoplasie osseuse qui supplée aux os détruits; dans l'uranoplastie, qui consiste à détacher et à déplacer le revêtement mucoso-périostal du pharynx, pour arriver ainsi à produire l'occlusion de la fissure du palais. Depuis l'époque où Langenbeck a obtenu ses brillants résultats, d'autres chirurgiens en ont eu également.

Les phénomènes histologiques de l'ossification pathologique sont les suivants (disons toutefois que des observations exactes se rattachant à celles qui ont été faites récemment sur l'ossification normale nous font encore ici défaut) :

Quand le tissu osseux provient du tissu conjonctif et du périoste, les corpuscules de ces derniers se multiplient ou bien leur nombre ne change pas. Dans ce dernier cas, ils conservent leur aspect fusiforme (*tissu ostéoïde*), ou bien ils deviennent étoilés et leurs prolongements s'anastomosent entre eux; des sels calcaires se déposent dans la substance fondamentale. Ce mode d'ossification s'observe le plus souvent dans les tendons.—Dans le premier cas, les corpuscules conjonctifs (ou les cellules de la moelle rouge et les cellules graisseuses de la moelle jaune, après s'être transformées en corpuscules analogues en perdant leur contenu graisseux), se multiplient par division ou par formation endogène. Le tissu conjonctif ou le périoste deviennent plus épais, gélatiniformes, en partie par cette prolifération et en partie par hyperémie et néoplasie vasculaire (et imbibition plasmatique consécutive plus prononcée). Les cellules nouvellement formées qui sont le plus éloignées de l'ancien os, se transforment en tissu conjonctif, en vaisseaux, en cellules graisseuses, ou bien elles persistent à l'état de cellules médullaires simples; au contraire celles qui sont le plus rapprochées de l'os, constituent les cellules formatives de la substance osseuse : *cellules ostéogènes ou ostéoblastes.* Elles se déposent plus ou moins régulièrement et en forme d'épithélium à la surface de l'os et, d'après les uns, elles sécrètent une substance fondamentale homogène qui se divise en fibres et s'infiltre plus tard de sels calcaires, d'après d'autres, la substance fondamentale est un produit de transformation directe des parties périphériques de l'ostéoblaste lui-même. Celui-ci ou ses débris se transforment en corpuscules osseux étoilés.

Quand le tissu osseux dérive du tissu cartilagineux, il peut se produire un sim   dépôt calcaire dans la substance fondamentale du cartilage ainsi que dans la membrane externe des cellules, et une transformation étoilée ultérieure de la membrane interne : la première se transforme ainsi en substance fondamentale de l'os et la seconde en corpuscule osseux. Ce phénomène a été surtout observé dans les os rachitiques et dans l'enchondrome, et il se rattache à la crétification simple du cartilage. Dans d'autres cas, on observe le processus suivant qui est analogue à l'ossification normale du cartilage : d'abord la substance fondamentale du cartilage s'infiltre de chaux ainsi que les capsules ; ensuite les cellules proprement dites se multiplient par division continue en produisant plusieurs générations successives de jeunes cellules, tandis que la masse calcifiée disparaît par résorption. Ces jeunes cellules se transforment les unes en cellules médullaires et graisseuses, en vaisseaux, etc. ; les autres en ostéoblastes qui se modifient d'après un mode semblable à celui que nous avons mentionné plus haut.

L'os nouvellement formé est habituellement très-poreux, richement pourvu de vaisseaux et de moelle. Ce n'est ordinairement que plus tard qu'il devient analogue à l'os normal par le dépôt de masses osseuses concentriques dans les lacunes du tissu poreux. Souvent le tissu osseux compacte devient plus tard poreux par résorption, et en cela les phénomènes de l'ossification pathologique ressemblent encore à ceux de l'ossification normale.

L'accroissement du tissu osseux de nouvelle formation se fait comme celui de l'os normal, par l'intermédiaire du tissu conjonctif ou osseux avoisinant.

Les opinions sont encore fort divisées sur les phénomènes si compliqués de l'ossification normale. L'une est soutenue surtout par Sharpey, Bruch, H. Müller, Gegenbauer et Landois, tandis que l'autre est défendue par Lieberkühn, qui admet une transformation directe du cartilage en os. La même divergence règne entre Gegenbauer et Waldeyer, sur la part que prennent les ostéoblastes à la production de la substance fondamentale. Les expériences faites par Duhamel, puis par Flourens, J. Müller, etc., et récemment par Lieberkühn, qui nourrissaient des animaux adolescents avec de la garance pour étudier le mode d'accroissement en épaisseur des os, n'ont pas encore été instituées en pathologie.

Le tissu osseux de nouvelle formation subit les mêmes métamorphoses que le tissu normal : inflammation, suppuration, nécrose, etc., sans compter la résorption et la sclérose.

La néoplasie osseuse s'observe sous forme de régénération, d'hypertrophie, de tumeur et de métamorphose osseuse de tissus de nature différente (conjonctif et cartilagineux). C'est la régénération qui présente le plus d'importance pratique.

A. — Régénération du tissu osseux.

Cette régénération est très-fréquente, et ses causes les plus ordinaires sont les fractures. On l'observe habituellement aussi à la suite de plaies par instruments tranchants et piquants ou par armes à feu, après les amputations, plus rarement à la suite de trépanations et de résections, d'extirpations d'os, de nécrose, etc.

Dans tous ces cas, l'os se reproduit plus ou moins complétement, et la guérison se fait par première intention ou bien après formation préalable de pus et de granulations. Dans le premier cas, on observe d'abord une prolifération des corpuscules conjonctifs et principalement de ceux du périoste ; les canalicules de Havers et la substance médullaire s'accroissent légèrement ; ensuite l'ossification se produit. Dans le dernier cas, il y a un certain nombre de cellules nouvellement formées qui se détruisent après avoir constitué des globules de pus ; des granulations vasculaires prennent naissance et, quand la suppuration a cessé, produisent du tissu osseux.

Dans la consolidation des fractures, la régénération osseuse s'effectue de la manière suivante : le sang épanché lors de la production de la fracture ne contribue probablement pas à la formation du cal ; il l'entrave même quand il est en grande quantité. Il se résorbe après avoir subi la métamorphose graisseuse, pigmentaire, etc. C'est le périoste qui prend la part la plus essentielle à la formation du cal : dans les premiers jours qui suivent la lésion, il se gonfle (et parfois aussi les parties molles environnantes) par suite d'un afflux considérable de liquide nutritif provenant des vaisseaux congestionnés, et notamment par suite d'une abondante néoplasie de cellules formatives ; il prend une teinte rougeâtre et une apparence gélatineuse. Il donne naissance au *cal provisoire* ou *extérieur*, qui forme autour du point fracturé une espèce de capsule ou d'anneau. Toutefois il est démontré que le périoste n'est pas indispensable pour la formation du cal, car celui-ci se produit aussi dans les points où cette membrane manque en partie ou en totalité, par exemple à l'insertion de certains tendons et muscles. La membrane et le tissu médullaires participent aussi à la formation du cal ; ils produisent le cal interne qui constitue une masse solide en forme de cône ; ils donnent également naissance, dans une certaine mesure, aux vaisseaux osseux de l'endroit de la fracture, constituant le *cal moyen ou intermédiaire*. Dans certains cas, le tissu conjonctif intermusculaire et interfibrillaire, peut-être même le tissu musculaire et le cartilage (aux extrémités articulaires) contribuent à former le cal. Lorsque les ostéoblastes sont formés et qu'il s'est produit un tissu conjonctif vasculaire, riche en cellules et homogène, ou bien, en certains points, du cartilage hyalin ou fibreux (lequel s'observe exclusivement dans la plupart des cas de fracture chez les animaux), des sels calcaires commencent à se déposer dans la substance intermédiaire des cellules. Cette infiltration se produit ordinairement sous forme réticulée, de telle sorte qu'il reste des amas de cellules non calcifiées et plus ou moins régulièrement distribuées, qui donnent à l'os nouveau et encore très-vasculaire une apparence poreuse. Enfin, l'infiltration calcaire continuant, il se forme une substance osseuse compacte principalement dans le cal moyen et le cal interne, et jusqu'à un certain point dans le cal provisoire : *cal définitif*. Une partie de celui-ci se résorbe; le gonflement qui existait à l'endroit de la fracture peut ainsi se dissiper tout à fait et la cavité médullaire se rétablir plus ou moins complétement.

Tous ces phénomènes varient considérablement dans chaque cas particulier, d'après le genre de fracture (*fracture complète ou incomplète; fissure, infraction; fracture transversale, oblique, longitudinale; fracture simple, multiple, comminutive*); d'après l'étendue dans laquelle le périoste est déchiré ; d'après l'écartement des fragments, le volume de l'extravasat, l'espèce d'os, etc.

La distinction établie par Dupuytren entre le cal provisoire et le cal définitif n'a plus rien de fondé, du moins en ce qu'elle fait considérer les deux formes de cal comme différant par le mode, le lieu et l'époque de développement. Il vaut mieux en conséquence ne distinguer le cal qu'en externe, interne ou intermédiaire. Toutefois, au point de vue histologique, le cal provisoire diffère essentiellement du cal définitif.

A la suite de fractures avec écartement considérable des fragments, ou bien à la suite de fractures compliquées, il se forme parfois un cal volumineux et irrégulier qui ne se résorbe jamais ou seulement d'une manière incomplète (*cal luxuriant, osteoma fracturæ*).

Si les extrémités fracturées sont placées l'une sur l'autre, le cal est produit principalement par le périoste et les parties molles environnantes. Le canal médullaire se ferme aux extrémités, et une partie de la substance compacte des extrémités fracturées se résorbe, surtout les angles et les pointes.

Dans la guérison des résections, il se produit une ankylose osseuse qui est à désirer pour les articulations du genou et du pied ; ou bien il reste une mobilité plus ou moins prononcée. Les extrémités osseuses réséquées, qui parfois prennent une forme analogue à celle de l'ancien os, sont ordinairement rattachées par des cordons fibreux si mous qu'ils permettent une mobilité assez grande. Il est rare de voir se développer une véritable articulation, pourvue de cartilages, de cavité et de capsule articulaires.

La régénération d'os entiers est rare.

Je possède la clavicule d'une femme, détachée depuis quarante ans par une périostite suppurante : il s'est formé un nouvel os qui présente presque la forme de l'ancien et qui fonctionne tout à fait normalement.

B. — *Hypertrophie du tissu osseux.*

Elle s'observe soit comme hypertrophie proprement dite, soit comme transition à la tumeur osseuse.

a. L'*hypertrophie des os* dans le sens étroit du mot peut être *totale* (chez les géants) ou *partielle; congéniale* (doigts et orteils) ou *acquise* (saillies normales des os au point d'insertion des muscles chez les individus qui travaillent fortement; le crâne des hydrocéphales, etc.).

b. L'*élongation* ne s'observe que sur les os longs et volumineux : elle est spontanée après l'ostéomyélite, la nécrose, les fractures, parfois aux moignons d'amputation, sous les grands ulcères des pieds, etc.

c. L'*hyperostose*, c'est-à-dire l'augmentation en épaisseur, soit de l'os tout entier sauf les sutures et les articulations, soit d'une partie seulement, atteint tantôt la substance corticale seule (*hyp. externe*), tantôt la substance médullaire (*hyp. interne ou sclérose*), tantôt l'une et l'autre à la fois.

d. L'*ostéophyte*, qui est constitué par une production osseuse adhérant solidement à la surface de l'os et différant de celui-ci par sa texture spongieuse et la richesse de sa vascularisation, se présente sous forme de masse diffuse et veloutée, d'esquilles ou de feuillets, de verrues ou de stalactites, d'épines ou de crochets, de chou-fleur ou bien de masse étendue et solidifiée sur la surface de l'os.

Dans la périostite ossifiante, les ostéophytes naissent du périoste et, d'après Billroth, de la surface de l'os, par ossification des petits vaisseaux des granulations de la surface osseuse.

e. On donne le nom d'*exostose* à une production osseuse en forme de tumeur adhérant solidement à l'os. On distingue l'*hyperostose circonscrite;* l'exostose en forme d'aiguillon ou de crête aiguë; l'exostose arrondie à bords compactes et à centre spongieux, et l'*énostose,* c'est-à-dire l'exostose de l'intérieur de l'os.

C. — *Tumeur osseuse. Ostéome.*

On donne ce nom à une tumeur dans laquelle l'ossification constitue le terme régulier, typique du développement, tandis que, dans
certains enchondromes ou fibromes, etc., ce processus n'est qu'accidentel. L'ostéome renferme soit du tissu osseux seulement avec des
vaisseaux et le périoste (*ostéome dur ou éburné*); soit en outre une
masse spongieuse remplie de moelle (*ostéome spongieux*); soit de
grandes cavités médullaires qui parfois constituent la plus grande
partie de la tumeur (*ostéome médullaire ou myéloïde*).

D'après son point d'origine, l'ostéome peut être *hyperplastique* ou *hétéroplastique* (dans le cerveau, les poumons, etc.). Suivant le tissu qui les produit, on
distingue ceux qui proviennent du tissu conjonctif et ceux qui dérivent du cartilage :
la plupart des ostéomes naissent du tissu conjonctif; l'*exostose cartilagineuse* qui se
compose de tissu osseux compacte ou spongieux et dont la surface est revêtue d'une
mince couche de cartilage (se produisant surtout sur les os longs) ; l'*ostéome hyperplastique* (exostose ordinaire, ostéomes tendineux, aponévrotique et apophysaire,
ostéome ordinaire et discontinu); sont ordinairement simples, rarement multiples
(rhumatisme noueux des vieillards et des enfants, exostoses syphilitiques). Les
ostéomes hétéroplastiques, surtout les ostéomes tendineux, etc., passent par gradations à l'ostéome hyperplastique. Quelquefois ils sont situés dans le voisinage des
os (*ostéome parostéal*) et surtout autour des articulations atteintes d'inflammation
chronique, dans l'arachnoïde cérébrale et spinale, dans la dure-mère du cerveau, etc.
Parfois ils en sont éloignés par exemple à l'intérieur des centres nerveux, de l'œil,
des poumons, etc. (Voy. Virchow, *Die krankh. Geschw.*, II, p. 1.)

D. — *Transformation de tissus divers en tissu osseux.*

Elle est très-fréquente, mais habituellement elle ne présente que
peu d'importance pratique, car elle ne prend guère d'extension, ou
bien elle n'est qu'un phénomène secondaire de processus plus importants, spécialement du marasme sénile, d'inflammations chroniques et de diverses néoplasies.

On observe souvent la transformation du tissu conjonctif normal en
tissu osseux avec infiltration calcaire concomitante, dans les tendons,
les fascias, les ligaments intermusculaires et interosseux ; dans le
voisinage des articulations atteintes d'inflammation chronique ; dans
les symphyses et les synchondroses, dans la dure-mère du cerveau et
surtout dans la faux ; dans l'arachnoïde cérébrale et spinale ; dans le
cerveau même ; dans les valvules du cœur et dans la paroi des gros
vaisseaux, surtout des artères ; dans la peau, les poumons, la choroïde, le corps vitré, les yeux atrophiés, etc.

On rencontre la même métamorphose dans le tissu conjonctif de nouvelle formation ; dans les pseudo-membranes des séreuses, surtout des plèvres ; dans le tissu conjonctif nouvellement formé qui entoure les articulations atteintes d'inflammation chronique ; dans le tissu cellulaire interlobulaire hypertrophique des poumons ; dans les cicatrices de la peau ; dans les fibromes, les enchondromes, les kystes, les carcinomes et principalement dans les tumeurs qui naissent de l'os ou du périoste, plus rarement dans celles qui n'ont aucun rapport avec ces organes. Le tissu osseux est compacte ou spongieux, ou bien l'un et l'autre à la fois ; il est ordinairement peu abondant relativement à la tumeur ; parfois cependant il existe en quantité considérable.

La métamorphose du tissu cartilagineux en tissu osseux s'observe comme phénomène sénile presque régulier ; il en est de même à la suite de plaies et d'inflammations chroniques des parties environnantes dans les cartilages du larynx, surtout les cartilages thyroïde et cricoïde, dans ceux de la trachée, des bronches et des côtes ; rarement dans ceux des articulations et du nez ; on la rencontre aussi dans les tumeurs cartilagineuses sous forme d'écorce osseuse ou de noyau cartilagineux.

VII. — NÉOPLASIE DE TISSU CARTILAGINEUX.

J. Müller, *Arch. d. Anat., Phys.*, u. s. w., 1856, CCXX. — *Geschwülste*, 1858, p. 31. — Herz, *De enchondromate.* Erlangen, 1843. — Schaffner, *Ueb. d. Enchondrom.* Würzb., 1845. — Range, *De enchondromate.* Halle, 1848. — Fichte, *Ueb. d. Enchondr.* Tüb., 1850. — Redfern, *Monthly Journ. of med. Sc.*, sept. 1851. — Virchow's *Arch.*, 1853, V, p. 216. — *Würzb. Verh.*, VII. — *Entwickelung des Schädelgrundes*, 1857. — *Die kkh. Geschw.*, 1863, I, p. 435. — Scholz, *De enchondr.* Varsov., 1855. — O. Weber, *Die Knochengeschw.*, 1856. — Virch. *Arch.*, XXXV, p. 501. — H. Meckel, *Ann. d. Char.*, 1856, VII, p. 60.

En général, le tissu cartilagineux de nouvelle formation présente les mêmes propriétés que le cartilage normal, fœtal ou développé, et le plus souvent il est constitué par la variété hyaline. Il provient soit du tissu cartilagineux même, soit surtout du tissu conjonctif ou, ce qui est très-rare, du tissu osseux. Dans le premier cas, les cellules cartilagineuses se divisent et sécrètent de la substance fondamentale nouvelle. Parfois il se produit, de même que dans le développement en épaisseur du cartilage normal, une métamorphose des couches inférieures du périchondre en tissu cartilagineux. Cette métamorphose s'observe parfois aussi dans le tissu conjonctif d'autres régions. Toutefois, dans la plupart des cas, le tissu cartilagineux naît du tissu conjonctif de la façon suivante : les corpuscules se divisent et se transforment en cellules indifférentes lesquelles se changent ensuite en cellules cartilagineuses et sécrètent de la substance fondamentale. Il n'offre rien de particulier dans son développement, ni dans son accroissement ; il en est de même de la plupart de ses altérations.

La néoplasie cartilagineuse s'observe très-souvent comme état intermédiaire entre l'hypertrophie et la tumeur ; elle se rencontre rarement sous forme d'atrophie ou de tumeur simple, et jamais sous forme de régénération de cartilage.

Les plaies des cartilages guérissent très-lentement, ordinairement en plusieurs semaines et presque toujours par l'intermédiaire de tissu conjonctif. Dans les plaies légères et non compliquées, les cellules de cartilage se multiplient dans le voisinage de la surface mise à nu, tandis que la substance fondamentale se ramollit : les cellules de nouvelle formation abandonnent leur capsule, arrivent à la surface de la plaie et produisent du tissu conjonctif ordinaire. Dans les plaies profondes et compliquées, on observe les mêmes altérations dans une plus grande étendue, et les vaisseaux du périchondre donnent naissance à des vaisseaux nouveaux.

D'après Reiz (Stricker, *Ber. d. Wien. Acad.*, LV, p. 501; 1867), la plaie de la trachée se remplit d'abord d'une substance fibreuse et parsemée de noyaux, et les corpuscules cartilagineux envoient des prolongements filiformes d'une surface à l'autre.

Il est encore douteux qu'une vraie suppuration se produise dans le cartilage.

La néoplasie de tissu cartilagineux se présente sous forme de :

1° *Cal cartilagineux*, parfois dans la guérison des fractures chez l'homme et surtout chez certains animaux ;

2° *Revêtement d'articulations nouvelles;* à la suite de luxations et de résections ; dans les pseudarthroses ;

3° *Épaississement uniforme du cartilage*, par exemple des bronches dans certains cas de bronchiectasies ;

4° *Végétation cartilagineuse ou ecchondrose,* constituant de petites tumeurs, uniques ou multiples, qui se rencontrent souvent aux côtes, au larynx et à la trachée, aux cartilages articulaires, particulièrement à la symphyse du pubis, dans l'arthrite déformante à la périphérie des articulations, etc.; elles sont sans importance pratique (la prétendue *ecchondrose sphéno-occipitale* n'est qu'un reste de la corde dorsale du fœtus);

5° *Végétation dendritique*, c'est-à-dire de productions villeuses, plus ou moins volumineuses, constituées principalement par du tissu conjonctif vasculaire. On les observe sur les synoviales, le cartilage ou le périoste articulaires, surtout au genou. Les masses cartilagineuses pédiculées des cavités articulaires (dont le volume peut atteindre celui d'une noisette), deviennent parfois libres et, dans certains cas, après calcification ou ossification préalables (*corps libres articulaires*) ;

6° *Tumeur cartilagineuse; enchondrome; chondrome*. Tumeur circonscrite, parfois diffuse, de volume variable, ordinairement unique, de forme arrondie, à surface lisse, granulée ou lobulée. Elle ne se compose presque jamais de cartilage pur ; parfois elle renferme toutes les variétés de ce tissu et presque toujours du tissu conjonctif vasculaire. Ce dernier constitue la capsule de la tumeur, ou bien il la pénètre quand elle est formée de plusieurs lobes.

Il en résulte que la coupe de l'enchondrome varie notablement pour la coloration , la consistance, etc. : ces variations dépendent surtout de la nature du cartilage qui le compose : cartilage hyalin (le plus fréquemment) , cartilage réticulé (plus rare et seulement avec d'autres espèces de cartilage), ou fibro-cartilage à substance fondamentale homogène ou fibreuse : *enchondrome dur*; ou bien muco-cartilage se composant d'une substance fondamentale muqueuse renfermant des cellules cartilagineuses rondes, ovales, étoilées, etc. : *enchondrome mou ou gélatineux*. Chacune de ces variétés constitue exclusivement la tumeur, ou bien elles se réunissent dans la même production ; dans ce dernier cas, elles sont nettement séparées ou bien elles se confondent insensiblement. Les variations de la coupe dépendent encore de la nature, de la quantité et de la distribution du tissu conjonctif, plus ou moins vasculaire, qui existe toujours dans ces tumeurs ; la quantité de ce tissu varie tellement que certains enchondromes sont pris à l'œil nu pour des tumeurs fibreuses, dans lesquelles il n'existerait pas de cartilage ou seulement quelques îlots cartilagineux. Il constitue surtout les cloisons intérieures qui renferment les vaisseaux.

L'enchondrome mou ou gélatineux renferme des cellules étoilées très-volumineuses : il est très-humide et il présente une surface de section gluante comme le blanc d'œuf. S'il renferme beaucoup de mucus, on a l'*enchondrome muqueux* que l'on ne doit pas confondre avec le ramollissement secondaire d'autres enchondromes. S'il contient des cellules étoilées, on a alors affaire à l'*enchondrome étoilé* de Meckel ; a l'*enchondrome myxomatoïde* de Virchow, quand le cartilage domine, et au *myxome cartilagineux*, quand le tissu muqueux l'emporte. Si l'enchondrome mou contient une substance fondamentale albuminoïde, c'est l'*enchondrome albumineux* de Virchow.

L'examen microscopique de l'enchondrome y a fait découvrir plusieurs différences de structure relativement à celle du cartilage normal, embryonnaire ou formé. La quantité des cellules cartilagineuses est ordinairement beaucoup plus variable que dans le cartilage normal; parfois elle est minime; parfois au contraire elle est si considérable que les cellules s'aplatissent les unes contre les autres. Leur disposition, leur volume et leur forme varient tout autant : elles sont quelquefois fusiformes ou étoilées et mobiles, de sorte que ces tumeurs ressemblent d'autant plus au tissu muqueux que la substance fondamentale est en même temps molle et même presque fluide. Tantôt la membrane cellulaire est double comme dans le cartilage normal, tantôt elle se compose de plusieurs couches concentriques; tantôt elle est simple (*enchondrome ostéoïde*); tantôt, enfin, il paraît ne pas exister de membrane, de sorte que les noyaux semblent déposés librement dans la substance fondamentale. On rencontre ordinairement des gouttes de graisse dans le contenu cellulaire. Le noyau est unique ou multiple, de volume et de forme variables, parfois ramifié et souvent en voie de métamorphose graisseuse ou d'atrophie simple. La substance fondamentale est plus ou moins abondante et ses propriétés sont variables.

Il est encore un grand nombre d'autres différences qui sont dues aux métamorphoses qui se produisent fréquemment dans les éléments de l'enchondrome. A part celles qui se rencontrent également à un degré plus ou moins élevé dans le cartilage normal (*infiltration graisseuse et calcaire des cellules, trouble et striation de la substance fondamentale*), nous devons surtout mentionner les suivantes :

La *vascularisation*, qui dans certains enchondromes, est le précurseur de l'ossification et, dans d'autres, aboutit à la téléangiectasie;

La *calcification*, qui atteint les cellules, la substance fondamentale, ou bien ces deux éléments à la fois ;

L'*ossification*, qui s'observe dans l'enchondrome des parties molles et surtout dans celui des os : elle se produit tantôt dans certaines parties, centrales ou périphériques, de la tumeur ; tantôt dans toute l'étendue de celle-ci ; tantôt dans la périphérie, de manière à lui constituer une écorce osseuse; tantôt, enfin, dans une moitié de l'enchondrome, par exemple, pour l'enchondrome du périoste, dans les parties qui regardent celui-ci ;

La *tuberculisation*, qui consiste en une transformation, ordinairement partielle, de l'enchondrome en une substance analogue au tubercule jaune;

Le *ramollissement*, constitué par une métamorphose graisseuse des cellules et une dégénérescence muqueuse de la substance fondamentale. Il forme un nombre plus ou moins grand de foyers, ou bien il atteint toute la masse de la tumeur, surtout dans les enchondromes des os, mous et volumineux. Les points ramollis offrent la consistance d'une bouillie, du miel ou de la synovie; la substance est claire ou trouble, d'un

blanc jaunâtre ou rougeâtre ; parfois elle renferme encore de petits débris de cartilage. La surface interne de la cavité est rarement lisse ; ordinairement elle est rendue inégale par des masses de cartilage normal ou incomplétement ramolli. Dans
le premier cas, on a affaire à l'*enchondrome kystique ou cystoïde*. Parfois ces cavités s'ouvrent au dehors : *ulcère enchondromateux ordinaire ou fistuleux*.

L'enchondrome se rencontre surtout chez les individus jeunes ; parfois même il est congénital. Il atteint le plus souvent les os, et surtout
au centre, particulièrement les os de la main chez l'enfant ; on le trouve
aussi à la périphérie et sur le périoste, notamment chez les adultes ;
nous citerons surtout, outre les os de la main et du pied, le fémur, le
tibia, l'humérus, les os du bassin, les côtes et la mâchoire supérieure :
les articulations sont presque toujours préservées, même quand les
deux os de l'article deviennent enchondromateux, par exemple les os
de la main et du pied, ceux du genou, etc. ; les parties molles environnantes restent aussi le plus souvent intactes. Il est plus rare de
rencontrer l'enchondrome sous la peau, entre les muscles, les tendons, les ligaments, les viscères ; sur les fascias ; dans le voisinage
et dans l'intérieur des glandes (particulièrement fréquent dans le
testicule, les glandes parotides et sous-maxillaires, les poumons, les
mamelles, les ovaires, où on le trouve ordinairement en combinaison
avec d'autres tissus) ; dans le cerveau, l'utérus, etc.

Pour ce qui concerne l'origine de l'enchondrome, Virchow croit qu'il reste dans
les os quelques points non ossifiés du dépôt cartilagineux primitif, et que c'est en
ces points que se développe plus tard la tumeur, par exemple dans le rachitisme. L'observation en effet démontre que l'enchodrome s'observe surtout dans
les points qui, à l'état normal, s'ossifient tardivement ou irrégulièrement ; ainsi
dans le voisinage des synchondroses sphéno-occipitales, ilio-pubiennes, sacro-iliaque ;
autour des cartilages épiphysaires des os creux, etc. — L'enchodrome se produit
fréquemment encore dans le testicule non descendu, à la suite de traumatismes, de
fractures, etc.

Le développement de l'enchondrome est concentrique ou bien des
tubercules nouveaux se forment autour d'un nodule primitif. Ordinairement l'accroissement en est lent ; parfois il atteint un volume considérable et il peut alors rester stationnaire ; il est rare de le voir
grossir rapidement (certains enchondromes du testicule et de la parotide).

L'enchondrome est ordinairement unique ; dans certains cas il
s'en produit plusieurs et même un grand nombre à la fois ou successivement, spécialement dans les phalanges des doigts et des orteils
chez l'enfant, dans les poumons, etc.

La nocuité de l'enchondrome relativement à l'organe atteint et à l'organisme est en rapport avec son siége et son volume; parfois cependant il dépend de son ramollissement et de sa fonte sanieuse. Quelquefois des enchondromes nombreux produisent une véritable cachexie chez les enfants. Habituellement l'extirpation complète est suivie de guérison. Dans certains cas rares, surtout d'enchondrome mou, il se développe des tumeurs semblables dans les vaisseaux lymphatiques et sanguins correspondants, dans les ganglions lymphatiques, dans les organes internes, spécialement dans les poumons. La diffusion de l'enchondrome se fait par embolie.

Comparez le cas remarquable de O. Weber; tout récemment j'ai observé un cas analogue.

Il arrive souvent que l'enchondrome se combine avec d'autres tissus et tumeurs, surtout avec le tissu conjonctif, les tissus muqueux et graisseux, le sarcome, les kystes (ovaire), le carcinome (testicule) et l'adénome (glandes salivaires).

L'enchondrome ostéoïde (Virchow) donne par la coction de la colle et non de la chondrine ; les cellules sont dépourvues de capsules et librement déposées dans la substance intercellulaire ; elles sont ordinairement petites, rarement rondes; le plus souvent elles sont allongées, fusiformes ou lenticulaires, parfois munies de prolongements. La substance intercellulaire est très-abondante, vasculaire, non fibrillaire et constitue des feuillets, des trabécules ou des réseaux au milieu desquels il est souvent difficile de reconnaître les cellules : il en résulte une grande analogie de cette tumeur avec le fibrome. — Les enchondromes ostéoïdes constituent en partie les tumeurs osseuses les plus volumineuses : ordinairement elles embrassent l'os tout entier. C'est aux extrémités fémoro-tibiales du fémur et du tibia qu'ils sont le plus fréquents. Ils n'ont habituellement pas d'écorce osseuse. Tantôt ils ne contiennent que peu de sels calcaires et ils peuvent être coupés; tantôt ils doivent être sciés, surtout vers la base. Leur terminaison régulière est l'ossification, rarement le ramollissement. On en observe également la métastase dans les organes internes.

VIII. — NÉOPLASIE DE TISSU MUSCULAIRE.

J. Vogel, *Icon. hist. pathol.*, 1845, Taf. IV. — O. Weber, *in* Virch. Arch., 1854, VII, p. 115. — *Berl. méd. Centralbl.*, 1863, n° 34. — Virch. Arch., XXXIX, p. 216. — Billroth, *in* Virch. Arch., 1855, XIII, p. 455; IX, p. 172. — Wittich, *Königsb. Jb.*, 1861, III, p. 49. — Peremeschko, *in* Virch. Arch., 1863, XXVII, p. 116. — Colberg, *Deutsche Kl.*, 1864, n° 19. — Zenker, *Ueb. d. Veränd. d. willk. Muskeln im Typh. abd.*, 1864, p. 51. — Virchow, *Die krkh. Geschw.*, 1867, III, 1, II. p. 96. — Neuman, *Arch. d. Heilkunde*, 1868, IX, p. 564.

La *néoplasie de substance musculaire* se produit sous forme de régénération, d'hypertrophie et de tumeur de fibres striées ou lisses; et elle est fréquente dans la plupart de ces formes.

1. — *Néoplasie de fibres musculaires striées.*

A. — Régénération de fibres musculaires striées.

Elle se rencontre soit à la suite de pertes de substance par dégénérescence quand le faisceau primitif se métamorphose, se détruit et disparaît tandis que le stroma et les vaisseaux persistent ; soit après les pertes de substance par destruction, c'est-à-dire qui sont produites par des sections, des déchirures (autour des fractures osseuses, etc.), des plaies traumatiques en général, la suppuration, etc., détruisant tous les éléments musculaires : fibres, stroma, vaisseaux et nerfs. La régénération prend son point de départ dans le périmysium, dans le sarcolemme, surtout dans les noyaux du muscle et peut-être aussi dans ceux des capillaires, etc., et elle se produit suivant un mode qui n'est pas encore bien connu, mais probablement analogue à la néoplasie musculaire physiologique.

Les opinions sont encore très-partagées sur l'origine des fibres musculaires de nouvelle formation ; suivant la plupart des observateurs, ce sont les corpuscules musculaires qui y prennent la plus grande part. D'après Buhl (*Ztschr. f. Biol.*, 1865, I, p. 263), le développement du muscle, tant normal que pathologique, ne prend pas son point de départ dans les corpuscules conjonctifs ; il prétend, ainsi que l'admettent Remak et d'autres, qu'il résulte d'une division préalable des noyaux musculaires suivant l'axe transversal et longitudinal du faisceau et que c'est ainsi que l'on doit comprendre l'élongation et la multiplication des faisceaux primitifs. La division longitudinale du noyau donne naissance aux séparations et aux fentes longitudinales des faisceaux. Buhl, par conséquent, a soutenu, relativement à la néoplasie musculaire, l'opinion que Thiersch a défendue pour l'épithélium (voy. plus bas). — D'après Neumann, la régénération des muscles métamorphosés dans le typhus a lieu par division longitudinale des anciennes fibres. Le sarcolemme se transforme en substance fondamentale du périmysium. Les noyaux des fibres musculaires ne jouent aucun rôle dans ce processus. — D'après les recherches expérimentales de Weber, au deuxième jour après la lésion, on trouve déjà de jeunes cellules musculaires, et, dès le début de la seconde semaine, elles sont très-allongées, étroites et ressemblent aux faisceaux primitifs. Après quatre semaines, les jeunes muscles sont complétement développés.— Maslowsky (*Wien. Wochenschr.*, 1868, n° 12) fait provenir les fibres striées, dans le processus de régénération, en grande partie des globules blancs du sang extravasés.

a. La *régénération musculaire restitutive* qui se produit après les pertes de substance par dégénérescence, s'observe presque régulièrement dans toutes les maladies fébriles graves, spécialement dans le typhus abdominal ou exanthématique (dans les fibres musculaires détruites par métamorphose granuleuse, cireuse ou graisseuse, voy.

p. 334), dans la trichinose (voy. p. 150), souvent dans l'atrophie musculaire progressive et la paralysie essentielle des enfants, dans les paralysies traumatiques et saturnines, etc.

Wittich (*l. c.*), le premier, a démontré la régénération physiologique des fibres musculaires striées : chez les grenouilles dont les fibres musculaires anciennes disparaissent pendant le sommeil hibernal, par métamorphose graisseuse, il se produit une régénération très-étendue de ces fibres. Weissmann a observé le même fait chez une grenouille qui, mesquinement nourrie pendant l'hiver, avait considérablement maigri, et qui, aux mois de mai et de juin, reçut une nourriture abondante (*Ztschr. f. rat. Med.*, C. X., p. 279). — Kölliker, *Hdb. d. Gewebl.*, 1862, p. 214. — Colberg, *l. c.* Zenker, *l. c.* — Observations cliniques de Duchenne, de Boulogne : *de l'Électrisation localisée*, 1855, 2ᵐᵒ éd., etc.

b. La *régénération musculaire reconstitutive*, qui comble les pertes de substance par destruction, ne s'observe que dans certains cas ; le plus souvent il ne se produit qu'un tissu conjonctif cicatriciel vasculaire.

(Deiters, *Arch. f. Anat.*, *Physiol.*, etc., 1861, p. 393. — Peremeschko, *l. c.*, Weber, *l. c.*)

B. — Hypertrophie de fibres musculaires striées.

Fréquente ; elle s'observe ordinairement sous forme d'hypertrophie des travailleurs dans les muscles du tronc et des extrémités, ainsi que dans le cœur ; on la rencontre parfois aussi dans la langue et elle est due alors à des causes inconnues. Elle est d'une grande importance pratique, tant dans cette dernière région où elle constitue un mal grave qui nécessite souvent une opération, que dans le cœur et les muscles respiratoires, où elle agit comme compensatrice d'affections existantes des poumons, du cœur et des gros vaisseaux ; si les fibres musculaires de nouvelle formation dégénèrent ou disparaissent, la compensation cesse de se produire. Cette hypertrophie consiste en une augmentation de volume des fibres préexistantes et en une production de nouvelles fibres. Dans les muscles du tronc et des extrémités, l'hypertrophie est ordinairement le résultat d'une exagération d'activité (chez les manœuvres, les gymnastes, les danseurs, etc.); dans les muscles respiratoires, y compris le diaphragme, elle est due à la difficulté des mouvements respiratoires (spécialement dans l'emphysème); dans le cœur, elle est bilatérale ou unilatérale et se produit dans le ventricule comme dans l'oreillette ; elle est la conséquence d'une suractivité fonctionnelle et constitue l'*hypertrophie concentrique, simple et excentrique.*

(Vogel, *l. c.* Bardeleben, *Virch. Arch.*, I. p. 487. — Lebert, *Traité d'anat. pathol.*, I, p. 448. Förster. Hdb., p. 804. *Spec. pathol. Anat.*, 2me éd. 1863, p. 659. Heschl., *l. c.*, p. 171. Budge, *Arch. f. phys. Heilk.*, 1858, p. 71. Margo, *Neue Untersuch. üb. d. Entw. d. Muskelf.*, 1861. Friedreich, *Krkh d. Herzens.*, 1861, p. 286. O. Weber, *l. c.*)

C. — *Tumeur musculaire.*

(Rhabdomyome. Myome striocellulaire. Myosarcome. Myome vrai.)

La tumeur de fibres musculaires striées s'observe rarement à l'état pur (cœur, langue, tronc, extrémités, testicules); elle se présente ordinairement à l'état de tumeur mixte et cystoïde, renfermant encore un grand nombre d'autres tissus, dans les testicules et les ovaires, à la région anale, peut-être aussi dans le cerveau et quelquefois dans d'autres tumeurs (kéloïde, carcinome).

Observations de Rokitansky, Virchow, O. Weber, Billroth, Benjamin, Senftleben, Walmann, Recklinghausen, Lambl, l'auteur, Buhl. — D'après Buhl (*l. c.*), qui nie la néoplasie d'éléments anatomiques spécifiques chez l'adulte, les fibres musculaires striées se seraient déjà anormalement déposées dans le testicule ou l'ovaire chez l'embryon.

2. — *Néoplasie de fibres musculaires lisses.*

Elle s'observe sous forme d'hypertrophie ou de tumeur; on ne l'a pas encore rencontrée sous forme de régénération.

A. — *Hypertrophie de fibres musculaires lisses.*

Elle consiste en une augmentation de volume et surtout de quantité de ces fibres. On l'observe souvent dans l'estomac, l'intestin, l'œsophage, l'utérus, la vessie, la prostate, etc.; elle est due à des causes diverses et généralement à une activité exagérée de ces organes prenant sa source dans une irritation, notamment l'inflammation, ainsi que dans l'existence de rétrécissements entre l'organe hypertrophié et la surface du corps (sténoses de l'œsophage, du pylore, de l'urèthre, etc.). Dans ce dernier cas, il arrive souvent que l'hypertrophie compense si parfaitement le rétrécissement, que les conséquences nuisibles de celui-ci ne se manifestent que lorsque l'hypertrophie disparaît par une cause quelconque, souvent par métamorphose graisseuse. L'hypertrophie atteint presque toujours en même temps le tissu conjonctif intermédiaire des organes membraneux, le tissu conjonctif de la séreuse et du tissu sous-séreux, de la muqueuse et du tissu sous-muqueux, et dans la prostate le tissu de la glande. Ordinairement les fibres musculaires de nouvelle formation ressemblent complétement aux fibres normales ; mais le plus souvent il s'en produit en outre qui sont très-larges et très-longues. L'hypertrophie résulte probablement de la division des fibres préexistantes.

Dans un cas d'empyème ancien enkysté, Arnold (*Virch. Arch.*, XXXIX, p. 270) a trouvé, à la face interne du kyste, des fibres musculaires de nouvelle formation en quantité telle qu'elles constituaient un revêtement musculeux continu assez épais. Elles provenaient de cellules arrondies et pour la plupart situées vers l'intérieur. — Leo Wolf avait observé auparavant un cas tout à fait semblable dans la plèvre et le péricarde (*Heidelb. Diss.* 1852).

Dans toutes les formes de la maladie de Bright chronique, Johnson (*Royal med. and. chir. Soc.*, Dec. 1867) a trouvé la couche musculaire des petites artères rénales fortement hypertrophiées.

D'après Kölliker (*Z. f. wiss. Zool.*, I. p. 72), Förster (*Hdb.* p. 260), Arnold, etc., les fibres musculaires lisses proviennent du tissu conjonctif, et d'après Moleschott et l'iso-borme (*Untersuch. z. Naturl.*, IX, p. 5), des fibres musculaires elles-mêmes par division longitudinale, par ramification et bourgeonnement.

On observe le grossissement et la néoplasie physiologiques des fibres musculaires lisses dans les organes génitaux de la femme à la suite de la conception. Vers la fin de la gestation, l'utérus a augmenté de masse vingt-quatre fois environ, et cette augmentation est due principalement au tissu musculaire ; les fibres grossissent considérablement (de trois à onze fois en longueur et de deux à cinq fois en largeur), et jusqu'au sixième mois de gestation il s'en forme un grand nombre de nouvelles ; le tissu conjonctif intermusculaire augmente également (Kölliker). — Les ligaments ronds, ainsi que les faisceaux musculaires qui partent de la couche musculeuse externe de l'utérus pour pénétrer entre les deux feuillets des ligaments larges, augmentent aussi considérablement de volume pendant la grossesse, et dans d'autres circonstances encore ils acquièrent une force inusitée. C'est ce que Luschka a vu à un degré élevé notamment dans des cas où les ligaments larges avaient subi un tiraillement marqué et continu, particulièrement dans le prolapsus utérin ancien. (Müller's *Arch.*, 1862, p. 204.)

B. — *Tumeur de fibres musculaires lisses.*

(Myome. Léiomyome. Fibroïde. Fibro-myome, dans le sens restreint. Myofibrome.)

Cette tumeur est généralement analogue au fibrome ordinaire (p. 400) ; elle est habituellement petite, ronde, nettement circonscrite et facile à énucléer. La coupe en est lisse ou un peu raboteuse, luisante et, d'après la quantité de fibres musculaires, soit analogue à celle du fibrome, soit rouge grisâtre, molle, irrégulièrement striée, soit enfin composée de petites tumeurs diffuses, arrondies et très-adhérentes entre elles ; parfois elle présente des couches concentriques. Outre le tissu conjonctif ordinaire et les vaisseaux, le microscope y fait découvrir un nombre variable de fibres musculaires organiques; ordinairement elles constituent presque uniquement la tumeur ; dans quelques cas, elles n'en forment que la plus petite partie. Tantôt les fibres sont enclavées dans un tissu cellulaire plus ou moins abondant ; tantôt elles forment des traînées d'épaisseur variable.

Le myome s'observe le plus souvent dans le corps de l'utérus ou dans les parties voisines, et il peut être unique ou multiple : il siége au milieu de la substance musculaire (*fibrome interstitiel*), sous la séreuse qu'il distend parfois de manière à s'en former un pédicule (*fibrome sous-séreux*), ou bien sous la muqueuse (*fibrome polypeux ou polype fibreux*). On le trouve plus rarement dans l'estomac, l'intestin, l'œsophage, la prostate (le plus souvent sous forme d'hypertrophie du lobe moyen), dans la peau, spécialement dans le scrotum.

Les métamorphoses et les combinaisons, ainsi que les conséquences du myome, sont les mêmes que celles du fibrome. Nous mentionnerons tout particulièrement le *myome caverneux* ou *téléangiectode*, qui jouit souvent de la propriété de se gonfler et de se dégonfler rapidement.

Les causes du myome sont : la vieillesse, le défaut d'exercice, le catarrhe des muqueuses atteintes, etc.

On constate parfois la production d'éléments plus ou moins analogues aux fibres musculaires lisses à côté d'autres tissus, par exemple dans l'enchondrome, le sarcome et le cancer.

IX. — NÉOPLASIE DE TISSU NERVEUX.

Arnemann, *Vers. üb. Gehirn u. Rückenmark*, 1787. — Flourens, *Ann. d. sc. nat.*, 1828, XXXIII. — Steinbrück, *de Nerv. regeneret.*, 1838 — Nasse, *Müller's Archiv.*, 1839, p. 405. — Schön, *Müll. Arch.*, 1840. — Bidder, *Müll. Arch.*, 1842. — Langer, *Bau d. Nerven*, 1842. — Brown-Sequard, *Gaz. méd. de Paris*, mars 1850. — Waller, *Müller's Arch.*, 1852, p. 392. — Bruch, *Zeitschr. f. Wissenschaftl. Zool.*, 1854, VI, p. 135. — Wedl, *Ztschr. d. Wien. Aerzte*, 1855. XI. — Lent, *de Nervorum dissectorum commutat. ac. regenerat.* Berol., 1855. — Führer, *Arch. f. phys. Heilk*, 1856, p. 248. — Marfels. *Corr. Bl. d. d. Ges. f. Psych.*, 1857. — Klob, *Ztschr. d. Wien. Aerzte*, 1858. — Buhl, *Aerztl. Bayersch. Intelligenzbl*, 1858. — Gluge et Thiernesse, *Bulletin de l'Acad. r. des sc. de Bruxelles*, 1859. — Philippeaux et Vulpian, *Gaz. méd.*, 1860, n° 27-39. — Hjelt, *Virch. Arch.*, 1860, XIX, p. 352. — Remak, *Virch. Arch.*, 1862, XXIII, p. 441. — Schiff, *Arch d. Vereins f. gemeinsch. Arb.*, I. p. 700, II, p. 415. — Neuman, *Arch. d. Heilk.*, IX, p. 193. — Virchow, *Würzb. Verh.*, I. p. 141; *Arch.*, XIII, p. 256; *D. Geschw.*, III, I. H, p. 235.

La néoplasie de tissu nerveux produit presque toujours des fibres nerveuses, très-rarement des cellules ganglionnaires. Elle se rencontre, dans le premier cas, sous forme de *régénération*, *d'hypertrophie* et de *tumeur nerveuse*.

A. — *Régénération de fibres nerveuses coupées.*

Cette régénération se produit différemment suivant que la section a été simple ou qu'elle a enlevé une portion du nerf. Dans les deux cas, le tronçon du nerf situé au-dessus de la section, reste normal (influence des organes nerveux centraux), tandis que le tronçon inférieur subit une dégénérescence, d'après les uns dans le voisinage seulement de la section, et d'après les autres dans toute son étendue jusqu'à son extrémité terminale. La dégénérescence laisse la gaîne intacte; elle atteint principalement la moelle et à un léger degré le cylindre de l'axe. Elle commence par une coagulation peu marquée de la moelle; puis celle-ci se ratatine et se divise en nombreux fragments, petits et grumeleux, qui subissent ensuite la dégénérescence graisseuse et se résorbent. D'après d'autres observateurs, la métamorphose de la moelle entraîne la confusion de la moelle avec le cylindre de l'axe, et la dégénérescence des fibres n'est autre chose, par conséquent, qu'un retour à l'état embryonnaire dans lequel cette confusion existe. Il se produit de nombreux noyaux dans la gaîne de la fibre. A la suite de *la section simple du nerf*, la gaîne cellulaire et le cylindre de l'axe se réunissent immédiatement; la moelle se détruit et le cylindre axile des fibres de l'extrémité périphérique se détruit peut-être également pour se régénérer plus tard. A la suite *d'une section avec enlèvement d'un fragment*, les fibres du tronçon phériphérique tombent en dégénérescence. Cette dégénérescence est décrite par les auteurs de diverses façons, de même que la régénération de ce tronçon et du fragment enlevé : suivant la plupart des observateurs, les noyaux du névrilème subissent d'abord une division répétée et sécrètent ensuite une substance homogène qui se transforme plus tard en matière nerveuse. Le fragment peut se régénérer quand il atteint une longueur de 1 à 4 et même 6 lignes. — D'après une opinion récente, il n'existe aucune différence essentielle entre la régénération qui se produit après une section simple, et celle qui survient quand on a enlevé une portion du nerf. Dans le tronçon central, il se forme de nouvelles fibres par formation endogène dans l'intérieur des anciennes. Dans le tronçon périphérique, elles prennent naissance dans l'intérieur des anciennes fibres dégénérées. La réunion des nouvelles fibres, formées dans les deux tronçons, se fait probablement par la pénétration des deux bords du nerf dans le tissu de granulation.

C'est après les sections simples que le tissu nerveux se régénère le plus rapidement, ainsi que le démontrent les observations chirurgicales et expérimentales; la régénération est plus lente quand on a enlevé une portion du nerf, et si celle-ci est d'une certaine longueur (1 à 2 pouces) elle ne se produit pas. Généralement les nerfs sensibles se réunissent plus facilement et recouvrent plus aisément leur capacité fonctionnelle que les nerfs moteurs. A la suite de la section d'un nerf mixte, la sensibilité se reproduit plus tôt que la motilité.

Descot a vu la guérison et l'entier rétablissement de la fonction se produire dans les nerfs coupés, après quarante jours, et Schiff l'a observée chez de très-jeunes animaux, même au bout de sept et quatorze jours. Paget (*Lect. on surg. Pathol.*) a vu dans deux cas les premières traces de sensibilité se montrer déjà au bout de quinze jours environ. — Après la section du nerf facial (dans la résection du maxillaire), la paralysie des muscles du visage qui en résulte ne disparaît habituellement que vers le deuxième ou troisième mois. D'après Laugier, les mouvements auraient été possibles au bout de deux jours après avoir fait la suture des nerfs.

La différence de rôle que remplissent les nerfs a été démontrée expérimentalement par la réunion de l'hypoglosse avec le facial (Bidder, 1842; Philippeaux et Vulpian 1863; Rosenthal 1864).

Nélaton (1863) et Laugier (1864) ont recommandé la suture du nerf pour obtenir un rétablissement plus prompt de la fonction; peut-être n'est-elle suivie de résultats que pour les nerfs sensibles. — D'après Szymanowki (*Prag. Vjschr.*, 1865, IV. p. 52), la fonction n'est qu'en partie abolie ou seulement interrompue pour quelques jours dans les nerfs sensibles, même après la résection complète (Wagner, Schuh, Nussbaum, Szymanowski). La fonction peut s'exercer par voie détournée dans les nerfs sensibles, sans que la réunion des bouts sectionnés se soit produite. C'est ce que l'on peut démontrer d'après Szymanowski (*a*): par les préparations anatomiques; (*b*) par la douleur que le malade ressent parfois à la suite d'une section à travers l'extrémité périphérique quand l'extrémité centrale est réséquée; (*c*) par le fait que la névrotomie des nerfs de la face n'abolit que rarement la sensibilité d'une manière complète et instantanée, etc.

Les opinions sont fort partagées sur les phénomènes histologiques de la régénération. Bruch et Schiff ont vu quelquefois la réunion immédiate des bouts se produire sans dégénérescence préalable — *réunion par première intention.* — D'après Waller et Bruch, si les fibres primitives du tronçon périphérique se détruisent complétement, la régénération part de l'extrémité centrale et se fait entièrement. D'après Lent, ce ne sont que le cylindre de l'axe et la moelle qui tombent en dégénérescence dans les fibres primitives du bout périphérique, et ils se reproduisent dans la gaîne cellulaire qui reste. Suivant Schiff, la dégénérescence n'atteint que la moelle; l'intervalle entre les deux tronçons se comble à l'aide de fibres nouvelles qui partent de chaque extrémité pour se réunir dans cet intervalle : il se forme des stries pâles et cylindriques dans lesquelles se montrent d'abord le cylindre de l'axe, puis la gaîne cellulaire et enfin la moelle. — Suivant Hjelt, après la section d'un nerf, les noyaux se multiplient excessivement dans les trabécules conjonctives de la cicatrice et de l'extrémité périphérique du nerf, et les nouvelles fibres résultent probablement de cette prolifération du tissu conjonctif.

Remak a tiré les conclusions suivantes d'une expérience dans laquelle il a examiné le nerf ischiatique huit mois après la section : les fibres cérébro-spinales perdent leur myéline quand elles cessent d'être en rapport avec leurs organes centraux trophiques ; les fibres de nouvelle formation prennent réellement naissance dans la gaîne de Schwann ; il s'en produit plusieurs pour chacune des anciennes fibres, et il est probable qu'elles proviennent du cylindre de l'axe par division longitudinale. — Neumann émet une opinion analogue : suivant cet auteur, les fibres de l'extrémité centrale subissent une dégénération puis une régénération. La première consiste dans la disparition de la moelle pendant qu'il se forme du tissu de granulation dans la gaîne des fibres nerveuses ; la régénération se fait par distension des fibres, portant principalement sur les gaînes primitives ; ensuite les fibres se strient suivant la longueur, leurs extrémités se fendillent et se divisent en faisceaux de filaments pâles, étroits et parallèles, lesquels se changent vers le haut en fibres à moelle, et vers le bas se perdent dans le tissu de granulation. Neumann, contrairement à ce que prétend Remak, dit que ce n'est pas seulement le cylindre de l'axe qui se divise longitudinalement, mais aussi la moelle métamorphosée. La moelle se montre progressivement dans les fibres, du centre à la périphérie, soit par un véritable dépôt, soit par une transformation de leur couche externe. Enfin il est probable que la gaîne primitive épaissie de la fibre-mère envoie des prolongements entre chacune des fibres secondaires. La régénération de l'extrémité périphérique se produit de la même façon et indépendamment de l'extrémité centrale. — Philippeaux et Vulpian (*Gaz. des Hôpitaux*, 1861, n° 52) ont vu des portions de nerf, séparées du centre, se régénérer même sans réunion avec le bout central. Chez deux chiens, ils ont enlevé un fragment long de près de 1 pouce du nerf lingual et ils l'ont transplanté sous la peau de la région inguinale. Six mois après, ils ont trouvé dans le bout périphérique, resté isolé, un très-grand nombre de fibres nerveuses de nouvelle formation, et dans le fragment transplanté une quantité de fibres minces, atteignant pour la plupart 0,005 de millimètre.

Après la section du nerf, les fibres terminales pâles, contenues dans l'intérieur des disques moteurs, tombent en dégénérescence, tandis que les noyaux et la substance finement granulée restent inaltérés (Krause, *Ztschr. f. rat. Med.* 1865, XXI, p. 73). — Nous ne connaissons rien sur la régénération des fibres nerveuses les plus fines, des cellules épithéliales nerveuses, des disques terminaux, etc.

Courvoisier (*Arch. f. microsc. Anat.*, II, I H., p. 13) a utilisé les altérations qui se produisent dans les tronçons central et périphérique après la section d'un nerf, pour découvrir la marche des fibres des branches communiquantes du sympathique. Il a vu d'abord la moelle se coaguler dans les fibres nerveuses périphériques d'une cellule ganglionnaire, puis les globules de graisse se résorber de même que le cylindre de l'axe (probablement aussi en voie de métamorphose graisseuse), et enfin la gaîne celluleuse de la fibre se vider et s'affaisser. Les cellules nerveuses subissent aussi la dégénérescence graisseuse ; dans ces cas, il se forme à la surface de petits nodules pédiculés (nodules de dégénération), qui forment comme une garniture de perles autour de la cellule.

Chez l'homme on n'a pas encore démontré d'une manière positive la régénération ni des cellules ganglionnaires, ni de la substance cérébrale et médullaire.

D'après Valentin et Walter (*de Regener. gangl.* Bonn, 1855), chez les animaux, les cellules ganglionnaires se reproduisent après l'extirpation des ganglions, phénomène dont Schrader et Schiff n'ont pas trouvé la confirmation. Arnemann, Brown-Séquard et H. Müller ont observé chez les animaux la régénération de la partie inférieure de la moelle ; Schiff a vu le même phénomène après la résection de différentes parties de la moelle et du cerveau. H. Demme (*Militär. chir. Studien*, 1861, I, p. 55) considère comme probable une espèce de réunion immédiate des plaies par instruments tranchants et piquants dans les organes centraux du système nerveux. Dans les lésions accompagnées de perte de substance, celle-ci est comblée par un tissu cicatriciel interstitiel. Demme prétend avoir observé un cas de régénération de substance nerveuse véritable dans les organes centraux : elle est due à la formation libre de tubes primitifs dans le tissu conjonctif interstitiel.

B. — Hypertrophie des nerfs.

Elle s'observe parfois dans l'hypertrophie de l'organe qui les renferme (extrémité, cœur) ; toutefois il semble qu'elle n'atteigne jamais les fibres primitives, mais seulement le tissu conjonctif du nerf. Ce n'est que dans la rétine qu'il paraît exister une véritable hypertrophie nerveuse : elle consiste en un épaississement des tubes primitifs ou bien en un dépôt de moelle dans les fibres qui n'en contenaient pas auparavant.

C. — Tumeur nerveuse. — Névrome vrai.

Cette tumeur se compose de fibres nerveuses et de tissu conjonctif vasculaire en quantité ordinairement prédominante ; les fibres nerveuses sont rarement parallèles ; le plus souvent elles sont ramifiées, entre-croisées, et plus ou moins larges ; tantôt elles renferment de la moelle, tantôt elles en sont dépourvues ; habituellement elles ne sont pas reliées aux fibres du nerf malade.

Certains névromes ne renferment guère que des fibres nerveuses grises, dépourvues de moelle et difficiles à reconnaître dans la trame conjonctive : c'est ce que l'on appelle *névrome amyélinique*, en opposition avec le *névrome myélinique*. Virchow admet des *névromes purs*, dans lesquels les éléments nerveux prédominent ; des *névromes téléangiectasiques* et, d'après la nature du tissu interstitiel, des *névromes fibreux, gliomateux* et *muqueux*.

D'après Förster (*Würzb. med. Ztschr.*, II, p. 103), les fibres nerveuses du névrome proviennent de cellules fusiformes qui prennent naissance dans le tissu conjonctif, s'allongent, s'anastomosent par leurs pointes et finissent par renfermer de la moelle nerveuse.

Le névrome se rencontre sur le trajet d'un ou plusieurs nerfs périphériques, ordinairement spinaux, rarement cérébraux et sympathiques, il existe en nombre variable et sous forme de tumeurs ordinairement petites et compactes, arrondies, lisses et nettement circonscrites; on le trouve aussi à l'extrémité des nerfs dans les moignons d'amputation.

Le névrome est quelquefois congénial, parfois d'origine traumatique; les causes qui le produisent sont habituellement inconnues.

Le développement du névrome est lent et la tumeur atteint rarement de grandes dimensions. Les tissus environnants sont comprimés, mais ne se transforment pas en tissu nerveux. Les récidives sont très-rares, et les métastases n'ont pas encore été observées.

On a quelquefois trouvé des fibres nerveuses dans les pseudo-membranes de la plèvre; mais il n'est pas probable qu'il s'en développe dans les tumeurs proprement dites.

Dans les cystomes de l'ovaire et du testicule, dans les tumeurs du sacrum, on a trouvé dans certains cas, de la substance médullaire nerveuse, le plus souvent de couleur grise et sans liaison avec les fibres nerveuses normales.

(Observations de Gray, Verneuil et Virchow.)

On observe, quoique rarement, dans la paroi des ventricules cérébraux, des tumeurs de volume variable, le plus souvent uniques, formées de substance cérébrale et qui sans doute sont congénitales.

On donne le nom de *tubercules douloureux* à des tumeurs ordinairement sous-cutanées, peu ou point saillantes, le plus souvent petites et mobiles, qui occasionnent de très-vives douleurs, soit spontanément, soit par la pression. Ce sont parfois des névromes, mais plus souvent des fibromes, etc.

X. — NÉOPLASIE DE SUBSTANCE ADÉNOÏDE OU CYTOGÈNE (TISSU PSEUDO-GLANDULAIRE).

Voyez les travaux d'histologie normale et pathologique de Billroth, His, Virchow, Henle, Kölliker, Heidenhain, Frey, Schmidt, Eckart, W. Müller, l'auteur, ainsi que la bibliographie sur les néoplasmes typhiques et leucémiques.

Le tissu conjonctif *cytogène, adénoïde ou réticulé*, appelé jadis *pseudo-glandulaire* ou *glandulaire conglomèré*, se compose d'une *trame fibreuse* formant des réseaux de cellules étoilées à noyaux ou bien des trabécules dépourvues de noyaux, provenant du réseau cellulaire, analogue au tissu conjonctif et donnant de la colle ou renfermant de l'albumine; et *d'une substance épaisse* qui remplit les mailles de ce tissu et renferme des cellules avec une petite quantité de liquide. Les cellules sont en voie de multiplication et ressemblent aux globules blancs de la lymphe ou bien constituent des noyaux libres; en beaucoup d'endroits elles suppléent les globules de la lymphe, car elles pénètrent dans des cavités qui correspondent avec le système circulatoire. La substance cytogène se rencontre dans les glandes lymphatiques, dans la pulpe et les follicules de Malpighi de la rate, dans les amygdales, dans les glandes folliculeuses de la base de la langue et du pharynx ; dans les follicules de l'estomac et de l'intestin, dans le thymus, dans la muqueuse gastrique et intestinale, etc. Tantôt elle est renfermée dans des follicules ou des glandes ; tantôt elle est disséminée sous forme d'amas mal délimités, dans le tissu conjonctif ordinaire.

La néoplasie de substance cytogène se rencontre souvent sous forme d'*hypertrophie pure* ou bien d'*augmentation du liquide glandulaire ;* plus rarement sous forme de *production hétéroplastique.* On n'a pas encore observé d'une manière positive la régénération de ce tissu.

A. — Production hyperplastique on hypertrophie vraie de tissu cytogène.

Elle s'observe fréquemment soit à l'état aigu, soit à l'état chronique ; soit localisée, soit diffuse. Les organes atteints augmentent plus ou moins de volume. La néoplasie porte tantôt sur les cellules, tantôt (et plus souvent) sur la partie la plus délicate de la trame fibreuse et souvent aussi sur la portion plus dense du stroma et sur les vaisseaux.

Les propriétés histologiques et les rapports de cette néoplasie avec la néoplasie lymphatique du typhus, de la leucémie, etc., n'ont pas encore été suffisamment étudiés.

a. Hypertrophie des glandes lymphatiques — Elle est plus souvent secondaire que primitive ; elle présente les formes *aiguë, subaiguë* et *chronique.*

Dans l'*hypertrophie primitive,* qui se produit dans les parties extérieures (cou, etc.) et dans les cavités, et qui s'observe surtout chez les individus jeunes, sains d'ailleurs ou scrofuleux, les glandes lymphatiques ressemblent à certains sarcomes ; mais elles se distinguent des engorgements glandulaires d'une autre nature par l'uniformité de la surface et de la coupe et par leur fusion intime avec des glandes voisines. Il faut rapporter à l'*hypertrophie secondaire* des glandes lymphatiques la plupart des engorgements glandulaires qui accompagnent l'inflammation des parties périphériques extérieures (cutites, pseudo-érysipèle, etc.) ou intérieures (glandes bronchiques dans les bronchites, la pneumonie ; les glandes mésentériques dans le catarrhe intestinal, le choléra, etc.) ; ceux qu'on observe dans les zoonoses, dans l'infection cadavérique, dans certaines maladies contagieuses, surtout la scarlatine, la rougeole, la variole, la coqueluche ; dans la syphilis, les pyémies, le typhus (infiltration médullaire des glandes mésentériques, hépatiques, liénales et bronchiques), dans la leucémie (leucémie lymphatique) ; dans le cancer (engorgement glandulaire lymphatique) ; dans la scrofulose et la tuberculose.

L'engorgement se manifeste, soit dans une ou plusieurs glandes voisines correspondant à des parties internes ou externes, soit dans un système glandulaire de la surface du corps (inflammations simples et syphilitiques ; infection cadavérique; scrofulose, etc.) ; soit enfin dans la plupart des glandes externes ou des glandes internes, ou dans les unes et les autres à la fois (leucémie ; hypertrophie idiopathique sans leucémie, etc.). — Les glandes ainsi altérées restent longtemps dans le même état, ou bien elles continuent de se développer; parfois elles subissent d'autres altérations (inflammation, suppuration, fonte sanieuse, tuberculisation, crétification, etc.).

D'après Müller (*Ztschr. f. rat. Med.*, CXX, p. 231), tous les éléments normaux de la glande prennent part à l'hyperplasie vraie. Les espaces situés sous la capsule persistent, au moins en partie, même quand le développement de la glande est considérable. Le tissu des canaux lymphatiques présente le caractère embryonnaire; il se compose d'une substance fondamentale pâle, granulée, striée et renfermant des noyaux délicats qui se multiplient par subdivision. Dans ce tissu embryonnaire il se produit des cordons qui relient les glandes entre elles, se mettent en communication avec des bourgeons provenant des capillaires voisins et se transforment ensuite pour la plupart en capillaires à parois minces. Ces cordons vasculaires s'enveloppent de globules lymphatiques provenant des noyaux embryonnaires et se transforment en canaux lymphatiques, dans lesquels on ne voit que plus tard la couche fibreuse et une couche limitante manifeste mais incomplète. Dans les canaux lymphatiques formés, certains points du réseau fibreux peuvent aussi rester à l'état embryonnaire. L'agrandissement des ampoules est dû à la multiplication des globules lymphatiques qui y sont contenus et à la transformation du réseau fibreux en une substance plus embryonnaire et à noyaux.

Le rôle que jouent les ganglions lymphatiques hypertrophiés dans la formation des éléments du sang est d'un grand intérêt au point de vue physiologique et pathologique. Il est probable que, dans certaines hypertrophies, ils sont la source principale de la néoplasie des globules blancs du sang et la cause de leur accumulation plus ou moins considérable dans la masse sanguine; ainsi, dans plusieurs maladies aiguës, spécialement le typhus et les affections puerpérales, dans la scrofule et particulièrement dans la leucémie.

b. L'hypertrophie des follicules solitaires de l'estomac, de l'intestin grêle et du côlon, et celle des plaques de Peyer, se rencontrent, surtout dans l'iléon, à différents degrés et dans un grand nombre de circonstances : celles-ci sont représentées par des processus qui produisent une altération analogue des ganglions mésentériques.

Dans le typhus abdominal, l'hypertrophie des follicules intestinaux, des glandes mésentériques correspondantes et de la rate, constitue l'élément anatomique le plus important. Toutefois, il n'est pas rare d'observer en même temps une néoplasie de cellules se déposant comme le tissu cytogène, dans le tissu conjonctif préexistant et dans le voisinage des régions malades de l'intestin, même dans le péritoine, dans le foie, etc. (Voy. plus bas la néoplasie lymphatique.)

Wedl donne la description d'une formation probablement hétéroplastique de glandes solitaires dans le grand épiploon (*OEst. Jahrb.*, 1861).

c. L'hypertrophie de la rate peut être vraie ou se présenter sous forme d'engorgement accompagné d'une augmentation du volume des follicules ou de la quantité de la pulpe, quelquefois de l'un et l'autre phénomène à la fois, avec ou sans hypérémie. Les circonstances dans lesquelles se développent les hypertrophies vraies ou fausses sont essentiellement les mêmes que pour les hypertrophies des glandes lymphatiques. C'est dans la leucémie liénale que la rate atteint le volume le plus considérable.

Rokitansky (*Wien. allg. med. Ztschr.*, 1859, p. 98) et Griesinger (*Arch. d. Heilk.*, V, p. 593) ont trouvé dans la substance de la rate des tumeurs de volume variable, formées de tissu liénal, complétement enkystées et analogues aux rates supplémentaires. L'auteur a observé un cas semblable.

d. La *plupart des engorgements tonsillaires* sont dus à une véritable hypertrophie de leur tissu glandulaire, accompagnée ordinairement d'une augmentation du contenu et du stroma des follicules.

On ne connait pas encore les rapports qui existent chez les enfants entre cette hypertrophie et l'amaigrissement, les déformations du thorax, l'anémie et les troubles digestifs qui l'accompagnent parfois.

e. L'hypertrophie du tissu cytogène de la paroi postérieure du pharynx se produit souvent, soit à l'état diffus, soit sous forme de tumeur de volume variable, atteignant parfois celui d'un pois et même plus.

(B. Wagner, *Arch. d. Heilk.*, VI, p. 316.)

f. L'hypertrophie du tissu cytogène de la conjonctive produit le trachome de cette membrane.

(Stromeyer, *Deutsche Klinik*, 1859.)

g. On a décrit un grand nombre de cas plus ou moins prononcés d'hypertrophie du thymus chez l'enfant, le nouveau-né et l'adulte ; mais jusqu'à présent nous manquons encore d'observations anatomopathologiques sur ce sujet.

h. L'hypertrophie n'a pas encore été observée avec certitude ni dans les glandes surrénales, ni dans l'hypophyse du cerveau.

B. — *Production hétéroplastique de tissu cytogène.*

Elle s'observe rarement, et elle donne naissance soit à des tumeurs, soit à des infiltrations d'étendue parfois très-considérable et qui ressemblent généralement au cancer fibreux et surtout au fongus médullaire. La coupe en est homogène, ordinairement blanchâtre, rarement rougeâtre, humide, donnant parfois un suc crémeux ; tantôt elle est très-molle ; tantôt de consistance fibroïde. On trouve au microscope comme éléments essentiels, des cellules, des noyaux libres, un stroma délicat et des capillaires tout à fait semblables ou analogues pour les propriétés et la disposition à ceux du tissu cytogène ; on y rencontre en outre une quantité variable de tissu conjonctif ; les vaisseaux lymphatiques y font défaut. — Cette néoplasie s'observe dans et sous la peau ; dans le tissu conjonctif intermusculaire ; dans le périoste, dans les membranes séreuses, dans la dure-mère ; dans les poumons, les reins, le foie, la rate, les glandes lymphatiques ; dans les membranes du pharynx, de l'estomac et de l'intestin. Il est rare de l'observer dans un seul de ces organes ; elle existe le plus souvent dans deux ou plusieurs d'entre eux. Les tissus atteints se détruisent au niveau de la néoplasie ; ce qui, combiné au volume et au nombre des tumeurs, produit dans l'organe et dans l'organisme des troubles divers qui sont ordinairement mortels, quand ils se développent dans les parties internes. La multiplication des globules blancs du sang ne se rattache pas à ces troubles.

(L'auteur, *Schmidt's Jb.*, CIII, p. 109. — *Arch. d. Heilk.*, VI, p. 44. — Billroth, *Virch. Arch.*, XVIII, p. 82. — Förster, *Hdb. d. path. Anat.*, I, p. 357. — Voy. plus loin le cancer.)

<h2 align="center">XI. — NÉOPLASIE D'ÉPITHÉLIUM.</h2>

La bibliographie se trouve à l'article *Cicatrisation* (p. 588), ainsi qu'à l'article de certains néoplasmes formés d'épithélium, spécialement le cancer épithélial.

La *néoplasie d'épithélium vrai* s'observe très-fréquemment : elle embrasse toutes les productions qui, dans le développement normal du corps, proviennent des feuillets germinatifs interne ou externe (à l'exclusion du système nerveux), par conséquent, l'épiderme avec le réseau de Malpighi, les glandes cutanées, les cheveux, l'épithélium et les glandes de la bouche, de la gorge et du nez, le cristallin, les glandes rénales et sexuelles ; ensuite l'épithélium de l'estomac et de l'intestin, les glandes intestinales, le foie et les éléments épithéliaux du système respiratoire.

(Voy. p. 408 pour ce qui concerne la néoplasie des pseudo-épithéliums.)

Il existe aujourd'hui deux opinions opposées relativement au mode et au lieu de développement pathologique de l'épithélium vrai et des productions qui en dérivent : l'une fait provenir ces productions de l'épithélium préexistant du feuillet germinatif externe ou interne, et, par conséquent, admet dans les processus pathologiques les mêmes phénomènes que dans le développement normal ; l'autre prétend que l'épithélium vrai peut provenir également du tissu conjonctif (par prolifération, etc., des corpuscules), et, par conséquent, des éléments du feuillet germinatif moyen.

Les partisans de ces deux théories puisent leurs arguments dans le développement de l'épithélium sur les plaies et dans celui du cancer épithélial. (Voy. ces articles.)

De même que les tissus dont il a été question jusqu'à présent, l'épithélium de nouvelle formation se rencontre sous forme de *régénération*, *d'hypertrophie* et *de tumeur*. Ces deux dernières formes se confondent tellement qu'il est impossible de les étudier séparément.

Les cellules épithéliales de nouvelle formation se rencontrent aux endroits où elles existent normalement, par exemple sur la peau et les muqueuses et dans les glandes ; ou bien elles se développent dans des tissus de nature différente, par exemple, les épithéliums muqueux dans la membrane muqueuse, dans le tissu sous-muqueux, etc. (hétérotopie). Dans les deux cas, ces éléments se reproduisent avec leur forme, leur structure et leur disposition normales, etc. (*néoplasmes homologues*) ; ou bien ils s'en éloignent plus ou moins, (*néoplasmes hétérologues : tumeurs glandulaires, certains kystes, cancer épithélial*). Enfin ils se développent tantôt isolément, tantôt en même temps que du tissu conjonctif vasculaire.

1. — *Néoplasie de cellules épithéliales isolées.*

A. — *Néoplasie épithéliale sous forme de régénération.*

On observe très-fréquemment la régénération des épithéliums de toute nature : si l'épithélium renferme plusieurs couches de cellules comme à la peau, et si les couches supérieures seules sont détruites tandis que les inférieures restent intactes, comme c'est le cas dans les érosions de la peau et des muqueuses, la régénération se fait suivant le même mode que l'accroissement normal ; toutefois nous n'en connaissons pas encore les phénomènes histologiques intimes. — Dans les cas où toutes les couches ou bien la couche unique de l'épithélium sont enlevées, nous ne savons pas suivant quel mode s'effectue la régénération, mais l'observation directe nous démontre qu'elle a réellement lieu sur la peau et les muqueuses. La régénération de l'épithélium part habituellement des bords de la lésion : *formation épithéliale périphérique*; — il est plus rare de la voir commencer en un ou plusieurs points éloignés des bords : *formation centrale*.

La régénération est relativement limitée ; et elle paraît beaucoup plus considérable qu'elle ne l'est réellement parce que la rétraction cicatricielle se produit en même temps dans toute la plaie.

Les avis sont encore fort partagés relativement au mode de formation de l'épithélium sur les surfaces des plaies bourgeonnantes. La plupart lui attribuent une double origine ; ils le font provenir en partie de l'épithélium normal des bords de la plaie, et en partie des cellules de granulation, par conséquent du tissu conjonctif. Ils s'appuient surtout sur ce qu'il se forme des îlots d'épithélium loin des bords, de même que sur les résultats encore douteux de l'examen microscopique. D'autres observateurs, en particulier Thiersch (*der Epithelialkrebs*, 1865. — *Pitha-Billroth's Hdb. d. Chir.*, I, 2, *Abdh.*, p. 551) et, après lui, Waldeyer (*Virch. Arch.*, XLI, p. 470) font dériver l'épithélium nouveau exclusivement de l'épithélium préexistant, soit des cellules qui restent à l'intérieur ou au-dessous des granulations de la plaie, par exemple pour les plaies superficielles dans la partie de la couche de Malpighi qui s'enfonce entre les papilles, soit des cellules des bords de la plaie qui pénètrent dans celle-ci en se multipliant. Thiersch appuie son opinion sur ce que ses adversaires n'ont pas encore démontré la transformation épithéliale des couches supérieures du tissu de granulation; ensuite sur ce que la formation épidermique périphérique ne s'étend pas au delà de 1 à 2 centimètres sur les plaies cutanées et qu'alors les cellules épithéliales préexistantes ont perdu leur capacité de reproduction, ce qui rend l'opinion contraire invraisemblable. Dans certains cas, Thiersch a vu également quelques îlots épidermiques se former sur des granulations bien protégées et à des endroits où toute participation de l'épiderme préexistant était impossible; mais ces îlots disparaissaient après quelques heures ou un jour.

D'après les recherches de Schrön, les phénomènes de la régénération épithéliale à la peau sont encore plus compliqués (*Contrib. all' anat., fisiol. e patol. della cute umane*, 1865); il admet avec Œhl, trois couches épithéliales : le *réseau de Malpighi*, qui provient du feuillet corné; le *stratum pellucidum*, dérivant des couches supérieures du réseau de Malpighi, et le *stratum corneum*, ou *épiderme* proprement dit. Schrön fait provenir celui-ci non pas de la couche de Malpighi, mais des glandes sudorifères, peut-être aussi des glandes sébacées. La couche cornée présente sa plus grande épaisseur à la paume des mains et à la plante des pieds, et c'est là également que les glandes sudoripares sont le plus abondantes; elle manque aux endroits où ces glandes font défaut et le stratum lucidum y est à découvert, par exemple aux ongles, à la surface du gland, à la face interne de l'oreille externe. D'après Schrön, le revêtement des cicatrices ne se compose que du réseau de Malpighi et du stratum lucidum, quand il n'existe pas de glandes sudorifères au niveau de la plaie ; c'est pourquoi la cicatrice reste lisse et miroitante. Il peut cependant s'y former des lamelles épidermoïdes irrégulières (*stratum lucidum hypertrophié*; Rindfleisch, *Lehrb.*, p. 557 les appelle *épithéliomes cicatriciels*). Dans les plaies superficielles de la peau, les glandes sudorifères restent ordinairement intactes et, comme ces glandes produisent les cellules cornées, la régénération totale de l'épiderme est possible.

La *régénération de la substance onguéale* a lieu quand les ongles tombent par cause mécanique, à la suite de brûlures, de congélation, d'inflammation ou d'hémorrhagie de la matrice, etc.

Cette régénération se fait rarement d'une manière régulière : d'après Pechlin, un enfant perdait, à chaque automne, ses ongles, devenus noir bleu, ainsi que l'épiderme, et ils repoussaient ensuite. D'après Lauth et Hyrtl, le lit de l'ongle se couvre dans tous ces cas de lamelles cornées molles, qui durcissent peu à peu pour constituer un ongle véritable et finissent par s'avancer par leur bord libre au delà de l'extrémité du doigt. (Kölliker, *Hdb. d. Gew.*) — J'ai vu les ongles se former sur la deuxième phalange après la perte de la troisième, chez un garçon, à qui les dernières phalanges des trois doigts moyens de la main droite avaient été coupées; à l'extrémité de chaque moignon, il s'était formé un ongle petit, épais et irrégulièrement quadrangulaire.

Les *cheveux se reproduisent* quand le bulbe est conservé.

On sait que les cheveux qui tombent à la suite de maladies graves repoussent habituellement : il est probable qu'ils se forment dans les anciens follicules, car, d'après E. H. Weber, ces follicules persistent longtemps après la chute des cheveux. On n'a pas encore observé une néoplasie de cheveux dans les cicatrices profondes de la peau.

Le *tissu lenticulaire* est reproduit dans certains cas, par les cellules épithéliales de la capsule.

La *régénération de l'épithélium* des muqueuses à épithélium pavimenteux, qui jusqu'à un certain point se produit à l'état normal, n'a pas encore été étudiée d'une manière particulière; mais elle a très-souvent lieu à la suite de lésions traumatiques, de catarrhes, etc.

J. Arnold (*Med. Centralbl.*, 1867, n° 9) prétend avoir observé la formation d'îlots épidermiques au palais, dans la cicatrisation de pertes de substance si profondes qu'il ne restait aucune cellule épithéliale. Ces îlots se composaient d'une couche superficielle de cellules aplaties et d'une couche profonde d'éléments arrondis, disposés en forme de papilles comme ceux du réseau de Malpighi ; on trouvait ensuite une couche épaisse de tissu conjonctif.

A chaque époque menstruelle, il se produit une élimination physiologique, suivie d'une régénération rapide de la plus grande partie de l'épithélium du corps de l'utérus. (Voy. plus bas ce qui se passe dans la grossesse.)

Nous devons mentionner ici la transformation dermoïde qui se produit dans les parties des muqueuses qui sont exposées à l'air, aux irritations permanentes, etc.: l'épithélium pavimenteux devient analogue à l'épiderme, mais, d'après Schrön, il ne forme jamais qu'un stratum lucidum; l'épithélium cylindrique se transforme en épithélium pavimenteux (par exemple au nez, aux paupières, au vagin et au rectum, sur certains polypes muqueux). Il en est de même de la transformation que subissent certaines muqueuses à la suite de catarrhes chroniques de longue durée; l'épithélium s'épaissit parfois alors considérablement et il se forme de nouvelles papilles.

La *régénération des cellules glandulaires* n'a pas encore été positivement démontrée ; toutefois, elle est très-probable pour certaines glandes.

Jusqu'à présent on ne sait pas encore si les glandes sébacées et sudoripares se régénèrent à la suite des pertes de substance profondes de la peau ; il en est de même pour les glandes des muqueuses dans les catarrhes, etc. La régénération des cellules glandulaires s'observe très-probablement dans l'épithélium des canalicules urinifères, par exemple dans la maladie de Bright aiguë consécutive à la scarlatine. Il peut se faire alors que, pendant longtemps, de grandes quantités de cellules épithéliales des canalicules et les cylindres qui en sont formés, soient éliminés avec l'urine sans que la santé en soit sensiblement altérée.

B. — Néoplasie épithéliale sous forme d'hypertrophie et de tumeur.

L'*hypertrophie ordinaire* et l'*hypertrophie en forme de tumeur* ou *hyperplasie* s'observent souvent et sous des formes diverses. C'est à la peau qu'elles sont connues depuis le plus longtemps, et elles y sont très-pures, c'est-à-dire exemptes de toute combinaison avec d'autres tissus ; souvent elles sont la conséquence d'irritations fréquemment répétées de la région atteinte.

L'*hypertrophie de l'épiderme* se rencontre sous forme de durillons, de cors, d'ichthyose et d'hystricisme, ou bien de certaines espèces de cornes de la peau ; dans les verrues, etc.

La *verrue nécrogénique*, qui se rencontre aux mains des anatomistes et qui se distingue par son aspect semblable à celui d'une verrue, par sa chronicité et sa résistance [contre tous les moyens curatifs, est, d'après Wilks, de nature épidermoïdale.

Lebert (*ueber Keratose*, 1864) admet : I. la *kératose circonscrite* : (a) *k. c. épidermique*, dans laquelle la production cornée siège sur la surface libre de l'épiderme ; (b) *k. c. folliculaire*, dans laquelle cette production sort des glandes cutanées. Lebert distingue dans ces deux espèces les variétés suivantes : la *forme cornée* (production épidermoïdale vraie) et la *forme multiple non cornée*, dans laquelle une ou plusieurs régions du corps sont recouvertes d'excroissances cornées irrégulières. — II. la *kératose diffuse* : (a) *k. d. folliculaire*, dans laquelle des régions étendues du corps et même le corps tout entier sont recouverts de productions cornées, dont le point de départ habituel est le follicule sébacé chez l'adulte, et aussi la glande sudoripare et le follicule pileux chez le fœtus ; (b) *k. d. épidermique* (*ichthyose, hystricisme* des auteurs) : la prolifération cornée provient principalement de la couche cornée et de la couche de Malpighi ; toutefois, les glandes sébacées, sudoripares et pileuses y contribuent également. Nous citerons parmi les variétés de ces deux kératoses diffuses, la *kératose légère*, constituant un épaississement assez lisse et régulier ; la *kératose rugueuse*, donnant lieu à une desquamation plus irrégulière et continue, caractérisée par une peau rude et fendillée, et la *kératose luxuriante*, qui est très-proliférante et s'accompagne de plaques cornées très-abondantes et de forme variable. Les kératoses diffuses sont *intra-utérines* ou *congéniales*, *extra-utérines* ou *acquises*,

On observe un épaississement notable du stratum lucidum dans le premier stade du cancer épithélial, dans les papillomes et les condylomes, ainsi que sur les muqueuses desséchées par l'action de l'air (Schrön, II, *Morg.*, VII, 1865). Je l'ai observé en beaucoup d'autres circonstances quand une pression assez forte s'exerçait sur les parties voisines (dans l'hémorrhagie sous l'épithélium, la variole, etc.). Le cor, d'après Schrön, est dû au développement excessif du stratum lucidum, avec atrophie des glandes sudorales et de la couche cornée; on trouve autour de lui le corps papillaire hypertrophié, les glandes sudorales augmentées de volume et la couche cornée épaissie. Cette dernière, se développant au-dessus du durillon, peut produire l'enclavement de celui-ci dans le derme.

L'*hypertrophie de l'épithélium muqueux* se présente sous forme d'épaississement de la couche épithéliale de certaines muqueuses à épithélium pavimenteux (papilles filiformes de la langue, différentes régions de la muqueuse buccale, cordes vocales, vessie).

L'*hypertrophie des cellules glandulaires* consiste dans l'augmentation du volume ou de la quantité des cellules : *hypertrophie vraie et hyperplasie.* On l'observe dans les *glandes de la peau*, sous forme de milium et d'athérome, et en outre sous forme de perles épidermiques qui sont constituées par des amas de cellules épithéliales disposées en couches concentriques, distendant les glandes ou les follicules pileux. — L'hypertrophie des *glandes muqueuses*, dans laquelle les anciens acini s'agrandissent pendant qu'il s'en produit de nouveaux, se rencontre rarement seule ; elle s'accompagne généralement de la métamorphose colloïde des cellules glandulaires aux lèvres supérieure et inférieure ; elle donne naissance à des tumeurs du volume d'un pois ou d'une noisette, simples ou complexes: Il est probable que l'hypertrophie *des glandes muqueuses du voile du palais* se rattache à cette catégorie d'affections : les tumeurs atteignent, dans ces cas, le volume d'une noisette ou d'un œuf de poule. — *Dans le foie*, on constate parfois une hypertrophie des cellules dans le voisinage de cicatrices, etc. ; en général, elle survient, à la suite d'hypérémies mécaniques, dans la leucémie et le diabète, sans causes connues. — *Dans les reins*, on l'observe des *deux côtés* chez les buveurs et les diabétiques; *d'un seul côté*, quand la fonction est supprimée dans l'autre rein ou que celui-ci est détruit.

2. — *Néoplasie simultanée d'épithélium et de tissu conjonctif vasculaire.*

Cette néoplasie s'observe dans les circonstances et sous les formes les plus diverses, soit sous forme de régénération des plaies de la peau et des muqueuses, soit à l'état d'hypertrophie, soit sous forme de tumeurs circonscrites ou diffuses, qui parfois restent localisées, parfois se généralisent. L'épithélium et le tissu conjonctif s'y trouvent dans les proportions les plus variables ; généralement le premier l'emporte considérablement. Tantôt l'épithélium y existe seul dès le début, et la néoplasie conjonctive et vasculaire n'y est que secondaire ; tantôt le tissu conjonctif se développe d'abord et l'épithélium ensuite.

La *régénération de la peau* s'observe à la suite des plaies et des pertes de substance en général (voy. *Cicatrisation*, p. 388) ; on rencontre aussi la néoplasie du tissu cutané dans différentes maladies, sous forme d'hypertrophie (éléphantiasis, nævus, tumeur verruqueuse) ; très-rarement sur les muqueuses (transformation dermoïde. Voy. p. 448) ; dans les kystes dermoïdes. Voy. *Kystes*).

La peau de nouvelle formation possède les mêmes couches que la peau normale : l'épiderme, le réseau de Malpighi, le derme avec la portion papillaire et la portion réticulaire, et le tissu cellulaire sous-cutané ordinairement accompagné du pannicule adipeux. Habituellement, toutefois, les couches ne sont pas aussi nettement limitées. Ce ne sont que les papilles vasculaires et jamais les papilles sensibles qui se régénèrent plus ou moins. A la suite de lésions cutanées profondes, la cicatrice reste dépourvue d'épiderme (voy. p. 447), de pigment, de papilles, de glandes et de poils.

Dans les ulcères chroniques de la jambe, Thiersch a trouvé la surface des granulations translucides, pauvres en cellules et dépourvues de vaisseaux ; les noyaux des cellules étaient allongés et la substance intercellulaire fibrillaire. D'après lui, la membrane hyaline limitante provient de cette couche transparente, qui sépare le jeune épithélium du stroma vasculaire. Thiersch explique la reproduction des papilles par le mode de développement et la disposition des vaisseaux des granulations ; quelques vaisseaux perpendiculaires se développent plus fortement et persistent, tandis que ceux qui sont moins développés, obliques ou horizontaux, s'atrophient en même temps que le tissu des granulations.

La *néoplasie du tissu des muqueuses* s'observe dans les mêmes circonstances que celle du tissu cutané.

Les altérations physiologiques de la muqueuse utérine, pendant la menstruation et la grossesse, sont dignes de remarque. Pendant la menstruation, la muqueuse s'hypertrophie réellement ; elle s'épaissit de façon à atteindre 1, 2 et même 3 lignes et jusqu'à 5 et 6 lignes dans les replis saillants ; elle devient plus molle et on trouve dans son tissu, outre les glandes fortement développées, un grand nombre de jeunes cellules, rondes et fusiformes. (Kölliker.)

La muqueuse peut se détacher à chaque menstruation ; elle est alors éliminée avec le sang menstruel et elle se reproduit complétement pour la période suivante. Toutefois, d'après Haussmann (*Monatschr. f. Geburtsk.*, 1868, XXXI, p. 1), cette prétendue *dysménorrhée membraneuse* est toujours la conséquence de rapports sexuels et ne s'observe jamais chez les vierges. C'est un avortement dans les premiers jours ou les premières semaines, dans lequel, après la mort ou l'expulsion du fœtus, la caduque est éliminée avec des douleurs. L'avortement se produit de préférence à l'époque menstruelle.

Nous devons également mentionner ici les transformations que subit la muqueuse utérine dans la grossesse, pour se changer en caduque vraie, etc.

Il est probable que les portions de muqueuse détruites (par plaie, ulcération, etc.) ne se régénèrent jamais.

L'épithélium qui recouvre la surface des tumeurs présente généralement les mêmes propriétés que celui de la membrane avec laquelle la tumeur est en rapport. Si celle-ci soulève une membrane muqueuse, et sort totalement ou partiellement de la cavité muqueuse, comme certains polypes de l'oreille et du côlon, la partie extérieure de la tumeur est presque toujours recouverte d'une couche analogue à l'épiderme. (Voy. p. 448.)

La *néoplasie de substance dentaire* se rencontre sous différentes formes sur les dents normales, ou bien sous forme de dents surnuméraires des alvéoles et dans certains kystes dermoïdes. (Voy. *Kystes.*)

D'après Wedl (*Wochenbl. d. Ztschr. d. Wien. Aerzte,* n° 52), il se produit de nouvelles couches osseuses à la face intérieure de la dent, jusque dans un âge avancé.

Dans des cas très-rares, les dents brisées guérissent par formation d'un cal : la substance osseuse se trouve près de la surface de fracture, la dentine, comme couche centrale, et la masse globulaire est disséminée en quantité plus ou moins considérable. (Wedl.)

Dans ces derniers temps, Mitscherlich (*Arch. f. klin. Chir.,* 1865, IV, p. 375) a pratiqué la replantation et la transplantation de dents d'individus vivants et morts, et il a donné une relation complète de ces opérations. Dans certains cas, il est très-probable que les dents replantées et transplantées reprennent racine réellement, c'est-à-dire qu'il y pénètre de nouveaux vaisseaux et de nouveaux nerfs. Généralement cela ne se produit que dans les cas où le périoste de l'alvéole a été plus ou moins complétement conservé. Le périoste semble déterminer une résorption partielle de la dent par pression continue et la maintenir pendant que sa substance gonflée et ramollie donne naissance à un dépôt osseux.

Il ne faut pas confondre avec les tumeurs dentaires proprement dites, *ostéomes dentaires,* la rétention des dents et les tumeurs qui proviennent de la substance osseuse voisine, soit de l'alvéole, soit de l'intérieur de l'os, comme, par exemple, dans les cas de rétention dentaire profonde. L'ostéome dentaire est dû à une production de substance cémentaire nouvelle, provenant du périoste de la racine et recouvrant celle-ci dans une grande étendue ; parfois il forme de petites exostoses (*exostose dentaire* proprement dite) ; dans d'autres cas, il constitue des productions hyperplastiques généralement peu volumineuses, arrondies ou hémisphériques, recouvertes d'émail et qui prennent naissance à la couronne, au collet ou à la racine (*dents bourgeonnantes*) ; il peut aussi aboutir à la fusion plus ou moins complète des dents ; enfin, il se présente sous forme d'*odontome,* c'est-à-dire de substance dentaire proprement dite de nouvelle formation. (Virchow, *Die Khh. Geschw.,* II, p. 53.)

On n'a pas encore observé d'une manière positive la *néoplasie du tissu cutané avec glandes sébacées et sudorifères,* amenant une régénération totale ; elle ne paraît possible que dans les cas où la partie supérieure des glandes a été seule détruite.

L'*hypertrophie* de la peau et des glandes sébacées et sudorifères s'observe dans certaines maladies.

On a souvent observé une augmentation de volume des glandes sudorifères, et surtout la dilatation de leur orifice, par exemple dans l'éléphantiasis des Grecs, dans certaines verrues molles. D'après Virchow, c'est à cette augmentation de volume des glandes, accompagnée de dégénérescence graisseuse de l'épithélium glandulaire, ou bien à cette dernière seule (voy. p. 306), que sont dues les sueurs abondantes de certains malades, par exemple des phthisiques.

On rencontre une *néoplasie de tissu cutané avec glandes sébacées et sudorifères*, ou sudorifères seulement, dans la paroi de certains kystes. (Voy. *Kystes dermoïdes*.)

On voit parfois des tumeurs, nommées *adénomes de la peau*, qui produisent l'épaississement et l'ulcération de cette membrane, et ressemblent en tout au cancer épithélial ulcéré : elles se composent de glandes sudorifères accompagnées de nombreux bourgeons aplatis, remplis de cellules, ou bien en même temps de glandes sébacées altérées de la même façon.

(Remak, *Deutsche Klinik*, 1854, n° 16. — Förster, *Atlas d. p. An. Pl.*, XXIII, fig. 1-4. — Lotzbeck, *Virch. Arch.*, XVI, p. 160. — Verneuil, *Arch. gén.*, 1854. — Voy. aussi *Cancer épithélial*.)

La *néoplasie du tissu des muqueuses avec glandes muqueuses* n'a pas encore été observée sous forme de *régénération*. Elle se présente fréquemment, au contraire, à l'état *d'hypertrophie en forme de tumeur*; tels sont les *polypes muqueux* de la plupart des muqueuses. On donne ce nom (en opposition aux polypes fibreux) à des productions à pédicule large et quelquefois étroit, rondes ou ovales, de forme simple ou irrégulière, lobée, et de volume variant depuis celui d'une lentille jusqu'à celui d'un œuf et au-dessus ; la surface de ces polypes ressemble entièrement à celle de la muqueuse qui leur donne naissance et offre à un haut degré l'aspect de cette membrane ; la coupe est de consistance moyenne, de texture plus ou moins fibreuse et vasculaire. Ces tumeurs doivent leur nom aux glandes muqueuses qu'elles renferment, soit à leur périphérie, soit dans leur intérieur, et qui s'ouvrent, pour la plupart, à la surface ; ces glandes sont en nombre très-variable, mais ordinairement elles sont nombreuses. Tantôt elles sont simplement tubuleuses, tantôt elles sont à fois tubuleuses et acineuses. Leur contenu est constitué principalement par une masse muqueuse renfermant quelques molécules albumineuses et graisseuses ainsi que des cellules épithéliales normales et altérées ; leur épithélium se compose d'une simple couche de cellules cylindriques qui prennent une forme cuboïde à l'extrémité arrondie de la glande et reposent sur une membrane solide, homogène et analogue à une membrane propre. La surface du polype est généralement recouverte d'un épithélium semblable à celui dont est revêtue la muqueuse qui lui a donné naissance; dans les polypes ou portions de polypes qui sont à l'extérieur (polypes de l'oreille, du rectum), cet épithélium devient pavimenteux. La masse principale est formée de tissu conjonctif, présentant souvent de nombreuses papilles à sa surface, sillonné d'un grand nombre de vaisseaux qui entrent par la base de la tumeur, constituent un réseau capillaire à sa surface et donnent ensuite naissance à des veines qui en sortent de la même manière. On n'a démontré l'existence de nerfs que dans quelques polypes. On trouve dans l'intérieur de ces productions, outre les glandes qui s'ouvrent à la surface, d'autres glandes probablement dépourvues d'orifice extérieur; ces tumeurs renferment en outre un grand nombre de kystes séreux ou muqueux, ordinairement petits et arrondis : parfois, ces kystes sont si développés, que le polype perd son caractère glanduleux ou muqueux, et se transforme en polype kystique ou vésiculeux. Dans le stroma cellulaire, on trouve quelquefois de l'hypérémie, de l'œdème, de l'inflammation, des abcès, de l'hémorrhagie, de la gangrène, etc.

Les glandes des polypes muqueux sont le plus souvent si nombreuses qu'elles ne peuvent être considérées comme éléments préexistants de la région sur laquelle la tumeur s'est développée. Elles se produisent par dépression de l'épithélium à la surface du polype, ainsi que cela s'observe pour les glandes analogues chez l'embryon et l'enfant. Elles s'agrandissent de même par renflement du tube primitif. Certains polypes de la muqueuse ne sont autres que des glandes à pepsine (Förster) allongées et dilatées.

Les *polypes muqueux* se rencontrent sur presque toutes les muqueuses, mais surtout dans le nez, dans le pharynx, le rectum et l'utérus.

Les *conséquences* qu'entraînent les polypes muqueux glanduleux dépendent surtout de leur volume et des rapports qu'ils affectent avec le canal muqueux, de leur situation et de leur mobilité (surtout pour les polypes à pédicule étroit), de leur plus ou moins de proximité de la surface du corps, de leur vascularisation, des altérations de leur parenchyme et de l'irritation qu'ils provoquent sur la muqueuse qu'ils atteignent. Par conséquent, ils n'occasionnent parfois aucun symptôme; tels sont les polypes petits et moyens, et même les polypes très-volumineux dans les cavités muqueuses larges, par exemple dans l'estomac; tantôt ils produisent des rétrécissement plus ou moins durables et même l'occlusion du canal, surtout dans les voies aériennes, et les symptômes sont plus ou moins prononcés selon les circonstances (temps humide, exacerbation du catarrhe de la muqueuse, etc.). S'ils sont situés sur une muqueuse mobile et près de la surface du corps, ils se montrent au dehors constamment ou par intervalles et ils occasionnent du ténesme ou d'autres sensations analogues, la procidence de la muqueuse, etc.; sous l'influence des mêmes causes ou tout à fait spontanément, ils amènent des hémorrhagies plus ou moins abondantes, même dangereuses pour la santé et la vie. Presque tous les polypes entretiennent sur la muqueuse un catarrhe chronique, qui disparaît ordinairement avec rapidité quand on a enlevé la tumeur, et donne souvent lieu à des hypertrophies de la muqueuse ou de tout l'organe.

Néoplasie de tissu glandulaire. — Adénome

Heschl, *Ztschr. d. Ges. d. Wien. Aerzte*, 1852. — Rokitansky, *Sitzungsber. d. Wien. Acad.*, 1853. — *Ztschr. d. Ges. d. Wien. Aerzte*, 1860. — Birkett, *Guy's Hosp. rep.*, 1855. — Robin, *Gaz. de Paris*, 1855. — E. Wagner, *Schmidt's Jahrb.*, 1859, CIII, p. 92. — *Arch. d. Heilk.*, II, p. 473; VI, p. 44.

Le tissu glandulaire de nouvelle formation constitue, soit *une hypertrophie* ou *une hyperplasie* de toute la glande dont la texture reste intacte, mais dont tous les éléments essentiels augmentent en nombre pendant que leur volume diminue, s'accroît ou reste normal; soit *des tumeurs sessiles ou pédiculées* qui sont manifestement reliées à l'organe primitif, ou bien en sont indépendantes. Dans ces tumeurs, le tissu glandulaire peut former une partie accessoire ou bien l'élément principal de la masse.

Le tissu glandulaire de nouvelle formation se présente sous des formes aussi diverses que le tissu normal, et dans la plupart des cas, sa genèse est analogue. Parfois les cellules et en conséquence les subdivisions de la glande (follicule, acinus, etc.) augmentent de volume; dans d'autres cas, les cellules se multiplient par segmentation, et alors chaque subdivision de la glande augmente régulièrement de volume; quelquefois il se développe dès le début des bourgeons solides qui pénètrent dans le tissu conjonctif environnant et y donnent naissance à des nouveaux bourgeons et souvent à des ramifications. Plus tard, ces bourgeons se creusent d'une cavité d'apparence glandulaire. A leur périphérie, ils sont revêtus d'une tunique propre. Le tissu conjonctif et les vaisseaux s'y développent suivant les mêmes proportions que dans le tissu normal. Ces tumeurs peuvent rester en communication avec le lobule glandulaire primitif, ou bien s'en séparer complétement, ce qui est dû, soit à l'atrophie spontanée de certaines parties, soit à la prolifération normale concomitante du tissu conjonctif environnant.

La *fonction* du tissu glandulaire de nouvelle formation est rarement tout à fait semblable à celle du tissu normal; ordinairement elle est nulle.

Les cas dans lesquels il se produit une néoplasie glandulaire pendant la période foetale (glandes thyroïdes et pancréatique, rate et capsules surrénales supplémentaires, production de substance hépatique dans le foie (Rokitansky, *Wien. allg. med. Ztschr.*, 1859, p. 98) et dans le ligament suspenseur (l'auteur, *Arch. d. Heilk.*, II, p. 471) ne doivent pas être rangés ici.

C'est principalement dans les glandes acineuses composées, surtout dans le sein de la femme, dans la prostate et la glande thyroïde, que l'on a observé la néoplasie générale, partielle ou en forme de tumeur du tissu glandulaire.

L'*adénome du sein* (chronic mammary tumour, pancreatic sarcoma, cystosarcome, tumeur adénoïde, lobular imperfect hypertrophy, adénocèle, serocystic tumour, hypertrophie partielle, glandular tumour) se caractérise par la formation sur un ou plusieurs lobes de la glande mammaire, de corps arrondis ou allongés, bien limités et analogues aux cellules glandulaires, quoique ordinairement plus volumineux et de forme plus irrégulière, pourvus d'une membrane homogène périphérique et renfermant le plus souvent dans leur cavité des cellules à noyaux régulièrement disposées sous forme d'épithélium, parfois de simples noyaux ; ils sont creusés, dans un certain nombre de cas, d'un espace central considéré comme cavité glandulaire. Ces vésicules glandulaires sont ordinairement groupées dans un tissu conjonctif mou ; toutefois, le plus souvent elles ne se réunissent pas pour former un conduit glandulaire et elles ne se rattachent pas toujours d'une manière positive à celui de la glande primitive. Ces tumeurs offrent généralement une coloration gris rouge ou rouge sombre, un aspect intermédiaire entre celui de la chair et celui des glandes ; elles sont traversées par des trabécules fibreuses disposées de façon variable, et elles renferment un suc muqueux plus ou moins abondant. Les autres propriétés anatomiques sont fort variables suivant que la tumeur envahit toute la glande ou bien un ou plusieurs lobes seulement (adénome partiel et général), suivant la forme, le volume et le mode de réunion des vésicules, etc. ; d'après les métamorphoses ultérieures (formation de kystes, tuberculisation, etc.) ; d'après la quantité et la nature du tissu de nouvelle formation constituant le stroma (tumeur glandulaire pure ou fibreuse ; tissu muqueux ou fibreux) ; d'après l'état des conduits galactophores (souvent ceux-ci sont dilatés sous forme de cavités cystoïdes, ou bien il s'est développé à leur face interne des excroissances papillaires ou autres de structure variable :· affection hydatique, cystosarcome simple, phyllode ou luxuriant de la mamelle ; cancer hydatique, tumeur kystique ; kystes bourgeonnants, etc.).

On rencontre parfois aussi dans la *parotide* et le *pancréas* une hypertrophie générale ou partielle, analogue à celle de la mamelle. Becker a décrit minutieusement un adénome de la glande lacrymale. (*OEst. Jahrb.*, 1867, p. 17.)

On observe aussi dans la *prostate* une hypertrophie générale ou partielle : cette dernière s'observe surtout dans la vieillesse, se caractérise par la production de tumeurs plus ou moins volumineuses, souvent bien circonscrites et faciles à énucléer, siégeant dans la profondeur ou à la surface de la glande et, dans ce dernier cas, prédominant souvent dans la cavité vésicale sous forme de gonflement ou de polype. Leur structure est analogue à celle de la prostate, mais elles ne se rattachent pas aux conduits excréteurs de cette glande : le tissu glandulaire est généralement peu abondant relativement aux tissus conjonctif et musculaire. De même que la glande normale, elles deviennent souvent le siége du développement de corps amyloïdes et colloïdes et de calculs prostatiques. La tumeur partielle, quand elle acquiert un volume considérable et que le siége en est défavorable, produit le rétrécissement du col de la vessie et par suite le catarrhe de la muqueuse, l'hypertrophie de la tunique musculaire, etc.

L'*hypertrophie générale* de ces glandes existe rarement seule ; le plus souvent le tissu non glandulaire s'hypertrophie en même temps qu'un grand nombre de points isolés de la glande.

Dans la *glande thyroïde*, on observe les formes suivantes : 1° la *dilatation des vésicules primitives*, se produisant d'une manière uniforme dans toute la glande ou d'une manière prédominante dans certains lobules ; elle est généralement accompagnée de dégénérescence colloïde (*goître simple*) ; 2° la *néoplasie d'éléments glandulaires* ou multiplication des follicules (*goître hypertrophique*), accompagnant ordinairement la première forme ; il se produit alors des nodules arrondis dont le volume varie depuis celui d'un pois jusqu'à celui d'une noisette et au delà (*tubercules goîtreux*), qui sont séparés de la glande normale par une enveloppe cellulaire et peuvent même en déterminer l'atrophie ; 3° le *développement de glandes accessoires* dans le voisinage de la glande normale, lesquelles peuvent atteindre le volume d'une noisette et sont probablement congénitales. Le tissu glandulaire de nouvelle formation devient malade aussi souvent que le tissu normal, et éprouve les mêmes affections : hypérémie, inflammation, hémorrhagie, métamorphoses colloïde, graisseuse, calcaire, etc., et ces affections s'y présentent sous des formes aussi diverses que dans la glande normale. Tandis que Frerichs, Heschl, Förster et d'autres admettent une hypertrophie de la glande thyroïde dérivant du tissu conjonctif, Virchow la fait provenir du tissu glandulaire préexistant.

Dans les ovaires, jusqu'à l'âge de la ménopause, il se produit continuellement à l'état physiologique des follicules de Graaf. Jusqu'à présent, on n'a pas encore démontré l'hypertrophie vraie des ovaires.

On n'a pas encore observé d'hypertrophies générales du foie avec formation de nouveaux lobules, etc. Au contraire, on y voit assez souvent des néoplasies glandulaires circonscrites. (L'auteur, Klob, Hoffmann, etc.)

Voyez le cancer pour ce qui concerne l'adénome carcinomatoïde du foie.

Néoplasie de tissu conjonctif vasculaire sous forme de papilles recouvertes d'épithélium : tumeur villeuse ou papillaire ; papillome.

Ecker, *Arch. f. phys. Heilk*, 1844, p. 580. — Rokitansky, *Lehrb. d. path. Anat.*, 1855, I, p. 170. — Billroth, *Virch. Arch.*, 1859, XVII, p. 557. — Virchow, *Verh. d. Berl. Ges. f. Geburtsk.*, IV. — *Würzb. Verh.*, I. — *Die Klh. Geschw.*, I, p. 334.

De même que les papilles vasculaires de la peau et que les villosités intestinales, la *tumeur papillaire* se compose d'un *corps* formé de tissu conjonctif le plus souvent vasculaire, rarement de tissu muqueux, et d'un *revêtement épithélial*. Le corps de la tumeur est simple ou plus ou moins ramifié, et d'un volume plus ou moins grand relativement à l'ensemble de la production. Les vaisseaux se composent d'une seule anse capillaire ou bien d'un rameau ascendant et descendant, donnant naissance à un réseau capillaire intermédiaire ; il est rare de trouver des tumeurs tout à fait dépourvues de vaisseaux.

Le revêtement épithélial correspond entièrement à celui de la peau ou de la muqueuse dont provient le papillome ; il se compose, soit d'une couche plus ou moins épaisse d'épithélium pavimenteux (sur la peau), soit d'une ou plusieurs couches de cellules cylindriques, soit d'un épithélium de transition (sur les muqueuses, etc.).

Les tumeurs papillaires se rencontrent principalement sur la peau ou sur les muqueuses pourvues de papilles ou de villosités ; toutefois, on en trouve également sur les autres muqueuses et dans les néoplasmes.

Le mode de développement du papillome est en conséquence variable : sur les régions pourvues de papilles, il résulte ordinairement d'une hypertrophie partielle ou générale de ces papilles. Sur les autres régions, il se produit d'abord une prolifération de tissu conjonctif et de vaisseaux ; parfois ceux-ci ne se développent que plus tard en pénétrant dans la substance fondamentale d'abord homogène, à la manière des villosités de la surface du chorion. — Les cellules épithéliales qui recouvrent le papillome sont toujours augmentées en nombre : parfois elles s'y trouvent à peu près dans les mêmes proportions que sur la peau ou la muqueuse ; parfois en quantité relativement plus grande.

D'après ce qui précède, l'épithélium des tumeurs papillaires proviendrait de l'épithélium préexistant ; mais certains auteurs le font dériver du tissu conjonctif. Ainsi, Rindfleisch dit dans son *Traité*, p. 79 : « Les points les plus saillants d'un papillome à croissance rapide sont constitués par un tissu primordial qui, sans délimitation précise, se transforme en épithélium vers l'extérieur, et en tissu conjonctif vers l'intérieur. »

Les *causes* du papillome sont le plus souvent des irritations de toute nature ; sur les muqueuses, il se développe parfois à la suite d'inflammations chroniques.

Le papillome entraîne les *conséquences* suivantes, variables d'après les régions : pression sur la peau sous-jacente, rétrécissement de canaux muqueux, ulcérations, hémorrhagies, etc.

Les *tumeurs papillaires dures* se composent d'un corps de tissu conjonctif simple ou ramifié, relativement épais et peu vasculaire, parfois grêle et court, recouvert d'un épithélium abondant et constituant une masse cornée. Ces productions se rencontrent principalement sur la peau et rarement sur les muqueuses à épithélium pavimenteux. — Il faut y rattacher les verrues ordinaires, les cornes de la peau, les verrues ulcérantes, le condylome cutané et les papillomes durs des muqueuses, qui sont plus rares.

La *verrue cutanée*, ou *verrue ordinaire*, se compose d'un tronc conjonctif relative-ment grêle, peu vascularisé, provenant sans doute d'une ou plusieurs papilles vasculaires et recouvert d'une couche épithéliale très-épaisse. La verrue est hé-misphérique ou bien formée de papilles isolées, suivant que celles-ci sont recou-vertes ou non d'une couche cornée commune : elle siége principalement aux mains.

Nous devons rapprocher des verrues la plupart des cornes de la peau (toutes celles qui renferment à leur base des papilles vasculaires).

La *verrue humide* ou *ulcérante*, qui se rencontre surtout aux lèvres et qui est sou-vent confondue avec le cancer épithélial à cause de son aspect et de son siége, offre la même structure que la verrue ordinaire, sauf qu'elle a plus d'étendue (parfois un pouce carré et plus). Elle prend l'aspect qui lui est propre, soit immédiatement après son développement, soit après avoir longtemps subsisté sous forme de verrue ordinaire. La tumeur se gorge d'abord de sang, sa surface s'humecte, l'épiderme se détache, les papilles deviennent plus apparentes, puis s'ulcèrent et se détruisent. En même temps, la dégénérescence s'étend aux parties phériphériques, tandis que le centre sécrète continuellement un liquide purulent fétide, qui s'écoule ou se concrète. La cicatrisation commence rarement au centre.

Le *condylome commun* ou *acuminé* se compose d'un tronc plus ou moins réguliè-rement ramifié, formé de tissu conjonctif fibrillaire ou homogène, d'un vaisseau capillaire tortueux et assez large, pénétrant dans toutes les ramifications, et d'une couche épithéliale mince et facile à enlever. Les différences que présentent les con-dylomes sont en rapport avec leur volume, l'humidité ou la sécheresse de leur sur-face, et surtout avec le siége qu'ils occupent soit sur un point de la peau libre ou voisin d'une muqueuse, soit sur une muqueuse ou entre des replis cutanés, etc. Le condylome se rencontre de préférence aux environs des organes génitaux mâles et femelles (rainure du gland, prépuce, petites lèvres, surface interne des grandes lèvres) et de l'anus.

Kranz (*Arch. f. klin. Med.*, 1866) a observé que la sécrétion ou des fragments du papillome humide (condylomes récents), introduits sous le prépuce ou sous la peau d'un homme bien portant, provoquent, dans la plupart des cas, le développement de papillomes qui peuvent atteindre, en deux ou trois semaines, une longueur d'un millimètre.

Ici se rapportent également les tumeurs cutanées nommées *porreaux*, qui sont analogues aux précédentes, mais qui sont aplaties et congénitales ou acquises.

Les *tumeurs papillaires dures* des muqueuses passent par gradation insensible aux tumeurs molles. Leur structure ne présente rien de remarquable : leur aspect corné est dû principalement aux cellules épithéliales parvimenteuses abondantes qui entou-rent le tronc conjonctif, lequel est peu vasculaire et peu développé. On les rencontre dans la bouche, sur la luette, dans le nez, sur les cordes vocales, dans l'urèthre de l'homme et de la femme, dans le vagin, au col de l'utérus, etc.; on les trouve ce-pendant aussi sur les muqueuses à épithélium cylindrique, telle que celles de la vési-cule et des conduits biliaires, celle des conduits galactophores; par conséquent, tout aussi bien sur les régions recouvertes à l'état normal de papilles que sur celles qui en sont dépourvues.

Les *tumeurs papillaires molles ou villeuses* sont constituées par des troncs mous, simples ou ramifiés, renfermant un grand nombre de capillaires de calibre ordinairement considérable, et recouverts d'une ou plusieurs couches, faciles à enlever, de cellules épithéliales pavimenteuses ou cylindriques. Parfois elles se présentent sous la forme de tumeurs papillaires ; parfois, au contraire, sous forme de masses sphériques, lobulées ou polypeuses, molles, vasculaires, et dont le caractère villeux n'apparaît qu'après que l'on a enlevé l'épithélium qui réunit les extrémités des villosités. Elles se composent du tissu normal des muqueuses, dont les capillaires sont dilatés. — Les tumeurs villeuses se rencontrent dans la vessie, dans le vagin et le col de l'utérus (choux-fleurs), dans l'estomac et l'intestin, surtout dans le côlon, rarement à la surface interne de la dure-mère et sur les méninges cérébrales. Suivant l'endroit où elles se développent, elles produisent de la compression, le rétrécissement des points correspondants, surtout des hémorrhagies souvent suivies de mort.

Néoplasie de cellules épithéliales et de tissu conjonctif vasculaire sous une forme particulière, etc. — Cancer épithélial. (Voy. plus loin.)

XII. — HÉTÉROPLASMES OU NÉOPLASMES HÉTÉROLOGUES.

Les néoplasmes que nous avons étudiés jusqu'à présent suivent les types physiologiques dans quelques-uns ou dans la plupart de leurs modes de développement ; aussi leur ressemblent-ils complétement (régénérations, la plupart des hyperthrophies), ou bien leur analogie avec ces types est facile à constater (certaines hypertrophies, les tumeurs néoplastiques). On leur donne le nom d'*homéoplasmes*, ou de *néoplasmes homologues*.

Nous avons maintenant à étudier les *hétéroplasmes* ou *néoplasmes hétérologues*, qui renferment, à la vérité, les mêmes éléments que les précédents, mais dans des limites plus larges, et qui ne s'observent guère dans les conditions normales ; parfois même ces éléments présentent la même disposition, etc. ; il en résulte que quelques-uns de ces néoplasmes peuvent être comparés aux types physiologiques. Néanmoins, sous presque tous les autres rapports, ils s'éloignent des néoplasmes précédents, ainsi par le lieu et l'époque de leur développement, par leurs rapports avec l'organe-mère et avec l'organisme, par leurs causes, etc. ; aussi la théorie et la pratique autorisent-elles à les séparer, au moins provisoirement, et si l'on observe parfois des transitions des uns aux autres, la distinction n'en doit pas moins exister.

Si le diagnostic anatomique est difficile et même impossible dans certains hétéroplasmes à l'état récent, il en est ainsi, à plus forte raison, quand leurs éléments ont subi la métamorphose graisseuse ou une atrophie simple. C'est cependant à ce dernier état qu'ils sont souvent soumis à l'examen (et même presque toujours pour quelques-uns).

Les néoplasmes qui rentrent dans ce chapitre sont le tubercule, la néoplasie lymphatique, le syphilome, le lupus et le néoplasme de la lèpre, le pus, le sarcome et le cancer.

[Il est encore un néoplasme (outre les tumeurs mixtes) que nous étudions à la fin, lequel dans beaucoup de cas ne mérite ce nom que dans la pratique, et qui, en théorie, se rattache à des processus différents (les troubles circulatoires et les métamorphoses) : nous voulons parler des *kystes* ou *tumeurs folliculaires*. Ce qui suit ne s'y rapporte pas.]

Les noyaux et les cellules constituent l'élément essentiel de tous les hétéroplasmes ; les premiers n'offrent ordinairement aucune particularité. Les cellules ressemblent parfois complétement aux globules blancs du sang ou de la lymphe, et peut-être ne sont-ils souvent autre chose que ces éléments ; parfois ils ressemblent aux cellules épithéliales de la peau, de certaines muqueuses et des glandes. — Quelques-uns de ces néoplasmes se composent principalement de noyaux : ainsi le tubercule, le néoplasme lymphatique ; d'autres de cellules, comme le sarcome et le cancer ; d'autres enfin renferment à la fois des noyaux et des cellules, ou bien tantôt les uns, tantôt les autres (néoplasme lymphatique, syphilome, lupus). — Tantôt les noyaux et les cellules sont régulièrement disséminés dans le tissu normal (néoplasme lymphatique, tubercule, syphilome) ; tantôt ils sont déposés dans des lacunes ou alvéoles plus ou moins manifestes (sarcome et cancer). Parfois les cellules et les noyaux sont les seuls éléments de nouvelle formation ; parfois il y a en même temps une substance intercellulaire de nature variable, ordinairement liquide, des vaisseaux, etc.

L'observation miscroscopique seule ne peut donner, dans certains cas, de conclusion certaine sur la nature des néoplasmes dont il s'agit ici. Toujours, ou presque toujours, il faut encore utiliser les notions acquises sur la structure normale du tissu, l'examen à l'œil nu et l'observation clinique. En certaines régions (tissus conjonctifs et musculaire, paroi des capillaires, des artérioles et des veinules, utricules amorphes, tissu pulmonaire, etc.) et en diverses circonstances, on trouve de petits noyaux jeunes et serrés les uns contre les autres ; ces noyaux ne subissent aucune modification ultérieure, ou bien ils se transforment plus tard en tissu conjonctif ou en production cellulaire, etc.; ils se ressemblent complétement par le volume, la situation, etc., quelle que soit la transformation qu'ils doivent subir plus tard, en tissu conjonctif, en noyaux tuberculeux ou en cellules cancéreuses.

L'auteur avait déjà signalé l'apparition constante dans le tissu des poumons emphysémateux, de noyaux ordinairement très-abondants, dont la signification était restée inconnue jusqu'alors. D'après Villemin (*Arch. gén.*, 1866, II, p. 566), au début de l'emphysème, il se produit une hypertrophie des noyaux de la paroi des vésicules pulmonaires, donnant lieu à la compression des capillaires et en même temps à la distension de la vésicule. Ces noyaux hypertrophiés subissent plus tard une métamorphose graisseuse; ils se détachent des parties environnantes et sont expulsés par la toux ou autrement; c'est ainsi que disparaît la paroi des vésicules et que plusieurs d'entre elles se confondent. L'emphysème interlobulaire et sous-pleural se produit suivant un mode semblable, par nécrobiose des parois des vésicules. Villemin considère cette altération anatomique des vésicules comme l'affection primitive de l'emphysème, et n'admet pas les explications mécaniques qu'on en a données. La dilatation en diminue l'élasticité; de là la rétention de l'air et la diminution de l'amplitude des mouvements respiratoires. La dyspnée se produit parce qu'il y a moins d'air inspiré, parce que les capillaires pulmonaires sont comprimés et, enfin, que la surface respiratoire est diminuée d'étendue. La toux dépend également des altérations anatomiques; la bronchite est secondaire, occasionnée par la toux et favorisée par les circonstances extérieures.

Les hétéroplasmes suivent une marche aiguë (néoplasie lymphatique, tubercule) et plus souvent chronique (syphilome, la plupart des cancers, des sarcomes et beaucoup de tubercules); parfois ils se développent suivant l'un et l'autre modes à la fois.

Généralement, ils exercent une influence plus marquée sur les tissus atteints que les autres néoplasmes, et cette influence est en rapport avec la quantité des noyaux et des cellules, ainsi qu'avec le rôle joué par les vaisseaux (destruction, hypérémie ou néoplasie capillaires).

Leur action sur l'organisme est fort variable: dans la plupart des néoplasies chroniques, elle est peu prononcée pendant toute la durée du mal (lupus, certains syphilomes et cancers); dans d'autres cas, elle se fait sentir seulement quand le néoplasme a occasionné des altérations organiques manifestes (compression, sténose, etc.) ou bien quand il tombe en décomposition (cancer, syphilomes, tubercules, etc.); dans d'autres cas encore, il se déclare une affection générale fébrile plus ou moins grave (néoplasie lymphatique, tubercules aigus, cancer aigu). (Voy. p. 574 et suiv.)

Les causes des hétéroplasmes sont presque entièrement inconnues. Le sarcome se développe souvent à la suite d'irritations locales; mais quant aux autres néoplasmes, tantôt ils sont produits par des influences générales connues (contagion); tantôt les causes en sont totalement cachées, par exemple pour le cancer.

1. — *Tubercule.*

(Tuberculose et scrofulose.)

Bayle, *Recherches sur la phthisie pulm.*, 1850, — Laennec, *Traité de l ausc. méd.*, 1ʳᵉ éd., 1826; 2ᵐᵉ éd., 1837. — Schröder v. d. Kolk, *Obs. anat. path.*, etc., 1826. *Nederl. lanc.*, Juli., 1852. — Lombard, *Essai sur les tubercules,* 1827. Cerutti, *Coll. quæd. de phthisi pulm.*, 1839. — Louis, *Rech. anat. path.*, 1842.—Cless, *Arch. f. phys. Heilk,* 1844, III. —Reinhardt, *Ann. d. Berl. Char.* 1850, I. p. 362. — Virchow, *Würzb. Verh.*, 1850, I. p. 72 ; II, p. 24 et 70; III, p. 98. — *Wien. Wochenschr.*, 1856, n° 1 et s.; *Deutsche Klin.*, 1852, n° 25; *Arch.* XXXIV, p. 11 ; *Geschwülste,* 1865, II, p. 620. — Lebert, *Traité des mal. scrof. et tubercul.* — *Bulletin de l'Acad.*, XXXII, p. 119. — *Virch. Arch.*, XL. — Bennett, *Path. and treatm. of pulm. tubercul.*, 1855. — Schrant, *Nederl. Weekbl.*, 1854. — Küss, *Gaz. méd. de Strasbourg*, 1855. — R. Hall, *Brit. Rev.*, 1855 et 56. — Heschl, *Prag. Vtljsch.*, 1856, III, p. 17. — Buhl, *Ztschr. f. rat. Med.*, 1857, VIII, p. 49. — W. Müller, *Ueb. struct. und Entw,* d. Tub. in d. Nieren., 1857. — Demme, *Virch. Arch.*, 1861, XXII, p. 155. — Förster, *Würzb. med. Ztschr.*, 1861, I. p. 130, III, p. 200. — Rindfleisch, *Virch. Arch.*, 1862, XXIV, p. 571. — Colberg, *Obs. de penit. pulm. struct.*, 1863. — Hedinger, *die Entw. d. Lehre v. d. Lungenschwindsucht,* 1864. — Villemin, *Gaz. méd. de Paris,* 1865, n° 50; *Gaz. hebdom.*, 1866, p. 42 et s.; *Études sur la tuberculose,* 1868. — Niemeyer-Ott., *Klin. Vortr. üb. d. Lungenschw.*, 1866. — Hoffmann, *Arch. f. Klin. Med.*, 1867, III, p. 67. --- Hérard et Cornil, la *Phthisie pulmonaire,* 1867.

On donne le nom de *tubercule* à un néoplasme infiltré et présentant ordinairement la forme nodulaire; existant presque toujours en nombre plus ou moins considérable; arrondi ou de forme irrégulière; de volume variable; dépourvu de vaisseaux, et le plus souvent miliaire. Il se compose principalement de noyaux et de petites cellules indifférentes, et subit constamment, après une durée plus ou moins longue, l'atrophie caséeuse, souvent le ramollissement; il se présente rarement comme affection locale, le plus ordinairement comme maladie constitutionnelle (tuberculose).

Les *tubercules circonscrits* ou *nodulaires* offrent un volume très-variable, compris le plus souvent entre la grandeur des objets placés sur la limite de la vision distincte (pie-mère, foie, séreuses) et celle d'un grain d'orge (*tubercule miliaire; granulation grise*), parfois ils atteignent une grosseur variant entre celle d'un pois ou d'un œuf, parfois même plus considérable (*tubercules agglomérés,* ne se rencontrant guère que dans le cerveau, le testicule et les séreuses). Leur forme est le plus souvent ronde ou arrondie, régulière ou bossclée; aplatie ou sphérique. En se réunissant, ils peuvent prendre une forme irrégulièrement sphérique ou aplatie (*tubercules infiltrés*), spécialement sur certaines muqueuses, dans les voies urinaires et les organes génitaux de la femme. Quoique nettement limités en apparence, ils sont dépourvus de capsule; et, par conséquent, on ne peut les énucléer complétement. Leur nombre est en rapport avec leur volume : s'ils sont volumineux, ils sont ordinairement uniques ou peu nombreux; les tubercules très-petits au contraire existent habituellement en nombre incalculable; ils sont alors régulièrement distribués ou bien disposés par groupes d'étendue variable.

A l'état récent, les plus petits tubercules sont clairs ou blanc grisâtre, translucides, d'une consistance demi-solide, élastiques et humides; il est difficile de porter un jugement sur l'aspect de la coupe à cause du petit volume de la tumeur : c'est ce que l'on nomme *tubercule gris*. Le tubercule plus gros, ainsi que l'infiltration tuberculeuse, offrent presque toujours, à la périphérie de la coupe, une zone humide, plus ou moins large, régulière ou irrégulière, blanc grisâtre, translucide, homogène et dépourvue de vaisseaux; la partie centrale, qui est ordinairement beaucoup plus considérable, est presque toujours jaune grisâtre ou jaune, opaque, sèche, non élastique et de consistance caséeuse : c'est ce qui constitue le *tubercule jaune*.

Outre les tubercules visibles à l'œil nu, il en est d'autres, surtout quand ces productions sont nombreuses et récentes, que l'on ne peut apercevoir qu'au microscope, et qui constituent soit des granulations, soit des infiltrations plus ou moins régulières.

A l'examen microscopique des tubercules frais, on trouve des noyaux comme élément essentiel. Ces noyaux sont ordinairement ronds, quelquefois ovales ; leur volume varie de 1/200, 1/300 à 1/500 de ligne. Ils sont clairs, vésiculeux, avec ou sans nucléole. Il existe presque toujours en même temps un nombre plus ou moins grand de corpuscules analogues à des cellules et d'aspect variable. Le plus souvent, ils ressemblent à des noyaux entourés dans toute leur périphérie, ou bien seulement en certains points d'une substance fondamentale, amorphe, transparente, et plus ou moins abondante. Il est plus rare de trouver des cellules plus ou moins volumineuses et analogues aux globules blancs du sang; on les rencontre habituellement en même temps que les noyaux, très-rarement comme élément unique. (D'après certains auteurs, le tubercule ne se compose que de cellules si friables, qu'on les détruit en grande partie en les soumettant à l'observation et qu'on ne retrouve plus alors que des noyaux). Les noyaux et les cellules sont souvent en voie de segmentation. Dans certains tubercules enfin, on trouve un nombre plus ou moins grand de cellules volumineuses, arrondies ou ovales, renfermant plusieurs noyaux (parfois dix). Ces noyaux et ces cellules sont uniformément distribués dans une substance fondamentale, ordinairement peu abondante, tantôt amorphe, tantôt manifestement fibrillaire, dépourvue de vaisseaux, et qui renferme quelquefois des débris du tissu mère (fibre élastique, cellules glandulaires, débris de vaisseaux, pigment sanguin et autres, etc.). La substance fondamentale amorphe, qui existe dans certains cas, n'est sans doute en grande partie qu'un produit de sécrétion des noyaux et des cellules du tubercule. La substance fibrillaire est un débris du tissu normal, jamais elle n'est de nouvelle formation. On n'observe pas davantage, pendant le développement du tubercule, de néoplasie vasculaire.

Virchow désigne sous le nom de *tubercule fibreux*, pour le distinguer du *tubercule cellulaire commun*, celui qui, sauf dans son centre, se compose de tissu conjonctif en grande quantité : on le rencontre surtout dans les parties solides et fibreuses, dans les masses conjonctives de nouvelle formation, etc.; il se caractérise par sa dureté et son aspect plus translucide, perlé et gris clair.

Langhaus (*Virch. Arch.*, XLII, p. 382) a trouvé le tubercule cellulaire ordinaire, siégeant de préférence dans les séreuses, la dure-mère, la pie-mère, la choroïde et les synoviales ; le tubercule fibreux dans les poumons, le foie, la rate, les reins, le testicule, l'épididyme, le cerveau ; toutefois, dans les deux premiers organes, il a fréquemment observé aussi le tubercule cellulaire.

Le tubercule fibreux se distingue du tubercule cellulaire en ce qu'il ne se ramollit pas directement ; dans la zone riche en cellules, il se forme d'abord un tissu conjonctif relativement peu cellulaire, lequel subit en premier lieu la dégénérescence. Il constitue en conséquence, d'après Langhaus, une forme plus développée du tubercule cellulaire.

L'examen microscopique des tubercules *anciens* ou *jaunes*, ainsi que des parties centrales de la plupart des tubercules *récents*, y fait constamment découvrir une *atrophie simple* des noyaux et des cellules, souvent aussi un léger degré de *métamorphose graisseuse*. Dans le premier cas, les noyaux prennent une forme irrégulière ; ils deviennent ordinairement plus petits, aplatis, homogènes ou striés, mats et très-friables (*corpuscules tuberculeux*) ; ils finissent par se transformer en un détritus finement granulé. Le tubercule jaune se compose uniquement de ces noyaux d'atrophie simple ou de dégénérescence graisseuse, et de détritus simple ou adipeux. Cette métamorphose du tubercule qui est constante et la plus importante, est la conséquence de l'oblitération des vaisseaux qu'il renferme et de l'arrêt de nutrition qui en résulte.

L'atrophie simple des noyaux du tubercule est si fréquente, même dans le centre des productions récentes en apparence, que les *corpuscules tuberculeux* de Lebert, ainsi que l'aspect jaune et caséeux du tubercule qui sont le résultat de cette atrophie, ont été considérés pendant longtemps comme le caractère essentiel de ce néoplasme. Toutefois ce caractère a cessé de paraître essentiel depuis que l'on connaît les phases primitives du tubercule et son développement, et depuis que l'on a observé cette même métamorphose dans les productions cellulaires les plus diverses, surtout dans le pus, le syphilome et le cancer. On a conservé cependant le nom de *tuberculisation* (voy. p. 296).

À l'œil nu, comme sous le microscope, il n'y a que le tubercule miliaire qui soit caractéristique. Quand le tubercule est tout entier en voie d'atrophie simple, il est souvent impossible de le distinguer de certaines affections inflammatoires suppuratives, de certains néoplasmes syphilitiques, sarcomateux et carcinomateux. Il en est surtout ainsi pour les prétendues infiltrations tuberculeuses volumineuses des membranes muqueuses, pour les gros tubercules, spécialement ceux du cerveau.

Dans les poumons, la coupe de petites bronches remplies de pus caséeux et à parois épaissies peut prendre l'apparence du tubercule miliaire dont la périphérie serait blanc grisâtre et le centre jaune.

On donne le nom d'*état corné* à cet état de tubercule dans lequel il est transformé en une masse dure et semblable à de la corne, et qui est dû à l'atrophie simple des noyaux sans métamorphose graisseuse: on ne le rencontre guère que dans le tubercule miliaire.

Quand l'atrophie a duré un temps plus ou moins long, le tubercule subit les altérations suivantes :

La *résorption* qui s'observe dans l'atrophie simple et surtout dans la métamorphose graisseuse ; elle n'est guère complète que dans les plus petits tubercules, et elle ne produit qu'une diminution de volume dans les plus gros.

La *résorption* n'aboutit sans doute jamais au retour du tissu à l'état d'intégrité parfaite; il en résulte une espèce de tissu cicatriciel qui produit l'induration tuberculeuse, notamment dans les poumons. Les points indurés sont d'abord jaunâtres ; et plus tard, après la résorption des éléments atrophiques du tubercule, ils prennent une coloration de plus en plus foncée. — Il est probable qu'un certain nombre de processus que l'on a rapportés à la tuberculisation, appartiennent à l'inflammation et au syphilome.

La *crétification*, qui s'observe dans les tubercules de tout volume et qui se rencontre rarement seule, mais le plus souvent combinée avec la métamorphose graisseuse: dans le premier cas, les tubercules se transforment en masses pierreuses ; dans le second cas, au contraire, on trouve une bouillie grasse parsemée de points plus consistants.

Le *ramollissement* ou *fonte du tubercule*, l'altération la plus importante et la plus fréquente, se produit dans le tubercule jaune à la suite d'altérations chimiques inconnues. Combiné à l'atrophie simple, il donne naissance, suivant que l'affection atteint des muqueuses ou des parenchymes, à *l'ulcère* ou à la *caverne tuberculeuse* (abcès tuberculeux). Ces deux dégénérescences peuvent se rencontrer à l'état simple, non accompagnées de suppuration ; toutefois celle-ci peut s'y joindre, surtout après l'élimination de toute la masse tuberculeuse. Le premier cas s'observe principalement sur la muqueuse intestinale, sur celles des grosses et des petites bronches, plus rarement sur celles des organes sexuels et urinaires, des conduits biliaires, sur les membranes séreuses et synoviales ; le dernier cas, dans les poumons, les glandes lymphatiques, le cerveau, le testicule, la prostate, les capsules surrénales, etc.

La *caverne tuberculeuse* se présente sous la forme d'une cavité de dimensions variables, ordinairement arrondie, rarement anfractueuse : elle est remplie d'un liquide gris ou gris jaunâtre, séreux ou caséeux, et souvent aussi de petits fragments jaunes et irréguliers, et elle est entourée de masses tuberculeuses jaunes de volume et de consistance variables. — Elle peut s'ouvrir par un ou plusieurs orifices dans la cavité voisine (plèvre) ou bien à la surface du corps (fistules tuberculeuses de l'épididyme).

Les prétendues cavernes tuberculeuses des poumons sont en grande partie des bronchiectasies sacciformes, dont la surface interne est souvent ulcérée ou tuberculisée dans sa totalité ou partiellement ; elles sont plus rarement dues à la tuberculose des petites bronches et des vésicules pulmonaires voisines.

L'ulcère tuberculeux au début est ordinairement petit, rond, cratériforme, limité à un follicule et aux parties environnantes ; dans le fond et sur les bords on aperçoit sans préparation ou après une coupe la substance tuberculeuse jaune : c'est ce que l'on appelle *ulcère primitif* ou *lenticulaire*. Plus tard l'ulcère s'agrandit circulairement et se réunit avec les ulcères voisins ; ou bien il ne prend guère d'extension que dans une direction ; par exemple dans l'intestin, perpendiculairement à la direction des replis : *ulcère secondaire*. Dans d'autres cas, il se produit dès le début, par exemple dans l'intestin et spécialement au-dessus et au-dessous de la valvule de Bauhin, une infiltration tuberculeuse considérable dont le ramollissement et la fonte donnent naissance à un ulcère tuberculeux étendu, présentant sur son fond et ses bords des masses tuberculeuses souvent encore abondantes, jaunes ; sur les bords on voit même fréquemment encore des masses grises. Ensuite les ulcères tuberculeux, grands et petits, peuvent se propager de la muqueuse au tissu sous-muqueux, puis au tissu conjonctif intermusculaire et enfin à la séreuse. On rencontre alors sur celle-c des tubercules isolés ordinairement récents et miliaires. C'est ce que l'on observe surtout à l'iléon et à l'appendice vermiculaire, rarement dans les autres points de l'intestin.

Les ulcères tuberculeux de certaines muqueuses soustraites davantage aux influences extérieures (appendice vermiculaire, utérus, voies urinaires) sont souven précédés d'une infiltration tuberculeuse étendue.

La guérison des ulcères et des cavernes tuberculeuses est rare. Un certain nombre de cas qu'on en cite se rapportent sans aucun doute à des ulcères syphilitiques. La guérison des ulcères tuberculeux des muqueuses s'effectue par élimination du tubercule ramolli et par néoplasie secondaire de tissu conjonctif ; elle entraîne ordinairement après elle le rétrécissement de la muqueuse atteinte.

Dans l'induration et dans les cavernes tuberculeuses multiples des poumons, il s'établit de bonne heure des anastomoses entre l'artère pulmonaire et les artères bronchiques, et après la formation d'adhérences pleurales la communication s'étend aux artères intercostales, mammaires et diaphragmatiques. C'est ce qui empêche l'accumulation du sang dans les parties du poumon restées perméables. (Schöder v. d. Kolk, Guillot.)

Le *développement* du tubercule ne diffère pas essentiellement de celui des autres néoplasmes cellulaires. Le plus souvent le tissu mère est constitué par du tissu conjonctif ou du tissu analogue, beaucoup plus rarement par du tissu épithélial.

C'est surtout dans les membranes séreuses et la pie-mère que l'on peut aisément suivre le développement du tubercule miliaire. Si ce néoplasme siége dans le tissu conjonctif, il résulte de la segmentation répétée des corpuscules conjonctifs ou d'une formation endogène : la substance fondamentale, le tissu glandulaire, les capillaires se détruisent plus ou moins complétement par une production exagérée de noyaux ; les capillaires disparaissent même complétement. Dans d'autres tissus et aussi dans le tissu conjonctif, le tubercule provient des noyaux des capillaires, et principalement de ceux de la membrane adventice des vaisseaux, du sarcolemme, des tubes amorphes, etc.

Heschl a démontré la production du tubercule, d'abord dans les poumons, aussi bien dans la paroi des capillaires que dans celle des vaisseaux de tout volume. — Suivant Buhl, on voit dans l'épiploon et la pie-mère, les tubercules miliaires récents disposés le long des petites artères sous forme de renflements de la tunique adventice, vésiculeux et remplis de noyaux. — C'est ce qui a été également observé par Virchow, Rokitanski, Wedl, Demme, Förster, Colberg et d'autres. — D'après Deichler (*Beitr. z. Histol. d. Lungengewebes*, 1861), les éléments du tubercule proviennent, dans les poumons, des noyaux de la paroi vasculaire : il se produit des cellules nouvelles qui dissocient les éléments des parois jusqu'au niveau de la membrane interne, et finalement le point de la tunique malade est transformé en un nodule plus ou moins volumineux et le vaisseau ne conserve qu'une tunique interne très-mince. — Dans les méninges et dans le cerveau, les tubercules, suivant Rindfleisch, se présentent sous forme de saillies isolées ou réunies en groupes sur les troncs vasculaires les plus forts, tandis que sur les branches plus petites et sur les vaisseaux presque capillaires, ils constituent des varicosités fusiformes embrassant tout le pourtour du vaisseau. — Dans le canal intestinal, le tubercule prend habituellement naissance dans l'intérieur des follicules solitaires et des plaques de Peyer ; ce n'est que plus tard qu'il atteint le tissu muqueux environnant.

Knauff (*Med. Centralbl.*, 1867, n° 36) donne la description de nodules lymphatiques renfermant des circonvolutions vasculaires et qui se rencontrent en différentes régions des séreuses ; ils ont des rapports très-intimes avec certaines néoplasies physiologiques et pathologiques. Ils constituent des amas miliaires de cellules formatives, qui, sans varier notablement dans leur développement ultérieur, produisent des végétations conjonctives avec ou sans caractère inflammatoire, des nodules tuberculeux, etc., ou bien deviennent libres et contribuent à former les globules lymphatiques libres des sacs séreux.

Les cellules épithéliales et glandulaires, par exemple dans le foie, les reins, les testicules et les ganglions lymphatiques, ne donnent que rarement naissance au tubercule. Néanmoins ces cellules se multiplient parfois et produisent des globules de pus qui subissent la transformation caséeuse, en même temps que le tubercule lui-même, ainsi dans les glandes lymphatiques, les reins, les testicules, les poumons (?), etc.; cependant elles se détruisent ordinairement quand le tubercule se forme, à la suite d'un processus analogue en partie à celui qui détermine la production du tubercule jaune.

Le tubercule s'accroît en partie par la subdivision des noyaux de nouvelle formation; mais surtout par la production de nouveaux noyaux dans les parties qui l'entourent et souvent sous l'influence d'une hypérémie légère, active ou passive; cette néoplasie, de même que le processus primitif, occasionne la destruction du tissu normal. Plusieurs petits tubercules se forment ainsi, se confondent et donnent naissance à des nodules qui peuvent atteindre le volume d'une noix et au-dessus.

Généralement les tissus qui entourent le tubercule ne sont que peu ou point comprimés; mais ils présentent, surtout quand celui-ci est ancien, des altérations qui au point de vue cliniique, offrent presque la même importance que le tubercule même, et qui sont en rapport avec la prolifération rapide des noyaux, avec l'oblitération des vaisseaux et l'hypérémie qui l'accompagne, et avec les métamorphoses régressives. Il faut surtout mentionner :

La *néoplasie de tissu conjonctif*, notamment dans la tuberculisation chronique; elle a pour conséquence l'épaississement des séreuses et la formation de fausses membranes, l'épaississement du tissu conjonctif interstitiel des poumons, de l'intestin; des glandes, etc.

Les *exsudations* séreuses, séro-purulentes, muco-purulentes ou purulentes, parfois croupeuses et diphthéritiques, avec ou sans hypérémie, sur les séreuses, les muqueuses, etc. Dans le tissu pulmonaire, les parties enveloppées par le tubercule ou qui l'entourent lui-même, notamment les alvéoles, les extrémités bronchiques, sont remplies de cellules épithéliales souvent en voie de dégénérescence graisseuse, ainsi que de globules de pus habituellement abondants et souvent de molécules fibrineuses. En même temps que l'atrophie simple s'empare des éléments du tubercule, elle atteint aussi les globules de pus, concurremment avec la dégénérescence graisseuse. C'est ainsi que prennent naissance la plupart des tubercules jaunes volumineux, dont la fonte produit les cavernes tuberculeuses proprement dites.

L'*oblitération des vaisseaux* avec formation consécutive de pigment, etc.; cette oblitération dépend de la néoplasie excessive de noyaux autour des capillaires et dans la paroi capillaire elle-même.

Les tubercules se rencontrent à tout âge mais surtout dans la jeunesse, dans les deux sexes et dans toutes les conditions. On n'en a pas encore observé chez le fœtus.

Le *siége du tubercule* varie d'après l'âge : chez l'enfant, on l'observe le plus souvent dans les ganglions lymphatiques, les poumons, le cerveau, la rate, le foie, la muqueuse intestinale, les séreuses et les os. Chez l'adulte, il est de beaucoup le plus fréquent, à l'état primitif, dans le poumon ; beaucoup plus rare dans les glandes lymphatiques, dans les organes urinaires et génitaux, dans le canal intestinal. Il se rencontre dans presque tous les organes, comme production secondaire, principalement dans les ganglions lymphatiques qui correspondent au siége primitif du tubercule ; sur la muqueuse intestinale et respiratoire, dans le foie, la rate, les reins et les capsules surrénales, dans les méninges, etc., accompagnant la tuberculisation pulmonaire. On n'a jamais trouvé le tubercule ni dans le cartilage, ni dans les muscles externes, ni dans les gros vaisseaux ; il est très-rare dans le pharynx, les amygdales, l'œsophage, le vagin, l'ovaire, le cœur, la langue, les glandes salivaires et thyroïde ainsi qu'à la peau. Le tubercule primaire ne se voit jamais ou que très-rarement dans la muqueuse respiratoire ou dans celle de l'estomac, dans le foie, la rate, etc. — Enfin le tubercule se développe parfois dans certains néoplasmes, principalement dans les pseudo-membranes des séreuses, par exemple, de la plèvre, du péricarde et du péritoine.

Dans chaque organe, les tubercules chroniques s'observent en nombre variable suivant leur siége, tandis qu'à l'état aigu ils sont uniformément distribués, dans la plupart des cas, dans l'organe tout entier. Il a pour siége de prédilection, dans les poumons, le sommet et d'une manière générale le lobe supérieur; dans les méninges, les parties situées entre le chiasma et la moelle allongée ; dans l'intestin, l'iléon et le cœcum ; dans la muqueuse respiratoire, la surface postéro-supérieure du larynx et es petites bronches; dans les os, le tissu spongieux ; aux organes génitaux mâles, le corps d'Highmore, la tête de l'épididyme et les lobules glandulaires du testicule; dans ceux de la femme, le corps de l'utérus et les trompes ; dans les reins, tantôt la substance corticale, tantôt les pyramides, les calices et le bassinet, etc

La tuberculose peut être *aiguë*, *subaiguë* ou *chronique*. Dans tous les cas, elle est réellement primitive, ou bien consécutive à l'inflammation tuberculeuse chronique de l'organe malade ou d'un autre organe, et d'après les idées modernes, ce dernier cas est fréquent. Dans la tuberculose aiguë, il se forme en quelques jours ou en quelques

semaines, un nombre infini de très-petits tubercules (*tuberculose miliaire aiguë*) dans un ou plusieurs organes, principalement dans les
poumons, les séreuses, les méninges, le foie, la rate et les reins. Dans
la tuberculose subaiguë ou chronique, les premiers tubercules passent ordinairement inaperçus, surtout dans certains organes. Après
une durée plus ou moins longue de la maladie, parfois après dix ans,
de nouveaux tubercules se forment dans le même organe ou dans un
autre, et enfin la mort arrive, soit par maladies consécutives, soit par
tuberculisation aiguë.

L'action du tubercule sur l'organe atteint entraîne les conséquences
suivantes : destruction des éléments anatomiques à l'endroit où se
forme le tubercule, phénomène dont l'importance est en rapport avec
le volume, le nombre et le siége de ces productions ; — compression
ou occlusion des cavités (surtout dans les glandes et les poumons ; —
hypérémie collatérale dans les parties qui entourent le tubercule
(c'est ainsi que se produisent le ramollissement dans le cerveau, la
pneumonie et la bronchite dans les poumons, etc.) ; — hypérémie et
inflammation des parties voisines, des séreuses contiguës et des tuniques vasculaires, comme phénomènes concomitants de la tuberculisation ;— processus divers dépendant de la métamorphose des tubercules,
tels que le rétrécissement des cavités, par exemple de l'intestin, dans
les cas de résorption, la formation d'ulcères et de cavernes ; la per
foration des membranes surtout des séreuses et des vaisseaux dans
les cas de ramollissement du tubercule (d'où résultent des phlegmasies des séreuses et des hémorrhagies).

L'influence que le tubercule exerce sur l'organisme dépend des
troubles organiques que nous venons de mentionner (troubles respiratoires, etc.) ; de la fièvre qui accompagne souvent le développement
du tubercule primitif ou secondaire ; des maladies consécutives à la
tuberculose et parmi lesquelles nous citerons, outre celles que nous
avons déjà mentionnées et qui sont faciles à expliquer, la thrombose
veineuse, la dégénérescence lardacée des organes abdominaux, le
cœur gras, les affections rénales, etc.

Les *causes de la tuberculisation et de la tuberculose* sont difficiles
à déterminer exactement, à raison surtout de l'impossibilité de distinguer avec certitude les tubercules chroniques d'une inflammation
tuberculeuse dans la plupart des organes. Elles sont ordinairement
générales, rarement locales (certaines professions). Nous devons
mentionner en première ligne la *prédisposition héréditaire*, en vertu
de laquelle les causes occasionnelles les plus légères produisent faci-

lement des inflammations tuberculeuses et le tubercule, soit immédiatement, soit par l'entremise de l'inflammation tuberculeuse. En
seconde ligne, vient l'*insuffisance de la nutrition* dans le sens le plus
large.— Les résultats de l'*inoculation* sur les animaux, du tubercule
de l'homme ou d'un autre animal, sont encore douteux, et les conséquences que l'on en a tirées ne sont pas encore bien établies. L'observation clinique et anatomo-pathologique, au contraire, tend à faire
croire que la tuberculose est une affection spécifique de résorption et
d'infection. La tuberculose miliaire, en effet, s'observe fréquemment,
sans être précédée de tuberculose chronique réelle. Il est surtout
un grand nombre de cas de tuberculose pulmonaire chronique, dans
lesquels il se produit des tubercules miliaires secondaires des poumons
et d'autres organes, et qui ne sont autres que des pneumonies catarrhales ou croupales dont l'exsudat se tuberculise, ou des bronchites accompagnées d'exsudats catarrhaux, fibrineux ou diphthéritiques subissant la même altération. Beaucoup de cas de tuberculose
de la muqueuse intestinale, de l'appareil uro-génital, des glandes
lymphatiques et des os, sont des phlegmasies chroniques dans le cours
desquelles il se forme des tubercules miliaires dans d'autres organes.

Les *causes locales* de la tuberculose ne peuvent être prises en considération que
dans les cas où elles existent seules à l'exclusion de toute influence générale. Dans
un grand nombre de professions (aiguiseurs, ouvriers carriers et métallurgistes, boulangers, meuniers, etc.), les substances nuisibles inspirées provoquent des bronchites
et des pneumonies qui subissent la transformation tuberculeuse. Parfois les causes locales agissent en produisant des mouvements respiratoires excessifs, insuffisants ou
unilatéraux, et en exerçant ainsi une influence nuisible sur les organes thoraciques.

Pour ce qui concerne l'hérédité, l'influence des parents sur le développement de
le tuberculose chez les enfants est incontestable et peut souvent être constatée. La
tuberculose atteint les enfants quand les deux parents ou bien l'un des deux, surtout
la mère, sont tuberculeux. Dans des cas plus rares, elle se déclare dans la deuxième
génération, la première restant à l'abri de la maladie.— Une nutrition vicieuse est
également une cause fréquente et certaine de tuberculose. C'est ce que nous voyons
chez les enfants mal nourris, dans les prisons, les orphelinats, etc.; dans l'épuisement et dans les maladies aiguës et chroniques qui minent la constitution (repos
prolongés, excès vénériens, chagrins ; — évacuations aqueuses abondantes, ulcère
rond de l'estomac, diabète simple et surtout sucré, syphilis constitutionnelle, cancer
de l'œsophage ; typhus, exanthèmes aigus); chez les aliénés qui refusent la nourriture, etc. C'est ce que prouve également l'observation faite par Traube que les lapins,
qui peuvent vivre longtemps sans eau, présentent toujours dans ces circonstances,
des inflammations pulmonaires caséeuses très-caractérisées.

Dans certains cas, on ne peut découvrir aucune cause. — La tuberculose est rare
dans les contrées à fièvres intermittentes, chez les bossus, les emphysémateux et les
individus atteints de maladies du cœur.

En 1834, déjà Erdt (*die Rotzdyscr.*, 1863) avait trouvé de nombreux nodules dans
les poumons de chevaux auxquels il avait inoculé du pus scrofuleux provenant d'un

homme, et, en 1851, Lebert avait observé le même fait sur des chiens dans les veines desquels il avait injecté du pus ; mais ce sont les communications de Villemin (1865) qui ont excité le plus vif intérêt. Cet auteur introduit sous la peau de différents animaux des fragments de tubercules gris et surtout jaunes, pris sur l'homme ou sur des animaux et finement écrasés ; dix à vingt jours après, il trouve des tubercules récents dans les poumons, plus tard dans l'intestin, le mésentère, etc., et spécialement chez les lapins et les cochons d'Inde. Il en conclut que la tuberculose est une maladie virulente spécifique. A. Vogel (*Arch. f. klin. Med.*, II, p. 364) chez le cheval et Langhaus surtout (*die Uebertragb. d. Tuberc. auf Kaninchen*, 1868) chez le lapin, ont obtenu des résultats négatifs, tandis que Hérard et Cornil (*Un. méd.*, 1866, n° 128 et 130), Hoffmann (*l. c.*), Lebert et Wyss (*Virch. Arch.*, XL, XLI, p. 540) et Waldenburg ont pratiqué avec succès des inoculations avec des substances semblables ou analogues, telles que la matière de la pneumonie caséeuse, des glandes lymphatiques hypertrophiées et dégénérées, la sécrétion des cavernes et des bronches, etc. Les tubercules ainsi développés dans les poumons, le foie, l'intestin, la rate, les reins, les glandes lymphatiques, etc., examinés à l'œil nu et au microscope, paraissaient ressembler au tubercule miliaire ordinaire ; à la vérité, c'est dans la détermination de cette question et de la nature de la substance inoculée que gît la difficulté principale. Wyss et Waldenburg admettent que la tuberculose n'est pas une maladie spécifique, mais qu'elle peut être rapportée à des causes mécaniques (embolie capillaire de produits inflammatoires dégénérés) (Wyss), ou bien qu'elle est due à l'introduction dans la masse du sang de particules très-fines, dont le volume n'excède pas celui des globules sanguins, et au dépôt de ces particules dans différents organes (Waldenburg). L'action de ces particules est sans doute totalement ou presque totalement mécanique. « Peut-être un certain nombre de globules blancs sortent-ils des vaisseaux avec ces particules et constituent-ils le point de départ des tubercules miliaires. » (Wald.).

On voit d'après tout ce qui précède que les résultats de l'inoculation ne peuvent pas encore être appliqués avec certitude à la pathologie, surtout pour la raison que les tubercules ne se rencontrent pas à l'état spontané chez les animaux que l'on a soumis aux expériences, à l'exception toutefois des singes.

Il est d'autres faits d'expérimentation pathologique qui sont encore plus douteux ainsi le fait admis par Panum (*Virch. Arch.*, XXV, p. 487) que l'embolie des petits vaisseaux du poumon produirait les tubercules miliaires, lesquels, d'après Virchow, ne sont alors que des pneumonies miliaires. Citons encore l'opinion de Denkowski (*Centr. f. d. med. Wiss.*, 1865, n° 3), d'après laquelle le dépôt de substance fibrinoplastique, qu'il a obtenu chez l'animal vivant en saturant le sang d'acide carbonique, donne naissance à un grand nombre de petites hémorrhagies dans les poumons, ainsi qu'à de petites productions qui, vues à l'œil nu ou au microscope, offrent une certaine analogie avec les tubercules miliaires.

Les résultats de l'inoculation mentionnés plus haut confirment certaines hypothèses plus anciennes de Laënnec, de Dittrich et de Buhl. Laënnec a distingué d'abord la *tuberculose primitive* et la *tuberculose secondaire* ; celle-ci ne se produisant qu'à la suite du ramollissement tuberculeux et de certaines altérations chimiques. Dittrich (*Martius. die Combinationwerh.*, etc., 1855) fait provenir la tuberculose de la résorption des détritus de tissus normaux ou pathologiques en voie de métamorphose régressive. Buhl, au contraire, considère la tuberculose miliaire comme une maladie *spécifique de résorption et d'infection*. La matière virulente se transmettrait par l'œuf et le sperme, et produirait ainsi l'hérédité. D'après cela, raisonnant par analogie, il ne faudrait qu'une quantité excessivement petite de matière tuberculeuse pour produire la maladie spécifique, et il peut y avoir dans toute régression de tissus ou d'exsudats une période dans laquelle on retrouve les éléments qui caractérisent le tubercule jaune ; c'est-à-dire qu'un tissu ou un exsudat quelconque peut, à une certaine période de métamorphose régressive, devenir substance tuberculeuse et en jouer le rôle s'il pénètre dans le sang. Il en est ainsi notamment pour la pneumonie caséeuse, les exsudats pleurétiques et péritonéaux. Si, à l'autopsie, on ne trouve pas de foyer ancien dans la tuberculose miliaire, il peut avoir disparu par résorption. Hoffmann se rallie à ces deux opinions dans ce qu'elles ont d'essentiel : il attribue une importance capitale à l'accumulation de détritus caséeux dans le corps, pour l'étiologie de la tuberculose miliaire. Dans les expériences d'inoculation, on a souvent trouvé que le foyer d'inoculation avait disparu quoiqu'on rencontrât de la tuberculose aiguë dans les organes internes. D'après ce qui précède, les tuberculoses miliaires, soit chroniques, soit aiguës, mais surtout cette dernière, devraient être considérées comme étant analogues à la pyémie, au cancer, au typhus, etc.

Les affections qui occasionnent le plus souvent la tuberculose sont les suppurations chroniques et caséeuses, aussi bien celles de la surface que celles de l'intérieur du corps. On ne peut pas encore actuellement déterminer si la suppuration caséeuse offre dès le début des particularités histologiques ou autres, ou bien si elle ne se distingue que par sa terminaison en atrophie caséeuse, et par des rapports particuliers, primitifs ou consécutifs, avec les vaisseaux sanguins et lymphatiques. Ces questions n'ont pas encore été bien étudiées au point de vue histologique, ni au point de vue clinique, surtout à cause de la situation plus ou moins inaccessible de ces phlegmasies. Citons, comme siége de ces plegmasies, les ganglions lymphatiques internes et externes, l'épididyme, les séreuses, et surtout les poumons. Dans ces derniers, il faut surtout noter les pneumonies caséeuses lobaires et lobulaires, parfois aussi les produits inflammatoires et les épanchements sanguins des bronches en voie de métamorphose caséeuse. Dans les cas plus rares, il faut aussi prendre en considération les sécrétions arrêtées, les éruptions cutanées rapidement guéries, les fistules anales cicatrisées, etc.

Les expériences d'inoculation, ainsi que l'introduction de corps étrangers dans les organes respiratoires (v. p. 93), donnent l'explication d'une autre cause de tuberculose. Il est très-probable que certaines de ces substances, spécialement celles qui exercent une forte irritation mécanique (acier, sable, etc.), peuvent occasionner directement la tuberculose : les particules pénétrant, par les alvéoles, dans le tissu conjonctif, provoquent d'abord une prolifération de noyaux, etc., aboutissant finalement au tubercule miliaire. Toutefois leur action médiate est mieux démontrée ; soit qu'ils amènent des inflammations et des suppurations dont les produits subissent la dégénérescence caséeuse et se résorbent ; soit qu'ils pénètrent dans les vaisseaux lymphatiques et sanguins, et que, passant ensuite à travers les parois vasculaires, ils occasionnent des proliférations semblables à celle dont nous avons parlé plus haut.

Il est des substances, développées dans le corps lui-même, qui agissent d'une manière tout à fait analogue, en s'introduisant dans les voies aériennes et dans les alvéoles pulmonaires. Ainsi les sécrétions catarrhales et autres dans les affections chroniques du nez et de la gorge (surtout la syphilis); et dans les affections chroniques du larynx ; le sang dans les bronchorrhagies avec aspiration de ce liquide, etc. La fréquence de la phthisie pulmonaire consécutive, à la syphilis de la gorge prolongée, s'expliquerait ainsi très-facilement.

On prétend aussi avoir trouvé des causes spéciales pour la tuberculose primitive des poumons. D'après Freund (*der Zusammenhang gew. Lungenkrankh. mit prim.*

Rippenknorpelanomalien, 1859), l'élévation et la dilatation fonctionnelles des parties supérieures et moyennes de la cage thoracique, sont entravées par la brièveté anormale du cartilage de la première côte d'un ou des deux côtés, accompagnée d'ossification consécutive, ainsi que par la brièveté anormale des cartilages de la seconde et de la troisième côte ou l'ossification de celui de la première côte chez l'adulte ; les deux premières anomalies empêchent aussi la croissance de prendre son développement. Le résultat final de ces conditions réunies est la tuberculose du sommet des poumons.

La *scrofulose* est une maladie de l'enfance et de la jeunesse, qui se caractérise par des inflammations à la peau, dans le tissu cellulaire sous-cutané, sur les muqueuses (éruptions cutanées surtout du cuir chevelu, ophthalmies diverses, souvent accompagnées de photophobie ; otorrhées ; catarrhes de la bouche et de la gorge) ; dans les os (et les articulations) et dans les glandes lymphatiques, normales ou préalablement hypertrophiées ; inflammations dont la marche est lente et qui aboutissent habituellement à la suppuration et à l'ulcération sans hypérémie prononcée. La face des scrofuleux est ordinairement bouffie, les lèvres et le nez épais, comme œdémateux, la peau d'un blanc sale, le tissu conjonctif sous-cutané chargé de graisse, les muscles peu développés, le ventre gonflé, les extrémités grêles. — Les affections des scrofuleux ne présentent rien de particulier en elles-mêmes : ce qui les caractérise, c'est la bénignité du début, l'opiniâtreté avec laquelle elles persistent et se reproduisent sans cause appréciable, la facilité avec laquelle les ganglions lymphatiques se prennent et le temps pendant lequel la suppuration de ces glandes se perpétue après la guérison des affections primitives de la peau et des muqueuses.

La scrofulose et la tuberculose sont considérées, par les uns, comme identiques et, par les autres, comme différentes. Ce qui tend à en faire admettre l'identité, c'est 'existence souvent simultanée des deux maladies, et le fait que les enfants scrofuleux deviennent souvent tuberculeux, ensuite que les néoplasmes scrofuleux ressemblent aux productions tuberculeuses, soit directement, soit dans leur métamorphose ordinaire (transformation caséeuse et atrophie simple). La non-identité, au contraire, est confirmée par le fait que les enfants scrofuleux ne deviennent pas tous tuberculeux, et que la scrofulose héréditaire n'entraîne pas nécessairement la tuberculose.

Il est très-important d'étudier séparément a question au point du vue étiologique, anatomique et clinique. Au point de vue étiologique, il faut noter que des parents tuberculeux et surtout des parents syphilitiques, ou qui l'ont été, engendrent souvent des enfants scrofuleux. Sous le rapport anatomique, nous devons faire remarquer qu'il n'existe aucune analogie entre les néoplasmes tuberculeux récents et les néoplasmes scrofuleux ; l'atrophie se rencontre également dans le pus, les néoplasmes syphilitiques et cancéreux. La clinique enfin établit des différences essentielles entre les deux maladies, non-seulement au point de vue de leur siége, mais aussi de leur marche.

2. — *Néoplasie lymphatique.* — *Lymphome.*

Virchow, *Arch.*, 1847, I, p. 569 ; V, p. 58 et 125. — *Würzb. Verh.*, I, p. 81 ; VII, p. 115. — *Die Krankh. Geschw.*, II, p. 559. — Buhl, *Ztschr. f. rat. Med.*, 1856, VIII. — E. Wagner, *Arch. f. phys. Heilk.*, 1856, p. 441. — *Arch. d. Heilk.*, I, p. 322 ; II, p. 103 ; V, p. 90 et 262. — Friedreich, *Virch. Arch.*, 1857, XII, p. 37. — Böttcher, *Virch. Arch.*, 1858, XIV, p. 483 ; XXXVII, p. 165. — Volkmann, *Abh. d. Naturf. Ges. in Halle*, 1858. — Beckmann, *Virch. Arch.*, 1860, XIX, p. 537. — Deiters, *Deutsche Klin.*, 1861, n° 15, 18, 19 et 22. — Förster, *Würzb. med. Ztschr.*, III, p. 203. — *Lehrb. d. pathol. Anat.*, 6 Ed., 1864, p. 119. Voy. en outre la bibliographie du typhus et de la leucémie.

Les *néoplasmes lymphatiques* constituent des masses ordinairement petites, rarement volumineuses, en forme de tumeur ou d'infiltration, de couleur blanche ou blanc gris, souvent molles et rarement dures. Ils se composent de noyaux plus ou moins volumineux, arrondis, brillants, et souvent aussi de petites cellules analogues aux globules lymphatiques ou aux globules blancs du sang, mais qui parfois sont beaucoup plus grosses. Ces deux espèces d'éléments se trouvent entre les éléments normaux en nombre plus ou moins grand et accompagnées d'une quantité variable de substance intermédiaire demi-liquide.

La néoplasie lymphatique passe par transitions à la néoplasie hyperplastique ou même hétéro-plastique du tissu cytogène, et parfois sans distinction possible (voy. p. 443).

Cette néoplasie s'observe constamment dans le typhus abdominal, fréquemment dans la leucémie et quelquefois aussi dans la rougeole, la scarlatine et la variole, dans la fièvre puerpérale, dans les maladies chroniques du cœur, dans la maladie de Bright, etc.

Dans le typhus abdominal, cette néoplasie constitue l'altération anatomique essentielle de l'intestin grêle et du côlon, des glandes mésentériques correspondantes, de la rate, souvent aussi du foie et même des reins, du péritoine, de la muqueuse du larynx, etc. Dans le canal intestinal et les ganglions mésentériques, elle produit l'infiltration médullaire ; dans la rate, la tuméfaction molle ; dans le foie, les reins et le péritoine des granulations nombreuses, petites et même microscopiques, grises ou blanches et molles.

Les noyaux et les cellules de nouvelle formation résultent parfois d'une multiplication du contenu glandulaire, par exemple dans les follicules solitaires de l'intestin grêle et du côlon, dans les plaques de Peyer, dans les glandes lymphatiques du mésentère, du foie, de la rate, des reins, des bronches ; dans la rate, etc.; parfois ils sont infiltrés dans les tissus ou bien ils forment des granulations très-petites, gris blanc, molles, isolées ou confluentes : c'est ce que l'on observe dans la capsule des follicules intestinaux, dans le tissu conjonctif des membranes muqueuse, sous-muqueuse, musculaire, sous-séreuse et séreuse, qui entourent le follicule malade ; dans la capsule des glandes lymphatiques et dans le tissu conjonctif qui les environne ; dans le tissu cellulaire du hile des glandes ; dans le foie, où les granulations occupent l'intérieur des acini ou la gaine des vaisseaux ; dans les reins, où la substance corticale en est le siége principal ; dans quelques cas aussi dans la muqueuse des voies urinaires et, dans le péritoine, sur un point éloigné des follicules atteints.

Ce n'est que dans le typhus abdominal que nous savons ce que deviennent les néoplasmes lymphatiques et que nous connaissons les métamorphoses qu'ils subissent ; mais nous ignorons le rapport qui existe entre cette néoplasie et l'affection générale qui s'observe constamment en même temps.

Dans le typhus, le néoplasme lymphatique se résorbe ordinairement par voie de métamorphose graisseuse ; parfois il tombe en atrophie simple accompagnée, dans certains cas, de métamorphose graisseuse ; c'est ce qui constitue l'*escharification* que l'on rencontre principalement sur la muqueuse intestinale, où elle a pour conséquence les ulcères typhiques, rarement dans les ganglions mésentériques ou en d'autres régions. Dans d'autres cas, il se ramollit par augmentation de la substance fondamentale liquide, et quelquefois les noyaux se transforment en même temps en globules de pus, par exemple dans les glandes mésentériques ; quelquefois, enfin, il s'infiltre de chaux. Il est probable que, dans la plupart des cas, les parties atteintes reviennent tout à fait à l'état normal ; parfois, cependant, il s'y produit une atrophie simple ou cicatricielle, par exemple dans la muqueuse intestinale et dans les glandes mésentériques ; ou bien il s'y dépose du pigment, etc.

Dans les autres maladies contagieuses, on observe dans quelques cas la néoplasie lymphatique, surtout dans le foie et la rate, rarement dans d'autres organes.

Les *néoplasmes leucémiques* se rencontrent dans la rate (*leucémie liénale*) et dans les ganglions lymphatiques (*leucémie lymphatique*) ; ils sont rares dans le foie, et surtout dans les reins, dans la muqueuse de l'estomac, du jejunum, de l'iléon, du rectum et des grosses bronches, dans la plèvre pulmonaire, dans le péritoine, dans le périoste et dans les tonsilles (*leucémie néoplastique*). La rate et les glandes lymphatiques augmentent de volume d'une manière ordinairement uniforme et peuvent atteindre des dimensions de cinq à vingt fois plus grandes qu'à l'état normal. Dans les autres organes, on trouve des masses ordinairement peu volumineuses, parfois microscopiques, arrondies ou sphériques et analogues dans certains cas aux tubercules miliaires; dans des cas plus rares, elles sont plus grosses, aplaties et ramifiées, plus rarement encore infiltrées. Elles ne présentent d'ordinaire aucune altération essentielle, ou seulement un degré léger d'atrophie simple ou graisseuse; les ulcères et les cavernes leucémiques sont rares. — La marche en est habituellement chronique, très-rarement aiguë.

On ne connaît pas encore le rapport qui existe entre la néoplasie lymphatique et la multiplication des globules blancs du sang; il est probable que la leucémie n'est pas due uniquement à ce que la rate, les glandes lymphatiques, etc., fournissent un plus grand nombre de globules blancs, mais encore à ce que ceux-ci ne peuvent se transformer en globules rouges.

Deiters a publié la relation d'un cas remarquable à cause de ses rapports avec leucémie, mais qui s'éloigne sous plusieurs rapports des observations connues. Il a trouvé des traînées de cellules fusiformes dont les couches extérieures contribuaien à former la paroi des capillaires, et les couches internes à la production des globules lymphatiques.

Koster (*Berl. Centr.*, 1868, n° 2) prétend que, dans la leucémie, les globules blancs du sang pénètrent dans les membranes et les cavités séreuses : il n'a pu constater l'existence d'une néoplasie dans le tissu conjonctif séreux. Il considère également les cellules lymphoïdes que l'on trouve dans les interstices des organes (foie, reins), comme étant des globules blancs du sang extravasés.

L'observation de Schuh, établissant l'existence d'une tendance aux hémorrhagies dans la leucémie, est d'une grande importance pour la pratique : dans un cas de cachexie leucémique peu prononcée d'ailleurs, la plaie d'une opération de taille latérale donna naissance à une hémorrhagie rebelle qui amena la mort en quatre heures.

Klob (*Wien. med. Wochenschr.*, 1862, n° 35 et 36) conteste l'existence des prétendues adénites leucémiques; il prétend que l'on observe en l'absence de tumeurs ganglionnaires une altération du sang analogue à celle de la leucémie, et qu'il existe des observations très-précises d'hyperplasie lymphatique très-considérable sans altération correspondante du sang. D'après Klob, il n'y a pas de tumeurs spécifique qui appartiennent à la leucémie ou qui en dépendent, par conséquent pas de tumeurs leucémiques.

(Voy. sur les néoplasies leucémiques, les articles du *Schmidt's Jahrb.*, XCVII, p. 203; CXII, p. 33, et CXV, p. 175.)

On observe quelquefois une affection chronique, connue en clinique sous le nom d'*anémie lymphatique*, qui se caractérise par l'hypertrophie d'un grand nombre de glandes lymphatiques internes et externes, et par le développement de la rate; souvent aussi par des néoplasies lymphatiques, ordinairement atrophiques dans la rate et le foie, rarement dans les reins, la muqueuse digestive etc.; elle s'accompagne d'une anémie prononcée et conduit souvent à l'hydropsie. Jusqu'à présent on n'a pas encore pu déterminer la nature de la lésion anatomique : il est probable qu'elle est de nature tantôt tuberculeuse, tantôt syphilitique, tantôt cancéreuse, et que parfois elle appartient aux néoplasmes lymphatiques. (Hodgkin, *Med. chir. transact.*, 1832, XVII, p. 68, etc. Voy. *Anémie générale*.)

3. — *Syphilome.*

(Tubercule ou gomme syphilitique. Tumeur gommeuse. Syphilide.

Ricord, *Traité prat. des mal. vén.*, 1858. — Dittrich, *Prag. Vtljschr.*, 1849, I, II. — Bärensprung, *Deutsche Klinik*, 1858, n° 17. — *Ann. d. Char.*, IX, p. 110. — Virchow, *Arch.*, 1858, XV, p. 217. — *Die Klh. Geschw.*, II, p. 595. — Wilks, *Transact. of the path. Soc.*, 1858 et suiv. —Lebert, *Hdb. d. pract. Med.*, 1859 I, p. 570. — Chassaignac, *Allg. Wien. med. Ztg*, 1859, n° 50. — Robin, in van Oordt, *des Tumeurs gommeuses*, 1859, n° 44. — Buhl (-Lindwurm), *Würzb. med. Ztschr.*, 1863, III, p. 154. —E. Wagner, *Arch. d. Heilk.*, 1863, IV, p. 1, 161, 221 et 356; V, p. 121. — *Univ. Progr.*, 1863, *de Syphilomate ventriculi.*
(Voy. en outre la littérature de la syphilis en général.)

Le *syphilome* est un néoplasme circonscrit ou diffus, de volume variable, qui se rencontre dans presque tous les tissus et organes et qui est produit par la syphilis constitutionnelle; l'élément essentiel est constitué par des cellules à noyaux volumineux, analogues aux globules blancs du sang, et par des noyaux libres, enclavés isolément ou en petits groupes, dans un tissu conjonctif peu vasculaire.

(Virchow range le syphilome parmi les tumeurs de granulation (*granulomes, cytoblastomes*).

Le syphilome se rencontre probablement dans tous les tissus vasculaires. On le trouve surtout à la peau, principalement aux parties génitales et à l'anus (chancre induré, condylome large, gommes), et dans les parties sous-jacentes, notamment dans le tissu conjonctif sous-cutané, dans les muscles, dans le périoste et les os, dans le foie; il est plus rare dans la dure-mère et les méninges, dans la muqueuse de la bouche, de la gorge, de l'estomac, de l'intestin grêle et du côlon, dans celle du larynx, de la trachée et des bronches, dans les membranes qui entourent les organes digestifs et respiratoires, dans la rate et le pancréas; dans les poumons, le cerveau et la langue; dans le cœur et les gros vaisseaux; dans la glande thyroïde, les reins, le testicule, l'épididyme et leurs tuniques.

Le syphilome constitue, à l'état récent, une masse gris rougeâtre, parsemée parfois de taches sanguines, molle et homogène, ne renfermant pas de suc ou bien seulement une petite quantité d'un suc muqueux, clair ou trouble. Il n'est jamais nettement limité, ni enkysté, mais toujours diffus. Il forme dans les membranes comme dans les parenchymes, des tubercules de volume variable et pouvant atteindre la grosseur du poing, de forme ronde, arrondie ou irrégulière, et parfois nettement limités en apparence ; dans d'autres cas, et surtout dans les membranes, plus rarement dans les parenchymes (poumons, foie, rate), il constitue des infiltrations diffuses, d'étendue variable ; quelquefois enfin on rencontre des nodosités tuberculeuses dans une infiltration diffuse (poumons, foie).

Après une durée indéterminée, le syphilome est pris d'atrophie simple avec métamorphose graisseuse, ou bien il s'ulcère ou creuse des cavités ; parfois ces deux genres d'altération s'observent simultanément. *Dans le premier cas*, la masse devient insensiblement grise ou gris jaunâtre, plus compacte et plus sèche : cette altération commence habituellement par le centre du tubercule ou de l'infiltration, rarement dans les parties périphériques. La limite entre les parties gris rougeâtre et les parties jaunes peut être nette ou confuse. *Dans le second cas*, il se forme à la surface de la peau ou des muqueuses des ulcères sinueux d'étendue variable, et dans les organes parenchymateux, ainsi que dans les infiltrations tuberculeuses, des tissus membraniformes, des cavités semblables à des cavernes qui renferment, au milieu d'un liquide séreux ou muqueux, des restes de la masse jaunâtre solide ou caséeuse.

Au microscope, on trouve dans le syphilome des cellules ou des noyaux, parfois ces deux espèces d'éléments à la fois et en quantité relative variable. Les syphilomes récents, ainsi que les parties périphériques des syphilomes anciens, se composent ordinairement de noyaux qui sont parfois accompagnés de quelques cellules. Les syphilomes anciens qui n'ont pas encore subi un degré trop prononcé d'atrophie, ne renferment guère que des cellules ou bien des cellules avec quelques noyaux. Les noyaux n'offrent rien de caractéristique : leur volume est en moyenne de 1/500 de ligne ; ils sont le plus souvent ronds, ou arrondis, allongés et même anguleux ; ils présentent rarement des traces de subdivision et ils renferment habituellement un nucléole apparent. Les cellules ressemblent pour la plupart aux globules blancs uni-nucléolaires du sang. Leur volume varie entre 1/150 et 1/500 de ligne ; quelques-unes atteignent même 1/100 : leur forme est arrondie, parfois ovale ; et, dans les points où elles sont pressées les unes contre les autres, elles deviennent anguleuses par suite de leur aplatissement mutuel. La membrane cellulaire est presque toujours apparente, et le contenu modérément granuleux. Le noyau qui se trouve tantôt au centre, tantôt à la périphérie, est le plus souvent unique, parfois double et jamais multiple ; ordinairement son volume est considérable relativement à celui de la cellule, et il en résulte qu'il n'est pas éloigné de la membrane. Certains syphilomes renferment aussi des corpuscules dont la nature cellulaire ne peut être positivement établie.

C'est principalement le rapport entre ces éléments et la substance environnante, qui est caractéristique. Le plus souvent, en effet, ces cellules et ces noyaux se trouvent isolés dans de petites cavités entourées de tissu conjonctif, et celui-ci est en si minime quantité que l'on ne voit que de minces fibrilles conjonctives dans l'intervalle des cellules ou des noyaux. C'est comme si dans le derme cutané ou muqueux chaque cellule était enclavée de manière à donner naissance à de petites alvéoles serrées les unes contre les autres. Parfois le tissu conjonctif est beaucoup plus abondant que la masse des cellules. Dans certains cas, on trouve plusieurs cellules, même dix et plus, dans une alvéole réelle ou apparente. Si, en effet, on passe le pinceau sur des coupes fines de semblables tumeurs, on voit apparaître, quand on a enlevé les cellules, de véritables alvéoles, c'est-à-dire des espaces nettement limités, ronds ou arrondis et complétement vides ; parfois on aperçoit dans l'alvéole que l'on croyait simple de très-petites fibrilles qui forment de petites alvéoles secondaires dans l'intérieur de la première.

Le tissu conjonctif dans lequel sont enclavés les cellules et les noyaux, est tantôt abondant, comme cela s'observe souvent dans le derme cutané ou muqueux, dans le tissu cellulaire qui relie les organes et leurs subdivisions ; tantôt en petite quantité, par exemple dans les membranes formées de fibres musculaires organiques, dans les membranes élastiques, dans les parenchymes pauvres en tissu conjonctif (foie, poumons, cerveau), etc. Si le tissu conjonctif est parfois très-abondant dans les syphilomes anciens de manière à ne constituer que des masses en apparence calleuses, c'est le résultat de l'atrophie simple et graisseuse et de la résorption consécutive des éléments cellulaires.

Quand les cellules et les noyaux se trouvent isolés dans ce tissu fondamental, ce dernier ne s'altère guère et conserve presque partout une structure fibrillaire apparente. S'il existe des alvéoles plus grandes, le tissu fondamental s'altère davantage, les fibres deviennent plus rigides et la striation moins manifeste. Les capillaires et les vaisseaux plus volumineux des tissus infiltrés ne paraissent subir que de légères altérations.

La métamorphose la plus fréquente du syphilome est *l'atrophie simple des cellules et des noyaux*, combinée avec une dégénérescence graisseuse habituellement légère, rarement très-prononcée et limitée alors à certains points. Tantôt les deux métamorphoses se rencontrent dans la même cellule, tantôt dans des cellules ou des noyaux diffé-rents; elles se déclarent d'abord dans les parties centrales et les plus anciennes du néoplasme; elles se propagent ensuite vers la périphérie, de telle sorte que, parfois, ce n'est qu'à l'aide du microscope que l'on peut encore trouver des éléments intacts. Ces métamorphoses donnent naissance à des ulcères dans les cas d'infiltration diffuse de la peau et des muqueuses, et au contraire à des cavernes, dans l'infiltration tuberculeuse des membranes et des parenchymes. Si l'atrophie se produit à quelque distance de la surface de la peau ou de la mu-queuse, et si les couches superficielles de ces membranes ne sont que peu ou point infiltrées, il se forme à leur surface des points cicatri-triciels ou ressemblant à des cicatrices. Il est rare d'observer dans le syphilome des hémorrhagies et la métamorphose pigmentaire de l'épanchement.

Le syphilome dérive du tissu conjonctif et, en certains points, probablement des capillaires. Le premier fait a été démontré par Virchow pour les régions les plus di-verses. Dans certains organes, pauvres en tissu conjonctif, les cellules et les noyaux du syphilome proviennent de la prolifération des noyaux des capillaires, et la paroi de ces derniers se transforme ensuite en tissu fibreux ; ainsi dans le cerveau, le foie, etc.

Dans la plupart des cas, les cellules et les noyaux constituent la seule production nouvelle du syphilome. Toutefois, il est probable que souvent il se forme en même temps du tissu conjonctif, spécialement dans les organes pauvres en tissu de ce genre (cerveau, foie, rate, etc.).

En général, le syphilome exerce sur le tissu malade la même *in-fluence* que les autres productions cellulaires. Les régions atteintes de la peau et des muqueuses, des membranes fibreuses et des paren-chymes deviennent plus ou moins impropres à l'exercice de leurs fonctions, soit à la suite du dépôt de cellules et de noyaux, soit à cause de la compression ou de l'atrophie consécutive des capillaires, des conduits et des cellules glandulaires, etc., renfermés dans les tissus. Les canaux se rétrécissent et l'influence qu'exerce ce rétrécisse-ment varie d'après sa situation, son importance, etc.; les espaces qui renferment de l'air se rétrécissent également, même jusqu'à com-plète occlusion. Si la membrane atteinte constitue l'organe formateur de parties sus-jacentes, par exemple de cellules épithéliales, celles-ci souffrent dans leur nutrition, surtout quand l'infiltration se produit dans les couches superficielles. C'est ce que nous voyons surtout aux ongles et sur la peau en général : l'onyxis syphilitique est probablement toujours le résultat d'une infiltration cellulaire de la matrice de l'ongle.

Le syphilome se distingue essentiellement, et sous presque tous les rapports, des autres néoplasmes.

D'abord l'étiologie en est totalement différente. La prédisposition au syphilome est aussi générale que la prédisposition à la suppuration : ce néoplasme s'observe à tout âge et surtout chez le fœtus, et dans les deux sexes. Les causes occasionnelles en sont mieux connues que celles des autres néoplasmes.

Dans la plupart des cas, le syphilome présente, à l'œil nu et au microscope, des caractères si tranchés qu'il est impossible de le confondre avec d'autres néoplasmes. Au point de vue de la structure, du mode de naissance et de développement, ainsi que de l'influence qu'il exerce sur les tissus atteints, sur les parties environnantes et sur l'organisme, le syphilome diffus présente surtout de l'analogie avec certaines suppurations diffuses ou infiltrations purulentes, avec le tissu de granulations dans la tumeur blanche des articulations, avec les lésions granuleuses et trachomateuses des muqueuses, avec les néoplasmes diffus de nature tuberculeuse, lymphatique ou cancéreuse, etc.; le syphilome circonscrit avec certains abcès, les tubercules, les sarcomes et les cancers. On ne peut le comparer avec le lupus dont l'histologie n'est pas encore suffisamment connue et qui, dans les cas où celle-ci a été étudiée, offre tant d'analogie avec le syphilome qu'il n'est probablement autre chose qu'une tumeur de cette nature.

Pour ce qui concerne le syphilome des tissus et des organes en particulier, je dois renvoyer aux ouvrages spéciaux ; mais je dois mentionner ici plusieurs affections qui se rapportent indubitablement au syphilome, comme le démontrent les données anamnestiques, la coïncidence d'autres affections syphilitiques et, enfin, les propriétés anatomiques et surtout histologiques; ainsi certains cas de lupus, certains ulcères de la peau qui ne se rapportent à aucune affection connue, quelques affections particulières de la dure-mère et des méninges, certains tubercules des méninges et du cerveau, quelques tumeurs du larynx, l'hépatisation blanche des poumons chez le fœtus, certains cas de tubercules pulmonaires particuliers, quelques affections du foie avec formation de cicatrice attribuées jadis à l'inflammation, certains cas de glossite disséquante, la plupart des gros tubercules de la rate ; un certain nombre de cas d'hypertrophie de toutes les tuniques de l'estomac ; quelques ulcères intestinaux.

<h3 style="text-align:center">4. — Lupus.</h3>

Berger, Diss. de lupo., 1849. — Martin, Illustr. med. Zeit., 1852, I. — Pohl, in Virch. Arch., 1854, VI, p. 174. — Mohs, De lupi formâ et structurâ nonn. Lips., 1855. — Auspitz, OEtr. med. Jahrb., 1864.

Le lupus est constitué par des noyaux et des cellules déposés sous forme diffuse ou nodulaire dans le derme de certaines régions de la peau (surtout de la face) et parfois des muqueuses voisines. Les noyaux n'offrent rien de caractéristique; ordinairement ils sont ronds ; plus rarement ovales et peu ou médiocrement volumineux. Tantôt les cellules manquent complétement, tantôt elles existent en petite quantité, tantôt enfin elles constituent l'élément principal du néoplasme : elles ressemblent aux globules blancs uninucléaires du sang, ou bien elles sont plus volumineuses, arrondies ou irrégulières ; parfois elles offrent de l'analogie avec les cellules épithéliales pavimenteuses. Tous ces éléments sont habituellement renfermés dans une substance fondamentale plus ou moins abondante. Dans certains cas la plupart des cellules ressemblent aux globules du pus ; parfois on rencontre un nombre plus ou moins grand de cellules fusiformes, analogues à celles du sarcome. Il n'est pas encore certain qu'il se forme des capillaires. Les cellules épithéliales des conduits ou des extrémités glandulaires et des folliccules pileux s'accumulent parfois, forment des couches concentriques et souvent alors deviennent visibles à l'œil nu.

Les éléments du lupus présentent encore d'autres variations, dans leur disposition, leur distribution, leurs métamorphoses, etc. En général, ils forment des tubercules très-petits, mais qui peuvent dépasser le volume d'un pois, arrondis, de teinte brunâtre ou rougeâtre, dans l'intervalle desquels la peau présente, à un degré léger, une altération analogue. Parfois l'infiltration, uniforme ou nodulaire, n'atteint jamais la surface du derme ; la peau qui la recouvre paraît normale ou bien présente une légère desquamation, et après une durée plus ou moins longue, les éléments du lupus se résorbent et laissent une cicatrice lisse ou rayonnée : c'est ce qu'on appelle *lupus non exedens*, ou bien quand la desquamation épidermique est abondante, *lupus exfoliativus*. Quand les tubercules ou l'infiltration sont plus développés, le néoplasme prend le nom de *lupus hypertrophicus*. Si les éléments de nouvelle formation se détruisent après avoir atteint la surface de la peau ou de la muqueuse, et s'il se forme des ulcères habituellement recouverts de croûtes et dont le fond repose sur la masse du lupus, c'est ce qu'on appelle *lupus exedens, exulcerans, rodens, esthiomenos*.

Il résulte de la description qui précède, que non-seulement les diverses espèces de lupus se rapportent à des différences dans l'étendue, les métamorphoses, etc., mais que ce néoplasme présente de nombreuses analogies avec certaines productions inflammatoires aiguës et chroniques, avec les productions typhiques, tuberculeuses, sarcomateuses et surtout syphilitiques.

5. — *Lèpre.*

Bock et Daniellsen, *Om spedalskhed.*, 1847. — (D'après Förster, *Path. Anatom.*, 2ᵉ édit., I, p. 455.)

La lèpre (éléphantiasis des Grecs), qui était autrefois répandue dans toute l'Europe et endémique en Allemagne, ne se rencontre plus maintenant en Europe qu'en

Islande, en Norwége (spedalskhed), dans les provinces baltiques de la Russie et sur les côtes de la mer Caspienne et de la Méditerranée ; on la trouve en outre dans l'Asie Mineure, en Arabie, en Égypte, dans les Indes, en Chine et sur quelques points de l'Amérique. Elle existe dans certains pays à l'état endémique et y est plus ou moins répandue ; elle s'observe à tout âge, mais surtout entre dix et vingt ans ; parfois elle est congéniale ; elle n'est pas contagieuse, mais quelquefois héréditaire. La marche en est habituellement chronique, et la guérison très-rare. La mort arrive souvent à la suite d'anémie, d'atrophie, de diarrhées profuses, de pneumonie, de pleurésie et de méningite.

La forme commune de la lèpre est caractérisée par la formation de tubercules : *lèpre tuberculeuse*. Il se développe à la peau et dans un grand nombre d'autres organes, des tumeurs qui se rapprochent en tout des tumeurs lymphatiques. Elles atteignent le volume d'un pois, d'une noix et au delà ; elles sont circonscrites, mais non enkystées ; au début, elles sont compactes et leur coupe est lisse et homogène ; puis elles deviennent molles, pulpeuses et tombent en détritus en même temps que les tissus malades de manière à produire des cavités et des ulcérations ; leur coloration est blanc jaunâtre. L'examen microscopique démontre que ces tumeurs sont en grande partie formées de cellules rondes et granulées, analogues aux globules de lymphe et dans l'intervalle desquelles on trouve une substance granuleuse et albuminoïde. Les nodules sont d'abord petits ; ils croissent ensuite jusqu'à ce qu'ils atteignent le volume que nous avons indiqué, et ils tombent alors en décomposition. Parfois le mal s'étend aux ganglions lymphatiques.

Les tubercules de la lèpre se développent dans le derme cutané, principalement à la face, mais aussi au tronc et aux extrémités : ils sont précédés de taches rouges et toujours les tubercules primitifs sont multiples ; ils sont d'abord compactes, mais ils se ramollissent progressivement ; la peau s'ouvre et il se forme des ulcères qui se recouvrent ordinairement de croûtes épaisses dans lesquelles, en Norwége, on a trouvé des acarus de gale innombrables. Parfois les tubercules disparaissent sans s'ouvrir ; quand, exceptionnellement, les ulcères se guérissent, il se produit des cicatrices blanches, rayonnées et fibreuses. Les tubercules et les ulcères se montrent ensuite sur les paupières, la conjonctive, la muqueuse buccale, la langue, les cavités et surtout la cloison nasales, la muqueuse du larynx, de la trachée et des bronches ; puis sur la muqueuse de l'intestin, de l'utérus et des trompes : il se forme en outre de nombreux tubercules sur les membranes séreuses, la plèvre, le péricarde et le péritoine ; dans le foie, la rate et les reins et, consécutivement, dans les ganglions cervicaux, bronchiques, mésentériques et cœliaques ; les poumons en restent toujours exempts (ce qui distingue la lèpre de la tuberculose, avec laquelle, du reste, elle a beaucoup d'analogie).

Dans l'autre forme de la lèpre, *lèpre anesthésique*, les tubercules font défaut ; mais on trouve à la surface de la moelle une masse dense, épaisse et jaune, qui ressemble à un exsudat fibrineux ou albumineux et qui, probablement, constitue une néoplasie diffuse de même nature que les tubercules lépreux. Cette masse détermine l'atrophie de la moelle, donnant naissance à une paralysie de la sensibilité et plus tard du mouvement ; la nutrition est abolie et ce phénomène se manifeste sous forme de momification et de nécrose de la peau, de gangrène des doigts et des orteils avec élimination de ces organes. Dans certains cas, les deux formes de lèpre se réunissent chez le même individu.

6. — *Sarcome.*

Abernethy, *Med. chir. Beob.* Traduction de J. Fr. Meckel. 1809, p. 14. — J. Müller, *Ueb. d. fein. Bau*, etc. *der krankh. Geschw.*, 1858, pp. 7, 21 et suiv. — Lebert, *Phys. pathol.*, 1845, II, p. 120. — *Abhandl.*, 1848. — Virchow, *Arch.*, 1847, I, p. 195 et 470. — *Die krkh. Geschw.*, II, p. 170. — Reinhardt, *Path. anat. Untersch.*, 1852, p. 122. — Paget, *Lect. on surg. path.*, 1853, II, pp. 151, 155, 212. — Billroth, *in* Virch. *Arch.*, 1856, IX, p. 172 ; XVIII, p. 82. — Volkmann, *in* Virch. *Arch.*, 1857, XII, p. 27. — Rindfleisch, *Lehrb. d. path. Gewebsl.*, 1866, p. 119.

(Voy. en outre les traités de chirurgie et la littérature des tumeurs en général.)
(J'emprunte presque exclusivement ce qui suit à la nouvelle description du sarcome, donnée par Virchow.)

Le sarcome est un néoplasme dont le tissu appartient au groupe des substances connectives (fibrome, myome, ostéome, gliome) ; il se distingue des différentes espèces de ce groupe par le développement excessif, en nombre et en volume, des éléments cellulaires. Le sarcome peut donc être fibreux (et c'est le plus commun) (*fibrosarcome*), muqueux, gélatineux ou colloïde (*myxosarcome*) ; gliomateux (*gliosarcome*) ; cartilagineux (*chondrosarcome*), ostéoïde (*ostéosarcome*). — En outre, le sarcome renferme constamment des vaisseaux.

Il n'est pas admissible de rejeter tout à fait le sarcome comme tumeur particulière, et d'adjoindre une variété sarcomateuse à toutes les autres espèces (fibrome, myxome sarcomateux, etc.) ; un grand nombre de sarcomes, en effet, passent immédiatement du stade de granulation à celui de leur plus haut développement, sans jamais avoir été composés de véritable tissu conjonctif, muqueux, etc., et un sarcome provenant peut-être d'un fibrome, d'un myxome, etc., produit plus tard par infection des tubercules secondaires qui ne prennent nullement la forme de fibrome, de myxome, etc., mais constituent immédiatement des sarcomes.

Les cellules du sarcome, qui en constituent le principal élément, varient considérablement quant à la forme, le volume, etc. ; toutefois, elles ne sont guère, en général, qu'un état hypertrophique des cellules connectives. Elles se distinguent ordinairement par leur volume considérable, et surtout par le volume de leur noyau et de leur nucléole ; elles sont rondes, fusiformes ou étoilées. D'après cela, on peut avoir le *sarcome à cellules étoilées ou réticulées*, le *sarcome à cellules fusiformes* et le *sarcome à cellules rondes* ; relativement au volume des cellules, on doit distinguer le *sarcome à grandes cellules* du *sarcome à petites cellules*. Souvent la tumeur ne renferme que l'une de ces formes, et d'autres fois elle les renferme toutes, formant des sections séparées ou entremêlées. — Le sarcome est le plus souvent dépourvu de coloration ; rarement il est pigmenté à. un degré plus ou moins prononcé : *sarcome mélanique, pigmentaire.*

Le *sarcome à cellules étoilées ou réticulées* se distingue par le développement et le nombre des cellules étoilées qu'il renferme ; toutefois, il présente souvent différents degrés de transition aux sarcomes à cellules fusiformes et à cellules rondes. Il se rencontre surtout sous forme de *mélano-, myxo-* ou *gliosarcome.*

Le *sarcome à cellules fusiformes* (*tumeur fibro–plastique* de Lebert, *plasmome* de Follin) est la forme la plus commune, et se compose de cellules fusiformes dont le corps est relativement épais, qui renferment un et parfois plusieurs noyaux volumineux, ovales ou arrondis, sphériques ou aplatis et qui possèdent deux prolongements, parfois très–longs. Dans certains cas, ces prolongements sont plus nombreux et même ramifiés (transition au sarcome à cellules réticulées). Les noyaux libres que l'on trouve dans un grand nombre de ces sarcomes, ont toujours ou presque toujours été mis en liberté par la destruction des cellules (*fibro-nucleated tumours* de Bennett). Les cellules fusiformes affectent une disposition plus ou moins parallèle ; et elles sont séparées les unes des autres par une substance intercellulaire abondante ou bien elles se touchent presque immédiatement. Ces cellules forment souvent des traînées, des lamelles ou des faisceaux (*sarcome lamelleux* ou *fasciculé*), qui partent parfois d'un point unique central, et donnent ainsi à la tumeur une texture radiée caractéristique. Plus souvent encore, on rencontre plusieurs points centraux semblables, ou bien un entre-croisement général des cellules ; ou bien aussi une disposition en trabécules (*sarcome trabéculaire*) : la coupe longitudinale, transversale ou oblique des trabécules peut facilement faire confondre le sarcome avec le carcinome, à l'observation microscopique. Dans certains sarcomes, les cellules fusiformes offrent une grande analogie avec les fibres musculaires jeunes, striées ou non striées (Billroth) ; de sorte que le sarcome peut passer à l'état de myome, surtout quand la substance intercellulaire est peu abondante ou manque tout à fait. La plupart des sarcomes à fibres fusiformes appartiennent au fibro-sarcome.

Le *sarcome à cellules rondes* (*sarcome globo-cellulaire*) se rencontre surtout sous forme de *glio-* et de *myxosarcome*, plus rarement sous forme de *fibro-sarcome*, etc.; certaines formes de gliosarcome ressemblent presque complétement à la névroglie, et certaines formes du myxosarcome à la moelle osseuse (*myxosarcome médullaire* ou *myéloïde*). Dans le gliosarcome, les éléments qui sont pour la plupart petits, sont souvent disposés en séries qui donnent même à la tumeur un aspect radié (*sarcome radié*). Ordinairement les cellules sont si fragiles, qu'on ne trouve guère que des noyaux libres, pâles, semblables à des cellules et pourvus d'un nucléole volumineux ; dans la métamorphose graisseuse et pigmentaire, les contours des cellules apparaissent souvent d'une manière plus nette. Les cellules renferment parfois deux ou plusieurs noyaux, et leur contenu est finement granulé. Leur forme est sphérique, irrégulièrement arrondie ou ovale, et leur volume dépasse ordinairement celui des globules muqueux. Les cellules sont toujours séparées par une substance intermédiaire, laquelle est quelquefois abondante et très-molle. Dans ce dernier cas, ou bien quand il existe de nombreux vaisseaux, si surtout ils possèdent des gaines conjonctives très-développées ; ou bien, encore, quand il reste des débris du tissu ancien, la tumeur ressemble considérablement au cancer. C'est ici que nous devons mentionner la *milk-like tumour* de Mouro, le *sarcome à structure granulaire* de Billroth et le *sarcome scrofuleux* de Langenbeck.

Virchow admet un *sarcome à grosses cellules* et un *sarcome à petites cellules.* Ce dernier présente de l'analogie avec le gliome et certaines formes de granulations, ainsi qu'avec la couche nucléaire du cerveau et du péritoine, quelquefois avec la masse médullaire des glandes lymphatiques et avec la moelle osseuse jeune (sarcome à structure granulaire de Billroth). Il se rattache au glio- et au myxosarcome : *glio- ou myxosarcoma parvicellulare* de Virchow. Les sarcomes à grosses cellules sont ordinairement des sarcomes fibreux et mélaniques : *fibrosarcoma magnicellulare.* Certains sarcomes, et surtout les sarcomes myéloïdes, renferment des cellules colossales : *sarcoma gigantocellulare.*

Les *sarcomes à cellules colossales* (*sarcoma gigantocellulare, tumeur myéloplastique*) renferment de grandes cellules à noyaux plus ou moins nombreux (20, 30 et jusqu'à 100), souvent assez gros et un peu pâles ; ces noyaux contiennent un ou plusieurs nucléoles et sont enclavés dans une substance finement granuleuse, parfois jaunâtre, souvent très-épaisse et peu transparente. Ces cellules passent progressivement aux cellules ordinaires à un seul noyau.

Le *sarcome pigmentaire* renferme dans l'intérieur des cellules la même matière colorante que le cancer pigmentaire. Il procède le plus souvent de la choroïde et de la peau. Quelques-uns des sarcomes secondaires peuvent être pigmentés également ; il est plus rare qu'ils ne le soient pas.

La *substance inter-cellulaire des sarcomes* est rarement formée de tissu conjonctif pur ; le plus souvent, elle contient d'assez grandes quantités de principes albumineux, caséineux ou muqueux. Elle est homogène, granulée ou fibrillaire ; dans le fibro-sarcome, la substance fondamentale est le plus souvent fibrillaire. Les fibrilles sont plus épaisses, plus rigides et plus droites que dans le tissu conjonctif aréolaire ordinaire. Dans le gliosarcome, ainsi que dans certains myxosarcomes à petites cellules, la substance fondamentale est ordinairement granulée. La substance inter-cellulaire homogène est tantôt hyaline et gélatiniforme comme dans quelques myxosarcomes, où cependant elle est souvent encore traversée de fibres ; tantôt très-compacte dès l'abord et analogue à la substance fondamentale des cartilages hyalins, par exemple, dans certains fibro-sarcomes, surtout dans ceux du cerveau ; tantôt ce n'est que plus tard qu'elle devient compacte, et alors elle subit la transformation crétacée ou osseuse, comme on le voit dans un certain nombre d'ostéo-sarcomes. Il n'est pas rare de rencontrer l'une à côté de l'autre les trois espèces de substance fondamentale.

Les vaisseaux font partie intégrante des sarcomes. Dans certains cas, ils sont tellement prédominants par le nombre et le volume, que la coupe en reçoit un aspect particulier : *sarcome téléangiectasique.* Le sarcome est alors prédisposé aux hémorrhagies intérieures ou extérieures (*sarcome hémorrhagique*), hémorrhagies qui peuvent devenir le point de départ d'une formation de pigment, mais alors celui-ci doit être distingué du pigment *autochthone : sarcome mélani-*

que proprement dit et *sarcome coloré par hémorrhagie*. Dans un certain nombre de sarcomes, on trouve une coloration parenchymateuse spéciale qui est due à certains éléments anatomiques, comme la coloration des muscles est due aux faisceaux primitifs.

Le sarcome s'observe surtout dans et sous la peau (*sarcome commun, verrues charnues ou molles ; certains nævi congénitaux, nævus pigmenté, spilus ; myrmécine ; mélano-sarcome*) ; dans l'intervalle des muscles et sur les fascia (ventre, dos et extrémités) ; sur le périoste, aux gencives (*epulis*) et à l'intérieur des os, surtout dans la mâchoire inférieure, dans les os de l'avant-bras et de la jambe, et enfin dans le sein de la femme. Il est rare dans les organes internes, surtout dans le cerveau, la moelle et leurs enveloppes (on le trouve notamment sur la dure-mère), dans les poumons, le foie, les reins, le pancréas, etc. Ordinairement le sarcome des poumons, du foie, du cœur, des muqueuses et des séreuses, n'est que secondaire ; dans les ganglions lymphatiques, il est primitif et plus rarement secondaire.

J'ai très-fréquemment trouvé sur la dure-mère cérébrale, surtout chez les vieillards, le sarcome cellulaire sans qu'il existât de semblables productions en d'autres points du corps : il siége habituellement dans les couches les plus internes de cette membrane et il est souvent calcifié, surtout au centre. A l'examen microscopique, on aperçoit entre les cellules fusiformes, et parfois aussi dans le stroma, des sphères plus ou moins nombreuses, entièrement calcifiées. Virchow donne le nom de *psammome* à cette variété de sarcome (*Die krkh. Geschw.*, II, p. 108).

Le lieu où se développe le sarcome exerce sur cette tumeur une influence des plus manifestes : à la surface des os il se produit souvent des ostéo-sarcomes ; dans la cavité médullaire, des formes plus molles, médullaires, riches en cellules ; à la peau et sur la choroïde, très-souvent des sarcomes pigmentés ; dans les centres nerveux, des gliosarcomes ; sur les membranes fibreuses et surtout sur les fascias, sur la sclérotique et la dure-mère, on observe surtout le sarcome fasciculé à grosses cellules fusiformes ; dans les glandes, des sarcomes mous, gélatiniformes ou pulpeux, renfermant une substance intercellulaire très-délicate. Les sarcomes secondaires offrent généralement les mêmes propriétés que le sarcome primitif.

Le sarcome est ordinairement unique et sous forme de tumeur ; très-rarement il est multiple au début : il est nettement circonscrit (sarcome tubéreux), et rarement enkysté ou diffus. Parfois il se produit dans le voisinage de la tumeur sarcomateuse de nouveaux tubercules qui se réunissent avec le premier, de manière à constituer des espèces de lobes : *sarcome lobulaire*. A la peau, sur les muqueuses et les séreuses, le sarcome offre souvent une forme analogue à celle des polypes : *sarcome polypeux* ou *fongueux*.

La plupart des sarcomes constituent des tumeurs. Le sarcome diffus, qui présente la forme d'une infiltration ou d'une hypertrophie, s'observe principalement dans les muscles, dans le sein de la femme et dans le testicule. La néoplasie se produit dans le tissu conjonctif interstitiel, tandis que les fibres musculaires, les cellules glandulaires, etc., s'atrophient le plus souvent. Dans certaines circonstances, les cavités et les canaux préexistants se dilatent sous forme de kystes, surtout dans le sein (*cysto-sarcome*).

Le volume du sarcome est très-variable; la forme en est arrondie ou irrégulière, sphérique ou aplatie, lisse ou lobulée à la surface. Pour ce qui concerne la consistance et la coupe, il est impossible de fournir des données générales.

Le sarcome peut être *dur* ou *mou;* parmi les premiers, nous citerons d'une manière générale les stéatomes ou tumeurs lardacées des anciens, la plupart des fibro-sarcomes, des chondro-sarcomes et des ostéo-sarcomes ; parmi les sarcomes mous, nous comprendrons les tumeurs charnues et leurs variétés, les tumeurs médullaires, la plupart des cas de myxosarcome, de gliosarcome et de mélano-sarcome. La consistance dépend principalement des propriétés et de l'abondance de la substance fondamentale. Toutes les variétés de sarcome peuvent être tellement riches en cellules en certains points et même dans toute leur masse, et devenir ainsi si molles que le type du tissu primitif disparaît tout à fait (*sarcome médullaire : fibro-sarcome, myxo-sarcome médullaires,* etc.); si la consistance médullaire est due à l'abondance des cellules, la tumeur s'appelle *sarcome multicellulaire.*

Les propriétés générales du sarcome varient considérablement, surtout d'après la nature du sarcome et celle de l'organe qu'il atteint.

Tantôt il se développe lentement depuis le commencement jusqu'à la fin ; tantôt il croît rapidement d'abord et lentement ensuite ; tantôt son développement est rapide jusqu'à la fin.

J'ai observé un cas de sarcome aigu du péritoine avec péritonite concomitante, développé chez un homme de trente ans, et parcourant ses périodes en six semaines : ce cas est analogue à ceux de tuberculose miliaire et de carcinose aiguës.

Tantôt le sarcome ne se développe que dans une direction ; tantôt il croît dans tous les sens, en suivant les tissus dont il procède ; par exemple, le long du périoste ou de la muqueuse dans les cavités nasales et dans toutes les cavités communiquantes. Certains sarcomes sont arrêtés plus ou moins longtemps par la résistance des parties voisines ; ainsi ceux des extrémités articulaires par le cartilage ; d'autres par les membranes fibreuses (périoste, fascias, sclérotique) et par les parois des gros vaisseaux. Quand la résistance est vaincue, l'accroissement se fait ordinairement avec rapidité. — Le sarcome reste alors circonscrit ou bien il devient diffus en certains points ou dans toute la périphérie, c'est-à-dire qu'il se propage à tous les tissus et à toutes les parties qui l'entourent.

L'extirpation amène quelquefois une guérison complète; dans

d'autres cas, la tumeur récidive dans la cicatrice et plus rarement dans les glandes lymphatiques correspondantes, des mois ou des années après (d'où le nom de *recurring fibroid*). Si l'on fait une nouvelle opération, on peut encore obtenir la guérison ; la récidive peut même se représenter une ou plusieurs fois, et jusqu'à vingt fois, sans que cependant la guérison cesse d'être possible. Le plus souvent, toutefois, les tumeurs qui se reproduisent deviennent de plus en plus riches en cellules et diffuses ; il se développe des sarcomes dans le voisinage de la tumeur primitive, dans les ganglions correspondants (qui cependant sont souvent préservés), ou dans les organes internes, et surtout dans les poumons, le foie et les reins ; c'est ce qui s'observe particulièrement pour les sarcomes des os.

Les métamorphoses régressives suivantes s'observent dans le sarcome ; elles y sont fréquentes et souvent très-prononcées : inflammation accompagnée parfois d'ulcération ou de ramollissement ; ruptures vasculaires ; atrophie simple et formation de foyers analogues au tubercule jaune ; métamorphose graisseuse suivie, soit de ramollissement et par suite de résorption partielle, d'ulcération ou de production de kystes, soit de transformation caséeuse ou de tuberculisation (calcification).

Habituellement, le sarcome n'occasionne aucune douleur : il agit sur l'organe atteint et sur l'économie par sa situation (cerveau, moelle, médiastins, etc.), par son volume, et plus rarement par ses métamorphoses.

Tous les sarcomes riches en cellules et surtout en petites cellules, sont très-suspects ; les gliosarcomes et les myxosarcomes à petites cellules, notamment, le cèdent à peine au cancer. Il en est tout autrement des fibro-sarcomes à cellules fusiformes colossales et même des sarcomes mous à grandes cellules à noyaux multiples. La malignité du sarcome dépend aussi de l'organe atteint : les sarcomes du testicule manifestent plus de tendance aux métastases que ceux de l'ovaire ; les sarcomes à cellules fusiformes du cerveau sont solitaires, presque sans exception ; ceux des os sont multiples ; le pronostic des sarcomes aponévrotiques est plus favorable que celui des sarcomes des muqueuses. Les tissus mous et riches en cellules produisent plus souvent des sarcomes riches également en cellules : ainsi le tissu interstitiel des muscles, la moelle des os, le tissu de certaines muqueuses, celui de la mamelle, du testicule, de l'ovaire, etc. Les sarcomes du médiastin et de l'orbite (ordinairement riches en cellules), les sarcomes cervicaux profonds, certains sarcomes rétro-péritonéaux et de la profondeur des extrémités, surtout des jambes, atteignent de grandes proportions. Les sarcomes médullaires pigmentaires de l'intérieur de l'œil sont surtout dangereux à cause de leur propagation aux parties voisines, spécialement aux méninges, et à cause de leurs métastases.

7. — *Cancer* ou *carcinome*.

(Cancer épithélial et cancer de tissu conjonctif.)

Burns, *Diss. on infl.*, 1800, II. — *Princ. of surger.*, 1838, I. — Abernethy, *Surg. works*, 1811, II. — Bayle et Cayol, art. *Cancer* in *Dict. d. sc. méd.*, 1812. — Laënnec, art. *Encéphaloïde* in *Dict. d. sc. méd.*, 1812. — Otto, *Selten Beobact*, 1816, I, p. 119; 1824, II, p. 108. — Dupuytren, *Consid. génér. sur le cancer*, 1817. — Wardrop, *Obs. on fung. hæmat.*, 1809. Trad. de Kühn, 1817. — Maunoir, *Mém. sur les fong. méd. et hémat.*, 1820. — Baring, *Ueber den Markschwamm des Hodens*, 1853. — Scarpa, *Sullo scirro e sul cancro*, 1821. — Carswell, art. *Scirrhus* in *Forbe's Cyclop. of pract. med.*, 1833. — Hannover, *in Müller's Arch. Jhrber. f.* 1843. — *Das Epithelioma*, 1852. — J. Müller, *Arch.*, 1843, p. 438. — *Ueb. d. fein. Bau u. die Formen der krhk. Geschw.*, 1838. — Ecker, *Arch. f. phys. Heilk.*, 1844, p. 580. — Lebert, *in Müller's Arch.*, 1844. — *Phys. path.*, 1845, II. — Virch., *Arch.*, IV, p. 192. — *Traité prat. des maladies cancéreuses*, 1851. — Mayor, *Bull. de la soc. anat.*, 1844, p. 218. — *Rech. sur les tum. épiderm.*, 1846. — Bibra, *Arch. f. phys. Heilk.*, 1846. — Rokitansky, *Hdb. d. path. Anat.*, 1846, I. — *Ueb. d. Entw. d. Krebsgerüste*, in *Sitzungsber. der Wien. Acad.*, 1852. — *Ueb. d. Zottenkrebs.*, ibid. — *Ueb. d. Gallertkrebs.*, ibid. — Walshe, *Nature a. treatment of cancer*, 1846. — Bruch, *Die Diagnose der bösartigen Geschw.*, 1847. — *Ztschr. f. rat. Med.*, 1849, VII. — *Arch. f. phys. Heilk.*, XIV. — Reinhardt, *in* Virch. *Arch.*, 1847, I, p. 528. — *Ann. d. Char.*, II. p. 1. — Bennett, *On cancerous and cancroid growths*, 1849. — Frerichs, *Ienaische Ann.*, 1849. — Bidder, *in Müller's Arch.*, 1852, p. 178. — Broca, *Mém. de l'Acad. française*, 1852, XVI. — Gerlach, *Der Zottenkrebs.*, 1852. — Martius, *Die Combinations verh. d. Krebses u. d. Tuberc.*, 1853. — Redfern, *Monthly Journ.*, 1850. — Remak, *Deutsche Klinik*, 1854. — Schröder van der Kolk, *Nederl. lanc.*, 1855. — Virchow, *Würzb. Verh.*, 1850, I, p. 106. — *Arch.*, I, p. 94; III, p. 22; XI, p. 89. — *Gaz. méd. de Paris*, 1855, p. 211. — E. Wagner, *Arch. f. phys. Heilk.*, 1858, p. 153; 1859, p. 506. — *Arch. d. Heilk.*, I, p. 157; III, p. 143. — *Der Gebärmutterkrebs.*, 1858. — Schuh, *Prag. Vjschr.*, 1851. — Köhler, *Die Krebs- und Scheinkrebskrankh.*, 1855. — Demme, *Schweiz. Monatsschr.*, 1858, III. — Förster, *in* Virch. *Arch.*, 1858, XIV, p. 91. — *Würzb. Ztschr.*, IV, p. 317. — *Hdb. d. path. Anat.*, I, p. 388. — Billroth, *in* Virch. *Arch.*, 1860, XVIII, p. 82. — *Arch. f. klin. Chir.*, VII, p. 860. — Eiselt, *Prag. Vjschr.*, 1862, LXX et LXXVI. — Thiersch, *Der Epithelialskrebs nam. d. Haut.*, 1865. — Waldeyer, *in* Virch. *Arch.*, 1867, XLI, p. 470.

(Voy. en outre les traités d'anatomie pathologique et de chirurgie.)

On donne le nom de *cancer* à un néoplasme unique ou multiple, ordinairement chronique et très-rarement aigu, qui se rencontre dans presque tous les organes et tissus, sous forme de tumeur ou d'infiltration, et dont le volume, la forme, la coloration, la consistance, etc., sont des plus variables. Ce néoplasme se compose essentiellement de cellules qui, pour le volume, la forme, la disposition, etc., ressemblent aux cellules normales (cellules épithéliales, glandulaires ; globules blancs du sang), ou bien s'en éloignent plus ou moins ; par leur nombre surtout et par leurs métamorphoses, elles entraînent la destruction de la partie qu'elles atteignent, et presque toujours celle de l'organisme. Le cancer se reproduit habituellement après l'extirpation.

La synonymie du cancer est excessivement riche. Parfois elle exprime certaines espèces et des métamorphoses de ce néoplasme, par exemple *squirrhe, cancer fibreux, fongus médullaire, cancer épithélial, cancer cellulaire, cancer gélatineux, cancer alvéolaire, cancer réticulé, carcinome mélanoïde, hématoïde,* etc.; plus souvent elle procède des théories qui ont cours sur le développement et la nature du cancer, par exemple, outre une partie des noms déjà mentionnés, ceux de *inflammation spongoïde, fongus et sarcome médullaires, encéphaloïde, matière cérébriforme, tumeur galactoïde, galactomyces,* etc.

La définition que nous venons de donner du cancer est en partie anatomo-pathologique et en partie clinique.

On admet un *cancer épithélial* et un *cancer ordinaire*, distinction qui se base sur les caractères des éléments essentiels, et principalement sur la forme et la disposition des cellules ainsi que sur leur mode de développement.

Le *cancer épithélial*, pris dans le sens le plus large du mot, se compose de cellules semblables ou analogues, par leur siége et leur origine, soit à celles de l'épithélium cutané, soit à celles de l'épithélium pavimenteux stratifié, soit à celles de l'épithélium cylindrique ou de l'épithélium de certaines glandes ; ces cellules sont disposées comme les cellules épithéliales, et siégent dans des alvéoles manifestes : elles procèdent directement des cellules épithéliales cutanées, muqueuses ou glandulaires, et sont dues à la pénétration, par prolifération, des éléments les plus profonds dans les parties environnantes, habituellement formées de tissu conjonctif.

Le *cancer ordinaire* ou *de tissu conjonctif*, qui prend le nom de squirrhe ou de fongus médullaire, suivant la quantité de cellules qu'il renferme, est constitué par des cellules rondes ou arrondies. ordinairement plus petites, et qui ne sont pas disposées comme celles de l'épithélium, mais irrégulièrement groupées les unes à côté des autres. Elles prennent naissance par subdivision des corpuscules du tissu conjonctif ou des tissus analogues.

Le cancer épithélial procède des formations des feuillets germinatifs supérieur et inférieur, et par conséquent il se rapproche des néoplasmes de l'épithélium vrai, des tumeurs glandulaires vraies et de certains kystes. Le cancer de tissu conjonctif, au contraire, dérive des formations du feuillet moyen, spécialement du tissu conjonctif ordinaire, et se range en conséquence à côté de l'hypertrophie du tissu cytogène, de la néoplasie lymphatique et du sarcome.

Comme, à l'exception de la nature, de la disposition et du développement des cellules, les propriétés anatomiques et cliniques de ces deux espèces principales de cancer sont essentiellement les mêmes et que la séparation, du reste, ne peut pas encore en être nettement effectuée, nous étudierons en même temps les propriétés générales, anatomo-histologiques et cliniques de ces deux néoplasmes.

A l'exception du cartilage et des membranes interne et moyenne des artères, le cancer se développe dans tous les organes et dans tous les tissus, mais avec une fréquence très-différente pour chacun d'eux. En général, les organes se classent dans l'ordre suivant, relativement à leur prédisposition au cancer : très-fréquent dans l'utérus et le vagin, le sein de la femme, la lèvre inférieure, les glandes lymphatiques, le foie, l'estomac et l'œsophage ; plus rare dans d'autres régions de la peau, dans les poumons, l'intestin, le péritoine, les veines et les vaisseaux lymphatiques, les os, le cerveau et ses enveloppes, l'œil, les reins, les capsules surrénales et le testicule ; très-rare dans la vessie, les ovaires, les muscles, la langue, les voies aériennes, les glandes salivaires, les amygdales, la glande thyroïde, la moelle et la rate. — Le cancer montre de la préférence, non-seulement pour certains organes, mais encore pour certaines parties d'organes : la portion vaginale de l'utérus, le pylore, les points de réunion de la peau aux muqueuses, l'extrémité inférieure de l'intestin grêle, le cæcum, le rectum, le trigone vésical, etc.

Cette échelle de fréquence du cancer doit être prise dans un sens absolu : pour ce qui concerne le cancer primitif et le cancer secondaire, les organes se rangent comme suit : pour le cancer primitif, l'utérus et la portion vaginale, le sein de la femme, l'estomac, la lèvre inférieure, l'œsophage, les ganglions lymphatiques, ensuite le foie, la peau, l'intestin, les os, la vessie, les reins, le cerveau et ses enveloppes, le testicule et le bulbe ; en dernière ligne les ovaires, les poumons, les voies aériennes, la glande thyroïde, les glandes salivaires et les vaisseaux lymphatiques ; pour le cancer secondaire, les glandes lymphatiques et le tissu conjonctif (vaisseaux lymphatiques?) qui entoure le cancer primitif, les séreuses correspondantes, le foie et les poumons ; la peau, les muscles, les os, le cœur, et enfin tous les autres organes. La plupart des organes dans lesquels le cancer primitif est surtout fréquent, sont très-rarement le siège du cancer secondaire (sein, utérus, estomac) ; quelques-uns, au contraire, tels que le foie et les glandes lymphatiques, sont fréquemment atteints de l'une et l'autre formes.

Il arrive fréquemment aussi que le cancer primitif provient du tissu conjonctif qui entoure les organes, surtout du tissu conjonctif rétro-péritonéal, moins souvent de celui des extrémités, de la veine porte ou de celui qui environne l'œsophage.

Dans les organes pairs (seins, reins, testicules, glandes salivaires, etc.), le cancer primitif n'atteint d'abord habituellement qu'un seul organe et l'autre se prend quelquefois plus tard ; ils ne sont que rarement atteints simultanément ou à peu d'intervalle l'un de l'autre. Le cancer secondaire s'observe habituellement dans les deux organes pairs.

Il n'est pas rare de rencontrer aussi le cancer dans d'autres néoplasmes, surtout dans ceux de tissu conjonctif (pseudo-membranes et adhérences des séreuses, cicatrices des ulcères de l'estomac, etc.), dans les kystes, etc.

Le cancer se présente sous forme de tumeur ou d'infiltration. *La tumeur cancéreuse (tubercule cancéreux, cancer circonscrit)* présente un volume qui peut varier depuis la limite des objets perceptibles *(cancer miliaire)* jusqu'à la grosseur de la tête et au-dessus. Sa forme est régulièrement arrondie ou bien irrégulière, bosselée, ramifiée, etc.; sa consistance varie depuis celle de l'os jusqu'à celle d'une bouillie. A l'œil nu, les tubercules cancéreux paraissent souvent plus ou moins nettement limités; mais si l'on tente de les énucléer, ou bien si on les examine au microscope, on s'aperçoit qu'ils sont presque toujours en continuité de tissu avec les parties saines. Ce n'est que dans des cas très-rares que la tumeur cancéreuse est réellement séparée des parties voisines par une couche de tissu conjonctif aréolaire *(capsule)* exempte d'éléments carcinomateux, et qu'on peut facilement l'énucléer. Dans la plupart des cas, les tissus qui entourent la tumeur sont légèrement comprimés, mais la compression n'est pas en rapport avec le volume de celle-ci. C'est principalement dans le tissu conjonctif interstitiel des différentes régions, dans et sous la peau, dans les membranes séreuses, dans le cerveau, le foie, la rate, les poumons, etc., que le cancer se rencontre sous forme de tumeur.

Dans la peau, les muqueuses et les organes creux (utérus, etc.), le cancer constitue le plus souvent une infiltration *(cancer diffus ou infiltré)*. La peau et l'organe atteints sont alors infiltrés, dans une étendue plus ou moins grande, d'une substance homogène, de coloration variable et donnant souvent un suc laiteux, de telle sorte que les tissus composants ne sont que peu ou point reconnaissables et paraissent épaissis.

Le cancer est *unique* ou *multiple;* c'est à lui surtout que se rapporte ce que nous avons dit dans la partie générale (p. 375) concernant les néoplasmes primitifs, propagés et secondaires ou métastatiques; le cancer épithélial donne lieu moins souvent ou du moins d'une manière moins marquée que le cancer ordinaire, aux tumeurs secondaires ou métastatiques, sauf cependant dans les glandes lymphatiques correspondantes.

Les principes constituants du cancer sont le *suc cancéreux* et le *stroma*, substance solide qui sert de gangue au premier. Le suc cancéreux renferme des éléments solides (*cellules et noyaux cancéreux*) et une substance intermédiaire plus ou moins liquide (*substance intercellulaire* ou *sérum cancéreux*). Dans le cancer épithélial, le stroma forme un nombre plus ou moins grand de cavités, de forme et de volume variables, closes ou communiquantes, et dans lesquelles sont contenues les cellules (*alvéoles cancéreuses*); dans le cancer villeux, il constitue des excroissances papillaires de formes diverses, au pourtour desquelles sont disposées les cellules cancéreuses; dans le cancer ordinaire, enfin, il se compose d'un réseau irrégulier et serré de fibres conjonctives ordinairement peu abondantes, et dans les petites lacunes duquel on trouve une ou quelques cellules cancéreuses.

Les cellules du cancer ne présentent aucun signe particulier et caractéristique; il n'y a que quelques particularités qui peuvent les faire reconnaître, du moins avec grande probabilité. Ce sont le nombre relativement considérable des cellules, le volume souvent excessif de celles-ci et leur forme irrégulière se rapprochant plus ou moins de celle de certaines cellules physiologiques; la multiplicité des noyaux et des nucléoles; enfin et surtout le volume souvent considérable du noyau et le plus souvent du nucléole.

Les cellules du cancer sont de véritables cellules semblables à celles de l'épithélium, ou bien des *protoplasmes*.

Tous les cancers épithéliaux renferment surtout des cellules épithéliales. Le cancer ordinaire contient, soit des cellules analogues à ces dernières, soit des protoplasmes, soit des noyaux libres.

Dans le cancer épithélial de la peau, les cellules ne sont pas lisses; elles présentent des stries apparentes et radiées qui, d'après Schultze et d'autres, constituent de fines pointes réunissant les cellules les unes aux autres, et, suivant Schrön, correspondant à des pores; c'est l'analogue de ce que l'on observe sur les cellules du réseau de Malpighi. (M. Schultze, *in* Virch. *Arch.*, XXX, p. 260. Schrön, *in* Moleschott's *Unters.*, IX.)

Dans la plupart des cancers, l'existence d'une substance intercellulaire ne peut être démontrée : les cellules sont plus ou moins solidement réunies par une substance imperceptible. Toutefois on trouve dans certains cancers une quantité ordinairement peu abondante d'une substance incolore, liquide, albumineuse ou muqueuse. On la rencontre sur le cancer frais, ou bien seulement quand le cancer n'est examiné que longtemps après l'extirpation ou la mort. Dans ce dernier cas, elle résulte, soit d'une excrétion des cellules, soit d'une transformation du contenu de ces dernières, soit de la décomposition, etc., de ces éléments.

Le *cancer mélanique* ou *pigmentaire* (*carcinome mélanode, mélanose maligne*) se distingue du cancer ordinaire par la coloration grise, gris brun, brune ou noire de sa surface et de sa coupe, et par la coloration analogue de son suc. Cette coloration peut se retrouver dans tous les cancers du corps, soit primitifs, soit secondaires ; ou bien on voit des tumeurs non colorées à côté de tumeurs foncées ; ou bien encore une partie ou la totalité des tubercules offrent en certains points la teinte ordinaire, et, en d'autres endroits, présentent des nuances plus ou moins foncées. Dans certains cas, les cancers opérés d'abord offrent la coloration ordinaire, tandis que ceux que l'on extirpe plus tard sont plus ou moins foncés. Au reste, le cancer mélanique constitue ordinairement un fongus médullaire mou, moins souvent un squirrhe et très-rarement un épithélioma. A l'état primitif, il ne siége guère qu'aux régions qui contiennent du pigment physiologique ou pathologique, surtout dans l'œil, sur la peau ou sur les nævi et les cicatrices d'extirpation de ceux-ci. Habituellement ces cancers secondaires sont très-nombreux et parfois répandus sur presque toutes les parties du corps, spécialement dans les ganglions lymphatiques, dans le foie, les poumons, les os et les membranes séreuses.

A côté de cellules non colorées plus ou moins nombreuses, l'examen microscopique en fait découvrir qui renferment, en quantité variable, de petites molécules ou de grosses granulations brunes ou noires. Fréquemment, la plupart des cellules sont détruites et l'on n'aperçoit plus que du pigment libre. Le stroma est plus ou moins abondant, ordinairement très-vascularisé, tantôt non coloré, tantôt plus ou moins pigmenté. Les granules pigmentaires y sont uniformément distribués, ou bien ils sont déposés dans des cavités de volume variable, fusiformes et correspondantes aux corpuscules du tissu conjonctif.

Dans le cancer mélanique, les cellules reçoivent principalement sans doute la matière colorante du liquide nourricier, de même que l'épithélium choroïdien, les cellules du réseau de Malpighi et certaines cellules ganglionnaires : peut-être provient-elle en partie de petites hémorrhagies capillaires. D'après Rindfleisch (*l. c.*, p. 106), il y a absorption de matière colorante dissoute provenant du sang ; c'est dans l'épithélium des vaisseaux qu'il a trouvé les premières traces de l'infiltration pigmentaire.

On donne le nom de *stroma* à la partie solide du cancer qui reste après l'évacuation du suc et qui se compose de tissu conjonctif, de vaisseaux et souvent d'autres débris de l'organe atteint.

La masse du stroma est très-variable. Dans quelques cas, il est si abondant qu'il constitue la plus grande partie du cancer et que, même à l'examen microscopique, on ne trouve que quelques petites alvéoles remplies de cellules : *squirrhe ou cancer fibreux*. Cela s'observe, pour certains cancers, pendant toute leur durée ; à la périphérie de certains autres, et dans les cancers atrophiques. Plus fréquemment le stroma et le suc cancéreux sont en proportions à peu près égales : *cancer ordinaire, fibro-médullaire*. Le plus souvent, enfin, les cellules l'emportent plus ou moins sur le stroma : *fongus médullaire, cancer médullaire*. Il peut même se faire que le stroma ne constitue qu'un élément très-accessoire du cancer et semble même manquer complétement en certains endroits, par exemple dans les fongus médullaires à développement très-rapide et dans les épithéliomas très-anciens : il apparaît manifestement par le lavage et à l'examen microscopique.

Le stroma des cancers à maturité est formé de tissu conjonctif ondulé renfermant des corpuscules en nombre variable ; parfois de tissu conjonctif homogène, non ondulé, obscurément fibrillaire, contenant des corpuscules ordinairement peu abondants et peu développés qui peuvent manquer en certains points et même complétement, de telle façon qu'il ressemble au tissu conjonctif atrophié. Dans des cas rares, il se compose exclusivement ou en grande partie de cellules fusiformes, disposées comme celles de certains sarcomes. Parfois, mais très-rarement, il est plus ou moins analogue au tissu muqueux (*cancer myxomatode*). — Dans les cancers qui sont encore en voie de développement, le stroma se compose du tissu primitif plus ou moins atrophié ; dans le tissu adipeux par exemple, de tissu conjonctif contenant des cellules graisseuses en voie d'atrophie ; dans le tissu musculaire, de substance musculaire atrophiée ; dans les glandes, de cellules glandulaires, etc. Mais à mesure que s'accroît le cancer, le tissu primitif se détruit graduellement et souvent d'une manière complète. — Dans le cancer des os, dans ceux de la surface des os et même quelquefois dans ceux des parties molles, le stroma est constitué par une véritable substance osseuse ayant la forme d'un ostéophyte villeux, lamelleux ou rayonné, ou bien par une substance ostéoïde.

Dans le cancer à stroma muqueux, le stroma, composé de tissu muqueux, est ordinairement très-abondant et entoure très-étroitement de petits amas de cellules ; les couches les plus voisines de ces dernières offrent souvent une texture stratifiée, parce que les cellules fusiformes y sont disposées en cercles. Les cellules sont petites, de nature albuminoïde, et forment des amas ronds ou ovales dans les alvéoles ; elles se détruisent aisément par métamorphose graisseuse, de sorte qu'il arrive parfois que les mailles du tissu ne sont remplies que d'un détritus graisseux. Les cellules du tissu muqueux peuvent également se multiplier par une prolifération continue ; mais dans d'autres cas, elles tombent en dégénérescence adipeuse, de sorte que, dans certains cancers, on trouve dans les alvéoles et dans le stroma des granulations graisseuses au lieu d'éléments cellulaires. — Cette espèce de cancer est rare ; extérieurement il ne se distingue du cancer ordinaire que par sa coupe muco-gélatineuse.

C'est dans l'axe des trabécules du stroma que courent les vaisseaux du cancer. Ils existent régulièrement dans toutes les trabécules, à l'exception des plus minces qui n'en renferment pas. Dans certains cancers très-mous et très-vascularisés, les vaisseaux ne sont entourés que d'une très-mince couche de tissu conjonctif mou, qui passe facilement inaperçu à un examen microscopique superficiel. Ce sont des capillaires d'un diamètre ordinaire, mais souvent aussi très-larges et offrant la structure habituelle. Il n'existe pas dans le cancer de gros vaisseaux artériels ou veineux, ou bien on ne les rencontre qu'à la périphérie et ils constituent alors des débris de l'organe normal. On peut s'assurer par l'injection artificielle de la richesse des cancers en vaisseaux.

Les vaisseaux que renferme le stroma proviennent en partie du tissu primitif; mais pour la plupart ils sont de nouvelle formation. Ce sont ordinairement des capillaires qui se relient aux branches artérielles et veineuses des parties environnantes suivant le mode habituel. Dans les poumons et dans le foie, les vaisseaux du cancer ne communiquent qu'avec les vaisseaux nutritifs (bronchique et hépatique) et non avec les vaisseaux fonctionnels.

On donne le nom de *cancer téléangiectasique* (*fongus hématode, carcinome téléangiectode*) à des cancers très-mous et d'une coloration rouge sombre plus ou moins prononcée, dont la coupe donne un suc rouge, abondant et crémeux, ou un liquide analogue au sang. Les degrés légers de cette espèce de cancer ne sont pas rares et offrent encore en beaucoup d'endroits les propriétés du cancer blanc ; les degrés les plus élevés ressemblent aux tumeurs vasculaires capillaires ; ils se débarrassent rapidement du sang qu'ils contiennent à la section et il ne reste alors qu'un tissu caverneux rouge sombre n'offrant que d'une manière très-peu apparente la structure du cancer. — Outre les cellules cancéreuses et les globules du sang, le microscope y fait découvrir un stroma qui est le plus souvent fort délicat, et un très-grand nombre de vaisseaux fortement dilatés d'une manière partielle ou uniforme.

Il est probable que des vaisseaux lymphatiques se rencontrent régulièrement dans le cancer.

Déjà, en 1842, Schröder van der Kolk a démontré l'existence de vaisseaux lymphatiques dans le cancer (*Dissertation de Lespinasse*). Depuis cette époque, on n'a fait aucune recherche plus approfondie.

Il peut arriver que les alvéoles limitées par le stroma constituent des cavités kystiques, ou bien que le stroma forme un réseau délicat, analogue au tissu cytogène, et dont les alvéoles, très-petites, communiquent entre elles de diverses façons. La première disposition s'observe dans l'épithélioma et la seconde dans le cancer ordinaire. Le stroma du cancer offre alors de l'analogie avec l'éponge.

Les trabécules du stroma peuvent être également développées sur tous les points du cancer; quelquefois elles sont épaisses et abondantes, parfois minces et rares, de sorte que, dans le premier cas, c'est le stroma qui l'emporte, tandis que dans le dernier ce sont les cellules; dans d'autres cas, on aperçoit de grandes alvéoles simples en apparence, mais qui, en réalité, sont occupées par un réseau très-délicat, souvent filamenteux; enfin, on observe différents degrés de transition de l'une à l'autre de ces dispositions.

Les deux espèces principales de cancer nous présentent les caractères suivants :

A. — *Cancer épithélial.* — *Épithéliome.*

Le cancer épithélial offre un aspect qui varie, à l'œil nu et au microscope, suivant le siége qu'il occupe, soit dans la peau et les muqueuses à épithélium pavimenteux stratifié, soit dans les muqueuses à épithélium cylindrique simple ou stratifié, soit enfin dans les glandes. De là, les noms de *cancer à cellules pavimenteuses*, *cancer à cellules cylindriques* et *cancer à cellules glandulaires*. Les deux premiers se présentent presque toujours sous la forme d'une infiltration aplatie ou ressemblant à une tumeur; le dernier au contraire offre habituellement la forme de tubercules plus ou moins manifestes.

Le cancer épithélial procède toujours des formations des feuillets germinatifs externe et interne, c'est-à-dire des cellules épithéliales de la peau, des muqueuses et des glandes. Dans les épithéliums les plus profonds et les plus éloignés de la surface, il se produit une prolifération des cellules, tandis que les tissus de nature non épithéliale sont repoussés comme dans la formation des glandes normales et de l'adénome. Les masses épithéliales en voie de prolifération (*cônes épithéliaux*, *masses épithéliales*, *cylindres épithéliaux*, *corpuscules du cancer*) sont de volume, de forme, etc., tout à fait irréguliers; généralement elles sont plus grosses que les vésicules des glandes, et de forme ronde, cylindrique ou irrégulièrement lobulée; elles n'ont pas de cavité; elles envoient dans les parties environnantes un prolongement à base plus ou moins large, et elles peuvent même finir par se détacher. La membrane limitante qui, au début, existait encore, disparaît plus tard. Dans les parties qui entourent ces masses, le tissu conjonctif est presque toujours traversé de nombreux noyaux larges et provenant des corpuscules conjonctifs, ainsi que de petites cellules indifférentes. Une partie de ces éléments (de même qu'autour de certains entozoaires et des corps étrangers, etc.) se transforme en tissu conjonctif et contribue ainsi à former le stroma du cancer ; une autre partie n'atteint jamais son développement complet et finit par se ramollir en même temps que les cellules épithéliales. Toutefois, le stroma est formé surtout par le tissu conjonctif (ou osseux) préexistant, par la substance des glandes en voie d'atrophie, etc. On ne sait si une partie des cellules indifférentes ne se transforme pas en cellules épithéliales ; mais ce fait n'est pas probable. En même temps, il se forme toujours, dans le tissu qui entoure ces masses épithéliales, de nouveaux vaisseaux sanguins et probablement lymphatiques.

L'accroissement du cancer épithélial se fait comme son premier développement (*accroissement périphérique*), ou bien il résulte de la multiplication des cellules des masses épithéliales déjà formées (*accroissement central*).

L'opinion d'après laquelle le cancer épithélial et le cancer ordinaire seraient tout à fait distincts, n'est pas encore généralement admise. Elle a été soutenue par Führer (*Deutsche Klinik*, 1851, n° 34 ; Virch. *Arch.*, IV, p. 584), qui le premier a donné la description d'un cancer épithélial provenant des follicules pileux ; puis par Frerichs, Remak et en partie par Rokitansky ; mais c'est surtout Thiersch qui a complété cette doctrine et qui l'a particulièrement établie pour le cancer épithélial de la peau. Robin, Cornil, Wyss, Naunyn, Billroth, Waldeyer, etc., se sont ralliés à son opinion. — L'autre doctrine, d'après laquelle le cancer épithélial se développerait habituellement comme le cancer ordinaire, c'est-à-dire procéderait du tissu conjonctif, est défendue par Virchow, Paget, Förster, O. Weber, W. Fox, Recklinghausen, Neumann, etc. — Il est d'autres observateurs qui professent une opinion intermédiaire : ainsi Rindfleisch, avec quelques-uns des derniers que nous venons de nommer, n'attribue pas l'accroissement des masses épithéliales vers la périphérie du cancer, à la subdivision ni à la prolifération des épithéliums de la région malade, mais à l'apposition d'éléments provenant des couches sous-épithéliales du tissu conjonctif. Nous devons encore citer Klebs, qui admet deux espèces de cancer épithélial : l'*épithéliome simple*, qui ne procède que des cellules épithéliales, et l'*épithéliome infectieux*, qui est dû à la transformation en éléments épithéliaux d'éléments de nature différente. (Virch. *Arch.*, XXXVIII, p. 214.)

Thiersch se base sur les raisons suivantes pour admettre l'origine épithéliale de l'épithéliome : l'histoire de son développement, surtout pour l'épithélium de la peau, des muqueuses et de leurs dérivés. (On sait que les cellules épithéliales des séreuses, etc., ont une origine différente.) Ce n'est qu'à la peau et sur les muqueuses qu'on observe le cancer épithélial primitif ; — les pertes de substance que les épithéliums subissent sont constamment comblées, selon toute vraisemblance, par l'épithélium même, et non par les corpuscules conjonctifs du stroma vasculaire ; le contraire, du moins, n'a pas encore été démontré ; — dans les cas pathologiques, il n'est pas encore prouvé que le stroma puisse former des cellules épithéliales. (Voy.

p. 369.)—Le fait que le cancer épithélial se produit sous la forme primitive, loin des formations épithéliales de la peau et des muqueuses (os, glandes lymphatiques, etc.), ne contredit pas cette opinion, et il peut alors provenir, par exemple, des glandes sudorifères. Il peut arriver également, pour le cancer épithélial, ce que Remak admet pour les kystes dermoïdes et les cholestéatomes, c'est-à-dire que, par un processus pathologique, les germes épithéliaux des feuillets germinatifs interne et externe, pénètrent dans la profondeur des tissus et perdent toute communication avec la masse épithéliale principale; ils peuvent alors rester latents pendant des années, de même que le germe des dents permanentes, sans perdre toutefois la propriété de se développer.

Les adversaires de la doctrine de Thiersch font provenir les tissus les plus divers de la cellule ovulaire, et accordent en outre la même propriété à toutes ou presque toutes les jeunes cellules, surtout aux cellules de granulation du tissu conjonctif et aux globules blancs du sang. (Comparez O. Weber, *in* Virch. *Arch.*, XXXIX, p. 254.)

D'après Recklinghausen (*Würzb. med. Ztschr,*, VII, p. 24), les cônes du cancroïde ne sont que des formations des vaisseaux lymphatiques composées de cellules ; c'est ce que tendent à démontrer l'extension que prend le mal dans les vaisseaux et les glandes lymphatiques, et le fait qu'aux endroits où ils se sont récemment développés, ils constituent des réseaux complets et répondent entièrement aux réseaux lymphatiques préexistants. Cette opinion, du reste, n'est pas en contradiction avec celle de Thiersch.

Le cancer épithélial présente les variétés suivantes :

a. Le cancer à cellules pavimenteuses (*cancer épithélial, épithéliome, cancroïde* proprement dit).

Ce cancer constitue rarement un tubercule plus ou moins nettement limité ; ordinairement, il possède la forme d'une infiltration diffuse. Il présente généralement peu d'étendue et il produit un épaississement uniforme ou bosselé de la partie atteinte, au centre duquel se trouve souvent un ulcère cratériforme. Celui-ci sécrète une petite quantité de pus et de substance athéromateuse blanchâtre, et, par conséquent, il se sèche facilement. Dans d'autres cas, le cancer est constitué par un ulcère plus ou moins étendu (parfois de 1 pied et plus), blanc grisâtre, rouge grisâtre ou rouge sombre, à grosses granulations, souvent recouvert de croûtes et muni de bords lisses ou bosselés, aplatis ou retroussés et modérément épaissis. La coupe en est ordinairement blanche ou blanc grisâtre, humide, rarement sèche et friable ; elle est lisse ou finement granulée, rarement homogène ou fibrillaire ; d'apparence charnue ou glandulaire; il est rare d'y apercevoir manifestement un suc. Sauf dans les cas très-rares d'enkystement (v. Cholestéatome), le pourtour se confond insensiblement avec le tissu normal, ou bien l'on y trouve des masses conoïdes, nettement limitées en apparence. Par le raclage ou la compression, on retire de la masse principale un liquide peu abondant, séreux et rarement crémeux, puis des corpuscules blanchâtres, plus ou moins gros et semblables aux comédons. On trouve parfois au centre, une ou plusieurs cavités, souvent mal limitées et remplies d'une matière sèche, blanc grisâtre et analogue à l'athérome.

Le cancer épithélial *à l'état primitif*, se rencontre presque exclusivement à la peau, principalement aux points où elle se continue avec les muqueuses (lèvre inférieure, pourtour de l'orifice des narines, des paupières, de l'oreille, de l'anus et des organes génitaux des deux sexes) et sur les muqueuses à épithélium pavimenteux stratifié (spécialement à l'œsophage et au col de la matrice); il est plus rare dans les os. De ces points, il se propage aux couches profondes de la peau et des muqueuses; celui des muqueuses surtout arrive à la surface de la membrane extérieure par l'intermédiaire des tissus sous-muqueux et inter-musculaires, et ensuite dans les organes avoisinants (celui de l'œsophage par exemple, dans le médiastin, la trachée, les poumons, etc.; celui du vagin, dans la vessie et le rectum), et même dans les os. *A l'état secondaire*, le cancer épithélial s'observe souvent au bout d'un certain temps dans les glandes lymphatiques correspondantes; parfois, mais plus rarement, dans les organes internes, spécialement les poumons et le foie.

Le cancer épithélial se développe comme affection primitive, ou bien il prend naissance dans d'autres néoplasmes et surtout dans les cicatrices et les verrues. Il se produit avec une grande fréquence, surtout celui de la peau, chez les hommes qui ont dépassé 40 ou 50 ans, et particulièrement chez les individus des classes inférieures. On ne l'a pas encore observé avant l'âge de 30 ans.

Les caractères histologiques du cancer à cellules pavimenteuses sont variables; parfois les cellules de la périphérie sont petites, cylindriques, souvent un peu pigmentées, perpendiculaires au stroma et renfermant un noyau manifeste; celles que l'on trouve ensuite sont plus grosses (ou très-grosses), cubiques, carrées, rhomboïdales, rectangulaires, en forme de massue, etc., ordinairement elles sont munies de nombreux aiguillons (canalicules?) et renferment un noyau apparent plus ou moins volumineux et un nucléole; il est rare de ne pas y apercevoir de noyau; les cellules les plus intérieures constituent souvent des couches disposées concentriquement autour d'une partie centrale incolore, homogène ou contenant des noyaux; dans leur plus grand développement, elles sont aplaties, fibroïdes et dépourvues de noyaux (*globes épidermiques*). Dans d'autres cas, toutes les cellules sont plates, de forme variable, ordinairement rhomboïdale ou allongée, et pourvues d'un noyau volumineux et apparent. Quelquefois, mais rarement, les amas de cellules sont entourés d'une membrane homogène (la membrane glandulaire primitive).

Dans les deux formes, les alvéoles présentent un volume variable et sont parfois visibles à l'œil nu : leur forme est tantôt régulièrement ronde ou ovale, tantôt irrégulièrement bosselée et analogue à celle d'une glande, tantôt bifurquée ou ramifiée.

Le stroma est peu abondant et traversé en certains points par un grand nombre de noyaux libres et par de petites cellules rondes. Dans certains cas, on ne peut guère distinguer ces dernières de celles que renferment les alvéoles.

Dans certains cas, ce n'est qu'à la périphérie des alvéoles que les cellules sont volumineuses, cuboïdes et stratifiées; vers le centre elles sont plus petites, arrondies ou de forme irrégulière ; parfois toutes les cellules sont petites, arrondies ou irrégulièrement anguleuses ; et, dans ces cas, il faut un examen attentif pour distinguer la tumeur du fongus médullaire ordinaire.

Thiersch admet un *cancer épithélial superficiel* et un *cancer profond :* dans le premier, on ne trouve qu'une couche superficielle et épaisse de quelques millimètres seulement de cellules épithéliales de nouvelle formation, laquelle, par une coupe perpendiculaire, se détache nettement du stroma, suivant une ligne assez droite ; dans le dernier, au contraire, la délimitation n'est pas aussi exacte ; les masses épithéliales s'enfoncent dans la profondeur du tissu sous forme d'amas irréguliers. Le cancer superficiel constitue ordinairement un ulcère superficiel à bords plats et peu épaissis, et les parties qui l'entourent n'offrent aucune anomalie dans leur coloration, leur résistance ou leur forme ; le cancer profond produit généralement des ulcères de forme très-irrégulière, et on trouve toujours, soit dans les parties voisines, soit dans le fond, des tubercules durs et agglomérés, du volume d'un pois et même d'une noisette. L'un et l'autre progressent en détruisant, de la surface vers la profondeur, tandis que l'étendue de l'ulcère augmente ; mais le premier marche plus lentement que le second. Ils peuvent s'accompagner d'une prolifération papillaire, vascularisée, du stroma (verrues ou villosités) ; et ce phénomène, qui est une exception dans la forme superficielle, constitue la règle dans l'autre variété. Ils se transforment parfois en cancers infiltrés : dans le cancer superficiel, la prolifération des cellules épithéliales se fait alors vers la profondeur, et celles-ci cessent d'être nettement séparées du stroma ; dans le cancer profond, l'infiltration entraîne la chute des plus grosses masses épithéliales.

D'après Waldeyer, le cancer épithélial superficiel, de même que l'ulcère rongeant de la peau, procède surtout des couches profondes du réseau de Malpighi, et il ne progresse que très-peu vers la profondeur avant de s'ulcérer. Le cancer profond, au contraire, dont les tubercules ont un volume variable et paraissent se développer d'abord dans la profondeur du derme ou dans le tissu sous-cutané, provient toujours des glandes sébacées, plus tard des couches interpapillaires du réseau de Malpighi, et très-rarement de la gaîne de la racine du cheveu.

α. *Cancer papillaire ou verruqueux*. — La surface du cancer ressemble à celle d'une verrue ou d'un condylome acuminé ; il en est de même pour le fonds de l'ulcère dans les cancers ulcérés. Suivant le nombre et le calibre des vaisseaux, il est pâle ou coloré en rouge. Il s'observe le plus souvent sur le gland et sur le prépuce, sur le col utérin ; on le rencontre aussi à la lèvre inférieure, mais la production papillaire est peu marquée. Il présente un grand nombre de villosités de tissu conjonctif, simples ou ramifiées, procédant du stroma ordinaire et entourées de cellules pavimenteuses plus ou moins nombreuses.

Parfois ces villosités se forment dans l'intérieur même des alvéoles : c'est ce qui constitue la *tumeur papillaire destructive* des anciens.

β. *Cancer à cellules pavimenteuses cicatriciel*. — Cancer qui se développe habituellement à la peau de la face des vieillards ; superficiel, croissant lentement et entraînant à sa suite une régression et une résorption progressive de la plupart des cellules, en même temps qu'une rétraction cicatricielle du stroma. Il se forme ainsi sans ulcération préalable des cicatrices dont la périphérie est infiltrée.

γ. *Cholestéatome*. — Ce néoplasme est constitué par une capsule ordinairement mince et par un contenu blanc, brillant comme la stéarine ou le blanc de baleine, graisseux au toucher, non liquide, uniforme dans toute sa masse et présentant souvent, même à l'œil nu, une disposition lamelleuse. Sous le microscope, on aperçoit comme élément principal du contenu, des cellules très - délicates, aplaties, incolores, ordinairement dépourvues de noyaux et de forme ronde ou polygonale ; ces cellules sont habituellement placées côte à côte d'une manière régulière et aux points de contact on aperçoit souvent une série simple et tout à fait régulière de petites gouttelettes de graisse. On trouve souvent aussi des petits poils et parfois des cristaux de cholestérine. La capsule est formée de substance fibreuse comme celle de l'athérome, et elle renferme ordinairement des poils. Le plus souvent on aperçoit à la surface interne, un réseau de Malpighi. Les cholestéatomes se rencontrent habituellement dans le tissu conjonctif sous-cutané, rarement dans les organes internes et alors c'est le plus souvent dans les méninges qu'on les trouve.

δ. *Cancroïde muqueux ; cancer épithélial colloïde (cylindrome)*. —

Se rencontre, soit en combinaison avec la forme ordinaire ou la forme papillaire du cancer à cellules pavimenteuses, soit comme variété particulière. Il se caractérise principalement par la production de masses et de sphères remplies d'une substance mucoïde qui donne à la tumeur, quand elle existe en grande quantité, un aspect muqueux ou gélatiniforme. Le cancroïde muqueux se rencontre surtout dans les os de la face, notamment dans la mâchoire supérieure, et dans la peau du visage.

Quand la texture du cancroïde ordinaire à petites cellules se combine avec celle du cancroïde muqueux, ce n'est, le plus souvent, que par l'observation microscopique que l'on s'en aperçoit, car la tumeur présente tout à fait l'aspect extérieur du cancroïde ordinaire. A l'examen microscopique, on trouve : 1° des amas de petites cellules disposées dans les mailles d'un tissu fibreux ; 2° dans quelques-uns de ces amas, de grosses sphères à contenu incolore, muqueux, homogène et pourvues d'une membrane résistante et homogène ; ces sphères sont placées entre les cellules qu'elles écartent, et quand elles sont très-serrées, les cellules écartées constituent un revêtement aux sphères, qui paraissent alors enclavées dans un réseau de petites sphères étroitement serrées les unes contre les autres ; 3° quelques-uns des amas de cellules, entourés d'une membrane homogène à contours très-nets, laquelle les embrasse plus ou moins étroitement et est parfois très-délicate, quelquefois épaisse et même stratifiée ; 4° en passant le pinceau sur la préparation, on s'aperçoit qu'en beaucoup d'endroits ces sphères sont reliées au stroma fibreux par un pédicule délicat, et l'on peut se convaincre ainsi que la plupart de ces sphères muqueuses, libres en apparence, sont reliées à la trame fibreuse et en procèdent.— Dans certains cas, par exemple à la mâchoire supérieure, la structure est encore plus compliquée. Le stroma est très-riche en vaisseaux, et la plupart de ces derniers sont larges ; leur paroi est presque entièrement celluleuse et entourée d'une gaîne formée, dans toute son épaisseur, de tissu muqueux à cellules étoilées nombreuses, et limitée seulement par une membrane homogène. On trouve partout une néoplasie vasculaire active et variée. Les globules muqueux ne procèdent pas, comme dans le cas précédent, du tissu conjonctif de la trame fibreuse, mais du tissu muqueux de la gaîne vasculaire, et ils se présentent sous forme d'excroissances directes à pédicules plus ou moins larges, et qui donnent quelquefois naissance à de nouveaux globules, et ainsi de suite. — Busch (*Chirurg Beob.*, 1854, p. 296) ; Billroth (*Unters. üb. d. Entw. d. Blutgefässe*, 1856 ; *Virch. Arch.*, XVII, p. 357 ; *Arch. d. Heilk*, 1861) ; Meckel (*Ueber Knorpelwucherung*, 1855) ; Volkmann (*Virch. Arch.*, XII, p. 293) ; Maier (*Ibid.*, XIV, p. 270) ; O. Weber (*Chir. Erf.*, p. 571) ; Friedreich (*Virch. Arch.* XXVII, p. 575) ; Förster (*Hbd. d. path. Anat.* 2 Aufl., I, p. 441.)

MÉTAMORPHOSES DU CANCER A CELLULES PAVIMENTEUSES.

Transformation cornée des cellules centrales ou de la totalité des cellules des alvéoles : le premier cas se présente si souvent que les productions qui en résultent ont été jadis considérées comme étant

carastéristiques de l'épithélioma (voy. p. 501) ; dans le dernier cas,
elle produit le cholestéatome.

L'*atrophie simple totale, le desséchement des cellules* du cancer à cellules pavimenteuses, surtout dans les tumeurs enkystées, donnent naissance à l'*épithélioma à
écorce cornée* (carcinome kératoïde ou corné de Waldeyer). Ces cancers sont plus
durs et secs ; la coupe y fait apercevoir des masses blanches, tout à fait sèches, cas-
santes, homogènes ou, en partie, stratifiées, de grandeur et de forme variables.

Le *cancroïde sec* (Förster, *Würzb. Verh.*, X, p. 162) est dû à ce que les cellules,
bientôt après leur naissance, se dessèchent et, en partie, se remplissent d'air, ce qui
donne à la tumeur une sécheresse et une légèreté inusitées. Les cellules à air
sont au centre de l'alvéole, tandis que les cellules périphériques n'en contiennent pas.

Dans les anciens cancers, on trouve toujours un léger degré de *métamorphose graisseuse* des cellules ; si elle est prononcée, elle conduit au ramollissement de la tumeur, entraînant l'ulcération dans les
parties superficielles, la fonte athéromateuse et la formation de kystes
et de cavernes dans les parties centrales et profondes.

On n'observe que rarement le *ramollissement muqueux* et ordinairement il est peu marqué.

Förster (*Würzb. Verh.* X, p. 162) et Sokolouski (*Z. f. rat. Med.* 1864, XXIII,
p. 25), ont décrit des *cancroïdes avec calcification et ossification totales*, ressemblant ainsi à des calculs circonscrits et pierreux. Dans l'un de ces cas, les cellules et
le stroma étaient calcifiés, et on n'apercevait aucun vaisseau ; dans l'autre, les vaisseaux étaient encore visibles et perméables.

b. Cancer à cellules cylindriques. — Ce cancroïde offre ordinairement la forme d'une infiltration plus ou moins bien limitée, jamais
enkystée, et atteignant d'abord les membranes muqueuse et sous-
muqueuse des organes creux, plus tard la musculaire, la séreuse et les
tissus voisins. Elle est plus ou moins étendue, comprenant souvent
toute la périphérie (*cancer annulaire*) des organes creux (estomac,
intestins, utérus), et d'une épaisseur variable. Plus tard la partie
moyenne s'ulcère, surtout dans l'estomac et l'intestin. Dans les parties périphériques ainsi que dans les parties centrales non ulcérées,
on trouve à la place des diverses couches de tissus (souvent du tissu
conjonctif inter-musculaire seulement dans la membrane musculaire), une substance blanche, grise ou rougeâtre, parfois indurée et
plus souvent ramollie, homogène et dans quelques cas fibrillaire.
Par le raclage, on extrait de la coupe un liquide souvent abondant,
légèrement muqueux ou manifestement crémeux, d'une coloration
semblable à celle de la surface de section et sortant uniformément de

tous les points de cette surface ou bien d'innombrables petites ouvertures distinctes. Quelquefois on aperçoit sur la coupe un réseau plus ou moins délicat ou grossier, dans les petites lacunes (du volume d'un grain d'orge et au-dessus) duquel est renfermé un suc crémeux ou légèrement caséeux, qui dans le premier cas recouvre uniformément la surface, et dans le second cas est évacué sous forme de grumeaux ; quand ce suc est enlevé, les lacunes représentent des cavités lisses (*cancer aréolaire pultacé*), ou bien elles contiennent encore un tissu très-délicat, visible à l'œil nu ou microscopique.

Le cancer à cellules cylindriques ne se rencontre à l'état primitif, que sur les muqueuses à épithélium cylindrique simple ou stratifié, spécialement aux endroits rétrécis ou bien aux points de transition d'une surface muqueuse à une autre ; le plus souvent au col utérin où il atteint ordinairement des portions égales de l'utérus et du vagin ; au pylore, se propageant rarement et par points seulement au duodénum ; il est plus rare au cardia et sur les autres points de l'estomac, dans le cæcum, dans les courbures du côlon, dans les voies aériennes, dans la vessie, etc. Il se propage ensuite à la membrane sous-muqueuse correspondante, où il acquiert habituellement une grande étendue ; à la musculaire et à la séreuse (normales ou hypertrophiées), souvent à tous les organes avoisinants (dans le cancer utérin, à la vessie, au rectum, etc., dans le cancer du pylore, à l'épiploon, au tissu conjonctif du hile du foie, au foie lui-même, etc.). A l'état secondaire, on le trouve souvent dans les ganglions lymphatiques correspondants, surtout dans le foie, s'il a pris naissance dans le territoire de la veine porte ; et, dans les deux cas, on le rencontre fréquemment dans les poumons et quelques séreuses, rarement dans d'autres organes.

Il est probable qu'il faut rattacher à cette forme certains cas de cancer du rein et du foie provenant des conduits galactophores ou biliaires.

Le cancer à cellules épithéliales cylindriques se développe dans des muqueuses qui étaient auparavant normales ou déjà altérées : ainsi, dans l'estomac, j'ai souvent observé que, d'après l'examen anatomique et anamnétique, il s'était développé au pourtour d'anciennes cicatrices d'ulcères. Dans l'utérus, on le voit souvent survenir dans les cas d'infarctus chroniques persistants.

Les cellules de ce cancroïde sont de forme cylindrique plus ou moins manifeste, et leur disposition correspond à celle de l'épithélium cylindrique normal. Elles ressemblent rarement d'une manière complète à celles de la muqueuse malade ; ordinairement, elles sont de même que leurs noyaux, plus grosses et moins régulièrement cylindriques. Dans d'autres cas, ce sont seulement les cellules placées à la périphérie de l'alvéole, qui présentent une forme manifestement cylindrique ; les cellules plus intérieures sont irrégulières, souvent carrées, pédiculées, étoilées, etc., celles du centre sont ordinairement rondes ou arrondies. Le stroma est habituellement peu abondant ; les alvéoles volumineuses ou d'une moyenne étendue, ovales, cylindriques, irrégulièrement anfractueuses, etc. Leur forme est aisée à reconnaître, non-seulement sur des préparations passées au pinceau, mais encore grâce aux cellules qui sont si intimement unies qu'elles peuvent être expulsées en masse des alvéoles.

Il faut rapporter ici également la forme que l'on rencontre surtout dans le sein et les ganglions lymphatiques et dans laquelle, lors de l'examen de préparations fraîches, on ne trouve pas des cellules ordinaires, mais des masses volumineuses, ressemblant à des cellules mères remplies de noyaux, reproduisant la forme de l'alvéole, (cylindriques, en massue, etc.); ces masses sont nettement limitées et se composent d'une substance fondamentale homogène, finement granulée et de noyaux ordinairement volumineux, pressés les uns contre les autres, assez régulièrement disposés, de forme ronde ou ovale, et pourvus d'un gros nucléole (*tissu hétéro-adénique*). Ordinairement les cellules apparaissent après un repos d'une certaine durée, par l'action d'une solution d'acide chromique, de chromate de potasse, etc.

Dans certains cancers, la plupart des cellules périphériques des alvéoles sont plus ou moins cylindriques, et dans leur intervalle on trouve d'autres cellules fusiformes. Celles-ci sont solidement reliées au stroma par une de leurs extrémités, tandis que l'autre extrémité se réunit avec d'autres cellules de même forme, ou bien cylindriques ou tout à fait irrégulières.

Dans certains cas, les cellules du cancer sont toutes ou presque toutes pédiculées, c'est-à-dire que le corps de la cellule, dont la forme peut varier beaucoup, est pourvu d'un, deux ou plusieurs appendices plus ou moins longs, rarement épais et le plus souvent filiformes, au moyen desquels il se relie avec le stroma et avec les cellules voisines, d'une manière plus ou moins parfaite.

Les cellules du cancer sont presque toujours perpendiculaires au stroma, parfois obliques et même parallèles. Dans ce dernier cas, le tissu cancéreux peut présenter de l'analogie avec le tissu sarcomateux.

Dans un certain nombre de cas que l'on doit sans doute encore rapporter ici, les cellules des alvéoles sont petites, de forme plus ou moins quadrangulaire, tantôt cubique, tantôt aplatie, et se rattachent au stroma par une large surface. Les alvéoles sont rondes, ovales, cylindriques ou acineuses. Le stroma est relativement abondant.

Dans les muqueuses, ce sont sans doute les cellules épithéliales des glandes qui constituent le principal point d'origine du cancer épithélial à cellules cylindriques : dans l'estomac les glandes muqueuses et à pepsine ; dans l'intestin les glandes de Lieberkuhn ; dans l'utérus les glandes tubuleuses. Un groupe de ces cellules envoie des prolongements dans la profondeur de la muqueuse, et ceux-ci prolifèrent surtout dans la membrane sous-muqueuse et y forment des infiltrations ou des tubercules, qui peuvent ne rester en communication avec la glande dont ils procèdent que par un point limité.

VARIÉTÉS DE L'ÉPITHÉLIOME A CELLULES CYLINDRIQUES.

Cancer villeux. — Ce cancer est constitué par la combinaison d'une tumeur villeuse ordinairement molle avec le cancer à cellules cylindriques ; il ne se rencontre dans sa forme pure que sur les muqueuses (vessie ; utérus et vagin : excroissance en chou-fleur du col ; estomac), rarement dans les parenchymes. Sur les muqueuses, il forme des masses de volume variable, pouvant atteindre la grosseur du poing et au-dessus, plus ou moins nettement circonscrites, grises ou gris rougeâtre, rarement pâles, molles, riches en suc et offrant une structure uniforme ou manifestement villeuse (surtout quand on les examine sous l'eau). Les cancers villeux mous et volumineux sont ordinairement nettement circonscrits et se rattachent au tissu producteur par un pédicule plus ou moins large et plus ou moins long ; parfois ils sont diffus, élevés dans le centre et diminuant progressivement à la périphérie. Le fond sur lequel est implantée la tumeur villeuse est manifestement infiltré de cancer à cellules cylindriques.

A l'examen microscopique, on trouve généralement dans le cancer villeux, les caractères des tumeurs villeuses molles. Le stroma se compose de masses conjonctives simples ou diversement ramifiées, plus ou moins épaisses, renfermant à leur centre des vaisseaux ordinairement nombreux et larges, et constituant immédiatement à leur base le stroma cancéreux décrit plus haut. Les villosités sont entourées par une couche simple ou multiple de cellules régulièrement disposées, de forme pavimenteuse ou cylindrique, très-rarement vibratiles, semblables du reste à celles de l'infiltration cancéreuse à la base de la tumeur villeuse. Tantôt les cellules entourent seulement chaque villosité ; tantôt elles forment en outre un revêtement commun autour de toutes les villosités ; dans le premier cas, la tumeur présente le caractère manifestement villeux ; dans l'autre cas, celui-ci n'apparaît que si l'on enlève artificiellement le revêtement cellulaire commun.

Les degrés les plus légers et visibles seulement au microscope du cancer villeux se rencontrent sur toutes les muqueuses, même sur celles qui sont dépourvues de papilles, surmontant l'infiltration cancéreuse de la membrane ou bien dans les environs.

Dans les parenchymes, le cancer villeux ne se distingue ordinairement pas des tubercules cancéreux ordinaires et ulcérés. Ce n'est que dans quelques cas que, sur la coupe fraîche ou lavée, on voit des masses, plus ou moins ramifiées ou irrégulièrement villeuses, rayonner de la périphérie vers le centre.

Les autres variétés du cancer à épithélium cylindrique sont les mêmes que pour le cancer à cellules pavimenteuses et le cancer ordinaire.

Ce sont principalement les *métamorphoses graisseuses et muqueuses* que l'on rencontre dans le cancer à cellules cylindriques : la première aboutit, quand elle est avancée, au ramollissement avec production de cavités et à l'ulcération ; la seconde au cancer colloïde (voy. plus bas).

c. Cancer à cellules glandulaires. — Ce cancer qui jusqu'à présent a été considéré, soit comme un fongus médullaire, soit comme un cancer à cellules cylindriques, n'est pas encore assez bien connu pour que l'on puisse en donner une description générale. Il se présente toujours sous la forme de tubercules uniques ou multiples, nettement limités en apparence et qui ressemblent à l'infiltration du cancer à cellules cylindriques, au point de vue des conditions anatomiques et histologiques les plus essentielles. Souvent les cellules sont petites et leur ressemblance avec celles de l'épithélium est moins manifeste. Ce n'est que par un examen attentif que cette forme peut être distinguée du cancer de tissu conjonctif mou.

C'est le cancer à cellules glandulaires qui constitue la forme primitive la plus fréquente du carcinome des grosses glandes, surtout des seins, plus rarement du foie, des glandes salivaires, de la prostate, des reins et des testicules. A l'état de propagation et de métastase, c'est surtout dans les ganglions lymphatiques, les poumons et le foie qu'on l'observe le plus souvent, de même que le cancer à cellules cylindriques.

Il prend son origine dans les conduits et les vésicules glandulaires : dans le premier cas il constitue un degré de transition au cancer à cellules cylindriques.

Les *métamorphoses* sont les mêmes que celles du cancer ordinaire.

Griesinger et Rindfleisch (*Arch. d. Heilk.*, V, p. 585 et 595) décrivent, sous le nom d'*adénome du foie*, un néoplasme présentant la forme de tubercules mous, nettement circonscrits, de volume et de coloration variables et formés de tissu hépatique ; ils s'étaient produits en très-grand nombre et avaient entraîné la destruction de la plus grande partie du foie, de l'ictère, de l'œdème ; du marasme et la mort. Ce néoplasme doit, sans doute, être rattaché à la forme dont il est ici question.

Relativement au foie, on ne sait pas si le cancer épithélial y procède des conduits biliaires ou des cellules du foie (Naunyn, *l. c.*, p. 717). Dans le sein, Waldeyer distingue le cancer primitif des vésicules glandulaires (*cancer parenchymateux*) de celui qui provient des gros conduits galactophores (*cancer galactophore*).

Naunyn (*Arch. f. anat. Phys. u. wiss. Med.*, 1866, p. 710) décrit un cystosarcome du foie analogue au cystosarcome de la mamelle (Reinhardt, Meckel, etc.), et qui provient de la dilatation des conduits biliaires occasionnée par la prolifération de leur épithélium et du tissu conjonctif qui les entoure ; toutefois, les cellules du foie participent également plus tard à l'altération. Les tumeurs étaient nombreuses et atteignaient le volume d'un grain de millet.

B. — *Cancer ordinaire ou de tissu conjonctif.*

Le cancer ordinaire prend la forme soit d'une tumeur, soit d'une infiltration.

Les deux éléments essentiels, le stroma et le suc cancéreux, s'y trouvent en proportions très-variables, et le cancer s'appelle *fongus médullaire* quand le suc cancéreux prédomine, *squirrhe* quand c'est le stroma qui l'emporte.

A l'examen microscopique, on trouve dans le fongus médullaire un grand nombre de cellules ressemblant généralement aux globules blancs du sang, souvent aussi plus grosses et renfermant un noyau très-volumineux ou plusieurs noyaux ; parfois ce sont des cellules de forme irrégulière, plus ou moins volumineuses et analogues à certaines cellules épithéliales ; dans d'autres cas, on ne rencontre que des noyaux libres. Ces cellules et ces noyaux sont isolés ou bien groupés en nombre restreint dans les petites lacunes du stroma. Si les cellules sont peu nombreuses, celui-ci ressemble au tissu conjonctif ordinaire ; si, au contraire, elles sont multipliées, il présente beaucoup d'analogie avec le tissu cytogène ordinaire ou hyperplastique. Il est ordinairement très-vascularisé.

Il résulte de ce qui précède que, jusqu'à présent, il n'existe encore aucun caractère histologique propre au cancer de tissu conjonctif, et que ce néoplasme, particulièrement le fongus médullaire riche en cellules, ne peut être que difficilement ou nullement distingué du tissu cytogène hyperplastique (voy. p. 443), de certains sarcomes (p. 487), même de certaines infiltrations purulentes, etc. Le cancer ne constitue donc encore qu'une entité clinique et non anatomique.

En général, le cancer ordinaire se développe de la même manière que les autres néoplasmes cellulaires procédant du tissu conjonctif. Il provient principalement des corpuscules du tissu conjonctif et des divers tissus normaux ou pathologiques.

La subdivision répétée des corpuscules conjonctifs donne d'abord naissance à des cellules indifférentes qui persistent dans cet état ou prennent plus tard des formes plus caractérisées. Parfois il se produit, par formation endogène, un amas de noyaux qui se débarrasse de la membrane du corpuscule conjonctif, et les noyaux se transforment ensuite en cellules, etc. C'est de cette manière que se développe le cancer dans le tissu osseux : au pourtour du foyer cancéreux récent et ordinairement le long des vaisseaux, la substance fondamentale de l'os perd ses sels calcaires et se transforme en un tissu fibreux. Il est probable que c'est encore suivant ce mode que se développent les cellules cancéreuses procédant des globules blancs du sang (dans les thrombus), des noyaux des capillaires et du sarcolemme, etc.; et que se produit la transformation cancéreuse des néoplasmes d'une autre nature (fibromes, kystes, sarcome). Dans certains cas, le cancer ne provient que d'un seul tissu ; dans d'autres cas, de plusieurs tissus à la fois.

Au début, le stroma du cancer se compose de tissu conjonctif dont les corpuscules produisent des cellules cancéreuses, ou bien d'un autre tissu en voie d'atrophie, la substance glandulaire par exemple. Plus tard, le stroma est formé, dans certains cas, par la prolifération des corpuscules conjonctifs.

On comprend d'après ce qui précède que le cancer doive surtout se développer dans les tissus qui se composent en partie ou en totalité de substance conjonctive : peau, muqueuses, membranes séreuses et fibreuses, tissus sous-cutané, sous-muqueux et sous-séreux, tissu conjonctif interstitiel et inter-acineux, tissu conjonctif glandulaire, névroglie, etc.

L'accroissement du cancer résulte de l'augmentation de volume et de la multiplication des anciennes cellules (par division et formation endogène), et du développement de nouvelles cellules dans le stroma. Toutefois l'accroissement est surtout périphérique, c'est-à-dire que les tissus contigus se transforment en cancer couche par couche, suivant le mode qui a présidé au premier développement.

a. Squirrhe, cancer fibreux ou chondroïde, carcinome fibreux, squirrhe ligneux, etc. — Ce cancer se caractérise par sa coupe ferme qui parfois offre la consistance du tissu normal, quelquefois est beaucoup plus résistante, analogue à celle du fibrome et du cartilage, ainsi que par le cri qu'il donne sous le scalpel. La coupe en est grise, blanc grisâtre ou rouge grisâtre ; régulièrement lisse, lardacée ou fibreuse, peu humide, dépourvue de suc, donnant parfois un peu de liquide séreux ou de suc laiteux soit par places, soit sur toute la surface. Ces cancers sont ordinairement petits et infiltrés ; quelquefois arrondis, ils présentent parfois sur la périphérie des prolongements plus ou moins longs et nombreux. Leur développement est habituellement lent. Ils se rencontrent principalement dans le sein, plus rarement dans les séreuses, les os, etc. Les tumeurs secondaires sont parfois des squirrhes, mais plus souvent des fongus médullaires. Cette variété de cancer peut se transformer en fongus médullaire par multiplication de ses cellules, etc.; d'un autre côté, un fongus peut se transformer en squirrhe (voy. plus bas).

b. Fongus médullaire; cancer médullaire; encéphaloïde; cancer mou; cancer cellulaire, etc. — Le fongus médullaire se caractérise par sa coupe, qui est d'un blanc médullaire, blanc grisâtre ou bien plus ou moins teintée de rouge, parfois aussi rouge en certains points ou marbrée de jaune. Sa consistance est ordinairement molle à un degré plus ou moins prononcé et peut se rapprocher de celle de la substance médullaire du cerveau chez le fœtus ; elle est rarement dure. La coupe est complétement homogène ou bien obscurément fibrillaire en certains endroits. Par le râclage, on enlève de tous les points un liquide souvent abondant, parfois un peu muqueux, mais plus souvent crémeux ou laiteux, surtout quand l'examen se fait longtemps après l'extirpation ou après la mort.

Le fongus médullaire constitue ordinairement des tumeurs d'un volume parfois très-considérable. Il se rencontre sur les parties externes, dans la profondeur des tissus, dans les seins, les os, les glandes lymphatiques, etc.

Ces deux variétés de cancer présentent tous les degrés de transition de l'une à l'autre, de telle sorte que, dans un seul et même cas, on peut les trouver toutes deux, non-seulement dans des organes différents, mais aussi dans le même organe, et dans le même tubercule ou la même infiltration cancéreuse.

MÉTAMORPHOSES DU CANCER ÉPITHÉLIAL ET DU CANCER DE TISSU CONJONCTIF.

Après une durée plus ou moins longue, quelquefois après quelques semaines, la plupart des cancers subissent des métamorphoses qui tantôt sont insignifiantes et appréciables seulement au microscope, tantôt modifient tellement l'aspect du néoplasme qu'il acquiert plus ou moins de ressemblance avec un autre variété de carcinome et même avec une tumeur d'une autre nature. Ce dernier mode de métamorphose est aussi le plus intéressant au point de vue clinique.

Les modifications portent soit sur les cellules, soit sur le stroma, et le plus souvent, quand elles sont prononcées, sur les deux éléments à la fois.

Dans chaque organe, les éléments du cancer subissent surtout les métamorphoses auxquelles, dans les conditions normales, les cellules épithéliales de la région sont sujettes ; ainsi, dans le sein, la métamorphose graisseuse ; dans la peau, la transformation cornée (Waldeyer).

La *métamorphose graisseuse et l'atrophie* sont les modifications que subissent le plus souvent les cellules cancéreuses, et souvent elles s'observent simultanément. A l'œil nu, l'aspect de l'altération varie selon le degré qu'elle atteint et avec la prédominance de l'une ou l'autre métamorphose. Les degrés les plus légers ne sont pas appréciables à l'œil nu et existent dans tout cancer. Les degrés élevés ne sont pas rares : c'est habituellement au centre du cancer que la métamorphose est le plus prononcée, et quelquefois elle porte sur toute la masse du néoplasme. Ces deux métamorphoses donnent à la coupe de la tumeur une coloration jaune grisâtre ou jaune, rarement uniforme, ordinairement plus ou moins régulièrement réticulée ou ponctuée : *cancer réticulé*. Les points dégénérés sont secs, dépourvus de suc, lisses, friables (analogues au tubercule jaune : *tuberculisation du cancer*) et ordinairement tout à fait exsangues. Quelquefois le centre de ces tubercules est très-dur ; d'autres fois, ramolli et même creux (*cavernes cancéreuses*).

Si la métamorphose graisseuse l'emporte considérablement, le cancer est plus mou, plus gras, semblable à du beurre ou à du pus.

Ces deux métamorphoses entraînent la destruction et la résorption des cellules cancéreuses, et, dans les degrés élevés, l'ombilication et l'atrophie du carcinome.

Ce n'est pas à ces altérations des cellules cancéreuses qu'il faut attribuer tous les points secs et jaunes que l'on aperçoit sur la coupe d'un cancer : ceux-ci ne sont souvent que des parties altérées du tissu normal; par exemple des conduits galactophores ou des bronches remplies d'un exsudat épaissi, des vaisseaux atteints de thrombose.

Ces métamorphoses sont le plus souvent dues à l'atrophie des vaisseaux du cancer, parfois à un grand nombre de petites hémorrhagies. D'après Wedl (*Wien. Sitzungsber.*, 1859, XXXVII, p. 265), le cancer réticulé résulte de la dégénérescence cancéreuse et de l'infiltration graisseuse des vaisseaux sanguins.

L'ombilication du cancer consiste dans la production d'un sillon périphérique plus ou moins profond, et se rencontre principalement dans les cancers du sein et du foie, plus rarement dans ceux des poumons, de l'estomac et de l'intestin. Dans la mamelle, il se produit parfois en même temps une rétraction cicatricielle des gros conduits galactophores et par suite un tiraillement et une dépression du mamelon. La peau qui recouvre de semblables cancers est fortement adhérente, mais normale ; la séreuse reste rarement inaltérée; ordinairement elle s'épaissit et devient exsangue ou se vascularise. A la coupe, les cancers ombiliqués présentent toujours un degré élevé de métamorphose graisseuse et d'atrophie simple de leurs cellules ; dans les parties centrales, on aperçoit souvent, en outre, une substance fibreuse abondante, qui n'est autre que du tissu cancéreux dont les cellules se sont résorbées en partie ou en totalité sous l'influence de ces métamorphoses, tandis que le stroma a persisté.

Quand la métamorphose graisseuse et l'atrophie simple atteignent la totalité du tubercule cancéreux et qu'ensuite le détritus se résorbe;

se produit ce qu'on appelle le *carcinome atrophique*. Dans ces cas, l'organe atteint n'est pas augmenté de volume ; il est au contraire diminué soit dans sa totalité, soit à l'endroit malade, et en ce point il est souvent affaissé, adhérent à la membrane sous-jacente et il présente une dureté cicatricielle. La dépression est parfois d'autant plus prononcée que, dans les parties environnantes, il s'est produit une hypertrophie, par exemple du tissu adipeux. A la coupe, on n'aperçoit qu'un tissu analogue à celui des cicatrices, parfois aussi une substance pâle, lardacée (*cancer lardacé*), rarement un tissu cancéreux ramolli, inaltéré ou bien en voie d'atrophie simple et graisseuse. Les ganglions correspondants sont tantôt en voie d'atrophie, tantôt manifestement cancéreux.

Ces modifications s'observent surtout chez les vieillards et dans le cancer du sein de la femme, plus rarement dans celui des glandes lymphatiques et des plèvres, dans le cancer épithélial (p. 505), etc. La marche de ces carcinomes est habituellement très-lente ; ils durent parfois de dix à vingt ans.

La *métamorphose muqueuse* des cellules cancéreuses donne au carcinome un aspect qui varie d'après l'étendue, le degré de la dégénérescence, et d'après les altérations consécutives du stroma et des vaisseaux.

Elle est rare ou peu étendue dans le cancer à cellules pavimenteuses et dans le fongus médullaire, plus fréquente dans le cancer à cellules cylindriques. Dans ce dernier, elle se rencontre à deux degrés différents.

On observe souvent une métamorphose muqueuse légère, étendue à toutes ou presque toutes les parties du néoplasme, et alors le suc cancéreux possède les caractères du mucus : il est clair ou plus ou moins trouble, incolore, gris ou jaune grisâtre, et il offre la consistance de l'albumine ou du mucus clair. Sa quantité est fort variable ; dans un grand nombre de cas, elle est si petite que l'aspect crémeux du suc en est peu altérée ; parfois elle est plus considérable ; quelquefois enfin elle est telle, que le suc possède manifestement le caractère du mucus. Tantôt c'est sur toute la coupe, tantôt en certains points seulement que le suc offre ces caractères.

La métamorphose muqueuse prononcée, limitée à certaines régions plus ou moins étendues du cancer, donne naissance aux combinaisons du fongus médullaire et du cancer colloïde.

Les degrés les plus légers de cette dernière forme donnent naissance, sur la coupe, à des points nettement circonscrits, d'étendue variable, très-pâles, contenant peu ou point de vaisseaux et ramollis, dont sort un liquide ordinairement abondant, incolore ou finement ponctué de jaune et d'une consistance muqueuse plus ou moins prononcée. Les autres parties du cancer sont normales, ou bien présentent en certains points de l'atrophie simple ou de la métamorphose graisseuse.

Dans les degrés les plus prononcés, on aperçoit habituellement, en différentes régions d'un fongus assez mou, des taches arrondies ou irrégulières, blanc grisâtre, verdâtres ou ponctuées de jaune, irrégulièrement disséminées et dont l'étendue peut varier depuis le volume d'un pois jusqu'à celui d'une fève et au-dessus ; ces taches proéminent quelque peu sur la surface de section et tantôt restent isolées, tantôt deviennent confluentes. Elles correspondent à des cavités remplies de substance mucoïde. Dans la plupart des cas, la superficie de ces taches est peu considérable relativement au volume du cancer ; parfois cependant l'ensemble des cavités muqueuses et le cancer normal représentent à peu près une égale étendue. Dans certains cas enfin, les cavités muqueuses l'emportent tellement sur les parties inaltérées du cancer que celles-ci peuvent passer inaperçues. Ces cavités acquièrent souvent alors le volume d'une noix et au-dessus. Leur forme est rarement ronde, plus souvent irrégulière. Le mucus qu'elles renferment s'écoule rapidement à la coupe et est habituellement très-poisseux. — La métamorphose muqueuse ne s'observe à ce degré que dans les cancers primitifs et surtout dans ceux de l'estomac, quelquefois cependant aussi dans une partie ou dans la totalité des cancers secondaires. Il est rare de ne la rencontrer que dans ces derniers.

Sous le microscope, la métamorphose muqueuse des cellules du cancer ne se distingue pas essentiellement de celle des cellules physiologiques. Dans ses degrés les plus élevés, elle s'accompagne de l'atrophie du stroma et surtout de celle des vaisseaux.

L'examen microscopique, dans la métamorphose muqueuse prononcée et dans le cancer colloïde, donne des résultats concordants.

Le stroma des parties dégénérées subit des modifications qui, en soi, n'offrent rien de particulier, mais qui, cependant, méritent d'être signalées à cause de leur analogie avec ce que l'on observe dans le cancer colloïde. Elles sont la conséquence de l'augmentation considérable du contenu des alvéoles, due à la métamorphose muqueuse des cellules. Ces alvéoles sont habituellement rondes ou ovales ; elles ne présentent presque jamais de sinuosités, ni d'irrégularités quelconques ; elles sont le plus souvent très-grandes. Dans les endroits atteints de dégénérescence muqueuse, le stroma est très-peu abondant ; ses fibres ne sont plus ondulées, mais droites ; elles sont cependant encore fibrillaires ou plissées, ou tout à fait homogènes. Dans tous les cas, ses corpuscules sont très-petits et peu développés ; très-souvent ils sont remplacés par de petits amas fusiformes ou filiformes de gouttelettes de graisse, ou bien ils semblent tout à fait absents. Le stroma renferme très-rarement des vaisseaux. Au centre de certains espaces muqueux étendus, le stroma manque complétement ; dans les parties périphériques, les trabécules sont encore dessinées, mais elles s'amincissent progressivement en avançant vers le centre et elles finissent ordinairement par se terminer en pointe libre.

Cancer colloïde, alvéolaire ; cancer à cellules muqueuses. — On donne ce nom à une variété de cancer dans laquelle on trouve, au lieu du suc cancéreux ordinaire, une substance blanc grisâtre, claire ou légèrement trouble, muqueuse ou gélatiniforme, liquide ou poisseuse (d'où le nom de *cancer colloïde, gum-cancer*), et dont le stroma présente le plus souvent une structure aréolaire bien marquée et visible à l'œil nu. Il offre encore d'autres caractères, mais qui sont moins constants : ainsi il ne se rencontre habituellement que dans certains organes (estomac, côlon, péritoine) ; il prend ordinairement la forme d'infiltration et montre peu de tendance aux métastases.

Toutefois, ces particularités ne suffisent pas pour faire du cancer colloïde une espèce à part. Il est au contraire très-probable qu'il n'est rien autre qu'un cancer ordinaire, arrivé à un haut degré de métamorphose muqueuse (à l'exception du cancer à trame muqueuse, voy. p. 498) ; ainsi :

1° Les éléments microscopiques de la matière gélatineuse des cancers colloïdes et des cancers en voie de métamorphose muqueuse, sont tout à fait identiques : ce sont surtout des cellules arrivées le plus souvent à un degré prononcé de métamorphose muqueuse et des débris de ces cellules.

2° L'examen chimique n'a fait reconnaître aucune différence essentielle ; il est, du reste, incertain pour des substances qui ne peuvent être isolées.

3° Le stroma du cancer colloïde ne diffère nullement de celui du cancer parvenu à un haut degré de métamorphose muqueuse. Tantôt il forme de grandes alvéoles visibles à l'œil nu, tantôt celles-ci ne se voient qu'au microscope, variations que l'on rencontre également dans le cancer ordinaire. A l'examen microscopique, on découvre que le stroma du cancer colloïde est rigide et homogène ; on y aperçoit des corpuscules conjonctifs peu apparents, en voie de métamorphose graisseuse ou d'atrophie simple, et très-peu de vaisseaux ; parfois même on n'en voit aucun. Ces particularités s'expliquent par la distension qu'ont subie les trabécules du stroma, par suite de l'augmentation de volume du contenu des alvéoles. Il n'est pas étonnant, non plus, que les alvéoles du cancer colloïde communiquent souvent entre elles ; cette communication est le résultat de la structure primitive de ce cancer, ou bien de l'augmentation du contenu des alvéoles et d'une atrophie consécutive des trabécules.

4° Le cancer colloïde et le cancer ordinaire se développent et s'accroissent d'après un mode tout à fait identique.

5° Le cancer colloïde se rencontre aussi souvent à l'état pur qu'en combinaison avec le cancer ordinaire, combinaison qui s'effectue de différentes manières ; quelquefois, on trouve encore à la périphérie du cancer colloïde une couche plus ou moins épaisse de cancer ordinaire, habituellement mou ; parfois, en même temps qu'un cancer colloïde primitif, on rencontre comme productions secondáires, soit des cancers ordinaires et des cancers colloïdes à la fois, soit les premiers seulement.

6° Le cancer colloïde s'observe surtout dans l'estomac, le côlon et le péritoine ; toutefois, il a été également rencontré dans d'autres organes, quoique plus rarement. Il résulte de là que les cancers de ces organes subissent souvent, sous l'influence de causes inconnues, la métamorphose graisseuse, de même que les cancers du sein et du foie sont fréquemment atteints d'atrophie simple très-prononcée ou de dégénérescence adipeuse.

7° Le peu de tendance du cancer colloïde aux métastases est loin d'être aussi constante qu'on l'a dit, car il n'est pas rare de trouver de nombreux cancers secondaires dans les cas de cancer colloïde, et, d'un autre côté, les tumeurs secondaires sont loin d'être fréquentes dans le cancer à cellules cylindriques de l'estomac et de l'intestin.

8° La bénignité du cancer colloïde qui se manifeste par la rareté relative des dépôts secondaires, par sa marche lente, etc., est la conséquence de la destruction des cellules cancéreuses par métamorphose muqueuse, ainsi que de l'atrophie du stroma et surtout des vaisseaux.

On n'observe que très-rarement la *calcification* des cellules cancéreuses : elle n'existe ordinairement que sur quelques points isolés, parfois cependant elle envahit presque en totalité de gros nodules cancéreux, de façon à leur donner la consistance de la pierre. Quand elle est peu prononcée, elle se combine souvent avec l'atrophie simple et la métamorphose graisseuse des cellules cancéreuses. Il se forme alors une substance jaune grisâtre, semblable à du mortier, dans laquelle on trouve des cellules en voie d'atrophie simple ou de métamorphose adipeuse, des molécules de graisse et de chaux et des cristaux de cholestérine (voy. p. 507).

C'est surtout l'*ossification* du cancer qui présente de l'intérêt (*cancer ostéoïde*). Le plus souvent, c'est dans les cancers provenant du périoste qu'on la rencontre, mais parfois aussi dans les tumeurs métastatiques de ces derniers, par exemple dans les poumons, rarement dans d'autres organes. Elle atteint ordinairement le cancer ordinaire, rarement le cancer épithélial.

L'*œdème du cancer* s'observe chez les hydropiques, ainsi que dans le cancer des extrémités et des organes internes en même temps qu'un œdème local. Les altérations qui en résultent ressemblent à celles qui se rencontrent dans d'autres parties œdématiées. Les cellules cancéreuses n'en éprouvent que les effets d'une addition d'eau.

Les *hémorrhagies* se produisent principalement dans les fongus médullaires mous et très-vascularisés, surtout dans ceux des parties extérieures, des reins, des glandes rétro-péritonéales et des os ; et leur degré de gravité est en rapport avec la quantité de sang épanchée et l'altération de la tumeur. De petites hémorrhagies se produisant dans une tumeur molle donnent au suc cancéreux une coloration rougeâtre, framboisée et parfois une consistance plus grande ; si, elles surviennent dans des cancers durs, elles n'exercent aucune influence. Quand elles sont plus abondantes et plus étendues, la coagulation sanguine qui en résulte entraîne à sa suite diverses dégénérescences des cellules, spécialement l'atrophie simple et adipeuse. La matière colorante extravasée subit les altérations ordinaires, ainsi qu'on peut souvent le constater sur le stroma. Si l'épanchement est très-abondant, il se produit une véritable cavité hémorrhagique qui renferme du sang et des débris du tissu. Ces cavités se dessèchent et déterminent la rétraction du cancer tout entier ; parfois elles donnent naissance à des kystes ou bien elles occasionnent la fonte du cancer. — Les épanchements qui se produisent à la surface des carcinomes ulcérés de la peau et des muqueuses, ou bien sur les tumeurs villeuses, n'ont habituellement pour résultat local que l'écoulement du sang, mais ils exercent une influence marquée sur la santé générale.

Les hémorrhagies sont dues, sans doute, en partie à la délicatesse originelle des vaisseaux du cancer, en partie à des métamorphoses subies par ces canaux.

Le *ramollissement du cancer* s'observe tantôt isolément, tantôt combiné avec la métamorphose graisseuse ou muqueuse des cellules du néoplasme ou avec la suppuration de celui-ci. Dans le premier cas, il se manifeste sous la forme d'une diminution de consistance des parties superficielles des cancers cutanés et muqueux ainsi que des parties centrales des tubercules cancéreux des parenchymes ; cette diminution de consistance est ordinairement diffuse, rarement circonscrite. Elle est due à une production de substance intercellulaire liquide et à une modification particulière des cellules cancéreuses. Celles-ci deviennent plus grosses et leur forme plus arrondie ; la membrane cellulaire est moins apparente, plus mince et enfin disparaît complétement ; le contenu devient plus abondant et plus clair ; le noyau reste normal, ou bien subit les mêmes altérations, quelquefois il tombe en atrophie simple ou graisseuse.

Le ramollissement aboutit surtout à la fonte et à l'ulcération du cancer.

Les troubles circulatoires constituent la cause principale du ramollissement (compression veineuse, thrombose, etc.).

La *suppuration* est rare dans l'intérieur du cancer, plus fréquente à la surface. Tantôt elle est si peu prononcée qu'elle ne peut être

constatée que par l'examen microscopique ; tantôt si abondante
qu'elle est appréciable à l'œil nu. Quelquefois elle est diffuse ; parfois, au contraire, elle donne naissance à des cavités semblables à des
abcès ou à des kystes, par exemple dans le sein. Dans certains cas,
la surface interne de ces kystes est recouverte de végétations semblables à des granulations.

Décomposition superficielle du cancer ; ulcère cancéreux. — Le
cancer des organes membraniformes, spécialement de la peau et de
la muqueuse digestive, s'ulcère après une durée plus ou moins prolongée.

Les caractères de l'ulcère cancéreux varient en partie suivant les
organes. Le liquide ou sécrétion qui le recouvre, ressemble au suc
cancéreux ordinaire, ou bien il est séreux, parfois séro-purulent,
souvent coloré en rouge ou en brun par du sang, inodore ou bien
doué d'une odeur pénétrante, fétide et adhérente aux doigts de l'observateur (*sanie cancéreuse*). Il contient souvent aussi des particules
plus ou moins grosses de tissu cancéreux.

Le fond de l'ulcère présente une étendue et une configuration qui
varient considérablement d'après le volume de la masse cancéreuse
et d'après l'âge de l'ulcère. Il ressemble d'abord à une simple érosion du tissu cancéreux, laquelle augmente tous les jours en étendue
et en profondeur ; dans d'autres cas, à côté de la première érosion,
il s'en forme de nouvelles qui finissent ordinairement par se réunir.
Finalement, l'ulcère offre une coloration grise, rougeâtre, verdâtre ou
noirâtre ; quelquefois il est uni ; ordinairement il présente des an-
fractuosités plus ou moins profondes et tout à fait irrégulières ; il est
mou ou friable. La coupe de l'ulcère et de ses bords possède la structure normale ou un peu ramollie du cancer ordinaire. En même temps
que la masse cancéreuse se décompose, il se développe sur le fond de
l'ulcère de nouvelles excroissances offrant plus ou moins manifestement la forme villeuse, et qui possèdent les caractères, soit des granulations luxuriantes, soit du cancer villeux. Ces masses se décomposent également au bout d'un temps plus ou moins long, et ordinairement en même temps que la couche cancéreuse contiguë : l'ulcère
devient ainsi plus profond ; il augmente rapidement et il donne naissance à de nouvelles végétations.

C'est ordinairement pendant le cours de ces phénomènes qu'arrive
la mort du malade. Dans d'autres cas, la décomposition de la masse
cancéreuse l'emporte tellement sur son extension périphérique qu'on
ne retrouve que des restes du néoplasme sur les bords de l'ulcère ou

bien que ce dernier ressemble à un ulcère simple chronique, en voie
de cicatrisation. Il est très-douteux que la guérison complète puisse
s'effectuer ainsi (voy. p. 503).

Les variétés d'aspect que peuvent encore présenter les ulcères cancéreux, dépendent en partie de substances qui s'y trouvent normalement ou accidentellement
(suc gastrique, débris d'aliments, urine), en partie de l'action des médicaments.

Il est un grand nombre de cas d'ulcère phagédénique des parties extérieures
ou de la matrice, qui ne sont que des ulcères cancéreux où la néoplasie est très-peu
prononcée et même seulement appréciable au microscope.

Dans certains cas, la fonte ne se produit pas seulement dans les parties carcinomateuses, mais aussi dans les tissus voisins.

Les causes de la décomposition sont les suivantes : avant tout, la dissociation des
tissus normaux par les masses cellulaires de nouvelle formation, occasionnant l'agrandissement des anciennes alvéoles et la formation de nouvelles ; ensuite, la dégénérescence cancéreuse des couches superficielles du tissu entraînant la perte des couches épidermiques protectrices et exposant ainsi le cancer à l'influence de l'air extérieur, des sécrétions muqueuses (surtout du suc gastrique), etc.

La fonte du cancer a pour conséquence de rétablir la lumière des
points rétrécis, phénomène important surtout dans l'œsophage, l'estomac et l'intestin ; d'éliminer des particules cancéreuses par les vomissements, les selles, la toux, etc. ; de perforer les membranes
séreuses (avec phlegmasie consécutive), les vaisseaux (donnant lieu
à des hémorrhagies légères ou colossales et mortelles, par exemple
dans l'aorte à la suite du cancer de l'œsophage), les organes creux
contigus (produisant des fistules simples ou plus rarement multiples) ;
d'amener le marasme par suite de l'écoulement continuel du suc
cancéreux et des hémorrhagies capillaires ou autres.

On désigne sous le nom de *cancer kystique*, différentes formes de
cancer d'aspect et d'origine variables :

1° Des cancers qui se développent dans des kystes, soit que la paroi du kyste devienne carcinomateuse, soit que des villosités cancéreuses de volume et de nature variables prennent naissance en même
temps sur la surface interne de cette paroi ; ils se rencontrent principalement dans les ovaires, rarement dans le sein, les testicules et
les os.

2° Des cancers dans lesquels, à la suite de la métamorphose muqueuse des cellules cancéreuses, il se forme des cavités cystiformes
ordinairement petites, mais atteignant parfois le volume d'une noix,
remplies d'un liquide plus ou moins clair et muqueux ; ces cavités sont
d'abord irrégulièrement villeuses, plus tard les parois deviennent
lisses comme celles d'un kyste ; ils se rencontrent dans l'estomac, le
foie, les poumons, les os, etc.

3° Des cancers qui occasionnent la transformation en kystes de certaines parties du tissu normal, par exemple des conduits galactophores et des acini du sein de la femme.

4° Des carcinomes qui présentent une structure glandulaire et renferment des cavités remplies d'un liquide muqueux : *cancroïde avec kystes muqueux*.

Dans certains cas, on trouve dans l'intérieur des gros tubercules cancéreux, surtout dans ceux du foie, des cavités plus ou moins grandes, irrégulièrement villeuses et remplies d'un liquide presque séreux ou très-faiblement muqueux. Les alvéoles y sont plus petites que dans les autres parties de la tumeur, et elles sont remplies de liquide seulement, ou bien renferment en outre quelques cellules en voie d'atrophie ; le stroma est plus abondant, d'une structure fibrillaire moins apparente, et, parfois, tous les corpuscules conjonctifs y sont en voie de dégénérescence graisseuse très-avancée.

Les *causes* du cancer primitif ne diffèrent pas en somme de celles des autres néoplasmes. Nous renvoyons à ce que nous avons dit dans les généralités pour ce qui concerne les causes du cancer secondaire (voy. p. 376).

Il est très-probable que les vaisseaux lymphatiques et sanguins entraînent dans la circulation, non-seulement le liquide, mais encore les cellules du cancer primitif, lesquels provoquent le développement d'un cancer secondaire aux points où ils arrivent. Dans un grand nombre de cas, ces points sont en rapport avec la direction des vaisseaux sanguins et lymphatiques ; mais, parfois aussi, l'endroit où se produit le cancer secondaire ne correspond nullement à la direction de ces vaisseaux. C'est surtout dans les grosses glandes, tels que le foie et les poumons, qu'on l'observe souvent.

Les preuves en faveur de ce mode de développement du cancer secondaire ou métastatique se sont multipliées dans ces dernières années. Il a été positivement démontré, dans quelques cas, que des masses cancéreuses et en particulier des cellules, mises à découvert dans les vaisseaux sanguins, puis transportées par le courant en d'autres points de l'organisme, y ont déterminé la formation de cancers. Récemment, Schüppel (*Arch. d. Heilk.*, 1868, IX, p. 387) a publié un cas de cancer secondaire du foie, tout à fait probant sous ce rapport. Jusqu'à présent, l'injection de suc cancéreux dans le système vasculaire d'animaux vivants n'a encore donné aucun résultat positif. Les expériences, faites sur ce sujet par Langenbeck, Lebert et Follin, ne sont pas concluantes. O. Weber, au contraire (*Chir. Erf.*, p. 289), ayant inoculé chez un chien et chez un chat une quantité considérable de substance encéphaloïde, a vu se produire une prolifération de nature analogue, ce qui prouvait, peut-être, un développement direct des cellules inoculées. Les cellules renfermées dans les masses cancéreuses, qui se trouvent à l'état libre dans les vaisseaux lymphatiques, sont toujours en voies d'atrophie simple ou de métamorphose graisseuse très-avancées.

La *marche du cancer* est presque toujours chronique ; le cancer atrophique et certains cas de cancer épithélial des parties extérieures durent de nombreuses années, mais, en général, la durée du carcinome est de six mois à trois ans. Les grandes variations que présente la marche du carcinome dépendent surtout de la nature et de l'importance biologique de l'organe atteint, du volume, du nombre et de l'espèce des cancers (la marche est d'autant plus rapide qu'ils renferment plus de cellules et de vaisseaux); des métamorphoses que subit le néoplasme (surtout les métamorphoses graisseuse et muqueuse), etc.

Il est rare de voir le cancer suivre une *marche aiguë*, analogue à celle de la tuberculose miliaire aiguë (*carcinose miliaire aigu*). Dans ces cas, il existe habituellement un ancien cancer; il est beaucoup plus rare encore d'observer le cancer aigu primitif. Les symptômes de cette forme morbide sont une fièvre qui s'ajoute dans le premier cas, aux symptômes du cancer chronique, souvent des phénomènes cérébraux et pulmonaires graves, etc., entraînant la mort en quelques semaines. A l'autopsie, on trouve dans différents tissus et organes et parfois dans tous, surtout dans les membranes séreuses, parfois même dans les néoplasmes, un très-grand nombre de tumeurs cancéreuses très-petites ou atteignant même le volume d'un pois, isolées ou confluentes, blanc grisâtre ou rouge grisâtre; on constate en outre dans les séreuses les symptômes de l'inflammation.

Köhler (*l. c.*, p. 110). — Rokitansky (*Lehrb.*, 1856, I, p. 255). — Demme (*Schweiz. Monatschr. f. pract. Med.*, 1856, n° 67). — Bamberger (*OEstr. Ztschr. f. pract. Heilk.*, 1857, n° 8 et 9). — Erichsen (Virch. *Arch.*, XXI, p. 465).

Altérations des parties de l'organe exemptes de cancer. — Ces altérations sont antérieures ou consécutives au cancer; mais on ne peut pas toujours distinguer les unes des autres. Les principales altérations qui dépendent du cancer sont les suivantes : hypertrophie portant spécialement sur les parties musculeuses des organes tubuleux, situées derrière le cancer, lesquelles sont ordinairement dilatées (canal intestinal depuis l'œsophage jusqu'à l'anus; utérus, vessie); plus rarement hypertrophie glandulaire; atrophie atteignant surtout les glandes (foie, glandes lymphatiques, ovaires) : catarrhe aigu ou chronique de la muqueuse environnante ou bien de la muqueuse de l'organe tout entier, avec toutes ses conséquences; pigmentation, épaississement, état mamelonné, ulcération, hémorrhagie, hydropisie fausse (utérus, reins, etc.); plus rarement inflammation croupale ou diphthéritique; pseudo-membranes et adhérences des membranes séreuses produisant un plus grand nombre de symptômes que le cancer lui-même, empêchant les perforations, etc. ; inflammation suppurative et septique des membranes séreuses, consécutives au cancer local ou aux affections produites par le cancer (hydronéphrose, dilatation intestinale, etc.), mais ne présentant parfois aucun rapport appréciable avec le carcinome (péricardite) ; thrombose veineuse (à la suite de compression, de dégénérescence cancéreuse de la veine, du marasme). Souvent les parties épargnées par le cancer sont tout à fait normales (certains cas de cancer de l'estomac, des glandes, etc.).

Influence du cancer sur l'économie. — L'influence générale qu'exerce le cancer dépend du nombre et du volume des tumeurs, de leurs métamorphoses et surtout du siége qu'elles occupent. Il en résulte que la plupart des cancers, à leur début, et quelques-uns même jusqu'à la mort de l'individu, n'entraînent aucune conséquence générale appréciable. Les symptômes généraux et la mort sont amenés le plus souvent par le cancer primitif, lequel, dans quelques cas, ne subit que peu ou point d'altérations ; il agit alors par son volume, par son siége dans des organes importants (cerveau), en rétrécissant ou oblitérant des canaux indispensables à l'existence (œsophage, estomac), en comprimant des parties importantes (cerveau, moelle épinière supérieure) ou bien des veines, etc.

Plus souvent ce sont les métamorphoses du cancer qui entraînent les suites graves et la mort :

Ainsi le ramollissement sanieux et par suite l'anémie et la cachexie (parties extérieures, estomac, utérus) ;

Les hémorrhagies, très-considérables ou souvent répétées, surtout dans le cancer villeux (vessie, estomac, utérus) ;

La perforation des parties contiguës, surtout celle des grosses artères avec hémorrhagie mortelle (œsophage), celle des voies aériennes (cancer de l'œsophage) et des membranes séreuses (inflammation consécutive) ;

Dans certains cas moins communs, les conséquences graves sont dues à la production de cancers secondaires, petits et même miliaires, nombreux ou à développement rapide (carcinose aiguë) ;

Dans d'autres cas, elles sont dues à des maladies qui, comme l'enseigne l'expérience, surviennent fréquemment chez les cancéreux, et dont la cause est tantôt visible (thrombose veineuse, inflammation de séreuses contiguës), tantôt inappréciable (péricardite et endocardite, pneumonie, surtout dans le cancer de l'œsophage et de l'estomac, dysenterie, particulièrement dans le cancer de l'utérus, dégénérescence graisseuse du cœur, maladie de Bright) ;

Elles dépendent enfin d'affections qui sont sans rapport aucun avec le cancer (par exemple tuberculose pulmonaire) ;

Ou bien elles se produisent d'une manière inconnue.

XIII. — NÉOPLASMES MIXTES.

On pourrait donner le nom de *néoplasmes mixtes* à tous ceux qui se composent de plus d'un tissu, par exemple de tissu conjonctif et de vaisseaux. Il faudrait alors comprendre dans ce chapitre la plupart des néoplasmes que nous avons décrits et en particulier toutes les tumeurs. Ce nom peut aussi s'appliquer aux productions dans la composition desquelles entrent deux ou plusieurs des néoplasmes ou tumeurs composés, précédemment décrits. Toutefois, on rencontre encore certains doutes en se plaçant à ce dernier point de vue ; ainsi, par exemple, 1° certains kystes proviennent non pas du néoplasme qui les renferme, mais de l'organe ou du tissu normal, comme c'est souvent le cas dans le sein ; 2° la grande richesse vasculaire d'une tumeur ne peut pas toujours être considérée comme une combinaison ; 5° on ne peut appeler tumeur mixte une tumeur ou un tissu qui offre en même temps des degrés de développement différents ; 4° enfin il est ordinairement impossible d'établir si deux ou plusieurs tissus se sont produits simultanément, ou bien s'ils procèdent les uns des autres.

Les tissus et les néoplasmes qui se combinent le plus souvent, sont les suivants :

1° Le *tissu conjonctif*, ordinaire ou muqueux.

Quand il existe en grande quantité, il rend la tumeur plus dure, ainsi qu'on le voit en comparant le sarcome cellulaire avec le sarcome fibreux, le cancer mou avec le cancer dur (dans la plupart des cas).

Le tissu muqueux se rencontre dans diverses combinaisons que l'on ne connaît bien que depuis peu de temps, avec le tissu conjonctif ordinaire, le tissu cartilagineux, le cancer, etc. Nous citerons spécialement le cancroïde muqueux (voy. p. 505).

2° Les *vaisseaux* qui, s'ils sont nombreux, donnent naissance à la dégénérescence téléangiectasique ou caverneuse du néoplasme (voy. p. 585).

5° Les *kystes* qui produisent le cystofibrome, le cystolipome, le cystosarcome, le cystoadénome, le cystoenchondrome et le cystocarcinome. Autrefois on donnait le nom de cystosarcome à la plupart de ces tumeurs et on comprenait en même temps sous cette dénomination, les cystomes simples et les tumeurs accompagnées de production de kystes dans le tissu mère, etc., surtout celles du sein et des glandes salivaires.

Toutefois les autres tissus et les autres néoplasmes peuvent également se combiner, comme le démontre du reste la description que nous avons donnée de chaque tissu.

C'est peut-être ici que se rapporte la *maladie perlée des bœufs*, que l'on peut considérer comme étant une combinaison du sarcome avec le tubercule.

J'ai décrit dans les *Arch. d. Heilk.* T, p. 313, deux tumeurs particulières des reins, consistant dans une combinaison du cancer, du sarcome et de la tumeur glandulaire.

Il existe également des formes mixtes de sarcome et de carcinome, c'est-à-dire des tumeurs dont certaines parties sont sarcomateuses et d'autres carcinomateuses (*sarcome carcinomateux*). Dans les cas de cette espèce que l'on observe surtout dans les tumeurs mélaniques, les éléments sarcomateux déjà développés peuvent se transformer en éléments cancéreux ou les produire ; mais ordinairement les deux espèces d'éléments procèdent du tissu primitif ; le sarcome et le carcinome se développent parallèlement comme deux branches d'une même souche. (Virchow, *Die krkh. Geschw.*, II, p. 181.)

Enfin, il faut encore noter les tumeurs qui se composent d'une grande quantité de tissus analogues ou différents. Les enchondromes et les kystes dermoïdes nous offrent des exemples de tissus correspondants se produisant simultanément. Mais nous devons remarquer surtout les cas où l'on trouve, par exemple, dans la même tumeur toutes les variétés et tous les degrés de développement du tissu conjonctif, tissus osseux et cartilagineux, vaisseaux, substance musculaire, tissu cutané, kystes, etc., parfois même du tissu sarcomateux et du tissu cancéreux. Ces néoplasmes mixtes paraissent se produire dans tous les tissus et tous les organes ; ils sont surtout fréquents dans certaines glandes, spécialement dans les glandes salivaires (parotide, sousmaxillaire et les environs : combinaison d'enchondrome, de sarcome, et de myxome), dans les glandes génitales (testicules et ovaires), dans les mamelles, etc.

Au reste les néoplasmes mixtes possèdent les propriétés des tissus qui les composent. L'influence qu'ils exercent sur les parties environnantes et sur l'économie ne dépend pas de la multiplicité des tissus qui existent dans chaque cas, mais surtout de la richesse en cellules de chacun de ces tissus (structure sarcomateuse et carcinomateuse).

KYSTES.

Hodgkin, *Med. chir. Transact.*, 1829, XV, p. 265. — Kohlrausch; *in* Müll. *Arch.*, 1843, p. 365. — Frerichs, *Ueber Gallert u. Colloïdgeschwülste*, 1847. —

Bruch, *Ztschr. f. rat. Med.*, 1849, VIII, p. 91. — Rokitansky, *Denkschr. d. Wien. Acad.*, 1849, I. — *Wochenbl. d. Ztschr. d. Wien. Arzte*, 1855. — Mettenheimer, *in* Müll. *Arch.*, 1850. — Steinlin, *Ztschr. f. rat. Med.*, 1850, IX. — Virchow, *Ztschr. f. wissensch. Zool.*, 1850. — *Würzb. Verh.*, V, p. 461. — *Verh. d. Berl. Ges. f.* |*Geburtstk.*, III. — *Arch.*, V, p. 216; VIII. p. 371. — *Die krkh. Geschw.*, I, p. 155. — Lebert, *Gazette de Paris*, 1852, n°° 46, 51 et 52. — *Prag. Wjschr.*, 1858, LX, p. 25. — Martin (et Förster), *Ueber die Eierstockswassersuchten*, 1852. — Meckel, *Illust. med. Zeit.*, 1852. — Giraldès, *Mém. de la Soc. de chirurgie*, 1854. — Wernher, *in* Virch. *Arch.*, 1855, VIII, p. 221. — Beckmann, *in* Virch. *Arch.*, 1856, IX. p. 221. — Hesch., *Prag. Vjschr.*, 1860, IX, p. 36. — Fox, *Med. chir. Transac.*, 1864, XLVII, p. 227.

On donne le nom de *kyste* à une tumeur formée d'un sac fibreux clos, d'un revêtement épithélial et d'un contenu plus ou moins liquide.

Il en résulte que l'on ne doit pas comprendre parmi les kystes les lacunes du tissu conjonctif remplies d'un liquide séreux, les membranes kystiformes qui entourent les corps étrangers et les parasites, et les tumeurs analogues aux kystes formées par le tissu muqueux.

Les kystes ne constituent que rarement des néoplasmes dès leur commencement : généralement ils se produisent par l'accumulation d'un liquide (transsudat, sécrétion, mucus, exsudat) dans des cavités naturelles ou de nouvelle formation (*hygrome*). Ils touchent ainsi d'un côté aux hydropisies (l'hydrocèle, le spina bifida, l'hydrocéphalie), et d'un autre côté aux inflammations (certains cas d'hydrocèle et de ramollissement cérébral) et aux métamorphoses (par exemple la métamorphose muqueuse des glandes labiales, les dégénérescences colloïdes de la glande thyroïde).

Toutefois dans la plupart des cas, l'accumulation anormale du liquide se complique d'un développement de la paroi du kyste sous l'influence d'une néoplasie de tissu conjonctif, de vaisseaux et souvent aussi de cellules épithéliales. C'est ce fait qui, en même temps que la pratique d'ailleurs, autorise à considérer les kystes comme des néoplasmes.

Les kystes sont fréquents et se rencontrent dans tous les organes et tissus.

D'après leur mode de développement on distingue :

1. — *Kystes résultant de la transformation de cavités normales:*

Quand le kyste commence à se former, la cavité malade peut ne contenir qu'un liquide presque indifférent (sérum, mucus), qui ne subit que de légères altérations par la transformation de cette cavité en kyste ; dans d'autres cas, elle renferme une sécrétion spécifique, par exemple du lait, de la bile, de l'urine, etc., et à mesure que le kyste se développe, cette sécrétion diminue, puis disparaît complétement, et le liquide kystique est sécrété par les vaisseaux ou bien formé par les cellules épithéliales.

a. Kystes dus à la dilatation de sacs séreux ou muqueux normaux, plus ou moins bien clos : par exemple l'hydropisie des bourses muqueuses du tissu conjonctif sous cutané, spécialement de la bourse prérotulienne ; des muscles, des gaînes tendineuses (ganglions, hygroma, tumeur synoviale, spécialement au dos et à la paume de la main, au dos du pied) ; l'hydropisie des gaînes synoviales (ganglions synoviaux ou hydrocèle articulaire), de la bourse muqueuse souslinguale et l'hydrocèle vaginale. Il faut également comprendre ici les kystes qui se forment dans les anciens sacs de hernie (hydrocèle herniaire).

b. Kystes qui résultent de la distension de follicules clos accompagnés ordinairement d'hypertrophie de la paroi folliculaire et consécutifs à l'hypertrophie ou à la métamorphose muqueuse des cellules épithéliales : cette distension s'observe dans les follicules de Graaf où elle produit la plupart des kystes de l'ovaire si importants dans la pratique, dans le corpus luteum, dans les follicules de la glande thyroïde, dans les follicules solitaires de l'intestin, dans les corpuscules de Malpighi des reins, etc.

Klein (*Virch. Arch.*, XXXVII, p. 504) a démontré que certains kystes des reins sont dus à la dégénérescence des capsules de Bowman. Ces capsules renfermaient des masses gélatineuses de volume variable, dans lesquelles on trouvait des granulations graisseuses, divers cristaux, des molécules calcaires et des tables de cholestérine. Les circonvolutions vasculaires étaient en voie de régression plus ou moins avancée, et leurs noyaux étaient souvent multipliés.

c. Kystes produits par la transformation de canaux muqueux : ils sont souvent la conséquence de catarrhes avec rétrécissement ou oblitération consécutive des conduits excréteurs, ou bien de l'oblitération de ces derniers par du mucus épaissi, par des calculs, des cicatrices, etc. Il faut comprendre ici les hydropisies enkystées ou fausses ; l'hydropisie de la vésicule biliaire, l'hydromètre, l'hydropisie des trompes, de l'appendice vermiculaire, des reins et les bronchiectasies enkystées. Tous ces kystes renferment d'abord la sécrétion normale, mais plus tard ils n'en contiennent plus aucune trace ; on n'y trouve qu'un liquide séreux ou séro-muqueux ; l'épithélium cylindrique se convertit en épithélium pavimenteux ; la muqueuse acquiert de la ressemblance avec une membrane séreuse.

d. Kystes dépendant de l'oblitération, accompagnée d'une accumulation de sécrétion, etc., des conduits excréteurs des glandes, de leurs canaux et même des acini (*kystes par rétention*). Les causes sont : une compression extérieure, le rétrécissement par des corps étrangers, (calculs, etc.,) et l'inflammation suivie de production cicatricielle ; parfois les causes sont inconnues. Nous mentionnerons ici les comédons, le milium et l'athérome de la surface du corps, lesquels résultent d'une accumulation de la sécrétion des follicules sébacés ou pileux ou bien des uns et des autres à la fois ; les athéromes (plus rares) de la muqueuse buccale et palatine ; les kystes muqueux (ou hydatides) des glandes muqueuses, surtout de celles de l'utérus, de l'estomac, du côlon, de la vessie, des voies urinaires de la femme, de l'antre d'Higmore, du larynx, etc., les kystes des conduits biliaires ; ensuite certains kystes du sein, des glandes salivaires, surtout de la sous-maxillaire (grenouillette), des glandes des Bartholin, des glandes de Cowper de la femme, des glandes à suc gastrique, du testicule, des reins, surtout des pyramides ; enfin les kystes (très-rares) de la caduque vraie. Pour ce qui concerne la transformation du contenu glandulaire primitif et des cellules épithéliales, nous renvoyons au paragraphe *c.*

e. Kystes prenant naissance dans les organes du fœtus par arrêt de développement : les kystes du cordon (restes du processus vaginal), ceux des trompes et du ligament large, (restes du parovaire, du corps et du canal de Wolff, du canal de Müller) ; les hydatides de Morgagni dans le testicule ; peut-être aussi les kystes de l'épididyme, ainsi que certains kystes de la surface du foie dans le voisinage du ligament suspenseur (renfermant constamment de l'épithélium vibratile) ; les kystes séreux congénitaux ou hygromes du tissu cellulaire du cou et du sacrum.

Les kystes du commencement du cordon, auxquels on donne souvent le nom d'hydrocèle enkystée du cordon spermatique, procèdent sans doute du corps innominé (Giraldès) qui est un reste du corps de Wolff et l'analogue de l'organe de Rosenmüller chez la femme. — Il faut noter ici les kystes très-rares de l'ouraque, provenant du développement de dilatations persistantes, sessiles ou pédiculées, ou bien du développement de parties de l'ouraque restées canaliculées. (Luschka, *in* Virch. *Arch.*, XXIII, p. 1.)

f. Kystes par dépression (un grand nombre de kystes dermoïdes). Certains kystes dermoïdes sous-cutanés et certains athéromes se produisent par une simple dépression de la peau et par la séparation des masses épidermiques qui doivent former les follicules pileux. D'après cela, on doit considérer les athéromes comme résultant d'un arrêt de développement des follicules pileux. Pour les tumeurs dermoïdes éloignées de la peau, il faut prendre en considération l'occlusion des cavités du corps se produisant pendant la vie fœtale.

La présence de tumeurs dermoïdes dans l'ovaire s'explique par le fait que les conduits des reins primitifs et des organes sexuels se détachent du feuillet germinatif supérieur et non du feuillet moyen, comme on l'avait admis jusqu'à présent. (His., *Arch. f. microscop. Anatom.*, 1865, I, p. 151.)

2. — *Kystes provenant d'extravasats sanguins.*
(Kystes apoplectiques.)

Ces kystes résultent de la formation autour de l'extravasat, avec ou sans phénomène inflammatoire, d'un tissu conjonctif qui constitue un sac clos et se recouvre parfois à sa surface interne d'une ou plusieurs couches de cellules épithéliales ; le sang se résorbe insensiblement et il reste un contenu séreux auquel sont souvent encore mélangés des éléments de l'épanchement, des granules pigmentaires, des cristaux, etc. Ces kystes sont rares ; ils se rencontrent surtout dans le cerveau, plus rarement sous la peau, entre les muscles, dans le périoste et le périchondre, au niveau des fractures, dans l'ovaire (corps jaune), dans les reins, etc. (Voy. p. 288.)

3. — *Kystes se développant originellement comme tels.*

Ces kystes procèdent des corpuscules conjonctifs ou des corpuscules analogues qui se multiplient par scission ou par formation endogène de manière à produire un amas nettement limité de jeunes cellules. Les cellules les plus extérieures forment la capsule du futur kyste ; celles qui y sont contiguës produisent l'épithélium et les plus internes qui sont les plus nombreuses, subissent la métamorphose muqueuse et constituent alors le contenu du kyste.

Nous citerons ici certains kystes de l'ovaire et des reins granulés, un certain nombre de kystes de la glande thyroïde, des os, des organes parenchymateux, etc., une partie des kystes que l'on rencontre dans les néoplasmes (fibrome, enchondrome).

D'après W. Fox, dans les papillomes et les cancers épithéliaux, les kystes se produisent par adhérence des papilles entre elles.

Pour un grand nombre de kystes, le mode de développement n'est pas encore connu : ainsi pour les grands kystes et cystomes, pour les bourses muqueuses anormales des apophyses épineuses, des moignons d'amputation, des os luxés non réduits, des pieds bots, etc.

Il peut se produire de nouveaux kystes à distance des anciens, ou bien dans leurs parois. Dans le premier cas, ils n'offrent rien de particulier; dans le second cas, ou bien quand un kyste se développe immédiatement à côté d'un autre, le dernier pénètre souvent, par le fait de son développement, dans la cavité de l'ancien, laquelle peut être comblée ainsi par un ou plusieurs kystes secondaires. Il peut encore se développer d'autres kystes (tertiaires) dans la paroi des kystes secondaires, et ainsi de suite; la structure de la tumeur kystique devient souvent alors inextricable. — Il arrive parfois que les kystes qui se développent à côté ou dans la paroi de l'ancien, s'ouvrent plus tard dans la cavité de celui-ci. S'il n'existe qu'un jeune kyste, il se forme une simple ouverture, de grandeur variable; mais s'il en existe plusieurs, l'ancien kyste peut être criblé de trous.

Le mode d'accroissement des kystes n'a pas encore été bien observé; il est ordinairement lent.

Le *nombre* des kystes que l'on trouve dans un tissu ou dans un organe, varie considérablement : parfois on n'en rencontre qu'un seul ou quelques-uns; quelquefois l'organe en est farci de façon à ce qu'on ne retrouve aucune trace de sa structure primitive. Dans des cas très-rares, des tissus ou des organes différents renferment en même temps des kystes semblables.

(L'auteur, *Arch. d. Heilk.*, V, p. 92.)

Le *volume* des kystes est également variable, depuis les kystes microscopiques jusqu'à ceux qui remplissent la cavité abdominale tout entière. Ce sont les kystes muqueux et colloïdes qui atteignent le volume le plus considérable.

Leur *forme* est presque toujours ronde ou arrondie ; si elle est différente, elle est produite par la résistance des parties voisines, ou bien elle résulte de ce que beaucoup de kystes se développent dans un étroit espace et subissent ainsi à mesure de leur croissance, une compression latérale.

Les kystes sont *simples* ou *composés*. Le kyste simple est constitué par un sac rond ou déformé par des circonstances extérieures, et présentant à la coupe une cavité unique. Le kyste composé ou cystome constitue une masse parfois arrondie, mais plus souvent irrégulièrement bosselée, et présentant à la coupe plusieurs cavités ordinairement distinctes, de forme ronde ou polygonale et dont les parois sont confondues, habituellement les plus petites se trouvent au centre et les plus grandes à la périphérie.

Le *contenu* du kyste varie surtout d'après le mode de développement ; mais il est encore d'autres causes qui influent sur sa nature.

Les kystes *séreux, muqueux* et *colloïdes* se reconnaissent facilement aux propriétés de leur contenu ; mais quelquefois il existe des degrés intermédiaires entre ces trois espèces. Au reste, ils possèdent les mêmes propriétés, abstraction faite du contenu. Le sac se compose de fibres ou de faisceaux conjonctifs solidement entre-croisés qui se condensent vers l'intérieur pour former une surface homogène, et constituent habituellement vers l'extérieur un tissu aréolaire ; il renferme en outre un nombre variable de vaisseaux. Le plus souvent, il est énucléable : quelquefois il est formé par le tissu de l'organe en voie d'atrophie et il n'est pas possible de l'énucléer. La surface interne est toujours revêtue d'un épithélium simple, plus rarement stratifié, à cellules pavimenteuses ou cylindriques, quelquefois vibratiles. Il est rare de ne trouver aucun élément figuré dans le contenu du kyste ; ordinairement il renferme un nombre plus ou moins grand de cellules épithéliales détachées qui sont souvent en voie de métamorphose graisseuse, muqueuse ou colloïde ; quelquefois aussi des globules de sang, de mucus ou de pus ; rarement d'autres corps, tels que des spermatozoaires (*hydrocèle spermatique* ou *spermatocèle*).

Les *ganglions* renferment une sécrétion particulière, visqueuse et gélatiniforme (Mélicéris) ; ce contenu n'est ni albumineux, ni gélatineux, mais de nature synoviale ou colloïde ; il offre beaucoup d'analogie avec la substance que l'on trouve dans les cartilages intervertébraux des enfants (Virchow). — D'après Hoppe-Seyler (Virch. *Arch.*, XXVII, p. 592), la composition des liquides du goître cystique et des tumeurs ovariques multiloculaires, varie d'après la grandeur des cavités. Dans les plus petites, on ne trouve que très-peu ou point d'albumine, mais seulement une petite quantité d'une substance analogue à la mucine ; les grandes, au contraire, renferment ordinairement beaucoup d'albumine en solution concentrée.

Les *kystes hématiques*, c'est-à-dire les kystes remplis de sang liquide et non formés par des extravasats enkystés, sont très-rares ; ils se rencontrent surtout dans les parties extérieures, mais ils sont encore peu connus au point de vue histologique.

Il faut comprendre sous cette dénomination les dilatations vasculaires cystiformes, communiquant encore avec les vaisseaux, par exemple, les *kystes hématiques extra-crâniens de Demme*, communiquant avec les sinus du crâne ; ensuite les petits anévrysmes qu'on rencontre souvent dans les tumeurs vasculaires ; enfin, les épanchements sanguins qui s'observent dans les sacs séreux préexistants (tunique vaginale, etc.), ou bien dans des kystes à contenu séreux, muqueux ou colloïde.

Les *kystes dermoïdes*, dans le sens le plus large, sont formés d'un sac fibreux vascularisé jouant le rôle du derme. On pourrait donc comprendre ces productions parmi les néoplasmes cutanés cystoïdes. L'élément essentiel est l'épithélium qui recouvre partiellement ou entièrement la surface interne du sac, ressemble à l'épiderme des nouveau-nés, se compose du réseau de Malpighi et d'une couche épidermique et est soumis à une régénération continuelle ; les écailles épidermiques éliminées s'accumulent dans la cavité du kyste. Ordinairement on y trouve encore d'autres produits de la surface interne du kyste. Celle-ci est tantôt lisse, tantôt hérissée de papilles de nombre et de volume variables et de forme habituellement irrégulière ; parfois même on y trouve des productions analogues aux verrues ou aux condylomes. Il existe en outre dans le derme des poils plus ou moins régulièrement distribués, ressemblant aux poils follets, aux poils du pubis ou aux cheveux, et presque toujours accompagnés de glandes folliculaires ; parfois celles-ci sont indépendantes des cheveux. Dans es deux cas leur sécrétion graisseuse s'accumule également dans la cavité du kyste. Il est beaucoup plus rare de rencontrer des glandes sudorifères dans la paroi kystique.

L'*athérome* renferme une masse blanc grisâtre, rouge grisâtre ou rouge sale, brunâtre, de consistance variable, tantôt presque liquide, tantôt semblable à une bouillie, tantôt grumeleuse, mélangée souvent de grumeaux plus solides, peu volumineux et de forme irrégulière, après l'évacuation de laquelle la surface interne apparaît lisse ou anfractueuse, molle ou cornée, homogène ou lamelleuse. Le contenu athéromateux se compose de cellules épidermiques rarement normales, avec ou sans noyaux, ordinairement lamelliformes, en voie d'atrophie simple ou brisées, et parfois aussi de forme arrondie, isolées ou disposées en couches concentriques ; il renferme en outre des débris de cellules, des noyaux libres, des gouttelettes graisseuses plus ou moins abondantes et plus ou moins volumineuses, libres ou contenues dans les cellules ; souvent aussi des cristaux de cholestérine et des poils déliés. Les parties internes de la paroi contiennent les mêmes cellules épidermiques sous forme de revêtement simple ou en couches concentriques. A la surface de la membrane fibreuse (derme) les cellules présentent les mêmes caractères et la même disposition que dans le réseau de Malpighi. Le derme est habituellement mince et dépourvu de papilles, rarement épais ; quelquefois il renferme des poils ordinairement fins et nombreux accompagnés de glandes folliculaires. — Par suite de métamorphoses ultérieures, en particulier de l'inflammation de la paroi du kyste, d'hémorrhagie, de calcification du contenu, ces tumeurs peuvent prendre des aspects différents.

— Les athéromes siégent le plus habituellement dans le tissu conjonctif sous-cutané, spécialement à la tête (tubercules goutteux) et au scrotum ; ils sont rares dans l'intérieur du corps.

(Voyez, p. 505, pour ce qui concerne le cholestéatome et les kystes cholestéatomatiques.)

Les *kystes graisseux* et *huileux*, *kystes dermoïdes* proprement dits, sont constitués par un sac ordinairement épais et par un contenu grisâtre, jaune ou jaune verdâtre, analogue à de l'huile, à du beurre, ou à de la graisse figée. Leur paroi présente partout ou en certains points circonscrits, une structure dermoïde : elle se compose d'un épiderme qui se desquame abondamment et constitue le contenu, du réseau de Malpighi et d'un corium pourvu de papilles et de poils plus ou moins longs. La surface interne, en outre, est souvent percée de nombreuses ouvertures très-petites dont on fait sortir, par une compression latérale, une matière analogue à du sébum. Ces ouvertures correspondent à l'orifice de glandes sébacées ordinairement très-volumineuses et analogues du reste aux glandes normales ; la sécrétion de ces glandes avec l'épiderme desquamé, constitue le contenu du kyste ; souvent cet orifice est traversé par un poil ; il est rare de voir les glandes sébacées petites et peu développées relativement au poil. Les glandes sudorifères sont habituellement moins abondantes que les glandes sébacées et parfois elles manquent complétement ; leur structure ressemble du reste à celle des glandes normales. — Au-dessous de la couche dermatique, on trouve souvent un pannicule adipeux. Enfin certains kystes renferment également dans leur paroi du cartilage, du tissu osseux ou des dents. — Les kystes dermoïdes proprement dits se rencontrent surtout dans l'ovaire, très-rarement dans le testicule, dans la peau (spécialement à la région temporale ou orbitaire), dans les plèvres, les poumons, le mésentère, le cerveau, l'utérus, etc. Ils sont probablement toujours congénitaux. Ordinairement ce sont des kystes simples, ou bien ils constituent presque toujours un seul kyste dans une tumeur kystique composée. Le kyste dermoïde communique parfois avec les kystes ordinaires, et dans ce cas, ceux-ci peuvent également être remplis de graisse et de cheveux.

Les kystes produisent d'abord la destruction du tissu à l'endroit où ils se développent, spécialement dans les organes parenchymateux ; ils exercent en outre une compression sur les parties environnantes, et par suite ils occasionnent, soit une irritation inflammatoire, soit une véritable néoplasie de ces tissus (à la peau : *Acne punctata, rosacea, indurata, molluscum, akrochordon, nævus follicularis,* etc.; sur les muqueuses : catarrhe, hypertrophie partielle ou générale ; *acné hyperplastique* du col utérin ; polypes vésiculeux), soit enfin l'atrophie simple des parties atteintes. Leur importance clinique dépend principalement du volume et du nombre des kystes, de la dignité de l'organe atteint, de l'action exercée sur les parties voisines, des métamorphoses du kyste, etc. Ce sont les kystes acquis des ovaires, des reins, de la peau, ainsi que certains kystes congénitaux qui présentent le plus d'importance en clinique. Les kystes volumineux, isolés, des ovaires par exemple, ou bien les kystes très-nombreux et plus ou moins gros (dans les reins) peuvent être sans importance.

Parmi les *altérations* que subissent les kystes, il faut noter les suivantes :

Le liquide du kyste subit naturellement des altérations qui sont toujours en rapport avec les phases de développement du néoplasme. Les altérations grossières du contenu dépendent toujours de modifications appréciables de la paroi. Il est souvent impossible de savoir si la différence que l'on constate parfois dans la nature du contenu de chacun des kystes d'un cystome, est primitive ou secondaire.

La *métamorphose graisseuse* légère de l'épithélium du kyste est fréquente et sans importance ; quand elle est prononcée, l'épithélium se desquame et le contenu du kyste acquiert ainsi une coloration jaune ou jaune grisâtre plus ou moins uniforme.

Il se produit dans la cavité du kyste des *hémorrhagies plus ou moins abondantes;* le sang se mélange avec le contenu et se transforme en pigment, ce qui donne au contenu, ainsi qu'à la surface interne du kyste, une coloration rouge pâle, rouge sombre ou chocolat. Si l'épanchement est abondant (provenant des veines de la paroi par exemple) il ne se produit pas habituellement de métamorphose pigmentaire du sang. Ces hémorrhagies qui sont ordinairément d'origine traumatique, se produisent le plus souvent dans les kystes séreux ou muqueux sous-cutanés ou du moins superficiels, exposés aux lésions et à parois minces; ainsi pour l'hématome prérotulien, l'hématocèle, les kystes hématiques de la glande thyroïde et des ovaires.

L'inflammation du kyste est rarement spontanée ; elle est habituellement le résultat d'influences extérieures accidentelles ou de l'intervention chirurgicale ; elle produit dans la paroi du kyste les lésions inflammatoires ordinaires et occasionne souvent un épanchement purulent dans sa cavité. Parfois le pus est en petite quantité, quelquefois au contraire il remplit complétement le kyste. Les conséquences de cette inflammation sont variables : quelquefois la concentration du pus avec ratatinement du kyste, plus souvent la propagation de l'inflammation aux parties voisines, par exemple au péritoine, ordinairement alors avec issue fatale, ou bien la perforation du kyste qui s'ouvre à l'extérieur, dans les muqueuses voisines, dans les sacs séreux, etc.

La *calcification* et l'*ossification* de la paroi du kyste sont relativement rares ; tantôt elles sont localisées et tantôt générales dans un kyste unique ou bien dans une portion d'un cystome, et alors elles arrêtent le développement des kystes.

La *rupture* consécutive à une violence extérieure ou à l'inflammation de la paroi.

La *rotation* avec étranglement des vaisseaux s'observe seulement dans le ligament de l'ovaire ; elle produit l'inflammation, l'hémorrhagie, etc.

Le *ratatinement* spontané des kystes sous l'influence duquel les parois deviennent dures, épaisses et rigides ; la même dégénération se produit dans les excroissances papillaires de la surface interne. — S'observe surtout dans les kystes ovariques des femmes âgées.

J'ai observé l'involution spontanée chez un enfant de trois à quatre ans, dans une tumeur du sein, grosse comme un œuf d'oie et formée de kystes.

Les *combinaisons* des kystes avec d'autres néoplasmes se font de façons diverses : elles sont surtout compliquées quand les néoplasmes (comme cela se voit très-souvent au sein) pénètrent d'une manière quelconque dans les conduits glandulaires transformés en kystes.

On observe encore la production de tissus pathologiques à la surface interne ou dans la paroi des kystes. Nous citerons surtout, outre le développement déjà mentionné plus haut de kystes dans la paroi d'anciens kystes (kystes prolifères) :

La *production de végétations papillaires* sur la surface interne du kyste. Les papilles se trouvent en un ou plusieurs points, ou bien sur toute l'étendue de cette surface quand le kyste est unique ; quelquefois, dans un ou plusieurs et même tous les kystes d'un cystome. Elles sont de volume variable, plus ou moins consistantes, sessiles ou pédiculées, simples ou ramifiées, et plus ou moins vascularisées. Certaines excroissances cornées qui se développent dans les kystes de la peau et apparaissent à la surface après la rupture du kyste, constituent une variété de ces végétations.— Pour ce qui concerne la néoplasie de substance sarcomateuse, voyez l'article sarcome, et l'article cancer pour la substance cancéreuse.

Voyez plus haut le développement de kystes dans d'autres néoplasmes (fibromes, enchondromes, tumeurs glandulaires, sarcomes, cancers, etc.).

IV. — *Inflammation.*

(Phlogosis.)

Vacca, *De Inflamm. morb. nat. caussis, effect. et anat.*, 1765.—J. Hunter, *On the blood, inflammat. and gun-schot wounds*, 1793, 1812. — Burns, *Diss. on inflammat.*, 1800.—Rust, *Helkologie*, 1811. — Thomson, *Ueb. Entz.* Traduction de Krukenberg, 2 vol., 1820.—Kaltenbrunner, *Exp. circa stat. sang. et vas. in inflamm.*, 1826. — Gendrin, *Hist. anatom. des inflamm.*, 1826, 2 vol. — Bretonneau, *Des inflammations spéciales du tissu muqueux et en particulier de la diphthérite ou inflammation pelliculaire, connue sous le nom de croup, etc.*, 1826. — Koch, *in* Meckel's *Arch.*, 1852.—Gluge, *Observat. nonn. microsc. in inflammat.*, 1835.—Güterbock, *De pure et granulatione*, 1837.—Rasori, *Teoria della flogosi*, 2 vol., 1837.—Vogel, *Ueb. Eiter, Eiterung*, etc., 1838. — *Art.* « *Entz. und Ausgänge* » *in* R. Wagner's *Hdwörtenb.*, I, p. 311. — *Handb. d. path. Anat.*—Lehmann und Messerschmidt, *Arch. f. phys. Heilk.*, 1842, I. — Emmert, *Beitr. z. Path. u. Ther.*, 1842. 1 fascicule. — H. Müller, *Ztschr. f. rat. Med.*, 1843, III. — Bennett, *On inflammat.*, etc., 1844. — Henle, *Ztschr. f. rat. Med.*, 1844, II, p. 34. — *Hdbuch d. rat. Pathol.*, I et II. — Luschka, *Entw. d. Formbestandth. d. Eiters u. d. Granul.*, 1845. — Küss, *De la vascularité et de l'inflammation*, 1846. — Hasse, *Ztschr. f. rat. Med.*, 1846, V. — Bidder, *Ztschr. f. rat. Med.*, IV, 1846, p. 353. — Virchow, *Arch.*, 1847, I, p. 272; IV, p. 261; XXIII, p. 415. — *Ann. de Char.*, VIII, Fasc. 3, p. 1. — *Hdbuch d. spec. Path.*, p. 46. — Brücke, *Sitzungsber. d. Wien. Acad.*, 1849. — *Arch. f. phys. Heilk.*, 1850, X, p. 493. — Paget, *Lect. on inflammat.*, 1850. — Wh. Jones, *Guy's Hosp. reports*, 1851, VII. — Beck, *Untersuchungen*, etc., 1852.—H. Weber, *in* Müll. *Arch.*, 1852, p. 561.—Meckel, *Ann. de Char.*, 1853, IV, p. 218. — Rokitansky, *Sitzungsber. d. Wien. Acad.*, 1854. — Schuler, *Würzb. Verh.*, 1854, IV, p. 248. — Spiess, *Zur Lehre v. d. Entz.*, 1854. — Boner, *Die Stase nach Experim. an der Frosch schwimmhaut*, 1856. — Samuel, *Königsb. med. Jahrb.*, 1858, I. — Gunning, *Arch. f. Holl. Beitr.*, 1858, I, p. 305. — Snellen, *Arch. f. Holl. Beitr.*, 1858, I, p. 206. — O. Weber, *in* Virch. *Arch.*, 1858, XIII, p. 74; XIX, p. 367.—*Handb. d. Chir.*, p. 362. — Treitz, *Prag. Vjschr.*, 1859, IV. — Coccius, *Ueb. d. Gewebe u. d. Entz. d. menschl. Glaskörpers*, 1860. — Schröder van der Kolk, *Arch. f. Holl. Beitr.*, 1860, II, p. 81. — J. Simon, *Art. Inflammation in Holmes syst. of Surgery*, 1860, I. — Buhl, *Sitzungsber. d. Bayr. Acad.*, 1865, p. 59. — E. Wagner, *Arch. d. Heilk.*, 1866, VII, p. 481. — Billroth, *Arch. d. Chir.*, 1866, VI, p. 373. — Cohnheim, *in* Virch. *Arch.*, 1867, XL, p. 1. (Consultez en outre le tableau bibliographique de la guérison des plaies, p. 588.)

L'inflammation est un processus qui débute ordinairement par des phénomènes d'hyperémie et s'accompagne presque toujours d'exsudation et de suppuration, détermine la formation de tissus normaux ou pathologiques ainsi que différentes modifications ou la destruction des tissus soit normaux soit nouvellement formés, tout en provoquant des désordres fonctionnels plus ou moins marqués sur le point où elle sévit. Tantôt toutes ces altérations se rencontrent en même temps, tantôt celles qui sont mentionnées en premier lieu sont seules manifestes. La marche de l'inflammation est presque toujours aiguë, plus rarement chronique.

Le mot *inflammation* et toutes les expressions synonymes, employées dans les autres langues pour désigner ce processus, présentent à l'esprit l'idée d'un processus local avec augmentation de la température. Cependant, la température de la partie ne suffit pas pour caractériser l'inflammation. Celse avait déjà indiqué trois autres caractères essentiels et en porta, par conséquent, le nombre à quatre : *calor, rubor, tumor, dolor*. Il faut donc, d'après lui, pour qu'il y ait inflammation, la coexistence de la chaleur, de la rougeur, de la douleur et du gonflement de la partie. Pour peu qu'on y ajoute, comme cinquième caractère, le trouble fonctionnel, on possède réellement tous les phénomènes nécessaires d'un grand nombre d'affections dites inflammatoires, surtout de celles qui siègent à la peau et aux muqueuses visibles et que l'on regarde comme le type de ce genre d'affections.

L'inflammation peut se limiter à une seule espèce de tissu, surtout dans les tissus simples, comme le tissu conjonctif, les séreuses, le périoste, l'os, etc.; il est plus rare qu'elle envahisse les tissus composés: tissus interstitiel, intermusculaire, interacineux, interlobulaire et tissu sous-muqueux ; parfois elle se déclare dans un organe et alors c'est presque toujours à un tissu déterminé de l'organe composé qu'elle borne son action. C'est ainsi par exemple que, outre le tissu cellulaire, elle s'attaque aux glandes des membranes muqueuses, aux conduits des glands acineuses et autres, aux follicules intestinaux et ovariques, aux canalicules urinaires, aux acini de différentes glandes, etc. Toutefois elle peut envahir aussi une certaine portion d'organe (lobes ou lobules pulmonaires, acini glandulaires) et même l'organe tout entier (par exemple le cœur, la totalité d'une glande).

D'après l'endroit où elles se déclarent, les inflammations de la membrane séreuse qui tapisse les organes abdominaux ont reçu le nom de périhépatite, périmétrite, etc. Sur la proposition de Virchow, les inflammations du tissu cellulaire qui entoure les organes, ainsi que celles de leur capsule et de leurs dépendances (inflammation de la capsule adipeuse des reins, du tissu graisseux et cellulaire lâche situé aux parties latérales et au-dessous de la vessie, de l'utérus), sont désignées maintenant par les expressions de paranéphrite, paracystite, paramétrite, etc.

Dans les organes pairs, l'inflammation peut se limiter à l'un des deux organes ou tissus (pleurésie, pneumonie, néphrite), ou bien envahir l'un et l'autre à la fois (les deux hémisphères cérébraux, les deux reins, les deux yeux, etc.). Quelquefois l'inflammation y présente tantôt l'un, tantôt l'autre caractère (certaines pneumonies, parotites, etc.).

L'inflammation peut s'étendre dans la continuité ou dans la contiguïté des tissus ou bien se propager à des tissus et organes éloignés. Ces derniers cas se produisent, soit par l'intermédiaire des vaisseaux sanguins par voie mécanique ou chimique (embolie, pyémie), soit par les vaisseaux lymphatiques, soit par voie sympathique (voy. plus bas).

CAUSES DE L'INFLAMMATION.

Elles sont pour la plupart bien connues. Toute inflammation est déterminée par l'action directe d'un agent irritant sur le tissu. C'est pourquoi plusieurs auteurs désignent sous le nom d'*irritation* les premiers symptômes inflammatoires, surtout lorsqu'ils sont peu intenses et ne donnent lieu, par conséquent, qu'à des désordres fonctionnels.

La *prédisposition à l'inflammation* existe chez tous les sujets. Néanmoins une foule de circonstances augmentent cette prédisposition non-seulement à l'inflammation en général, mais encore aux affections inflammatoires de telle ou telle partie. Telles sont d'abord les diverses périodes de la vie, et la différence des sexes, puis un grand nombre de causes extérieures, comme l'influence atmosphérique, tellurique, et climatérique (voy. Étiologie générale, p. 57). Il est des causes en outre, qui sans être nuisibles aux parties saines, y provoquent de l'inflammation lorsque le système nerveux vaso-moteur en est paralysé, soit isolément, soit en même temps que les nerfs de la sensibilité et du mouvement (*inflammations névrotiques*).

Plus un organe a subi d'affections inflammatoires, plus il est exposé à en contracter de nouvelles ; c'est ce qui s'observe par exemple pour le catarrhe du nez et des voies urinaires, de la muqueuse gastrique et intestinale. Les individus efféminés, sensibles à toutes les impressions extérieures, les personnes mal nourries et cachectiques, contractent aisément des inflammations : *prédisposition des buveurs, des convalescents, des scrofuleux, des rachitiques* à la bronchite, à la pneumonie, etc. On sait aussi qu'il existe parfois une prédisposition héréditaire à l'inflammation de certains organes. Quoiqu'il nous soit souvent impossible d'en découvrir la raison, l'inflammation se localise de préférence dans certaines parties d'un organe. C'est ainsi que la pneumonie a son siège de prédilection dans les lobes pulmonaires inférieurs, et l'inflammation de l'endocarde et du tissu cardiaque dans le ventricule gauche, notamment aux valvules et aux orifices, par conséquent aux endroits qui sont les plus exposés à la tension et au frottement de la colonne sanguine.

Les sujets débilités et mal nourris n'opposent, en général, que peu de résistance aux influences nuisibles que nous venons de signaler; ils tombent malades plus aisément et se rétablissent plus lentement que ceux qui sont robustes et bien nourris. Les troubles nutritifs de nature inflammatoire, occasionnent presque toujours, chez les individus malingres, une suppuration abondante dont la guérison se fait longtemps attendre (plaies atoniques de la peau).

Il est probable que le degré d'irritation nécessaire au développement de l'inflammation varie considérablement selon les différentes individualités. Parmi les causes de l'inflammation, signalons d'abord les blessures par instruments piquants, tranchants, contondants et lacérants ; les corps étrangers comme la poussière, les éclats, les projectiles d'arme à feu, les vers et les insectes sédentaires ou migrateurs. Citons encore l'accumulation des sécrétions dans les organes (foie, reins, seins), ou bien de certaines parties de ces sécrétions (calculs biliaires et urinaires) ; toutes les variétés d'embolies (voyez p. 254), mais celles d'entre elles surtout qui exercent une action chimique ; les substances passées des organes creux dans les cavités séreuses et dans d'autres parties à travers une perforation, etc.; des portions mortifiées de l'organisme lui-même (voy. Inflammation limitante, p. 356) ; la chaleur et le froid ainsi que le refroidissement (voy. p. 87) ou bien l'action chimique de certaines substances : les acides, les alcalis (ammoniaque), les huiles volatiles, les matières irritantes, comme la cantharide, le garou, la moutarde, les piqûres d'insectes, etc.

Il faut joindre en outre à cette énumération, les substances nuisibles aux organes, développées soit dans l'organisme du malade, soit dans d'autres organismes, et agissant comme corps irritants tantôt directement, tantôt par l'intermédiaire du sang et de la lymphe; tels sont, parmi les contages fixes, le mucus blennorrhagique, le virus syphilitique, le virus pyémique, le contagium de la dysenterie, de la gangrène nosocomiale, de certains catarrhes de la conjonctive, de la morve et du sang-de-rate ; et parmi les contages volatils, celui de la grippe (catarrhe bronchial et intestinal épidémique), celui du typhus et de la fièvre typhoïde, de la scarlatine et de la variole.

Symptômes de l'inflammation. — Si l'on en excepte les parties externes du corps (la peau, les muqueuses visibles, les membranes de l'œil, etc.,) sur lesquelles il nous est possible de suivre les différentes phases de l'inflammation pendant la vie, il faut, pour les étudier chez l'homme, les rechercher sur le cadavre.

Nous possédons heureusement un auxiliaire très-utile pour compléter nos connaissances à ce sujet dans l'expérimentation et l'examen direct et longuement soutenu à l'aide du microscope de parties enflammées artificiellement sur l'animal vivant.

A cet effet, on choisit de préférence des parties transparentes, de structure bien connue et se prêtant facilement aux recherches ; telles sont la membrane natatoire des grenouilles, les ailes de la chauve-souris, la cornée et le mésentère des grenouilles et des mammifères, etc. On applique sur celles-ci des substances caustiques (ammoniaque, nitrate d'argent, acides), des matières très-irritantes (alcool, teinture de cantharides, huile de moutarde) ou bien possédant un pouvoir considérable de diffusion (chlorure de sodium, chlorure de calcium, etc.). On se contente parfois d'examiner, sans recourir au préalable à ces moyens, les organes internes exposés simplement à l'air, dont l'action suffit d'ordinaire à provoquer une irritation inflammatoire suffisante. Les piqûres d'aiguille, les sétons passés à travers les tissus, les hauts degrés de chaleur et de froid agissent d'une façon analogue. Nous nous bornerons à signaler en général les résultats de ces expérimentations, sans nous arrêter aux petites différences dépendant de la nature de l'agent irritant mis en usage, soit que celui-ci agisse seulement par diffusion (chlorure de sodium), soit qu'il agisse en même temps par irritation (spiritueux, caustiques, etc.).

Lorsque l'on examine sous le microscope le mésentère de la grenouille, on voit d'abord se produire une dilatation uniforme des artères, qui, au bout de deux heures environ, atteint son maximum. Ces vaisseaux peuvent présenter alors le double de leur diamètre primitif, et sont en outre considérablement allongés. Quant à la dilatation des veines, elle s'accomplit beaucoup plus lentement ; elle est tout aussi prononcée que celle des artères, mais ne s'accompagne pas d'allongement. L'accélération de la circulation, phénomène constant au début, diminue toujours dans l'espace de quelques heures ; on distingue nettement les globules du sang ; les artères deviennent pulsatiles. Le courant sanguin, artériel et veineux, n'occupe plus uniquement, comme cela s'observe toujours à l'état normal, la partie centrale des vaisseaux ; la masse sanguine remplit toute la lumière du canal. Dans les veines, la zone périphérique du torrent circulatoire, connue sous le nom de *couche plasmatique*, se remplit insensiblement d'une quantité innombrable de globules blancs. Quelques-uns d'abord restent immobiles, d'autres, de plus en plus nombreux, s'arrêtent à leur tour, jusqu'à ce que toute la surface interne de la veine apparaisse tapissée d'une couche simple de ces globules, tandis qu'à l'intérieur du canal ainsi constitué, la colonne de sang rouge continue à circuler régulièrement. Si l'on pousse plus loin l'observation, on voit au bout de quelque temps des globules blancs franchir les parois intactes de la veine ; la surface extérieure du vaisseau se recouvre de petites élevures arrondies et incolores, augmentant lentement de volume tout en continuant à adhérer à la paroi veineuse ; finalement elles s'en détachent et s'en écartent de plus en plus en s'enfonçant dans les tissus voisins. Cependant de nouveaux globules blancs viennent s'appliquer successivement contre la surface interne de la veine, et, à leur tour, se frayent un chemin à travers la paroi vasculaire.

Les premières manifestations de ce phénomène se produisent parfois déjà au bout d'une demi-heure, d'autres fois seulement au bout de quelques heures, selon les veines et les animaux que l'on examine. La coloration des globules blancs du sang, par le bleu d'aniline, le cinabre, etc., par injection de ces substances, n'altère en rien la marche régulière des phénomènes que nous venons de décrire. La dilatation, loin de se borner aux grands vaisseaux, atteint aussi les capillaires, mais à un degré moins prononcé (un sixième, un quart de leur volume primitif). Dans quelques-uns d'entre eux, la circulation conserve sa vitesse uniforme, tandis que dans d'autres, des stases absolues ou partielles se produisent ; les globules blancs présentent des mouvements amiboïdes, et, de même que dans les veines, s'insinuent à travers la paroi vasculaire. Mais l'extravasation ne se borne pas aux globules blancs ; les globules rouges y participent également quoique dans une mesure beaucoup plus restreinte. On les voit s'enfoncer plus ou moins dans la paroi du vaisseau, et parvenir au dehors, soit en totalité, soit en partie seulement. Dans ce dernier cas, la portion restée à l'intérieur du vaisseau est entraînée par la force du courant circulatoire. Il suffit de quelques heures (tout au plus 24 heures) pour voir les capillaires entourés d'un nombre considérable de globules blancs et d'un nombre beaucoup moins grand de globules rouges intacts ou fragmentés.

C'est dans la paralysie de leur système musculaire qu'il faut rechercher la cause de la dilatation des grands vaisseaux. Cette paralysie peut être directe (influence de l'air) ou réflexe (par l'entremise des fibres nerveuses sensibles). Le ralentissement de la circulation est due à l'élargissement des voies circulatoires.

Quant à l'accumulation des globules blancs à la surface interne du vaisseau, elle est la conséquence du ralentissement de la circulation ; la rapidité du courant est, comme on le sait, plus grande dans l'axe du vaisseau qu'à la périphérie. Or, comme les globules blancs ne sont pas entraînés seulement dans le sens du courant sanguin, mais subissent, en outre, un mouvement de rotation sur eux-mêmes, c'est par ces deux circonstances réunies qu'ils sont amenés à la périphérie. (Cohnheim, *l. c.*)

C'est à travers des ouvertures circulaires et elliptiques, de nombre et de grandeur variables (stomates), situées entre les cellules épithéliales de la membrane interne et entre les cellules qui constituent la paroi du vaisseau capillaire, que les globules du sang parviennent à se frayer un passage vers l'extérieur. Dans les vaisseaux non capillaires, leur extravasation s'opère en outre à travers les vacuoles du tissu conjonctif simple et intermusculaire. (Voy., pour plus de détails, p. 247.)

Les lois d'après lesquelles s'opère l'extravasation des globules du sang, varient selon que ceux-ci sont blancs ou rouges. Aussi longtemps que les globules blancs circulent sans interruption, ils conservent leur forme sphérique, mais, pour peu qu'ils s'arrêtent sur un point quelconque, ils ne tardent pas à présenter des mouvements amiboïdes ; ils dirigent leurs appendices vers les parties de la paroi vasculaire, qui ne leur opposent que peu ou point de résistance, c'est-à-dire vers les stomates et les interstices du tissu conjonctif. Mais, tandis que les globules blancs arrivent au dehors du vaisseau, grâce à ce travail actif de dilatation, les globules rouges ne doivent leur extravasation qu'à la pression exagérée de la colonne sanguine et à la dilatation préalable des ouvertures par les globules blancs. (Cohnheim, *l. c.*)

A peine les globules blancs sont-ils devenus libres que déjà ils s'éloignent de plus en plus du vaisseau, tandis que la place qu'ils occupaient à l'intérieur de ce dernier, ne tarde pas à être prise par de nouveaux globules blancs qui, à leur tour, cèdent leur place à d'autres. Quelques heures suffisent pour que le mésentère en soit rempli. Les globules rouges, au contraire, restent près du vaisseau capillaire, à moins toutefois qu'ils ne soient refoulés plus loin par la force de l'exsudation ou par d'autres circonstances. Cependant la substance fondamentale du mésentère, les noyaux de son épithélium ainsi que les corpuscules de son tissu cellulaire continuent à être aussi visibles qu'auparavant sans changement dans leur situation ni dans leur structure, dans les endroits où ils ne sont pas masqués par les globules sanguins extravasés. Ceux-ci restent en partie dans le mésentère, et parviennent en partie à sa surface, soit directement, soit après un trajet plus ou moins long dans l'épaisseur de cette membrane.

A l'extravasation globulaire se joint toujours celle d'une grande quantité de plasma, qui se coagule aussitôt et emprisonne les globules sanguins sortis des vaisseaux.

Lorsque, après avoir soumis la cavité péritonéale à l'action d'une substance irritante, on n'attire que de temps en temps les intestins au dehors, pour les soumettre à l'examen microscopique, aucune modification ne se remarque dans la marche des phénomènes inflammatoires que nous venons d'exposer. Il en est de même lorsqu'on expérimente sur des animaux à sang chaud. Il est plus que probable que les modifications qu'éprouve ce processus dans les autres organes se bornent à ce que la majeure partie des globules blancs provient des capillaires (et non pas des veines, comme c'est le cas pour le mésentère, vu le peu de développement de son système capillaire), et à une extravasation de globules rouges beaucoup plus abondante en général. Dans les tissus non vascularisés, comme la cornée, etc., les corpuscules du pus proviennent des vaisseaux périphériques.

On a dit que, dans les suppurations abondantes, on ne pouvait considérer raisonnablement tous les globules purulents comme des globules blancs extravasés. Mais pour combattre cette opinion, on peut objecter d'abord que le nombre des globules blancs circulant dans l'organisme est loin d'être aussi restreint qu'on le suppose d'ordinaire, ainsi qu'on peut s'en assurer en les recherchant dans les capillaires et les veines, où ils se rencontrent en proportion beaucoup plus considérable que dans les vaisseaux de gros calibre et dans le cœur. On sait, ensuite, que dans le cours des affections inflammatoires, la rate et les glandes lymphatiques manifestent un surcroît d'activité formative (hyperplasie) et fournissent sans interruption de nouveaux globules blancs. (Cohnheim.) On pourrait néanmoins ne pas interpréter dans ce sens le gonflement des glandes lymphatiques et regarder les cellules qui se rencontrent dans les ganglions des parties enflammées, comme y ayant pénétré également du dehors. (Hering.) Que conclure de tout cela, sinon que le mode de multiplication des globules blancs du sang, au moins dans les inflammations avec suppuration abondante, n'est pas encore suffisamment élucidé.

Arrivée à un certain point, l'inflammation peut rétrocéder et se terminer par résolution, ou bien continuer de progresser. Dans le premier cas, non-seulement le plasma exsudé est résorbé, mais les globules blancs extravasés répandus dans les interstices du tissu conjonctif, y sont recueillis par les vaisseaux lymphatiques et rendus de nouveau à la masse sanguine.

Lorsqu'on introduit dans la cavité abdominale d'une grenouille un corps irritant mécanique ou chimique (ouate, teinture de cantharides, nitrate d'argent, etc.), ou bien lorsqu'on attire au dehors les intestins avec leur mésentère, en les laissant exposés à l'action de l'air atmosphérique, on détermine une péritonite avec exsudat fibrino-purulent. La première phase de l'inflammation, c'est-à-dire l'hyperémie, ne tarde pas à se déclarer. Quelques heures plus tard la surface de la séreuse se recouvre d'un enduit d'abord mince, s'épaississant graduellement, trouble et peu adhérent, connu sous le nom d'*exsudat*, à travers lequel les vaisseaux ne se reconnaissent plus que confusément. Après 12 ou 24 heures, l'exsudat est plus épais, mou, gris mat ou jaunâtre, et peut se détacher par lambeaux plus ou moins étendus. A l'examen microscopique, on le trouve composé de globules purulents agglomérés, de quelques globules rouges du sang et d'une substance intermédiaire amorphe ou légèrement granulée, s'éclaircissant au contact de l'acide acétique.

D'après le tableau que nous venons d'esquisser, les phases essentielles de l'inflammation se réduisent à l'hyperémie vasculaire, l'exsudation du sérum et de la fibrine, l'extravasation des globules rouges et surtout des globules blancs du sang. Ce sont ces derniers qui constituent les globules purulents.

A côté de cette théorie toute récente, il en existe une autre de date plus ancienne qui fait jouer aux vaisseaux un rôle identique, mais qui, au lieu de considérer les globules purulents comme des globules blancs extravasés, les fait provenir du tissu enflammé lui-même. Ainsi, par exemple, les cellules épithéliales ou glandulaires dans le tissu épithélial, les corpuscules de tissu conjonctif et autres corpuscules analogues dans tous les organes composés de substance conjonctive, seraient le point d'origine des globules purulents. Quoique les partisans de cette doctrine invoquent également des faits, en exposant le résultat de leurs expériences, et particulièrement de celles dont les parties non-vascularisées ont été l'objet, ils ne peuvent guère citer, à l'appui de leur opinion, d'observation bien suivie et instituée directement sur des parties enflammées d'un animal vivant. D'ailleurs, quand ils ont fait de semblables recherches, ils ne se sont pas servis d'animaux alimentés préalablement avec une substance colorante, afin de rendre reconnaissables les globules blancs du sang et d'être à même de les différencier d'avec les globules de pus de nouvelle formation.

Les tissus non vasculaires, tels que le cartilage, le centre de la cornée, le corps vitré, se gonflent et se troublent sous l'influence d'une irritation quelconque, ainsi qu'il est aisé de le reconnaître à l'œil nu. A l'aide du microscope, on voit d'abord se produire un certain degré d'opacité des cellules du tissu conjonctif déterminé par des amas albumineux granulés, ainsi qu'une augmentation de volume de celles-ci. Lorsque l'irritation a été modérée, les altérations peuvent s'arrêter à ce point, et les tissus revenir à l'état normal (*restitutio in integrum*). Dans d'autres cas, le processus continue son cours, et bientôt se manifeste une multiplication des éléments de la partie. Le noyau des corpuscules de tissu conjonctif se gonfle et se-

subdivise ; la division des cellules suit de près celle des noyaux, de telle sorte qu'à la place occupée par la cellule simple, on ne tarde pas à rencontrer toute une génération de cellules nouvelles. Cette prolifération cellulaire peut s'accomplir avec une telle rapidité qu'elle occasionne parfois en peu de temps la destruction complète du tissu primitif, que remplacent de jeunes cellules rondes et un liquide intercellulaire albumineux : *suppuration*. Si pourtant l'affection ne progresse pas avec autant de rapidité, il y a formation d'un tissu permanent, c'est-à-dire de tissu conjonctif et de capillaires. Mais, tandis que les choses se passent de la sorte dans la partie privée de vaisseaux, qui seule a été soumise à l'action de l'agent irritant, on observe aussi la dilatation et la congestion des vaisseaux capillaires les plus rapprochés (*aréole inflammatoire*) tout comme si l'irritation avait porté directement sur eux. Cependant, selon les défenseurs de l'opinion citée en dernier lieu, l'agrandissement, le trouble et la prolifération des cellules sont les premiers phénomènes qui s'observent à la suite de l'application de l'agent irritant. Ils se produiraient donc avant la dilatation et la congestion des vaisseaux de la périphérie.

Naguère encore cette théorie dominait généralement, et était adoptée particulièrement par Virchow et son école ; elle ne pourra plus, néanmoins, se soutenir en présence des nouvelles recherches de Cohnheim, dont j'ai donné plus haut la substance (voy. page 190 et autres). Il est vrai que déjà Addison (*Consumpt. and Scroph.*, 1849, p. 82) et Zimmermann (*Preuss. Vereinzeit.*, 1852) avaient émis, à l'égard des globules purulents, une manière de voir entièrement conforme à celle de Cohnheim, mais qui n'avait pas tardé à tomber dans l'oubli. D'ailleurs, ces auteurs avaient négligé d'étudier le mode de migration des globules blancs à travers les parois vasculaires (négligence que l'état de la science à leur époque explique parfaitement), et puis enfin l'exactitude de leurs assertions ne pouvait être contrôlée avec autant de certitude et de facilité relative que les nouvelles recherches de Cohnheim.

Il est indubitable que les lois qui régissent l'inflammation dans les organismes inférieurs ne subissent pas de modification essentielle chez l'homme. D'un autre côté, toutefois, plusieurs questions réclament encore une solution satisfaisante, celle par exemple de savoir si tous les globules de pus sont réellement des globules blancs extravasés, et dans ce cas, d'où proviennent ces derniers, lorsqu'il y a suppuration abondante. De nouvelles recherches sont également à effectuer sur la suppuration des différents tissus, et particulièrement de l'épithélium, sur les diverses espèces d'exsudats et leur combinaison avec la suppuration, sur la participation des globules blancs du sang à la néoplasie de certains tissus.

Une observation de Recklinghausen, antérieure à la découverte de Cohnheim (*Med. Centr.*, 1867, n° 51), tend à faire supposer que tous les globules purulents ne sont pas constitués directement par des globules blancs extravasés. En effet, il a trouvé dans les interstices d'une cornée enlevée à une grenouille ou à un chat, lorsque cette membrane, après avoir été irritée à son centre, était maintenue pendant un ou plusieurs jours dans des conditions favorables, un nombre tellement considérable de globules blancs, qu'il s'est cru autorisé à admettre la possibilité du développement de ces globules aux dépens des corpuscules mobiles de la cornée.

Les assertions de Cohnheim ont déjà reçu confirmation de différents côtés, notamment de la part de Kremianski (*Wien. med. Wschr.*, 1868, n° 1-6). Ce dernier remarqua qu'après la cautérisation de la cornée, et avant même qu'aucun trouble se fût produit à la périphérie, il existait déjà un amas de globules purulents autour du point irrité. Pour expliquer ce fait, il invoque la tendance qu'ont les corpuscules mobiles de la cornée à se porter vers le point irrité. Ce n'est qu'au bout de 2 à 4 heures que les globules blancs extravasés (imprégnés de cinabre pour les distinguer) y parviennent à leur tour. Cet auteur admet en outre, contrairement à l'opinion de Cohnheim, la suppuration du tissu cartilagineux. Huit à dix jours après avoir cautérisé le processus ensiforme des gallinacés, et avoir recousu la plaie faite à la peau, il ne rencontra des corpuscules purulents colorés par le cinabre qu'au pourtour du cartilage seulement, jamais dans l'épaisseur de celui-ci. Dans la partie de cartilage touchant immédiatement à la portion nécrosée, il constata, au contraire, la multiplication des cellules cartilagineuses (10-30) à l'intérieur de la capsule, qui finissaient par se transformer en cellules analogues en tous points aux corpuscules purulents, dont elles présentaient toutes les modifications de forme, quand on les examinait sur l'objectif échauffé du microscope.

En poussant plus loin ses recherches, Kremianski prétend avoir obtenu des preuves irrécusables que, non-seulement le pus, mais encore le tissu cicatriciel et les pseudo-membranes, voire même le tissu cellulaire hyperplastique, doivent en grande partie leur formation aux corpuscules blancs du sang. Il déclare avoir rencontré dans une cicatrice de la cornée, ainsi que dans une fausse membrane du péritoine des cellules imprégnées de cinabre, présentant les caractères des cellules du tissu conjonctif. Il trouva aussi dans les cellules épithéliales des veines de petits grains de cinabre, d'où il conclut à la possibilité, pour les globules blancs du sang, de se transformer en tissu épithélial. Dans la cicatrice d'une plaie cornéenne, il remarqua, au quatorzième jour, que la presque totalité des cellules colorées artificiellement avaient pris l'aspect des cellules fusiformes. Il soutient d'ailleurs avoir rencontré déjà à cette époque, et surtout à une période plus avancée, des granules libres de cinabre dans les cicatrices.

Koster (*Berl. Centr.*, 1868, n° 2) a démontré, par une série de préparations du foie enflammé artificiellement, que le pus de ces parties consiste très-probablement en produits d'exsudation et d'extravasation. En examinant la surface de la coupe de cet organe, il rencontra dans le tissu cellulaire interlobulaire, autour des vaisseaux et dans l'épaisseur de leurs parois, un amas considérable de cellules lymphoïdes qui s'insinuaient entre les rangées de cellules hépatiques. Contrairement aux observations de Holm, Koster n'a pu constater la production des globules purulents aux dépens des cellules hépatiques.

Nous avons donc quatre phases principales à examiner dans l'inflammation : *l'hyperémie, l'exsudation avec la suppuration, la néoplasie, et enfin les altérations ou bien la destruction complète des tissus.*

Nous nous proposons d'utiliser, dans l'exposition de ces différents phénomènes chez l'homme, les données si fécondes que nous fournit sur ce sujet la nouvelle découverte de Cohnheim. En présence de la nouveauté de cette doctrine, il n'y a pas lieu de s'étonner si, sur beaucoup de points, elle laisse encore à désirer.

On sait que ces quatre phases de l'inflammation ne se présentent pas dans tous les cas. Si on veut les rencontrer dans toute leur évidence, surtout l'hyperémie et l'exsudation avec ou sans suppuration, il faut les rechercher dans les affections inflammatoires aiguës, qui, dans l'espace de quelques jours ou de quelques semaines tout au plus, passent à la résolution (retour à l'état normal), à la suppuration ou à la mortification, et dont les causes, agissant rapidement, disparaissent en peu de temps soit spontanément, soit sous l'influence d'un traitement approprié. Dans les inflammations chroniques, l'irritation, au lieu d'être transitoire, se répète à différentes reprises ou devient permanente. Il peut se faire aussi qu'il existe une prédisposition toute spéciale aux affections inflammatoires. Dans tous les cas de ce genre, l'hyperémie capillaire est ordinairement peu marquée ou fait entièrement défaut, tandis que l'exsudation séreuse est presque toujours très-abondante. Souvent, il y a aussi production abondante et surtout persistante de mucus. En général, la suppuration manque ou est insignifiante, tandis qu'on observe au contraire une néoplasie prononcée de tissus, notamment de tissu conjonctif et de tissu osseux. La prolifération de tissu cellulaire est assez fréquemment si active qu'elle détermine l'anéantissement des autres tissus (cellules glandulaires, fibres nerveuses et musculaires) : c'est ce que l'on appelle l'*induration inflammatoire*.

La *première phase de l'inflammation consiste dans l'hyperémie congestive.* — L'hyperémie présente différents degrés, comme il est aisé de s'en convaincre sur le cadavre. Tantôt elle se borne à une simple accumulation des globules rouges dans les capillaires ; tantôt ceux-ci présentent en outre une dilatation et un allongement uniformes ou irréguliers de leurs parois, et les globules rouges sont tellement pressés les uns contre les autres qu'il devient impossible d'en distinguer les contours.

Mais l'hyperémie ne constitue pas à elle seule toute l'inflammation ; aussi l'existence d'autres phénomènes est-elle indispensable pour qu'une affection soit de nature inflammatoire. Il est vrai que la rougeur et l'élévation de température locale s'expliquent par l'hyperémie ; mais il ne faut pas perdre de vue que la rougeur et la chaleur ne peuvent être considérées comme signes de l'inflammation, que s'il existe en même temps un gonflement de la partie, et que par conséquent le mot *inflammation*, même dans son acception ancienne, implique l'idée d'un processus qui n'est pas borné à la congestion sanguine. Ensuite il convient d'assimiler au processus inflammatoire les désordres qui se manifestent dans les tissus *non vasculaires*, sous l'influence d'un agent irritant, attendu que les altérations qui s'y produisent sont identiques à celles que l'on constate, en pareille circonstance, dans les parties qui contiennent des vaisseaux. Il faut ranger parmi les tissus non vasculaires, outre la cornée et le cartilage (voy. p. 426), le tissu épithélial dont toutes les membranes sont revêtues, surtout quand il est composé de plusieurs couches superposées. Le siége de l'hyperémie se trouve, en ce cas, dans les vaisseaux les plus rapprochés, particulièrement dans ceux des papilles du derme cutané et muqueux. — On sait enfin que l'hyperémie et l'élévation de la température locale peuvent se présenter indépendamment de toute inflammation, comme le démontre la section du nerf sympathique pratiquée à la région cervicale (p. 186). Néanmoins, l'hyperémie est un phénomène essentiel de l'inflammation, et l'on peut presque toujours mesurer, d'après son intensité, le degré du processus phlegmasique, comme c'est le cas pour les affections inflammatoires aiguës en général, et en particulier pour celles de la peau, des membranes séreuses et des poumons.

Dans les parties extérieures, comme à la peau et aux muqueuses contiguës, l'hyperémie ou la rougeur est un signe très-précieux de l'inflammation, car il ne fait jamais défaut. Elle varie des nuances les plus claires jusqu'aux plus foncées, selon la violence, la cause et la nature de l'inflammation, et suivant d'autres causes que nous ne connaissons pas encore.

En général, la rougeur est plus prononcée vers le centre de la partie enflammée, et perd de son intensité à mesure qu'elle se rapproche de la périphérie. Elle peut être uniforme ou bien se présenter sous forme de taches de grandeur variable, de stries, etc. (voy. p. 208 et 209).

On ne sait pas encore comment la congestion, que précède parfois un rétrécissement des artérioles, se manifeste avec tant de promptitude dans un certain nombre de vaisseaux sous l'influence d'une cause d'irritation. On a donné à ce fait trois explications différentes (*théories de l'inflammation*).

La diminution de calibre des artérioles, qui se produit, dans certains cas, au début de l'inflammation, peut être regardée comme résultant de la constriction spasmodique de leur système musculaire, qui, contrairement à la tunique élastique, est très-développé dans ces petits vaisseaux. Quant aux capillaires, il est probable qu'ils ne sont susceptibles d'aucun rétrécissement ou dilatation spontanée (voyez l'opinion contraire page 179).

On ne peut admettre, cependant, que toutes les artérioles d'un endroit enflammé subissent en même temps une diminution de calibre, car s'il en était ainsi, les territoires capillaires correspondants devraient être plutôt anémiés. En admettant même que le sang afflue alors par les voies capillaires collatérales, en telle abondance qu'il détermine parfois, sur certains points, un mouvement circulatoire rétrograde, cela ne suffit pas pour expliquer d'une manière satisfaisante l'ensemble des phénomènes. En effet, on voit presque en même temps les vaisseaux, y compris les capillaires, se dilater et se remplir outre mesure de globules sanguins.

Chacune des trois théories de l'inflammation explique certains phénomènes de ce processus, mais aucune d'elles ne parvient à les interpréter tous.

La *théorie du spasme*, d'après laquelle la congestion sanguine serait due à un spasme des artérioles ou des veinules, prenant naissance sous l'influence de l'irritation locale ou par action réflexe à la suite de l'action du froid sur la peau, etc. (Cullen, Eisenmann, Brücke), n'est pas soutenable, attendu qu'elle ne rend pas compte de toutes les stases, de celles, par exemple, qui sont occasionnées directement par la chaleur, ou qui se produisent à la suite de l'interruption de la circulation veineuse.

La *théorie de la paralysie* (Vacca, Wilson, Hastings, Stilling), d'après laquelle l'irritation n'atteindrait que les nerfs sensibles, par exemple dans la peau, et déterminerait la paralysie antagonistique des nerfs vasculaires. C'est par la paralysie de leurs nerfs que s'expliquerait la dilatation des vaisseaux, rendus par cela même accessibles à une quantité de sang plus considérable (voy. p. 186). Cette théorie est contredite par le fait que le ralentissement de la circulation n'est provoqué que par la dilatation partielle des artères, tandis qu'au contraire leur dilatation uniforme accélère le courant sanguin en diminuant le frottement contre les parois vasculaires.

D'après la troisième explication : *théorie de l'attraction* (Haller, Langenbeck, Emmert, J. Vogel), ou bien quand on admet, avec Virchow, l'existence d'une *irritation nutritive*, il faut regarder le ralentissement de la circulation comme dépendant d'un degré exagéré d'attraction entre le parenchyme de l'organe et le sang. Selon Virchow, il se manifeste dans la cellule, indépendamment des nerfs et du sang, une activité nutritive plus grande, et elle acquiert une puissance plus prononcée d'absorption et de néoplasie. Or la cellule court d'autant plus de danger d'être anéantie et l'inflammation est d'autant plus violente que cette modification de la nutrition s'opère avec plus de rapidité. Dans les parties qui contiennent des vaisseaux, l'irritation inflammatoire atteint tout aussi bien et même plus tôt les tissus qui recouvrent les vaisseaux que les vaisseaux eux-mêmes. — Il faut considérer la dilatation des capillaires, au moins dans une certaine mesure, comme le résultat d'une lésion de la nutrition, ainsi que le démontre, du reste, la grande friabilité des capillaires d'un tissu enflammé. On sait, d'ailleurs, qu'il existe toujours des épanchements de sang dans toute affection inflammatoire intense.

Les expériences de H. Weber, ainsi que celles de Schuler, Boner, Buchheim, O. Weber, démontrent que, même après avoir interrompu la circulation sur un point, on peut encore y déterminer de l'inflammation ou tout au moins de la stase. Si, par exemple, après avoir fait, chez la grenouille, la section des nerfs d'une extrémité, on en lie les artères et les veines, il suffira de porter sur la membrane natatoire, dans laquelle la circulation est entièrement suspendue, de la potasse caustique, de l'ammoniaque, de l'acide acétique, du sel de cuisine, du carbonate de soude, du salpêtre, du chlorure de calcium, de l'urée, du sublimé, de l'émétique, du nitrate d'argent, de la teinture de cantharides, de l'iodure de potassium ou d'autres agents caustiques, pour voir le sang se précipiter des artères dans les capillaires, et s'arrêter dans ces derniers ; bien plus, on le voit refluer des veines vers les capillaires de l'endroit irrité. Si l'on rétablit alors la circulation, la stase n'en persiste pas moins. Quand, au lieu de l'ammoniaque, etc., on se sert de solutions saturées de ferro-cyanure potassique, de sel d'Angleterre, de sulfate de soude, d'acétate de zinc, la stase se dissipe aussitôt que la circulation redevient libre. L'eau distillée, le mucilage de gomme, le phosphate de soude, l'alun, le tannin, etc., ne produisent aucune action, que la circulation soit ou non interrompue.

La seconde phase de l'inflammation est l'exsudation avec la suppuration.

Les produits de l'exsudation et de la suppuration, ou en d'autres termes de l'exsudation liquide et de l'exsudation solide (pus), se rencontrent presque toujours simultanément, mais en des proportions fort variables.

L'*exsudat proprement dit* est constitué par le liquide nutritif sorti des vaisseaux en quantité exagérée et probablement aussi modifié dans ses propriétés.

L'exsudation est le phénomène le plus important du processus inflammatoire et ne manque jamais, quoique souvent elle ne soit appréciable qu'à l'aide du microscope. C'est fréquemment la première et, dans les inflammations des organes internes, la seule altération appréciable du processus inflammatoire. On l'observe aussi bien dans les parties vasculaires que dans les parties non vasculaires, dans les tissus mous ou résistants que dans les membranes ou les parenchymes.

Selon le siége qu'il occupe, l'exsudat peut être *libre*, *interstitiel* et *parenchymateux*.

On trouve l'*exsudat libre* sur les surfaces libres et dans les cavités naturelles du corps (peau, membranes muqueuses, conduits glandulaires, acini des glandes, alvéoles pulmonaires, membranes séreuses, etc.) On range ordinairement cet exsudat parmi les sécrétions. — L'*exsudat interstitiel* (ou infiltré) se rencontre entre les tissus et entre les éléments anatomiques d'un tissu qu'il écarte simplement quand ils offrent une résistance suffisante, et qu'il détruit dans le cas contraire (tissu conjonctif des différentes parties, cerveau, etc.). — L'*exsudat parenchymateux*, dont on trouve l'équivalent dans la nutrition normale, a son siége dans l'intérieur même des éléments organiques, spécialement dans toutes les cellules épithéliales, et dans les corpuscules des tissus cellulaires et osseux. Les cellules augmentent de volume, leur contenu devient plus abondant et presque toujours moins transparent grâce à la présence de molécules d'albumine (voy. Infiltration albumineuse, p. 295). Il n'est pas rare de retrouver simultanément dans le même organe deux espèces et même les trois variétés d'exsudat.

La *quantité* de l'exsudat varie extrêmement selon l'intensité de la cause de l'inflammation, d'après les propriétés de l'exsudat lui-même, le siége qu'il occupe dans les tissus et selon la nature de ces derniers. A peine appréciable dans certains cas, dans d'autres elle s'élève à plusieurs livres. Les exsudats les plus abondants sont sans contredit ceux des surfaces libres des membranes séreuses et de certaines muqueuses.

Selon les caractères qu'il présente, on dit qu'un exsudat est *séreux, muqueux, fibrineux* ou *mixte.* Il existe dans presque tous les exsudats un petit nombre de cellules, analogues aux globules blancs du sang. Si la quantité en devient plus considérable, on a *l'exsudat purulent* ou les formes mixtes suivantes : *l'exsudat séro-purulent et muco-purulent, l'exsudat croupal.*

L'exsudat séreux ne se distingue pas essentiellement des produits de la transsudation. Il est presque constamment troublé par la présence de petits flocons de fibrine, par quelques globules de pus et des cellules détachées de l'organe atteint et par des gouttelettes de graisse. Il possède d'ailleurs toutes les propriétés du sérum du sang; il contient seulement un peu moins d'albumine et un peu plus d'eau. L'exsudation séreuse des surfaces libres a reçu la dénomination de *flux* ou *catarrhe;* à celle qui se développe dans les cavités séreuses, on donne le nom d'*hydropisie inflammatoire,* tandis qu'on la désigne sous le nom d'*œdème inflammatoire* quand elle se produit dans l'épaisseur des tissus et de *vésicule séreuse* quand elle s'accumule au-dessous de l'épiderme, etc. Lorsque l'exsudat séreux contient une plus forte proportion d'albumine, on le nomme *exsudat albumineux.* C'est à ce dernier genre que se rapporte également l'exsudat parenchymateux (voy. p. 201). Il existe des gradations infinies entre l'exsudat séreux et l'exsudat albumineux.

On établissait autrefois une différence bien marquée entre les exsudats inflammatoires et les épanchements hydropiques. Depuis lors, toutefois, A. Schmidt (v. p. 192) a réduit à néant cette prétendue différence, en démontrant que presque tous les produits de la transsudation sont susceptibles de coagulation, et que c'est aux propriétés chimiques (et non pas vitales) dont sont doués les globules rouges du sang, qu'est due la coagulation, attendu que l'on arrive à des résultats identiques en les remplaçant par une solution d'hémato-globuline.

Donders (*Nederl. lanc. Nov.,* 1849) a constaté une forte réaction alcaline dans le liquide transparent et aqueux qui s'écoule des narines dans la première période du catarrhe nasal. Cette matière fournissait par la dessiccation d'abondants cristaux de sel ammoniac et en moins grand nombre de chlorure de sodium.

L'exsudat muqueux est tantôt identique au mucus normal, tantôt plus épais et tantôt plus fluide. C'est sur les membranes muqueuses qu'il se présente le plus fréquemment, et il y constitue le *flux* ou *catarrhe muqueux*.

La production de cet exsudat résulte du mélange de l'humeur extravasée avec le mucus liquide et les corpuscules muqueux, formés en plus grande quantité par les cellules épithéliales de la membrane muqueuse et des glandes (voy. aussi p. 559).

Il n'est pas rare de rencontrer également des exsudats muqueux et visqueux, avec ou sans globules de pus, dans les poumons et particulièrement dans le voisinage des portions tuberculeuses de cet organe; ce qui les faisait considérer autrefois comme constituant le stade initial du tubercule.

Les trois exsudats dont nous venons de parler ne subissent pas de modifications dignes d'être signalées, surtout lorsqu'ils sont éliminés peu de temps après leur production. Dans le cas contraire, ils présentent assez fréquemment une espèce d'épaississement; l'exsudat muqueux épaissi se liquéfie parfois de nouveau.

L'*exsudat fibrineux* est constitué par de la fibrine, sortie à l'état liquide des vaisseaux hyperémiés, pour se coaguler aussitôt, en emprisonnant du sérum dans les interstices de ses fibrilles. Il contient presque toujours, en outre, une quantité plus ou moins considérable de globules de pus, c'est-à-dire de globules blancs extravasés. Lorsque ces derniers s'y rencontrent en abondance, on dit que l'exsudat est *fibrino-purulent*. Ces deux genres d'exsudat se produisent dans toute leur pureté sur la surface des membranes séreuses.

On a considéré pendant longtemps l'exsudat fibrineux comme identique à la fibrine du sang, et l'on croyait que, non-seulement le sérum, mais encore la fibrine du sang, sortait des vaisseaux pour se répandre et se coaguler sur la surface des membranes séreuses et muqueuses.

Cette ancienne théorie nous semble être la plus naturelle et mériter encore la préférence, quoi qu'en ait dit Virchow (*Ges. Abh.*, p. 155), prétendant que la fibrine ne provient pas du sang, mais se produit sur place. Selon A. Schmidt, la coagulation des exsudats inflammatoires sur les surfaces libres, aussi bien que dans les parenchymes, reconnaît deux causes distinctes. Due en partie à la présence des globules du sang, elle dépendrait aussi de ce que la forte pression que subissent es parois vasculaires, par suite de la grande quantité de globules de sang qu'elles contiennent, détermine une transsudation qui, au lieu de se faire comme dans l'hydropisie, à travers des vaisseaux normaux, s'accomplit à travers des vaisseaux malades, exerçant sur l'exsudat une action analogue à celle des corps étrangers. Pour Buhl, l'exsudat fibrineux est ou le produit d'une sécrétion, ou bien un tissu cellulaire jaune et vascularisé; en conséquence, il établit une distinction entre la fibrine épithéliale et la fibrine desmoïde.

L'exsudat fibrineux des membranes séreuses se présente sous forme d'une couche d'abord très-mince, à peine visible et qui, plus tard, acquiert une épaisseur variable, parfois de plusieurs lignes. Cette couche, tantôt homogène, tantôt réticulée en partie ou en totalité, tantôt floconneuse, est humide, translucide, et de couleur grisâtre ou jaunâtre. Elle adhère assez fortement au tissu sous-jacent.

La surface de section présente la même coloration ; elle est plus ou moins humide ; son aspect est rarement uniforme et presque toujours aussi réticulé. Outre la fibrine et des globules de pus, on trouve dans cet exsudat du sérum en quantité plus ou moins considérable ; tantôt il en existe si peu qu'il ne sort pas spontanément, mais reste emprisonné entre les mailles de la fibrine (*exsudat fibrineux proprement dit*) ; tantôt on en rencontre de plus fortes proportions (*exsudat séro-fibrineux*). Le sérum peut être clair ou trouble. Examinée au microscope, la fibrine récemment exsudée offre l'aspect d'un tissu feutré composé de fibres à contours nets, plus ou moins délicates, ramifiées à angle droit ou aigu ou bien d'une façon irrégulière et qui disparaissent au contact des acides et des alcalis. Dans d'autres cas, au contraire, elle se présente sous forme d'une substance entièrement homogène, claire, uniforme ou réticulée. Ses couches superficielles contiennent une certaine quantité de globules de pus, qui deviennent beaucoup plus abondants, en général, dans ses couches profondes. Il n'est pas rare d'y rencontrer également des globules rouges du sang. Souvent aussi l'épithélium de la séreuse existe encore sur une grande étendue ; la membrane séreuse elle-même est gonflée, sans qu'il y ait toutefois prolifération des noyaux des corpuscules de son tissu conjonctif.

L'exsudat fibrineux proprement dit ne se rencontre pas dans d'autres organes. Et, à ce propos, il est bon de noter que les prétendus exsudats fibrineux des membranes muqueuses des poumons et des reins, tout en ayant à première vue assez de ressemblance avec la fibrine coagulée, en diffèrent cependant essentiellement à l'examen microscopique. D'un autre côté, la fibrine se rencontre assez souvent mélangées à d'autres exsudats, notamment aux exsudats séreux : non seulement sur les membranes séreuses, mais encore dans les exsudats inflammatoires de l'épithélium et du derme cutané et muqueux, etc.

Les *métamorphoses* que subit l'exsudat fibrineux sont les suivantes : la dessiccation, la transformation cellulaire, la dégénérescence adipeuse, la calcification et la nécrose.

Ces métamorphoses ne se bornent jamais à la fibrine, mais comprennent également le sérum et les cellules qu'elle contient.

Ce n'est que sur de petites quantités d'exsudat fibrineux que peut se produire le desséchement (aspect corné ou ratatiné) de cette substance. Elle devient de plus en plus compacte et sèche ; elle ne peut plus se diviser en brilles ténues, mais en fragments d'apparence squameuse. L'action qu'exerçait sur elle l'acide acétique devient moins prononcée de jour en jour.

La fibrine se transforme en une masse homogène ou grossièrement fibrillaire, semblable au tissu cellulaire, qui se gonfle dans l'acide acétique, sans laisser voir de noyaux cellulaires (à l'exception parfois, cependant, de ceux des globules blancs du sang qu'elle contient) ou de corpuscules de tissu conjonctif : *tissu fibrineux.*

La fibrine peut s'imbiber de sérosité, se gonfler, devenir plus molle, transparente et semblable à une gelée : *œdème de la fibrine.* D'innombrables granulations graisseuses peuvent se développer dans la fibrine. En général, ce phénomène se produit déjà dans une petite mesure, peu de temps après l'exsudation de la fibrine ; il ne peut être reconnu alors qu'à l'aide du microscope.

A un degré plus prononcé, il faut le regarder comme un acheminement vers la résorption de l'exsudat. Celui-ci acquiert, par le fait de cette dégénérescence, une teinte jaunâtre ou grisâtre, et devient friable ou graisseux. Presque toujours la métamorphose graisseuse n'atteint que les cellules que renferme le dépôt fibrineux. La calcification transforme l'exsudat en une masse solide, compacte, pierreuse ou bien en une espèce de mortier. Les dimensions s'amoindrissent et sa coloration devient blanchâtre ou jaunâtre.

La nécrose de la fibrine, sa réduction en molécules albumineuses, s'observe surtout dans les exsudats diphthéritiques. Lorsque la métamorphose graisseuse ou crétacée est combinée avec la nécrose, la fibrine présente l'aspect d'une masse sèche, caséeuse, grumeleuse.

L'examen microscopique y dévoile la présence de débris fibrineux, de granules de graisse et de cristaux de cholestérine.

On ne sait encore que fort imparfaitement de quelle manière s'effectue la résorption des exsudats fibrineux ; on ignore surtout à quelles circonstances est due la liquéfaction et la résorption de la portion de fibrine pure qui entre dans la composition de ces exsudats. Quant au sérum, il est simplement recueilli par les vaisseaux absorbants, aussitôt que ceux-ci redeviennent perméables ou qu'il s'en est formé de nouveaux.

On rencontre parfois sous les exsudats fibrineux des plèvres une forte dilatation des vaisseaux lymphatiques, concordant sans doute avec les phénomènes de résorption.

La fibrine n'est pas susceptible d'*organisation*, et si l'on admettait autrefois le développement de tissus, non-seulement transitoires comme le pus, mais encore permanents (pseudo-membrane, hypertrophie de tissu cellulaire d'organes parenchymateux, tissu cicatriciel, etc.), aux dépens de l'exsudat fibrineux, c'est que l'on ne faisait aucune distinction entre celui-ci et l'exsudat plastique. On supposait alors que la fibrine se désagrégeait directement, ou qu'elle se transformait immédiatement en tissu conjonctif, ou bien encore qu'elle ne se convertissait en fibrilles qu'après avoir été desséchée d'abord.

L'*exsudat purulent* peut se présenter seul ou combiné en différentes proportions avec les autres exsudats. Le pus en est la partie essentielle.

A l'état frais, le pus de bonne nature constitue une matière crémeuse, ordinairement assez épaisse, jaunâtre, inodore ou d'odeur légèrement fade; sa réaction est alcaline. Il est composé de *sérum* (substance fluide intercellulaire) et de *corpuscules purulents*. Le sérum du pus n'est autre chose qu'un exsudat séreux ; quant aux corpuscules purulents, ce sont pour la plupart des globules blancs du sang extravasés, peut-être aussi, dans une moindre proportion, des produits du tissu enflammé.

Le sérum du pus est un liquide clair, pâle ou légèrement jaune, de réaction alcaline. Il se coagule par l'ébullition. Les parties constitutives essentielles sont l'eau, l'albumine (1 — 4 pour 100), la substance fibrinoplastique, des sels semblables à ceux du sérum du sang, et des matières extractives. Quand le pus est altéré, on y rencontre de la caséine, de la mucine, de la pyine, etc. Le pus récent ne contient, dans certains cas, que peu ou point de sérum.

Les *cellules purulentes* (corpuscules ou globules de pus) ressemblent aux globules blancs du sang (voy. p. 190 et suivantes).

La cellule purulente est ronde, granulée, d'un diamètre de 1/200''' environ, mais assez souvent plus petite ou plus grande (encéphalite, pneumonie, etc.). Elle est contractile et mobile. Sa membrane, généralement peu évidente, est lisse ou légèrement granuleuse. Le contenu en est presque toujours uniformément granulé, et ne possède que peu ou point de transparence. Pour en rendre le noyau visible, il faut recourir au préalable à l'action de différents réactifs.

Le noyau peut être simple, double, triple et même multiple, ordinairement dépourvu de nucléole. Le volume des noyaux varie d'après leur nombre ; ils sont ronds ou ovales, nettement limités, brillants et marqués parfois d'une dépression centrale. Les corpuscules du pus offrent les mêmes réactions que les globules blancs du sang. Ils augmentent de volume dans l'eau commune ou distillée, dans les liquides très-aqueux (par exemple l'urine), dans les acides dilués, etc. Leur membrane devient lisse, et leur contenu transparent, à la suite de l'absorption de l'eau ; leurs noyaux deviennent évidents, quelques corpuscules finissent par éclater; dans quelques-uns d'entre eux, le noyau subit également une forte distension. Au contact de l'acide acétique et d'acides minéraux étendus, la membrane et le contenu de la cellule acquièrent une telle transparence, que les noyaux seuls restent encore visibles : ces derniers sont généralement devenus plus petits, et leurs contours mieux accusés. Lorsque l'on soumet les globules de pus à l'influence d'une solution de sel alcalin neutre, ils se ratatinent et perdent la netteté de leurs contours. Les alcalis caustiques, la bile, les solutions de cholate et de choléate de soude les détruisent.

D'après Haizinga (*Med. Centr.*, 1868, n° 4), les cellules purulentes provenant de l'œil d'une grenouille (enflammé par la pierre infernale), deviennent immédiatement sphériques sous l'influence de l'acide carbonique et de l'ammoniaque, et perdent leur contractilité.

Il n'est pas rare que le pus, avant même d'être fortement altéré, répande une odeur d'hydrogène sulfuré, provenant des principes albuminoïdes qu'il contient. Le pus osseux donne lieu parfois à des émanations d'hydrogène phosphoré ; sur les points de la peau qui possèdent de nombreuses glandes sébacées, l'odeur du pus rappelle parfois celle de l'acide butyrique.

Rien n'est comparable à la fétidité du pus qui se développe et séjourne plus ou moins longtemps dans le voisinage du tube intestinal, comme, par exemple, celui que contiennent des abcès des muscles abdominaux, la péritonite purulente circonscrite ; elle dépend, sans doute, de la diffusion des gaz intestinaux.

Outre les globules purulents, on trouve presque constamment dans le pus des noyaux libres et quelques globules rouges. On y constate parfois aussi la présence accidentelle de certaines substances : cellules épithéliales, détritus organiques, cristaux de phosphate·tribasique, infusoires, etc.

Nous ne savons encore que fort imparfaitement à quoi nous en tenir au sujet de la couleur singulière que présente le pus dans certains cas. La coloration jaune rougeâtre ou rougeâtre de ce liquide provient presque toujours du sang, rarement de cristaux d'hématoïdine.

La *suppuration bleue* (ou verte, qui est plus rare) serait due, d'après Méry, Krembs, Lücke et d'autres auteurs, à la présence d'un vibrion, transporté probablement dans le voisinage de plaies humides ou suppurantes par les objets du pansement. La chaleur du corps, l'humidité et une alimentation albumineuse abondante, toutes ces conditions en favorisent tellement la multiplication, que les bandages ne tardent pas à être teints en bleu. Quant au pus lui-même, il n'a jamais cette couleur, qui ne s'observe, du reste, que dans les parties du pansement imbibées de sérosités, quelquefois aussi dans l'épiderme.

Cette coloration peut se propager d'une plaie à une autre, située dans son voisinage, ainsi qu'il résulte des observations de Chalvet et des démonstrations expérimentales de Lücke. On a tout lieu de supposer que cette couleur appartient en propre au vibrion. On a pu l'obtenir sous forme cristalline : *pyocyanine* (Fordos et Lücke).

Or, comme la couleur de la pyocyanine varie du bleu au vert, les compresses présentent également tantôt l'une, tantôt l'autre de ces teintes, quelquefois chez le même individu. Dans la transmission, le bleu peut devenir vert et vice-versa.

Un pus épais et crémeux et une sécrétion purulente exagérée constituent un terrain défavorable au développement des vibrions. La maladie n'exerce, par elle-même, aucune influence sur le développement des vibrions dont la présence est, du reste, entièrement indifférente au point de vue de la guérison. (Lücke, *Arch. f. klin. Chir.*, 1862, III, p. 135.) Plusieurs cas de suppuration bleue reconnaissent pour cause une sécrétion de *vivianite*. (H. Schiff.)

Le pus dit *spécifique* (de la syphilis, de la variole, de la morve) ne diffère en rien histologiquement et chimiquement du pus ordinaire.

Relativement aux tissus, le pus se comporte de différentes manières. On le trouve tantôt à *la surface* de la peau, des muqueuses, y compris les conduits glandulaires (blennorrhée, pyorrhée), des membranes séreuses (empyème) : *suppuration épithéliale, sécrétante* ou *superficielle ;* tantôt dans l'*épaisseur* des tissus membraneux et organes parenchymateux : *suppuration parenchymateuse* ou *profonde,* Lorsque le pus se rencontre à la surface de l'organe, les parties sous-jacentes (membranes, etc.) apparaissent normales à l'œil nu, sans perte de substance, etc.; ou bien présentent de petites pertes de substance superficielles, se bornant à l'épithélium, et qu'un examen attentif, parfois avec le secours de la loupe, peut seul faire reconnaître : *érosions.* Dans d'autres cas enfin, il se produit une plaie (ulcère), c'est-à-dire une perte de substance, qui, loin de se borner à l'épithélium, envahit aussi l'épaisseur du tissu sous-jacent et y détermine une solution de continuité. Selon les conditions locales et générales qui existent dans chaque cas particulier, la solution de continuité se cicatrise lentement ou bien ne tend nullement vers la guérison et devient la source d'une suppuration permanente. Quand l'ulcération constitue une espèce de conduit, mettant en communication, par exemple, la peau ou la muqueuse avec un tissu situé profondément, on la désigne sous le nom de *fistule,* pris dans son acception la plus large, ou bien encore d'*ulcère fistuleux.* Dans un sens plus restreint, la fistule ne mérite son nom, que pour autant qu'elle établisse une communication entre la peau ou la muqueuse et une glande ou un conduit glandulaire, communication à travers laquelle s'écoule une portion de la sécrétion de la glande.

L'étude des plaies ulcéreuses rentre presque entièrement dans le domaine de la chirurgie, et ne se rattache à la pathologie spéciale que par quelques côtés seulement. Aussi est-ce aux travaux de chirurgiens, tels que Astruc, Bell, Rust et d'autres, que l'helkologie doit surtout l'éclat dont elle brille aujourd'hui. Il est encore impossible d'établir actuellement une classification rationnelle des plaies ulcéreuses. On les divise généralement selon leurs caractères : *stationnaires, phagédéniques* (par exemple l'ulcère phagédénique de l'utérus), *végétantes,* en opposition avec les ulcères qui tendent à la cicatrisation (*plaies de bonne nature*). On les distingue d'après leurs causes en : *locales* (c'est-à-dire dépendant d'une cause générale ou locale, d'une cause traumatique, etc.), en *catarrhales, variqueuses, diphthéritiques* (ou *aphtheuses*), *puerpérales,* en *syphilitiques simples* ou *constitutionnelles,* en *scorbutiques, dysentériques, typhiques, tuberculeuses* (et *scrofuleuses*), *carcinomateuses,* auxquelles il faut joindre, selon certains auteurs, les *ulcérations du lupus, les plaies arthritiques, les plaies verruqueuses* (Marjolin), etc. Il existe, en outre, une troisième division basée sur les complications : *ulcères inflammatoires, hyperémiques, anémiques, hémorrhagiques, œdémateux, gangréneux.* Certaines membranes muqueuses présentent, en outre, une espèce particulière d'ulcérations : les *ulcérations folliculaires,* déterminées par la suppuration des follicules solitaires.

On classe souvent parmi les plaies ulcéreuses certaines lésions de continuité, ne donnant pas lieu, d'ordinaire, à une suppuration continue; telles sont, notamment, les ulcérations intestinales du typhus et de la tuberculose, ainsi que l'ulcère rond de l'estomac. Cependant, ces solutions de continuité ne sont pas généralement déterminées par la suppuration des points où on les rencontre, mais par la nécrose consécutive à la suspension totale de la circulation. Si, exceptionnellement, il y a suppuration, elle ne se déclare que lorsque la perte de substance existe déjà.

Le pus situé dans l'épaisseur des tissus membraneux et des parenchymes peut se présenter sous forme d'*abcès* (apostema). Dans ce cas, il est renfermé dans une cavité de récente formation, nettement limitée, de grandeur variable, et située, soit entre les feuillets de l'épithélium (*abcès épithéliaux*), soit dans d'autres tissus (*abcès ordinaires*). Si, au contraire, la suppuration se présente sous forme d'*infiltration*, d'*abcès diffus*, les éléments constitutifs du pus sont répandus alors entre les éléments organiques (*infiltration purulente, inflammation suppurative*, et lorsque la proportion de sérosité est considérable : *œdème purulent*). Le tissu qui entoure la plupart des abcès et toutes les plaies ulcéreuses chroniques est induré : *induration inflammatoire*. Celle-ci reconnaît pour cause l'hyperémie vasculaire et la prolifération ou développement endogène plus ou moins considérable des corpuscules de tissu cellulaire ; ces derniers peuvent toutefois être simplement distendus par une masse albumineuse homogène ou finement granulée.

Le tissu qui enveloppe l'abcès peut enfin être envahi à son tour par la suppuration et être détruit dans toute son étendue ou seulement sur un point limité. C'est à cette dernière circonstance qu'est due l'ouverture ou perforation de l'abcès.

Il ne faut pas confondre avec les abcès ordinaires ceux que l'on désigne sous le nom d'*abcès métastatiques*. Ce n'est qu'à la suite d'une suppuration, le plus souvent aiguë, de certains points de l'organisme, surtout des parties externes et des os, que l'on observe ces derniers, particulièrement dans les poumons, le foie, la rate et les reins. Leur nombre est ordinairement considérable et ils siégent de préférence à la périphérie des organes. Quant à leur forme, elle est plus souvent conique que ronde. Tantôt ils ressemblent, dès le début, aux abcès ordinaires, tantôt ils constituent d'abord des noyaux hémorrhagiques qui, se désagrégeant progressivement du centre à la périphérie, finissent assez fréquemment par se transformer en foyer purulent (voy. p. 241).

Le pus peut se présenter pur ou mélangé à un liquide séreux (*exsudat séro-purulent*), à du mucus (*catarrhe des membranes muqueuses, blennorrhée, pyorrhée*), à un exsudat fibrineux (*exsudat fibrino-purulent*), au sang, au suc cancéreux, etc.

On est parvenu par voie expérimentale, à connaître exactement le *mode de production du pus* dans certaines régions du corps.

La question de l'origine du pus a reçu dans ces derniers temps une solution tout à fait inattendue. En effet, tandis que l'on considérait naguère encore le sérum du pus comme un liquide provenant du sang par extravasation, et les globules purulents comme une production du tissu affecté (épithélium, tissu cellulaire, etc.), les observations microscopiques les plus récentes, instituées sur les organes enflammés d'animaux vivants, nous forcent à admettre, qu'au moins dans certains tissus les corpuscules du pus ne sont que des globules blancs du sang extravasés. Il est plus que probable qu'il en est de même dans d'autres tissus, en particulier dans les tissus épithéliaux et glandulaires. Toutefois, les preuves positives à ce sujet nous font encore défaut. Quoi qu'il en soit, les cellules purulentes que contiennent les exsudats fibrineux et muqueux, ne se produisent jamais dans l'exsudat, mais proviennent de l'épithélium sous-jacent ou bien d'autres tissus, grâce à la propriété remarquable que possèdent ces cellules de se mouvoir spontanément.

D'après les idées qui ont dominé jusqu'à présent, la production des cellules purulentes ne se distingue pas essentiellement de celle des autres néoplasmes cellulaires. A l'intérieur des caillots sanguins (thrombus, noyaux hémorrhagiques), on en attribuait le développement à la subdivision des globules du sang. Dans les tissus, on croyait pouvoir en expliquer la présence par le développement endogène ou la division répétée des corpuscules de tissu conjonctif et osseux, des noyaux des capillaires, etc. On attribuait la même origine au pus des membranes recouvertes d'une simple couche épithéliale, ainsi qu'à celui des membranes séreuses. On supposait que les cellules purulentes, produites aux dépens des cellules du tissu conjonctif des membranes séreuses, se frayaient un passage à travers la substance fondamentale ramollie, et parvenaient ainsi dans les cavités séreuses. Quant aux globules purulents qui se rencontrent à la surface de toutes les membranes munies de plusieurs couches superposées d'épithélium, on les faisait provenir de celui-ci, ou bien, en même temps, des cellules du tissu conjonctif sous-jacent.

Depuis l'époque où, par ses recherches sur le mésentère et la cornée, Cohnheim a reconnu dans l'extravasation des globules blancs du sang l'origine des globules du pus, d'autres observateurs ont confirmé par leurs expériences la vérité de ses assertions (voy. p. 542 et 547).

Les observations faites sur le cadavre humain concordent également assez bien dans leur ensemble avec sa manière de voir. Il n'est pas jusqu'à la suppuration épithéliale qui ne puisse être interprétée de cette façon (voy. plus bas).

Quant à savoir si les globules purulents sont susceptibles de se multiplier eux-mêmes, si, en un mot, le pus peut produire du pus, c'est une question à l'égard de laquelle nous ne sommes pas encore à même de nous prononcer; quoi qu'il en soit, le fait n'a pu encore être démontré d'une façon positive.

Toutes les fois que, après sa production, le pus n'est pas immédiatement éliminé, soit spontanément, soit à travers une ouverture artificielle, il subit diverses métamorphoses.

Ces modifications portent aussi bien sur les globules que sur le sérum du pus et ont une grande importance, tant pour le pus lui-même que pour l'organe affecté et parfois pour l'organisme tout entier.

L'*évacuation du pus* se fait à la surface de la peau et des membranes muqueuses qui aboutissent à l'extérieur. Pour que le pus des organes profonds puisse être éliminé, il faut qu'il se crée préalablement une communication avec ces surfaces.

La *résorption du pus*, ou pour mieux dire, la résorption de son sérum non altéré et de ses globules préalablement transformés en graisse, s'accomplit plus ou moins complétement, aussi bien lorsqu'il est contenu dans les cavités naturelles du corps, que lorsqu'il se présente sous forme d'abcès ou d'infiltration.

C'est dans les cavités naturelles et les abcès complétement clos ou n'ayant avec le dehors qu'une communication difficile, qué l'on observe avec le plus de fréquence l'*épaississement* ou *métamorphose caséeuse du pus*, résultant de la résorption du sérum et de l'atrophie simple, parfois graisseuse, ou bien de la calcification partielle des corpuscules purulents. En pareil cas, le pus prend l'aspect d'une masse gris jaunâtre, épaisse, plus ou moins sèche, parfois caséeuse, ayant avec le tubercule jaune la plus grande ressemblance. C'est pour cette raison que l'on désigne cette métamorphose sous le nom de *tuberculisation du pus*.

Certaines tuberculisations (pulmonaire, des glandes lymphatiques, des os, etc.) ne sont en réalité que des dépôts de pus ainsi modifié (voy. p. 473).

S'il faut s'en rapporter à Billroth, le pus peut, en certains cas, constituer de prime abord des foyers d'apparence caséeuse ; c'est ce qui arrive lorsqu'il se produit dès le début une grande accumulation de cellules de nouvelle formation, sans sécrétion de substance intercellulaire liquide, à cause du peu de vascularité de la partie. Billroth nomme ce processus « *nécrose sèche ou avasculaire.* »

On peut observer quelque chose d'analogue en passant un séton sous la peau d'un lapin. Au bout de quelques jours, on trouve le fil entouré non pas de pus ordinaire, mais d'une matière caséeuse jaune.

Dans les grandes collections de pus, la *métamorphose crétacée*, à moins d'être partielle, ne s'observe qu'exceptionnellement. Elle donne lieu à la production de concrétions de consistance variable, parfois pierreuse.

La *métamorphose muqueuse* peut se rencontrer dans les cavités purulentes (grandes ou petites), dans le pus des vésicules pulmonaires, (comme dans la pneumonie), etc. Elle consiste dans la dégénérescence muqueuse des globules et peut-être aussi dans une modification du sérum du pus.

La *décomposition* ou *fonte putride du pus* consiste dans la transformation de celui-ci en un liquide ténu, tantôt pâle, tantôt brunâtre (lorsqu'il contient du sang) connu sous le nom de *sanie*, dont l'odeur est désagréable, et qui exerce une action corrosive sur les tissus normaux ou pathologiques. Examiné au microscope, ce liquide ne présente qu'un petit nombre (quelquefois très-restreint) de globules de pus. Ceux-ci ont perdu leur aspect granulé, mais leurs noyaux continuent à être visibles. On y remarque en outre des globules vides, graisseux et d'autres simplement atrophiés.

Les *causes de la suppuration* se confondent avec celles de l'inflammation poussées à un certain degré. Aux parties externes, ce sont notamment les blessures, dans lesquelles pénètrent des corps étrangers plus ou moins irritants. Parmi les organes internes, il en est qui passent très-facilement à la suppuration (membranes muqueuses et séreuses, poumons) ; d'autres plus rarement (muscles, os) ; d'autres enfin très-rarement, comme la glande thyroïde.

D'après les recherches de Billroth (*Arch. d. Chir.*, VI, p. 372) et de Weber (*ib.*, V, p 305. *Hdb.*, p. 398), le pus jouit lui-même de la propriété de déterminer l'inflammation ; celui de bonne nature provoque l'inflammation franche, et le pus corrompu l'inflammation putride et même gangréneuse. Cette propriété persiste dans le pus desséché pendant quatre à six semaines. On ignore encore si c'est dans le sérum ou les globules que réside le principe contagieux. — Pieringer a constaté que le pus blennorrhagique dilué dans cent fois son volume d'eau, agit encore sur les autres membranes muqueuses. Le principe infectieux de la morve, du sang-de-rate, de la variole et du typhus exanthématique persiste assez souvent pendant plusieurs semaines et même plusieurs mois.

On a confondu souvent l'*exsudat croupal* avec l'exsudat fibrineux, qui lui ressemble beaucoup en apparence. Il en diffère cependant essentiellement par ses propriétés et son origine, et se rapproche beaucoup plus, en réalité, de l'exsudat purulent.

L'exsudat croupal ne se rencontre que sur les organes dont la surface est tapissée d'un épithélium vrai. On le trouve en conséquence sur les membranes muqueuses et leurs ramifications immédiates dans les glandes correspondantes (poumons, reins et plus rarement dans d'autres glandes volumineuses munies d'un conduit excréteur) ; il peut se présenter aussi, mais modifié, sous la couche cornée de la peau, où il se confond plus ou moins avec les exsudats muqueux et purulents qui s'y trouvent. Les membranes muqueuses se couvrent d'une substance gris blanchâtre, uniforme, régulièrement ou irrégulièrement réticulée, peu transparente, élastique, analogue à la fibrine récemment coagulée et privée de globules de sang rouge : cette substance prend le nom de *membrane croupale*. Elle adhère assez fortement aux tissus sous-jacents et, selon la disposition des surfaces sur lesquelles elle se dépose, elle est plane ou tubulaire, arrondie ou cylindrique. Au bout de quelque temps, sa couleur devient plus foncée et tend à passer au jaune ou au blanc sale ; elle perd de son élas-

ticité et cesse d'être adhérente à la membrane muqueuse sous-jacente.
Celle-ci qui dès le début est fortement congestionnée, ne se gonfle
cependant que d'une façon relativement peu prononcée. Après l'élimination de la pseudo-membrane et la rétrocession de l'hyperémie, la
muqueuse peut redevenir entièrement normale, si la mort ne survient pas auparavant. En d'autres endroits, comme par exemple dans
les alvéoles pulmonaires et les canalicules urinifères, l'exsudat croupal présente une forme arrondie ou cylindrique et ne peut être distingué clairement qu'avec le secours du microscope.

L'*exsudat croupal diphthéritique* se présente sur les mêmes points
que le précédent ; il affectionne cependant tout particulièrement le
voile du palais et le voisinage immédiat de celui-ci. Tantôt la surface
de la membrane muqueuse se comporte, relativement à la production pseudo-membraneuse, de même que pour l'exsudat croupal,
tantôt on n'y remarque que des taches isolées (dépôts) plus ou
moins grandes, présentant du reste tous les caractères de l'exsudat
croupal diphthéritique.

En même temps, la membrane muqueuse, assez fréquemment
aussi la couche sous-muqueuse et même les couches plus profondes,
sont tellement remplies de globules et de noyaux libres de pus et çà
et là de sang extravasé, que ces tissus en sont épaissis, anémiés, et
semblent être infiltrés d'une substance grise, gris jaunâtre ou brun
rougeâtre, et que dans les formes graves de l'affection, le retour à
l'état normal n'est plus possible, et la guérison n'a lieu que par élimination gangréneuse des parties infiltrées.

L'exsudat croupal et l'exsudat croupal-diphthéritique peuvent se
combiner dans toutes les proportions, avec prédominance de l'un ou
de l'autre.

L'*exsudat diphthéritique* proprement dit peut ne donner lieu qu'à
l'infiltration de la membrane muqueuse, etc., par des globules purulents et des noyaux libres. L'épithélium qui le recouvre n'offre que
des modifications secondaires (exfoliation simple, ramollissement, etc.)

Examinée au microscope, la membrane croupale ordinaire ainsi
que celle qui recouvre les muqueuses diphthéritiques, se présente sous
forme d'un réseau clair, homogène, brillant, dont les mailles larges
de $\frac{1}{100}$ à $\frac{1}{1000}$ de ligne, constituent des vacuoles généralement arrondies,
renfermant de la sérosité ou bien un et rarement plusieurs globules
purulents ou noyaux libres, dans quelques cas aussi des globules
rouges de sang. Lorsque la muqueuse atteinte possède un épithélium
stratifié, le feuillet superficiel de celui-ci (épithélium vibratile des

voies aériennes, couche épithéliale cornée de la peau, de la bouche, etc.) recouvre encore, au commencement, la face supérieure (libre) de la membrane ; mais, plus tard, on n'en trouve plus de trace, le réseau est alors dénudé ou recouvert de diverses espèces de cryptogames. Sa face inférieure (tournée vers le derme cutané, muqueux, etc.) est limitée par la surface de la membrane muqueuse, etc., hyperémiée ou infiltrée de cellules. La substance réticulée oppose une résistance très-remarquable à l'action de la chaleur et des réactifs chimiques.

La membrane croupale se substitue, en quelque sorte, à l'épithélium dont elle occupe la place. Elle doit sa production, selon toute probabilité, à la migration de globules blancs du sang à l'intérieur des cellules épithéliales. On sait que, dans la suppuration épithéliale ordinaire, la destruction de l'épithélium est amenée principalement par ramollissement, etc. Mais ici, au contraire, l'épithélium se transforme en masses d'aspect caractéristique, dont les débris non remplis de cellules constituent une substance réticulée résistante, analogue à la fibrine coagulée (voy. p. 340).

Il est probable que les masses croupales, dans la pneumonie croupale, doivent leur origine à un processus analogue. Les cylindres fibrineux des canalicules urinifères, quoique formés également par un exsudat croupal, se présentent cependant dans des conditions particulières de forme et de structure.

Jusque dans ces derniers temps, on ne possédait sur le *mode de production de l'exsudat diphthéritique et croupal* que des données assez incomplètes. Pour ce qui concerne la membrane croupale, c'est l'auteur qui, le premier, a démontré (*Arch. d. Heilk.*, 1866. VII, p. 481) qu'elle doit son origine à une métamorphose spéciale des épithéliums, et que, dans les cas de croup véritable, la membrane muqueuse sous-jacente ne présente d'autre altération que de l'hyperémie. — Ces faits, observés d'abord par l'auteur dans le croup de la gorge et des voies respiratoires, l'ont été depuis, également par lui, sur presque toutes les membranes muqueuses, notamment dans l'œsophage. (*ib.*, VIII, p. 449.) O. Bayer, de son côté, en a vérifié l'exactitude dans la pneumonie croupale franche (*ib.*, VIII, p. 546) et dans la néphrite avec cylindres fibrineux. (*Ib.*, IX, p. 156.) Le développement des cellules dans les interstices de l'épithélium, c'est-à-dire de la substance réticulée, était nécessairement resté obscur pour l'auteur; mais, aujourd'hui, grâce à la découverte de Cohnheim, cette question semble résolue, quoiqu'elle demande encore à être confirmée par l'expérimentation. En effet, de toutes les hypothèses émises à ce sujet, la plus probable est celle qui tend à considérer ces cellules comme des globules blancs extravasés. Cette hypothèse s'accorde d'ailleurs parfaitement, non-seulement avec le mode de production de la membrane croupale, que nous avons décrit plus haut, mais encore et surtout avec les recherches récentes de l'auteur sur les pustules ordinaires et hémorrhagiques de la peau, de la muqueuse de la bouche et de l'œsophage, ainsi que sur deux cas d'hémorrhagie épithéliale dans le morbus maculosus et le scorbut.

D'après l'ancienne manière de voir, l'*exsudat diphthéritique* n'est qu'un exsudat fibrineux ordinaire, qui, au lieu d'être déposé en totalité ou en partie sur la surface libre du tissu enflammé, est entièrement ou presque entièrement renfermé dans l'épaisseur de ce tissu, dont il occasionne la gangrène par la compression qu'il exerce sur ses vaisseaux.

Virchow n'admet pas l'existence d'un exsudat (*Hdb. d. Path.*, I, p. 292. *Deutsche Klin.*, 1864, n° 4). D'après cet auteur, les éléments du tissu, particulièrement les cellules, se remplissent rapidement d'une substance trouble, et se détruisent en mettant en liberté de la graisse. — Dans cette théorie, c'est donc à la nécrobiose que revient le rôle principal. — D'après Buhl, l'exsudat diphthéritique (*diphthérite, diphthérie, nécrose aiguë*, etc.) est dû à une prolifération d'apparence fibrineuse du tissu cellulaire des surfaces libres et du parenchyme, poussée à un tel degré, qu'elle détermine la compression des vaisseaux, primitifs et nouvellement formés, en conséquence l'anémie, et finalement la destruction des tissus ancien et nouveau. C'est à l'apparition d'un nombre considérable de molécules dans les cellules et le liquide parenchymateux, que l'exsudat doit le trouble et la coloration jaune qu'il présente, ainsi que sa sécheresse et sa friabilité. — Si la portion mortifiée se détache, elle laisse après elle une perte de substance ou un ulcère, qui, limité parfois à la fausse membrane, s'étend aussi, dans d'autres cas, à la membrane sous-jacente. Quand l'eschare ne se forme qu'aux dépens de la fausse membrane, l'activité régénératrice de l'épithélium sous-jacent finit par en occasionner le décollement. Dans les cas où la fausse membrane conserve ses adhérences, elle subit la métamorphose caséeuse et constitue alors une variété des produits connus sous le nom de *masses tuberculeuses jaunes*. Arrivée à ce point, elle peut encore être résorbée, ou bien se détacher par fragments, en laissant après elle une solution de continuité. Si l'eschare envahit la membrane située au-dessous de l'exsudat, celle-ci subit la même dégénérescence ; ou bien il se produit, lors de l'élimination de l'eschare, une perte de substance qui peut être comblée par du tissu cellulaire.

Dans un mémoire récent (*Ztschr. f. Biol.*, 1868, III, p. 541), Buhl attribue, de même que l'auteur (voy. plus bas), l'infiltration diphthéritique à des cellules, analogues aux globules blancs du sang, mais particulièrement à des noyaux libres. D'accord en cela avec tous les autres, il attribue le rôle essentiel à la grande abondance des noyaux, ainsi qu'à l'anémie et à la gangrène qui en sont la conséquence. Il signale en outre l'analogie qui existe entre les produits de l'infiltration diphthéritique et ceux d'autres maladies d'infection, par exemple du chancre induré, de l'infiltration tuberculeuse, de la méningite cérébro-spinale épidémique. D'après lui, la diphthérite est une maladie générale, à laquelle il propose de donner le nom d'*escharification aiguë, nécrose aiguë des tissus*, en lui assignant une place à côté de la nécrose inflammatoire, typhique, scarlatineuse, tuberculeuse, etc., des tissus. — Le croup et la diphthérie sont pour lui deux affections parfaitement distinctes.

Tout en restant fidèle à ma manière de voir à l'égard de la fréquence du développement simultané et des relations réciproques de l'exsudat croupal et diphthéritique, je ne puis pas contester cependant que chacun d'eux ne puisse se présenter isolément. — Quant à savoir si les cellules et les noyaux de l'infiltration diphthéritique se produisent dans le tissu lui-même, ou bien si les premières ne sont que des globules blancs du sang extravasés, et si les seconds ont la même origine ou sont formés dans le tissu, c'est ce que je ne me hasarde pas à décider.

L'exsudat diphthéritique et l'exsudat croupal se présentent tantôt isolément, tantôt accompagnés d'un exsudat catarrhal ordinaire. Dans la plupart des cas mortels de croup laryngé, on trouve un exsudat diphthéritique au voile du palais ; et tandis que la moitié inférieure du larynx, la trachée et les premières bronches présentent un exsudat croupal, on rencontre dans les ramifications bronchiques secondaires, surtout du lobe pulmonaire inférieur, un exsudat catarrhal ou mucopurulent.

On désigne sous le nom d'*exsudats hémorrhagiques*, ceux qui contiennent un grand nombre de globules rouges du sang, le plus souvent en quantité tellement considérable que l'exsudat en acquiert une coloration rouge plus ou moins prononcée. Outre les globules rouges, ces exsudats renferment, soit du sérum (*exsudats séro-hémorrhagiques*), soit du mucus (*exsudats muco-hémorrhagiques*), soit de la fibrine (*exsudats fibrino-hémorrhagiques*), soit enfin du pus (*exsudats pyo-hémorrhagiques*). Le sang peut se rencontrer combiné dans toutes les proportions possibles avec l'une ou l'autre de ces matières.

Les causes qui produisent les exsudats hémorrhagiques ne nous sont pas bien connues. Leurs causes générales résident tantôt dans l'hyperémie congestive intense qui accompagne toute inflammation aiguë, tantôt dans certaines dispositions de structure des organes enflammés, de ceux en particulier dont les vaisseaux capillaires sont à découvert, ou ne sont entourés que par un tissu trèsmou et dépressible, comme à l'état normal, les capillaires des poumons et du cerveau, les vaisseaux des surfaces érodées et ulcérées de la peau et des muqueuses, les vaisseaux d'un grand nombre de tissus enflammés. Enfin, parmi les causes générales des exsudats hémorrhagiques, il en est qui résident dans certaines conditions inconnues de la paroi vasculaire, du sang ou de l'ensemble de l'organisme comme dans le scorbut, l'hémophilie, etc. (voy. p. 255).

Dans les exsudats hémorrhagiques, l'extravasation des globules rouges du sang peut s'effectuer en même temps que celles des autres éléments qui concourent à la formation de l'exsudat (sérum, corpuscules purulents, etc.) et c'est ce qui a lieu probablement dans la pneumonie croupale, la variole hémorrhagique, dans un grand nombre d'inflammations aiguës du cerveau et des reins ; parfois l'épanchement de sang ne vient s'ajouter que consécutivement à une exsudation de nature différente.

Il est probable que l'extravasation des globules rouges s'accomplit suivant un mode qui varie d'après les circonstances. Elle se produit tantôt à la suite d'une déchirure de la paroi vasculaire (*per rhexin*), tantôt sans lésion appréciable de cette dernière (*per diapedesin* ou *per anastomosin*, v. p. 247). Grâce à l'état actuel de nos connaissances sur l'origine des globules du pus et aux recherches sur l'inflammation que nous avons rapportées plus haut (p. 542), il nous est aisé de nous rendre compte de ce dernier mode d'extravasation sanguine. Il est un fait qui est déjà reconnu depuis longtemps, c'est la présence constante ou fréquente des corpuscules rouges du sang dans les produits d'exsudation, de quelques inflammations des poumons (*crachats rouillés*), du cerveau (*ramollissement inflammatoire rouge*) et de la muqueuse intestinale. — Un certain nombre d'affections inflammatoires peuvent être nettement distinguées les unes des autres, selon que le sérum exsudé contient des globules blancs ou des globules rouges du sang. C'est même là le seul caractère différentiel que, pour ma part, j'ai pu trouver entre la pustule hémorrhagique ou noire et la pustule non hémorrhagique ou commune de la variole vraie, tant à la peau que sur les membranes muqueuses. On sait, en effet, que l'on ne rencontre à l'intérieur des cellules de la couche moyenne et inférieure de l'épiderme (transformées en grandes vésicules) que des globules rouges dans le premier cas, et des globules blancs dans le second. En outre, on peut rencontrer au-dessous de la muqueuse pharyngienne infiltrée par la diphthérite, des couches d'exsudat croupal, dont la substance réticulée (déjà décrite) ne contient dans ses interstices que des globules rouges du sang.

Parfois la couleur rouge d'un exsudat ne provient pas de la présence du sang dans ce dernier, mais de la transsudation de la matière colorante de ce liquide, ainsi qu'on en voit des exemples dans les inflammations hypostatiques et asthéniques.

Nous nous réservons de parler plus tard des exsudats hémorrhagiques provenant des vaisseaux de nouvelle formation.

On ne connaît encore rien de positif à l'égard des *propriétés chimiques des exsudats*, attendu que l'on ne peut presque jamais les examiner à l'état de fraîcheur et rarement dans toute leur pureté, et en outre à cause de l'insuffisance de nos connaissances sur les corps protéiniques, etc.

La *néoplasie de tissus, qui constitue la troisième phase essentielle de l'inflammation*, n'est nullement constante ; elle ne se produit qu'à la suite de causes bien déterminées (blessures), qu'en certains endroits (membranes séreuses) et consécutivement à un grand nombre d'inflammations chroniques.

Les tissus de nouvelle formation peuvent ressembler complétement ou tout au moins en ce qu'ils ont d'essentiel, aux tissus physiologiques, ou bien n'avoir avec ceux-ci aucune analogie. Dans le premier cas, on désigne la néoplasie des tissus sous le nom de *régénération* ou de *cicatrisation* (voy. p. 388) ; d'*hypertrophie inflammatoire* ou d'*induration* (voy. p. 396) ; ou bien de *pseudo-membrane* (voy. p. 409). Les tissus de nouvelle formation eux-mêmes consistent ordinairement, et sur presque tous les points, en tissu cellulaire avec vaisseaux, et (quand la lésion atteint un os ou son voisinage) en tissu osseux ; dans les tissus composés de substance cytogène, c'est cette dernière qui constitue la néoplasie. Dans d'autres cas moins fréquents, ce sont des néoplasmes hétérologues qui se produisent, tels que le tubercule, le carcinome, etc.

Nous nous sommes déjà occupés précédemment de la néoplasie du tissu conjonctif et osseux, de celle des vaisseaux, du tubercule, du cancer, etc. Mais comme la production des fausses membranes (constituant les inflammations dites adhésives toutes les fois qu'elle a lieu sur les membranes séreuses, synoviales et muqueuses) est considérée ordinairement comme étant une dépendance du processus inflammatoire, c'est ici le liéu de nous étendre sur ce sujet.

Lorsqu'une inflammation adhésive se déclare sur une membrane séreuse et synoviale, il se produit rapidement sur la séreuse, la synoviale (et le cartilage articulaire) un tissu de granulation très-vasculaire. Les vaisseaux de nouvelle formation des deux parois opposées de la membrane séreuse, etc., tendent les uns vers les autres et finissent par se confondre. Alors, tandis qu'une partie des vaisseaux subit la métamorphose régressive, d'autres acquièrent des parois plus épaisses et deviennent plus volumineux; en même temps, le tissu de granulation produit du tissu conjonctif qui subit la rétraction cicatricielle, déterminant l'oblitération totale ou partielle de la cavité séreuse ou articulaire.

La *prolifération fibrinoïde du tissu conjonctif des membranes séreuses*, confondue jusque dans ces derniers temps avec l'exsudation fibrineuse, n'est, en définitive, que la conséquence d'une exubérance dans la végétation du tissu cellulaire de ces membranes. Des coupes verticales permettent d'y distinguer : une couche inférieure formée par la membrane séreuse gonflée et remplie de noyaux ; une seconde couche, superposée à la précédente, vascularisée, composée de cellules rondes et fusiformes et de noyaux, ainsi que d'une substance intercellulaire manifestement fibrillaire ou homogène ; enfin, une couche supérieure non vascularisée, pauvre en cellules, et constituée par de la fibrine d'aspect homogène. On trouve, disséminées sur cette dernière, des cellules épithéliales en voie de dégénérescence graisseuse ou muqueuse ou de prolifération nucléaire. Il n'existe pas de limite bien précise entre les deux couches inférieures, tandis qu'une ligne de démarcation très-nette, droite ou ondulée, en sépare la supérieure (Buhl).

C'est Buhl qui a démontré irréfutablement, au moyen d'injections artificielles, l'existence de vaisseaux dans les exsudats, même de date récente, et leur communication avec les vaisseaux primitifs. Sur le cadavre, ces vaisseaux sont presque toujours exsangues, et c'est à cette circonstance qu'est dû l'aspect fibrineux de ce tissu desmoïde. Il est probable, du reste, qu'ils ne contiennent ordinairement, même pendant la vie, que fort peu de sang, comme tendent à le faire supposer l'extrême ténuité de leurs parois et l'exsudation considérable de matériaux nutritifs attirés par le tissu cellulaire végétant. De nouvelles productions vasculaires se présentent sous forme de houppes implantées perpendiculairement sur la membrane séreuse. Selon Buhl, il n'y a entre la couche supérieure et les couches sous-jacentes d'autre différence que celle qui résulte de l'absence de vaisseaux et du petit nombre de cellules. Je la crois, pour ma part, de nature fibrineuse.

Le sérum qui accompagne la fibrine desmoïde constitue l'exsudat proprement dit. Il provient presque en totalité des vaisseaux de nouvelle formation ; d'autant plus que ceux-ci décrivent des courbes plus nombreuses et plus étendues, et qu'ils jouissent, en outre, d'une perméabilité plus grande qui y détermine un ralentissement très-prononcé de la circulation. Il arrive, parfois, que le sérum, surtout lorsqu'il est exposé à l'air, se sépare de la fibrine, qui reste ordinairement en suspension dans le liquide. Dans d'autres cas, les caillots fibrineux dépendent d'une lésion ou d'une déchirure de la couche vasculaire et de l'extravasation consécutive de la fibrine. Le plus souvent, néanmoins, la fibrine semble se produire à l'intérieur même des vaisseaux de nouvelle formation.

Quand il existe un exsudat hémorrhagique, celui-ci doit son origine à la déchirure des extrémités les plus superficielles des vaisseaux nouveaux de la fibrine desmoïde. Le sang imbibe alors en partie l'exsudat fibrineux lui-même et s'écoule en partie à la surface de ce dernier, mélangé aux produits de la transsudation séreuse. Si, ce qui est plus rare, les vaisseaux se déchirent à leur base, le sang soulève par fragments la couche fibrineuse.

L'inflammation adhésive, c'est-à-dire avec production d'adhérences entre deux surfaces opposées, peut se présenter également sur les muqueuses, toutes les fois qu'après la destruction de leur épithélium elles se transforment en tissu de granulation vasculaire.

C'est sur les follicules solitaires de la muqueuse pharyngienne et intestinale, assez souvent aussi sur les amygdales et les glandes lymphatiques que l'on trouve des exemples de néoplasie du tissu cytogène, consécutive à l'inflammation de ces parties. Tantôt cette néoplasie se borne aux seuls éléments cellulaires, qui finissent presque toujours par se détruire sous l'influence de l'atrophie, avec ou sans ulcération ; tantôt elle atteint en même temps la trame délicate, et, dans ce cas, détermine souvent des hypertrophies permanentes ; tantôt enfin elle ne porte que sur la trame et les cloisons de tissu cellulaire.

La dernière phase de l'inflammation consiste dans la métamorphose régressive ou la dégénérescence.

Il n'y a pas d'inflammation sans dégénérescence : celle-ci, toutefois, est souvent tellement limitée que la régénération complète des tissus est encore possible. Nous en avons un exemple frappant dans l'infiltration albumineuse, pourvu qu'elle ne soit pas trop prononcée, et il est probable qu'il en est de même aussi dans les cas légers d'infiltration séreuse et de métamorphose graisseuse. C'est, en outre, ce qui s'observe dans les inflammations dites catarrhales qui ne déterminent qu'une hypersécrétion du mucus avec suppuration généralement peu prononcée, et dans lesquelles les épithéliums sont complétement épargnés ou bien ne se détruisent que dans leurs couches superficielles pour se reproduire promptement.

Dans d'autres cas, la gravité des différentes dégénérescences inflammatoires peut être si grande, que le retour complet à l'état normal en devient impossible. C'est ce qui s'observe, par exemple, dans l'infiltration albumineuse et séreuse dépassant certaine limite, dans les métamorphoses graisseuse et croupale, dans le ramollissement muqueux. Ces processus atteignent les cellules de tout genre, mais s'attaquent de préférence à celles de l'épithélium et des glandes ; les fibres, en particulier les fibres musculaires et nerveuses ; les substances fondamentales, comme celles des tissus conjonctif, cartilagineux et osseux.

Les éléments qui, dans les tissus, sont atteints de dégénérescence, sont inévitablement voués à la destruction. La possibilité d'une ré génération complète est subordonnée au genre et à la durée de l'inflammation, à la nature du tissu affecté, au degré de participation des parties voisines, etc.

On observe la régénération complète dans la plupart des tissus épithéliaux, parfois dans les fibres musculaires et le tissu osseux, tandis que les tissus glandulaires et nerveux conservent après la guérison la trace indélébile de la lésion qu'ils ont subie.

C'est dans le tissu nerveux et notamment dans le cerveau et la moelle épinière ainsi que dans le tissu osseux, que la dégénérescence inflammatoire se présente dans toute son évidence. Elle est fort prononcée également ment dans un grand nombre d'inflammations chroniques, où, à côté de la néoplasie de tissu conjonctif, il n'est pas rare d'observer la disparition complète des éléments glandulaires et nerveux que contenait ce tissu.

La substance compacte de l'os, composée d'une substance fondamentale organique et de sels calcaires, peut disparaître et, dans ce cas, l'os devient poreux. L'atrophie commence, d'un côté, dans les vaisseaux et les canalicules médullaires, de l'autre, dans les corpuscules osseux. Le tissu conjonctif de la surface extérieure des vaisseaux et le tissu médullaire donnent naissance à des granulations et à des globules purulents, en nombre plus ou moins considérable. La compression exercée par le tissu d'une part, et la diminution dans l'afflux du sang, d'autre part, amènent la disparition atrophique de la substance osseuse, produisant des lacunes régulières ou irrégulières. Aux corpuscules osseux se substituent des globules de pus, dont le nombre s'accroît à mesure que les vacuoles, dans lesquelles se trouvent les cellules osseuses, prennent plus d'extension. Consécutivement à ce phénomène, on observe parfois une dilatation de la cavité des corpuscules et de leurs appendices, mais le plus souvent on ne trouve plus, à la place qu'ils occupaient, que de petites cavités rondes, qui semblent être pratiquées à l'aide du ciseau. Ces cavités, décrites d'abord par Howship, doivent leur origine, selon Virchow, Förster et d'autres, à un trouble nutritif développé dans la substance fondamentale et ayant son point de départ dans les corpuscules osseux. D'après Billroth, elles sont la conséquence de l'action mécanique qu'exerce le tissu de granulation sur l'os, et, en effet, elles se produisent également sur l'os mort et sur des lamelles d'ivoire, mis en contact avec ce tissu dans un but expérimental.

On a voulu, dans ces derniers temps, faire rentrer l'ulcération dans les limites de la suppuration et de ses conséquences. Suivant cette manière de voir, la partie qui doit s'ulcérer se transforme en un tissu composé de petites cellules, mou, et qui finit par devenir mobile et fluide, c'est-à-dire *purulent*. Pour nous, il n'existe de processus ulcératif que dans les ulcères proprement dits.

La suppuration et la granulation ne se confondent pas avec l'ulcération, car, ce qui caractérise cette dernière, c'est un travail de destruction progressif, n'ayant aucune tendance, momentanément du moins, vers la cicatrisation. On constate, en outre, dans l'ulcération un fait très-caractéristique, c'est-à-dire l'absence, souvent absolue, de tout phénomène réactionnel de la part des tissus les plus rapprochés. L'ulcère ne suppure pas, il sécrète de la sanie.

L'apparition de la vascularisation et du pus signale déjà une tendance vers la guérison; l'ulcère se nettoie, la destruction moléculaire des tissus s'arrête et le bourgeonnement commence.

C'est la destruction moléculaire des tissus qui joue le rôle principal dans le développement de l'ulcère : *l'ulcération est une nécrose moléculaire* (Roser). Les phénomènes réactionnels des éléments cellulaires dans l'ulcération peuvent quelquefois faire défaut ou être insignifiants, tandis qu'ils prédominent dans d'autres cas. Il arrive parfois qu'une prolifération vraiment colossale de petites cellules transforme complétement le tissu, avant qu'il ne soit détruit par l'ulcération; c'est ce qui s'observe par exemple dans la gangrène nosocomiale (Demme), le cancer exulcérant, le lupus, etc. (Volkmann, *Arch. f. klin. Chirurgie*, 1863, IV, p. 458.)

Pour d'autres détails, voy. p. 345 et suiv.

Les *symptômes de l'inflammation* ne se réduisent pas aux caractères principaux que nous avons mentionnés : rougeur, chaleur, tuméfaction, douleur et trouble fonctionnel, qui appartiennent tout particulièrement aux inflammations de la peau et du tissu cellulaire sous-cutané, ainsi qu'à celles des muqueuses visibles.

La *rougeur inflammatoire* correspond, en général, à l'hyperémie congestive (voy. p. 209 et 549).

Le *degré de la tuméfaction* est subordonné surtout à la nature, à la quantité et au siége de l'exsudat, de la suppuration ou de la néoplasie. Il varie également selon le genre de tissus et d'organes enflammés. On comprend, dès lors, qu'il soit pour ainsi dire impossible d'en donner une description générale.

C'est surtout dans les parties qui contiennent de nombreux nerfs sensibles et dont la distension rencontre des obstacles que la *douleur inflammatoire* est violente : inflammation de la pulpe dentaire, suppuration sous l'ongle, sous la peau résistante des doigts, sous les fascias et le périoste; gonflement inflammatoire rapide de certaines glandes. Un grand nombre d'affections inflammatoires de la peau et particulièrement des muqueuses n'occasionnent aucune douleur. D'un autre côté, celles des membranes séreuses sont quelquefois très-douloureuses, et presque toujours la violence de la douleur est en raison directe de l'intensité de l'inflammation. Tantôt elle ne présente aucune rémission, tantôt elle est sujette à des exacerbations, tantôt elle disparaît à intervalles irréguliers, rarement réguliers. Les caractères de ce symptôme sont extrêmement variables ; aux parties externes, elle s'accompagne souvent d'une sensation de battement et de pulsation. La douleur peut être circonscrite au point enflammé ou bien se présenter sur tout le parcours des nerfs de la partie (suppuration du doigt) ; parfois elle se propage à d'autres branches du nerf, dans l'odontalgie par exemple à différentes ramifications du nerf trijumeau. Parfois on ne sait quelle cause assigner à la douleur : douleur le long de la surface interne de la cuisse correspondante dans l'orchite, douleur du genou dans la coxalgie, de l'épaule gauche dans l'inflammation du cœur et de l'épaule droite dans l'hépatite.

La douleur de l'inflammation est produite, soit par compression ou par tension des nerfs, soit par des troubles nutritifs ou des altérations des extrémités nerveuses, dont la nature nous est encore inconnue.

Pour que le malade ait le sentiment de la *chaleur inflammatoire* et de l'augmentation de la température locale, il faut, au moins dans la plupart des cas, que le siége de l'affection soit superficiel. Il est rare qu'elle soit perçue dans les inflammations des organes internes. En général, l'augmentation de la température est persistante, et son intensité proportionnée à celle du processus inflammatoire. Il serait assez difficile d'en expliquer l'origine : elle doit, néanmoins, résulter en partie de l'afflux plus considérable de sang vers l'organe enflammé et peut-être aussi de l'exagération de l'échange des matériaux de la nutrition.

Dans les foyers inflammatoires, la température ne subit pas seulement une élévation objective réelle, elle possède aussi un pouvoir rayonnant plus considérable. Qui ne sait, en effet, que les compresses froides, appliquées sur les parties enflammées, s'échauffent rapidement et que même, en recourant à la glace, on ne tempère que difficilement la chaleur locale. Hunter a démontré qu'en général la température des parties enflammées n'est pas plus élevée que celle des parties internes, chez l'homme comme chez les animaux. Mais, comme la partie enflammée reçoit plus de sang artériel, et un sang dont la température en cas de fièvre est augmentée, les parties superficielles, accoutumées à une chaleur plus modérée, en éprouvent une sensation de cuisson intolérable. Bärensprung a démontré qu'il existe une augmentation réelle du pouvoir rayonnant dans l'inflammation, en constatant que le thermomètre s'élève d'un degré environ en 0,7 minutes (moyenne que l'on rencontre également dans la fièvre), tandis que, dans les cas d'inflammation cutanée, il s'élève dans la première minute de 8,6°, encore plus que dans la fièvre, qui, dans ce laps de temps, ne donne que 6,9° d'élévation.

Toutefois, quoiqu'il y ait incontestablement une production plus grande de calorique dans les tissus enflammés que dans ceux où l'échange des éléments organiques s'accomplit normalement, cet excès de chaleur doit se réduire à fort peu de chose, et c'est à peine si on peut l'évaluer. En effet, dans une partie sillonnée par tant de canaux contenant un liquide en mouvement, il est pour ainsi dire impossible qu'une température, autre que celle du sang, puisse se maintenir, même s'il n'existait pas, en pareil cas, une déperdition plus considérable de calorique vers l'extérieur.

Il est vrai que Hunter a constaté une augmentation de température de 3 à 4° Réaumur, mais dans quelques cas particuliers seulement, par exemple dans la tunique vaginale du testicule le jour même de l'opération de l'hydrocèle. De leur côté, Becquerel et Breschet ont trouvé, au moyen d'évaluations thermo-électriques, une élévation de 1 à 2° dans les tumeurs inflammatoires, en prenant pour point de comparaison la température de la peau et des muscles normaux.

Il résulte de plusieurs observations de O. Weber (*Deutsche Klin.*, 1864, n° 43) que la température d'un tissu enflammé peut encore dépasser celle d'une partie dans laquelle on a provoqué un développement exagéré de chaleur, par la paralysie des nerfs vasculaires et la fluxion consécutive. Cet auteur a constaté, en outre, que la paralysie des nerfs vasculaires accélère la marche du processus inflammatoire, parce que la prolifération y est plus active que dans les parties dont les nerfs vasculaires n'ont subi aucune atteinte. Il a mesuré 31 fois la température des parties enflammées sur huit animaux (dont sept chiens). En la comparant à celle de l'anus, il l'a trouvée plus élevée dans 9 cas, moindre dans 15 cas, et égale dans 6 cas. Dans toutes ces recherches, il a eu soin d'appliquer simplement le thermomètre à la surface des plaies ou, tout au plus, de l'insinuer entre les lèvres de celles-ci. Mais Weber poussa encore plus loin ses investigations. Il compara, à l'instar de J. Simon, à l'aide de l'appareil thermo-électrique, la température du sang avant son entrée et après sa sortie des tissus enflammés, avec celle du foyer inflammatoire lui-même, et ensuite avec celle de la partie correspondante et saine de l'autre moitié du corps. Dans les six observations qu'il a faites sur ce sujet, il a constamment trouvé la chaleur moins élevée à l'intérieur du rectum qu'à l'endroit enflammé : fracture, voisinage ou intérieur d'une plaie.

En dernier lieu, Weber a institué encore une série d'expériences pour déterminer le rapport existant entre la température des parties enflammées et celle du sang qui y afflue et qui en sort, toujours à l'aide du même appareil thermo-électrique. Il a constaté comme Simon, 1° que la partie enflammée est toujours plus chaude que la partie saine correspondante ; 2° que le sang artériel qui afflue vers le point enflammé est moins chaud que le foyer inflammatoire lui-même; 3° que le sang veineux qui sort de la partie enflammée présente une température moins élevée que cette dernière ; 4° que ce sang est plus chaud que le sang artériel de la même région, et 5° plus chaud également que le torrent circulatoire veineux de l'autre moitié correspondante du corps.

La fonction d'une partie enflammée est presque toujours altérée : diminuée ou tout à fait abolie.

Sous l'influence de l'inflammation, la cornée perd de sa transparence, l'os devient ordinairement impropre à son usage, la contraction musculaire est nulle, les glandes ne fonctionnent plus ou ne fonctionnent qu'incomplétement, etc. Quelquefois il ne se produit dans la fonction qu'une modification qui se caractérise surtout par l'apparition de mouvements réflexes involontaires ; par exemple, le spasme palpébral qui accompagne diverses phlegmasies oculaires, l'éternument dans l'inflammation de. la muqueuse nasale, les mouvements de déglutition dans celle de la gorge, la toux dans le catarrhe des voies respiratoires, le ténesme dans l'inflammation du rectum et le spasme vésical dans la cystite. L'altération fonctionnelle constitue, sans contredit, un symptôme important de l'inflammation, mais qui se rencontre également dans tous les autres troubles locaux de la nutrition.

Si la chaleur, la rougeur et la tuméfaction peuvent nous guider dans le diagnostic de l'inflammation des parties superficielles ou accessibles à la vue, il n'en est plus de même lorsqu'il s'agit de reconnaître les phlegmasies des organes internes. En effet, dans la plupart des cas, le désordre fonctionnel, la douleur, la chaleur, et à plus forte raison la tuméfaction et la rougeur que nous ne pouvons constater, ne nous sont d'aucun secours. Il faut alors se baser sur un certain nombre de symptômes importants, variant selon la nature de l'organe affecté, et déterminés par une modification dans les conditions physiques de celui-ci. Ainsi, par exemple, les canaux tapissés d'une membrane muqueuse se rétrécissent par le dépôt d'un exsudat sur leur surface ou par l'hyperémie, et cette diminution de calibre occasionne, chez certains d'entre eux du moins, des symptômes faciles à constater. C'est ce qui s'observe pour le catarrhe du nez, des uretères, des voies aériennes, surtout quand l'altération siége à la glotte et dans les petites bronches. Dans les phlegmasies intenses des membranes séreuses et muqueuses, l'infiltration séreuse, loin de se borner à ces membranes et à leur tissu sous-jacent, envahit souvent les muscles situés dans le voisinage et en détermine la paralysie plus ou moins complète. C'est de cette infiltration que proviennent, par exemple, la proéminence des espaces intercostaux dans la pleurésie, la paralysie du cœur dans la péricardite, et jusqu'à un certain point, la dyspnée, qui complique la laryngite pseudo-membraneuse ; enfin, le peu d'énergie des mouvements péristaltiques dans les affections graves de la muqueuse et de la séreuse intestinales. Par l'effet de l'inflammation, le tissu pulmonaire, rempli d'air à l'état normal, devient imperméable, compacte, résistant ; la percussion y donne un autre son et l'oreille y perçoit d'autres bruits respiratoires que ceux qu'on y rencontre à l'état normal. Des modifications analogues dans les résultats de la percussion et de l'auscultation s'observent dans l'inflammation de la plupart des membranes séreuses, selon que l'exsudat est peu abondant et solide ou abondant et d'une consistance quelconque. Au cœur, l'inflammation et ses suites peuvent altérer l'intégrité des valvules et des orifices, et comme conséquence de l'insuffisance valvulaire ou de la sténose des orifices qui en résultent, on observe une série de signes appréciables à la vue, au toucher et à l'ouïe.

Pour établir l'existence d'une inflammation dans les autres organes, et notamment dans les organes parenchymateux qui se soustraient complétement ou en grande partie à la percussion, il faudra s'appuyer, d'une part sur la présence de l'un ou de l'autre des cinq symptômes cardinaux, d'autre part sur l'étiologie, l'état fébrile du malade et sur la marche rapide de l'affection.

Certaines inflammations parcourent toutes leurs périodes sans qu'aucun symptôme local en révèle l'existence. C'est ce qui arrive dans quelques phlegmasies du cerveau et de ses membranes, du poumon, du cœur, etc. D'autres fois, les symptômes existent, mais se confondent avec ceux d'une affection concomitante de la même région, comme l'hyperémie, l'hémorrhagie, la gangrène, la néoplasie, etc.

Si l'inflammation est peu étendue et modérée, les *symptômes généraux* font défaut, tandis qu'on les rencontre presque constamment dans le cas contraire.

Chez tout individu atteint d'inflammation, la proportion de fibrine contenue dans le sang subit une augmentation absolue ou relative, et en outre, le sang extrait par la saignée donne lieu à la formation de la couenne inflammatoire (*crusta inflammatoria*). Les déductions que l'on voulait tirer autrefois de la présence de la couenne relativement à l'existence d'un processus inflammatoire, et les conséquences que l'on déduisait de la grandeur, de l'épaisseur et de la résistance de ce produit relativement à l'intensité de l'affection, n'ont aucun fondement sérieux. En effet, la couenne peut se présenter indépendamment de tout travail inflammatoire.

Toutes les fois que l'inflammation est étendue et intense, elle est accompagnée de *fièvre*, laquelle est proportionnée ordinairement à l'étendue et à la violence de la phlegmasie. Aussi est-ce un signe très-précieux pour le diagnostic des affections inflammatoires profondes. (Voy. Fièvre.)

O. Weber (*Deutsche Klinik*, 1865, n° 5) croit que dans l'inflammation, simple ou purulente, c'est à certaines matières charriées par le sang que la fièvre doit son origine. Mais, si ces matières consistent dans les produits de la décomposition organique qui accompagne toutes les inflammations, force nous est d'admettre que le sang devrait également posséder la propriété de provoquer la fièvre dans les phlegmasies qui, pour d'autres causes, sont cependant apyrétiques.

Billroth (*Arch. f. klin. Chirurg.*, VI, p. 373), se fondant sur une série d'expériences, considère comme peu probable qu'il puisse se produire dans une plaie ou, en d'autres termes, dans une partie enflammée, une augmentation de chaleur suffisante pour réagir d'une manière notable sur la température générale du sang; il faut donc, à son avis, ne pas rechercher exclusivement dans cette cause la raison de la fièvre inflammatoire et traumatique. Sur 48 mensurations comparées, la température de la plaie ou, si l'on préfère, du foyer inflammatoire, ne dépassait que deux fois seulement celle du rectum.

Selon le caractère prédominant de l'inflammation, d'autres phénomènes généraux peuvent encore se produire ; tels sont, par exemple, l'anémie générale et l'épuisement de l'organisme (voire même la fièvre hectique), la dégénérescence amyloïde du foie, de la rate, des reins, etc., dans les cas de la suppuration prolongée ; la pyémie, dans certains cas de suppuration, surtout dans la suppuration aiguë des os.

L'inflammation se termine par résolution, par la mort ou en laissant après elle des troubles permanents de la nutrition.

La mort est locale (*gangrène*) ou générale.

La gangrène résulte de la suspension absolue de la nutrition (voy. p. 345). Quant aux troubles permanents de la nutrition, ce sont les adhérences et les indurations organiques, ensuite les métamorphoses qui, à proprement parler cependant, font encore partie du processus inflammatoire. Il en est de même pour la suppuration et l'ulcération, quoique l'usage ait prévalu de les considérer comme *des suites* de l'inflammation.

Classification des inflammations. — Les symptômes de l'inflammation sont si nombreux et ils varient tant selon les causes qui la produisent, selon le siége, l'étendue et l'intensité de la maladie, qu'il suffit pas, dans un cas donné, de pouvoir déterminer s'il existe réellement une inflammation ; il importe encore de reconnaître le caractère prédominant de celle-ci. De là la nécessité d'établir des classifications basées communément sur l'étiologie, les altérations anatomiques et le caractère des affections inflammatoires.

I. — *Classification étiologique.*

1. Les *inflammations traumatiques* sont les plus simples, attendu qu'elles se développent d'ordinaire dans une partie saine de l'organisme et que leurs causes, bien connues en général, sont, dans certains cas du moins, plus ou moins faciles à éloigner. C'est à ce genre qu'appartiennent avant tout les plaies simples ou franches.

Dans les plaies simples, qui guérissent par première intention, les communications vasculaires de la partie lésée peuvent se rétablir en 24 ou 48 heures, pourvu que les surfaces divisées soient maintenues exactement en contact. Autrefois, on ne reconnaissait aucun caractère inflammatoire à la *réunion par première intention*, mais on l'assimilait au processus normal de la nutrition, en lui opposant la *réunion par seconde intention*, c'est-à-dire, la guérison des plaies avec suppuration.

Néanmoins, il convient d'établir également une différence entre la réunion par première intention et la nutrition ordinaire, et de classer la première parmi les inflammations. En effet, on ne peut admettre comme possible la réunion directe de tous les vaisseaux et nerfs, séparés par la blessure. Dès lors, il ne peut être question, même dans ce cas, que d'une réunion par prolifération des capillaires, etc., semblable à celle que l'on observe dans la néoplasie embryonnaire et dans les néoplasies inflammatoires qui, à la plèvre, par exemple, finissent par constituer les adhérences pathologiques.

C'est dans la réunion des plaies par seconde intention que l'on peut le mieux suivre les phases successives du processus inflammatoire. D'abord la congestion que suit de près l'exsudation de lymphe plastique. L'exsudat n'est destiné qu'à soustraire les surfaces dénudées au contact de l'air ; ce n'est qu'après l'apparition de la prolifération du tissu cellulaire que commence réellement le travail de réunion, lequel s'accomplit, tantôt directement, tantôt par l'entremise de bourgeons charnus, accompagnés de suppuration et de vaisseaux de nouvelle formation. C'est ce que l'on nomme *néoplasie*. La période de dégénérescence coïncide avec la formation de la cicatrice, qui, constituée par du tissu cellulaire résistant, se substitue à tous les tissus lésés. (Voy., p. 588, des détails concernant ces deux modes de guérison.)

Les choses ne se passent pas aussi simplement en cas de plaies par écrasement ou par arrachement ; car il y a, en outre, dans ces circonstances, résorption du sang épanché, élimination des portions nécrosées, parfois aussi résorption de ces dernières au détriment de l'organisme, etc.

Dans une acception plus large, on considère comme traumatiques les inflammations déterminées par la présence de corps étrangers dans différents organes et tissus. Certaines inflammations de la conjonctive et de la cornée, de la bouche, du nez, des voies respiratoires, etc., les catarrhes provoqués par les dépôts de tartre dans la bouche, par le cathétérisme uréthral, par les pessaires dans le vagin, le rectum, etc. Les calculs biliaires et vésicaux exercent parfois une action analogue sur les organes qui les contiennent.

2. *Inflammations toxiques.* — Il existe entre les inflammations traumatiques et toxiques une catégorie d'inflammations intermédiaires, qui participent à la fois des unes et des autres. Ce sont d'abord celles

qu'occasionnent les parasites (puces, poux, punaises), les insectes, etc.,
puis les agents caustiques appliqués sur la peau et les muqueuses.
C'est ainsi, par exemple, que des lésions accidentelles de la peau peuvent être déterminées par l'acide nitrique et sulfurique, par la chaux
vive, la lessive concentrée, etc. L'art même provoque artificiellement ce
processus pour obtenir la destruction et l'élimination de certains produits organiques. Les acides et les alcalis peuvent enfin pénétrer accidentellement dans la bouche et l'estomac, ou être ingérés en vue du
suicide. Ce que nous venons de dire s'applique également à la pierre
infernale, au sublimé, etc.

Les modifications auxquelles donne lieu, dans les tissus, l'application des agents
caustiques ont été étudiées d'une manière approfondie par Bryk (*loc. cit.*), pour ce
qui concerne les chlorures.

Les phlegmasies, dues à l'action d'un caustique, se différencient des autres en
premier lieu par la présence d'eschares, ensuite par la coagulation du sang, qui,
partant des vaisseaux les plus rapprochés du point cautérisé, s'étend jusque dans les
capillaires. L'eschare est composée, en grande partie, de tissu momifié et en partie
de tissu métamorphosé en graisse. C'est pourquoi les eschares sont en général dures
et sèches comme à la suite de la cautérisation par les chlorures métalliques concentrés, ou bien molles et déliquescentes lorsqu'elles sont dues principalement à la
dégénérescence graisseuse, comme à la suite de la cautérisation par le chlore, les
chlorures alcalins et les solutions étendues de chlorures métalliques.

Entre l'eschare qui se dessèche et se rétracte peu à peu et les parties épargnées
par le caustique, on trouve une couche de tissu présentant les caractères de la métamorphose adipeuse et qui, en se désagrégeant par la suite, occasionne le décollement
de l'eschare. C'est alors que commence l'inflammation dans le tissu épargné (*réaction inflammatoire*), se traduisant d'abord par la prolifération des noyaux du tissu
conjonctif (6 à 8 heures à peine à partir du moment de la cautérisation), ainsi que
par la multiplication des noyaux et le bourgeonnement des capillaires. La couche
intermédiaire (atteinte de dégénérescence adipeuse) se transforme en une bouillie
caséeuse, composée de molécules et de gouttelettes de graisse et d'un détritus soluble dans l'acide acétique. L'eschare se détache du quatrième au cinquième jour, la
transsudation séreuse provenant de la surface bourgeonnante devient plus considérable; les cellules de nouvelle formation acquièrent l'aspect et la mobilité du pus
et entraînent avec elles les derniers débris organiques. La suppuration se déclare et
le travail de cicatrisation commence. La prolifération des noyaux et la suppuration
sont, toutefois, moins prononcées dans ce cas que dans les autres inflammations,
grâce à l'existence de thromboses nombreuses et s'étendant jusque dans les capillaires, et à la pression exercée par l'eschare. Quand, du dixième au douzième
jour, l'eschare se détache complétement, le travail de réparation marche rapidement et n'est accompagnée que d'une suppuration modérée. La fièvre manque ou est
peu intense. L'urine est fréquemment plus abondante qu'à l'état normal et contient
beaucoup de cellules épithéliales, souvent disposées en tubes et provenant des
canalicules rénaux, ainsi que de l'albumine. Les cellules épithéliales deviennent souvent troubles et granuleuses sous l'influence des chlorures métalliques. Les altérations de l'urine se dissipent dès que toute communication a cessé entre l'eschare et
le torrent circulatoire, c'est-à-dire trois à cinq jours après la cautérisation.

C'est parmi les inflammations dont nous nous occupons ici qu'il faut placer celles qui surviennent sous l'influence du froid ou de la chaleur intense.

On peut, à la rigueur, ranger parmi les inflammations toxiques celles qui reconnaissent pour cause une irritation des tissus à la suite de l'introduction dans le sang de certaines substances nuisibles. Nous mentionnerons, par exemple, les éruptions qui surviennent parfois à la peau, consécutivement à l'ingestion de certaines substances (urticaire), la stomatite mercurielle, etc., la gastrite chronique, déterminée par l'abus des alcooliques, le foie granulé, la néphrite parenchymateuse, la néphrite provoquée par les substances diurétiques âcres.

Au nombre des particularités qui distinguent ces sortes de phlegmasies, notons d'abord qu'elles ont leur siége de prédilection dans certains endroits déterminés : la muqueuse buccale dans l'intoxication mercurielle, la peau de la face et la muqueuse nasale dans l'iodisme ; ensuite la prédominance de quelques processus élémentaires (par le mercure, infiltration séreuse très-prononcée et exsudation variant selon la nature de la sécrétion de la partie ; par l'iode, tendance prononcée à la congestion, etc.).

Enfin, c'est à cette catégorie qu'appartiennent encore les inflammations dues à une anomalie dans les phénomènes chimiques qui se passent dans l'économie, telles que la stomatite catarrhale des nouveau-nés, un certain nombre de phlegmasies de la vessie, les pneumonies qui entourent les dilatations sacciformes des bronches.

5. Les *inflammations dyscrasiques* se développent également sous l'influence de principes irritants circulant avec le sang ; elles offrent en conséquence beaucoup de points de ressemblance avec les précédentes ; néanmoins, quelques-unes d'entre elles en diffèrent considérablement (syphilis, scrofulose, scorbut).

On ne rencontre, pour ainsi dire, l'endocardite aiguë que dans les affections dyscrasiques, surtout comme complication du rhumatisme articulaire aigu et de la pyémie. D'après Heschl (*OEst. Ztschr. f. pract. Heilk*, 1862, n°⁵ 12-15), l'altération morbide du sang qui doit servir directement à la nutrition des portions valvulaires peu vascularisées et des tendons des colonnes charnues, détermine un trouble nutritif des couches superficielles de ces parties, et prépare ainsi le terrain au développement consécutif de l'endocardite et de ses produits.

Il est probable que les vaisseaux lymphatiques puisent dans le foyer inflammatoire un principe irritant, qu'ils transportent tout d'abord dans les glandes lymphatiques. C'est de la prolifération hyperplastique des follicules glandulaires, provoquée par la présence de ce principe, que résulte l'aspect médullaire que présentent alors ces organes.

Il faut assigner la même origine à l'hépatite et à la néphrite parenchymateuses, à l'hyperplasie de la rate, etc. (Virchow, *Ges. Abh.*, p. 701 et suiv.)

4. Les *inflammations métastatiques* reconnaissent pour cause l'hyperémie collatérale qui se produit autour des points oblitérés par un embolus ; elles peuvent cependant provenir également d'une irritation émanant du sang, ainsi que cela s'observe fréquemment dans la pyémie. Elles se développent, en général, sur plusieurs points à la fois, particulièrement dans les reins et la rate à la suite de l'embolie, dans le foie et les poumons sous l'influence de la pyémie. Elles se manifestent toujours dans des points circonscrits, fréquemment sous forme de noyaux coniques, mais se rencontrent ordinairement en plusieurs endroits du même organe. Leur caractère prédominant est tantôt la dégénérescence, tantôt la suppuration.

On ne sait, jusqu'à présent, à quelle cause attribuer les orchites, les mastites, etc., qui apparaissent surtout dans le cours de la parotite épidémique.

5. *Inflammations rhumatismales.* — Nous ignorons encore la cause essentielle de ces inflammations (voy. p. 88) ; elles se développent habituellement sous l'influence d'un refroidissement brusque du corps en transpiration, ainsi certains érysipèles, les angines, les pneumonies, les rhumatismes articulaires, etc.

6. Nous n'en savons pas davantage à l'égard *des inflammations contagieuses* et *miasmatiques*, parmi lesquelles il faut ranger les inflammations de la peau, de la muqueuse nasale et oculaire dans la rougeole, celles de la peau, de la muqueuse buccale et pharyngienne, parfois aussi de la muqueuse des reins dans la scarlatine, celles de la peau et de certaines muqueuses dans la variole, des voies respiratoires dans la coqueluche, la diphthérite épidémique de la bronche et de la gorge, la parotite, etc. Enfin, il nous est également impossible de découvrir les causes qui occasionnent certaines inflammations secondaires : celle de la stomatite dans le cours de maladies graves aiguës et chroniques, de la péricardite chez les cancéreux, etc.

7. Les *inflammations hypostatiques* ne se produisent que d'une manière lente. Leur cause réside dans une congestion des tissus, résultant de l'affaiblissement des mouvements du cœur (marasme aigu et chronique), ou bien de certaines prédispositions, des pressions externes exercées sur la peau, du séjour prolongé des produits de la sécrétion dans les bronches, les poumons, les voies urinaires. En général, les parties enflammées offrent une coloration rouge sombre, livide, dépendant autant de l'imbibition que de l'injection des tissus.

L'exsudation est modérée et plutôt de nature séreuse. On n'y rencontre presque jamais de trace de néoplasie. La destruction des tissus doit être principalement attribuée à leur macération et à leur mortification (décubitus).

II. — *Classification des inflammations d'après la prédominance de l'un des processus élémentaires.*

1. *Formes inflammatoires vasculaires ou congestives.* — L'hyperémie congestive en constitue le caractère le plus marquant. La rougeur intense et le gonflement des tissus que l'on observe dans cette forme inflammatoire résultent de l'hyperémie et de la présence presque constante d'un exsudat, plus tard aussi parfois de l'allongement des vaisseaux et de la prolifération des tissus affectés. On n'y rencontre guère, en outre, qu'un peu d'exsudation séreuse ou muqueuse. Quant à la néoplasie et à la métamorphose régressive, elles font complétement défaut ou sont peu prononcées.

L'inflammation congestive est le type fondamental le plus anciennement admis pour l'inflammation. Les phlegmasies aiguës de la peau se terminant par résolution nous en offrent l'image la plus complète : érythème, érésipèle, phlegmons. On peut en dire autant des affections inflammatoires siégeant sur les muqueuses, désignées sous le nom de catarrhes aigus sans sécrétion ou avec sécrétion modérée, ainsi que de l'érythème et du phlegmon de ces membranes : conjonctivite, stomatite érythémateuse, gastrite, entérite, bronchite. Dans l'inflammation érythémateuse, les couches superficielles de la peau et des muqueuses sont seules atteintes, tandis que l'inflammation phlegmoneuse réside dans leurs couches profondes, parfois même dans le tissu cellulaire sous-jacent et intermusculaire. L'exsudation est presque toujours peu abondante ; toutefois, dans certains cas, elle est assez prononcée, il peut même y avoir production de pus (par exemple aux gencives : parulis). C'est aussi à la forme inflammatoire qu'appartiennent les phlegmasies légères et à marche rapide des membranes séreuses : pleurésie, péritonite, méningite, ainsi que les inflammations simples aiguës des organes glandulaires, telles que l'orchite, la mastite, la parotite et la néphrite.

Certaines muqueuses, entre autres celles du larynx, sont toujours anémiées sur le cadavre, même si la mort survient dans le cours d'une inflammation congestive de ces parties ; cela s'explique par leur richesse en fibres élastiques. Toutefois, la rougeur peut y être très-intense durant la vie, sauf, cependant, au niveau des cordes vocales.

2. *Formes exsudatives de l'inflammation.* — Elles se distinguent des autres par l'abondance et la nature spéciale de l'exsudation, et supposent toujours la coexistence de la forme inflammatoire, c'est-à-dire une participation plus ou moins grande des vaisseaux.

a. On en trouve le type le plus complet dans les phlegmasies des membranes séreuses avec exsudat fibrineux.

Lorsque les exsudats fibrineux ou mixtes sont très-abondants, l'exsudation l'emporte sur les altérations vasculaires, pourvu que l'inflammation, qui habituellement se déclare sur les membranes séreuses, s'y développe *d'une façon secondaire,* c'est-à-dire à la suite d'une irritation ayant sa source dans le sang. Ainsi, dans la pyémie et la fièvre puerpérale, l'on rencontre une exsudation abondante de sérum et de fibrine, accompagnée ou non de suppuration, sans qu'il y ait, pour ainsi dire, de trace d'altération vasculaire. Si l'inflammation de la séreuse est *primitive,* produite par refroidissement (*rhumatismale*), l'altération vasculaire existe dans tous les cas, mais on rencontre à côté de celle-ci, tantôt une exsudation, tantôt une néo-production de tissu cellulaire vasculaire, qui constituent alors l'altération anatomique principale du processus inflammatoire. Si l'inflammation est de *nature traumatique,* développée par exemple à la suite d'une perforation intestinale, les altérations vasculaires marchent avec une rapidité et une intensité extraordinaires. Au point de vue symptomatique, il faut remarquer que la douleur paraît être d'autant plus violente, que l'hyperémie et les lésions vasculaires sont plus prononcées. Aussi, les inflammations des séreuses, déterminées par une perforation, sont-elles les plus douloureuses, tandis que les rhumatismales le sont déjà moins, et que les phlegmasies secondaires se produisant à la suite de la pyémie, n'occasionnent que peu ou point de douleur.

b. Les inflammations accompagnées d'exsudation séreuse se présentent sous les apparences les plus variées, selon le siége de l'exsudat. Parfois celui-ci, après être sorti des vaisseaux, traverse la couche épithéliale, et se répand rapidement sur la surface de la membrane affectée, sans altérer essentiellement l'épithélium ; ainsi dans certains cas d'épanchements séreux aigus des bourses séreuses et des capsules synoviales, dans quelques phlegmasies de membranes muqueuses avec exsudation abondante, séreuse ou séra-muqueuse et même légèrement purulente (quelques stomatites, bronchites et catarrhes des intestins ; dans une certaine mesure, le choléra lui-même). Si l'épithélium s'oppose à la sortie de l'exsudat, on voit la couche supérieure et imperméable de l'épithélium (couche cornée de la peau) se soulever en forme de vessie (ampoule de vésicatoire, en partie aussi les vésicules de l'herpès, peut-être également celles de l'eczéma et de la varicelle). Après l'ouverture spontanée ou artificielle des vésicules, l'exsudation ne tarde pas à tarir (vésicatoire, herpès), ou bien elle persiste pendant plus ou moins longtemps (eczéma). D'autres fois, l'exsudat remplit les cellules épithéliales de la couche moyenne, puis celles de la couche inférieure (voir p. 558), et les distend à des degrés variables. On voit apparaître sur la peau ou la muqueuse d'abord une papule, plus tard une vésicule, dont l'aspect éminemment aréolaire en général provient des trabécules épithéliales qui la traversent et ne sont pas remplies d'exsudation, mais tiraillées. Cette disposition particulière s'observe, tant à la peau que sur les muqueuses, dans la pustule de la variole, dont l'intérieur se remplit plus tard de globules blancs ou rouges du sang, ainsi que dans certaines éruptions vésiculeuses des membranes muqueuses à épithélium pavimenteux stratifié. La nature inflammatoire de l'infiltration séreuse des membranes séreuses et muqueuses, et du tissu cellulaire, que l'on a coutume de désigner sous le nom d'œdème inflammatoire, est souvent douteuse (œdème de la glotte, œdème du cerveau) ; pour avoir le droit de lui attribuer cette origine, il faut pouvoir y constater la présence de quelques altérations vasculaires primitives, et y trouver, outre le sérum, quelques globules de pus.

c. Le croup des voies aériennes chez l'enfant et l'adulte, et quelques cas de pneumonie croupale, offrent le type le plus pur de l'*exsudation croupale.* Les altérations, même primitives, des vaisseaux y sont en général peu prononcées, au moins sur le cadavre. L'altération principale, et pour ainsi dire unique de ces sortes d'affections, consiste dans la production rapide d'une fausse membrane solide, composée d'épithélium modifié et de corpuscules de pus.

Il est d'usage de réserver le nom de *croup* aux cas dans lesquels la membrane croupale siége sur la muqueuse du larynx, et le plus souvent aussi sur celle de la trachée. On a donné la dénomination impropre de *faux croup* à l'hypérémie congestive ou à l'inflammation catarrhale simples de ces parties, lorsqu'elles donnent lieu à des symptômes analogues à ceux du croup. Les Français ont une autre nomenclature ; ils désignent sous le nom de croup vrai, la première de ces affections, ma s, pour autant seulement que la pseudo-membrane s'étende jusque sur la muqueuse du pharynx, et nomment faux croup, la même affection quand le pharynx n'y participe pas [1]. L'inflammation croupale est tantôt primitive (notamment le croup laryn-

---

1 Nous croyons devoir rectifier l'erreur que commettent ici les auteurs ; les Français appellent *vrai croup*, toute inflammation pseudo-membraneuse du larynx, et *faux croup*, la laryngite striduleuse. (*Trad.*)

gien), tantôt secondaire, par exemple le croup laryngien qui complique la scarlatine, la rougeole, la variole, le typhus, etc.

La forme croupale de l'inflammation, surtout dans la pneumonie, passe souvent à la forme congestive et surtout à la forme purulente, sans que la matière qu'on désigne ordinairement sous le nom impropre d'exsudat, soit toujours fluide.

d. Pour rencontrer les *formes purulentes* de l'inflammation dans toute leur pureté, souvent même sans aucune altération des vaisseaux, il faut les rechercher dans les phlegmasies secondaires qui, comme dans la pyémie, résultent d'une irritation provoquée par le sang ; en effet, en d'autres circonstances la suppuration aiguë coïncide fréquemment avec d'autres phénomènes inflammatoires ; avec une hyperémie intense dans les inflammations du tissu cellulaire sous-cutané et intermusculaire, ainsi que dans celles du tissu conjonctif situé entre les viscères abdominaux et au-dessous du péritoine ; par exemple dans la périnéphrite, la péricystite, la périproctite, la péri-typhlite, la périchondrite laryngée, la péri- et rétropharyngite, la péripleurésie et le premier stade de la pneumonie.

La même chose s'observe dans le stroma fibreux des organes glandulaires, avec ou sans participation primitive des vésicules glandulaires : abcès du foie, de la mamelle, de la parotide, des reins, des ovaires et des testicules ; plus rarement dans le tissu glandulaire proprement dit, sans participation du tissu cellulaire interstitiel ; à la parotide, aux reins, etc. ; en outre, dans le périoste et l'*endosteum* qui supporte la substance médullaire et possède de nombreuses cellules adipeuses. Enfin, les phlegmasies des membranes séreuses et des capsules synoviales articulaires donnent lieu à une suppuration très-abondante, associée particulièrement à des désordres profonds du système vasculaire.

L'inflammation purulente des membranes muqueuses est aiguë ou chronique. Dans le premier cas, elle est généralement accompagnée d'une hyperémie bien caractérisée, et constitue le *catarrhe ;* dans le second elle ne présente presque pas d'altération vasculaire, et reçoit le nom de *blennorrhée.* Dans tous les cas d'inflammation aiguë des muqueuses (stomatite, gastrite, colite, uréthrite, inflammation des conduits de beaucoup de glandes, etc.), l'exsudat muqueux se mélange avec les matières renfermées dans la cavité muqueuse correspondante.

Il est probable que l'épithélium, quand il est composé de plusieurs couches, produit et élimine, au début de l'affection, un nombre plus considérable de cellules épithéliales. Les globules de pus que l'on

rencontre toujours en pareil cas, recouvrent la surface libre de l'épithélium, après s'être frayé un chemin à travers ou entre les cellules
de ce tissu, qu'il n'est pas rare, malgré cela, de retrouver intactes
ou seulement légèrement agrandies au-dessous du dépôt purulent.
Le tissu de la membrane muqueuse lui-même est tantôt hyperémié,
tantôt infiltré de sérosité et parsemé d'un nombre plus ou moins
considérable de globules de pus. Dans l'un et l'autre cas, il est tuméfié. Les glandes muqueuses restent étrangères à l'affection ou n'y
prennent que peu de part ; parfois, cependant, elles offrent les mêmes
altérations ou bien se présentent, par le fait de l'accumulation de
leur contenu, sous forme de petites élevures perlées, par exemple,
dans la stomatite vésiculeuse. Tous ces processus, lorsqu'ils se manifestent à la peau, y subissent nécessairement certaines modifications,
déterminées par la présence de la couche épithéliale cornée, résistante et peu dépressible qui recouvre le réseau de Malpighi, lequel
correspond, par sa structure, à l'épithélium des membranes muqueuses. On comprend, dès lors, qu'il ne peut être question d'inflammation catarrhale de la peau, aussi longtemps que la couche
cornée existe encore. Mais si cette dernière a disparu sous l'influence
d'une cause quelconque, rien ne s'oppose plus à ce qu'une affection
catarrhale s'y déclare, de la même manière que sur les muqueuses,
par exemple, dans l'eczéma humide aigu.

Nous trouvons dans la pustule de la variole le type le plus parfait de
la suppuration circonscrite, qu'elle ait son siége à la peau ou sur la
muqueuse de la bouche et de l'œsophage. Il se produit d'abord dans
la partie supérieure du réseau de Malpighi une quantité de petits
foyers remplis de sérum. Chacun de ces foyers est constitué par de
nombreuses cellules épithéliales imbibées de sérosité, et est entouré
d'autres cellules comprimées et dilatées, mais nullement infiltrées. Ce
n'est que plus tard que des globules purulents se montrent dans le foyer
séreux. La papule ou la vésicule primitive se transforme alors en pustule. Les couches les plus profondes du réseau de Malpighi participent
aussi, sur quelques points, à l'affection, tandis que sur d'autres elles
conservent leur intégrité.

e. La *forme ulcérative* de l'inflammation affecte principalement
les tissus membraneux, dont la destruction peut être précédée ou
suivie de la suppuration. Tantôt l'ulcération reconnaît pour cause la
suppuration du tissu conjonctif de la membrane, tantôt elle est due
à une métamorphose graisseuse aiguë des cellules épithéliales et des
corpuscules du tissu cellulaire, accompagnée ou non de suppuration.

On observe les cas de la première espèce dans la plupart des ulcérations ordinaires de la peau et des muqueuses, les autres dans certaines inflammations dipthéritiques de la muqueuse intestinale et des organes de la génération, ainsi que dans quelques cas de choléra.

L'ulcération n'a pas pour unique conséquence la perte de substance, mais aussi la formation de nouveaux tissus, qui subissent à leur tour une destruction partielle.

Par le fait de l'altération vasculaire et de la suppuration, les éléments de la partie enflammée se désagrégent en donnant naissance à une solution de continuité de la peau ou de la membrane muqueuse.

Dans les os, les muscles striés, dans le cerveau et le foie, on voit, dans certains cas, lorsqu'il y a abcès, la dégénérescence et la destruction des tissus, précéder la suppuration; les granulations, le pus et la sanie ne se montrent alors que lorsque les pertes de substance existent déjà.

Il existe, entre l'inflammation exsudative et l'inflammation productive, une forme intermédiaire représentée par le gonflement des follicules solitaires, des glandes lymphatiques et de la rate, gonflement qui se produit fréquemment dans le catarrhe des muqueuses. La cause de ce gonflement réside dans l'augmentation numérique des noyaux et des cellules du suc glandulaire.

3. Les *inflammations productives*, prises dans leur acception la plus rigoureuse, sont celles qui donnent lieu à la néoplasie de tissus *permanents*.

Citons d'abord comme telles, la plupart des inflammations subaiguës et chroniques des membranes séreuses, dans le cours desquelles se produit du tissu cellulaire vascularisé; celui-ci détermine plus tard soit l'opacité générale et l'épaississement de ces membranes, soit le développement de taches nacrées (tendineuses), de villosités, soit l'adhérence des deux feuillets membraneux, par l'intermédiaire de brides conjonctives plus ou moins longues. Quelque chose d'analogue se rencontre dans les inflammations articulaires.

Meyer a fait ressortir récemment (*Ann. d. Char.*, XI, p. 1) toute l'importance de la pleurésie adhésive au point de vue de la résorption de l'exsudat épanché dans la plèvre.

Il faut également ranger parmi les inflammations de ce genre, celles qui ont pour siége le tissu interstitiel des organes glandulaires et parenchymateux, et dont la marche est presque toujours chronique. Elles ne déterminent que peu de désordres du côté de la circulation, car, dans tous les cas, les vaisseaux du tissu cellulaire de nouvelle formation n'y sont jamais, considérablement congestionnés. Nous en trouvons des exemples dans certaines inflammations du tissu interstitiel (induration et cirrhose) de la glande mammaire, du foie, du poumon, du testicule, auxquelles on peut ajouter les engorgements inflammatoires de l'utérus et de sa portion vaginale, des valvules du cœur, la sclérose partielle ou totale du cerveau, ainsi que celle du tissu cellulaire en général.

La tunique musculaire des membranes muqueuses peut devenir le point de départ de néoplasies, à la suite d'un travail inflammatoire chronique : par exemple, dans le canal gastro-intestinal au-dessus des points étroits (à l'œsophage au niveau du cardia, à l'estomac dans le voisinage du pylore) ; il en est de même pour la vessie, l'utérus, etc. La muqueuse elle-même peut devenir plus épaisse par l'accroissement de son tissu cellulaire, quelquefois aussi par l'hypertrophie de ses glandes et la prolifération de ses vaisseaux. Ce processus se déclare fréquemment en des points limités de cette membrane, et détermine la formation des polypes, dans la structure desquels prédomine tantôt l'élément glandulaire, tantôt l'élément cellulaire, tantôt l'élément vasculaire.

Certains néoplasmes papillaires reconnaissent également cette origine ; telles sont l'hypertrophie villeuse de la muqueuse vésicale dans la cystite chronique, les granulations dans la vaginite, les plaques muqueuses à la peau des organes sexuels. Les périostites chroniques se terminent par des dépôts osseux de nouvelle formation, ou par la production d'ostéophytes saillants, tandis que l'inflammation chronique de la membrane médullaire de l'os aboutit à l'épaississement fibreux de la substance osseuse et à la transformation du tissu conjonctif en tissu osseux. La guérison des blessures osseuses et la cicatrisation des plaies cutanées sont dues exclusivement à l'inflammation productive.

4. *Formes inflammatoires dégénératives.* — La plupart des inflammations parenchymateuses rentrent dans cette catégorie : ainsi les inflammations chroniques du foie et des reins. En effet, elles ne présentent, pour ainsi dire, aucune trace d'altération vasculaire, ni d'exsudat libre. Le liquide nourricier des cellules hépatiques, des corpuscules de Malpighi et des canalicules urinifères, modifié probablement dans sa qualité, augmente en quantité, et les

cellules finissent par se détruire sous l'influence de l'infiltration albumineuse, avec ou sans métamorphose graisseuse consécutive. C'est par dégénérescence-muqueuse ou fibreuse que disparaît la substance fondamentale du cartilage, tandis que les cellules se détruisent par métamorphose graisseuse.

Dans les affections rénales, à marche aiguë et subaiguë, la dégénération se présente sous une forme moins pure, en ce sens, qu'on y rencontre de l'hyperémie, un exsudat libre et un exsudat parenchymateux. On sait aussi que la dégénération des os, des cartilages articulaires et de la substance cérébrale s'accompagne fréquemment de suppuration.

Les inflammations appelées *diphthéritiques*, quoique débutant ordinairement par une hyperémie intense, se comportent, pour le reste, d'une façon fort variable. Dans la diphthérite de la gorge et des premières voies respiratoires, l'épithélium se trouve remplacé par une pseudo-membrane réticulée, contenant dans ses aréoles des globules purulents, du sang, etc., et au-dessous de laquelle la membrane muqueuse et, presque toujours aussi, le tissu sous-muqueux apparaissent infiltrés de pus et parsemés d'épanchements sanguins. La destruction de l'épithélium et l'infiltration des tissus sous-jacents déterminent une perte de substance proportionnée à l'étendue et à l'intensité du processus.

Dans la diphthérite intestinale, tant primitive (dysenterie) que secondaire (choléra, typhus), dans celle de l'utérus, etc., une couche moins épaisse d'un exsudat analogue, provenant des cellules épithéliales, tapisse les surfaces malades; la métamorphose graisseuse s'empare des corpuscules conjonctifs de la membrane muqueuse et du tissu sous-muqueux, et il se dépose dans l'épaisseur de la muqueuse, de nombreuses cellules purulentes qui finissent également par subir cette métamorphose.

Il ne faut pas confondre l'inflammation gangréneuse avec l'inflammation *phagédénique*. Celle-ci envahit progressivement la périphérie, détruisant, couche par couche, les tissus préalablement infiltrés de pus. Elle se présente à la peau, dans le tissu cellulaire, dans les poumons, etc.

La *mortification* prend sa source, tantôt dans l'arrêt de la circulation sur une vaste étendue, tantôt dans le contact du pus avec des matières en putréfaction; on la voit aussi survenir à la suite d'une inflammation, due elle-même à l'influence de la sanie gangréneuse, de substances toxiques ou d'un virus; elle peut encore dépendre de la paralysie des tissus enflammés, ou de la destruction par suppuration des parties périphériques qui tombent en gangrène (voy. p. 349).

On peut enfin classer parmi les formes inflammatoires dégénératives les inflammations dites *tuberculeuses*, qui se caractérisent ordinairement par le dépôt d'un exsudat constitué presque exclusivement par de la fibrine sur la surface libre des cavités séreuses, des alvéoles pulmonaires (?) etc., et accompagné constamment d'une néoplasie de cellules et de noyaux plus ou moins prononcée. Il peut se faire cependant qu'il n'y ait qu'une production excessive de noyaux et de cellules sans trace d'exsudation. La qualification de tuberculeuses que l'on donne à certaines formes de méningite, d'épididymite, de pleurésie, etc., indique déjà les rapports qui existent entre le processus inflammatoire et la production des tubercules.

Dans les deux variétés de l'inflammation tuberculeuse, les noyaux et les cellules, de même que l'exsudat fibrineux et les portions de tissu primitif qu'ils renferment, ne tardent pas, sous l'influence de la dégénérescence caséeuse, à se transformer en un détritus moléculaire. De là le développement d'ulcérations et de cavernes tuberculeuses. D'autres fois, l'exsudat, les noyaux et les cellules subissent, au contraire, la métamorphose crétacée ou athéromateuse. Très-commune chez les individus atteints de tuberculose générale, cette inflammation se déclare de préférence dans les poumons, les membranes séreuses, la muqueuse de la vessie et des organes de la génération, les testicules, etc. Néanmoins, on peut l'observer aussi chez les individus bien constitués, en certains points de l'organisme, sans que rien d'analogue se manifeste par la suite dans les glandes lymphatiques et les organes éloignés du siége de l'affection (voy. p. 474).

5. Les *inflammations spécifiques* sont dues, ainsi que l'indique leur nom, à une cause toute spécifique, de nature presque toujours entièrement inconnue, et se distinguent, non-seulement par leur marche et leur localisation, mais encore par l'influence toute particulière et presque toujours spécifique qu'exerce l'affection sur l'ensemble de l'organisme.

Quelques-unes des formes inflammatoires qui rentrent dans cette catégorie pourraient être classées tout aussi bien parmi les néoplasies. Tels sont : la tuberculose et la scrofulose, le typhus, la leucémie, le lupus, le syphilome, quelques formes de cancer. D'autres, tout en appartenant jusqu'à un certain point aux néoplasmes, rentrent plutôt dans la catégorie des inflammations spécifiques. Ceci s'applique surtout aux néoplasmes occasionnés par la morve ou le farcin. Dans ces circonstances, en effet, les ulcérations locales sont suivies d'affections de nature inflammatoire, ayant leur siége dans les vaisseaux et les glandes lymphatiques. Plus tard appa-

raissent des éruptions à la peau, des nodosités et des ulcérations dans le tissu cellulaire sous-cutané, dans le périoste et l'os, dans les poumons et les testicules, de
même que dans d'autres organes internes.

III. — *Classification des inflammations d'après leur caractère.*

On distinguait autrefois les inflammations en *sthéniques* et *asthéniques*, en *actives* et en *passives*. Dire d'une inflammation qu'elle est
sthénique, c'est signaler la probabilité d'une issue favorable, grâce à
l'énergie des symptômes inflammatoires. On sait, en effet, que les
chances de guérison sont d'autant plus grandes que la nutrition de
la partie enflammée se fait d'une façon plus complète. Il résulte de
ce qui précède que, pour avoir une inflammation sthénique, il faut
que, chez un homme robuste, un organe bien nourri soit le siége de
symptômes inflammatoires très-prononcés, accompagnés d'une fièvre
intense.

En semblable occurrence, le contenu fibrineux du sang est toujours
augmenté et atteint parfois quatre à cinq fois la quantité normale.
C'est ce que nous observons dans le rhumatisme aigu, dans la pneumonie, la pleurésie, l'érysipèle de la face, ainsi que dans les inflammations traumatiques.

On dit qu'une inflammation est *hypersthénique*, quand le mouvement nutritif s'accomplit avec tant d'énergie qu'il y a lieu de redouter
la mortification ou la destruction par suppuration abondante de la
partie affectée.

Quant aux inflammations *asthéniques*, dites également *torpides* ou
adynamiques, elles se présentent sur les points dont la nutrition est
insuffisante et qui jouissent d'une prédisposition aux dégénérescences.
Une irritation modérée suffit pour en déterminer l'apparition. C'est à
cette catégorie qu'il faut rattacher la plupart des inflammations chroniques, les formes métastatiques et hypostatiques, ainsi qu'un grand
nombre d'inflammations de régions paralysées ; enfin les formes
diphthéritique et dégénérative en général.

TABLE ALPHABÉTIQUE DES MATIÈRES

D

U

V

Z

PARIS. — IMP. SIMON, RAÇON ET COMP., RUE D'ERFURTH, 1.